U0922788

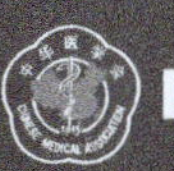

中华医学会医师培训工程（高级系列）

CME TEXTBOOKS NATIONAL PROJECT 国家级继续医学教育项目教材

国家级继续医学教育项目教材

全科医学高级教程

主 编 / 祝墡珠

中华医学会组织编著

中華醫學電子音像出版社
CHINESE MEDICAL MULTIMEDIA PRESS
北 京

图书在版编目（CIP）数据

全科医学高级教程 / 祝墻珠主编. —北京：中华医学电子音像出版社，2021.5
ISBN 978-7-83005-254-6

Ⅰ. ①全… Ⅱ. ①祝… Ⅲ. ①家庭医学－资格考试－教材 Ⅳ. ① R499
中国版本图书馆 CIP 数据核字（2019）第 273349 号

全科医学高级教程
QUANKEYIXUE GAOJI JIAOCHENG

主　　编：祝墻珠
策划编辑：裴　燕　史仲静
责任编辑：赵文羽
文字编辑：周寇扣
校　　对：朱士军
责任印刷：李振坤
出版发行：中华医学电子音像出版社
通信地址：北京市西城区东河沿街 69 号中华医学会 610 室
邮　　编：100052
E - mail：cma-cmc@cma.org.cn
购书热线：010-51322677
经　　销：新华书店
印　　刷：北京虎彩文化传播有限公司
开　　本：889 mm×1194 mm　1/16
印　　张：40
字　　数：1200 千字
版　　次：2021 年 5 月第 1 版　2024 年 1 月第 2 次印刷
定价（含习题卡）：310.00 元

内容提要

本书根据对高级卫生专业技术资格人员的要求，结合目前的学科发展状况，系统地介绍了全科医学的基础理论与方法、常见症状、社区常见疾病、社区常见危急病症等。本书具有权威性、实用性和指导性，可作为全科医师专业知识的培训教程，也可作为相关专业医师提高临床诊疗水平的工具书和参考书。

《全科医学高级教程》

编 委 会

主　　编　祝墡珠

执行主编　潘志刚

副 主 编　杜雪平　方力争　傅　华　于晓松

编　　委　（以姓氏拼音为序）

陈鸿雁　重庆医科大学附属第一医院
陈书艳　上海交通大学附属新华医院
杜雪平　首都医科大学
方力争　浙江大学医学院附属邵逸夫医院
方宁远　上海交通大学医学院附属仁济医院
冯　玫　山西医学科学院
傅　华　复旦大学公共卫生学院
韩一平　海军军医大学长海医院
李　伟　潍坊医学院
李小鹰　中国人民解放军总医院
梁兴伦　同济大学附属杨浦医院
潘志刚　复旦大学附属中山医院
施　榕　上海交通大学公共卫生学院
于晓松　中国医科大学附属第一医院
曾学军　北京协和医院
张焕祯　联新国际医疗集团坜新医院
赵光斌　四川省人民医院
周亚夫　南京医科大学
祝墡珠　复旦大学附属中山医院

序

我国现有的医师培养过程分为医学院校教育、毕业后医学教育和继续医学教育三个阶段。专科医师规范化培训是毕业后医学教育的重要组成部分，是在住院医师规范化培训的基础上，继续培养能够独立、规范地从事疾病专科诊疗工作临床医师的必经途径。2017 年 7 月，国务院办公厅印发《关于深化医教协同进一步推进医学教育改革与发展的意见》（国办发〔2017〕63 号），文件中提出把医学教育和人才培养摆在卫生与健康事业优先发展的战略地位，为建设健康中国提供坚实的人才保障……支持行业学（协）会参与学科专业设置、人才培养规划、标准制（修）订和考核评估等工作，相关公共服务逐步交由社会组织承担。2015 年发布的《关于开展专科医师规范化培训制度试点的指导意见》（国卫科教发〔2015〕97 号）中明确提出：探索建立有关行业协（学）会协助政府部门做好专科医师规范化培训制度试点的业务指导、组织实施与日常管理监督的工作机制。根据需要，可组建由有关专家和医疗卫生机构、高等医学院校、相关事业单位、行业组织和政府相关部门等多方面代表组成的专科医师规范化培训专家委员会，协助开展有关工作。

中华医学会成立于 1915 年，经过百年的励精图治，已经成为党和政府联系医学科技工作者的桥梁和纽带、中国科协学会的翘楚、全国医学科技工作者的家园，其宗旨是团结医务工作者，传播医学科学知识，弘扬医学道德，崇尚社会正义。由中华医学会第二十五届理事会第四次会议审议通过的《中华医学会章程》中明确将“参与开展毕业后医学教育及专科医师培训、考核等工作”作为学会的业务范围之一。鉴于我国适用于专科医师规范化培训的教材存在系统性较差、内容质量参差不齐、学科覆盖不全面等诸多不足，中华医学会所属中华医学电子音像出版社依托学会 91 个专科分会的千余名专家力量，配合出版社三十余年传统出版和数字出版相结合的出版经验，策划了《 中华医学会医师培训工程（高级系列）丛书》，旨在通过本丛书引导医学教育健康发展和卫生行业人才的规范化培养。本套丛书的内容不仅包括专科医师应该掌握的知识，更力求与时俱进，反映目前本学科发展的国际规范指南和前沿动态，巩固和提高专科医师的临床诊治、临床会诊、综合分析疑难病例及开展医疗先进技术的能力，同时还增加了测试题，作为考查专科医师对专业知识掌握情况的依据。除此之外，本丛书还充分利用新兴媒体技术，就部分内容配备了相应的多媒体视频，以加强医务人员对理论知识和实际操作技术的理解。

在2016年举办的“全国卫生与健康大会”上，习近平总书记发表重要讲话，强调“没有全民健康，就没有全面小康”；在第十八届中共中央政治局常委会同中外记者首次见面会上，习近平总书记表达出对人民健康福祉的密切关注：我们的人民热爱生活，期盼有更可靠的社会保障、更高水平的医疗卫生服务、更优美的环境……实现全民健康离不开高水平医疗卫生服务的保障，开展高水平的医疗卫生服务离不开一支高素质、高水平的医疗队伍，这也是中华医学会组织国内各学科学术带头人、知名专家编写本丛书的目的所在。

本丛书在编写过程中多次召开组稿会和定稿会，各位参编的专家、教授群策群力，在繁忙的临床和教学工作之余高效率、高质量地完成了编写工作，在此，我表示衷心的感谢和敬佩！

中华医学会副会长兼秘书长

出版说明

为引导我国医学教育的健康发展，加强卫生人才培养工作，助力健康中国战略的实施，在中华医学会及所属 91 个专科分会的支持下，我们精心策划出版了《中华医学会医师培训工程（高级系列）丛书》暨《国家级继续医学教育项目教材》。

本套丛书的内容不仅包括医学各专业高年资从业者应该掌握的基本知识，更力求与时俱进，反映本学科发展的前沿动态，侧重医务人员临床诊治技能、疑难病例处理以及开展医疗先进技术能力的培养，具有专业性、权威性和实用性，因此既可作为正在试点推动的专科医师规范化培训的工具用书，又可作为医务人员或医疗行政管理部门开展继续医学教育的必备教材。同时，本套丛书在系统梳理专业知识的基础上均配备练习题库和模拟考试情境，有助于检验专业知识的掌握情况，亦可作为拟晋升高级职称应试者的考前复习参考用书。

限于编写时间紧迫、经验不足，本套教材会有很多不足之处，真诚希望广大读者谅解并提出宝贵意见，我们将于再版时加以改正。

目　录

第一篇　全科医学基本理论与方法

第二篇　常见症状

第三篇 社区常见疾病的全科医学处理

第四篇 社区常见危急症

第一篇　全科医学基本理论与方法

第1章

全科医学基本概念

本章提示

1. 掌握全科医学定义及其基本原则与特点。

2. 了解全科医学的基本方法，即以人为中心的健康照顾、以家庭为单位的健康照顾、以社区为范围的健康照顾、以问题为导向的健康照顾、以预防为先导的健康照顾。

一、单选题(每题1个得分点)

以下每题有5个备选答案，请从中选择1个正确答案。

1. 全科医学是怎样的医学专业学科

A. 整合基础医学、临床医学、康复医学、医学心理学和人文社会学

B. 整合公共卫生、预防医学、临床医学、医学心理学和人文社会学

C. 整合临床医学、预防医学、康复医学、医学心理学和人文社会学

D. 整合人文社会学、基础医学、预防医学、康复医学和临床医学

E. 整合基础医学、医学心理学、预防医学、临床医学和康复医学

［答案］ C

【评析】 全科医学是一个面向个体、家庭和社区，整合了临床医学、预防医学、康复医学、医学心理学和人文社会学的医学专业学科。全科医学需要有基础医学和公共卫生的知识，但是，作为一门应用型的学科，其提供服务主要是整合临床医学、预防医学、康复医学、医学心理学和人文社会学的知识和技能来维护和促进个人和家庭的整体健康，并将个体与群体健康照顾融为一体。

2. 全科医学的基本特点是

A. 基础性照顾、人性化照顾、可及性照顾、持续性照顾、综合性照顾和协调性照顾

B. 专科性照顾、人性化照顾、可及性照顾、持续性照顾、综合性照顾和协调性照顾

C. 专科性照顾、特殊化照顾、可及性照顾、持续性照顾、综合性照顾和协调性照顾

D. 专科性照顾、特殊化照顾、高端性照顾、持续性照顾、综合性照顾和协调性照顾

E. 专科性照顾、特殊化照顾、高端性照顾、间隔性照顾、综合性照顾和协调性照顾

［答案］ A

【评析】 全科医学的基本特点是基础性照顾而不是专科性的照顾，提供一般性而非专科性的基本照顾；是人性化而不是特殊化照顾，突出其人文的关怀而不是特殊性；是可及性而不是高端性的照顾，为广大居民提供方便就近和廉价的服务；是持续性而不是间隔性的照顾，从而保证为服务对象提供生命全程的健康照顾；另外的2个特点是综合性照顾和协调性照顾，把预防、治疗和康复融合为一体，并协调各方的资源来达到维护和促进健康的目的。

【知识点】 全科医学的基本特点如下。

(1)基础性照顾：与二、三级医院的功能相比较，全科医学的基础性照顾主要表现在基础医疗保健(primary care)上，包含以下6方面的功能：①疾病的首次医学诊断与治疗；②心理诊断与治疗；③为具有各种不同背景、处于不同疾病阶段的患者提供个体化的支持；④交流有关诊断、治疗、预防和预后的信息；⑤为慢性患者提供连续性照顾；⑥通过筛查、教育、咨询和预防性治疗来预防疾病及功能丧失。

全科医疗是一种以门诊为主体的第一线医疗照顾，即公众为其健康问题寻求卫生服务时最先接触、最经常利用的医疗保健部门的专业服务，也称为首诊服务(first contact)。若将基础医疗保健视为整个医疗保健体系的门户和基础部分，全科医生就是这个门户的“守门人”。当他第一次与患者接触时，就承担起使患者方便而有效地进入医疗系统的责任(包括对少数患者的适时转诊)；同时，还要通过家访和社区调查，关心没有就医的患者及健康居民的需要与需求。所以，全科医疗能够以相对简便、便宜而有效的手段解决社区居民80%左右的健康问题，并根据需要安排患者及时进入其他级别或类别的医疗保健服务。正因为如此，全科医疗得以成为世界上大多数国家医疗保健和医疗保险这两种体系的基础，它使人们在追求改善全民健康状况的同时，能够提高医疗保健资源利用的成本-效益。

(2)人性化照顾：全科医疗重视人胜于重视疾病，它将患者看作有个性、有感情的人，而不仅是疾病的载体；其照顾目标不仅是要寻找有病的器官，更重要的是维护服务对象的整体健康。为达到这一目标，在全科医疗服务中，医生必须视服务对象为重要合作伙伴，从“整体人”生活质量的角度全面考虑其生理、心理、社会需求并加以解决；以人性化的服务调动患者的主动性，使之积极参与健康维护和疾病预防和管理的过程，从而达到良好的服务效果。

因此，医患之间必须建立亲密的关系，全科医生应能“移情”(empathy)，即从患者的观点来看他们的问题。这种照顾忌讳千篇一律的公式化处理问题方式，要求医生从各方面充分了解自己的患者，熟悉其生活、工作、社会背景和个性类型，以便提供适当的服务，如不同的、有针对性的预防和治疗建议。专科医生在临床上多采用常规的、非个体化的诊断和治疗标准进行工作，但对全科医生来说，除了提供常规的生物医学诊治措施之外，由于其负有长期照顾患者健康的责任，这种照顾只有做到个体化、人性化，才能为患者所接受，并显示良好的效果。

(3)可及性照顾：全科医疗是可及的、方便的基础医疗照顾，它对其服务对象应体现出地理上的接近、使用上的方便、关系上的亲切、结果上的有效，以及价格上的便宜(合理)等一系列特点。任何地区建立全科医疗试点时，应在地点、服务内容、服务时间、服务质量、人员结构素质及服务价格与收费方式等方面考虑当地民众的可及性，使绝大部分民众，特别是基层百姓感受到这种服务是属于便利、可承受、值得充分购买利用的服务。

全科医生作为社区的一员，了解自己所在社区的优势和缺陷，哪些工厂效益不好或已经关闭，哪些地方常住有流动人口，哪些家庭有老人或幼儿照顾问题，当地的青少年热衷于什么体育活动等。而居民对自己的医生也同样熟悉和亲切，并乐意为之提供新的信息。这种相互了解对服务于社区造成了极大的便利：全科医生永远向患者敞开大门，他对患者的任何医疗保健需求都能做出恰当的应答。这意味着居民在任何需要医疗照顾之时都能够及时得到全科医生的服务，包括方便可靠的基本医疗设施、固定的医疗关系、有效率的预约系统、下班后和节假日的服务，还有地理接近、病情熟悉、心理亲密及经济上的可接受等。因此全科医疗的普及可既改变基层群众盲目就医的状况，又可改变“看病难，看病贵”的状况。

(4)持续性照顾：全科医疗是从生到死(简而言之，是从生前到死后)的全过程服务，其持续性可包括以下几个方面。①人生的各个阶段：从婚育咨询开始，经过孕期、产期、新生儿期、婴幼儿期、少儿期、青春期、中年期、老年期直至濒死期，都可覆盖在全科医疗服务之下；当患者去世后，全科医生还要考虑其家属居丧期的健康，乃至某些遗传危险因素和疾病的持续性监测问题。②健康-疾病-康复的各个阶段：全科医疗对其服务对象负有第一、第二、第三级预防的责任，从健康促进、危险因素的监控，到疾病的早、中、晚各期的长期管理。③任何时间、地点：无论何时何地，包括服务对象出差或旅游期间，甚至住院或会诊期间，全科医生对其都负有持续性责任，要根据患者的需要，事先或随时提供服务。这种持续性照顾使全科医生可以利用时间作为诊断工具，以鉴别严重疾病和一般问题；同时由于其诊断和治疗能获得持续的反馈，使全科医生可以谨慎地、批判性地应用现代医学的成果。

当前，我国通过一些特定途径来实现这种服务，包括建立家庭保健合同，以此固定医患双方的相对长期关系；建立预约就诊制度，保证患者就诊时能见到自己的全科医生；建立慢性病的随访制度，使任何一个慢性病患者可获得规范化的管理而不至于失控；建立急诊或24小时电话值班制度，使全科医疗对患者的“首诊”得到保证；建立完整的健康档案（全科医疗病历），使每个服务对象的健康，疾病资料获得完整准确的记录和充分利用。

（5）综合性照顾：由于健康问题的复杂性，患者需要的健康服务应该是整体性的服务，即需要医生把患者看成一个不可分割的整体，了解患者躯体的、心理的和社会的各种情况、背景或相互之间的关系，在了解患者的基础上，全面评价患者的健康状况，理清健康问题的来龙去脉，协调利用各种专科资源、社区资源和社会资源，帮助患者全面、有效地解决与健康相关的问题，维护患者的健康，充分满足患者的需要。因此，“综合性照顾”这一特征是全科医学“全方位”或“立体性”服务的体现，即就服务对象而言，不分年龄、性别和疾病类型；就服务内容而言，包括医疗、预防、康复和健康促进；就服务层面而言，涉及生理、心理和社会文化各个方面；就服务范围而言，涵盖个人、家庭与社区，要照顾社区中所有的单位、家庭与个人，无论其种族、社会文化背景、经济情况和居住环境等方面有何不同；就服务手段而言，可利用一切对服务对象有利的方式与工具，包括现代医学、传统医学或替代医学，因此又被称为一体化服务。

全科医疗的服务项目，在诊疗方面包括一般的内科、妇产科、门诊外科、皮肤科、眼科、五官科、骨科、精神科常见问题，以及老年病、慢性病、环境及职业病的防治；在预防保健方面，包括婚前检查、计划生育指导和优生咨询、妇幼保健、计划免疫、职业体检、周期性健康检查；还有心理咨询、医学咨询、健康教育、家庭医疗护理等。

（6）协调性照顾：协调性照顾是指针对每一个患者的要求而进行的调整、组合保健服务的过程。协调性照顾需要关注患者健康照顾需求的所有方面，包括协调提供预防性服务和健康监护、及时提供健康促进和对患者的健康教育。另外，全科医生要同社区中的患者保持联系，明确他们的健康需求，并为这些需求提供服务等，协调好医院照顾和家庭照顾；同时，需要处理好患者专科照顾的要求（包括慢性病和精神疾病的照顾）。最后，协调性照顾包括建立、组织和领导一个健康照顾团队对社区中的患者提供学科之间的和多学科的照顾。

为实现对服务对象的全方位、全过程服务，全科医生应成为协调人，成为动员各级各类资源服务于患者及其家庭的枢纽。掌握各级各类专科医疗的信息和转会诊专家的名单，需要时可为患者提供“无缝式”的转会诊服务；了解社区的健康资源，如健康促进协会、志愿者队伍、托幼托老机构、营养食堂、护工队伍等，必要时可为患者联系有效的社区支持；熟悉患者及其家庭，对家庭资源的把握与利用更是全科医生不可缺少的基本技能。上述各种健康资源的协调和利用使全科医生可以胜任其服务对象的“健康代理人”角色。一旦患者需要，全科医生将调动医疗保健体系和社会力量，为患者提供医疗、护理、精神、社会等多方面的援助。

3. 以下不是全科医学的基本方法的是

A. 以疾病为中心的健康照顾

B. 以家庭为单位的健康照顾

C. 以社区为范围的健康照顾

D. 以问题为导向的健康照顾

E. 以预防为先导的健康照顾

［答案］　A

【评析】　全科医学强调以人为中心的健康照顾，而不是以疾病为中心，这与上面提及全科医学基本原则之一以生物-心理-社会医学模式为基础是相一致的。

【知识点】　全科医学把以人为中心的健康照顾作为基本原则，包括以下4个方面的含义。

（1）全科医生必须具有尊重生命、珍爱生命、敬畏生命的人道主义精神。首先要把服务对象看成一个人，而不是需要修理的机器，不是一组化验结果的异常，也不是一个疾病概念；患者是与医务人员完全平等的人，是与医务人员一样有感情、有思想、有需求的人，需要沟通、理解、尊重和帮助。

（2）全科医生必须确立人的整体观，而不是把人分割成躯体、心理、社会和道德或器官和系统，交给不同的人员去负责“修理”，每个人都有独特的生活背景、生活目的、人生发展计划、生活依靠和生活意义，这些因素都与个人的健康密切相关。

（3）全科医生必须懂得人既有共性又有个性，医生从书本上学的知识都是关于疾病的共性和规律，而当医生面对一个具体的患者时，不仅要了解患者的共性，更要了解患者的个性。世界上没有完全相同的两个人，疾病是人的疾病，因此，也就不会有两个患者的疾病完全一样。

(4)全科医生必须善于调动和发挥患者的主观能动性，通过健康教育，使患者为自己的健康负责，主动改变不良的生活习惯、生活境遇和行为方式。

4. 某男士长期吸烟。全科医生在他就诊时对其进行劝导，但患者说：没有问题，我爸爸已经吸了40年，身体好好的，说明我们家有对于吸烟危害的抵抗力。如果应用健康信念模式的理论，针对他的情况，最重要的劝导是关于

A. 对疾病严重性的认识

B. 对疾病易感性的认识

C. 对行为有效性的认识

D. 对实施或放弃行为障碍的认识

E. 效能期待

[答案]　B

【评析】　根据健康信念模式的理论，对疾病易感性的认识是指个体对自己罹患某疾病或陷入某种疾病状态的可能性的认识，这正是本案例中该患者所缺乏的。

【知识点】　健康信念模式认为要使患者接受医生的建议而采取某种有益健康的行为或放弃某种危害健康的行为，需要具有以下几方面的认识。

(1)知觉到某种疾病或危险因素的威胁，并进一步认识到问题的严重性。①对疾病严重性的认识：指个体对罹患某疾病的严重性的看法，包括人们对疾病引起的临床后果的判断，如死亡、伤残、疼痛等；对疾病引起的社会后果的判断，如工作烦恼、失业、家庭矛盾、社会关系受影响等。②对疾病易感性的认识：指个体对自己罹患某疾病或陷入某种疾病状态的可能性的认识，包括对医生判断的接受程度和自己对疾病发生、复发可能性的判断等。

(2)对采取某种行为或放弃某种行为的结果的估计，相信这种行为与上述疾病或危险因素有密切联系。包括认识到该行为可能带来的好处，同时也认识到采取行动可能遇到的困难。①对行为有效性的认识：指人们对于实施或放弃某种行为后，能否有效降低患病的危险性或减轻疾病后果的判断，包括减缓病痛、减少疾病产生的社会影响等。只有当人们认识到自己的行为有效时，人们才会自觉地采取行动。②对实施或放弃行为障碍的认识：指人们对采取该行动困难的认识。如有些预防措施花费太大、可能带来痛苦、与日常生活的时间安排有冲突、不方便等。对这些困难的足够认识，是使行为巩固持久的必要前提。

(3)自我效能：即患者采取行动的可能性。是指一个人对自己实施或放弃某一行为的能力的自信，相信自己一定能通过努力成功地采取一个导致期望结果(如戒烟)的行动。自我效能的重要作用在于当认识到采取某种行动会面临的障碍时，需要有克服障碍的信心，才能完成这种行动。

(4)行为线索(cues to action)：即将思想转化为实际行动的触发因素，或诱发健康行为发生的因素，是导致个体行为改变的“最后推动力”，指任何与健康问题有关的促进个体行为改变的关键事件和暗示，包括内在和外在两方面。内在线索包括身体出现不适的症状等，外在的线索包括传媒有关健康危害行为严重后果的报道、医生的劝告、家人或朋友的患病体验等。实际上健康教育项目的开展也是行为线索的一种。行为线索越多，权威性越高，个体采纳健康行为的可能性越大。

5. 以家庭为单位的健康照顾是指

A. 根据家庭居室的环境状况，提供健康相关指导服务

B. 根据居家老年人的疾病状况，提供家庭病床服务

C. 根据家庭生活周期的不同阶段，提供周全可预测性的服务

D. 根据家庭成员是否有孕妇和婴幼儿，提供孕产妇和婴幼儿保健服务

E. 根据家庭成员是否有传染病，提供传染病预防和控制的公共卫生服务

[答案]　C

【评析】　全科医学以家庭发展的过程，将家庭生活周期分为8个阶段。根据家庭生活周期不同阶段，提供周全可预测性的服务，是全科医疗有别于其他专科医疗的特色。因此，以家庭为单位的健康照顾不仅是照顾家庭生活周期的某一阶段的健康问题而是全过程，也不单是为家庭某一健康危险因素而是为影响家庭健康的各种因素提供周全可预测性的服务。

【知识点】　以下是家庭生活周期的8个阶段、每一阶段主要的健康问题及全科医疗在以家庭为单位的健康照顾中每一阶段应该提供的服务。

(1)新婚期：男女婚后应相依相伴、荣辱与共，新婚的开启时期存在各自的家庭观念和习俗，因此新婚夫妇会面临以下问题。①适应问题：新婚夫妇各自的生活习惯、性格、价值观、信仰等出自于不同

的家庭，常有适应不良及压力，需要相互适应、磨合；②人际关系问题：接纳对方的亲友，处理新的人际关系，需建立情感的适应；③性生活与家庭计划：性生活的协调、避孕、遗传性问题等；④妊娠相关问题：妊娠的时间、计划与生活、工作的冲突及协调，对产前检查、孕期保健的支持等。全科医生应预先了解双方对婚姻的态度和适应情况，以便指导生育计划、孕期保健及检查，并指导新婚夫妇做好为人父母的心理准备。

(2)第一个孩子出生期(介于0—2.5岁)：全科医生应协助父母处理婴幼儿的喂养问题，如喂养方法及营养添加并进行发育评价、确定预防接种的时间、先天畸形及异常(如新生儿黄疸、隐睾、疝气、婴儿腹泻、先天性甲状腺功能低下、佝偻病)的处理。这一阶段，全科医疗照顾的重心是围绕婴幼儿的哺育及健康问题，以减轻父母的担忧。婴幼儿心理处于原我状态，孩子的活动不需太多的约束，但应告诫父母重视其安全，防止意外事故发生。此期，产后的护理非常重要，应以医疗行业的常规，定期上门随访。看护处理产后的恶露及检查子宫复旧的状况，有无妇科感染及乳房护理等妇科问题。

(3)学龄前幼儿期(2.5—6岁)：此阶段的任务是促进小儿的成长发育。幼儿的心智发育特别快，如语言发展，2岁时词汇急速增加，3岁可运用基本语法，4岁能与人交谈。幼儿喜欢发问、尝试和模仿，家庭医生应告知家长对孩子多以启发式的游戏代替枯燥的学习，并注意身教，以优良的举止和行为作为仿效的榜样。学龄前儿童仍以自我为中心，自我意识尚未成熟，应引导儿童的理性思维。躯体健康方面，此期儿童生长发育较慢，告诫家长不需过于担心。儿童常有食欲缺乏、挑食，应注意便秘、情绪、饮食问题。在此期常有上呼吸道感染，需注意并发症的发生。还有跌伤、烫伤等问题，应加强安全防范及儿童的环境卫生。

(4)学龄儿童期(6—13岁)此阶段孩子到了入学年龄，学习知识、社会规范、道德价值及人际关系。其认知能力和社会能力不断增加，自我为中心行为渐渐减少，但会遇到困难，出现适应障碍、学习障碍、行为障碍，常表现出情绪不安、学习困难、惧学及身体不适，且出现头痛、腹痛、气喘等躯体症状。全科医生应协助家长鼓励儿童努力学习，并使之从中获得满足，逐渐形成毅力和意志，促进儿童精神成长。另外，此年龄段常出现听力、视力障碍，咽喉感染、肾炎、肥胖问题，女孩常有泌尿系统感染等，全科医生应关注此类问题并及时处理。

(5)青少年期(13—20岁)：青少年期是人生身心变化最显著的阶段，身高、体重快速增加，第二性征及性功能出现。在心理-社会方面，青少年追求独立自主、自我认同及执着的理想追求，常表现出叛逆、尖刻、冲动、不愿妥协的行为。全科医生应指导家长，为人父母要谅解儿女，尊重其独立自主性，应平等地进行沟通。在合理范围内让其发挥，不要严加指责，否则会起到相反的作用，但要注意避免出现偏离行为和误入歧途。青少年易于冒险，存在易于染上毒瘾、婚前性行为及精神问题等。全科医生应施以心理咨询纠正其偏离行为，并特别注意隐私保密。他们重视外表，常因外表的疾病而造成心理困扰，应给予心理支持及积极的治疗。此时段，其父母已40岁左右，全科医生应关注其壮年的来临，开始着手慢性疾病的防治。安排必要的定期检查，如周期性地检查血压、血糖、血脂、肝功能、乳房、宫颈涂片等。

(6)孩子离家期(中年期)：孩子离家求学、创业、结婚，与父母已为成人间的关系。告诫父母不宜过多约束成年子女，以免造成疏离，宜以精神支持辅助子女。此阶段，保健重心完全转移到对中年父母的照顾。他们身体功能出现减退现象，如心脑血管疾病、癌症的发生，男女更年期的到来。全科医生应注意其是否存在慢性病的危险因素，如吸烟、高糖/高盐/高脂膳食、少运动、肥胖等，多进行家庭健康教育、疾病筛查和防治工作，并指导家长开始培养自我兴趣及社交，以排遣空虚和寂寞，告诫配偶之间多加关心。

(7)空巢期：空巢，即家中仅剩两位老年人，子女皆成人离家。此段时期双亲常出现心理-社会障碍，易患焦虑、失眠、忧郁。女性多发生骨质疏松、腰酸背痛，多有不适，全科医生应告知其丈夫，多给予妻子心理安慰和关心，多携伴活动；男性易发生心脑血管病、关节炎、前列腺肥大等。全科医生对两位老年人宜注意疾病防治。双亲此时可能已经是祖父母，建议他们尽量少干涉青年夫妻的生活方式，以免滋生困扰。在经济上，全科医生应告诫其早做规划，养老金不可轻易投于子女，但要注意技巧。

(8)退休期：此期男女均已超过60或65岁，步入老年期，身体老化明显，疾病多、残障多。此期，老人最需要熟知自己状况的全科医生，应多上门随访，指导服药、检查安全、营养咨询和指导合理的活动，并安排社区护士随访，照顾老年人及解决疾病问题。老年人除焦虑和忧郁外，还易患阿尔茨海默症、妄想性精神病、心脑血管病、瘫痪等。全科医生应早加预防，及时发现、及时处理，协同子女处理老人诸多的躯体、心理疾病。必要时，做好临终照顾，给家庭生活周期画上完满的句号。

6. 全科医学中“以社区为范围的健康照顾”应该做到

A. 组成服务团队，每日巡回于居民区

B. 以一定的人群健康需求为基础，提供个体和群体相结合的服务

C. 对辖区内的全体居民进行健康登记

D. 在社区服务机构内设立诊室

E. 将社区全体居民的健康状况一一录入电脑

［答案］ B

【评析】 以社区为范围的健康照顾主要是思维模式和工作方式要把个体的健康问题与群体健康结合起来，考虑影响个体健康背后的社区环境等因素，并采取措施来维护和促进社区人群的健康，而备选答案的 A、C、D、E 只是一种在社区服务的形式。

【知识点】 全科医学把以社区为范围的健康照顾作为基本原则，有 3 个明显特征。

(1)有利于消除健康隐患，营造良好的社区健康环境。人与生存环境密不可分，机体随时进行空气、物质、能量、信息的交换。社区是以人、社会群体为细胞单元的有机体，与人一样，同样会有健康问题，因此，以社区为范围的健康照顾，通过对影响人群健康的社区因素进行分析、诊断、管理，将有助于提升社区的整体保健和健康水平。全科医生要掌握社区的天时、地利、人和，善于同社区居民交朋友，成为改善社区健康环境的倡导者和社区居民的健康代理人。

(2)有利于充分利用社区资源，为社区民众提供综合性的服务。社区的概念体现于地域和人群，即以一定的地域为基础、以该人群的卫生需要/需求为导向。因全科医生立足于社区，对社区的形成、发展变化，对社区的经济、政治、文化、社会生态，对社区居民的生活方式、行为习惯、需要/需求，对社区疾病的流行状况及可利用资源了如指掌，对调整各类关系、整合力量十分有利，便于为社区居民提供满意的服务。

(3)有利于提高基础医疗照顾的针对性和全科医疗的整体水平。以社区为导向的基础医疗(community-oriented primary care，COPE)将全科医疗中个体和群体健康照顾紧密结合、互相促进。全科医生在诊疗服务中，既可利用其对社区背景的熟悉去把握个别患者的相关问题，又可对个体患者身上反映出来的群体问题具有足够的敏感性，及时发现人群的健康问题，及时采取措施，维护和促进社区人群的健康。

7. 影响社区人群健康的因素为

A. 个体因素、环境因素、生活方式、卫生服务

B. 遗传因素、环境因素、生活方式、卫生服务

C. 遗传因素、污染因素、生活方式、卫生服务

D. 遗传因素、环境因素、风俗习惯、卫生服务

E. 遗传因素、环境因素、生活方式、医疗服务

［答案］ B

【评析】 影响社区人群健康的因素一般分为遗传因素、环境因素、生活方式、卫生服务。其他备选答案中的个体因素除包括遗传因素外，也包括个体的生活方式；污染因素属于物质环境因素中的一类，风俗习惯属于社会环境因素的一种，而医疗服务也仅是卫生服务的一部分。

8. 社区诊断是指

A. 对社区的患者进行管理

B. 对社区人群的疾病进行诊断

C. 对社区人群的疾病进行检查

D. 对社区健康问题进行诊断

E. 对社区突发公共卫生问题进行调查

［答案］ D

【评析】 社区诊断借用了临床上“诊断”这个名词，指的是通过一定的定性与定量的调查研究方法，收集必要的资料，通过科学、客观地分析确定并得到社区人群认可的该社区主要的健康问题及社区现有资源状况，为社区人群健康干预计划制订提供科学依据。

9. 在社区诊断中，判断是否为社区优先解决的健康问题的原则是

A. 突发性、重要性和关注性

B. 可改变性、可服务性和可接受性

C. 可行性、可供性和可接受性

D. 突发性、重要性和可行性

E. 重要性、可改变性和可行性

[答案]　E

【评析】　在社区诊断中，需要确定优先解决的健康问题。这是因为大多数的社区都不同时具备解决所有人群所有健康问题的人力、物力及财力，所以必须针对某些重要的健康问题，集中有限的资源来全面综合地解决一个或者几个。判断是否为优先解决的健康问题，主要考虑其重要性（对人群健康的影响程度）、可改变性（这些因素能否通过目前可采取的措施来干预，且这些措施已有科学的循证依据所支持）及可行性（社区能提供的资源和解决问题的能力）。其他备选答案中如突发性和关注性往往与重要性有关，可服务性和可接受性往往与可行性有关。

10. 以问题为导向的健康照顾是以发现和解决下列哪项问题为导向

A. 个人、家庭和社区的疾病和健康问题

B. 个人和家庭的疾病和健康问题

C. 个人的疾病和健康问题

D. 家庭的疾病和健康问题

E. 社区的疾病和健康问题

[答案]　A

【评析】　以问题为导向的健康照顾的定义：以发现和解决个人、家庭和社区的疾病和健康问题为导向，综合运用临床医学、预防医学、心理学、社会学等学科的方法，对各种问题进行诊断，了解其产生的原因及影响因素，确定健康需要，制订和实施相应的诊疗措施，以实现对各种疾病和健康问题的有效治疗和照顾。由于全科医学综合性照顾的特点，其考虑的问题既要包括个人、家庭，也要包括整个社区，既有疾病问题，更要考虑健康问题。所以，其他的备选答案都不正确。

11. 社区常见健康问题的特点不包括

A. 多数健康问题处于疾病的早期和未分化阶段

B. 疾病和健康问题具有很大的变异性和隐蔽性

C. 健康问题具有多维、系统和关联性

D. 健康问题具有广泛性

E. 疾病问题多于健康问题

[答案]　E

【评析】　由于全科医疗的特点，全科医生在第一线的医疗服务中遇到的疾病通常都是初期的、未分化的、一过性的，并且常与心理、社会层面上的问题相关联；除此以外，全科医学不仅关注患者，还要关注亚临床和健康等广泛的人群，以及各种的健康需要和健康危险因素。所以，备选答案中的A～D是社区常见健康问题的特点，而疾病问题多于健康问题不应是社区常见健康问题的特点。

12. 全科医生工作的基本特征之一是以预防为导向，在实施以预防为导向的临床预防服务时，其对象主要是

A. 健康人和传染病易感人群

B. 疾病未分化期的患者及其家庭成员

C. 有症状和无症状的“患者”

D. 健康人和无症状的“患者”

E. 患者和无症状的“患者”

[答案]　D

【评析】　临床预防服务的目的是预防疾病和残疾，其服务对象应该是还没有患所要预防疾病的人，所以应该是健康人和无症状的“患者”。这里所说的无症状“患者”，并不是说来看病的人没有症状，而是相对于将来危及他本人生命的疾病而言，他现在还没有出现症状。这样，就为医务人员提供了更好的机会在临床场所开展预防工作。当然，从事临床预防服务的人员同时也应积极参加社区人群健康的工作，对社区居民尤其是特殊人群中存在的健康危险因素进行定期健康筛检、个性化的健康咨询和教育，对存在的各种危险因素进行干预。

【知识点】　全科医生采用以预防为导向的服务模式，包括以下几个方面。

(1)把个人及其家庭的每一次接触都看成是提供预防保健服务的良机。一般来说，患者就诊时，除了处理现患疾病外，全科医生应该为患者做一次全面的健康状况与危险度评估，据此制订一份健康维护计划，设计一张周期性健康检查表。全科医生在其他场合接触个人及其家庭时，要注意患者或家庭成员因机会性就医而提供的微小症状，以便及时发现问题。

(2)把预防保健服务看成是日常医疗实践活动的一个重要组成部分。对于任何年龄、性别和疾病类型的患者，全科医生的服务计划中都应该包括详细的顺延性和规划性预防医学计划。

(3)采用以预防为导向的病史记录和健康档案，这是全科医生有计划地为个人、家庭和社区提供预防服务的组织工具，一般包括以下4个部分。①疾病预防计划：针对就诊的患者及其现患的疾

病，制订相应的疾病预防计划，每一次门诊病史记录中均应包括这个计划；②周期性健康检查表：有固定的格式，根据个人的年龄、性别、职业、健康危险因素等特征来选择预防医学项目；③根据家庭的基本情况、生活周期、资源状况、功能状况等资料，为家庭制订周期性健康维护计划，并在家访时执行；④建立针对人群的预防医学档案，一般根据具体的预防服务项目来设计，如：社区人群的免疫接种档案，全科医生先列出社区中应该接受某种免疫接种的人员名单，计划好时间、地点、参与人员、组织方法和操作程序，实施后再检查接种率，列出漏种的人员名单，并进行补种。类似的项目还有孕妇、产妇、新生儿等预防保健项目。

(4)个人预防和群体预防相结合。当全科医生在为个人及其家庭提供服务时发现某问题在社区中广泛存在或某种疾病在社区中有流行倾向时，便不再停留于个人及其家庭的预防上，而是利用社区内外的各种资源，大力开展社区预防。全科医生还必须在进行社区诊断的基础上，制订和实施社区规划性的预防医学计划，主动维护和促进社区的健康。

(5)全科医生提供连续性、综合性、协调性、个体化的预防服务。

(6)通过日常的医疗活动，通过防治结合，把医疗服务的目标转向为预防疾病和健康促进，提高个体和群体健康水平。

13. 以下对临床预防服务的阐述最准确的是

A. 一种临床治疗服务

B. 一种基层卫生服务

C. 在临床场所下实施第一级和第二级预防结合的服务

D. 在临床场所下实施第三级预防服务

E. 在社区中实施的治疗服务

[答案]　C

【评析】　临床预防服务主要是针对还没有患病的人提供预防服务，而这种服务主要是在临床场所来实施的，所以答案应该是在临床场所下实施第一级和第二级预防结合的服务。

【知识点】　临床预防服务的内容主要如下。

(1)对求医者的健康咨询：通过收集求医者的健康危险因素，对个体进行有针对性的健康教育，提高求医者自我保健意识，并与求医者共同制订改变不良健康行为的计划，督促求医者执行干预计划等，促使他们自觉地采纳有益于健康的行为，消除或减轻影响健康的危险因素。健康咨询是一种特定的干预方式，是医务工作者日常医疗实践的组成部分。通过健康咨询改变就医者的不健康行为是预防疾病最有效的方式，是临床预防最重要的内容之一。

(2)筛检：筛检是指运用快速简便的测试、体格或实验室检查等方法，在健康人群中发现未被识别的可疑患者、健康缺陷者及高危个体的一项预防措施。筛检的主要目的是将处于早期或亚临床阶段的患者、缺陷者及高危个体从人群中挑选出来。筛检不是一种诊断性试验，仅是一种初步检查，筛检试验阳性提示为某病的可疑患者，需要进一步确诊。有关合理筛检的项目请见第14章。

(3)免疫接种：是指将抗原或抗体注入机体，使人体获得对某些疾病的特异性抵抗力，从而保护易感人群，预防传染病发生。我国目前实行的是计划免疫(planned immunization)，它是指根据疫情监测和人群免疫状况分析，按照规定的免疫程序，有计划地进行预防接种，以提高人群免疫水平，达到控制乃至最终消灭相应传染病的目的。免疫接种的实施必须要按照《中华人民共和国传染病防治法》《中华人民共和国急性传染病管理条例》《全国计划免疫工作条例》《计划免疫技术管理规程》《疫苗流通和预防接种管理条例》《预防接种规范》等相关法律法规来执行。

(4)化学预防：指对无症状者使用药物、营养素(包括矿物质)、生物制剂或其他天然物质作为第一级预防措施，提高人群抵抗疾病的能力，防止某些疾病的发生。化学预防不仅是使用药物，还包括使用激素、维生素、无机盐、脂肪酸、氨基酸等营养素、生物制剂和天然动植物的提取物。化学预防是对健康人群和无症状患者进行病因预防，属第一级预防范畴，已出现症状的患者及有既往病史的人使用上述物质治疗疾病不属于化学预防。常用的化学预防方法主要有：①对育龄或怀孕妇女和幼儿补充含铁物质，降低罹患缺铁性贫血的危险；②在缺氟地区补充氟化物，降低龋齿患病率；③孕期妇女补充叶酸，降低神经管缺陷婴儿出生危险；④绝经后妇女使用雌激素，预防骨质疏松和心脏病；⑤服用阿司匹林，预防心脏病、脑卒中等。化学预防必须在医务人员指导下进行，使用雌激素或阿司匹林尤其应注意其禁忌证和不良反应。

(5)预防性治疗：指通过应用一些治疗的手段，预防某一疾病从一个阶段进展到更为严重阶段，或预防从某一较轻疾病发展为另一较为严重疾病的方法。前者如早期糖尿病的血糖控制(包括饮食和身体活动等行为的干预及药物治疗),预防将来可能出现的更为严重的并发症;后者如手术切除肠息肉,预防发展为大肠癌等。

14. 临床预防服务中采用化学预防的对象主要是

A. 已出现症状的患者

B. 有既往病史的人

C. 正在治疗的人

D. 正在康复的人

E. 无症状的人

[答案]　E

【评析】　化学预防是第一级预防的一种措施,目的是提高人群抵抗疾病的能力,防止某些疾病的发生,因此,其对象应该是还没有症状的人。

二、多选题(每题1个得分点)

以下每题有5个备选答案,其中正确答案为2个或者2个以上,多选、少选、错选均不得分。

1. 全科医学基本原则包括

A. 以生物-心理-社会医学模式为基础

B. 预防-医疗-康复整体性

C. 科学、技术与人文相统一

D. 门诊、住院与家庭服务相结合

E. 个人、家庭-社区一体化

[答案]　ABCE

【评析】　全科医学主要是提供首诊服务(first contact)和基础医疗服务(primary care),一般不提供住院服务。所以,备选答案D不是全科医学的基本原则。

【知识点】　全科医学的基本原则是全科医学的总纲,是全科医疗的行业准则,是全科医生应该遵循的指导原则。全科医学的基本原则包括以下几方面。

(1)科学、技术与人文相统一:全科医学是面向患者、家庭与社区,整合临床医学、预防医学、康复医学及人文社会科学的相关知识技能于一体的新型临床二级学科,是诊断、治疗和预防疾病,恢复、维护和增进健康的科学和艺术,其内容包含科学性、技术性和人文性。从科学技术层面而言,在于医学奠基在物理、生理、病理、药理等基本原理的科学基础及相应的实践操作上。艺术性在于它必须通过面对不同背景的个体和人群服务才能实现维护健康的目的。全科医学处理的多数是早期的、未分化的、自限的和更多心理、社会层面的疾病,也包括康复期的和需要终身医学照顾的疾病。“以人为本”的人文精神是全科医学的精髓。全科医学服务超越了“治病救人”的概念,不仅包括临床医疗,还包括预防、保健、健康教育、康复等,不仅照顾患者,还惠及家庭,造福社区,体现了对人的关注,对生命的珍惜,对家庭、社会和谐的促进。全科医生在治疗某一患者时,除充分应用最佳临床证据外,还应结合现有医疗资源,并在全面考虑患者的具体情况及其意愿的基础上,根据自己的知识和经验制订合理的诊疗方案,以充分满足患者的治疗需要与心理需求。此外,全科医学还体现在健康教育与健康促进、人群健康管理与资源管理、团队协作管理等诸多方面,这都需要以人为本的人文性关怀的艺术手段和技能才能实现。所以全科医学坚持科学、技术、人文的统一,使其具有区别于其他临床学科的鲜明特色。

(2)以生物-心理-社会医学模式为基础:在医疗模式上,全科医学更注重从生物-心理-社会3个方面改善和提高人的健康。全科医学所持有的整体论、系统论思维突破了传统的专科医学对待疾病的狭窄的还原论方法,强调把患者看作社会和自然大系统中的一部分,从生理、心理、社会和文化等因素来观察、认识和处理健康问题。如当管理一位糖尿病患者时,医生不仅要处理高血糖这一病理问题,还要把患者看成一个有家庭、职业、社会责任,以及各种困惑情绪、持有特定健康信念的人;处理中不仅要给予适当的降糖药物并让其控制饮食,还必须考虑食物结构的改变对患者和家庭可能造成的冲击、治疗的价格能否被接受、是否知道有合并症或存在恐惧心理、是否了解遗传的危害等,特别要注意其健康信念是否有利于接受必需的生活方式改变和情绪控制,以及其家庭功能是否有利于该病的康复,是否需要就上述问题进行协调与干预,制订并实施干预计划是否需要动用家庭资源和其他社区卫生服务资源等。此外,由于基础医疗照顾中所面临的精神问题和身心疾病日益增多,全科医生需要使用各种生活压力量表来检查和评价患者的心理-社会问题,并全面了解其家庭和社会方面可能的支持力量,从整体上给予协调照顾。因此可以说生物、心理-社会医学模式不仅是全科医学的理论基础,也已经成为全科医生诊治患者的一套必需的、自然的程序。

(3)个人-家庭-社区一体化全科医学:在服务范

围方面更注重从个人-家庭-社区3个方面，调整相互关系和整合维护健康的资源。每个人的健康和疾病都与其社会背景、社区文化和家庭因素相关。全科医疗不仅面向每个前来就诊的个体患者，也必须考虑其背后的群体对象，即家庭、社区与个人之间的互动关系。

（4）预防-医疗-康复整体性：在服务内容与机制上，全科医学更注重从预防-医疗-康复等方面建立完整的健康照顾内容与机制。这一原则表明：①从服务内容上讲，全科医学是以医疗为核心，担负集医疗、预防、保健、康复、健康教育、计划生育技术指导等为一体的全方位的卫生服务。全科医学是一个面向社区与家庭，整合临床医学、预防医学、康复医学及相关人文社会科学于一体的新型医学专科。②从服务机制上讲，全科医学强调以人为中心、以家庭为单位、以社区为范围，建立以整体健康的维护与促进为方向的长期负责式照顾机制，并在工作中将预防、医疗、康复与健康促进有机结合，将个体保健和群体保健融为一体。这种照顾不仅与传统的"以疾病为中心"的单纯生物医学模式形成了鲜明的对照，而且特别体现了以社区为基础的全科医疗服务与以医院为基础的专科医疗服务在功能上有着很大的区别。③从协调性上讲，全科医学服务实现了医疗、预防、保健、康复一体化。对于一名患者来说，医疗、预防、保健和康复服务都是需要的，全科医生可以整合相关资源，满足患者的各方面需求。

2. 全科医疗应用LEARN模式作为以患者为中心的接诊模式，其具体步骤包括

A. 倾听

B. 解释

C. 容许

D. 建议

E. 协商

［答案］ ABCDE

【评析】 全科医疗应用LEARN模式作为以患者为中心的接诊模式，是由英文相对应的5个单词所组成。①倾听（listen）：全科医生要先站在患者的角度倾听（listen），收集患者所有的健康问题及其对健康问题的认知或理解；②解释（explain）：详细收集所有可供疾病诊治的资料后，医生需向患者及其家属解释对上述健康问题的诊断或看法；③在说明病情后，要容许（acknowledge）患者有机会参与讨论，沟通彼此对病情的看法，使医患双方对健康问题的看法趋向一致；④医生按所达成的共识提出对患者最佳或最合适的健康教育、检查及治疗建议（recommend）；⑤如患者对检查及治疗建议存在疑惑，需要与患者进一步协商（negotiate），最后确定医患双方皆可接受的方案。

3. 家庭是与什么连接在一起的社会团体

A. 情感关系

B. 男女关系

C. 生物学关系

D. 法律关系

E. 宗族关系

［答案］ ACD

【评析】 完善的家庭定义是指通过情感关系、法律关系和生物学关系连接在一起的社会团体。这一定义涵盖了现代的各种类型的家庭，突出法律婚姻、血缘和情感三大要素。

【知识点】 家庭的功能、结构。

（1）家庭的功能需要满足家庭成员生理、心理和社会的基本需求，包括：①感情需求；②性和生殖需求；③抚养和赡养；④社会化功能；⑤经济功能；⑥赋予成员的地位。

（2）家庭的结构

①外在结构（家庭的类型）：a. 核心家庭，父母及未婚子女组成的家庭；b. 扩展家庭，两对及两对以上夫妇与其未婚子女组成的家庭；c. 其他类型家庭。

②内在结构：包括家庭的权力结构、角色、沟通、价值观（家风）及相互作用等。其中权力结构又分为传统权威型、工具权威型、感情权威型和分享权威型。

4. 以家庭为单位的照顾主要涉及的理论体系和实践技能包括

A. 个人与其家庭成员之间存在着相互作用

B. 针对特殊家庭成员提供专科性服务

C. 家庭生活周期理论

D. 家庭生活和谐理论

E. 以整个家庭为单位来提供照顾原则

［答案］ ACE

【评析】 全科医学吸收了社会学关于家庭的理论和方法，发展了一整套家庭医疗的理论体系和实践技能，主要涉及3个方面的内容。

（1）个人与其家庭成员之间存在着相互作用家庭的结构与功能会直接或间接影响家庭成员的健

康，亦可受家庭成员健康或疾病状况的影响。以家庭为单位的核心含义是指在家庭的背景上来评价个人的健康问题，把家庭作为影响个人健康的重要因素，作为患者最重要的生活背景和生活关系，深入分析个人与家庭之间的相互影响和相互作用。不了解家庭对个人健康的影响，就有可能无法找到真正的原因、真正的问题和真正的患者。所以，全科医生要在问诊时了解患者的家庭情况，探讨家庭对个人的影响。

(2)家庭生活周期理论是家庭医学观念最基本的构架，家庭生活周期的不同阶段存在不同的重要事件和压力，若处理不当而产生危机，可能在家庭成员中产生相应的特定健康问题，对家庭成员造成健康损害。因此，全科医生要善于了解并评价家庭结构、功能与周期，发现其中可能影响家庭成员健康的潜在威胁，并通过适当的咨询干预使之及时化解，改善其家庭功能。还要善于动员家庭资源，协助对疾病的诊断、治疗、康复与长期管理。

(3)以家庭为单位的照顾原则为全科医生提供了有力的武器。通过家庭调查，既有助于发现患者有意义的病史和真正的病因，又可以改善患者的遵医嘱行为；有时还能发现就诊者以外真正的患者——往往真正的患者并非前来就诊者，而是家庭其他成员甚至整个家庭。

5. 影响社区人群健康的环境因素可归纳为

A. 生态环境

B. 物质环境

C. 社会环境

D. 室内环境

E. 室外环境

［答案］ BC

【评析】 一般来讲，我们把影响社区人群健康的环境因素可归纳为物质环境和社会环境。平时讲的生态环境、室内环境或室外环境都属于物质环境。

【知识点】 影响社区人群健康的环境因素分为物质环境和社会环境。

(1)物质环境：包括在生活和职业环境中的物理、化学和生物因素，以及建成环境等都是影响人们健康的重要因素。①生物因素：外界环境中的各种生物因子，包括寄生虫、支原体、真菌、细菌、病毒等；②化学因素：生活和职业环境中的各种有机和无机物，如农药、苯、铅、汞、二氧化硅粉尘、二氧化硫等；③物理因素：气温、气流、气压等气象条件，噪声和振动，电磁辐射和电离辐射等；④建成环境：如住房、工作场所的安全，社区和道路的设计，绿化等。

(2)社会环境。①个人收入和社会地位：研究表明收入和社会地位是重要的健康影响因素。健康状态每一步的改进都与经济收入和社会地位(的提高)有关。另外，一个合理繁荣和社会福利公平的社会，人们会保持更高的健康水平。②文化背景和社会支持网络：文化包括人们的信仰、价值观、行为规范、历史传统、风俗习惯、生活方式、地方语言和特定表象等，它通过潜移默化的作用影响着人们的健康。社会支持网络是一个人在社会中所形成的人际关系。良好的健康与家庭、朋友和社会的支持密切相关。③教育：健康状况与文化程度有密切关系。文化程度增加了就业和收入的机会，并提高了人们控制生活条件和自我保健的能力。④就业和工作条件：拥有控制工作条件和较少担心失去工作导致紧张的人们，会有更健康的身体，而失业明显与不良的健康有关。

6. 全科医学以问题为导向的处理原则包括

A. 根据疾病的生理病理变化的处理原则

B. 健康照顾与疾病治疗并重的原则

C. 全面、系统同构和联系性的处理原则

D. 急则治标、缓则治本、标本兼治的原则

E. 动态、渐进性的问题处理原则

［答案］ BCDE

【评析】 全科医生根据以问题为导向的处理原则，必须以人为本，以人的健康而不是以他们所患疾病的生理病理变化为中心，克服传统的生物医学模式思维方式，采取生物-心理-社会医学模式来处理服务对象的健康问题。

【知识点】 全科医学以问题为导向的处理原则包括以下几方面。

(1)健康照顾与疾病治疗并重的原则：全科医生最基本的任务就是识别患者的疾病、找出病因，并对疾病实施治疗。因此，疾病治疗在全科医生的服务活动中无疑占有重要的位置，其对全科医学的重要性也是毋庸置疑的。然而，与专科医生相比，全科医生的服务对象更广，包括不同性别、年龄，罹患不同系统、器官疾病的患者，还包括大量拥有各种健康问题的人，他们并非一般意义上的患者，而只是需要获得健康照顾的人。因此，倡导以人为中心的全科医学服务理念，强调治疗和照顾并重，关注对各种健康问题人群提供生理、心理、社会的全

方位照顾，也日益成为全科医生的重要服务内容。

(2)全面、系统和联系性的处理原则：由于疾病本身的复杂性，使得疾病的表现形式多种多样。同一症状可以源自多种疾病，同一疾病也可呈现多种症状。有的疾病可以表现为典型症状，有的疾病也可以以非典型症状出现，甚至以假象出现。因此全科医生必须以全面、系统和联系的观点来分析、诊断和处理疾病问题。

(3)急则治标、缓则治本、标本兼治原则：全科医生应该辩证地看待症状治疗与病因治疗的关系，并妥善地处理好治标和治本的关系，确保问题从根本上得到解决。由于全科医生所面对的大量服务对象多是难以具体归因的、携带各种症状和健康问题的人群。因此，要求全科医生在重视病因查找的过程中，同样关注对各种健康问题和症状的干预和治疗，要求其掌握治本的策略及治标的本领。特别是当某些疾病引发的症状危及患者的健康和生命或给其带来很大的痛苦，或病因不清、对病因无有效治疗方法时，治标无疑具有重要的意义，但是，对疾病问题根本性的解决手段还是要依赖对病因的根除。因此，在治疗过程中，全科医生需十分小心地审视问题是否已经从根源上得到解决，因为在日常生活中，有些患者往往在症状缓解后就放弃了治疗，结果导致疾病迁延不愈，甚至错过了最佳的治疗时机。

(4)动态、渐进性的问题处理原则：很多疾病和健康问题在就诊初期往往难以定性，其健康问题到底是一个暂时性的问题，还是某一种疾病的初期症状？由于出现的症状非特异、不典型，在缺乏足够的证据时很难下结论。因为很多疾病的发生和发展过程往往遵循一定的规律性，在某一种疾病最特异性症状出现之前匆忙下结论和处置，都可能导致误诊、误治。因此，有必要通过对问题演变进程的动态观察、跟踪和随访来实现对疾病问题的进一步明确诊断，并利用时间进行试验性治疗和追踪观察，不断收集证据来修改、调整最初的诊断和处理，以最大程度减少误诊的发生。

(5)以人为本、以健康为中心的服务原则：医生要准确地认定问题之所在，要确认问题已被真正解决，就必须以人为本、以人的健康而不是以他们的疾病为中心。强调以人为本，可以体现在很多方面，如在对疾病的诊疗和处理过程中，关注对患者各种权利的尊重，特别是对其知情权和隐私权的尊重，允许患者在一定程度上参与诊断与治疗的决策等内容。

三、共用题干单选题(每个提问1个得分点)

以下每题有2～6个提问，每个提问有5个备选答案，请选择1个最佳答案。

某外资企业雇员因经常有不明原因的头痛，最近明显加重而来诊治。这反复发作性的头痛为钝痛，位于双侧额部，持续时间不等，时轻时重。患者经常昏昏沉沉，服药和休息后能够缓解；经常睡眠不好、多梦，有疲倦感，易发脾气；且因工作效率低而常遭上司的训责。该全科医生通过和患者的认真谈心，发现患者工作压力非常大，任务经常超负荷，工作要到很晚才回家，而妻子不但不体谅，还经常与他吵架。这几个月来他常常借酒浇愁而使病情加重了。最后该全科医生告诉他得的是紧张性头痛，原因是工作压力大、夫妻关系紧张及过度饮酒。该全科医生建议：第一，让患者主动和上司沟通，减轻工作负担，不要过度饮酒，并给予他一些药物的治疗。第二，在征得患者同意后，主动到患者家里，了解患者家庭的情况，并与患者的妻子谈论了患者的病情，希望她能关心和体贴自己的先生，营造良好的家庭和谐氛围，让她先生能从目前高压力状况中解放出来。第三，深入到该患者所在的企业，用社区诊断的方法调查了解该企业职员的健康问题，以及影响健康问题的因素，根据企业员工雇主的意愿和可利用的资源，提出了一份适合该企业的工作场所健康促进计划。不久，患者的头痛慢慢得到缓解，恢复了健康，该企业的员工有关工作压力导致的健康问题也得到了很大的改善，提高了企业健康生产力。

1. 根据影响健康的因素分类，与该患者健康问题无关的因素为

A. 个体因素
B. 物质环境因素
C. 社会-心理和行为因素
D. 遗传因素
E. 卫生服务因素

[答案]　C

【评析】　工作和家庭压力属于社会-心理因素的一种，加上患者过度酗酒的行为，使他头痛的健康问题进一步加重。

2. 这位全科医生与患者在交谈中，问了他的家庭背景和妻子的情况、了解了患者的情绪、所担心的问题及要解决这些问题的信心，并对他所处的状况表示理解、同情和支持，然后再给他提出解决问

题的建议。这样的问诊方式在全科医疗中称为

A. PASTEUR法

B. BATHE法

C. LEARN模式

D. COPC模式

E. 健康信念模式

[答案] B

【评析】 这位全科医生问了患者家庭背景和妻子的情况(背景,background)、了解了患者的情绪(情感,affect)、所担心的问题(烦恼,trouble)以及要解决这些问题的信心(处理,handling),并对他所处的状况表示理解、同情和支持(移情,empathy),这是全科医疗的BATHE问诊方法。

3. 这位全科医生深入到患者所在的企业进行调查,其做法是

A. 以人为中心的健康照顾

B. 以家庭为单位的健康照顾

C. 以社区为范围的健康照顾

D. 以问题为导向的健康照顾

E. 以预防为先导的健康照顾

[答案] C

【评析】 企业也是一个社区,一般称为功能社区。职业人群的健康问题同时受到工作场所各种因素的影响。所以,以社区为范围的健康照顾不仅是在生活社区,也包括功能社区。

【知识点】 以社区为导向健康照顾的意义如下。

(1)通过以社区为范围的服务,了解人群健康问题的缘由。仅从医院、诊所的疾病去研究健康,无法获得健康问题的完整因素。因此,维护个人、家庭的健康必须以社区为导向。

(2)社区是健康隐患的重要背景。以社区背景观察健康问题以系统论将健康问题还原于原位,暴露涉及的全部因素。忽视社区背景因素,疾病观狭隘,不能科学地诊治慢性病和提供合理的照顾。

(3)以社区为范围,医生关心健康人群、求助者和患者,这样方能完整地维护居民健康,将预防、病患传播方式包含其中。社区预防相比个体诊治对人群更具意义。

(4)以社区为范围的服务,能合理利用有限的卫生资源,动员群防群治,最大程度满足服务人群的健康需求。维护社区人群健康,是整个社区及社会的责任,社区积极参与可弥补卫生资源的不足,使维护健康的活动在政策、制度、行政干预下,成为全体居民参与的群众行为,摆脱以纯粹医疗无法取得的效果。

(5)以社区为范围的服务,有效地控制疾病在社区的流行。

(6)以社区为主体的基层医疗,是“人人享有卫生保健”的途径。

4. COPC是以社区为导向健康照顾的重要策略,其基本要素包括

A. 一个医院、一个疾病预防机构和一个确定及解决社区主要健康问题的过程

B. 一个基层医疗单位、一个社区人群和一个确定及解决社区主要健康问题的过程

C. 一个基层医疗单位、一个疾病预防机构和一个确定及解决社区主要健康问题的过程

D. 一个医院、一个疾病预防机构及相应的一个合理的卫生服务体系

E. 一个基层医疗单位、一个社区人群及相应的一个合理的卫生服务体系

[答案] B

【评析】 COPC是以社区为导向的基础医疗。它是将个体健康和社区卫生结合在一起的系统策略。在基础医疗中,重视社区健康影响因素与个体健康的关系,把服务范围由临床扩大到整个社区来提供服务。因此,其基本要素包括一个基层医疗单位、一个社区人群及一个确定及解决社区主要健康问题的过程。

【知识点】 COPC可按如下来分级。

0级:以传统的医疗模式,只对就诊者提供非连续性的医疗,没有社区的概念,不关注社区的健康问题。

1级:对所在社区的健康资料有所了解,缺乏第一手资料,以医生的主观印象推断解决健康问题的方案。

2级:对所在社区的健康问题有一定了解,有间接的二手资料,有计划和评价的能力。

3级:通过社区调查或社区健康档案资料,掌握90%以上居民的健康状况,针对健康问题采取解决方案,但缺乏有效的预防措施。

4级:建立了社区居民的健康档案,掌握所有健康问题,具有有效预防和治疗的措施,建立了社区健康问题资料收集和评价系统,具有解决问题和管理社区资源的能力。

四、案例分析题

每个案例至少有3个提问，每个提问有6～12个备选答案，其中正确答案有1个或多个，每选择一个正确答案得1个得分点，每选择一个错误答案扣1个得分点，扣至本问得分点为0。

患者，男性，55岁，工人。有高血压史十余年，服用2种降压药物，但服药不规律。近半年来胸闷发作次数增多，血压也上升至160/95 mmHg左右。患者到全科医生处就诊，医生除详细询问药物应用与其胸闷和血压之间的关系外，同时还了解他一些相关的健康危险因素及家庭的情况，得知他每日吸烟20支，好吃咸和油腻食品；平素性格内向，近半年来睡眠差，常感觉担心、焦躁。全科医生鼓励患者倾诉他所担心的事情，原来他的妻子已下岗数年，有一孩子在读大学，家庭收入主要依靠他一人；而他也可能面临下岗的问题，当前的经济负担使他忧心忡忡，担心会影响孩子读书；而自己有病后不但不能工作，还要因为治疗而增加经济的负担，从而使他更加焦虑。全科医生耐心倾听患者的诉说，通过心理疏导给予他支持和鼓励。通过健康危险度的评估，指出他目前的这些健康危险因素，将来患心脑血管疾病的危险度很高，希望他能纠正这些不健康的行为方式，如马上戒烟、改正以前喜吃过咸和油腻食品的习惯，同时按时服用降压药物。全科医生还给予他缓解焦虑的药物。患者在全科医生的耐心劝告和科学指导下，改正了不健康的生活方式，并按时服药。数周后，患者的血压降至正常，睡眠改善，焦虑情绪得到缓解，胸痛发作的次数也明显减少。

1. 该全科医生在应诊中遵循以人为中心的健康照顾原则包括

A. 确认和处理现患问题

B. 连续性问题的管理

C. 了解患者健康信念

D. 预防性照顾

E. 改善就医遵医行为

F. 同时处理家庭成员的健康问题

[答案]　ABDE

【评析】　根据以人为中心的健康照顾原则，全科医生在应诊中需要做4项任务，即确认和处理现患问题、连续性问题的管理、预防性照顾，以及改善就医遵医行为。

【知识点】　全科医生在应诊中需要做的4项任务如下。

(1)确认和处理现患问题：确认和处理现患问题是全科医生应诊时的核心任务。患者大多因近期感觉身体某部位不适或由此怀疑患上某种疾病而到诊所就医，医生在详细采集病史后应分析其就诊的原因。本案例中的这位患者主要是近半年来胸闷发作次数增多，血压上升至160/95 mmHg。所以全科医生首先详细询问药物应用与其胸闷和血压之间的关系，并给予适当的处理。但全科医生除了处理高血压这个问题外，还要探索血压升高的背后潜藏的其他原因：如有什么诱因导致患者血压增高？有无生活上的压力？情绪如何？是否坚持服药？这些因素对其生活有多少影响？患者对这一问题的顾虑是什么？希望医生给予什么样的帮助……这种不仅从疾病本身考虑，而且从心理、社会的多角度和多层面解剖、分析患者就诊原因的思维方式正是全科医生在应诊中必须具备的。

在弄清上述问题的基础上，全科医生需就该患者的具体情况制订处理方案：①向患者解释病情并表示同情、理解；②向患者说明处理方案，了解患者的看法；③与患者达成共识，协商、调整处理方案；④争取患者的自主性，鼓励其承担起自我管理的责任。

全科医生的诊疗是从患者而不是仅从疾病的角度着手，这样的诊疗方式提高了患者对医生的满意度、信任度及其对医嘱的依从性。

(2)连续性问题的管理：全科医生向这位患者提供的医疗服务是不是仅此而已呢？显然不够。高血压这类慢性疾病与遗传、饮食及情绪等有着密切的关系，需要长期用药物或非药物的方法予以控制，同时这类疾病还会对患者的远期健康产生不良影响，如高血压的靶器官损害等。全科医生除在应诊时处理患者的现患问题外，还应对连续性问题如慢性疾病等进行长期管理，与患者一起制订长期管理目标，指导患者改变生活方式，定期随访血压，定期进行高血压靶器官损害的筛查等。社区中类似高血压这样的慢性疾病很多，它们严重威胁着人们的健康，而每一次短暂的应诊是不可能妥善解决这些问题的。因此全科医生需给予患者全面的、持续性的照顾，这种持续性的医疗照顾涵盖人生的各个时期、疾病的各个阶段及各种新或旧、急性或慢性的健康问题。

(3)预防性照顾：高血压等慢性疾病若得不到有效控制，将导致冠心病、脑卒中等严重并发症，吸烟、高脂肪摄入、生活不规律等不良生活方式可促进这些并发症的发生。在患者尚未意识到不健康生活方式的影响时，全科医生应利用每一次应诊机会针对患者具体情况给予适当的解说与科学指导；在治疗过程中遇到挫折时，要给予支持；在取得进步和成绩时则进行鼓励，这种预防性照顾包括计划免疫、健康促进、发病前期乃至病期的诊断与治疗。预防性医疗照顾在全科医疗中占有相当重要的地位，全科医生对不同原因来求诊的患者，应主动地评估危害健康的各种因素并加处置，即将预防措施视作日常诊疗中应执行的工作。

(4)改善就医遵医行为：全科医生为这位高血压患者制定了合理的治疗及监督方案，但如果他由于某些因素诸如各种生活事件、环境变迁或缺乏医学常识而无法配合医生，医生及患者对健康的共同期望则可能成为泡影。在利用医疗服务的问题上，患者往往存在不恰当的或病态的行为方式。就医过多反映了患者敏感紧张或依赖的心理，就医过少可能是因为患者健康意识不够或经济条件所限，缺乏良好的遵医行为更使得医生的医嘱有如一张白纸。因此，教育、启发患者何时就医，寻求何种层次、类型的医疗机构，如何加强自我管理，也是全科医生的重要任务。

2. 该全科医生应用了BATHE的方法对患者进行了询问，从而能较快地全面了解患者的心理、社会等问题。BATHE的问诊方法包括

A. 背景：了解患者可能的心理和社会因素
B. 信念：了解患者的健康信念
C. 情感：了解患者的情绪状态
D. 烦恼：了解问题对患者的影响程度
E. 处理：了解患者的自我管理能力
F. 移情：对患者的不幸表示理解和同情，从而使他感受到医生对他的支持
G. 解释：给予患者足够的病情解释，以便接受治疗

[答案]　ACDEF

【评析】　全科医疗的BATHE的问诊方法是由英文相对应的5个单词所组成。①背景(background)：了解患者可能的心理和社会因素；②情感(affect)：了解患者的情绪状态；③烦恼(trouble)：了解问题对患者的影响程度；④处理(handling)：了解患者的自我管理能力；⑤移情(empathy)：对患者的不幸表示理解和同情，从而使他感受到医生对他的支持。

3. 该全科医生既对患者进行疾病的诊治，也提供了临床预防服务。属于临床预防服务特征的是

A. 是在临床场所执行
B. 是一种群体预防
C. 主要针对慢性病
D. 对象是健康人和还没发生所要预防疾病的就诊者
E. 是第一级和第二级预防的结合
F. 是第三级预防服务

[答案]　ACDE

【评析】　临床预防医学(clinical preventive medicine)是研究由医务人员在临床场所(包括社区卫生服务工作者在家庭和社区服务点)对个体健康者和无症状"患者"的健康危险因素进行评价，实施个性化的预防干预措施来预防疾病和促进健康的学科；其相对应的预防服务则称为临床预防服务(clinical preventive services)，是一种个体化的预防服务。

【知识点】　临床预防医学是预防医学的分支之一，是预防医学的一个重要组成部分，但有其自身学科的特点和特有的学科内容。它与公共卫生机构开展的预防服务工作不同，临床预防服务的提供者是临床医务人员，服务的地点是在临床场所，服务对象是健康和无症状"患者"个体，服务的内容强调第一级和第二级预防的结合，且是临床与预防一体化的卫生服务。

4. 全科医生对患者进行了健康危险度评估，该方法是

A. 研究致病危险因素与慢性病发病率及病死率之间数量依存关系
B. 主要用于分析接触健康危险因素与身体健康之间的剂量-反应关系
C. 将健康危险因素转化为可测量的指标
D. 对个体危险状况做出综合评估
E. 对某一疾病的健康危险因素做出病因的推理
F. 预测个体在未来一定时间发生疾病或死亡的危险
G. 估计个体降低危险因素的潜在可能

[答案]　ACDFG

【评析】　健康危险度评估是研究致病危险因素与慢性病发病率及病死率之间数量依存关系及规律性的科学，也是预防疾病、促进健康的方法。它将健康危险因素转化为可测量的指标，根据所处

的环境、行为生活方式、遗传等情况对个体危险状况做出综合评估，预测个体在未来一定时间发生疾病或死亡的危险，同时估计个体降低危险因素的潜在可能，根据该可能性对改进后的危险再次评估，并将信息反馈给个体。健康危险度评估的目的是应用科学的测算方法，给受测试者以健康警示，促进他们改变不良的行为生活方式，降低危险因素，维护健康。

5. 该全科医生除了诊治患者本人外，还到患者家中了解了家庭的情况。请问在家庭评估中，用APGAR家庭评估问题表是

A. 测试家庭环境状况

B. 测试家庭经济状况

C. 测试家庭健康状况

D. 测试家庭功能

E. 测试家庭亲情关系

F. 测试家庭压力状况

［答案］ D

【评析】 APGAR家庭评估问题表是监测家庭功能的问卷，是主观评估法中比较简便的一种。因为问题较少，评分容易，可以粗略、快速地评价家庭功能。主要测量个人对家庭功能的整体满意度，由5个问题组成，每个问题代表一项家庭功能，即适应度、合作度、成长度、情感度、亲密度。

6. 另外，在家庭评估中，用ECO-MAP是

A. 描绘家庭内在结构

B. 描绘家庭的服务等级

C. 描绘家庭的外在资源

D. 描绘家庭的权力结构

E. 描绘家庭压力状态

F. 描绘家庭经济状况

［答案］ C

【评析】 ECO-MAP图是把家庭作为对象，调查家庭外在资源有关成分的有无、多少，并以图的形式记录各种成分与家庭的联系强度。

【知识点】 在评估家庭内在结构时，可用家系图来进行描绘。家系图是以图的方式表现家庭成员的相互关系，用来描述家庭结构、医疗史、家庭成员疾病有无家庭性遗传、家庭关系及家庭重要事件等。一般由三代人组成：长辈在上，子辈在下，同辈中长者位左，幼者位右。各人的符号旁边，可按需要加注年龄及结婚、离婚、死亡、退休的生活事件。

（傅　华）

参考文献

[1] 祝墡珠.全科医学概论.6版.北京：人民卫生出版社，2013.

[2] 傅华.预防医学.6版.上海：复旦大学出版社，2013.

第 2 章

全科医学基本方法

第一节　健康档案的建立与管理

本节提示

1. 掌握全科医疗居民健康档案的特点、常见形式。
2. 掌握个人健康档案的主要内容与记录方式。
3. 熟悉家庭健康档案、社区健康档案的主要内容。
4. 全科医疗健康档案的管理。
5. 了解基层医疗国际分类及其应用。

一、单选题(每题1个得分点)

以下每道试题有5个备选答案,请从中选择1个正确答案。

1. 全科医疗个人健康档案内容主要包括

A. 家庭问题目录

B. 以预防为导向的记录

C. 家系图

D. 家庭问题描述

E. 社区患病资料

［答案］ B

【评析】 本题考查知识点为个人健康档案的基本概念。全科医疗个人健康档案的内容包括两部分,一是以问题为导向的医疗记录,二是以预防为导向的记录。

2. 全科医疗中以问题为导向的医疗记录采用什么方法描述问题

A. SOAP

B. COOP

C. POMR

D. COPC

E. WONCA

［答案］ A

【评析】 本题考查知识点为以问题为导向医疗记录的方式。SOAP是以问题为导向医疗记录中问题描述的方法,故A为正确选项,而COOP是评价健康状况的量表,COPC是以社区为导向的基本医疗,WONCA则是世界家庭医生组织的简称。

【知识点】 以问题为导向的医疗记录是全科医疗个人健康档案中的基本方法,其英文全称是problem-oriented medical record,简称POMR。POMR由基本资料、问题目录、问题描述、病情流程表等组成。问题描述一般采用SOAP的形式进行描述,其中,S代表患者的主观资料(subjective data),O代表客观资料(objective data),A代表评价(assessment),P代表计划(plan)。

3. 全科医疗服务要求医生对居民健康状况深入了解,所以建立档案使全科医生

A. 全面掌握居民健康状况,便于预防

B. 为制定诊断、治疗、预防保健计划提供依据

C. 解决社区中居民的健康问题

D. 治疗患者

E. 管理慢性患者，提高其生活质量

［答案］ B

【评析】 本题考查知识点为全科医疗健康档案的用途。居民健康档案为全科医生制定诊断、治疗、预防保健计划提供依据。选项 A 正确，其余选项均不完整。

二、多选题（每题 1 个得分点）

以下每题有 5 个备选答案，其中正确答案为 2 个或者 2 个以上，多选、少选、错选均不得分。

1. 全科医疗的健康档案具有以下特点

A. 以疾病为中心

B. 动态高效

C. 标准统一

D. 重点突出

E. 内容完整

［答案］ BCDE

【评析】 本题考查知识点为全科医疗健康档案的特点。全科医疗健康档案的特点有以患者为中心、动态高效、标准统一、重点突出、内容完整等。故选项 A 是错误的。

2. 家庭健康档案是全科医疗中居民健康档案的重要组成部分，其内容一般包括

A. 家庭基本资料

B. 家庭预防为导向的记录

C. 家庭主要问题目录及描述

D. 家系图

E. 家庭健康指导计划

［答案］ ACDE

【评析】 本题考查知识点为家庭健康档案的内容。故 B 为错误选项。

【知识点】 家庭健康档案的内容包括个人基本资料、家系图、家庭评估资料（家庭结构、家庭生活周期、家庭功能、家庭内外资源、家庭压力和家庭危机等）、家庭主要问题目录及描述、家庭健康指导计划、家庭成员的健康记录。

3. 社区健康档案的内容一般包括

A. 社区基本资料

B. 社区卫生服务资源

C. 社区卫生服务状况

D. 社区居民健康状况

E. 危险因素调查及评估

［答案］ ABCDE

【评析】 本题考查知识点为社区健康档案的内容。所有的选项都正确。

【知识点】 社区健康档案的内容包括社区基本资料、社区卫生服务资源、社区卫生服务状况、社区居民健康状况（社区人口学资料、社区患病资料、社区死亡资料、危险因素调查及评估）。

4. 全科医疗健康档案一般包括

A. 个人健康档案

B. 家庭健康档案

C. 群体健康档案

D. 特殊人群健康档案

E. 社区健康档案

［答案］ ABE

【评析】 本题考查知识点为全科医疗健康档案的组成部分，包括个人健康档案、家庭健康档案和社区健康档案 3 个部分。故 A、B、E 为正确选项。

三、共用题干单选题（每个提问 1 个得分点）

以下每题有 2～6 个提问，每个提问有 5 个备选答案，请选择 1 个最佳答案。

（一）以问题为导向的记录方式是个人健康档案中的重要组成部分，是全科医生开展连续性服务的基础，也是评价居民个体健康水平，并针对个体开展医疗、预防、保健工作的重要依据。

1. 该记录形式不具有以下特点

A. 简明

B. 条理清楚

C. 重点突出

D. 临床与预防并重

E. 便于统计和同行交流

［答案］ D

【评析】 本题考查知识点为以问题为导向医疗记录（POMR）的特点。该记录方式具有简明、条理清楚、重点突出、便于统计和同行交流等特点。

2. 患者基本资料内容包括

A. 人口学信息

B. 社区经济学信息

C. 家庭成员健康信息

D. 病情流程表

E. 问题目录

［答案］ A

【评析】 本题考查的知识点是 POMR 中患者基本资料的内容。

【知识点】 POMR 中的第一部分是患者基本资料，包括人口学信息、社会经济学信息、亲属信息、社会保障信息、基本健康信息等。

3. 以问题为导向的医疗记录中问题目录一般有

A. 家庭问题目录

B. 社区主要健康问题目录

C. 主要问题目录

D. 次要问题目录

E. 暂时性急诊问题目录

[答案] C

【评析】 本题考查的知识点为 POMR 中问题目录的分类。

【知识点】 以问题为导向的医疗记录的目录。全科医疗将健康问题称为“问题”,POMR 中问题目录通常置于健康档案的前面。设立问题目录的目的是为了便于全科医生或其他医师在短时间内对病历进行快速有效的回顾,不仅迅速知晓患者过去和现在的问题,还能掌握患者的总体健康情况。问题目录一般按照问题的性质,分为主要问题目录、暂时性问题目录。

主要问题目录中所记录的问题一般是指过去已影响、现在正在影响或将来还会影响个人健康的异常情况。内容包括明确诊断的慢性病或心理疾患、手术、社会或家庭问题、行为问题、健康危险因素等。暂时性问题目录,又称自限性问题目录,一般指急性或短期问题。

(二)基层医疗国际分类是针对基层医疗服务进行分类的系统。1970 年代以前,基层医疗收集的发病率资料都是按照“国际疾病分类”系统进行分类的,该系统的结构是以疾病为基础的,适用于专科医疗,但对于基层医疗中出现的许多症状和非疾病状态,却难于用其编码。1987 年 WONCA 分类委员会推出基层医疗国际分类第 1 版;1997 年经过修订,推出第 2 版;2004 年,WONCA 分类委员会再次对其修订,推出了基层医疗国际分类-2-R。

1. 基层医疗国际分类的简称为

A. ICD

B. COOP

C. ICPC

D. SOAP

E. COPC

[答案] C

【评析】 本题考查的知识点为基层医疗国际分类的基本概念。

2. 基层医疗国际分类共有多少章节

A. 14

B. 15

C. 16

D. 17

E. 18

[答案] D

【评析】 本题考查的知识点为 ICPC 的基本结构。

【知识点】 基层医疗国际分类系统是根据人体系统分类的一个二轴结构。横坐标表示各章节,如消化、呼吸等章节;纵坐标为每一章所包含的单元。ICPC 共有 17 个章,每个章又有 7 个单元。17 个章分别为:全身性的(A);血液,血液形成(B);消化(D);眼(F);耳(H);循环(K);神经(N)等。除社会一章外,其他所有章均由以下 7 个单元组成:①症状和主诉;②诊断,筛查,预防;③治疗,过程,药物;④化验结果;⑤行政管理;⑥其他就诊和转诊过程;⑦诊断,疾病。

3. 在以问题为导向的全科医疗个人健康档案记录中,基层医疗国际分类能够对 SOPA 4 个记录要素中的 3 个要素进行分类,不包括以下哪项

A. 就诊原因

B. 健康问题评价

C. 客观资料

D. 干预过程/措施

E. 主观资料

[答案] C

【评析】 本题考查的知识点为 ICPC 与 POMR 中 SOAP 的关联性。ICPC 能够对健康档案中的 SOAP 4 个要素中的 3 个要素进行分类,即对健康档案中的患者就诊原因或主观资料(S)、健康问题评价(A)、干预过程或措施(P)进行分类,但不包括客观资料。

四、案例分析题

每个案例至少有 3 个提问,每个提问有 6～12 个备选答案,其中正确答案有 1 个或多个,每选择一个正确答案得 1 个得分点,每选择一个错误答案扣 1 个得分点,扣至本问得分点为 0。

患者,男性,65 岁,主诉间歇性头晕、头痛 10 余年,加重 2～3 个月。患者于 10 年前因劳累、着急出现间歇性头晕、头痛、乏力等症状,当时前往医院诊治,测血压 160/103 mmHg,此后又经多次测量血压,确诊为原发性高血压,并开始间断性服用降压药。血压波动在(150～160)/(100～105) mmHg。近 2 年开始服用“络活喜(氨氯地平)”使血压控制在(150～160)/90 mmHg。否认有周期性瘫痪,否认有血压突然升高及心律失常。患者有颈椎病 8 年余,血脂异常,其父有高血压史,本人喜欢甜食,烟酒已

于10年前戒掉。

1. 上述资料在SOAP中属于哪一部分

A. S

B. O

C. A

D. P

E. S+O

F. S+A

[答案]　A

【评析】　本题考查的知识点为SOAP的具体内容，本题提供的是主观资料(S)。

2. 医生对患者做了检查，身高171 cm，体重75 kg，血压150/82 mmHg，脉搏56次/分，呼吸：16次/分，心肺及腹部检查无异常所见。实验室检查：血钾3.89 mmol/L，血钠141.3 mmol/L，葡萄糖5.87 mmol/L，尿素氮4.08 mmol/L，肌酐77.21 μmol/L，三酰甘油1.28 mmol/L，总胆固醇6.72 mmol/L，高密度脂蛋白1.12 mmol/L，低密度脂蛋白3.49 mmol/L，正常心电图。上述资料在SOAP中属于哪一部分

A. S

B. O

C. A

D. P

E. S+O

F. S+A

[答案]　B

【评析】　本题考查的知识点为SOAP的具体内容，本题提供的信息为客观资料(O)。

3. 根据患者主诉及病史、体格检查、实验室检查可以作出的诊断为

A. 原发性高血压(低危)

B. 原发性高血压(极高危)

C. 血脂异常

D. 颈椎病

E. 超重

F. 慢性肾病

[答案]　BCDE

【评析】　本题考查的知识点为全科医生通过病史、体格检查、实验室检查等患者进行综合评价，其中，患者原发性高血压同时有3个以上危险因素，故为极高危。根据身高、体重计算体重指数(BMI)，该患者为超重。实验室检查未见明显肾功能异常，故尚不能诊断为慢性肾病。

4. 医生可能的处理计划应包括哪些

A. 检查辅助计划：定期复查血脂，完善有关辅助检查：脑血管检查、颈椎X线片

B. 药物治疗：调整降压药，肠溶阿司匹林80 mg，每日1次，口服；辛伐他汀片10 mg，每晚1次，口服

C. 患者教育：低盐、低脂、清淡饮食

D. 适当运动，控制体重

E. 调整心态，轻松应对疾病

F. 定期随诊，测血压

[答案]　ABCDEF

【评析】　本题考查的知识点为全科医生对患者的综合处理能力，包括进一步的检查计划、药物治疗、患者教育、定期随访等。

5. 上述第3、4问的内容在SOAP中分别属于

A. S

B. O

C. A

D. P

E. S+O

F. O+A

[答案]　CD

【评析】　本题考核的知识点为SOAP中评价(A)和计划(P)。

第二节　全科医学一般方法

本节提示

1. 掌握生物-心理-社会医学模式的概念和特点。
2. 掌握系统整体论和整体医学观的概念与方法。
3. 熟悉生物医学模式的概念与特点。
4. 了解全科医学中COOP/WONCA量表。

一、单选题(每题1个得分点)

以下每题有5个备选答案,请从中选择1个正确答案。

1. 迄今为止,对现代医学发展影响最大的医学模式是

A. 神灵主义医学模式
B. 自然哲学医学模式
C. 机械论医学模式
D. 生物医学模式
E. 生物-心理-社会医学模式

[答案]　D

【评析】　本题考查的知识点为医学模式的概念。就目前而言,对现代医学发展影响最大的医学模式是生物医学模式。

2. 全科医师临床判断,在收集资料时,除采集病史,体检与实验室检查资料外,还应重点采集

A. 生理上的不适
B. 心理上的不适
C. 心理、社会资料
D. 个人背景
E. 社会背景

[答案]　C

【评析】　本题考查的知识点为全科医生进行临床判断时收集资料的方法。

【知识点】　根据生物-心理-社会医学模式,全科医生进行临床判断时,除了收集病史、体格检查、实验室检查的资料外,还应收集患者有关心理、社会因素方面的资料,包括心理问题、个人背景、家庭背景和社会背景等。除选项C外,其余选项不完整。

3. 全科医生收集临床资料的方法不包括以下哪项

A. 要用心去倾听
B. 了解患者的症状和体验
C. 多使用封闭式的提问
D. 理解疾患对患者的意义
E. 沟通时注意情感的交流

[答案]　C

【评析】　本题考查的知识点为收集临床资料的方法。根据生物-心理-社会医学模式的原则,全科医生收集资料时一般不采用封闭式的提问方式。

4. 对于COOP/WONCA量表的认识,不确切的是

A. 该量表是为了评价患者的健康或功能状态
B. 该量表主要是对患者心理问题进行测评
C. 该量表在7个方面对患者的功能进行评价
D. 该量表没有对患者社会状况进行测评
E. 该量表适用于各种文化程度的受检者

[答案]　B

【评析】　本题考查的知识点为COOP/WONCA量表的特点,除选项B外,其余选项是该量的特点。

【知识点】　COOP/WONCA量表是WONCA提出的用于评价患者健康或功能状态的量表,该量表以7个方面的问题对患者过去2周内(其中疼痛为过去4周内)的功能进行评价,每个问题分成5等,得分为1～5分。患者仅选择其中一个答案,根据表中的分数累计。分数越高评价越差。该量表具有以下特点:①反映人的生物-心理-社会状况的综合评价;②经过充分的研究、评价,可信度高;③覆盖不同性别、年龄及各种健康问题的各阶段,使用方便,成本低,便于理解和携带;④能反映出健康的细小变化,特别是与度量结果相关;⑤不受社会文化背景的限制。

5. 影响遵医行为的因素不包括

A. 患者知识
B. 健康信念
C. 处方
D. 人际关系
E. 民族种族

[答案]　E

【评析】　本题考查的知识点为遵医行为的影响因素。遵医行为的影响因素包括患者知识、健康信念、处方及人际关系。故E为错误选项。

二、多选题(每题1个得分点)

以下每道试题有5个备选答案,其中正确答案为2个或者2个以上,多选、少选、错选均不得分。

1. 生物-心理-社会医学模式的特点是

A. 单因单果直线式的思维方式
B. 多因多果、立体网络式的思维方式
C. 以患者为中心的思维方式
D. 系统论的思维方式
E. 医生只关注于自己熟悉的疾病诊断治疗方法

[答案]　BCD

【评析】　本题考查的知识点为生物-心理-社会

医学模式的概念。

【知识点】 生物-心理-社会医学模式是由美国医师 G. L. Engle 首先提出，他认为健康至少应包括躯体、精神方面和社会方面的健康，他指出“为评价疾病的决定因素，以及建立合理的治疗和卫生保健模式，医学模式必须考虑到患者及其生活环境，并通过医生的作用和卫生保健制度来对付疾病的破坏作用”。生物-心理-社会医学模式是一种多因多果、立体网络的系统论思维模式。这种新的方式既保留了生物医学的优点，又纠正了其不足之处。生物医学仍是该模式的基本内容之一，但是其还原论的方法必须整合到系统论的框架中，与整体论方法协调使用。

2. 生物医学模式的缺陷主要表现为

A. 忽视行为与生活方式等健康的影响
B. 不能满足患者对医疗卫生服务的需求
C. 以患者为中心的临床照顾
D. 不符合可持续发展的理念
E. 不利于维护医疗卫生服务的公平

[答案] ABDE

【评析】 本题考查知识点为生物医学模式的特点。除选项 C 之外，各个选项都是该模式的缺陷。

3. 全科医学中整体医学观是指

A. 整体由部分构成，各部分之间、部分与整体之间存在着相互联系、相互作用。
B. 整体由部分构成，各部分之间、部分与整体之间没有相互联系、相互作用。
C. 以人为关注中心，人是一个整体，由躯体、精神、心理等构成。
D. 向下延伸进入微观世界，逐级展开为系统、器官、组织、细胞、生物大分子等结构。
E. 向上延伸到健康相关联的宏观世界，首先进入家庭，再到社区、地区、国家、全球等更高级背景层面。

[答案] ACDE

【评析】 本题考查知识点为整体医学观。

【知识点】 整体医学观体现生物-心理-社会医学模式，是以整体论、系统论等社会科学理论的思想方法为基础，其认知模式的主要内容包括：①整体由部分构成，各部分之间、部分与整体之间存在着相互联系、相互影响和相互作用。②以人为关注中心，人是一个整体，由躯体、精神、心理等构成。③关注中心向下延伸进入微观世界，逐级展开为系统、器官、组织、细胞、生物大分子等结构，可以观察到它们的功能和器质性变化，从生物性角度定义健康与疾病。向上延伸到健康相关联的宏观世界，首先进入家庭，再向上延伸到社区、地区、国家、全球等更高级背景层面，可以观察到自然环境、社会经济环境、人文环境等对个人健康和疾病发生发展的影响。④健康是人的整体性质的一种表现形式，是人体各部分健康状况的综合表现。人体各部分之间的不协调或人与环境不协调，可以表现为某部分健康状况的异常，可进一步引起其他部分健康状况的异常，甚至整体的健康异常，可表现为种种临床症状、体征及异常的实验室检查结果，还可表现为心理、行为、人际交往等方面的困惑或异常。

4. COOP/WONCA 功能状态量表主要评价哪些方面

A. 体能
B. 情绪
C. 日常活动
D. 社交活动
E. 健康状况

[答案] ABCDE

【评析】 本题考查的知识点为 COOP/WONCA 功能状态量表评价内容。

三、共用题干单选题(每个提问 1 个得分点)

以下每道试题有 2～6 个提问，每个提问有 5 个备选答案，请选择 1 个最佳答案。

系统整体论是建立在一般系统论基础上，吸取还原论深入分析的优点和传统整体论从总体上看问题的长处，并将两者有机结合在一起分析、解释医学的方法论。

1. 传统整体论的特点是

A. 认为疾病可以用分析、归纳的方法进行研究，疾病是孤立存在的，几乎可以脱离患病的人
B. 躯体的疾病可以与患者分开来考虑
C. 试图从整体上把握事物
D. 建立在哲学思维的基础上，缺乏分析研究的科学基础
E. 用信念和洞察代替了翔实的分析研究

[答案] CDE

【评析】 本题考查知识点是系统整体论的基本特点。

2. 系统整体论的基本观点和主要方法是

A. 疾病不是单一因素关系链的结果，而是许多因素共同作用的复合物
B. 疾病是人与环境相互作用的产物，涉及环境因素、行为生活方式、医疗卫生服务机构等
C. 运用生物医学方式对疾病进行精确的定位
D. 运用社会学、心理学方法分析患者及其家庭、社会背景及对患者的影响
E. 将生物医学和社会心理学两部分的内容整合在一个系统中分析

［答案］ ABCDE

【评析】 本题考查知识点是系统整体论的基本方法。

四、案例分析题

每个案例至少有 3 个提问，每个提问有 6～12 个备选答案，其中正确答案有 1 个或多个，每选择一个正确答案得 1 个得分点，每选择一个错误答案扣 1 个得分点，扣至本问得分点为 0。

患者女性，19 岁，打篮球时损伤了膝部，住院进行外科手术。在随访中医生发现患者术后很虚弱，腿部肌肉严重萎缩，并有心慌、出汗、膝部疼痛等症状，患者的情绪低落、焦虑。全科医生对患者进行深入的交流和全面的检查后，发现患者手术恢复正常，但因为生活目标崩溃，产生急性焦虑，情绪的影响产生了心动过速和出汗，患者食欲受到影响，从而导致体重减轻，她的愤怒使她对康复和医嘱缺乏依从性，使她受伤腿部肌肉萎缩。这些使患者对外科医生产生了对抗情绪。

1. 请问全科医生采用什么方法观察疾病和患者

A. 还原论
B. 传统整体论
C. 系统整体论
D. 一般系统论
E. 生物医学模式
F. 宏观医学模式

［答案］ C

【评析】 本题考查的知识点为运用系统整体论方法观察疾病、患者。

2. 医生在排除了患者上述症状的生理因素后，可能采取的措施有

A. 迅速进行康复锻炼
B. 鼓励患者谈谈伤病对生活的冲击
C. 与患者建立起一种正常的治疗关系
D. 对心动过速采取对症处理
E. 服用抗焦虑药物
F. 对患者的生活目标作一次重新评价
G. 对受伤的腿部进行理疗

［答案］ BCFG

【评析】 本题考查的知识点为运用系统整体论方法解决患者的问题。

3. 运用系统整体论来观察、认识和处理健康问题，需要考虑的主要问题是

A. 解释生物机体不同层次的问题
B. 分析系统与系统之间的相互作用机制
C. 解释疾患的生物、心理、社会因素之间的相互关系
D. 运用生物医学的方式对疾病进行精确的定位
E. 运用社会学、心理学方法分析患者的个人、家庭、社会背景及对患者的影响
F. 运用生物-心理-社会医学模式分析社会学问题

［答案］ CDE

【评析】 本题考查的知识点为运用系统整体论方法解决患者的问题。

第三节　循证医学在社区中的应用

本 节 提 示

1. 掌握循证医学的概念和基本步骤。
2. 掌握系统评价和传统叙述性综述的区别。
3. 熟悉系统评价的步骤和证据分级。
4. Meta 分析的基本步骤和结果的解释。

一、单选题(每题1个得分点)

以下每题有5个备选答案,请从中选择1个正确答案。

1. 循证医学是哪三者的结合体

A. 描述性研究、分析性研究、实验性研究

B. 临床问题假设、临床问题证据、临床问题决策

C. 传统叙述性综述、系统评价、Meta分析

D. 最佳研究证据、临床经验和患者价值

E. 临床问题、有效证据、证据评价

[答案]　E

【评析】　本题考查的知识点为循证医学的概念。循证医学的概念为:慎重、准确和明智地应用目前可获取的最佳研究证据,同时结合临床医师个人的专业技能和长期临床经验,考虑患者的价值观和意愿,完美地将三者结合在一起,制定出具体的治疗方案。

2. 在以下循证医学的证据中,质量最高的是

A. 多个质量可靠的大样本随机对照试验所做的系统评价或Mata分析

B. 单个的样本量足够的随机对照试验结果

C. 设有对照组但未用随机方法分组的研究

D. 无对照的系列病例观察

E. 专家意见

[答案]　A

【评析】　本题考查的知识点为循证医学的证据分级。

【知识点】　循证医学中的证据主要指临床人体研究的证据,包括病因、诊断、预防、治疗、康复和预后等方面的研究。按质量和可靠程度,治疗研究大体可分为以下5级(可靠性依次降低):一级,按照特定病种的特定疗法收集所有质量可靠的随机对照实验后所做的系统评价或Mata分析;二级,单个的样本量足够的随机对照试验结果;三级,设有对照组但未用随机方法分组的研究;四级,无对照的系列病例观察;五级,专家意见。

3. 发表偏倚指的是

A. 主要的文献检索库绝大部分来自发达国家,发展中国家所占比例很小

B. 在主要的文献检索库中发表的文献以英文文献为主,而其他语种的比例很小

C. 在主要的文献检索库中发表的文献以白种人的研究为主,而其他种族的比例很小

D. 具有统计学意义的研究结果较无统计学意义的结果更易被投稿并发表

E. 同一研究的结果多次发表而引入的偏倚

[答案]　D

【评析】　本题考查的知识点为发表偏倚的概念。

4. 一个完整的系统评价问题应遵循的PICO原则,指的是

A. 对象,干预,对照,结局

B. 患者,干预,比较,目标

C. 计划,证据,评价,结论

D. 对象,证据,比较,结局

E. 计划,干预,比较,结论

[答案]　A

【评析】　本题考查的知识点为系统评价在提出问题时应遵循的PICO原则,它包括研究对象(participants),干预措施(interventions),对照(comparisons),结局指标(outcomes)。

4. 以下关于循证医学基本步骤的排序正确的是

A. 全面收集证据,提出问题,严格评价证据,应用证据指导决策,后效评价

B. 提出问题,全面收集证据,严格评价证据,应用证据指导决策,后效评价

C. 全面收集证据,提出问题,应用证据指导决策,严格评价证据,后效评价

D. 提出问题,全面收集证据,应用证据指导决策,严格评价证据,后效评价

E. 提出问题,全面收集证据,严格评价证据,后效评价,应用证据指导决策

[答案]　B

【评析】　本题考查的知识点为循证医学的基本步骤。

二、多选题(每题1个得分点)

以下每题有5个备选答案,其中正确答案为2个或者2个以上,多选、少选、错选均不得分。

1. 以下关于叙述性文献综述与系统评价区别的说法正确的是

A. 叙述性文献综述涉及的范围常较广泛,而系统评价常集中于某一临床问题

B. 叙述性文献综述检索方法常未说明,而系统评价有明确的检索策略

C. 叙述性文献综述对结果的综合多用定量方法,而系统评价多用定性方法

D. 叙述性文献综述对结果的推断较主观，而系统评价较客观

E. 叙述性文献综述的结果不定期更新，而系统评价定期根据新试验进行更新

［答案］ ABDE

【评析】 本题考查的知识点为叙述性文献综述与系统评价的区别。

【知识点】 叙述性文献综述与系统评价的区别(表2-1)。

表2-1　叙述性文献综述与系统评价的区别

特征	叙述性文献综述	系统评价
研究的问题	涉及的范围常较广泛	常集中于某一临床问题
原始文献来源	常未说明、不全面	明确，常为多渠道
检索方法	常未说明	有明确的检索策略
原始文献的选择	常未说明、有潜在偏倚	有明确的选择标准
原始文献的评价	评价方法不统一或未评价	有严格的评价方法
结果的综合	多采用定性方法	多采用定量方法
结果的推断	有时遵循研究依据，较主观	多遵循研究依据，较客观
结果的更新	未定期更新	定期根据新试验进行更新

2. Meta分析中偏倚的检查可采用以下哪些方法

A. 绘制漏斗图

B. 绘制森林图

C. 计算失安全数

D. 进行敏感性分析

E. 进行异质性分析

［答案］ ACD

【评析】 本题考查的知识点为Meta分析中检查偏倚及其程度的方法。

3. 关于Meta分析中的异质性检验说法正确的是

A. $I^2 \leqslant 25\%$时，可认为存在异质性

B. 异质性检验的结果可通过漏斗图反映

C. 若各研究间无统计学异质性，可采用固定效应模型

D. 若各研究间有统计学异质性，可采用随机效应模型

E. 目的是检查各个独立研究的结果是否具有可合并性

［答案］ CDE

【评析】 本题考查的知识点为Meta分析中异质性检验的应用。

三、共用题干单选题(每个提问1个得分点)

以下每道试题有2～6个提问，每个提问有5个备选答案，请选择1个最佳答案。

GRADE证据质量分级评价系统将证据质量分为4级：高、中、低和极低。

1. 在GRADE证据质量分级评价系统中，可能降低证据质量的因素有

A. 研究的局限性

B. 结果不一致

C. 间接证据

D. 精确度不够

E. 发表偏倚

［答案］ ABCDE

【评析】 本题考查的知识点是使证据质量降低的因素。

2. 在GRADE证据质量分级评价系统中，可能提高证据质量的因素有

A. 较大的效应值

B. 可能的混杂因素会降低疗效

C. 间接证据

D. 有严重缺陷的观察性研究

E. 剂量-效应关系

［答案］ ABE

【评析】 本题考查的知识点是使证据质量提高的因素。

四、案例分析题

每个案例至少有3个提问，每个提问有6～12个备选答案，其中正确答案有1个或多个，每选择一个正确答案得1个得分点，每选择一个错误答案扣1个得分点，扣至本问得分点为0。

某研究者从MEDLINE医学数据库进行复合

主题词检索，选出符合要求的文献，包括27篇讨论同型半胱氨酸与血管性疾病关系的文献，以及11篇讨论叶酸与同型半胱氨酸关系的文献，将讨论心血管疾病、脑血管疾病和周围血管疾病的文献分别归类。应用Meta分析中的随机效应模型对文献中报道的数据进行分析，合并多个研究的结果后发现同型半胱氨酸浓度每升高5 μmol/L，男性的冠心病发病的OR值约升高1.6倍，女性约升高1.8倍；而脑血管疾病的相对风险则升高1.5倍；周围血管疾病也显示了很高的相关性。增加叶酸的摄入量约200 μg/d，可以使同型半胱氨酸的浓度下降4 μmol/L左右。同型半胱氨酸浓度每下降5 μmol/L，降低心血管疾病发生的比例与总胆固醇降低0.5 mmol/L大致相当。

1. 根据以上提供的资料，研究者的主要研究目的包括

A. 评价同型半胱氨酸与血管性疾病的相关性

B. 叶酸是否对同型半胱氨酸水平有影响

C. 叶酸是否有助于缓解血管性疾病的发生风险

D. 血管性疾病患者的总胆固醇水平是否高于正常人

E. 总胆固醇水平与同型半胱氨酸水平是否相关

[答案]　ABC

【评析】　本题考查的知识点是循证医学在临床实践中的应用目的。

2. 研究者使用固定效应模型对检索到的研究同型半胱氨酸与冠心病之间关系的文献计算合并OR值的前提是

A. 经异质性检验，异质性无统计学意义

B. 这些研究的方法均为病例对照研究

C. 这些研究对暴露、结局和测量方法基本一致

D. 这些研究的样本含量相差无几

E. 这些研究的质量评价均符合文献纳入标准

【评析】　本题考查的知识点是固定效应模型的应用条件。

[答案]　ABCE

3. 若研究结果以森林图表示，图中的菱形块及其宽度代表了

A. 合并前的效应估计值及其可信区间

B. 合并前的效应估计值及其参考值范围

C. 合并后的效应估计值及其可信区间

D. 合并后的效应估计值及其参考值范围

E. 每个研究的效应估计值及其可信区间

[答案]　C

【评析】　本题考查的知识点是对Meta分析结果的解释。

（施　榕　徐　刚）

第3章

全科医学中的预防医学

第一节　流行病学基本原理与方法

本节提示

1. 掌握流行病学的定义、研究方法及其研究范围。

2. 掌握流行病学的病因推断方法及原则。

3. 掌握常用的疾病测量指标及其应用。

4. 掌握筛检试验及其评价。

5. 熟悉常用流行病学设计方法的原理、设计过程、实施步骤、分析方法、优缺点及其偏倚的控制。

6. 熟悉疾病的三间分布特征。

7. 熟悉流行病学病因及其常见的病因模型。

一、单选题(每题1个得分点)

以下每题有5个备选答案,请从中选择1个正确答案。

1. 流行病学的定义可概括为

A. 研究传染病的发生、发展和转归的科学

B. 研究非传染病的发生、发展和转归的科学

C. 研究疾病在人群中发生、发展及其分布的原因,以及制订预防、控制和消灭这些疾病和促进健康的对策与措施的科学

D. 研究疾病的诊断、治疗及预防的科学

E. 以上都不是

[答案]　C

【评析】　流行病学不仅研究疾病(包括传染病和非传染病),也研究健康状况及其影响因素。

【知识点】　流行病学是研究人群中疾病、健康相关状态和事件的分布及其影响因素,并研究防治疾病、促进健康和卫生事件处置的策略与措施的科学。

2. 流行病学中的描述性研究不包括

A. 普查

B. 队列研究

C. 抽样调查

D. 筛检

E. 生态学研究

[答案]　B

【评析】　队列研究属于分析性研究方法,其他均为描述性研究方法。

【知识点】　流行病学的研究方法颇多,分类也比较复杂,不同学者对此的看法也不尽一致。一般情况下,将流行病学研究方法概括为以下4种。

(1)描述性研究:主要研究疾病在不同时间、人群和地点上的分布及其影响因素,以提供有关疾病病因或因果关系的线索,即提出一系列与疾病病因与建立因果关系的问题,形成因果联系的假说。描述性研究方法主要有病例报告(个案调查)与病例

分析、普查、抽样调查、监测、筛检、生态学研究等。

(2)分析性研究：分析性研究的主要任务是通过检验描述性研究提出的假设，回答描述性研究提出的问题，找出与疾病(结局)发生有关的危险因素。分析性研究主要包括病例对照研究和队列研究两种。分析性研究方法在设计上均设有对照组，且是一种纵向研究方法。

(3)实验性研究：实验性研究方法的主要特点是有人为施加的干预措施。研究者按照一定的方案，以随机的方法将研究对象分配到实验组(处理组)和对照组中，在控制其他混杂因素的条件下，评价暴露与疾病的联系。实验性研究根据其研究对象的不同可分为临床试验、现场试验和社区试验。

(4)理论性研究：又称为数理性研究，是指通过建立、分析和应用数学模型和电子计算机仿真学来研究各种暴露与疾病的问题，探索其数量关系，阐明其数理上的规律性。数理性研究的结果只有得到实际资料支持时才有意义。

3. 疾病的三间分布指的是

A. 年龄、性别、季节分布

B. 年龄、季节、地区分布

C. 年龄、季节、职业分布

D. 时间、地区、人群分布

E. 病因、宿主、环境分布

[答案]　D

【评析】　疾病的分布是指疾病在时间、地区和人群中的存在方式及其发生发展的规律。

4. 进行人群高血压普查时，以下可选择的疾病存在频率测量指标是

A. 患病率

B. 发病率

C. 罹患率

D. 死亡率

E. 病死率

[答案]　A

【评析】　普查属于横断面研究，通过普查可获得该地区高血压的现患人数，因此可计算其患病率。

【知识点】　医学研究在描述疾病分布、探索危险因素、评价疗效和研究疾病预后及其影响因素时需要用到各种测量指标，如发病率、患病率、死亡率等，不同的指标其计算、含义和应用不同。

(1)患病率：又称为现患率或流行率，是指在特定时间内，特定人群中某种疾病的病例数(新、旧病例数)所占比例。根据特定的时间点，可分为期间患病率和时点患病率。其计算公式为：

期间患病率＝某观察期间某人群中现患某病新旧病例数／同期平均人口数 $\times K$

时点患病率＝某时点某人群中现患某病新旧病例数／该时点人口数 $\times K$

(2)发病率：表示在一定期间内(通常为1年)，特定人群中某病新病例发生的频率。其计算公式为：发病率＝一定期间内某人群中某病新病例数／同期暴露人口数 $\times K$

其中 K 为比例基数，可以取100%、1000‰、10000/万、1/10万等。

(3)罹患率：与发病率一样，用于衡量人群新病例发生频率的指标，通常是指短时间和小范围内的发病率。观察时间单位可以是月、旬、周、日或一个疾病的流行或暴发期，因此在使用时较发病率灵活。其优点是可以根据暴露程度精确测量发病概率。适用于局部地区疾病的暴发，如职业中毒、食物中毒及传染病暴发和流行等。

(4)死亡率：指在一定期间内，一定人群中，死于某病(或死于所有原因)的频率。其计算公式为：

死亡率＝某时期某人群死亡总人数／该人群同期平均人口数 $\times K$ 。

死亡率反映一个人群总的死亡水平，是衡量人群因病、伤死亡危险大小的指标。

(5)病死率：表示一定时期内，患某病的全部患者中因该病死亡者所占的比例。常用来说明疾病的严重程度和医院的医疗水平。其计算公式为：

病死率＝某时期内因某病死亡人数／同期患某病的患者数 $\times 100\%$

二、多选题(每题1个得分点)

以下每题有5个备选答案，其中正确答案为2个或者2个以上，多选、少选、错选均不得分。

1. 下列各偏倚中，属于选择偏倚的有

A. 检出征候偏倚

B. 无应答偏倚

C. 入院率偏倚

D. 回忆偏倚

E. 混杂偏倚

[答案]　ABC

【评析】　上述偏倚中的检出征候偏倚、无应答偏倚和入院率偏倚属于选择偏倚，回忆偏倚属于信息偏倚。

【知识点】　偏倚是指在某项调查研究的设计、

实施或分析阶段，由于某些因素的影响，使得研究或推论结果与真实情况之间存在的系统误差，或指在研究或推论过程中所获样本人群中某变量值系统性地偏离目标人群中的真实值。偏倚按其产生原因可分为三大类：选择偏倚、信息偏倚和混杂偏倚。

(1)选择偏倚：在选译研究对象时，被选入的对象同未被选入的对象间在与研究有关的特征方面存在系统的差别，同时在被比较的各组间除研究因素外，其他一些有关因素的分布不均衡，导致研究结果系统地偏离真实情况，即产生选择偏倚。选择偏倚的常见种类有：入院率偏倚、现患-新发病例偏倚、无应答偏倚、检出征候偏倚、时间效应偏倚、排除偏倚和志愿者偏倚等。

(2)信息偏倚：又称观察偏倚或测量偏倚，是指在研究实施阶段从研究对象获取研究所需信息时所产生的系统误差。信息偏倚常见种类有：回忆偏倚、报告偏倚、暴露怀疑偏倚、错误分类偏倚等。

(3)混杂偏倚：暴露因素与疾病发生的相关(关联)程度受到其他因素(混杂因素)的歪曲或干扰时所产生的偏倚。

2. 控制混杂偏倚可以采取的措施有

A. 多因素分析方法

B. 在选择好研究组之后，根据研究组各个个体的特征来选择对照组

C. 在设计阶段，可采用限制研究对象的特征的方法

D. 资料分析阶段控制混杂因素采用分层分析的方法

E. 尽量选择新发病例

[答案] ABCD

【评析】 “尽量选择新发病例”常用于控制选择偏倚，其他方法常用于控制混杂偏倚。

【知识点】 控制混杂偏倚有多种方法，但不同研究阶段所用的方法不同。

(1)研究设计和资料收集阶段：常用限制、匹配、分层和随机化等方法。①对研究对象的选择条件进行限制：如已知吸烟是冠心病的危险因素，在研究饮酒与冠心病关系时，应排除吸烟者。②配比：配比是常用的控制混杂因素的方法，即采用个体配比或频数配比的方法使可疑混杂因素在各比较组中分布均衡，从而达到控制混杂的目的。③随机化分配或抽样：按随机化原则使研究对象都有同等的机会被分配到各组中去，可以提高各组的均衡性。④分层抽样：指对主要混杂因素有一定了解的情况下，常先按可能的混杂因素进行分层，然后在各层内进行随机抽样，这样可以较好地控制混杂偏倚。

(2)资料分析阶段：采用分层分析、多因素分析和标准化方法。①分层分析：是按混杂因素分层后，分别就暴露与疾病的联系做分析，是分析阶段控制混杂偏倚的常用手段，特别适用于在设计阶段考虑不周或实施阶段执行不力，但尚有一定资料可寻的可疑混杂因素的处理。②多因素分析方法：可采用 Logistic 回归、Cox 模型、对数线性模型、多元协方差等方法进行分析。③标准化法：当不同暴露强度组间混杂因素分布不均匀时，可采用标化的方法来调整原来分布的不均衡性，再计算相应的效应值。

3. 以下有关病例对照研究的说法中正确的是

A. 病例对照研究特别适合罕见病的研究

B. 在一次研究中只能研究一个因素与一种疾病的关系

C. 病例对照研究节省人力、财力和物力

D. 病例对照研究只能探讨疾病的危险因素，但不能检验病因假设

E. 在病例对照研究中容易产生失访偏倚

[答案] AC

【评析】 病例对照研究是一种“多因单果”的研究方法，通过一次研究，可研究多个因素与一种疾病的关系。另外，病例研究作为一种分析性研究方法，不仅可以探讨疾病的危险因素，也可检验病因假设，但其检验病因假设的效力较队列研究和实验研究低。失访偏倚多产生于队列研究中。

【知识点】 本例考察的知识点为病例对照研究的优点和缺点。

(1)病例对照研究的优点：①特别适合于罕见病的研究；②可节省人力、财力和物力，容易组织实施；③病例对照研究既可广泛探讨疾病的危险因素，又可检验病因假设；④在一次调查研究中可以同时调查多个因素与一种疾病的关系。

(2)病例对照研究的缺点：①不适合用于研究在人群中暴露比例很低的因素；②易产生选择偏倚、信息偏倚和混杂偏倚；③暴露与疾病的时间关系常难以判断，验证病因的效力相对较低；④不能计算率，也不能直接估计相对危险度。

4. 病因推断方法中的 Mill 准则包括

A. 求同法

B. 求异法
C. 同异并用法
D. 共变法
E. 剩余法
［答案］ ABCDE

【评析】 Mill 准则是一种病因推断准则，包括 5 种方法，分别是求同法、求异法、同异并用法、共变法和剩余法。

【知识点】 病因推断的逻辑方法主要是归纳推理方法，它包括假设演绎法和 Mill 准则。其中 Mill 准则指的是 19 世纪 Mill 首次提出的科学实验五法：求同法、求异法、同异并用法、共变法和剩余法。

(1)求同法：从一致现象中获取病因假设。如宫颈癌病例中发现均有或相当一部分有人类疱疹病毒Ⅱ型感染标志，据此可提出人类疱疹病毒Ⅱ型是宫颈癌的病因这一假设。

(2)求异法：从差异现象中获取病因假设。如两组人群疾病发生的频率有明显差别，两组人群的某些特征又有明显的差别，则可从这些特征差异中寻找病因线索。

(3)同异并用法：是求同法和求异法并用。如肝癌病例中均有或相当比例有乙肝病毒感染标记，而同时非肝癌病例中发现均无或相当比例无乙肝病毒感染标记。提示乙肝病毒可能与肝癌的发生有关。

(4)共变法：某因素出现和消长的趋势与某疾病出现和消长的趋势一致，则该因素可能是所研究疾病的病因。如随着吸烟量和吸烟频率的增加，肺癌的发病率呈现升高的趋势，则提示吸烟有可能是肺癌的危险因素。

(5)剩余法：是指当人们已知某复合结局(A、B、C)可能的暴露因素在特定范围内(a、b、c)，已知 b 说明记 B，c 说明 C，那么剩余的 a 很可能说明 A。如上海市 1972 年的皮炎爆发事件，就是用排除法依次排除了化工厂污染、植物花粉、风等致病的可能，最后把桑毛虫毒毛作为最可能的病因假设。

三、共用题干单选题(每个提问 1 个得分点)

以下每道试题有 2～6 个提问，每个提问有 5 个备选答案，请选择 1 个最佳答案。

2000 年，某人对某厂 300 名从事石棉作业工人及相邻机械厂 300 名机械作业工人进行调查，并随访 3 年，期间石棉作业工人中发生肺癌 30 例，机械作业工人中发生肺癌 3 例。

1. 本实例的研究设计类型为
A. 现况调查
B. 病例对照研究
C. 实验研究
D. 队列研究
E. 类实验
［答案］ D

【评析】 本例研究者为研究石棉与肺癌的关系，选择相邻机械厂机械作业工人作为对照组，并随访 3 年，属于前瞻性研究，即队列研究。

【知识点】 队列研究又称为前瞻性研究或随访研究，研究者选定一个人群或者一个人群的样本后，按照是否暴露于研究因素或暴露的不同程度，分成暴露组和非暴露组或者是暴露程度不同的若干组，同时对两组或多组进行随访、追踪，观察其结局(如发病或死亡)，通过比较两组或多组间的结局发生频率(如发病率或死亡率)的差异，确定研究因素与结局发生之间有无联系及关联程度大小的一种研究方法。

2. 以下关于该研究方法的说法中，不正确的是
A. 该研究方法属于分析性研究
B. 该研究方法属于描述性研究
C. 该研究方法需设立对照组
D. 该研究方法是一种从因到果的研究方法
E. 利用该研究方法，可同时研究一种因素与多种结果的关系
［答案］ B

【评析】 本实例采用队列研究方法，属于分析性研究，并非描述性研究。

【知识点】 本题考察的知识点为队列研究的特点。队列研究具有以下特点：

(1)队列研究属于流行病学中的分析性研究，需设立对照组。队列研究比较不同暴露状态下各组的预期结局发生率，分析疾病的危险因素，与病例对照研究同属于分析性研究。

(2)队列研究是一种从“因”到“果”的研究设计，能对暴露的强度进行测量，准确地计算不同暴露程度疾病发生的频率，可确证暴露与疾病之间的因果关系，因果论证强度较高。

(3)队列研究中的研究对象是按照暴露状态进行分组的。与病例对照和现况研究不同的是，在研究开始时就对观察人群的暴露进行可靠的测量，按其不同的暴露状态进行分组，划分队列。

(4)可以同时研究一种因素与多种结局的关

系。在队列研究中一般一次研究暴露只能有一种，但所收集的结局可以是多个，这样就可以比较同一暴露状态下，不同结局的发生频率的差异，一次研究可以解决一种暴露与多个结局的关系。

3. 本研究选用相邻机械厂的机械作业工人作为对照人群，该对照形式属于

A. 总人口对照

B. 内对照

C. 外对照

D. 多重对照

E. 以上均不是

［答案］ C

【评析】 暴露组与非暴露组不在同一研究人群中时称为外对照。本研究选用相邻机械厂的机械作业工人作为某厂从事石棉作业工人的对照形式，两组人群不属于同一研究人群，故属于外对照。

【知识点】 本题考查的知识点为队列研究对照人群的选择。队列研究设立对照的目的是为了进行比较，更好地分析暴露与疾病或健康的关系。为了使对照组和暴露组之间具有可比性，所选择的对照人群应该为除未暴露于所研究因素外，其他因素或一般人口学特征如年龄、性别、职业等尽可能与暴露组人群相同。队列研究中常用的对照形式如下。

(1)内对照：选择一个研究人群，根据暴露的定义，将其中暴露于所研究因素的对象作为暴露组，未暴露于该因素者即为非暴露组。也就是说在选定的一群研究对象内部既包含了暴露组，又包含了对照组。此时，暴露组与非暴露组处在同一人群中，暴露组与对照组间具有较好的可比性。

(2)外对照：又称为特设对照或平行对照，即暴露组和非暴露组不在同一研究人群中。如以放射科医师为暴露组来研究接触X线与急性白血病的关系时，可以内科医师和五官科医师为对照组。

(3)总人口对照：利用现有的发病或死亡统计资料，以整个地区的全人口率为对照。

(4)多重对照：设立不同暴露程度的多组对照组与暴露组进行比较，也可选择上述两种或两种以上对照组分别与暴露组比较。目的在于减少由一种对照产生的偏倚。

四、案例分析题

每个案例至少有3个提问，每个提问有6～12个备选答案，其中正确答案有1个或多个，每选择一个正确答案得1个得分点，每选择一个错误答案扣1个得分点，扣至本问得分点为0。

假定某病的患病率为10‰，用某项灵敏度为80%、特异度为90%的筛检试验检查1000人的人群。

1. 该试验的误诊率为

A. 8

B. 10%

C. 20%

D. 25%

E. 70%

F. 22.22%

［答案］ B

【评析】 特异度与假阳性率(误诊率)间有如下关系：特异度＝1－假阳性率＝1－误诊率，本例特异度为90%，故其误诊率＝1－90%＝10%。

【知识点】 误诊率：又称假阳性率，即实际无病，但根据筛检被判为有病的百分比。它反映的是筛检试验误诊患者的情况。误诊率与特异度间的关系为：误诊率＝1－特异度。

2. 该试验的漏诊率为

A. 8

B. 10%

C. 20%

D. 25%

E. 70%

F. 22.22%

［答案］ C

【评析】 灵敏度与假阴性率(漏诊率)间有如下关系：灵敏度＝1－假阴性率＝1－漏诊率，本例灵敏度为80%，故误诊率＝1－80%＝20%。

【知识点】 漏诊率又称为假阴性率，指实际有病，根据筛检试验被确定为无病的百分比。它反映的是筛检试验漏诊患者的情况。漏诊率与灵敏度间的关系为：漏诊率＝1－灵敏度。

3. 该试验的阴性似然比为

A. 8

B. 10%

C. 20%

D. 25%

E. 70%

F. 22.22%

［答案］ F

【评析】 阴性似然比＝假阴性率/真阴性率＝(1－灵敏度)/特异度，本例灵敏度为80%，特异度

为 90%，故其阴性似然比＝(1－灵敏度)/特异度＝(1－80%)/90%＝22.22%。

【知识点】 似然比属于同时反映灵敏度和特异度的复合指标，即有病者中得出某一筛检试验结果的概率与无病者得出这一概率的比值。该指标全面反映了筛检试验的诊断价值，较为稳定。它的计算只涉及灵敏度与特异度，不受患病率的影响。似然比有阳性似然比和阴性似然比之分。其中阴性似然比是筛检结果的假阴性率与真阴性率之比。该指标表示错误判断阴性的可能性是正确判断阴性可能性的倍数。其比值越小，试验结果阴性时为真阴性的可能性越大。其计算公式为：阴性似然比＝假阴性率 / 真阴性率＝(1－灵敏度)/ 特异度 。

4. 该试验的阳性似然比为

A. 8

B. 10%

C. 20%

D. 25%

E. 70%

F. 22.22%

[答案] A

【评析】 阳性似然比＝真阳性率/假阳性率＝灵敏度/(1－特异度)，本例灵敏度为 80%，特异度为 90%，故其阳性似然比＝灵敏度/(1－特异度)＝80%/(1－90%)＝8。

【知识点】 阳性似然比是筛检结果的真阳性率与假阳性率之比。该指标反映了筛检试验正确判断阳性的可能性是错误判断阳性可能性的倍数。其比值越大，试验结果阳性时为真阳性的概率越大。其计算公式为：阳性似然比＝真阳性率 / 假阳性率＝灵敏度 /(1－特异度) 。

5. 该试验的正确指数为

A. 8

B. 10%

C. 20%

D. 25%

E. 70%

F. 22.22%

[答案] E

【评析】 正确指数 ＝(灵敏度＋特异度)－1＝1－(假阴性率＋假阳性率)，本例灵敏度为 80%，特异度为 90%，故其正确指数为(80%＋90%)－1＝70%。

【知识点】 正确指数也称约登指数，是灵敏度与特异度之和减去 1，表示筛检方法发现真正患者与非患者的总能力。其计算公式为：

正确指数＝(灵敏度＋特异度)－1＝1－(假阴性率＋假阳性率)

正确指数的范围在 0～1。指数越大，其真实性越高。

第二节　卫生统计常用方法

本节提示

1. 掌握统计学中的一些常用术语。
2. 掌握统计表、统计图的制作原则、绘制要点及其应用。
3. 掌握常用统计学方法的应用条件、分析步骤及注意事项。
4. 掌握统计推断过程及其方法。
5. 熟悉不同类型资料的统计描述指标及其应用。
6. 熟悉正态分布的概念、特征及其应用。
7. 理解各种常用统计学方法的基本思想。

一、单选题(每题 1 个得分点)

以下每题有 5 个备选答案，请从中选择 1 个正确答案。

1. 下面的变量中，属于分类变量的是

A. 脉搏

B. 血型

C. 肺活量

D. 红细胞计数

E. 血压

[答案] B

【评析】 数据可按不同属性分成不同的类别，统计学上把反映这类属性的指标称为变量。变量的观察结果可以通过观察或测量得到，通过测量得到者是定量变量，如脉搏、肺活量、红细胞计数和血压等；通过观察得到者是分类变量，亦称为名义变量，如性别(男/女)、家族史(有/无)等。

【知识点】 变量的类型不同，其分布的规律不同，对它们作统计处理的方法也有所不同，处理数据之前按变量分清它们的类型是很重要的。统计学中把所有的医学变量分为两大类：定量变量和分类变量。其中分类变量又可分为有序分类变量和无序分类变量两种。

(1)定量变量：变量的结果通过测量得到，通常有度量衡单位。绝大多数情况下是连续性变量，但也可以是间断性变量，如红细胞计数等。

(2)无序分类变量：变量只能定性地划分成两类或少数几个互相排斥的类别。

(3)有序分类变量：变量值之间存在程度上的差别。如病情的轻、中、重，某种药物的疗效，治愈、显效、好转、无效等。

2. 统计中所说的总体是指

A. 根据研究目的确定的同质的研究对象的全体

B. 随意想象的研究对象的全体

C. 根据地区划分的研究对象的全体

D. 根据时间划分的研究对象的全体

E. 根据人群划分的研究对象的全体

[答案] A

【评析】 根据研究目的确定的同质观察单位的全体称为总体。研究目的不同，所确定的总体不同。

【知识点】 根据研究目的确定的同质观察单位的全体称为总体，更确切地说，它是同质的所有观察单位某种观察值的集合。分为有限总体和无限总体两种。①有限总体：有明确的时间、空间范围限制的总体。②无限总体：没有明确的时间、空间范围限制的总体。

3. 将计量资料绘制成频数表的过程，属于统计工作的哪个基本步骤

A. 统计设计

B. 收集资料

C. 整理资料

D. 分析资料

E. 以上均不对

[答案] C

【评析】 医学统计工作的基本步骤包括统计设计、收集资料、整理资料和分析资料4个步骤。将计量资料(原始数据)整理成频数表的过程属于整理资料范畴。

【知识点】 统计工作主要有以下4个基本步骤：①统计设计，包括调查设计和实验设计；②收集资料，通过该步骤取得准确可靠的原始资料；③整理资料，对收集到的资料进行清理、改错，数量化；④分析资料，包括统计描述和统计推断。

4. 某研究者测得5人的血清滴度分别为<1:20、1:40、1:80、1:160和1:320，欲描述其平均滴度，用哪种指标较好

A. 平均数

B. 几何均数

C. 算术均数

D. 中位数

E. 百分位数

[答案] D

【评析】 本资料中含有开口值<1:20，故选用中位数描述其平均滴度。

【知识点】 统计学中用平均数描述定量资料的集中趋势或平均水平。常用的平均数有算数均数、几何均数和中位数。

(1)算术均数：简称均数(mean)，可用于反映一组呈对称分布的变量值在数量上的平均水平。适用于对称分布资料，特别是正态分布资料。

(2)几何均数：可用于反映一组经对数转换后呈对称分布的变量值在数量上的平均水平。适用于成等比级数资料，特别是对数正态分布资料。在医学研究中常适用于免疫学指标。

(3)中位数：是指一组观察值按从小到大的顺序排列后，位居中间的数。该指标理论上适用于任何分布类型的定量资料，但实际上多用于偏态分布资料、开口资料及分布类型不清楚的资料等。

百分位数是一种位置指标，用P_X来表示，读作第X百分位数。一个百分位数P_X将全部变量值分为两部分，在不包含P_X的全部变量值中有X%的变量值小于或等于它，(100−X)%变量值大于或等于它。故百分位数是一个界值，其重要用途是确定医学参考值范围。

5. 正态分布曲线下，横轴上从均数μ到$\mu+1.96\sigma$的面积为

A. 95%

B. 45%

C. 97.5%

D. 47.5%

E. 48.8%

［答案］ D

【评析】正态分布是对称分布，正态曲线下的面积分布具有一定的规律。横轴与正态曲线所夹面积恒等于1或100%，其中$\mu \pm 1.96\sigma$范围内的面积占总面积的95%，故从均数$\mu - 1.96\sigma$到μ的面积与从均数μ到$\mu + 1.96\sigma$的面积各占一半，即95% ×1/2＝47.5% 。

【知识点】正态分布曲线位于直角坐标系上方，形态呈钟形，两头低、中间高，以$X=\mu$为中心，左右完全对称，两端以X轴为渐近线。正态分布曲线下的面积分布具有以下规律：①X轴与正态曲线所夹面积恒等于1或100%；②区间$\mu \pm 1.96\sigma$的面积为95.00%；③区间$\mu \pm 2.58\sigma$的面积为99.00%。

6. 比较身高和体重两组数据变异度大小宜采用

A. 变异系数

B. 方差

C. 极差

D. 标准差

E. 四分位数间距

［答案］ A

【评析】 描述定量资料变异度(或离散趋势)的指标有极差、方差、标准差、四分位数间距和变异系数。其中变异系数可用于观察值度量单位不同时变异大小的比较，如身高(cm)与体重(kg)两个变量变异度大小的比较。

【知识点】 描述定量资料变异大小的常用统计指标有极差、四分位数间距、方差、标准差和变异系数。研究目的不同、资料分布类型不同，所用的统计指标也不同。

(1)极差：是指一组变量值的最大值与最小值之差。极差反映反映一组数据的变化范围，适用于任何分布资料。用极差反映资料的变异度较为简便，但因其只利用了两个数值(最大值和最小值)，不能反映组内其他数据的变异度，故使其应用受限。

(2)四分位数间距(quartile range)：四分位数(quartile)是指把全部变量值分为四部分的分位数。四分位数间距就是上四分位数与下四分位数之间的距离，即$QR=P_{75}-P_{25}$ 。四分位数间距可以看成居中的一半变量值的极差，适用于任何分布资料，但其受样本大小波动的影响较极差小，故用其反映数据的变异程度较极差稳定。

(3)方差(variance)：也称均方差，是观察值的离均差平方和的算术均数。

总体方差$\sigma^2=\sum (X-\mu)^2/N$ ，样本方差$S^2=\sum (X-\bar{X})^2/(n-1)$ 。

方差考虑到了每个数值的大小，可较好地反映数据的变异大小，应用广泛，但其结果的度量单位为原始数值的平方，故考虑求其平方根，即标准差。

(4)标准差：是方差的平方根。

总体标准差$\sigma=\sqrt{\sum (X-\mu)^2/N}$ ；样本标准差$S=\sqrt{\sum (X-\bar{X})^2/(n-1)}$ 。

标准差只能取正值。标准差越大，意味着个体间变异越大；反之亦然。

(5)变异系数(coefficient of variation, CV)：变异系数多用于观察指标的度量单位不同时，如身高与体重的变异程度比较；或均数相差较大时的比较，如儿童身高与成人身高变异程度的比较。其计算公式为：$CV=S/\bar{X} \times 100\%$ 。

二、多选题(每题1个得分点)

以下每题有5个备选答案，其中正确答案为2个或者2个以上，多选、少选、错选均不得分。

7. 有关标准差与标准误的关系，叙述正确的是

A. 标准差反映抽样误差大小

B. 标准误反映抽样误差大小

C. 标准差的大小属于个体差异或自然变异，不能通过统计方法来控制

D. 总体标准差增大时，总体标准误也增大

E. 总体标准差一定时，增大样本例数会减小标准误

［答案］ BCE

【评析】标准差用于反映一组数据(原始数据)的平均离散水平或变异度大小；而标准误用来反映抽样误差的大小，它是统计量(并非原始数据)的标准差，如一组样本其均数的标准差用$S_{\bar{X}}$表示。标准差是个体差异或自然变异，不能通过统计方法来控制，而标准误可通过增大样本含量加以控制。标准差与标准误有以下关系：$S_{\bar{X}}=S/\sqrt{n}$ ，其中n为样本含量。由此可知，本题的B、C、E选项叙述正

确。

【知识点】 标准差与标准误是统计学中既有联系又有区别的两个指标。

(1)标准差与标准误的联系:两者都是描述离散趋势的指标;两者都与样本例数 n 有关系。

(2)标准差与标准误主要有三方面的区别:①标准差描述个体观察值的离散程度,反映均数的代表性好坏;标准误描述样本均数的离散程度,反映抽样误差的大小,反映样本均数估计总体均数的可靠性好坏。②标准差可用于计算标准误、变异系数、参考值范围的估计;标准误用于假设检验、可信区间的估计。③两者的计算公式不同,样本标准差 $S=\sqrt{\sum(X-\bar{X})^2/(n-1)}$,样本标准误 $S_{\bar{X}}=S/\sqrt{n}$。

8. 为了由样本推断总体,样本应该是

A. 从总体中随机抽取的

B. 总体中的典型部分

C. 总体中有意义的一部分

D. 总体中有代表性的一部分

E. 总体中的任意一部分

[答案] AD

【评析】 由样本推断总体,为了保证推断结论具有较高的准确度,其前提条件是所选择的样本来自该总体,且能够“代表”该总体。为保证样本具有代表性,随机抽样技术是常用的方法之一。

【知识点】 样本是从总体中随机抽取的部分观察单位。了解总体特征的最好方法是对总体的每一个个体进行观察、测量,但这在实际工作中往往不可行。一方面由于大多数情况下是无限总体,不可能对所有个体逐一观察研究;另一方面,即便是有限总体,有时候限于时间、人力、物力、财力等因素,不可能也没有必要将所有的个体逐一进行研究。只要选择的样本具有代表性,能够较为充分地反映总体信息即可,于是常借用随机抽样方法来获取样本。

9. 下列指标属于相对数的是

A. 率

B. 构成比

C. 百分位数

D. 相对比

E. 四分位数

[答案] ABD

【评析】 常用的相对数指标有率、构成比和相对比。

【知识点】 计数资料常见的数据形式为绝对数,但绝对是通常不具有可比性,因而需要在绝对数的基础上计算相对数。常用的相对数指标有率、构成比和相对比三种。

(1)率:又称频率指标、强度指标。表示某现象发生频率和强度的指标,用来反映事物的严重程度。率的计算公式为:

率=某时期内发生某现象的观察单位数/同时期可能发生某现象的观察单位总数 $\times K$,其中 K 为比例基数,可以取 100%、1000‰、10000/万、1/10万等。

(2)构成比:又称结构指标、构成指标,表示事物内部某一部分的个体与该事物各部分个体数的总和之比,用来说明各组成部分在总体中所占比重或分布。其计算公式为:

构成比=某一组成部分的观察单位数/同一事物各组成部分的观察单位总数 $\times$ 100%

(3)比:又称相对比。表示两个有关联事物之比,说明两事物的相对水平。常用倍数或百分数表示。

10. χ^2 检验的用途有哪些

A. 两个均数之间的比较

B. 两个或多个构成比的比较

C. 两个或多个率的比较

D. 拟合优度检验

E. 检验两种属性之间有无关联

[答案] BCDE

【评析】 卡方检验主要用于定性资料的研究,可用于两个或多个率的比较、两个或多个构成比的比较、拟合优度检验及两变量间有无关联的判断等。两个均数之间的比较不宜采用卡方检验。

【知识点】 卡方检验的用途主要有:①用于两个或多个样本率的比较;②用于两个或多个构成比的比较;③用于配对分类变量资料的比较;④用于两变量间有无关联的判断;⑤用于频数分布的拟合优度检验。

三、共用题干单选题(每个提问1个得分点)

以下每题有 2~6 个提问,每个提问有 5 个备选答案,请选择 1 个最佳答案。

某地进行喷昔洛韦软膏(实验组)治疗颜面单纯疱疹与阿昔洛韦软膏(对照组)比较的随机对照临床实验,实验结果见表 3-1。

表 3-1　某年某地喷昔洛韦软膏与阿昔洛韦软膏治疗颜面单纯疱疹疗效比较

组别	例数	治愈数	治愈率(%)	治愈天数($\bar{X}\pm S$)
实验组	107	93	86.9	5.7±1.3
对照组	108	84	77.8	6.4±1.2

1. 表 3-1 属于何种统计表

A. 简单表

B. 组合表

C. 频数分布表

D. 列联表

E. 以上均不是

[答案]　A

【评析】　统计表根据分组标志的多少可分为简单表和组合表两类。表 3-1 只有一个分组标志(组别),故属于简单表。

【知识点】　本题考查知识点为统计表的种类。统计表的种类有两种:①简单表:只有一个分组标志(主语只有一个层次);②组合表:有两个以上分组标志(主语有两个以上层次)。

2. 如果要比较两组治愈率有无差别,可选用的检验方法是

A. 两独立样本 t 检验

B. 配对 t 检验

C. 方差分析

D. 一般四格表资料的卡方检验

E. 配对卡方检验

[答案]　D

【评析】　治愈率属于定性资料,对其进行假设检验可采用卡方检验或 u 检验方法。另外,本例实验组和对照组研究对象是两个完全独立的样本,其设计类型属于成组设计资料。故本例可采用一般四格表资料卡方检验比较两组的治愈率是否不同。

【知识点】　对资料进行假设检验分析时,不同的资料所用的检验方法不同,需根据资料的性质、设计类型、研究目的等加以选择。

3. 如果要进行两组治愈天数的比较,可选用的检验方法是

A. 配对 t 检验

B. 两独立样本 t 检验或秩和检验

C. 配对卡方检验

D. 一般四格表资料的卡方检验

E. *Fisher* 确切概率法

[答案]　B

【评析】　治愈天数属于定量资料,根据资料满足条件的情况可采用的检验方法有 t 检验、t' 检验、方差分析和秩和检验等。另外,本例实验组和对照组研究对象是两个完全独立的样本,其设计类型属于成组设计资料。故本例可采用两独立样本 t 检验或秩和检验方法进行分析。

【知识点】　对资料进行假设检验分析时,不同的资料所用的检验方法不同。治愈天数属于定量资料,故在比较两组的治愈天数时,可选用 t 检验、t' 检验、方差分析和秩和检验等方法。如果资料满足正态分布、方差齐性时可采用 t 检验方法或方差分析;如果资料满足正态分布,但方差不齐时可采用 t' 检验方法;如果资料不满足正态分布、方差齐性条件时,可选用秩和检验方法。对两组的治愈天数进行比较时,首先需判断资料是否满足正态分布和方差齐性条件,然后再根据资料满足条件的情况选用合适方法进行分析。

四、案例分析题

每个案例至少有 3 个提问,每个提问有 6～12 个备选答案,其中正确答案有 1 个或多个,每选择一个正确答案得 1 个得分点,每选择一个错误答案扣 1 个得分点,扣至本问得分点为 0。

某地 1992 年随机抽取 100 名健康女性,算得其血清总蛋白含量的均数为 74 g/L,标准差为 4 g/L。

1. 欲计算其 95%的参考值范围,可用的方法有

A. t 检验法

B. 正态分布法

C. 方差分析法

D. 百分位数法

E. 非参数检验方法

F. 卡方检验方法

[答案]　BD

【评析】　血清总蛋白为人体的生化指标,近似服从正态分布,故可选用正态分布法计算其参考值范围。因百分位数法适用于任何分布类型资料,故本例也可选用百分位数法。

【知识点】　制定参考值范围的方法有正态分布法和百分位数法两种。①正态分布法:适用于正态或近似正态分布资料;②百分位数法:适用于任何分布类型的资料。

2. 其 95%的参考值范围为

A. 74±4×4

B. 74±1.96×4

C. 74±1.96×4÷10

D. 74±2.58×4

E. 74±2.58×4÷10

F. 74±1.64×4

G. 74±1.64×4÷10

［答案］ B

【评析】 血清总蛋白为人体的生化指标，近似服从正态分布。另外，血清总蛋白过高、过低均属于异常，故本例资料需采用正态分布法制定双侧参考值范围。其 95% 的参考值范围为：$\bar{x} \pm 1.96S = 74 \pm 1.96 \times 4$。

【知识点】 参考值范围也称为正常值范围，医学上常把绝大多数“正常人”的解剖、生理、生化等指标的波动范围称为该指标的正常值范围。

参考值范围有单侧和双侧之分，如果某指标无论过低或过高均属于异常，则需制定双侧参考值范围；如果某指标过低属于异常，则需制定参考值的单侧下限；如果某指标过高属于异常，则需制定参考值的单侧上限。

制定参考值范围的方法有正态分布法和百分位数法两种。

(1)正态分布法：适用于正态或近似正态分布资料。其参考值范围的计算根据正态分布原理，其计算公式如下：

双侧：$\bar{x} \pm u_{\alpha/2} s$

单侧上限：$\bar{x} + u_{\alpha} s$

单侧下限：$\bar{x} - u_{\alpha} s$

如采用正态分布法计算的 95% 双侧参考值范围为 $\bar{x} \pm 1.96s$；95% 单侧上限为 $\bar{x} + 1.64s$；95% 单侧下限为 $\bar{x} - 1.64s$。

(2)百分位数法：适用于任何分布类型的资料，包括偏态分布资料。根据单双侧情况，X% 的参考值范围计算如下：

双侧：$P_{(1-X)/2} \sim P_{1-(1-X)/2}$

单侧下限：$> P_{1-X}$

单侧上限：$< P_X$

如采用百分位数法计算的 95% 双侧参考值范围为 $P_{2.5} \sim P_{97.5}$；95% 单侧上限为 $< P_X$；95% 单侧下限为 $> P_{1-X}$。

3. 欲计算其 95% 的置信区间，可用的方法为

A. t 分布法

B. u 分布法

C. 方差分析法

D. 百分位数法

E. 非参数检验方法

F. 卡方检验方法

［答案］ B

【评析】总体均数置信区间的计算方法，随总体标准差 σ 是否已知，以及样本含量 n 的大小而异，通常有 t 分布法和 u 分布法两种。本例的总体标准差 σ 未知，但 n 较大($n=100$)，故按 u 分布计算。

【知识点】总体均数置信区间计算方法有两种：①t 分布法，总体标准差 σ 未知时使用；②u 分布法，总体标准差 σ 已知或总体标准差 σ 未知但样本含量 n 足够大(如 $n>50$)时使用。

4. 其 99% 的置信区间为

A. 74±4×4

B. 74±1.96×4

C. 74±1.96×4÷10

D. 74±2.58×4

E. 74±2.58×4÷10

F. 74±1.64×4

G. 74±1.64×4÷10

［答案］ E

【评析】本例的总体标准差 σ 未知，但 n 较大($n=100$)，故按 u 分布计算。另外，根据标准正态分布曲线下面积的分布规律可知，$-2.58 \sim +2.58$ 区间内的面积占总面积的 99%，故本例 99% 置信区间为 $\bar{x} \pm 2.58 s_{\bar{x}} = 74 \pm 2.58 \times 4 \div \sqrt{100} = 74 + 2.58 \times 4 \div 10$。

【知识点】置信区间，也称为可信区间，是指按预先给定的概率($1-\alpha$)所确定的包含未知总体参数的一个范围。可信区间有可信下限和可信上限，一般表示为(L,U)。其计算方法有两种：

(1)总体标准差 σ 未知时，按 t 分布计算。$100(1-\alpha)$% 的可信区间为：

$(\bar{x} - t_{\alpha/2,\nu} s_{\bar{x}}, \bar{x} + t_{\alpha/2,\nu} s_{\bar{x}})$ 或写成 $\bar{X} \pm t_{\alpha/2,\nu} S_{\bar{X}}$ 的形式。

(2)当总体标准差 σ 已知时，按 u 分布计算。$100(1-\alpha)$% 的可信区间为：

$(\bar{x} - u_{\alpha/2} \sigma_{\bar{x}}, \bar{x} + u_{\alpha/2} \sigma_{\bar{x}})$ 或写成 $\bar{x} \pm u_{\alpha/2} \sigma_{\bar{x}}$ 的形式。

(3)当总体标准差 σ 未知但样本含量 n 足够大(如 $n>50$)时，按 u 分布计算。$100(1-\alpha)$% 的可信区间为：

$(\bar{x} - u_{\alpha/2} s_{\bar{x}}, \bar{x} + u_{\alpha/2} s_{\bar{x}})$ 或写成 $\bar{x} \pm u_{\alpha/2} s_{\bar{x}}$ 的形式。

第三节　社区卫生诊断基本原理与方法

本节提示

1. 掌握社区卫生诊断的定义和目的。
2. 掌握社区卫生诊断的主要内容及常用指标。
3. 掌握社区卫生诊断的意义步骤和方法。
4. 熟悉社区卫生诊断的抽样方法、资料收集方法。

一、单选题(每题1个得分点)

以下每道试题有5个备选答案，请从中选择1个正确答案。

1. 以下关于社区卫生诊断的描述中，错误的是

A. 社区卫生诊断主要涉及的学科包括社会学、流行病学、卫生统计学、管理学等
B. 是以人口县(市)为范围的服务
C. 以社区人群为对象
D. 明确社区优先干预的健康问题、干预对象和主要危险因素
E. 有针对性地制订社区卫生服务工作规划的过程

［答案］ B

【评析】 社区卫生诊断主要涉及的学科包括社会学、流行病学、卫生统计学、管理学，是以社区为范围的服务。

2. 社区卫生诊断主要目的不包括

A. 发现社区主要的健康问题及其排序，辨明社区的需要和需求
B. 分析社区主要健康问题产生的原因及影响因素
C. 了解社区卫生资源配置及卫生服务供给与利用
D. 提供制订社区卫生规划所需的资料
E. 根据资料实施卫生服务规划

［答案］ E

【评析】 社区卫生诊断主要目的包括确定社区主要健康问题及影响因素；了解社区卫生资源配置；了解卫生服务供给与利用；评价社区资源环境；明确社区优先干预的健康问题、干预对象和主要危险因素等。

【知识点】 社区卫生诊断是运用社会学、流行病学、卫生统计学和管理学等学科理论和方法对一定时期内社区的主要健康问题及其影响因素、社区卫生资源配置、卫生服务的供给与利用，以及对社区资源环境进行客观、科学的评价，明确社区优先干预的健康问题、干预对象和主要危险因素，根据资源、环境和服务能力等约束条件，有针对性地制订社区卫生服务工作规划的过程，其目的是明确社区卫生服务的工作方向和工作方针，为下一步实施社区干预，逐步解决社区主要健康问题提供依据。

3. 社区卫生诊断的入户调查一般采用什么方法抽样

A. 简单随机抽样
B. 系统抽样
C. 整群随机抽样
D. 分层抽样
E. 方便抽样

［答案］ C

【评析】 从调查成本及可行性考虑，社区卫生诊断的入户调查一般采用整群随机抽样方法，即根据社区情况，先抽取居委会，在抽中的居委会中进行家庭抽样，进而对样本家庭中实际居住的家庭成员和居住半年以上的其他人进行调查。

【知识点】 常用的抽样方法一般分为非概率抽样和概率抽样。

(1)非概率抽样(non-probability sampling)：又称非随机抽样，指根据一定主观标准抽取样本，是一种快速、简易且节省的数据收集方法。其特点为不具有从样本推断总体的功能，但能反映某类群体的特征，当研究者对总体具有较好的了解时可以采用此方法，避免概率抽样中容易抽到实际无法实施或“差”的样本，从而避免影响对总体的代表度。常用的非概率抽样方法有以下四类。

①方便抽样(convenience sampling)：指根据调

查者的方便选取的样本，以无目标、随意的方式进行。如街头拦截访问(看到谁就访问谁)；个别入户项目谁开门就访问谁。该方法适用于总体中每个个体都是“同质”的，最方便、最省钱；可以在探索性研究中使用，另外还可用于小组座谈会、预测问卷等方面的样本选取工作。但抽样偏差较大，不适用于要做总体推断的任何民意项目，对描述性或因果性研究最好不要采用方便抽样。

②判断抽样(judgment sampling)：指由专家判断而有目的地抽取他认为“有代表性的样本”。如社会学家研究某国家的一般家庭情况时，常以专家判断方法挑选“中型城镇”进行；也有家庭研究专家选取某类家庭进行研究；在探索性研究中，如抽取深度访问的样本时，可以使用这种方法。该方法操作成本低，方便快捷，在商业性调研中较多用。但该类抽样结果受研究人员的倾向性影响大，一旦主观判断偏差，则易引起抽样偏差；不能直接对研究总体进行推断。

③配额抽样(quota sampling)：指先将总体元素按某些控制的指标或特性分类，然后按方便抽样或判断抽样选取样本元素。相当于包括两个阶段的加限制的判断抽样。在第一阶段需要确定总体中的特性分布(控制特征)，通常样本中具备这些控制特征的元素的比例与总体中有这些特征的元素的比例是相同的，通过第一步的配额，保证了在这些特征上样本的组成与总体的组成是一致的。在第二阶段，按照配额来控制样本的抽取工作，要求所选出的元素要适合所控制的特性，如定点街访中的配额抽样。适用于设计调查者对总体的有关特征具有一定的了解而样本数较多的情况下，实际上，配额抽样属于先“分层”(事先确定每层的样本量)再“判断”(在每层中以判断抽样的方法选取抽样个体)；费用不高，易于实施，能满足总体比例的要求。但容易掩盖不可忽略的偏差。

④滚雪球抽样(snowball sampling)：指先随机选择一些被访者并对其实施访问，再请他们提供另外一些属于所研究目标总体的调查对象，根据所形成的线索选择此后的调查对象。第一批被访者是采用概率抽样得来的，之后的被访者都属于非概率抽样，此类被访者彼此之间较为相似。如在目前中国的小轿车车主等。可以根据某些样本特征对样本进行控制，适用寻找一些在总体中十分稀少的人物，但有选择偏差，不能保证代表性。

(2)概率抽样(probability sampling)：又称随机抽样，指在总体中排除人的主观因素，给予每一个体一定的抽取机会的抽样。其特点为，抽取样本具有一定的代表性，可以从调查结果推断总体；操作比较复杂，需要更多的时间，而且往往需要更多的费用。常用的有以下 6 种基本类型。

①简单抽样(simple sampling)：即简单随机抽样，指保证大小为 n 的每个可能的样本都有相同的被抽中的概率。如按照“抽签法”“随机表”法抽取访问对象，从单位人名目录中抽取对象。该方法随机度高，在特质较均一的总体中具有很高的总体代表度；是最简单的抽样技术，有标准而且简单的统计公式。但未使用可能有用的抽样框辅助信息抽取样本，可能导致统计效率低；有可能抽到一个“差”的样本，使抽出的样本分布不好，不能很好地代表总体。

②系统抽样(systematic random sampling)：将总体中的各单元先按一定顺序排列，并编号，然后按照不一定的规则抽样。其中最常采用的是等距离抽样，即根据总体单位数和样本单位计算出抽样距离(即相同的间隔)，然后按相同的距离或间隔抽选样本单位。如从 1000 个电话号码中抽取 10 个访问号码，间距为 100，确定起点(起点<间距)后每 100 号码抽一访问号码。该方法兼具操作的简便性和统计推断功能，是目前最为广泛运用的一种抽样方法。与简单抽样相比，在一定条件下，样本的分布较好。但抽样间隔可能遇到总体中某种未知的周期性，导致“差”的样本；未使用可能有用的抽样框辅助信息抽取样本，可能导致统计效率低。

③分层抽样(stratified random sampling)：是把调查总体分为同质的、互不交叉的层(或类型)，然后在各层(或类型)中独立抽取样本。如调查零售店时，按照其规模大小或库存额大小分层，然后在每层中按简单随机方法抽取大型零售店若干、中型若干、小型若干；调查城市时，按城市总人口或工业生产额分出超大型城市、中型城市、小型城市等，再抽出具体的各类型城市若干。该方法适用于层间有较大的异质性，而每层内的个体具有同质性的总体，能提高总体估计的精确度，在样本量相同的情况下，其精度高于简单抽样和系统抽样；能保证“层”的代表性，避免抽到“差”的样本；同时，不同层可以依据情况采用不同的抽样框和抽样方法。但要求有高质量的、能用于分层的辅助信息；由于需要辅助信息，抽样框的创建需要更多的费用，更为复杂；抽样误差估计比简单抽样和系统抽样更复

杂。

④整群抽样(cluster sampling):是先将调查总体分为群,然后从中抽取群,对被抽中群的全部单元进行调查。如入户调查,按地块或居委会抽样,以地块或居委会等有地域边界的群体为第一抽样单位,在选出的地块或居委会实施逐户抽样;市场调查中,最后一级抽样时,从居委会中抽取若干户,然后调查抽中户家中所有18岁以上成年人。该方法适用于群间差异小、群内各个体差异大、可以依据外观的或地域的差异来划分的群体。但群内单位有趋同性,其精度比简单抽样为低。

⑤多级抽样(multistage sampling):也叫多阶段抽样或阶段抽样,以二级抽样为例,二级抽样就是先将总体分组,然后在第一级和第二级中分别随机地抽取部分一级单位和部分二级单位。如以全国性调查为例,当抽样单元为各级行政单位时,按社会发展水平分层后(或按经济发展水平,或按地理位置分层),从每层中先抽几个地区,再从抽中的地区抽市、县、村,最后再抽至户或个人。该方法具有整体抽样的简单易行的优点,同时,在样本量相同的情况下又较整群抽样的精度高,但计算复杂。

4. 社区卫生诊断的抽样过程中,最终的抽样单位是

A. 社区居民

B. 户

C. 村

D. 镇

E. 县

［答案］ B

【评析】 社区卫生诊断的入户调查一般采用整群随机抽样方法,即根据社区情况,先抽取居委会,在抽中的居委会中进行家庭抽样,最终的抽样单位是户。

二、多选题(每题1个得分点)

以下每题有5个备选答案,其中正确答案为2个或者2个以上,多选、少选、错选均不得分。

1. 社区卫生诊断的主要内容包括

A. 社会人口学

B. 流行病学

C. 行为与环境

D. 教育与组织

E. 管理与政策

［答案］ ABCDE

【评析】 社区卫生诊断包括社会人口学流行病学、行为与环境、教育与组织、管理与政策(包括管理方面与政策方面)5个方面的内容。在实际工作中,应该把这些内容有机贯彻到社区卫生诊断技术操作中,以体现社区卫生诊断工作的完整性和系统性。

【知识点】 社区卫生诊断的主要内容如下。

(1)社会人口学方面。①人口分布包括:a. 人口数量,社区人口的绝对数,以及户数和人口的相对数;b. 人口结构,年龄、性别、职业、文化程度等;c. 人口增长情况,包括出生率、死亡率、迁入率、迁出率;d. 特殊人口,包括儿童、妇女、老人、慢性患者、残疾人等。②人口社会学特征包括人口就业、人口负担、性别比、老龄化程度、人均收入与家庭支出、恩格尔系数、卫生支出、医疗保险覆盖等。

(2)流行病学方面。①主要疾病的发生:社区主要传染病、慢性非传染性疾病、各类伤害的发生率、死亡率、死因构成和死因顺位;主要健康问题分布及疾病严重程度等;社区特殊健康问题,如地方病发生情况等。②疾病负担状况:人均门诊费用、人均住院费用、医疗费用负担比例、疾病的社会和家庭负担状况、灾难性卫生支出发生等。③卫生服务供给和利用:社区居民两周就诊率、年住院情况、病床周转和使用、卫生服务满意度和反应性等。

(3)行为与环境方面。①行为因素:居民主要慢性病的知识、态度、行为现状;与慢性病发生有关的危险因素分布:吸烟、饮酒、超重、体育锻炼、膳食结构等。②环境因素:自然环境,如地理、地貌、气象、生物、自然灾害等;社会环境,如经济发展、社会服务、居住条件、饮用水、生活燃料、环境污染等。

(4)教育与组织方面。①教育方面:对影响健康行为和环境因素进行划分,识别出倾向性因素、促成因素、强化因素。②组织结构:明确社区有关行政管理组织、机构及其功能分工;各类社区相关组织、机构之间的关系;参与慢性病防治工作的组织类型、数量等。

(5)管理与政策。①管理方面:对解决主要健康问题的资源,包括人力资源、物力资源和财力资源可及性和适宜性进行分析,重点分析人员、设备和经费等方面的不足。②政策层面:对国家社会政策、社区发展政策、社区卫生政策和慢性病防治政策进行收集和评价,分析政策的受益面、实际覆盖面、受损面和可能存在的潜在风险等。

6. 社区卫生诊断的组织管理主要需要哪些部门配合

A. 区政府
B. 区卫生局
C. 街道办事处
D. 县(市)公安局
E. 基层医疗卫生服务机构

［答案］　ABCE

【评析】 社区卫生诊断需要政府主导，多部门配合，责任分工明确。社区诊断以行政区(县)或街道(社区)为范围开展比较合适。需要区政府、区卫生局、街道办事处、卫生专业机构、基层医疗卫生服务机构明确各自的责任进行配合完成。

【知识点】 社区卫生诊断需要政府主导，多部门配合，责任分工明确。

(1)区政府责任：①将社区卫生诊断工作纳入公共卫生管理项目；②负责成立区级社区卫生诊断领导小组，负责社区卫生诊断工作的统筹安排、组织协调、经费投入和监管评价等。

(2)区卫生局责任：①负责制订辖区社区卫生诊断计划。②牵头组建技术指导小组，聘请有关专家和管理干部，论证诊断方案的可行性和科学性等；培训、督导并解决社区卫生诊断工作中出现的技术疑难问题，对撰写的社区卫生诊断报告和工作规划进行论证指导等。

(3)街道办事处责任：①负责本辖区社区卫生诊断的组织和协调工作，动员社区居民与相关单位广泛参与。②成立街道社区卫生诊断领导小组，负责审核计划安排和实施方案，协调有关部门之间的合作，督导工作进度、质量与财务支出、社区卫生诊断报告和工作规划的撰写等。

(4)卫生专业机构责任：①在卫生行政部门的统筹安排下，负责制订技术方案，培训区域内各社区开展社区卫生诊断现场工作；②对实施过程进行监督指导、质量控制和结果考核评价；③负责全区的社区卫生诊断报告和社区卫生服务规划的撰写。

(5)基层医疗卫生服务机构责任：①具体负责组织人员进行资料收集和汇总工作，做好质控，保证社区卫生诊断资料数据的真实性和可靠性。②负责撰写社区卫生诊断报告和社区卫生服务规划。

7. 社区卫生诊断的主要步骤包括

A. 设计准备
B. 资料收集
C. 资料分析
D. 形成报告
E. 计划实施

［答案］　ABCD

【评析】 社区卫生诊断的步骤主要经历4个阶段：设计准备(包括制订实施方案、成立社区卫生诊断工作组、人员培训、物质准备)、资料收集(包括现有资料收集和专题资料收集)、资料分析、形成报告(包括撰写社区卫生诊断报告和编制社区卫生服务工作规划)。

8. 社区卫生诊断的设计准备工作主要包括

A. 制订实施方案
B. 成立工作组
C. 人员培训
D. 物质准备
E. 时间准备

［答案］　ABCDE

【评析】 社区卫生诊断的设计准备主要包括：制订实施方案、成立社区卫生诊断工作组、人员培训、物质准备、经费预算和时间进度安排等。

【知识点】 社区卫生诊断的设计准备工作主要包括：①制订实施方案，包括诊断背景、目的和意义；诊断内容；调查对象与方法；组织领导；实施步骤、安排以及保障措施等。②成立社区卫生诊断工作组：资料收集组、入户调查组、居民满意度调查组、汇总统计组、质量控制组。③人员培训：培训内容包括社区卫生诊断目的、意义及主要内容；社区卫生诊断流程与基本方法；资料收集方法及专项调查内容与抽样方法；调查表设计、指标含义与填写说明、调查技术及质控方法等。④物质准备：包括调查表、身高体重计、软皮尺、血压计、计算机、各种耗材、交通工具等。

三、共用题干单选题(每个提问1个得分点)

以下每题有2～6个提问，每个提问有5个备选答案，请选择1个最佳答案。

2014年，某社区卫生服务中心在国家社区卫生诊断项目组的指导下进行本社区卫生诊断工作，在资料收集阶段，采用了入户调查、电话随访和深入访谈等方式获取到了社区大量真实可靠的资料，为下一步的资料分析提供了科学的证据来源。

1. 社区卫生诊断的资料收集方式不包括

A. 面访调查
B. 电话调查
C. 自我管理式调查
D. 通讯调查
E. 小组讨论

［答案］　E

【评析】 社区卫生诊断的资料收集方式主要包括面访调查、电话调查、自我管理式调查、通讯调查。小组讨论是社区诊断的定性研究方法中的一种。

【知识点】 社区卫生诊断的资料收集常用的方法主要有：①面访调查：是社区卫生诊断应该首先考虑的调查方式，具有灵活性大、应答率高等特点，不足是入户难，且耗资大。②电话调查：简单、方便，不足是容易单方终止调查。③自我管理式调查：由调查员发放问卷，集中填写，统一回收。多用于知识分子人群的调查。④通讯调查：就是邮寄调查问卷。这种调查省费用、省时间、匿名效果好，不足是回收率低，社区卫生诊断不宜采用。

2. 社区卫生诊断的定性研究方法不包括

A. 地图法

B. 观察法

C. 问卷调查

E. 访谈

D. 专题组讨论

［答案］ C

【评析】 社区卫生诊断的定性研究方法主要有地图法、观察法、访谈、专题组讨论或选题组讨论。问卷调查是社区诊断的定量研究方法中的一种。

【知识点】 社区卫生诊断常用的定性方法主要如下。

(1)地图法：通过绘制地图直观显示社区的特征。绘图项目包括地形、道路、河流、绿地、公共设施、居民楼、工厂等。优点是形象、直观，可以用于不同社区之间的比较；缺点是需要一定的绘图技巧。

(2)观察法：是指研究者参与到研究对象的生活中，即生活在研究对象的社区文化氛围之中，观察、收集和记录研究对象在社区中日常生活的信息。优点是获得的资料准确性高，避免一些调查偏倚；缺点是结论不能外推，受观察者的价值观和知识结构影响较大。

(3)访谈：指调查员用访谈提纲对选中的对象进行单独访谈。访谈对象可以是基层医疗卫生机构的主管领导、专家学者、社区领袖，以及热心支持社区活动的居民。优点是被采访者感到轻松自在，采访者可以控制谈话主题。缺点是匿名性差、交谈容易离题，易受采访者态度影响产生偏差。

(4)专题组讨论：根据调查目的，由背景相似的8～10人组成一组，分别在规定时间(1～2小时)内围绕主题进行讨论。参加人员可以是基层卫生服务工作人员、居民代表、社区管理人员。优点是收集资料迅速，可以压缩研究人员与目标人群间的距离感，缺点是容易偏离主题，一些参加者不善于表达或迫于压力不愿表达真实想法。

3. 社区卫生诊断收集的现有资料来源不包括

A. 公安部门

B. 街道办事处

C. 民政部门

D. 卫生行政部门

E. 企业、工厂

［答案］ E

【评析】 社区卫生诊断收集的资料来源包括派出所公安部门、街道办事处、民政部门、卫生行政部门、社区卫生机构、疾病预防控制机构等。

4. 社区卫生诊断专题资料收集中入户调查的内容不包括

A. 家庭及成员的一般状况

B. 成年人体格检查

C. 老年人居住条件

D. 已婚育龄妇女的常见健康问题

E. 家庭成员的兴趣爱好等

［答案］ E

【评析】 社区卫生诊断入户调查的内容主要有家庭一般状况、家庭成员一般状况、成年人一般资料、老年人居住、经济、健康及生活质量等状况、已婚育龄妇女的常见健康问题、成年人体格检查、儿童青少年的保健管理等。

【知识点】 社区卫生诊断收集的资料包括现有资料和专题资料。

(1)现有资料的收集，现有资料包括统计报表、经常性工作记录和既往做过的调查。如从卫生行政部门和政府机构可以得到许多统计资料，如免疫接种卡、儿童保健卡、妇女保健卡、传染病报告卡、死亡证明或登记表、人口普查资料等。从派出所可以得到与人口有关的资料，从政府机构可得到社会、文化、经济等方面的资料，归纳如表3-2。这些资料方便、易得，适用于初期的社区诊断，但比较肤浅，无针对性。利用现有资料应首先对其进行资料质量评价，经确定为可靠、可用资料后再进行进一步的数据分析。

表 3-2　现有资料来源

内容	来源途径
户籍人口和暂住人口资料	派出所、公安局
自然地理、文化设施、社区经济、组织机构、流动人口、社区建设及政策等	街道办事处、居委会
社区低保户、贫困人口、残疾人员等	民政与残联部门
各类机构数量、卫生人力资源、社区卫生服务政策	卫生行政部门
疾病现患率资料	卫生局或医院
生命统计、疾病监测资料	疾病预防控制机构
资源状况、供给与利用效率、居民健康资料	社区卫生机构
市区统计年鉴和卫生统计年鉴	相关统计年鉴
健康体检记录	企事业单位、学校
疾病及危险因素的研究结果	科研院所
有关政策、组织、机构文件	政府行政部门

(2)专题资料的收集。①入户调查:调查内容如下。a. 家庭一般状况,包括居住条件、生活环境、卫生服务可及性及卫生费用支出等;b. 家庭成员一般资料、慢性病患病史、两周患病及年住院情况;c. 成年人一般资料、健康影响因素、自我保健与卫生知识水平和社区卫生服务利用情况;d. 老年人居住、经济、健康及生活质量等状况;e. 已婚育龄妇女的常见健康问题、常见病防治和计划生育情况等;f. 儿童青少年的保健管理、健康行为及家长保健知识等;g. 成年人体格检查,如血压、血糖、身高、体重等。②居民满意度调查:主要调查居民对社区卫生服务的有效性、安全性、舒适性、方便性、经济性等方面的满意程度,测量总体满意度。③社区卫生服务机构调查:包括社区卫生服务机构概况、科室设置与卫生人力分布、服务项目和能力、基本医疗与公共卫生服务供给,以及社区卫生服务机构收入和支出情况等。

四、案例分析题

每个案例至少有3个提问,每个提问有6～12个备选答案,其中正确答案有1个或多个,每选择一个正确答案得1个得分点,每选择一个错误答案扣1个得分点,扣至本问得分点为0。

为掌握某社区人口学基本情况、社区疾病谱及死因顺位,了解居民健康状况及健康影响因素,查明社区人群主要健康和社区卫生问题,制订社区疾病控制、健康促进策略与措施,提高社区居民健康水平,对该社区进行社区诊断。对社区环境、社区人群特征、社区健康影响因素分布特征、社区重点人群健康状况、社区卫生服务资源特征、社区卫生服务利用与费用、基层医疗卫生服务机构供给与效率、社区疾病流行特征展开了调查,并选择合适的指标对资料进行描述和统计分析,以便于客观真实地反映社区的状况。

1. 社区环境特征常用指标包括

A. 社区类型、地理位置等

B. 社区家庭与构成

C. 居民教育水平

D. 人均 GDP

E. 民族、宗教信仰、文化习俗

[答案]　ABCDE

【评析】　社区环境特征常用指标包括社区类型、地理位置,社区组织和社区内机构,社区家庭与构成,居民教育水平,所在城区的国内生产总值和人均国内生产总值,居民家庭与人均收入和支出,民族、宗教信仰、文化习俗等。

2. 社区人群特征分析指标包括

A. 人口数、人口构成

B. 出生率、人口自然增长率

C. 死亡率、年龄别死亡率

D. 死因顺位

E. 婴儿死亡率、孕产妇死亡率

[答案]　ABCDE

【评析】　社区人群特征分析指标包括人口学指标和死亡指标。

3. 社区健康影响因素分布特征分析指标包括

A. 吸烟指标

B. 饮酒指标

C. 超重肥胖指标

D. 运动锻炼指标

E. 膳食指标

[答案]　ABCDE

【评析】　社区健康影响因素分布特征分析指

标包括吸烟指标、饮酒指标、超重肥胖指标、运动锻炼指标、膳食指标、卫生知识知晓率等。

4. 社区重点人群健康状况分析指标包括

A. 老年人口健康状况不良人数

B. 妇科疾病患病率

C. 青少年儿童健康情况

D. 青壮年人群健康状况

E. 婴儿死亡率、孕产妇死亡率

[答案]　ABCE

【评析】 社区重点人群健康状况分析指标包括老年人健康状况、已婚妇女健康指标、青少年儿童健康情况等。

5. 社区卫生服务资源特征分析指标包括

A. 社区医疗机构数量

B. 每千人口床位数、医生/护士数

C. 大型医疗设备数

D. 医护人员学历、专业、技术资格、

E. 社区企业数量

[答案]　ABCD

【评析】 社区卫生服务资源特征分析指标包括社区卫生总资源指标、社区卫生服务资源指标。

6. 社区卫生服务利用与费用分析指标包括

A. 两周就诊率

B. 两周患病未就诊比例

C. 居民医疗费用负担

D. 门诊次均费用

E. 居民对社区卫生服务机构满意度

[答案]　ABCDE

【评析】 社区卫生服务利用与费用分析指标包括两周就诊情况、费用统计、居民满意度分析。

7. 基层医疗卫生服务机构供给与效率分析指标包括

A. 五苗接种率

B. 新生儿访视率

C. 基层医疗卫生服务机构收支情况

D. 高血压管理人次数

E. 家庭病床和住院患者年收住人次

[答案]　ABDE

【评析】 基层医疗卫生服务机构供给与效率分析指标包括供给指标和工作效率指标。

8. 社区疾病流行特征分析指标包括

A. 传染病发病率

B. 儿童常见病检出率

C. 慢性病患病率

D. 两周患病率

E. 病种构成及顺位

[答案]　ABCDE

【评析】 社区疾病流行特征分析指标包括疾病发生情况、两周患病情况。

【知识点】 资料收集完成后，需要对资料进行统计学分析。常用的分析指标如下。

(1)社区环境特征分析及其指标：包括社区类型、地理位置、气候与空气质量等指标；社区组织和社区内机构、单位状况；社区家庭与类型构成、常住与暂住人口数量；民族、宗教信仰、文化习俗特征；居民受教育水平；所在城区的国内生产总值和人均国内生产总值；居民家庭与人均收入和消费支出；低保与特困家庭情况；居民人均住房面积等。

(2)社区人群特征分析指标：包括人口学指标，如人口数、人口构成，重点人群构成、常住人口、出生率、总生育率、人口自然增长率等；死亡指标，如总死亡率、年龄别死亡率、婴儿死亡率、新生儿死亡率、5岁以下儿童死亡率、孕产妇死亡率、死因构成比与死因顺位等。

(3)社区疾病流行特征分析及其指标：包括疾病发生情况，如传染病发病率和病种构成及顺位、儿童常见病检出率、孕产妇常见病检出率、慢性病患病率等。两周患病情况，如两周患病率及其构成、两周疾病严重程度(如两周患病卧床、休工、休学天数和卧床、休工、休学率等)。

(4)健康影响因素分布特征分析及其指标：包括吸烟指标，如吸烟率、平均吸烟量、戒烟比例等；饮酒指标，如饮酒率、酗酒率等；超重肥胖指标，如体质系数、超重肥胖率；运动锻炼指标，如体育锻炼率、锻炼类型、锻炼时间、静坐时间等；膳食指标，如食盐摄入量、油脂摄入量等；卫生知识知晓率等。

(5)重点人群健康状况分析及其指标：包括老年人健康状况；如老年人口健康状况不良人数及程度构成、老年人口体力活动受限人数及程度构成；已婚妇女健康指标，如常见妇科疾病患病率及疾病别构成、乳腺癌和宫颈癌筛查率等；青少年儿童健康情况、儿童系统管理率、家长儿童保健知识知晓率等。

(6)社区卫生服务资源特征分析及其指标：包括：社区卫生总资源指标，如社区内医疗保健机构的数量、大型医疗设备数量、社区每千人口床位数、每千人口床位数医生/护士数；社区卫生服务资源指标，如建筑面积、科室设置、药品种类、服务设备等，在岗职工总数、卫生技术人员数量与构成比，医护人员数及学历、专业、技术资格构成；每万居民的全科医师数，医护比例，收支情况，职工年人均收入等。

(7)基层医疗卫生服务机构供给与效率分析及其指标：包括供给指标，如五苗接种人次、接种率，儿童系统管理率，孕产妇系统管理率，新生儿访视人次、访视率，年诊疗人次，家庭病床和住院患者年收住人次等。工作效率指标，如医生年人均接诊人次数、高血压/糖尿病管理率人次数，人均计划免疫/儿童管理/孕产妇管理人次数，老年人、精神患者、残疾人保健管理人数和频次等。

(8)社区卫生服务利用与费用分析及其指标：包括两周就诊情况，如两周就诊率、两周患病未就诊比例、原因及人口特征比例，住院与家庭病床卫生服务利用指标，居民对社区卫生服务中心(站)利用率等。费用统计，如居民家庭医疗费用负担及占家庭收入的比例，门诊次均费用、住院日均费用等。居民满意度，如居民对社区卫生服务机构各项工作的满意度和总满意度等。

第四节　健康促进原理与方法

本节提示

1. 掌握健康促进的概念及原理。
2. 掌握健康促进的理论策略和模式。
3. 掌握健康促进方法。
4. 熟悉健康促进的意义及目的。
5. 熟悉健康促进的计划设计与实施。
6. 了解健康促进的发展历程。

一、单选题(每题1个得分点)

以下每题有5个备选答案，请从中选择1个正确答案。

1. 以下关于健康促进的说法中，不正确的是

A. 健康促进是一切能够促使行为和生活条件有益于健康改变的“综合体”

B. 健康促进是个人行为，与家庭、社会和国家等无关

C. 健康促进对人类健康和医学卫生工作均具有重要意义

D. 健康促进主要是改进健康相关行为的活动

E. 健康促进增强了人们改进和处理自身健康问题的能力

[答案]　B

【评析】　健康促进是个人与其家庭、社区和国家一起采取措施，鼓励健康的行为，增强人们改进和处理自身健康问题的能力。因而，健康促进并非只是个人行为，与社会环境等密切相关。

【知识点】　本例考察的知识点为健康促进的定义。关于健康促进的定义目前比较权威的主要有以下几个。①世界卫生组织对健康促进的定义：促使人们维护和提高自身健康的过程，是协调人类和环境的战略，它规定个人与社会对健康各自所负的责任。②著名健康教育学家 Green 和 Kreuter 等认为：健康促进是指一切能够促使行为和生活条件有益于健康改变的“综合体”，包括健康教育和环境支持。③1995年 WHO 西太区办事处发表《健康新地平线》提出：健康促进指个人与其家庭、社区和国家一起采取措施，鼓励健康的行为，增强人们改进和处理自身健康问题的能力。

2. 下列有关健康促进特征的描述中，错误的是

A. 健康促进涉及范围广

B. 健康促进强调全面增进健康素质，以及促进健康

C. 健康促进与健康教育无关

D. 健康促进具有持久性和约束性

E. 健康促进是客观支持和主观参与的综合体

[答案]　C

【评析】　健康促进以健康教育为基础，它比健康教育的领域更为广泛，是新的公共卫生方法的精

髓。

【知识点】　本例考察的是健康促进的主要特征：①健康促进设计的范围广泛，包括整个人群和人们社会生活的各个方面，而不仅限于某一部分人群或者仅针对某一疾病的危险因素。②健康促进强调全面促进健康，以及增进健康素质：健康促进重点强调一级预防，通过增进整个人群的健康素质，达到促进健康的目的。③健康促进具有持久性和约束性，适合那些有改变自身行为愿望的群体，同时健康促进需要有组织、政治、经济等提供健康支持性环境。④健康促进以健康教育为基础，从健康教育与健康促进的内涵和领域可知，社区群众参与是巩固健康发展的基础，而人群的健康知识和观念是主动参与的关键。只有通过健康教育，激发领导者、社区和个人参与的意愿，才能为健康营造氛围。⑤健康促进是客观支持与主观参与的综合体，客观支持包括政策和环境的支持，主观参与着重于个人与社会的参与意识、参与水平，健康促进融客观支持和主观参与于一体。

二、多选题(每题1个得分点)

以下每题有5个备选答案，其中正确答案为2个或者2个以上，多选、少选、错选均不得分。

1. 以下各项属于健康促进理论策略和模式的是

A. 健康促进基本策略
B. 健康促进的基本构架和工作过程模式
C. 健康促进的立体框架综合干预模式
D. 社会经济学
E. 社会市场学

［答案］　ABCE

【评析】　健康促进是在健康教育基础上发展起来的，因而有关健康教育的一些理论和模式也是健康促进理论和模式的组成部分。除此之外，健康促进还有一些基本的理论和模式，主要有健康促进的基本策略、健康促进的基本构架和工作过程模式、健康促进的立体框架综合干预模式和社会市场学。

【知识点】　本题考查的知识点为健康促进的理论策略和模式。

(1)健康促进的基本策略：主要包括发展健康的公共政策、创建健康的支持性环境、发展个人技能、加强社区行动和调整卫生服务方向等方面。

(2)健康促进的基本架构和工作过程模式：健康促进的基本构架可概括成健康促进政策和结构改革、健康促进人力资源开发、健康促进监测、健康促进干预和健康促进评价5个组成部分。健康促进的工作过程可分为需求评估、确定优先项目、确定目标、制订干预策略、项目实施和项目评价6个阶段。

(3)健康促进的立体框架综合干预模式：主要包括工作场所、危险因素和干预类型3个方面。

(4)社会市场学：社会市场学是一种运用传播学的原理进行市场分析、执行和评价，达到计划目标的技术，也是促使目标人群接受一种观念和问题的过程。研究运用社会市场学的原则和方法，可使健康促进的目标人群覆盖面更大、成本更大，信息更加准确，更能有效支持人们行为改变。

2. 以下健康促进项目评价分类中，根据评价内容分类的是

A. 形成评价
B. 过程评价
C. 效应评价
D. 现场调查评价
E. 会议评价

［答案］　ABC

【评析】　健康促进项目评价根据其评价内容分为形成评价、过程评价、效应评价、结局评价和总结评价。

【知识点】　健康促进项目评价是指在健康促进项目中，为实现项目的总目标，在计划设计实施和项目的总结等环节上进行全面的检测和评价，是保证健康促进项目成功的重要环节，也是评价项目水平的重要指标。健康促进项目评价根据评价内容和评价形式分类如下：①根据评价内容分为形成评价、过程评价、效应评价、结局评价和总结评价，②根据评价形式分为涵评、会议评价和现场调查评价。

三、共用题干单选题(每个提问1个得分点)

以下每题有2～6个提问，每个提问有5个备选答案，请选择1个最佳答案。

某研究者对在某医院体检中心进行健康体检的20 000名体检人群进行问卷调查。对所收集的资料进行统计学分析，了解冠心病危险因素的分布及其对人群的危险程度，为进一步开展冠心病干预研究奠定了基础。

1. 该项研究属于

A. 健康咨询
B. 健康教育

C. 健康促进

D. 健康指导

E. 健康干预

［答案］ C

【评析】 本研究者进行了冠心病危险因素评价研究。健康危险因素评价研究属于健康促进项目评价内容之一，是研究危险因素与慢性病发病与死亡之间数量依存关系及其规律性的一种技术方法。

2. 下列选项属于冠心病生物遗传危险因素的是

A. 冠心病家族史

B. 吸烟

C. 饮酒

D. 工作压力

E. 高盐饮食

［答案］ A

【评析】 冠心病受多种因素的影响，包括行为因素(如吸烟、饮酒、高盐饮食、低蔬果摄入等)，社会环境因素(如生活、工作压力等)，遗传因素(即家族史)。

【知识点】 健康危险因素是指引起人类疾病和死亡的因素，包括如下内容。①环境危险因素：指在自然和社会环境中影响人类健康的危险因素，它包括自然环境危险因素和社会环境危险因素。②行为危险因素：指由于人类自身的行为生活方式而产生的健康危险因素。③生物遗传危险因素：指由于遗传物质的改变而产生的健康危险因素。④医疗卫生服务中的危险因素：指医疗卫生服务系统中存在不利于促进健康的因素。

3. 以下有关冠心病危险因素评价的说法**不正确**的是

A. 冠心病危险因素评价结果可用于个体冠心病预测

B. 冠心病危险因素评价结果不能用于个体冠心病预测

C. 冠心病危险因素评价结果可用于了解冠心病危险因素在人群中的分布

D. 冠心病危险因素评价结果可用于了解冠心病危险因素对人群健康的影响程度

E. 冠心病危险因素评价结果可用于冠心病预测

［答案］ B

【评析】 冠心病危险因素评价有个体评价和群体评价两种，其中个体评价结果可用于冠心病预测中。

【知识点】 健康危险因素评价分为个体评价和群体评价。①个体评价：是指通过比较实际年龄、评价年龄和增长年龄三者之间的差别，以便了解危险因素对寿命的可能影响程度及降低或减少危险因素后寿命可能增长的程度。健康危险因素的个体评价结果主要用于健康预测并为健康促进提供依据。②群体评价：是指在个体评价的基础上，对人群危险度、危险因素属性和危险因素对健康的影响进行分析，了解各危险因素对寿命的可能影响程度。健康危险因素群体评价结果主要用于了解危险因素在人群中的分布及对健康影响的严重程度，为确定疾病防治重点、制订疾病防治策略、进行健康促进干预等提供依据。

四、案例分析题

每个案例至少有3个提问，每个提问有6～12个备选答案，其中正确答案有1个或多个，每选择一个正确答案得1个得分点，每选择一个错误答案扣1个得分点，扣至本问得分点为0。

某研究团队欲进行某地区老年人糖尿病干预研究，在开展研究之前调阅了大量的文献综述、进行了大量的实地调查工作。在政府及多方组织的协助下，综合考虑各方面因素，设计了如下项目实施计划框架(图3-1)。

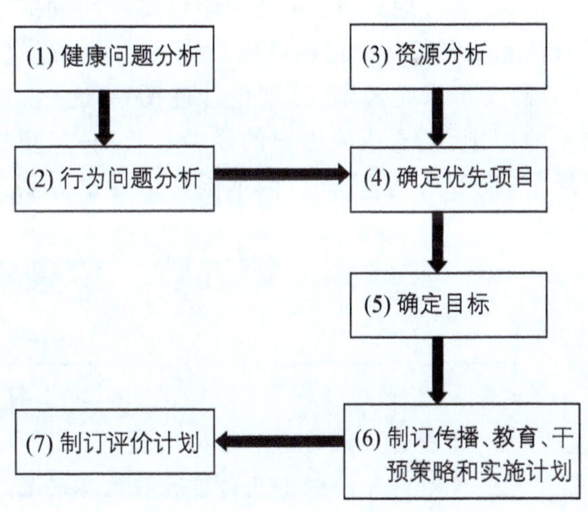

图3-1 某地区老年人糖尿病干预研究计划框架

1. 在开展研究之前，调阅大量文献综述的目的是

A. 学习别人的研究方法

B. 了解问题的历史

C. 提供本研究的背景资料

D. 寻找差距

E. 了解研究现状和趋势

F. 获得更多的信息

[答案]　BCEF

【评析】　在开展研究之前，需查阅大量文献综述，了解相关健康问题的研究现状，分析健康问题、行为问题和人力、物力、财力等资源问题，进而对本研究提供更多的背景资料。

2. 研究者在设计项目计划时应遵循的原则有

A. 目标性原则

B. 前瞻性原则

C. 实事求是原则

D. 重点性原则

E. 科学性原则

F. 参与性原则

[答案]　ABCDEF

【评析】　在健康促进计划设计中需遵循以下原则：目标性原则、前瞻性原则、实事求是原则、重点性原则、参与性原则和科学性原则。

【知识点】　健康促进是有组织、有计划、有系统的健康活动，它由多学科、多部门、多个专业、不同工种的人共同完成。因而，为了保障计划顺利开展及实施，需设计一份严密、科学、合理的计划书。在健康促进计划设计中需遵循以下原则。

(1)目标性原则：健康促进计划要有明确的远期目标和切实可行的近期目标。

(2)实事求是原则：计划设计遵循一切从实际出发的原则，既要借鉴历史的经验与教训，又要进行周密、细致的调查研究，因地制宜地提出计划要求。

(3)前瞻性原则：在计划设计中需考虑健康促进工作的长远发展和需求，面向未来、预测未来和把握未来。

(4)重点性原则：计划的设计必须考虑到整个工作的重点，切忌面面俱到。

(5)参与性原则：要鼓励人们积极参与项目的制订及项目的各项工作，引导和鼓励群众参与，得到群众支持，才能够收到预期效果。

(6)科学性原则：计划设计要建立在科学基础上，要在实地调查研究的基础上运用正确的理论和干预模式，要注意内容真实可靠。

3. 确定优先项目时所遵循的基本原则是

A. 依据疾病严重程度排序

B. 依据危险因素的可干预性排序

C. 依据科学与否进行排序

D. 按成本-效益估计排序

E. 按大环境与小环境结合起来排序

F. 按研究者的爱好排序

[答案]　ABDE

【评析】　在确定优先项目时需考虑以下因素：①疾病对人群的危害程度、受累人群数量、死亡率、伤残率等；②与行为的关系：行为可改变性；③外部条件：时间、人力、物力、财力、信息、政策等。

【知识点】　优先项目是那些对健康影响大、与行为关系密切、该行为具有高可变性并相对具有支持改变该行为的外部条件(资源)的项目。认真选择和确定优先项目不仅能够把有限的资源应用于与健康最为密切的问题上，而且也使健康教育干预能够取得最佳的效果。

第五节　传染性疾病社区防治原则

本节提示

1. 掌握传染病的基本特征。
2. 掌握传染的概念及传染过程的各种表现。
3. 掌握传染病的流行过程及影响因素。
4. 掌握传染病预防的三环节。
5. 掌握常见传染病的发病机制、临床表现、诊断、治疗原则和方法、预防措施。
6. 熟悉传染病常见的临床症状。
7. 熟悉常见传染病的病原学特征及发病机制。

一、单选题(每题1个得分点)

以下每道试题有5个备选答案，请从中选择1个正确答案。

1. 以下关于传染的概念，说法错误的是

A. 传染又称感染

B. 传染是病原体对人体的一种寄生过程

C. 传染后可产生5种不同的感染谱，传染病仅是其中之一

D. 传染亦包括所有寄生物对人体的寄生状态

E. 传染包括机会性感染

[答案] D

【评析】 寄生物在人体中的寄生状态不属于传(感染)，而是一种共生状态。

【知识点】 传染是病原体侵入人体后，人体与病原体相互作用和相互斗争的过程。在漫长的进化过程中，有些微生物和寄生虫与人体宿主之间达到了相互适应、互不损害对方的共生状态，如肠道中的大肠埃希菌。但这种平衡是相对的，当某些因素导致宿主的免疫功能受损或机械损伤使寄生物离开其固有的寄生部位而到达非正常寄生的部位，如大肠埃希菌进入腹腔、血流等处时，平衡不复存在而引起宿主的损伤，此时产生机会性感染。

2. 传染过程的表现，以下列哪一种最为常见

A. 显性感染

B. 隐性感染

C. 病原体被清除

D. 病原携带状态

E. 潜伏性感染

[答案] B

【评析】 病原体通过各种途径进入人体后，就开始了感染过程。病原体的致病力和人体免疫功能不同，产生的感染过程不同，主要有显性感染、隐性感染、病原体被清除、病原携带状态和潜伏性感染五种表现。这五种表现形式在不同的传染病中各有侧重，但一般而言，隐性感染最为常见，病原携带状态次之，显性感染所占比重最低。

【知识点】 传染过程有以下5种表现形式。

(1)病原体被清除：是指病原体进入人体后，可被处于机体防御第一线的非特异性免疫屏障如胃酸所清除，也可被存在于体内的特异性被动免疫(来自母体或人工注射的抗体)所中和，或被特异性主动免疫(通过预防接种或感染后获得的免疫)所清除。

(2)隐性感染：又称为亚临床感染，是指病原体侵入人体后，仅引起机体发生特异性的免疫应答，而不引起或只引起轻微的组织损伤，因而在临床上不显出任何症状、体征，甚至没有生化改变，只能通过免疫学检查才能发现。在大多数传染病中，隐性感染最常见，其数量远远超过显性感染(10倍以上)。

(3)病原携带状态：一般分为健康携带者、潜伏期携带者、恢复期携带者。各种病原携带者都不表现出临床症状而排出病原体，因而在许多传染病中(如伤寒、痢疾、乙型肝炎等)成为重要的传染源。但并非所有传染病都有病原携带者，如流感和麻疹，病原携带者极少。

(4)潜伏性感染：又称潜在性感染，是指病原体侵入人体后，寄生在人体某些部位，由于机体免疫功能足以将病原体局限化而不引起显性感染，但又不足以将病原体清除时，病原体便可长期潜伏起来，等机体免疫功能下降时才引起显性感染。常见的潜伏性感染有疟疾、结核、带状疱疹等。潜伏性感染期间，病原体一般不排出体外，这是与病原体携带状态不同之处。并非所有传染病都可出现潜伏性感染。

(5)显性感染：又称临床感染，是指病原体进入人体后，不但引起机体发生免疫应答，而且通过病原体本身及其毒素的作用或机体的变态反应而导致组织损伤，引起病理改变和临床表现。大多数传染病其显性感染只占其中一小部分，但在少数传染病中(如麻疹、天花)，大多数感染者表现为显性感染。

上述五种表现形式并非一成不变，在一定条件下可相互转化。

二、多选题(每题1个得分点)

以下每题有5个备选答案，其中正确答案为2个或者2个以上，多选、少选、错选均不得分。

1. 预防传染病的综合措施包括

A. 隔离患者

B. 管理传染源

C. 切断传播途径

D. 保护易感人群

E. 发现并处理带菌者

[答案] BCD

【评析】 传染病预防是传染病工作中的一项重要内容。传染病的预防应当针对构成传染病流行过程的3个基本环节(传染源、传播途径和易感

人群)采取综合性措施。

【知识点】 传染病的流行过程就是传染病在人群中的发生、发展和转归过程。流行过程的发生需要三个基本条件,即传染源、传播途径和易感人群。①传染源:是指体内有病原体生长繁殖并能将其排出体外的人和动物,如各种传染病患者、病原携带者及受感染的动物等。②传播途径:是指病原体离开传染源后,到达另一个易感者所经过的途径,如空气、飞沫、水、食物、苍蝇、血液、血制品、垂直传播等。③易感人群:对某种传染病缺乏特异性免疫力的人称为易感者。易感者占某一特定人群的比例决定该人群的易感性。易感者的比例在人群中达到一定水平时,若有传染源及合适的传播途径,此时传染病的流行很容易发生。

2. 传染病的基本特征为

A. 有病原体

B. 有传染性

C. 有流行病学特征

D. 有感染后免疫

E. 有季节性

［答案］ ABCD

【评析】 传染病的4个基本特征为:有病原体、有传染性、有流行病学特征和有感染后免疫。有些传染病具有季节性特点,如菌痢等,但并非所有传染病均具有季节性特点。

【知识点】 传染病与其他疾病的主要区别在于它具有4个基本特征。但对这些基本特征应综合考虑,不能孤立看待。

(1)有病原体:每一种传染病都是由其特异的病原体所引起,包括各种致病微生物和寄生虫。

(2)有传染性:有传染性是传染病和其他感染性疾病的主要区别。有传染性意味着病原体能通过某种途径感染他人。如流行性脑膜炎和耳源性脑膜炎,在临床表现上都为化脓性脑膜炎,但前者有传染性,必须隔离,而后者无传染性,无须隔离。

(3)有流行病学特征:传染病的流行过程在自然和社会因素的影响下,表现出各种流行病学特征。在质的方面有外来性和地方性之分;在量的方面有散发性、流行性和大流行之分。另外,传染病的发病率常表现出流行病学的三间分布特征(时间、空间和人群)。

(4)有感染后免疫:人体感染病原体后,无论是显性或隐性感染,都能产生针对该病原体及其产物(如毒素)的特异性免疫。感染后免疫力的持续时间在不同的传染病中有很大差异。有些传染病,如流行性乙型脑炎、麻疹等,感染后免疫力持续时间长,往往保持终生。但有些传染病感染后免疫力持续时间短,如流行性感冒、细菌性痢疾等。另外,血吸虫病、钩虫病等蠕虫感染只产生部分免疫力,易于重复感染。

三、共用题干单选题(每个提问1个得分点)

以下每题有2～6个提问,每个提问有5个备选答案,请选择1个最佳答案。

30岁男性,低热、盗汗、干咳、乏力、体重下降2个月。开始时左侧胸痛,体检:左下胸部叩诊实音,呼吸音消失,胸腔穿刺抽搐淡黄色胸水,比重1.020,李凡他试验(+),蛋白定量37 g/L,白细胞数495×10^6/L,淋巴细胞80%。

1. 该患者被医生诊断为结核性胸膜炎,其患病最可能由哪种途径引起

A. 消化道传播

B. 呼吸道传播

C. 皮肤传播

D. 体液传播

E. 泌尿道传播

［答案］ B

【评析】 该患者因结核杆菌感染引起胸膜炎,因而最可能的传播途径为呼吸道传播。

【知识点】 结核病是由结核分枝杆菌引起,以肺结核最常见,其传播途径以空气传播为主。肺结核患者咳嗽、喷嚏排出的结核杆菌悬浮在飞沫核中播散,健康人吸入后可致感染,另外,痰干燥后,结核杆菌随尘埃吸入也可感染。其他途径如饮用带菌牛奶、垂直传播等感染途径较少见。

2. 以下不属于结核病预防控制措施的是

A. 结核病防治知识宣传教育

B. 新生儿出生时注射卡介苗

C. 对结核菌素实验阳性者预防用药

D. 管理好结核病患者的痰液

E. 异烟肼和利福平联合用药

［答案］ E

【评析】 异烟肼和利福平联合用药是结核病的治疗措施,其他均为结核病预防措施。

【知识点】 通过结核病防治知识的宣传教育可使人们对结核病有所认识,增强人们的防病意识,进而使结核病的早发现、早诊断和早治疗得以实现。新生儿出生时注射卡介苗和对结核菌素实验阳性者预防用药目的均在于保护易感者。管理

好结核病患者的痰液目的在于切断传播途径。异烟肼和利福平联合用药为结核病的常用治疗方案之一。

3. 人感染结核杆菌后是否发病，与下列哪项无关

A. 侵入结核菌的数量

B. 侵入机体的结核菌的耐药性

C. 机体对结核菌的免疫力

D. 机体对结核菌的变态反应

E. 侵入结核菌的毒力

［答案］ B

【评析】 侵入机体的结核菌是否具有耐药性与结核病发病与否无关。

【知识点】 本例考察的知识点为结核病的发病机制。吸入肺泡的结核杆菌被吞噬细胞吞噬后可被杀灭，但结核杆菌数量多或毒力强时，可因其大量繁殖导致肺泡吞噬细胞溶解、破裂，释放出的结核杆菌可再感染其他吞噬细胞。经吞噬细胞处理的结核杆菌特异性抗原传递给T淋巴细胞使之致敏，此时机体可产生两种形式的免疫反应，即细胞介导的免疫反应和迟发型超敏反应，这两种免疫反应对结核病的发病、演变及转归起着决定性的作用。

四、案例分析题

每个案例至少有3个提问，每个提问有6～12个备选答案，其中正确答案有1个或多个，每选择一个正确答案得1个得分点，每选择一个错误答案扣1个得分点，扣至本问得分点为0。

患者男性，33岁，建筑工人，平时喜好打篮球，1周前起病，畏寒、发热、厌油、食欲缺乏、疲乏，3天后病情迅速加重，伴有恶心、呕吐、嗜睡、烦躁。入院时昏迷、深度黄疸、少量腹水、肝肋下未及、鼻腔有出血。

1. 根据其临床表现，该患者最可能被诊断为

A. 急性黄疸型肝炎

B. 急性重型肝炎

C. 亚急性重型肝炎

D. 慢性重型肝炎

E. 淤胆型肝炎

F. 酒精性肝炎

［答案］ B

【评析】 该患者起病急，表现出急性重型肝炎的一些临床表现。

【知识点】 本例考察的知识点为各种类型肝炎的鉴别性诊断。

(1)急性黄疸型肝炎：临床经过的阶段性较明显，可分为三期。①黄疸前期：全身乏力、食欲减退、恶心、厌油、腹胀、肝区痛、尿色加深等。②黄疸期：自觉症状好转，发热消退，尿黄加深，巩膜和皮肤出现黄疸，1～3周黄疸达高峰。部分患者可有一过性粪色变浅、皮肤瘙痒、心动徐缓等梗阻性黄疸表现。肝大，质软、边缘锐利，有压痛及叩痛。部分病例有轻度脾大。③恢复期：症状逐渐消失，黄疸消退，肝、脾回缩，肝功能恢复正常。本期大多持续1～2个月。

(2)急性重型肝炎：又称暴发型肝炎。该病起病较急，可有高热、极度疲乏、恶心、呕吐等症状。黄疸迅速加深，肝进行性缩小，有出血倾向。起病2周内出现二度以上肝性脑病表现。

(3)亚急性重型肝炎：又称亚急性肝坏死，以急性黄疸型肝炎起病，15天至24周出现极度乏力、食欲缺乏、频繁呕吐、腹胀等中毒症状，黄疸进行性加深，有明显出血现象。

(4)慢性重型肝炎：临床表现同亚急性重症肝炎，但有其他疾病发病基础，如前期有慢性肝炎或肝硬化病史、慢性HBV携带史等。

(5)淤胆型肝炎：以肝内淤胆为主要表现的一种特殊临床类型，又称为毛细胆管炎型肝炎。急性淤胆型肝炎起病类似急性黄疸型肝炎，但自觉症状较轻。黄疸较深，持续3周以上。有皮肤瘙痒，大便着色变浅，肝大。

(6)酒精性肝炎：该种类型肝炎的诊断需有大量饮酒史的证据。

2. 乙型肝炎的主要传播途径有

A. 血液

B. 体液

C. 垂直传播

D. 呼吸道

E. 消化道

F. 蚊虫叮咬

［答案］ ABC

【评析】 人感染乙型肝炎病毒是因为含HBV的体液或血液经破损的皮肤和黏膜进入机体而获得感染，主要传播途径有母婴传播、血液传播和体液传播。虽然经破损的消化道、呼吸道黏膜或昆虫叮咬在理论上有可能，但实际意义未必重要。

【知识点】 乙型肝炎病毒的主要传播途径有以下几种。

(1)血液传播：血液中 HBV 含量很高，微量的污染血进入人体即可造成感染，如输血及血制品、血液透析等均可传播。

(2)体液传播：现已证实唾液、汗液、精液、阴道分泌物、乳汁等体液含有 HBV，也是 HBV 感染的可能途径。

(3)垂直传播：即母婴传播，包括宫内感染、围生期传播、分娩后传播。其中宫内感染主要经胎盘获得，约占乙肝表面抗原阳性母亲的 5%，可能与妊娠期胎盘轻微剥离有关。围生期传播或分娩过程传播是母婴传播的主要方式，婴儿因破损的皮肤或黏膜接触母血、羊水或阴道分泌物而传染。分娩后传播主要因母婴间密切接触所致。

除此之外，其他传播途径如经呼吸道、消化道等也有可能传播，但可能性很小。

3. 乙肝病毒抵抗力强，临床和实验室消毒一般常用

A. 4 小时 64 ℃灭活

B. 来苏水浸泡灭活

C. 75%乙醇灭活

D. 煮沸 10 分钟以上灭活

E. 煮沸 30 分钟以上灭活

F. 阳光下暴晒 2 小时灭活

[答案]　DE

【评析】　乙肝病毒的抵抗力很强，对热、低温、干燥、紫外线及一般浓度的消毒剂均能耐受。100 ℃10 分钟、65 ℃10 小时或高压蒸气消毒可被灭活。对来苏水、乙醇不敏感，对 0.2%苯扎溴铵及 0.5%过氧乙酸敏感。

【知识点】　乙肝病毒的抵抗力很强，对热、低温、干燥、紫外线及一般浓度的消毒剂均能耐受。在 37 ℃可存活 7 天，在血清中 30～32 ℃可保存 6 个月，－20 ℃可保存 15 年。100 ℃ 10 分钟、65 ℃ 10 小时或高压蒸气消毒可被灭活，对 0.2%苯扎溴铵及 0.5%过氧乙酸敏感。

（李　伟　石福艳　罗　盛）

参考文献

[1] 李立明.流行病学.6 版.北京：人民卫生出版社，2007.

[2] 闫永平，陈薇.临床流行病学.北京：人民卫生出版社，2009.

[3] 孙振球.医学统计学.2 版.北京：人民卫生出版社，2008.

[4] 方积乾.卫生统计学.6 版.北京：人民卫生出版社，2008.

[5] 杜雪平 席彪.全科医生基层实践.北京：人民卫生出版社，2013.

[6] 杨秉辉 .全科医学概论.3 版.北京：人民卫生出版社，2008.

[7] 孙贵范.预防医学.2 版.北京：人民卫生出版社，2005.

[8] 唐明德.社区预防医学.北京：北京大学医学出版社，2009.

[9] 田本淳.健康教育与健康促进实用方法.北京：北京大学医学出版社，2005.

[10] 杨绍基，任红.传染病学.7 版.北京：人民卫生出版社，2008.

第4章

发 热

本章提示

1. 掌握发热的定义和病因分类。
2. 掌握热型的描述和常见的伴随症状及其意义。
3. 掌握发热的诊断和鉴别诊断的注意事项，熟悉常用检查的意义。
4. 熟悉社区常见发热疾病的诊断和处理，了解严重发热疾病的识别和转诊。
5. 熟悉发热处理过程中的注意事项。

一、单选题(每题1个得分点)

以下每题有5个备选答案，请从中选择1个正确答案。

1. 下列疾病的常见发热程度和热型描述错误的是

A. 大叶性肺炎患者，体温持续39 ℃以上，稽留高热

B. 支气管肺炎患者，轻度咳嗽咳痰，体温最高38.5 ℃，为中等度热，常为不规则热

C. 间日疟疾，隔日体温骤升至39.2 ℃以上，伴寒战，间歇高热

D. 感染性心内膜炎，体温最高39.5 ℃，可自行下降至37.4 ℃左右，弛张高热

E. 结核性胸膜炎，每日午后体温37.9 ℃，晨起体温正常，波状低热

[答案] E

【评析】 结核感染的热型常为不规则热。

【知识点】 发热程度分为4级，38 ℃以下为低热，多见于病情较轻者、慢性疾患者或功能性发热者；38.1～39 ℃为中等度发热，大部分疾病发热时，体温多在此范围；39.1～40 ℃为高热，可见于急、重症患者；>41 ℃为超高热，可见于乙型脑炎、脓毒血症性败血症、伤寒、中暑及中枢性高热等。临床上不应以发热程度来衡量疾病的轻重。

热型是指不同时间测得的体温数值分别记录在体温单上，并连接成的体温曲线。不同的病因所致发热的热型也有不同，临床上常见的热型如下。①稽留热：体温恒定地维持在39～40 ℃或以上的高水平，达数日或数周，24小时内体温的波动不超过1 ℃，可见于大叶性肺炎、伤寒、斑疹伤寒。②弛张热：又称败血症热型，体温常在39 ℃以上，波动幅度较大，24小时体温波动超过2 ℃，但都在正常水平以上，常见于败血症、化脓性炎症、风湿热、重症结核、感染性心内膜炎等。③间歇热：体温骤升达高峰后持续数小时，又迅速降至正常水平，无热期可持续1天至数天。见于间日疟和三日疟，绿脓杆菌性败血症。④波状热：体温逐渐上升达39 ℃或以上，数天后又逐渐下降至正常范围，常见于布氏杆菌病。⑤回归热：体温急骤上升至39 ℃或以上，持续数天后又骤然下降至正常水平，高热期与无热期各持续若干天后规律性交替一次。可见于回归热、霍奇金淋巴瘤、周期热。⑥不规则热：发热

的体温曲线无一定规律，可见于结核病、风湿热、支气管肺炎、渗出性胸膜炎等。

临床上发热程度和热型与最终诊断无明确相关性。具有诊断特异性的热型罕见，如非恶性疟、周期热中性粒细胞减少、Pel-Ebstein 热。发热程度对病因提示很少。超高热可见于细菌性败血症、药物热和成年人 Still 病。根据经验，感染性疾病的体温周期性节律的最高点出现在傍晚，最低点见于清晨，此特征具有很高的诊断价值。相反，缺乏昼夜节律的发热往往是非感染性疾病。在持续数月甚至数年的发热状态下，发热过程和每次持续的时间可提示一定的基础疾病，如典型的成人 Still 病是持续数周的“败血症”样发热，地中海热是反复短暂的持续性发热伴无症状的间歇期。

2. 下列各项发热情况中，哪一种的病理生理机制与其他不同

A. 慢性心力衰竭患者出现低热

B. 甲状腺功能亢进患者体温 37.8 ℃

C. 感染后低热

D. 肾穿刺后肾周血肿患者，体温 38.0 ℃

E. 中暑

[答案]　D

【评析】　肾周血肿吸收，引起内源性致热原增加，引起发热。其余各项为非致热原性发热。

【知识点】　正常情况下，人体产热和散热保持着动态平衡，由于各种原因引起产热增加或散热减少则出现发热。

多数患者发热是由于致热原引起，包括外源性和内源性。微生物病原体及其产物、炎性渗出物、无菌性坏死物质、抗原抗体复合物等都属于外源性致热原，不能直接作用于体温调节中枢，通过激活血液中的中性粒细胞、嗜酸性粒细胞和单核-巨噬细胞系统，释放内源性致热原，如白介素、肿瘤坏死因子和干扰素等。白介素-1 被认为作用于下丘脑的血管内皮细胞，产生花生四烯酸代谢产物，主要是前列腺素 E_2，后者是强有力的致热物质，作用于体温调节中枢的体温调定点，使调定点上升，体温调节中枢通过内分泌-神经系统，引起机体产热增加、散热减少，从而体温升高。

非致热源性发热见于：①体温调节中枢直接受损，颅脑外伤、出血、炎症等；②剧烈运动或癫痫持续状态，某些内分泌疾病，全身麻醉剂所致的恶性高热（可能与肌肉痉挛、肌细胞 K 从内质网流出，肌细胞不受控制强直收缩）。③散热减少，广泛性皮肤病，鱼鳞病、阿托品中毒，心力衰竭伴皮肤水肿，大量失水、失血时，尤其见于小儿。

体温调节中枢异常引起的发热大多是高热无汗。因 NSIAD 药物退热的主要靶点是减少前列腺素 E_2 的产生，故对非致热原性发热无效。

因为短时间内产热过多，散热不足，引起的体温增高可出现过高热（hyperthermia）。过高热与普通发热不同，体温调节中枢的温度调定点没有变化，体温失去生理控制，这是一种可能短时间内危及生命的情况。诊断过高热主要依靠发病前热暴露史或影响体温调节药物使用史。

3. 患者，男性，15 岁，学生，不规则发热半个月，体温 38～40 ℃，无畏寒、寒战，伴食欲缺乏，在当地医院不规则使用过青霉素、氨苄西林治疗无好转。入院查体：体温 40 ℃，脉搏 60 次/分，血压 102/68 mmHg，表情呆滞，心肺无异常，腹软。上述病情介绍中，对诊断提示意义最大的是

A. 15 岁，男学生

B. 不规则发热半个月，体温 38～40 ℃

C. 体温 40 ℃，脉搏 60 次/分

D. 无畏寒、寒战，伴食欲缺乏

E. 不规则使用过青霉素、氨苄西林治疗无好转

[答案]　C

【评析】　高热缓脉、表情冷漠提示伤寒感染。

【知识点】　通常情况下，体温升高 1 ℃，心率增加 15 次/分。没有服用受体阻滞药的患者发热时，心率随体温的变化达不到上述水平的升高则考虑相对缓脉。相对缓脉是伤寒感染时重要的体征，但不仅仅见于伤寒。

相对缓脉的原因有伪装热、药物热、军团菌感染、鹦鹉热、伤寒、支原体肺炎、布氏杆菌病、登革热、黄热病、结核性脑膜炎、黑尿热（恶性疟伴严重溶血）。虽然典型的伤寒感染，高热缓脉在临床工作中已少见，但通过细致的查体发现诊断线索的习惯应该保持。不要轻易放过在病史和查体中任何一个疑点，因为诊断的关键可能就在其中。

4. 患者，男性，45 岁，与朋友在海鲜馆聚餐，饮白酒 500 g，当日夜间出现右足剧烈疼痛，醒来自觉畏寒，轻度咳嗽，无咳痰。急诊，查体温 38.5 ℃，右足第一跖趾关节红肿，触痛明显，双足无破溃。既往有高脂血症，否认脚气史。以下是患者急诊检查结果，哪一项对诊断最有提示意义？

A. 血常规 WBC 12×10^9/L，N 72%

B. 血糖 7.0 mmol/L

C. 血 ALT 60 U/L，Tbil 18 mmol/L

D. 血 UA 510 μmol/L

E. 足部 X 线见第 1 足趾周围软组织肿胀，无骨折破坏

［答案］ D

【评析】 饮酒、进食海鲜后发作性第一跖趾关节痛，伴血尿酸增高，提示痛风。本例为非感染性炎症性发热，发热伴血白细胞升高者不一定是感染。

【知识点】 痛风是嘌呤代谢异常致使尿酸合成增加而导致的代谢性疾病。血浆中的尿酸达到饱和，导致尿酸单钠结晶沉积在远端关节周围相对缺乏血管的组织中，这种结晶的出现可导致单关节或者多关节的急性炎性滑膜炎。急性痛风发作时表现为受累关节严重的疼痛、肿胀、红斑、僵硬、发热，且症状发生突然。随着生活水平提高，社区中痛风的发病率呈增加趋势。下肢软组织痛风需和丹毒鉴别，痛风性关节炎需和感染性关节炎鉴别。

临床工作中常用的检查，如血常规、C 反应蛋白等，都有提示炎性反应的作用，但不能可靠地区分感染性发热或非感染性发热。典型的细菌感染会有中性粒细胞为主的白细胞增高，C 反应蛋白显著升高，但是同样幅度的升高，甚至更大的变化也可见于痛风、急性胰腺炎、类风湿关节炎、系统性血管炎、恶性肿瘤等。虽然近年一些新的检查，如降钙素原(PCT)，在临床应用中显示能更好的敏感性和特异性，但仍不够满意。在不能获得病原学诊断前，临床特点很重要，如相关流行病学资料、详细的病史询问(诱因、起病缓急、伴随症状)、细致的查体等。

5. 患者，男性，24 岁，因发热伴寒战 3 周就诊。一般状况可，无咽痛、流涕，否认咳嗽、咳痰，否认腹痛、腹泻，否认尿频、尿急。查体心脏无杂音，肺部无干湿啰音，腹软，无压痛。血生化提示肝酶轻度增高，腹部 BUS 提示右侧肾上腺轻度增大可能。下面哪条病史对诊断最有价值

A. 患者平素排便每 2 日 1 次，发热后每日排便 1～2 次，每次量较少，不成形

B. 发病以来食欲和睡眠可，体重减轻 1 kg。

C. 追问病史，患者发热前 2 周曾有脐周疼痛，向右下腹转移，服用导泻药后缓解。

D. 发热多在晨起时，服用洛索洛芬 60 mg 可退热，出汗较多，间断服用头孢呋辛。

E. 否认动物接触史、冶游史

［答案］ C

【评析】 转移性右下腹痛病史提示急性阑尾炎，目前发热需警惕阑尾穿孔后引起的盆腔脓肿。本例后来行盆腔 CT 检查证实诊断。

【知识点】 大多数发热患者在 1～2 周，要么得到诊断，要么自行缓解。病史和查体对于发热的诊断意义重大，一来因为引起发热的原因众多，病史和查体可以指明进一步检查的方向，再者单纯依靠病史和查体，60％以上的发热可得到诊断。病史询问要点包括以下几方面。

(1)起病时间、季节、缓急、病程、程度、频度、诱因。

(2)有无畏寒、寒战、大汗或盗汗。

(3)多系统症状询问，咳嗽、咳痰、咯血、胸痛，腹痛、恶心、呕吐、腹泻，尿频、尿急、尿痛，皮疹、出血、头痛、肌肉和关节痛等，主要症状通常能提示疾病所在部位。

(4)诊治经过(药物、剂量、疗效)，特别是对抗生素、退热药、糖皮质激素、强心药、抗结核药进行合理药效评估。

(5)患病以来一般情况，如精神状态、食欲、体征改变、睡眠及大小便情况。

(6)传染病接触史、疫水接触史、手术史、流产或分娩史、服药史、职业特点、家族史等对相关疾病的诊断提供重要线索。

病史询问技巧：①现病史的采集过程中要注意患者陈述的任何细节，特别是起始症状，不管多么轻微或隐袭，不应武断地认为和病情无关。②必要时可反复询问病史，提出开放性问题，鼓励患者回忆，改变提问的方式，有时可有意外收获。如一例最终病理确诊的亚急性甲状腺炎的患者，在病史询问中一直否认颈部疼痛，但当问其发病初期有无什么异常改变时，回想起“病初有吞咽不适感”。③症状的询问应个体化，关注变化，避免先入为主的判断。如本题中患者每日排便 1～2 次对普通人而言仍在正常范围，但与其平时排便次数比较已经明显增多了。④既往史重点询问慢性感染性疾病史，有无恶性肿瘤史及治疗方式、时间，免疫抑制治疗史，既往手术和植入物史，神经精神疾病史，其他药物使用史。⑤旅行史在病史中很重要，注意询问目的地、旅行中各种活动、食物和水、预防性药物和疫苗接种、冶游史等。园艺活动与孢子丝菌病有关，湖泊中游泳可能感染钩端螺旋体病，洞穴内活动有可

能感染组织胞浆菌病，某些动物接触史提示可能感染沙门菌、布氏杆菌、弓形虫、猫抓病或Q热，食用未经巴氏消毒牛奶或奶酪可引起布氏杆菌感染，蛋禽类烹饪不当可致沙门菌感染。

6. 患者男性，45岁，间断发热1个月余。患者2013年4下旬无诱因出现间断发热，T_{max}多为38.5℃，偶有至40℃，伴畏寒寒战，无其他伴随症状。服用退热药、头孢类抗生素半日后体温可降至正常，几日后再次发热，自行服用药物治疗。5月25日突发右下肢剧痛、麻木。既往史：腰椎间盘突出病史。个人史：家中养羊，2013年2月曾接生羊崽。不嗜烟酒。查体：主动脉瓣听诊区舒张期吹风样3～4级杂音。右侧股动脉、足背动脉搏动消失。辅助检查：双下肢CTA示右侧髂总动脉节段闭塞，超声心动图示主动脉瓣右冠瓣，左心室流出道赘生物17 mm×8 mm，主动脉瓣中度关闭不全。以下诊治计划**不正确**的是

A. 抗生素使用之前，在不同部位连续留取3次血培养，间隔大于1小时

B. 患者体温无明显升高，可等待血培养结果后再加用抗生素

C. 收入院治疗，及时请心外科、血管外科会诊

D. 患者间断发热，有羊密切接触史，警惕布氏杆菌感染，应延长血培养时间

E. 血培养留取后立即经验性加用阿莫西林钠/克拉维酸钾＋阿米卡星治疗，根据血培养结果及时调整抗生素

［答案］ B

【评析】 发热的原因很多，引起急性动脉栓塞的病不多，两者共同出现高度提示感染性心内膜炎(infective endocarditis，IE)，本例的心脏超声结果和后续血培养的结果(3次血培养报告布氏杆菌)支持IE的诊断。IE在社区患者中少见，由于早期除发热外缺乏特异性的症状，容易漏诊，而如果诊断不及时或治疗不规范，容易出现严重的并发症，如脑梗死、肾功能损害等，在临床中并不罕见。本例患者如果在发热诊治过程中能够严格查体，早期发现心脏杂音，或规范留取血培养，可在出现严重动脉栓塞前发现病因，及时治疗，减少致残率和医疗支出。

【知识点】 本例涉及感染性心内膜炎和布氏杆菌病两个知识点，在此简单介绍。

(1)感染性心内膜炎：指因细菌、真菌和其他微生物(如病毒、立克次体、衣原体、螺旋体等)直接感染而产生心瓣膜或心室壁内膜的炎症，典型的临床表现有发热、心脏杂音、新发的室性心律失常或传导阻滞、栓塞症状、皮肤或眼部损害和血培养阳性等。社区工作中应熟知感染性心内膜炎危险因素：高危因素有人工瓣膜、先天性发绀性心脏病、感染性心内膜炎病史、外科导管器械操作史；中危因素有心脏瓣膜疾病，二尖瓣脱垂或瓣膜反流、严重增厚，非发绀性先天性心脏病，肥厚梗阻型心脏病；非心脏相关因素，如无菌性血栓形成、免疫抑制状态、局部非免疫性屏障破坏(如皮肤黏膜受损，如有咬手指习惯者)、菌血症发生频率或风险增高患者(如糖尿病、烧伤等)。有上述危险因素的患者出血性牙科操作或呼吸道、消化道、泌尿道创伤性手术时应预防性使用抗生素，此类患者出现感染性发热时应警惕IE可能。

(2)布氏杆菌病：属于乙类传染病，是人畜共患病，有一定的地方性，但在全国广泛地区有发病。该病是职业病，养殖、屠宰人员、皮毛乳肉加工的从业人员、实验室工作人员都可能感染布氏杆菌病。本病临床表现变化多端，就个别患者而言，其临床表现可以很简便，仅表现为局部脓肿，或很复杂而表现为几个脏器和系统同时受累。羊型和猪型布鲁菌病大多较重，牛型的症状较轻，部分病例可以不发热。国内以羊型布鲁菌病最为多见，人类布鲁菌病可分为亚临床感染、急性和亚急性、慢性感染、局限性和复发感染。临床所见多为急性和亚急性发病患者。急性期的主要临床表现为发热(仅5%～20%表现为典型的波状热)、多汗、乏力、关节炎、睾丸炎等，次要症状有头痛、神经痛、肝脾大、淋巴结大等，皮疹较少见。发现可疑的传染病史是重要的诊断线索，可通过延迟时间的血培养和血清学检查进一步明确诊断。

二、多选题(每题1个得分点)

以下每题有5个备选答案，其中正确答案为2个或者2个以上，多选、少选、错选均不得分。

1. 以下哪些情况能明确诊断发热

A. 30岁妇女，月经中期晨起测腋温10分钟，读数37.2℃

B. 19岁男子，打篮球1小时后即刻测口温5分钟，读数37.4℃

C. 男性患者，80岁，消瘦，昏迷状态，寒战，肢端凉，腋窝处体温计放置5分钟，读数36.6℃

D. 8个月龄婴儿，拒食、皮肤潮红、反应迟钝，测肛温5分钟，读数40.0 ℃

E. 男性，27岁，饮用温开水后测口温，读数37.4 ℃

［答案］ CD

【评析】 妇女月经中期排卵后、运动后、饱食后体温会有轻度升高，属于生理性变化。婴幼儿或意识不清者适合测量肛温。

【知识点】 不同部位的体温测量方法和结果判断不同。

当机体在致热原或各种原因作用下引起体温调节中枢的功能障碍时，体温升高超出正常范围，称为发热。正常人体温一般为36～37 ℃，在不同个体略有差异，且常受机体内、外因素的影响稍有波动。24小时内下午体温较早晨稍高，剧烈运动、劳动或进餐后体温可略升高，但一般波动范围不超过1 ℃。体温可随年龄与性别有生理差异：老年人代谢率较低，其体温低于青壮年。幼儿的高级神经系统尚未发育完善，调节能力较差，易引起发热。妇女在月经前及妊娠期体温稍高于正常。高温环境下体温也可稍高。

体温按测量方法不同也有所差异，口腔温度（舌下测温）36.3～37.2 ℃，直肠温度（肛表温度）一般比口腔高0.3～0.5 ℃，腋窝温度比口腔温度低0.2～0.4 ℃。

口表测量，测量前10分钟内禁饮用热水和冰水及进食，体温计汞柱段置于舌下，紧闭口唇，用鼻呼吸，以免冷空气进入口腔影响口腔内温度，放置5分钟后取出读数，正常值范围为36.3～37.2 ℃。此方法较为可靠，但对婴幼儿及神志不清者不能用。

肛测法：患者取侧卧位，汞柱端涂以润滑剂的肛门温度计，徐徐插入肛门，达体温计长度的一半为止，放置5分钟后取出读数，正常值范围为36.5～37.7 ℃，多用于婴幼儿及神志不清者。

腋测法：将腋窝擦干，检查并清除影响体温测试的各种因素，将体温计汞柱端放在一侧腋窝中央顶部，用上臂将其夹紧，放置10分钟后取出读数，正常值范围为36～37 ℃。本法安全、方便、不易发生交叉感染，应用较多。腋测体温时，未能夹紧体温计，如消瘦、病情严重、意识障碍，或检测方法不规范等，可使测量结果低于患者实际体温。

2. 可能出现发热的情况有

A. 男性，58岁，慢性活动性肝炎，肝硬化10年，近2个月出现腹痛、腹胀加重、黄疸

B. 男性，70岁，长期吸烟，慢性咳嗽，近1周呼吸困难，咳较多黄痰，X线提示右肺散在斑片影

C. 女性，20岁，甲状腺功能亢进，服用赛治1个月，1周前自行停药，出现心悸、大汗、恶心呕吐、烦躁不安

D. 女性，45岁，近3个月出现面颈部红斑，掌指关节、肘部红斑脱屑，伴干咳、呼吸困难逐渐加重

E. 患者，男性，50岁，慢性肾衰竭，重度贫血，输血10分钟时出现皮肤瘙痒、畏寒

［答案］ ABCDE

【评析】 肝癌、支气管肺炎、甲状腺危象、皮肌炎、输血反应均可引起发热。

【知识点】 引起发热的原因很多，一般认为是机体的一种免疫、保护性反应，受神经-免疫-内分泌系统调节。临床上常根据病因分为感染性和非感染性发热两大类。

（1）感染性发热：占绝大多数，包括各种急、慢性传染病和急、慢性全身或局部灶性感染引起的发热。按病原体可分为：①病毒及立克次体、支原体、衣原体感染；②一般细菌、真菌感染；③结核杆菌及肺结核分枝杆菌感染性疾病；④螺旋体、原虫、蠕虫等感染性疾病。

非感染性发热：可见于①变态反应性疾病，如药物热、血清病等；②结缔组织病，包括系统性红斑狼疮、结节性脂膜炎、成人Still病、贝赫切特病、皮肌炎等；③血液系统疾病，包括淋巴瘤、恶性组织细胞病等；④各种其他系统恶性肿瘤，如肝癌、肾癌、前列腺癌、肺癌等；⑤物理化学性损伤，如热射病、大面积烧伤、骨折、五氯酚钠中毒；⑥神经源性发热，如脑出血、自主神经功能紊乱等；⑦其他，如甲状腺功能亢进、严重失水或失血、无菌性脓肿、大面积组织坏死等。

3. 关于发热原因不明的相关表述正确的是

A. 发热持续3周以上，体温＞38.3 ℃，经完整的病史询问、体检和常规辅助检查仍未能明确诊断者

B. 发热持续3周以上，多次测量体温＞38.3 ℃，3次以上门诊或住院时间超过3日仍未能明确诊断者

C. 发热原因不明患者最常见的原因是感染、肿瘤、免疫性疾病和其他原因

D. 发热原因不明患者可经验性给予广谱抗生素治疗

E. 院内不明原因发热指已经住院的患者体温＞38.3 ℃，排除入院时发热或潜伏感染，检查超过 3 日仍未能明确诊断者

［答案］ ABCE

【评析】 除高危人群外，因经验性药物治疗影响病程，应限于在少数特殊情况下尝试。

【知识点】 1961 年 Petersdorf 和 Beeson 首次提出不明原因热（fever of unknown origin，FUO）的临床概念：发热＞38.3 ℃，时间超过 3 周，住院诊治超过 1 周仍不能明确发热原因；并分析此类患者主要病因是感染、免疫性疾病、肿瘤和其他原因。随着医学技术日新月异的发展，发热原因未明的定义已经有完善和修订，主要病因的构成比发生变化，但这四大分类基本未变。

为了排除短期发热、自限性疾病以及容易识别的发热性疾病，发热至少 3 周的要求始终被大家普遍接受。诊断标准中的体温升高＞38.3 ℃，可以排除体温很少超过 38.3 ℃的习惯性体温过高的情况，但应警惕可能遗漏体温低于 38.3 ℃也是处于发热状态的患者。随着医学技术的进展，“住院诊治超过 1 周”的期限也被修改为“3 次以上门诊或住院时间超过 3 日”，要求完成发热相关的一般检查，包括详细的病史、反复的查体、血常规、尿常规、粪常规、血生化、血沉、抗核抗体、类风湿因子、PPD 试验、3 次血培养、胸部 X 线片、腹部 CT 等。

随着艾滋病（AIDS）的传播，肿瘤、器官移植患者增多，以及接受免疫抑制治疗患者增加，发热原因不明的疾病谱随之发生了变化。Durack 和 Street 在经典发热原因不明之外，区分出了院内的、伴中性粒细胞减少的和合并 HIV 感染的发热原因不明。上述患者的发热原因与经典发热原因不明的基础疾病组成有不同，中性粒细胞减少的发热原因不明是指发热超过 38.3 ℃，已有或在发热后 1～2 日出现中性粒细胞减少症，经过 3 日的评估，包括 3 日的微生物培养检查仍不能明确诊断，大多数病因是感染，如细菌，白色念珠菌、曲霉菌等真菌，或单传疱疹等病毒。合并 HIV 的发热原因不明是指确诊 HIV 患者发热＞38.3 ℃，经过门诊 4 周或住院 3 日的检查仍不能诊断，病因可能是原发 HIV 感染、分枝杆菌感染、巨细胞病毒感染、淋巴瘤、弓形虫、隐球菌感染、免疫重建炎症综合征（immune reconstitution inflammatory syndrome，IRIS）等。国外统计的数据可能和我国情况有差异，但也可提示国内医生在寻找发热原因时特别注意患者的基础疾病。

4. 下列在社区就医的发热患者中哪些应该尽快转诊至上级医院

A. 男性，80 岁，发热 38.6 ℃，嗜睡，血压 100/60 mmHg

B. 男性，18 岁，高热 39.5 ℃，伴畏寒、寒战，头痛，呕吐，下肢皮肤瘀点

C. 女性，30 岁，间断高热 3 日，伴肌肉酸痛，食欲较差，腹泻稀水便，无心悸、胸闷，神清语利，心率 110 次/分，腹软，无压痛

D. 男性，40 岁，发热 3 日，伴右下腹痛，今晨腹痛加重，体温 38.9 ℃，血压 130/70 mmHg，右下腹压痛、反跳痛

E. 女性，25 岁，诊断系统性红斑狼疮 3 个月，目前每日口服泼尼松 40 mg，发热 38 ℃，伴气促，咳少量黄痰，心率 130 次/分，呼吸频率 25 次/分

［答案］ ABDE

【评析】 A 项中高龄患者伴神志改变；B 项中患者脑膜刺激征阳性可能，伴皮肤出血；均须警惕中枢神经系统感染。D 项中出现腹膜炎体征，E 项免疫抑制患者出现生命体征不平稳，警惕严重感染。

【知识点】 判断发热患者病情的方法。热度与病情轻重和病因无明显直接关系。感染时，一些患者的体温可能并不升高，如新生儿、老年人、慢性肾衰竭、服用糖皮质激素患者；相反，上述患者可能出现体温减低。

发热患者首先要关注生命体征和意识状态。有时候心率增快或呼吸频速可能是感染性休克早期的唯一表现。20 世纪 90 年代美国“风险患者应急小组”针对内科急诊患者建立和发展了“改良早期预警评分标准 MEWS”（表 4-1），简单便捷，评分＞5 分提示危重病风险，全科患者可借鉴使用。

表 4-1 改良早期预警评分及标准

体征	评分						
	3	2	1	0	1	2	3
心率(次/分)		≤40	41～50	51～100	101～110	111～129	≥130
收缩压(mmHg)	≤70	71～80	81～100	101～199		≥200	
呼吸频率(次/分)		<9		9～14	15～20	21～29	≥30
体温(℃)		<35.0		35.0～38.4		≥38.5	
意识				清楚	对声音有反应	对疼痛有反应	无反应

伴随症状对鉴别诊断和病情评估有重要意义。常见的伴随症状如下。

(1)伴有寒战：病程中只有一次寒战，见于肺炎球菌肺炎；病程中反复于发热前出现寒战，见于疟疾、败血症、急性肾盂肾炎、流行性脑脊髓膜炎、急性胆囊炎、感染性心内膜炎、药物热、急性溶血、输血反应、钩端螺旋体病、成人 Still 病和恶性淋巴瘤等。寒战不一定就有菌血症。

(2)伴出血：发热伴皮肤黏膜出血可见于重症感染及某些急性传染病，如流行性出血热、病毒性肝炎、斑疹伤寒、败血症等。也可见于肾综合征出血热、某些血液病(如急性白血病、恶性组织细胞病、急性再生障碍性贫血)、钩端螺旋体病、炭疽、鼠疫等。

(3)伴明显头痛：见于颅内感染、颅内出血等。

(4)伴有胸痛：常见于肺炎球菌肺炎、胸膜炎、肺脓肿等，也可见于心包炎、心肌炎、急性心肌梗死。

(5)伴有腹痛：见于各种原因的消化道感染，如急性细菌性痢疾、急性胆囊炎、急性阑尾炎、肠结核、肠系膜淋巴结结核、肝脓肿、急性病毒性肝炎、急性腹膜炎，以及腹部恶性实体肿瘤和恶性淋巴瘤。

(6)伴尿痛、尿频、尿急：见于急、慢性肾盂肾炎，急性膀胱炎、肾结核等。

(7)伴有明显肌肉痛：见于多发性肌炎、皮肌炎、旋毛虫病、军团菌病、钩端螺旋体病等。

(8)伴有单纯疱疹、口唇单纯疱疹：多见于急性发热性疾病，常见于大叶性肺炎、流行性脑脊髓膜炎、间日疟疾、流行性感冒。

(9)伴盗汗：健康人体温在生理调定点左右变化，存在生理节律，通常晨起时体温最低，午后 6 时左右体温最高，最高和最低体温之间可相差 1～1.5 ℃，每个人的生理节律可不同，但同一个人常常是固定点。当正常的体温变化被放大时，会感觉夜间出汗增多，称之为盗汗。虽然教科书特别提到结核和淋巴瘤患者有盗汗，盗汗可见于许多引起发热的疾病和一些非发热疾病，如布氏杆菌病、肺脓肿、细菌性心内膜炎、糖尿病周围神经病、夜间低血糖、夜间心绞痛和尿崩症。

其中高龄、生命体征异常、头痛/颈强直/意识障碍、免疫抑制(糖皮质激素、免疫抑制药、粒细胞缺乏)、腹痛＋外科体征等是发热的常见的报警症状。

5. 常见的退热方法有哪些

A. 口服 NSAID 药物

B. 乙醇擦浴

C. 冰袋外敷

D. 吲哚美辛置肛

E. 静脉输注阿司匹林类药物

[答案] ABCDE

【评析】 物理降温和药物降温是常用的退热方法。

【知识点】 物理降温包括乙醇或温水擦浴(全身洗浴)、冰袋使用。①温水擦浴用 32～36 ℃温水，一般擦拭 5～10 分钟。患者对乙醇擦浴不宜耐受时，温水擦浴不失为明智选择。乙醇擦浴，患者高热达 39.5 ℃以上时，应积极处理，降低患者痛苦，95%乙醇 100 ml 加水 200 ml，配制成 20%～32%浓度。用纱布或小毛巾蘸配好的乙醇液后按规律擦浴，方法如下：自上而下、自外到内擦拭；如从患者颈部开始，自上而下地沿着臂部外侧至手背，然后经胸、腋下沿着上臂内侧擦至手掌。擦的力度适中，至皮肤发红，才能达到更好的散热效果，但应注意避免擦破皮肤。擦浴后 30～40 分钟再测量 1 次体温。血小板减少时禁用乙醇擦浴。

药物退热的方法有：口服对乙酰氨基酚650 mg或洛索洛芬 30～60 mg，置肛吲哚美辛栓剂33～50 mg，肌内注射复方氨林巴比妥(安痛定)2 ml，静脉注射用阿司匹林赖氨酸盐 0.9～1.8 g 等。如果是顽固高热，一般药物无效，可尝试人工冬眠合剂。应注意退热药物的不良反应，如骨髓抑制、肝肾功能损坏。

退热同时注意补充水、电解质，最好每日饮用白开水 2000～4000 ml。提供高蛋白质、高糖类食物，食用流质、低脂肪与高纤维素的食物为宜，若食欲不佳，可少量多餐。室温控制在 22～22.8 ℃，湿度 20%～70%。防治体温骤降引起虚脱及休克，谨防肾、肝、脑部并发症。

治疗过高热与普通发热不同，退热药无效，主要依赖去除诱因和快速的物理降温。物理降温首选 20 ℃温水擦浴，避免浸泡(减少体表水分蒸发散热)或冰毯(引起外周血管收缩，妨碍皮肤散热，可加重病情)。

退热药物治疗，并不影响机体抵抗感染的能力，还可以减轻发热相关症状，如心率增快、头痛、关节肌肉痛。如果观察发热的变化对诊断无意义，且体温过高，或伴随症状明显，可考虑给予退热治疗。一旦开始使用退热药物，建议按时服用，而不是按需服用，可减少患者体温波动伴随的寒战、多汗等不适症状。

6. 患者，18 岁，高中女生，发热 2 日来诊。患者冬泳次日出现高热 39 ℃，伴畏寒，全身乏力，头痛、肌痛，咽痛，偶咳少量白痰，无呼吸困难。查体：面色潮红，血压 100/60 mmHg，心率 110 次/分，心律齐，咽红，扁桃体不大，表面无脓点，肺部无干湿啰音，腹软，无压痛。血常规 WBC 6.25×10^9/L，NE 40%。以下处理正确的是

A. 口服对乙酰氨基酚 650 mg

B. 居家隔离

C. 口服阿奇霉素

D. 清淡饮食，多饮水

E. 注意体温变化，如 1 周高热持续不退或出现心悸、呼吸困难等，及时就诊

［答案］ ABDE

【评析】 患者主要表现为高热、乏力、头痛、肌痛等全身症状，符合流行性感冒，对症治疗为主。

【知识点】 社区常见发热的处理，包括发热症状的处理和针对病因治疗。体温＜38.5 ℃时，一般不需使用药物干预，适当多饮水、物理降温即可。

上呼吸道感染是社区发热最常见的原因，是因病请假的主要原因，也是抗生素滥用的最常见情况。世纪卫生组织(WHO)报道，每 100 名呼吸系统感染的患者中只有 20 人需要抗生素治疗，所以在明确感染后，区分细菌性感染或病毒性感染对下一步诊治有重要意义。血常规和 C 反应蛋白有助于诊断。大多数细菌，特别是化脓性球菌(如金黄色葡萄球菌、溶血性链球菌、肺炎链球菌等)感染时，白细胞数、中性粒细胞比例增多，感染局限而轻微时，白细胞总数可正常，仅中性粒细胞比例增高；一些革兰阴性杆菌感染，如伤寒、副伤寒杆菌感染，白细胞总数和中性粒细胞均减少。某些病毒感染性疾病，如流感、病毒性肝炎、水痘、风疹、巨细胞病毒感染时，白细胞常减少。各种细菌感染，特别是革兰阴性杆菌感染，CRP 常明显增高；而病毒感性感染，CRP 升高不明显或轻度增高。但最新 META 分析显示 PCT 诊断细菌感染的敏感性为 92%，而 CRP 诊断细菌感染的敏感性和特异性均不足 73%。

表 4-2 对比列出了普通感冒和流行性感冒的一般特点。

表 4-2　普通感冒和流行性感冒的区别

项目	普通感冒	流行性感冒
致病原	多种病毒，30%～50%由鼻病毒引起	流感病毒 A、B、C 型
流行范围	散发	常发生大流行
传染方式	空气飞沫、传染性弱	空气飞沫、传染性强
感染频率	85%的人每年患 2 次以上	最多每年 1 次
主要症状	早期以上呼吸道卡他症状为主	突发高热、寒战、浑身酸痛
治疗	抗病毒治疗无效，对症治疗和继发感染治疗	抗病毒治疗效果不肯定，主要是对症和抗继发感染治疗
预后	一般 3～5 天自愈	无并发症者自愈，重症患者可因合并严重细菌感染而死亡

人禽流行性感冒(简称禽流感)是由禽甲型流感病毒某些亚型中的一些毒株引起的急性呼吸道传染病。通常禽流感并不感染人类，但是自 1997 年 H5N1 型病毒感染人类后，不断有新的病例出现。禽流感早期表现同普通感冒，但很快出现肺炎表现，X 线可见肺内片状影、肺实变影、毛玻璃样

影、胸腔积液。流感症状发病前1周内曾到过疫点，与被感染的家禽及其分泌物、排泄物等有密切接触史，与禽流感患者有密切接触史者，是预警病例，应进行7天医学观察。

普通感冒和流感都由病毒引起，应避免盲目应用抗生素，体温明显升高可予非甾体抗炎药(NASID)退热，如对乙酰氨基酚、洛索洛芬、布洛芬等，注意药物相关的肝功能、肾功能损坏，消化道反应。小儿应避免使用阿司匹林，以防出现 Reye 综合征。

三、共用题干单选题(每个提问1个得分点)

以下每题有2～6个提问，每个提问有5个备选答案，请选择1个最佳答案。

(一)72岁老年女性，“间歇发热6周”入院，入院时查体，心、肺、腹阴性，血常规、肝肾功能、腹部BUS和CT平扫未见明显异常。入院后1周，仍发热38.5℃，伴畏寒，重复全身查体发现腹部右上象限轻度压痛，部位固定。

1. 此患者诊断最可能是

A. 胆道感染

B. 肾盂肾炎

C. 憩室炎

D. 腹腔血管炎

E. 阑尾炎

[答案] A

【评析】 老年患者胆道感染常常局部症状不明显，以发热等全身症状为主要表现。

【知识点】 查体的重要意义。

对可能感染的部位进行细致的查体是诊断发热的重要手段。应包括以下部位：皮肤(感染性心内膜炎或流行性脑脊髓膜炎时皮疹)、淋巴系统(如传染性单核细胞增多症)、眼部(如眼底、结膜：感染性心内膜炎时可见 Roth 斑、结膜出血)、口咽(如免疫抑制患者口腔白斑)、颞动脉(如巨细胞动脉炎)、甲状腺(如亚急性甲状腺炎)、心脏杂音(感染性心内膜炎)、腹部(如阑尾炎、胆囊炎、腹腔脓肿)、生殖器(如梅毒)、关节(如关节炎)、上下肢脉搏(如大血管炎)、神经系统(如脑膜炎时颈项强直)。必要时需要反复查体。

2. 为进一步明确诊断，以下检查哪项意义最小

A. 发热时留取血培养

B. 发热时复查肝酶、胆管酶、胆红素

C. 粪常规和培养

D. 发热时复查血常规

E. 复查胆囊、胆管 BUS

[答案] C

【评析】 患者缺少腹泻、便血等肠道症状，大便检查阳性发现低。

【知识点】 辅助检查的选择和常见检查的意义。

发热患者进行相关检查有两个目的，一是帮助了解疾病性质，一是定位疾病部位。本例患者发热时血常规、血培养有助于定性，复查胆系超声，发热时复查肝酶、胆管酶、胆红素有助于定位，两者结合得出最终诊断。

社区开展的常见检查项目，如血常规、尿常规、粪常规、血生化、血沉、血培养、胸部X线片等，都有定性定位作用。因为即使是腹部CT、BUS等检查也有一定假阴性率，应以详细的病史、全面的查体为基础，逐渐展开辅助检查。

明确的药敏结果对抗感染治疗意义重大。临床中容易获得的病原标本包括痰液、尿液、粪便、脓液和血液。血培养不仅仅是在诊断败血症、感染性心内膜炎等血源性感染中有用，在泌尿系、呼吸道、胆道和外科伤口感染或脓肿形成时均可出现菌血症，血培养有助于发现病原。留取血培养时应同时留取需氧菌、厌氧菌培养。一般在体温上升期和寒战时留取血培养阳性率较高。在不同部位或间隔一定时间留取2～3套血培养可提高阳性率。

3. 若此患者复查血 WBC 为 $13\times10^9/L$，N 0.85，ALT 60 U/L，ALP 120 U/L，Cr 140 μmol/L，经验性治疗可选以下药物

A. 阿米卡星

B. 阿奇霉素

C. 莫西沙星

D. 青霉素

E. 头孢呋辛

[答案] C

【评析】 急性胆囊炎常见病原为革兰阴性菌，本患者肾功能受损，阿米卡星不能选用；环丙沙星单独使用不能覆盖厌氧菌；莫西沙星可覆盖胆道感染常见病原。如果没有莫西沙星，也可选择三代头孢菌素联合甲硝唑治疗，或及时转诊。

【知识点】 社区常见感染性疾病介绍。

胆汁培养中常有大肠埃希菌、克雷伯菌、粪肠球菌，少数为肠杆菌属、假单胞菌属、链球菌、梭状芽孢杆菌和类杆菌等厌氧菌。胆道感染病原学诊

断非必须，经验性抗生素治疗可选择莫西沙星、环丙沙星＋甲硝唑、三代头孢＋甲硝唑、哌拉西林＋三唑巴坦或亚胺培南。危重患者优先考虑亚胺培南。药物治疗反应不佳、需要内镜或手术治疗患者，可争取获得病原学结果，根据细菌培养和药敏，改用窄谱、针对性强的抗生素，保护体内正常菌群，避免二重感染，降低细菌耐药株的出现。其他部位常见感染的病原分布如下。

(1)丹毒的常见致病菌为A组链球菌。

(2)蜂窝织炎：通常是化脓性链球菌和金黄色葡萄球菌。

(3)脑膜炎：肺炎球菌、脑膜炎双球菌、单核李斯特菌、流感嗜血杆菌、链球菌，肠道病毒，结核杆菌，新型隐球菌。

(4)鼻窦炎：肺炎链球菌、流感嗜血杆菌、卡他莫拉菌。

(5)扁桃体炎：乙型溶血性链球菌、非溶血性链球菌、葡萄球菌、肺炎双球菌、流感嗜血杆菌、腺病毒、鼻病毒、单纯性疱疹病毒。

(6)智齿冠周炎：葡萄球菌、链球菌、其他口腔厌氧菌。

(7)社区活动性肺炎(CAP)：最常见的是肺炎支原体、肺炎衣原体、肺炎链球菌，其次是流感嗜血杆菌、其他种类链球菌、副流感嗜血杆菌、呼吸道病毒、嗜肺军团菌、口腔厌氧菌(误吸史)、金黄色葡萄球菌、莫拉克斯氏菌属等，病情严重者还包括革兰阴性杆菌、铜绿假单胞菌和MRSA。

(8)急性上呼吸道感染：冠状病毒、鼻病毒、流感病毒、副流感病毒。

(9)急性成年人感染性腹泻：肠道病毒、寄生虫、志贺菌、沙门菌、空肠弯曲杆菌、大肠埃希菌、克雷伯菌、小肠结肠炎耶尔森菌。

(10)胆囊炎：大肠埃希菌、克雷伯菌、粪肠球菌、厌氧菌。

(11)急性阑尾炎：肠杆菌、厌氧菌和肠球菌，常为混为感染。

(12)自发性腹膜炎：革兰阴性需氧菌、非肠源性链球菌。

(13)尿路感染：细菌最常见，主要是大肠埃希菌，其他有副大肠埃希菌、变形杆菌、克雷伯菌、产气杆菌、革兰阳性球菌，真菌、衣原体、支原体、病毒和寄生虫。

(14)关节感染：金黄色葡萄球菌、淋球菌。抵抗力下降者可出现沙门菌、大肠埃希菌及其他革兰阴性细菌。少见细菌有布氏杆菌、结核分枝杆菌、真菌。

(二)男，16岁，高一住校学生。发热1个月余。1个月前无明显诱因出现午后发热，高峰38.5～39℃，伴食欲缺乏、头痛、轻度盗汗，无明显畏寒、寒战，无咽痛、咳嗽。外院曾使用阿奇霉素、头孢他啶治疗无效。体重减轻2 kg。患者祖父有肺结核病史。查体：血压120/80 mmHg，浅表淋巴结未及肿大，颈软，双肺呼吸音清，心率90次/分，心脏各瓣膜听诊区未及病理性杂音，腹软，无压痛。CXR提示右肺中野外带结节影，直径约2.5 cm，周边卫星灶，同侧肺门增大。入院后经验性给予左氧氟沙星治疗体温无明显好转。查血常规WBC 3.0×10^9/L，中性粒细胞0.50，血红蛋白103 g/L，PLT 285×10^9/L；血沉79 mm/h，C反应蛋白40.1 mg/dL；血管紧张素转化酶ACE 35 U/L；PPD硬结16 mm，有水疱；诱导排痰，痰涂片革兰染色阴性。

1. 以下为患者既往史，哪一项最有意义

A. 否认糖尿病、高血压

B. 青霉素过敏史

C. 慢性丙型肝炎史，1年前开始干扰素治疗

D. 阑尾炎手术史

E. 否认输血、外伤史

[答案]　C

【评析】　丙型肝炎干扰素治疗过程中容易出现白细胞减少，降低免疫力。

【知识点】　相关病史询问中不要忽略药物史和既往疾病史，有时候对诊断思路具有非常重要的意义。

2. 此患者最可能的诊断是

A. 肺癌

B. 肺结核

C. 肺部寄生虫感染

D. 结节病

E. 肺部淋巴瘤

[答案]　B

【评析】　患者青年男性，慢性发热，有免疫力低下的易感因素，结核接触史。PPD强阳性，胸部影像学检查见肺部结节、斑片，伴肺门淋巴结肿大，考虑肺结核可能性最大。

【知识点】　结核诊断简单介绍。

结核感染发病率近年呈增加趋势。结核感染常为非特异性症状，发热为最常见表现，首诊可在

社区。肺结核的诊断依据应符合如下4项中的3项:①典型肺结核临床表现和肺部X线表现;②临床可排除其他非结核性肺部疾病;③PPD阳性或结核抗体阳性;④诊断性抗结核治疗有效。接诊医生如果能够从症状出发,结合易患因素、流行病学接触史、查体等及时考虑到结核的可能性,对于患者的恰当诊治具有重要价值。

3. 患者肝肾功能结果,Cr(E)52 μmol/L,ALT 22 U/L。异烟肼每日0.3 g、利福平每日0.45 g、乙胺丁醇每日0.75 g、吡嗪酰胺每日0.25 g,3次,体温高峰下降。复查血常规WBC 5.0×10^9/L,中性粒细胞0.55,血红蛋白108 g/L,PLT 250×10^9/L,ALT 40 U/L,Cr 60 μmol/L,UA 620 μmol/L。应注意下面哪种药物不良反应

A. 左氧氟沙星
B. 异烟肼
C. 利福平
D. 乙胺丁醇
E. 吡嗪酰胺

[答案] E

【评析】 高尿酸血症是吡嗪酰胺常见不良反应,严重时可造成肾功能损害。

【知识点】 抗生素相关不良反应。

抗感染药物是全球应用最广泛的药物之一,不良反应主要有毒性反应、过敏反应、二重感染和细菌耐药性。结合社区发热患者常用药物简单介绍如下。

(1)神经系统毒性反应:①中枢神经,如青霉素类全身应用剂量过大、浓度过高或注射速度过快可引起"青霉素脑病"。②脑神经:氨基糖苷类对第Ⅷ对颅神经有损害,易引起前庭功能损害或耳毒性。红霉素、氯霉素偶尔可引起耳毒性。长期口服氯霉素可引起视神经炎。乙胺丁醇可致球后视神经炎,异烟肼、链霉素偶尔也可引起。③神经肌肉接头阻滞:大剂量静脉注射氨基糖苷类或多黏菌素可引起重症肌无力样症状。④周围神经炎:氨基糖苷类、异烟肼、呋喃类药、多黏菌素、乙胺丁醇可引起。⑤精神症状,如失眠、幻视、幻听、定向力障碍、癫痫发作等。莫西沙星、氯霉素、普鲁卡因青霉素、异烟肼、两性霉素B等可引起。

(2)肾毒性反应:多数抗菌药由肾排泄,肾毒性相当常见,以氨基糖苷类最多见。毒性强弱依次为:新霉素>卡那霉素>庆大霉素>阿米卡星>妥布霉素。多黏菌素、两性霉素B、万古霉素等亦可引起。青霉素及第一代头孢菌素偶尔可引起。磺胺类可致尿路闭塞。

(3)肝毒性反应:异烟肼、利福平、大环内酯类、四环素类、氯霉素类、两性霉素B、磺胺类、β-内酰胺类。

(4)血液系统毒性反应:氯霉素类、β-内酰胺类、链霉素、四环素类、两性霉素B、氟胞嘧啶、万古霉素、多黏菌素、利福平、磺胺类。

(5)其他反应:多数药物有消化道反应;四环素影响牙齿和骨骼生长发育;喹诺酮类在幼年动物可见软骨损伤等。

(6)过敏反应:可引起过敏性休克、药物热、皮疹、血清病样反应、血管神经性水肿等过敏反应。

(7)二重感染:长期用药和应用多种抗菌药物者易发生,以四环素类和其他广谱抗菌药物多见。

(8)抗生素耐药:抗菌药物的经常使用会使人体内外的细菌产生耐药性。

4. 患者4联抗结核治疗1周时体温降至正常,服药第14日再次发热,体温38.5 ℃,无明显畏寒、寒战,食欲精神好,复查胸部X线,右肺病灶较前略缩小。最可能的原因是

A. 药物热
B. 耐药结核感染
C. 诊断错误
D. 结核性脑膜炎
E. 继发细菌感染

[答案] A

【评析】 患者诊断结核证据充分,初始抗结核治疗规范,体温正常大于1周,一般状况好转,说明治疗有效。无相关其他感染症状。考虑药物热可能性大。

【知识点】 药物热简单介绍。药物热可以发生在服药期间的任何时间,一般情况下停药2~3日热退,代谢缓慢的药物可能需要停药1周以上。一些药物可能掩盖真实体温或热程。可能伴随皮疹、嗜酸性粒细胞增多等。

(1)常见药物:两性霉素B、抗组胺药、天冬酰胺酶、巴比妥类药、博来霉素、甲基多巴、青霉素、苯妥英钠、普鲁卡因胺、奎尼丁、水杨酸类、磺胺类药物。

(2)偶有引起发热的药物:别嘌醇、硫唑嘌呤、头孢菌素、甲氰咪胍、可卡因、盐酸肼苯哒嗪、碘化物、异烟肼、呋喃妥英、对乙酰氨基酚、利福平、链激酶、链霉素、万古霉素。

(3)几乎从不引起发热的药物：地高辛、氯霉素、胰岛素、四环素。

(三)49岁男性，发热2日。患者2日前醉酒呕吐后出现发热，体温最高39 ℃，伴畏寒、寒战，每日午后为著，伴乏力，咽部不适，无明显咽痛，伴咳嗽、棕红色黏痰，急诊就诊，查体右下肺湿啰音，心脏无杂音，查血常规 WBC 14.78×10^9/L，NE 94.3%，HGB 156 g/L，PLT 173×10^9/L。肝肾功能 ALT 60 U/L，Tbil 18.5 μmol/L，Cr 68 μmol/L。患者既往患2型糖尿病4年。个人史：吸烟20年，平均3日/盒，饮酒20年，每日250 g左右。家族史：母亲因肺结核去世。

1. 关于此患者的病情分析不正确的是

A. 患者酒醉后出现发热，应警惕吸入性肺炎

B. 咳嗽、黄痰，下肺湿啰音，提示肺部感染

C. 血常规显示中性粒细胞为主的白细胞增多，提示细菌感染可能

D. 患者社区获得性肺部感染，最可能的病原是支原体或衣原体

E. 若为吸入性感染，应警惕合并厌氧菌

[答案]　D

【评析】 患者急性起病，高热、咳痰，肺部湿啰音，血白细胞明显升高，肺部感染诊断明确。酒醉后出现肺部感染，警惕吸入性肺炎可能，且有基础糖尿病，病原谱和常见的社区获得性肺炎可有不同。

【知识点】 社区获得性肺炎(CAP)的病原：最常见的是肺炎支原体、肺炎衣原体、肺炎链球菌，其次为流感嗜血杆菌、其他种类链球菌、副流感嗜血杆菌、呼吸道病毒、嗜肺军团菌、口腔厌氧菌(误吸史)、金黄色葡萄球菌、莫拉克斯菌属等，病情严重者还包括革兰阴性杆菌、铜绿假单胞菌和MRSA。

吸入性肺炎继发于口腔或胃内容物吸入呼吸道后，多为混合感染，包含口腔常见细菌，如金黄色葡萄球菌、肺炎链球菌、肺炎克雷伯菌、铜绿假单胞菌、诺卡菌和厌氧菌，严重者可形成肺脓肿。

不同基础病的患者，发生社区获得性感染时可能的病原谱不同，仔细询问病史，有助于鉴别诊断和经验性治疗选择。如糖尿病患者，需警惕巨细胞病毒、念珠菌等；支气管扩张患者，注意铜绿假单胞菌；鸟类接触史者，警惕鹦鹉热衣原体；老年患者，警惕军团菌感染。

2. 急诊医生考虑吸入性肺炎，经验性给予静脉头孢他啶联合甲硝唑治疗，3日后患者体温降至正常，咳嗽减轻。序贯口服左氧氟沙星，2日后再次发热，最高时体温39.5 ℃，畏寒、寒战明显，伴上腹胀痛。查体：心率120次/分，血压124/76 mmHg，神志清楚，略烦躁。肺部湿啰音较前减少，右上腹叩痛。复查血 WBC 16.25×10^9/L，中性粒细胞0.92。ALT 80 U/L，ALB 36 g/L，TBil 30.4 μmol/L，DBil 15.0 μmol/L，GGT 89 U/L，AST 17 U/L，GLU 18.2 mmol/L，Cr(E)89 μmol/L。腹部B超示：肝实质回声增强。右肝前叶包膜下混合性回声区，大小3.6 cm×2.8 cm，边界模糊，内部见数个细小无回声区，最大者1.2 cm×0.7 cm。胆囊正常大小，壁尚光，未见结石及占位。胆总管0.5 cm，门脉1.0 cm。下一步处理不正确的是

A. 收入院治疗，更换抗生素前及时留取血培养

B. 更改抗生素为亚胺培南/西司他丁，0.5 g，每8小时1次治疗

C. 复查胸部影像学，给予静脉左氧氟沙星治疗

D. 积极控制血糖，保证入量，防止脱水

E. 及时联系外科、介入科会诊，评估肝脏病变引流可行性

[答案]　C

【评析】 患者抗生素治疗后病情一度缓解，再次发热，且新发腹部症状，肝囊实性改变，首先警惕迁徙性肝脓肿。糖尿病患者中肺炎克雷伯菌感染易致肝脓肿。此病病死率较高，应及时转诊，积极支持治疗，使用广谱抗生素治疗，同时留取病原学检查，后期根据药敏调整抗生素。外科引流有助于感染控制。

【知识点】 病情判断和经验性抗生素治疗、肝脓肿简介。

抗生素治疗过程中，体温好转后再次发热可能的原因有：①抗生素疗程不足或剂量不够；②混合感染；③细菌耐药；④病情进展，如肺炎旁胸腔积液/脓胸、感染迁徙到其他部位(如细菌性心内膜炎)；⑤继发感染；⑥药物热；⑦非感染性发热。接诊时应重点询问药物使用的种类、剂量、方法和体温变化情况，注意原有症状、体征的变化，有无新发症状和体征。

当明确有感染或者很可能存在感染时，一定要留取合适的标本进行病原分离，为经验性治疗转为

靶向治疗提供有力的信息。然后，要判断感染发生的场所，即医院获得性和社区获得性，两者的病原学显著不同；再后要判断感染部位，合并症和疾病的严重程度，推测可能的致病菌，参考细菌耐药性调查结果选择合适的抗生素开始经验性治疗。经验性抗生素治疗应遵循"3R"原则，即"正确的患者""正确的药物""正确的给药方案"。在经验性使用抗生素前，要反复回答"该不该用?""用什么?""怎么用?"这3个问题，久而久之，使用才能越来越合理。

本例考虑肝脓肿。肝脓肿可由胆道感染、门脉引流区域感染、血源性播散或种植等引起。常见的病原有大肠埃希菌、肺炎克雷伯菌、米氏链球菌、肠球菌、类杆菌、溶组织阿米巴等。肝脓肿病情险恶，若无有效治疗，病死率高。单纯抗生素治疗常常不能控制病情，一经诊断应及时请外科、介入科会诊，设法引流脓液，可缓解病情并获取病原学信息。

肺炎克雷伯菌对青霉素类药物耐药率高，对第三代头孢菌素、氟喹诺酮类药物耐药率呈增加趋势，对亚胺培南、美罗培南、厄他培南、头孢哌酮/舒巴坦、阿米卡星、哌拉西林/他唑巴坦、头孢西丁和头孢吡肟耐药率低。治疗时可根据患者病情和当地细菌耐药情况选择。

(四)患者，男性，42岁，"间断发热6个月"入院，每次发作时体温39 ℃，伴畏寒、寒战，无咳嗽、腹痛、尿痛等伴随症状，血常规WBC 15×10^9/L，中性粒细胞0.90。病程中3次血培养为肠球菌。抗生素治疗好转，但反复发作。

1. 以下判断不正确的是

A. 患者临床表现提示间断细菌感染

B. 3次血培养为同一种细菌，考虑致病菌可能性大

C. 反复长期感染，需警惕慢性感染源存在

D. 入院后应首先重复全身查体，细致全面的查体有助于感染源定位

E. 入院后应立即行胸腹盆CT检查，寻找感染部位

[答案] E

2. 详细查体发现患者右胸部皮肤一处圆形糜烂，直径0.5 cm，皮肤病理提示上皮细胞肿瘤，其内可见脓肿，涂片可见革兰染色阳性的椭圆形细菌，呈短链状排列。下一步诊治分析不正确的是

A. 皮肤病变可为感染源

B. 应进一步行心脏超声明确有无心内膜炎

C. 手术清除病灶，并送检细菌培养和药敏

D. 经验性抗生素治疗至少2周

E. 患者体温正常后即可停用抗生素

[答案] E

【评析】 患者典型的症状和血培养阳性，细菌感染诊断明确，但感染部位不定。皮肤肿瘤坏死继发感染是隐匿的感染灶。

【知识点】 隐匿感染源寻找。常见的隐匿感染的部位可以为皮肤软组织，如肛周脓肿；深部器官，如肝脓肿、颅内感染；腔道病变，如感染性心内膜炎、泌尿系结石继发反复肾盂肾炎。细致的查体有助于发现感染部位。

四、案例分析题

每个案例至少有3个提问，每个提问有6～12个备选答案，其中正确答案有1个或多个，每选择一个正确答案得1个得分点，每选择一个错误答案扣1个得分点，扣至本问得分点为0。

(一)患者，女性，17岁，高三学生，因"持续发热2个月余"入院。患者2个月前以咳嗽、咽痛起病，体温逐渐升高，最高达40 ℃，有畏寒，无寒战，不规则发热。无皮疹，时有左肩、左膝关节疼痛，有时有头痛、头晕，无腹痛、腹泻、尿急、尿频等伴随症状，曾在诊所考虑"感冒"，给予退热、抗感染治疗无效，就诊当地医院，查血培养、痰培养、胸部X线片、骨穿刺、胸部CT、ANA、ESR、CRP、肥达试验均为阴性；该院先后予青霉素、头孢菌素、左氧氟沙星治疗未见明显效果，泼尼松每日40 mg，使用1周无缓解。起病以来，食欲、睡眠可，体重无明显变化。入院后体格检查：身高162 cm，体重52 kg，体温39.5 ℃，心率80次/分，面色无潮红，皮温不高，浅表淋巴结不大，心、肺、腹未及明显异常。血常规、尿常规、粪常规正常范围，痰找抗酸杆菌、血培养阴性，胸部X线片、腹部B超、心脏超声未见明显异常。

1. 本例患者病例特点是什么

A. 青年女性，慢性病程

B. 持续高热为主要表现，无明显局灶症状或体征

C. 炎症指标无升高

D. 抗生素、激素治疗无效

E. 一般状况良好

F. 查体时体温和心率不匹配

[答案] ABCDEF

2. 为明确诊断还需要什么检查

A. 胸腹盆CT
B. 多次留取血培养
C. 完善经食管超声
D. 发热时测尿温
E. 尿培养
F. 粪培养
[答案] D

3. 后续诊治计划是
A. 选择广谱抗生素治疗
B. 密切观察体温变化,体温增高时在医护监护下复查肛温
C. 向患者家属反应病情,当众给予批评教育
D. 和患者耐心细致沟通
E. 停用所有药物
F. 请心理医学科会诊
[答案] BDEF

【评析】 患者青年女性,单纯体温高为主要表现,缺乏局灶感染症状或体征,无全身炎症反应,常规检查未及明显异常,不支持常见感染、非感染炎症性疾病,需警惕伪装热。

【知识点】 伪装热的患者群集中在青少年、中年,特别是临近毕业或考试,压力大的人群。伪装热在许多发热待查中都有涉及,所占比例在1%~3%,不可忽视,以免误诊误治。诊断伪装热的线索如下。

(1)病史:医疗相关培训经历;病史复杂,多次或长期住院;病史前后不一致;无体重下降。

(2)体格检查:一般状况良好,未发现异常;体温>42 ℃(106℉);体温不符合正常昼夜节律;高热时无心率增快;热型显示体温变化范围大;快速退热而无出汗;皮温凉爽;只在早晨发热;退热药无效;体温总是升高到同一个读数。

(3)住院治疗经过:拒绝配合常规体温测量;难以解释的疾病状态;人格障碍;床旁发现电暖垫、打火机、热水;拒绝使用电子测温计;针对FUO的检查没有特别发现;没有病源的多种菌血症;发热同时测量尿温正常(尿温与肛温平行,反映核心体温,文献中有测尿温的专用电子测量仪)。

(二)患者,男性,75岁,2周前无明显诱因发热,体温最高39.0 ℃,伴畏寒,轻度寒战,多为午后发热,热型不规则。伴乏力、盗汗、纳差,伴咳嗽、少量白痰,伴尿频,无明显腹痛、腹泻、黑粪,无头痛。起病后一直卧床休息。近半年体重减低5 kg。查体:血压130/80 mmHg,心率85次/分。咽部不红,双肺底少量湿啰音。心脏无杂音。腹部手术切口瘢痕,腹软,无压痛或反跳痛,肠鸣音4次/分。查血常规示WBC 13×10^9/L,中性粒细胞0.79,血红蛋白105 g/L,PLT 510×10^9/L;尿常规未见红白细胞,粪隐血阳性;ESR 80 mm/h,CRP 56 mg/L;ALT 45 U/L,Cr 89 μmol/L。既往史:吸烟30年,戒烟2年。高血压、糖尿病史,否认冠心病,目前服用硝苯地平(拜新同)、阿卡波糖(拜唐苹)、格列喹酮(糖适平)治疗。

1. 患者首次就诊时,考虑肺部感染可能,以下哪些可能支持诊断
A. 血常规示WBC 13×10^9/L,中性粒细胞0.79
B. 体温最高可达39.0 ℃,伴畏寒,轻度寒战
C. 午后发热,热型不规则
D. 咳嗽,有痰
E. 肺底湿啰音
F. ESR 80 mm/h,CRP 56 mg/L
G. 一直卧床休息
[答案] ABCDEFG

2. 如果诊断肺部感染,以下处理正确的是
A. 监测血糖,控制餐后血糖8~11 mmol/L,空腹血糖6~8 mmol/L
B. 补充足够营养和液体
C. 经验性抗生素治疗可选择喹诺酮类药物
D. 经验性抗生素治疗可选择头孢曲松联合阿奇霉素
E. 鼓励患者卧床休息,减少活动
F. 给予较强的镇咳药物,减轻症状
G. 完善胸部X线检查,进一步明确诊断和评估病情
H. 发热大于38.5 ℃时留取血培养
I. 抗生素使用前留取痰涂片和痰培养
[答案] ABCDGHI

3. 每日静脉给予莫西沙星0.4 g,治疗2日,患者体温无好转,胸部X线结果回报"双肺纹理增粗,未见明显斑片影",复查血常规示WBC 14×10^9/L,中性粒细胞0.81,血红蛋白98 g/L,PLT 560×10^9/L。粪隐血试验阳性。胸腹盆CT提示"轻度肺气肿,双肺底近胸膜处密度增高,考虑坠积。大网膜增厚,肝右叶内均匀低密度影,直径4 cm,边界清楚",以下分析正确的是

A. 患者抗生素治疗体温无好转，肺部影像学未见典型斑片渗出液，肺部感染可除外

B. 多次隐血阳性，伴血红蛋白降低，应警惕消化道肿瘤

C. 完善血清肿瘤指标筛查，如 AFP、CEA、CA199、CA724 等

D. 可规律给予对乙酰氨基酚 650 mg，每12 小时 1 次，对症治疗

E. 更换抗生素为厄他培南

F. 若患者情况允许，复查结肠镜，完善增强CT

[答案] ABCDF

4. 关于肿瘤性发热的叙述正确的是

A. 热型以不规则热及弛张热为主，少数呈稽留热。热程长短不一

B. 体温多在 37.5～38.5 ℃，有时可有高热。全身中毒症状不明显，部分患者发热可不感知。畏寒、关节肌肉酸痛、及与发热相应的心动过速较少见或轻度

C. 各种积极的抗感染治疗无效

D. 萘普生等非甾体类消炎镇痛药治疗后体温正常，停药后仍出现发热

E. 抗肿瘤药物治疗有效后，体温可恢复正常

F. 除消化系统肿瘤外，尽管发热时间较长，但无明显的消化障碍或食欲明显减退

[答案] ABCDEF

【评析】 老年男性，急性病程，发热为主要表现。肺部淡片影，首诊时拟诊肺部感染，但经验性抗生素治疗无效。

【知识点】 肿瘤热介绍。

在所有肿瘤中肾细胞癌最易引起发热，占50%，肝细胞癌的患者中约 1/3 出现发热，发热也常见于淋巴瘤、急性白血病、骨肉瘤、心房黏液瘤、肾上腺嗜铬细胞瘤、肝肉瘤、支气管肺癌、胸膜间皮瘤、下丘脑肿瘤等病患者。几乎所有肿瘤都可能引起发热。发热的机制较多，可能与肿瘤组织坏死、肿瘤细胞生成内源性致热原、肿瘤内炎症细胞浸润、肿瘤细胞释放抗原物质引起机体免疫反应、侵犯或影响体温调节中枢、肝内转移、肾上腺内出血或占位等有关。此外肿瘤还可因为引起梗阻症状、引流不畅继发感染，或坏死肿瘤组织继发感染而发热。

恶性肿瘤引起发热常见于肿瘤进展期，有时可作为肿瘤的首发或唯一症状出现。怀疑肿瘤的患者，应注意观察有无淋巴结肿大、腹痛、肠梗阻、便血、腰痛、尿血、咯血等伴随症状。经验发现一些常见辅助检查异常提示肿瘤可能，例如：无明显原因的乳酸脱氢酶明显升高，血沉显著升高而 CRP 变化不明显，反复在同一部位发生阻塞性肺炎，血小板明显升高可见于淋巴瘤等肿瘤、分枝杆菌感染或炎症性肠病，非溶血患者的外周血有核红细胞增多可见于骨髓浸润性疾病。临床工作中，可结合患者表现，慎重使用上述小技巧。

(三)患者，男性，65 岁。“反复尿频、尿急、尿痛、发热 1 年，加重 2 个月”。患者 2012 年初出现尿频、尿急、尿痛，肉眼血尿，体温 37.5～37.8 ℃，无腰痛，尿常规可见红细胞、白细胞，尿培养见大肠埃希菌，泌尿系超声未见异常，口服头孢西丁 7～10 日症状缓解后即停药，复查尿培养仍有细菌生长。此后每 2～3 个月发作 1 次，应用抗生素可缓解。2013 年 1 月患者间断体温升高，最高体温 38.5 ℃，多于午后出现，无畏寒，伴双侧睾丸痛，肌肉痛。自行服用对乙酰氨基酚、布洛芬等解热镇痛。2 月初就诊于当地医院，查体左肾区叩痛，血常规：WBC 11.71×10^9/L，中性粒细胞 0.746；肝功能大致正常，ALP 435.5 U/L，GGT 325 U/L，GLU 6.8 mmol/L，Cr 156.6 μmol/L，BUN 11.6 mmol/L。腹部 CT“左肾盂、输尿管轻度扩张积水，左侧输尿管下段软组织密度影”。2 月下旬手术切除左侧输尿管中下段，病理示浸润性尿路上皮癌，切缘阴性。术后患者仍有发热。中段尿培养 ESBL+大肠埃希菌(对美罗培南敏感)。BUS“双侧睾丸微石征，左侧附睾炎”。先后使用第二、第三代头孢菌素，左氧氟沙星、美罗培南治疗，患者体温无好转，伴畏寒，偶寒战，监测血 Cr 156 μmol/L 升高至 257 μmol/L，血红蛋白从 120 g/L 降低到 84 g/L。既往史：2007 年膀胱癌行膀胱镜手术，术后规律灌注化疗 1 年半。2012 年 3 月因肾绞痛发现左侧输尿管结石，行碎石治疗，碎石前血 Cr 100 μmol/L，碎石后血 Cr 130～140 μmol/L。糖尿病 18 年，胰岛素控制血糖。冠心病史，2011 年行冠状动脉支架置入术。个人史、家族史无特殊。查体：体温 37.9 ℃，呼吸 19 次/分，脉搏 72 次/分，血压 138/77 mmHg。肺部无干湿啰音，心脏无杂音。双肾区叩痛，左侧较明显。睾丸压痛。双下肢肌力正常，腓肠肌压痛。

1. 患者病程中反复发生尿频、尿急、尿痛，伴低热，以下相关判断正确的是

A. 患者为复杂性泌尿系感染

B. 症状反复发作与未能清除细菌有关

C. 患者糖尿病，可能与其反复泌尿系感染有关

D. 抗生素治疗有效，症状好转后即刻停药

E. 输尿管上皮癌引起引流不畅，可引起反复感染

F. 患者病程中多次尿培养阳性，但无症状，不需要治疗

［答案］ ABCE

【评析】 患者泌尿系感染诊断明确，且为复杂性感染。抗感染治疗应至尿细菌培养转阴。

【知识点】 泌尿系感染是社区常见的引起发热的原因。

无症状性菌尿指患者有真性细菌尿而无任何尿路感染症状，发生率随年龄增加而增加，女性多见。无症状性菌尿可持续存在、偶发或复发，多数患者可发展为症状性尿路感染。实验室检查提示至少2次尿培养阳性，且为同一种细菌，菌落数＞10^4～10^5/ml。经大量研究证实，长期的无症状性菌尿亦会损害肾功能，治疗应与有症状的泌尿系感染相同。相反，有些患者有尿频、尿急或尿痛的症状，但多次尿培养阴性，如膀胱过度活动综合征。关键是判断有无明确的泌尿系感染，所以尿培养结果很重要。

2. 患者2013年4月复查血常规WBC 10.34 ×10^9/L，中性粒细胞0.741，血红蛋白108 g/L。血Cr 425 μmol/L，BUN 21.8 mmol/L。hsCRP 108 mg/L，ESR 120 mm/L。尿常规＋沉渣：比重1.009，NIT（＋），PRO（－），RBC 200/μl，异型10%～40%，WBC 70/μl。血Cr进行性升高，可能的原因有

A. 反复泌尿系感染

B. 输尿管癌引起梗阻，造成肾后性肾功能不全

C. 原发病相关肾损害

D. 抗生素相关肾损害

E. 糖尿病肾病

F. 长期服用NSAID药物

［答案］ ACDF

【评析】 反复泌尿系感染、输尿管梗阻、抗生素、NSAID、糖尿病肾病都可引起肾功能损坏，但本例患者血糖控制可，无大量蛋白尿，且糖尿病肾病为慢性进展性疾病，考虑短期内引起肾功能损害进行性加重可能性小。患者输尿管梗阻慢性过程，双肾形态正常，肾盂轻度扩张，梗阻程度并不严重，且解除梗阻后肾功能继续恶化，考虑与输尿管上皮癌无关。

【知识点】 社区的发热患者，以感染引起多见。感染、非甾体类抗炎药、抗生素都可引起肾功能损害，故在发热患者诊治过程中，应密切注意肾功能变化，特别是存在肾功能不全危险因素的患者，如高龄、糖尿病、心功能不全、肝硬化、慢性肾功能不全患者。多种抗生素可能引起肾功能损害，常见的可引起急性肾损害的有氨基糖苷类、两性霉素B、多黏菌素、磺胺类、β-内酰胺类药物等。社区常用抗生素中青霉素类药物，第二代、第三代头孢菌素类大多数时候是安全的，可引起血Cr、BUN一过性升高，只有发生急性间质性肾炎时才导致急性肾损伤，可能合并其他过敏症状。

3. 入院后尿培养回报ESBL＋大肠埃希菌。加用厄他培南0.5 g，每日1次治疗（根据肾功能调节剂量），患者仍每日午后发热38.5 ℃，无明显尿频、尿痛。为明确病因，以下诊治计划正确的是

A. 停用所有抗生素，物理降温为主，观察症状变化

B. 重复血培养、尿培养

C. 心脏超声检查

D. 复查胸腹盆CT

E. 筛查免疫指标，如ANA、ANCA、Ig和补体

F. PPD试验

［答案］ ABCDEF

【评析】 全身状况稳定的患者，发热原因不明时，抗生素治疗无效时，停用抗生素，重新评估病情。

【知识点】 发热待查的处理（略）。

4. 患者血P-ANCA（＋）1:40，MPO-ANCA＞200RU/ml，ANA（＋）H 1:160。泌尿系超声：双肾形态大小未见异常，肾盂肾盏及右输尿管未见扩张。B超引导下经皮肾穿刺活检术，病理诊断：新月体肾炎。停用所有抗生素，加用泼尼松每日65 mg，一日后患者体温降至正常，先后每日给予甲泼尼龙750 mg冲击治疗5日，每日增加CTX 0.1 g口服，患者体温一直正常，血肌酐由502 μmol/L降至327 μmol/L。则患者发热的原因是

A. 泌尿系感染

B. 肿瘤热

C. 系统性血管炎

D. 药物热

E. 淋巴瘤

F. 结核感染

［答案］ C

【评析】 患者老年男性，间歇中高热，无明显局灶感染症状和体征，多种抗生素治疗无效，停用抗生素后无全身症状明显加重，考虑活动性感染致发热的可能性小。结合患者血尿、肾功能损害、P-ANCA阳性，诊断系统性血管炎成立。

【知识点】 感染性疾病的识别。

发热的原因多种多样，鉴别诊断的首要任务是区别感染性发热和非感染性发热，如果明确是感染性疾病，还要鉴别是细菌感染还是病毒等其他病原感染。

感染性疾病有4个必备条件：病原体、感染途径、感染部位和感染的临床表现。从感染者体内检出致病微生物是临床诊断感染性疾病的重要依据，病原学证据包括各种标本的培养或镜检发现病原微生物、血清学检查(抗原阳性，或抗体滴度4倍升高)。感染途径可经皮肤黏膜、呼吸道、胃肠道、泌尿生殖系统，以及输入带有病原微生物的各种液体。全身各个部位均可能成为感染的部位，常见的有支气管、肺、心、胃肠道、肝胆系统和泌尿生殖系统。感染的临床表现根据感染部位、患者的免疫功能状态、疾病的严重程度、年龄等可有不同，因此临床上同一疾病可有不同的临床表现，不同疾病可有相似的临床表现。感染性疾病还有其流行病学特点：①流行性，传染性大的病原体有可能引起或大或小的流行；②地方性，如血吸虫病、布氏杆菌病、疟疾；③季节性，有无季节性和是否具有严格的季节性，主要取决于自然条件和病原体本身特点，社会因素也有一定的作用。感染性疾病的病程有发展规律：感染从发生发展以至恢复，大致可有潜伏期、前驱期、症状明显期，有共同的临床表现和每个疾病特有的症候群，如呼吸系统感染时有咳嗽、咳痰、呼吸困难、气短、胸痛及肺部啰音；消化系统感染时有腹痛、腹泻、恶心、呕吐等；胆道感染时有发热、腹痛、黄疸等；中枢神经系统感染时有头痛、呕吐、颈项强直、脑膜刺激征等。典型的临床表现具有诊断意义：如严重的寒战(引起牙齿格格响、床位振动)时常有菌血症发生。

(曾学军　沙　悦　李源杰)

参考文献

[1] 祝墡珠.全科医生临床实践.北京：人民卫生出版社，2013.

[2] 刘永杰.发热疾病的诊断与鉴别诊断.北京：中国协和医科大学出版社，2008.

[3] 翁心华.疑难发热病例精选与临床思维.上海：上海科学技术出版社，2012.

[4] 陈灏珠，林果为.实用内科学.13版.北京：人民卫生出版社，2013.

[5] 徐凯峰，刘正印，李剑.协和抗感染手册.沈阳：辽宁科学技术出版社，2010.

[6] LAWRENCE DALL and JAMES F. STANFORD. Chapter 211 Fever, Chills, and Night Sweats. Clinical Methods: The History, Physical, and Laboratory Examinations. 3rd edition. Boston: Butterworths, 1990.

[7] Kayoko Hayakawa, etc. Fever of Unknown Origin: An Evidence-Based Review. Am J Med Sci, 2012, 344(4): 307-16.

[8] Arnow PM, Flaherty JP. Fever of unknown origin. Lancet, 1997, 350(9077): 575-80.

第5章

咳　嗽

本章提示

1. 掌握咳嗽的常见病因和分类。
2. 掌握咳嗽的发生机制。
3. 掌握咳嗽的临床表现及伴随症状。
4. 掌握临床上咳嗽的问诊要点。
5. 掌握咳嗽的治疗原则和转诊原则。

一、单选题(每题1个得分点)

以下每题有5个备选答案，请从中选择1个正确答案。

1. 关于咳嗽，下列描述错误的是

A. 咳嗽过程的完成是一个复杂的神经反射

B. 咳嗽属于吸气动作

C. 参与咳嗽反射的传入神经包括迷走神经、舌咽神经和三叉神经

D. 参与咳嗽反射的传出神经包括膈神经、喉下神经和脊神经

E. 咳嗽中枢位于延髓呼吸中枢

[答案]　B

【评析】　考查咳嗽的生理机制，要求考生明白咳嗽是一种呼气动作。通过这一生理机制起到保护作用、排出异物，病理性咳嗽需要尽可能查明病因。

【知识点】　咳嗽是一种强烈的呼气性冲击动作，由于延髓呼吸中枢受到刺激引起。表现为短而深吸气后声门关闭，膈肌与肋间肌收缩，使肺内压增高，继之声门突然开放，腹肌快速收缩，肺内高压空气喷射而出，经过狭窄声门发出音响并将呼吸道内分泌物或异物排出。咳嗽过程的完成是一个复杂的神经反射。刺激大部分来自呼吸道黏膜表面感受器，部分来自呼吸道以外的组织和器官，这些刺激经迷走神经、舌咽神经和三叉神经的感觉纤维传递到咳嗽中枢，引起兴奋，然后由传出神经经喉下神经、膈神经和脊神经，分别将冲动传到咽肌、声门、膈肌及其他呼吸肌引起咳嗽动作。不同的病因影响咳嗽反射弧的任何一个环节，均可产生不同类型、不同音响的咳嗽。大脑皮质也能影响咳嗽的发生，人们可以随意控制或产生咳嗽。但在某些状况下，咳嗽反射可被抑制，或迷走神经虽受刺激，而咳嗽动作仍轻微或消失，如深昏迷、呼吸肌无力、麻醉药或镇静药中毒、胸痛或腹痛时主动抑制咳嗽等。

2. 关于咳嗽分类下列描述错误的是

A. 按时间分，急性咳嗽时间＜3周

B. 按时间分，亚急性咳嗽为3～8周

C. 按时间分，慢性咳嗽＞8周

D. 按性质又可分为干咳与湿咳

E. 咳嗽患者一定有影像学异常

[答案]　E

【评析】　考查咳嗽的临床分类方法，有助于快速鉴别咳嗽病因，很多咳嗽患者并不一定有影像学异常，而以咳嗽为唯一临床症状，时间超过8周称为慢性咳嗽。

【知识点】　咳嗽通常按时间分为3类：急性咳嗽、亚急性咳嗽和慢性咳嗽。急性咳嗽时间＜3周，

亚急性咳嗽为3～8周，慢性咳嗽＞8周。咳嗽按性质又可分为干咳与湿咳。伴有咳痰者称为湿性咳嗽，否则为干性咳嗽。不同类型的咳嗽病因分布特点不同。慢性咳嗽病因较多，通常根据胸部X线检查有无异常分为两类：一类为胸部X线片有明确病变者，如肺炎、肺结核、支气管肺癌等；另一类为胸部X线片无明显异常，以咳嗽为主或唯一症状者，即通常所说的不明原因慢性咳嗽(简称慢性咳嗽)。

3. 下列哪种疾病不是急性咳嗽的常见病因

A. 普通感冒

B. 急性气管-支气管炎

C. 急性咽炎

D. 大叶性肺炎

E. 咳嗽变异性哮喘

［答案］ E

【评析】 考查急性咳嗽常见病因，急性上呼吸道感染、急性气管-支气管炎、细菌性肺炎等都是常见病因，而咳嗽变异性哮喘患者病程较长，经过抗感染、对症治疗无效，归在慢性咳嗽病因中。

【知识点】 病程＜3周的咳嗽称为急性咳嗽，病因相对简单，普通感冒、急性气管-支气管炎所致急性咳嗽是最常见的疾病。

4. 慢性不明原因咳嗽中，需要询问的病史，错误的是

A. 咳嗽时间

B. 咳嗽与体位的关系

C. 咳嗽与进食的关系

D. 不需要询问有无心血管疾病史

E. 职业接触史

［答案］ D

【评析】 咳嗽的问诊非常重要，通过全面、详细问诊，可以帮助诊断及鉴别诊断，问诊要点包括咳嗽时间、性质等各个特性。口服血管紧张素转换酶抑制药(angiotensin converting enzyme inhibitors，ACEI)类降压药物可引起咳嗽，由于忽视这一不良反应，临床很多咳嗽患者来呼吸科就诊，询问病史时一定要询问有无口服ACEI药物病史。有些患者长期接触粉尘、颗粒、化学物质等，职业因素是咳嗽诊断中的一个重要线索。

【知识点】 询问病史应包括下列方面：应注意咳嗽的持续时间、时相、性质、音色及诱发或加重因素、体位影响、伴随症状等。了解痰液的数量、颜色、气味及性状对诊断具有重要的价值。询问咳嗽持续的时间可以判断急性、亚急性或慢性咳嗽，缩小诊断范围。了解咳嗽发生的时相亦有一定提示，如运动后咳嗽常见于运动性哮喘，夜间咳嗽多见于咳嗽变异性哮喘(cough variant asthma，CVA)和心脏疾病。痰量较多、咳脓性痰，应考虑呼吸道感染性疾病。慢性支气管炎常咳白色黏液痰，以冬、春季咳嗽为主。痰中带血或咯血者应考虑结核、支气管扩张和肺癌的可能；有过敏性疾病史和家族史者应注意排除过敏性鼻炎和哮喘相关的咳嗽。大量吸烟和职业性接触粉尘、化工物质也是导致慢性咳嗽的重要原因；有胃病史的患者需排除胃-食管反流性咳嗽(gastroesophageal reflux-related chronic cough，GERC)；有心血管疾病史者要注意慢性心功能不全等引起的咳嗽；高血压患者服用ACEI类降压药物是慢性咳嗽的常见原因之一。

5. 反复咳嗽伴有局限性哮鸣音，临床需要考虑哪种疾病

A. 支气管哮喘

B. 肺炎

C. 支气管肺癌

D. 间质性肺病

E. 肺结核

［答案］ C

【评析】 考查体征在咳嗽鉴别诊断中的价值，支气管哮喘通常为双侧、广泛、不规则哮鸣音，而肺炎、肺结核很少伴有局限性哮鸣音，间质性肺病可听到Velcro啰音，而支气管肺癌特别是中央型支气管肺癌侵犯管腔造成管腔狭窄可出现特征性的局限性吸气相哮鸣音，要引起高度警惕，同时要考虑到有无支气管结核的可能。

【知识点】 咳嗽患者需要仔细全面的体格检查，包括鼻、咽、气管、肺部等，如气管的位置、颈静脉充盈、咽喉鼻腔情况，双肺呼吸音及有无哮鸣音和爆裂音。查体若闻及呼气期哮鸣音，提示支气管哮喘；如闻及吸气期哮鸣音，要警惕中心性肺癌或支气管结核，同时也要注意心界是否扩大、瓣膜区有无器质性杂音等心脏体征。

二、多选题(每题1个得分点)

以下每题有5个备选答案，其中正确答案为2个或2个以上，多选、少选、错选均不得分。

1. 能引起咳嗽症状疾病种类包括

A. 呼吸系统疾病

B. 心血管系统疾病

C. 消化道系统疾病

D. 五官科疾病

E. 精神疾病

［答案］ ABCDE

【评析】 能够引起咳嗽症状的疾病涉及多脏器、多系统，以呼吸系统疾病为主，同时不能忘记其他系统疾病。

【知识点】 炎症、化学、机械或社会-心理因素等原因都可造成咳嗽，见表 5-1。

表 5-1　咳嗽的常见病因

气道疾病	肺、胸膜疾病	肺外疾病
喉部结核、肿瘤	肺炎	左心功能不全
急、慢性支气管炎	肺结核	胃-食管反流
支气管内膜结核	肺脓肿	延髓麻痹
吸烟	肺真菌病	纵隔疾病(纵隔肿瘤、主动脉瘤、胸骨后甲状腺、纵隔或肺门淋巴结肿大)
有害气体或灰尘刺激	矽肺及其他尘肺	ACEI 类药物
支气管扩张症	肺寄生虫病(肺吸虫病、卡氏肺孢子虫病等)	习惯性、精神性咳嗽
支气管哮喘	弥漫性肺间质纤维化	
气管内异物	肺泡蛋白沉着症	
良或恶性肿瘤	胸膜炎	
	自发性气胸	

2. 咳嗽转诊原则包括

A. 经验性的足量足疗程的诊断性治疗不能缓解咳嗽

B. 胸部 X 线检查异常

C. 出现胸痛

D. 出现咯血或者脓痰

E. 出现体重减轻和厌食

［答案］ ABCDE

【评析】 考查掌握转诊原则，避免贻误时机。

【知识点】 关于向上级医疗机构转诊没有绝对的标准，因为不同的全科医生拥有不同的知识水平、经验及不同的检查方法。但是下列情况时应该考虑寻求更加专业的建议：①经验性的足量足疗程的诊断性治疗不能缓解咳嗽；②患者极度担忧自己可能患有严重的基础疾病；③出现体重减轻和厌食、盗汗；④出现咯血或者脓痰；⑤出现胸痛；⑥胸部 X 线检查异常；⑦出现提示癌症的特征；⑧具有免疫抑制的危险因素。

一些医疗中心有咳嗽专科门诊，可以提供诊断和治疗慢性咳嗽的结构化的方法。这些门诊还可以便捷、直接地进行更多的专科检查，包括支气管激发试验、食管 pH 监测和纤维喉镜检查。

3. 患者，男性，35 岁，因受凉后发热、咳嗽、咳黄脓痰 3 天前来门诊就诊，患者首先需要做的辅助检查包括

A. 血常规

B. 胸部 X 线片

C. 血培养

D. 痰细菌涂片＋细菌培养

E. 纤维支气管镜

［答案］ ABD

【评析】 考查咳嗽患者常用的辅助检查，对于该患者急性起病，在门诊应立即完善的检查包括血常规、影像学及在未使用抗生素前获得病原体标本，而纤维支气管镜等有创检查可根据上述检查结果及治疗反应再行决定。

【知识点】 咳嗽常用的实验室和辅助检查。

(1)胸部 X 线检查：胸部 X 线检查是诊断多种肺部疾病(尤其是正在吸烟或者曾经吸烟者中的肺癌)的非常有用的一线辅助检查。一项对呼吸科普通门诊的研究发现，因持续性咳嗽安排的胸部 X 线检查，31% 结果异常或者可以得出诊断。

(2)肺活量测定：越来越多的初级医疗机构使用肺活量测定。慢性咳嗽患者，具有吸烟史，肺活量测定提示阻塞性通气障碍［第 1 秒用力呼气量(FEV_1)/用力肺活量(FVC)<0.7，FEV_1<80% 预计值］，其病因可能是慢性阻塞性肺疾病。

慢性咳嗽的患者，肺活量测定提示限制性(FEV_1/FVC ≥0.7)，病因可能是间质性肺病、呼吸肌无力或者病态性肥胖。哮喘患者的肺活量测定结果经常是正常的，所以结果正常也不能排除诊断。

(3)支气管激发试验(通常使用醋甲胆碱或者组胺):这项检查对于不确定是否可以诊断哮喘的患者有帮助。它可以评估是否存在气道高反应性(通常以使用支气管收缩药后 FEV_1 下降 20% 为特征)。

(4)支气管镜检查:如果患者可能吸入异物或者出现不能解释的咯血,胸科医生可以要求支气管镜检查。慢性咳嗽患者通过支气管镜检查得出诊断的可能性一般较低,但是这项检查可以排除声带疾病(如声带麻痹),可用于安抚部分患者。

(5)纤维喉镜检查:如果症状持续存在,或者出现上呼吸道疾病的临床特征,胸科医生可以要求纤维喉镜检查。这项临床检查使用的是易弯曲的纤维喉镜,可以使用快速简单的方法检查喉和声带。

(6)高分辨率计算机断层扫描:如果患者出现下列情况,胸科医生可以要求高分辨率计算机断层扫描:

①疾病的特征提示支气管扩张或者肺纤维化,例如杵状指、X 线改变或者肺活量测定提示限制性通气障碍;②不典型的肺部症状或者体征,如明显的呼吸急促、大量咳痰或者胸部听诊时持续存在的湿啰音。

(7)诱导痰分析:部分专科中心可以进行诱导痰分析。如果气道的嗜酸性粒细胞>3%,则提示哮喘和嗜酸性粒细胞性支气管炎的诊断。

(8)食管 pH 监测:慢性咳嗽时食管 pH 监测的作用不明确。如果质子泵抑制药的诊断性治疗失败,但是胸科医生仍然认为可能是胃-食管反流病,那么可以考虑进行食管 pH 监测。

4. 关于咳嗽特征的临床意义,下列描述正确的是

A. 胃-食管反流引起的咳嗽常在餐前出现

B. 哮喘相关咳嗽常在夜间加重

C. 儿童吸入异物的咳嗽为突发、剧烈特点

D. 上气道综合征的咳嗽常伴有鼻窦炎、清嗓、咽部异物感

E. ACEI 相关性咳嗽特征为剧烈干咳

[答案] BCDE

【评析】 考查熟练掌握咳嗽特征的临床意义。

【知识点】 可能在一些患者的病史中发现一些指向基础疾病的诊断线索。应该询问下列问题。

(1)咳嗽的特征:不能可靠地指出明确的诊断,但是某些关联可以提供诊断的线索(表 5-2)。

表 5-2 咳嗽的特征和可能的病因

临床特征	临床特征的解释
突然发作	吸入异物可能与突然发作咳嗽有关
咳痰	慢性咳嗽伴咳痰更加支持原发性肺病的诊断
与饮食有关	餐后出现的咳嗽或者进食导致症状加重的咳嗽均提示胃-食管反流病
与发声有关	胃-食管反流病的患者,说话、笑或者唱歌都可能引起咳嗽。这是因为膈肌不能关闭食管下括约肌
"雁鸣"或者"犬吠"样音色	"雁鸣"或者"犬吠"样音色可能提示心因性或者习惯性咳嗽,尤其是夜间缓解的病例

(2)吸烟史:慢性咳嗽在吸烟者中更常见,一般认为具有剂量效应关系,症状的严重程度与吸烟量相关。

(3)既往史:儿童期哮喘或者湿疹可以提示哮喘,儿童期肺炎或者百日咳可以提示支气管扩张。

(4)灰尘、化学品或者过敏原暴露:职业经历并询问家中可能存在的环境刺激物(包括宠物)可以发现症状的诱发因素。

(5)消化道症状:如果患者主诉消化不良,胃-食管反流病可能是慢性咳嗽的病因。

(6)药物:询问患者是否使用 ACEI 类药物。

(7)其他的呼吸系统症状:喘息、呼吸急促、咯血、咳脓痰和胸痛都提示心肺基础疾病。

(8)上呼吸道症状:鼻塞、不通气、分泌物、面部饱满、经常清喉咙,这些都提示慢性咳嗽的病因是上呼吸道感染。

5. 咳嗽对人生理心理的影响包括

A. 睡眠障碍(患者和他们的伴侣)

B. 头痛

C. 晕厥发作

D. 呕吐

E. 尿失禁

[答案] ABCDE

【评析】 从疾病-心理-社会角度综合考查咳嗽

对患者的影响，提高医生对咳嗽症状的重视，尽可能找到病因及时处理，提高患者生活质量非常重要。

【知识点】 慢性咳嗽对身体和心理影响广泛，可能损害人们的生活质量。最近的一项为期至少1周横断面调查发现，7%的一般人群出现的咳嗽严重到足以干扰其日常活动。现已经研发出问卷（如Leicester咳嗽问卷）来评估慢性咳嗽对身体、心理和社交健康的影响。

（1）咳嗽对身体的影响包括：①胸部肌肉骨骼痛；②睡眠障碍（患者和他们的伴侣）；③头痛；④声音嘶哑；⑤咽喉痛；⑥尿失禁；⑦呕吐；⑧晕厥发作。

（2）咳嗽对心理的影响包括：①烦躁；②疲倦；③自我意识和窘迫；④担心严重的基础疾病（尤其是癌症）；⑤回避公共场所；⑥与工作相关的困难；⑦个人关系紧张。

三、共用题干选择题（每个提问1个得分点）

以下每题有2～6个提问，每个提问有5个备选提问，请选择1个最佳答案。

（一）男，36岁，平素体健。淋雨后发热，咳嗽2天，右上腹痛伴气急、恶心1天。

1. 除考虑急腹症外，重点鉴别的疾病是

A. 自发性气胸

B. 肺梗死

C. 肺炎链球菌肺炎

D. 肺结核

E. 膈神经麻痹

［答案］ C

2. 体检应特别注意

A. 有无右上腹肌紧张

B. 有无上腹部压痛

C. 肺肝界

D. 有无肺部啰音

E. 肠鸣音

［答案］ D

3. 患者被诊断为肺炎链球菌肺炎，首选治疗药物为

A. 解热镇痛药

B. 庆大霉素

C. 苄星青霉素

D. 头孢他啶

E. 胃肠道解痉药

［答案］ C

【评析】 考查急性咳嗽的常见病因，肺炎的少见临床症状及其首选治疗方案。咳嗽是呼吸系统疾病最常见的临床症状，首先应重点考虑常见病、多发病，并完善相关检查。如果有其他系统的临床症状，尽量以一元化论解释患者全貌，该患者有呼吸道症状，又兼有消化道症状，可见于下叶肺炎，治疗以肺炎为主。此题是关于诊断分析试题。受凉后发热、咳嗽，发生于青壮年，为肺炎链球菌肺炎的典型表现，当肺炎部位在右下累及膈肺膜时，可出现右上腹痛，类似急腹症的表现，需要鉴别，体检应注意有无呼吸音增强和湿啰音存在。反过来，急腹症不具有这些体征，右上腹肌紧张不能排除肺炎，故选择C是正确的。第3题是临床处理及考核抗生素应用的试题。因为诊断为肺炎链球菌肺炎，针对病原菌，应用抗菌谱广的抗生素，故选择对革兰阳性球菌有效、抗菌谱较广又相对便宜、不良反应小的抗生素苄星青霉素。头孢他啶为广谱抗生素，但价格较高，故不作首选。

【知识点】 肺炎依据咳嗽、咳痰或胸痛，伴发热，肺突变体征和（或）闻及湿啰音，血白细胞计数增高伴或不伴核左移，肺部X线检查显示片状、斑片状浸润性或间质性改变伴或不伴胸腔积液，诊断肺炎不难。但不同类型肺炎可有各自不同的临床特征，病因诊断需行病原学检查或其他相应的检查才能做出。如肺炎球菌肺炎典型表现为寒战、高热、胸痛、咳嗽、咳铁锈色痰；克雷伯杆菌肺炎咳嗽伴咳棕红色胶冻样痰，胸部X线可见病变部位叶间隙下坠现象；支原体肺炎表现为刺激性呛咳伴咽痛，冷凝集试验有助于诊断。军团菌肺炎需做军团菌抗体测定。

（二）患者，男性，55岁。咳嗽、咳痰10余年。近2年来加重，常咳黄色脓痰，伴有气喘。1周前受凉后症状加剧，发绀，两肺闻及湿啰音及哮鸣音。

1. 最可能的诊断是

A. 支气管哮喘继发感染

B. 支气管扩张症继发感染

C. 慢性喘息型支气管炎急性发作

D. 肺结核继发感染

E. 尘肺继发感染

［答案］ C

2. 最能提示该患者并发慢性阻塞性肺气肿紫肿型的表现是

A. 慢性咳嗽、咳痰，痰量多

B. 呼吸困难明显

C. 肺气肿体征明显

D. 肺功能检查残气量增加明显

E. 血气分析氧分压下降明显

[答案] C

3. 最重要的治疗措施是

A. 吸氧＋解痉平喘

B. 抗生素＋解痉平喘

C. 祛痰药＋抗生素

D. 吸氧＋糖皮质激素

E. 糖皮质激素＋祛痰药

[答案] B

【评析】 咳嗽是呼吸系统疾病的常见症状，不同的伴随症状提示不同的疾病。该题目考查湿性咳嗽的常见病因——慢性支气管炎的临床特征，此题是临床处理试验，要求考生了解慢性支气管炎患者病情加重往往是由于细菌感染引起，由于患者喘息应给予解痉平喘药，同时又有利于引流痰液咳出，故选择B较为合理。20%的人选择A，错选在于吸氧和解痉平喘只是对症治疗，不能从根本上控制病情。

【知识点】 慢性支气管炎是一种常见病，多见中年以上、长期吸烟男性。起病隐匿，病程迁延。典型的临床表现为长期反复逐渐加重的咳嗽、咳痰和(或)喘息，X线检查无特异性改变，或两肺纹理增多、变粗紊乱，以下肺野较为明显，合并肺气肿时可见肺透亮度增加，横膈位置下降，活动度减低。肺功能测定有助于判定有无气流受限。值得提出的是慢性支气管炎患者咳嗽性质发生改变或伴咯血时要警惕肺癌的可能。合并感染时两肺底可闻及湿啰音，喘息性支气管炎时可闻及哮喘音。

四、案例分析题

每个案例至少有3个提问，每个提问有6～12个备选答案，其中正确答案有1个或多个，每选择一个正确答案得1个得分点，每选择一个错误答案扣1个得分点，扣至本问得分点为0。

(一)患者，女性，50岁，有2型糖尿病史5年。因洗澡后受凉出现发热、胸痛3天，咳少量脓痰，偶带血丝。体检：体温39.5℃，呼吸24次/分，肺部无啰音。胸部X线片提示右下叶背段有密度淡薄浸润阴影，中央有透光区，血白细胞计数18×10^9/L，中性粒细胞0.90。

1. 患者的初步诊断为

A. 肺炎杆菌肺炎

B. 肺炎球菌肺炎

C. 葡萄球菌肺炎

D. 肺结核

E. 军团菌肺炎

F. 2型糖尿病

G. 肺部真菌病

H. 肺癌伴阻塞性感染

I. 社区获得性肺炎

J. 急性肺脓肿

[答案] CF

2. 可做下列哪些检查进行鉴别并指导用药

A. 血培养

B. 肝肾功能、血糖及电解质

C. 血沉

D. 痰细菌培养＋药敏

E. 痰真菌涂片

F. PPD试验

G. 血癌标检查

H. 胸部CT检查

I. 痰真菌培养＋药敏

J. 痰找抗酸杆菌

[答案] ABCDEFIJ

3. 每日应用青霉素钠800万单位治疗5天后，高热未退，复查胸部X线片病灶范围增大，内有空腔，周围有气囊。患者最可能的致病菌是

A. 表皮葡萄球菌

B. 耐甲氧西林金黄色葡萄球菌(MRSA)

C. 厌氧菌

D. 肺炎克雷伯杆菌

E. 结核杆菌

F. 曲菌

[答案] B

4. 患者查肝肾功能正常，可选用的抗生素为

A. 头孢他啶

B. 头孢克洛

C. 万古霉素

D. 去甲万古霉素

E. 左氧氟沙星

F. 亚胺培南

G. 哌拉西林/他唑巴坦

H. 氨苄西林/棒酸

I. 替考拉宁

[答案] CDI

5. 次日，患者突感右侧胸痛，气急加剧。体检：口唇无发绀，右肺呼吸音低，叩诊反响增强。患者最可能的原因及接下来的处理措施是

A. 肺不张
B. 心包炎
C. 感染性休克
D. 脓气胸
E. 肺栓塞
F. 高流量吸氧
G. 摄胸部X线片后胸腔穿刺抽气或闭式引流
H. 胸腔负压吸引
I. 机械通气
J. 动脉血气分析

[答案] DFGJ

【评析】 考查肺部感染引起的咳嗽、咳痰等症状后对患者的临床处理思维。由于患者为免疫低下宿主,痰中带血丝要考虑葡萄球菌坏死性肺炎,经过普通青霉素治疗效果差,可能存在MRSA感染,需要换用治疗MRSA敏感的抗生素包括糖肽类抗生素。治疗过程中病情变化后根据临床体征进行快速鉴别并治疗。

【知识点】 免疫低下宿主的肺部感染病原体主要为革兰阴性菌或坏死性阳性菌,治疗上需要兼顾到MRSA,并密切监测患者病情变化。

(二)患者,女性,21岁,反复发作性咳嗽、喘息10年加重3天入院。患者幼年有气喘史,3天前因外出受凉后出现咽痛、喘息、咳嗽,咳黄脓痰,口服氨茶碱、吸入糖皮质激素和沙丁胺醇后无缓解,并出现焦虑不安,言语不成句。体检:血压135/80 mmHg,心率135次/分;呼吸28次/分,双肺可闻及哮鸣音,右下肺闻及少许湿啰音,各瓣膜区未闻及病理性杂音。双下肢无浮肿。

1. 患者的初步诊断最可能是
A. 中度哮喘急性发作
B. 重度哮喘急性发作
C. 轻度哮喘急性发作
D. 极重度哮喘急性发作
E. 心源性哮喘
F. 支气管结核
G. 气管异物
H. 肺部感染

[答案] BH

2. 针对鉴别诊断,首诊医师应重点完善哪些资料
A. 血常规
B. 胸部CT
C. 动脉血气分析
D. 哮喘过敏原检查
E. 痰培养+药敏
F. 心电图
G. 床边胸片
H. 肝功能、肾功能、血糖、电解质等生化指标检测

[答案] ACFG

3. 患者血常规白细胞计数 15.2×10^9/L,中性粒细胞0.88,血气分析提示 PaO_2 58 mmHg,$PaCO_2$ 41 mmHg,pH 7.38,肝功能、肾功能、血糖、电解质正常,心电图为窦性心动过速,胸部X线片如图5-1,根据结果,患者的补充诊断有哪些

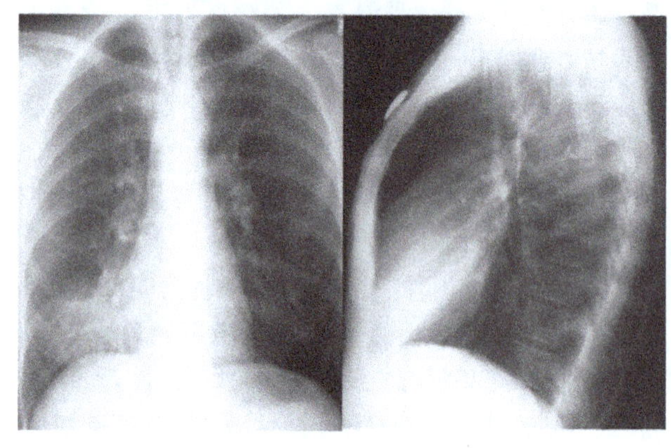

图5-1 胸部X线片

A. 右中叶肺不张
B. 右中叶肺炎
C. Ⅰ型呼吸衰竭
D. Ⅱ型呼吸衰竭
E. 右侧肺癌
F. 右侧心力衰竭
G. 右侧胸腔积液
H. 左侧心力衰竭

[答案] BC

4. 患者应采取下列哪些治疗措施
A. 静脉滴注青霉素
B. 静脉滴注氨茶碱
C. 静脉滴注甲泼尼龙
D. 吸入色甘酸钠
E. 雾化吸入沙丁胺醇
F. 雾化吸入布地耐德
G. 吸入溴化异丙托品
H. 面罩吸氧

I. 静脉滴注氨溴索(沐舒坦)

J. 皮下注射肾上腺素

[答案] ABCEFHI

【评析】 考查咳嗽的常见病因之一——哮喘的临床表现及治疗原则。患者有明确哮喘病史,同时又有肺部感染征象,提示两病合并存在,治疗上需要兼顾两者。

【知识点】 支气管哮喘是一种以肥大细胞、嗜酸性粒细胞、T 淋巴细胞浸润为主的气道慢性炎症。常幼年时起病,以喘息为首发症状,多无慢性反复咳嗽、咳痰史。发病往往有明显的季节性和发作性。发病前常有诱因,如吸入冷空气、过敏原、物理/化学性刺激、病毒性上呼吸道感染、剧烈运动等。表现为反复发作性喘息、呼气性呼吸困难、胸闷或咳嗽,发作时两肺可闻及散在或弥漫性以呼气相为主的哮鸣音,呼气相延长。上述症状可自行或经治疗缓解,症状完全缓解后可如常人一样生活和工作。β_2 受体激动药、茶碱类药物、肾上腺糖皮质激素对其有良效。症状不典型者,有些仅以咳嗽特别是夜间干咳为主要症状,须进行支气管舒张试验或支气管激发试验或 PEF 日内变异率测定以助诊断。哮喘患者痰中和血中嗜酸性粒细胞可增多。合并肺部感染时要加强抗感染治疗。

(三)患者,女性,24 岁,不吸烟,学生,主诉“慢性干咳 1 年”。通常在劳累时加重,1 周内会有多次在夜里醒来。除口服避孕药,没有服用过其他药物。具有肠易激综合征和儿童期湿疹的病史。体格检查未见明显阳性体征。呼气峰流速(PEF)是每分钟 400 L(预计值是每分钟 410 L)。

1. 最可能的诊断是

A. 急性支气管炎

B. 肺炎

C. 肺癌

D. 支气管结核

E. 咳嗽变异性哮喘

F. 气胸

[答案] E

2. 还应该考虑哪些鉴别诊断

A. 嗜酸性粒细胞性支气管炎

B. 典型的支气管哮喘

C. 变异性咳嗽

D. 支气管结核

E. 胃-食管反流病

F. 呼吸道咳嗽综合征

[答案] ABCDEF

3. 必须进一步检查什么

A. 胸部 CT

B. 支气管舒张试验,必要时激发试验

C. 纤维支气管镜

D. 胃镜

E. 肠镜

F. 不做检查,观察随访

[答案] AB

4. 应如何治疗这名患者

A. 抗生素治疗

B. 皮质类固醇吸入治疗

C. 镇咳药

D. 质子泵抑制药

E. 支气管扩张药

F. 皮肤脱敏试验

[答案] BE

5. 下列哪些措施可预防支气管哮喘急性发作

A. 远离过敏原

B. 避免上呼吸道感染

C. 剧烈运动

D. 避免接触冷空气

E. 避免接触刺激性气味

F. 规律使用哮喘药物

[答案] ABDE

【评析】 根据湿疹病史,患者表现出了特应性的倾向,夜间和劳累时出现症状是哮喘的特征。该患者慢性咳嗽的最可能的诊断是哮喘。还应该考虑嗜酸性粒细胞性支气管炎(气道嗜酸性粒细胞增多,没有气道高反应性和气流阻塞)的鉴别诊断,支气管舒张试验有助于鉴别。治疗上应该开始低至中等剂量的皮质类固醇吸入治疗(每日 400~800 μg)或联合使用短效支气管扩张药如舒喘灵、博利康尼等药物,如果治疗反应良好就可以证实诊断。医生应该给患者提供相关咳嗽变异性哮喘防治的宣教和指导,并制订个性化的哮喘治疗方案。

【知识点】 咳嗽变异性哮喘是慢性咳嗽的最常见的病因,其临床要点如下。

(1)定义:CVA 是一种特殊类型的哮喘,咳嗽是其唯一或主要临床表现,无明显喘息、气促等症状或体征,但有气道高反应性。

(2)临床表现:主要表现为刺激性干咳,通常咳嗽比较剧烈,夜间咳嗽为其重要特征。感冒、冷空气、灰尘、油烟等容易诱发或加重咳嗽。

(3)诊断:诊断的原则是综合考虑临床特点,对常规抗感冒、抗感染治疗无效,支气管激发试验或支气管舒张试验阳性,以及支气管扩张药治疗可以有效缓解咳嗽症状。诊断标准:①慢性咳嗽,常伴有明显的夜间刺激性咳嗽;②支气管激发试验阳性,或呼气峰流速日间变异率>20%,或支气管扩张试验阳性;③支气管舒张药治疗有效。

(4)治疗:CVA 治疗原则与支气管哮喘治疗相同。大多数患者吸入小剂量糖皮质激素联合支气管扩张药(β_2 受体激动药或氨茶碱等)即可,或用两者的复方制剂如布地奈德/福莫特罗、氟替卡松/沙美持罗,必要时可短期口服小剂量糖皮质激素治疗。治疗时间不少于 8 周。有报道抗白三烯受体拮抗药治疗 CVA 有效,但观察例数较少。哮喘常见的诱发因素包括感冒、接触冷空气、灰尘、油烟、剧烈运动等,因此要尽量避免这些诱发因素。

附:有关咳嗽的相关检查

1. 有关咳嗽的体格检查要点　包括鼻、咽、气管、肺部等,如气管的位置、颈静脉充盈、咽喉鼻腔情况,双肺呼吸音及有无哮鸣音和爆裂音。查体若闻及呼气期哮鸣音,提示支气管哮喘;如闻及吸气期哮鸣音,要警惕中心性肺癌或支气管结核,同时也要注意心界是否扩大、瓣膜区有无器质性杂音等心脏体征。像杵状指或者淋巴结肿大这样的体征可以提示患者的基础疾病是原发性的肺或者心脏疾病。

还应该检查患者的耳、鼻和喉咙寻找咳嗽的上呼吸道病因。持续的咳嗽可能是由外耳道受刺激、过量的耳垢或者中耳疾病刺激 Arnold 神经(迷走神经耳支)引起。

2. 咳嗽相关实验室及辅助检查

(1)初级医疗机构中的实验室和辅助检查:慢性咳嗽患者必须进行胸部 X 线检查和肺活量测定。

①胸部 X 线检查:胸部 X 线检查是诊断多种肺部疾病(尤其是正在吸烟或者曾经吸烟者中的肺癌)的非常有用的一线辅助检查。一项对呼吸科普通门诊的研究发现,因持续性咳嗽安排的胸部 X 线检查,31% 结果异常或者可以得出诊断。

②肺活量测定:越来越多的初级医疗机构使用肺活量测定。肺活量测定提示阻塞性[第 1 秒用力呼气量(FEV_1)/用力肺活量(FVC)<0.7,FEV_1<80% 预计值]。具有吸烟史的患者,肺活量测定提示阻塞性通气障碍,慢性咳嗽的病因可能是慢性阻塞性肺疾病。慢性咳嗽的患者,肺活量测定提示限制性(FEV_1/FVC ≥0.7),病因可能是间质性肺病、呼吸肌无力或者病态性肥胖。哮喘患者的肺活量测定结果经常是正常的,所以结果正常也不能排除诊断。

(2)专科或上级医疗机构的实验室和辅助检查:根据临床的条件,可以考虑将出现不典型症状或者体征的患者转诊给呼吸科门诊,进行特异性的实验室和辅助检查。

①支气管激发试验(通常使用醋甲胆碱或者组胺):这项检查对于不确定是否可以诊断哮喘的患者有帮助。它可以评估是否存在气道高反应性(通常以使用支气管收缩药后 FEV_1 下降 20% 为特征)。

②支气管镜检查:如果患者可能吸入异物或者出现不能解释的咯血,胸科医生可以要求支气管镜检查。慢性咳嗽患者通过支气管镜检查得出诊断的可能性一般较低,但是这项检查可以排除声带疾病(例如声带麻痹),可以用于安抚部分患者。

③纤维喉镜检查:如果症状持续存在,或者出现上呼吸道疾病的临床特征,胸科医生可以要求纤维喉镜检查。这项临床检查使用的是易弯曲的纤维喉镜,可以使用快速简单的方法检查喉和声带,胃-食管反流病时喉和声带出现炎症和水肿。

④高分辨率计算机断层扫描:如果患者出现下列情况,胸科医生可以要求高分辨率计算机断层扫描:a. 疾病的特征提示支气管扩张或者肺纤维化,例如杵状指、X 线改变或者肺活量测定提示限制性通气障碍;b. 不典型的肺部症状或者体征——明显的呼吸急促、大量咳痰或者胸部听诊时持续存在的湿啰音。

⑤诱导痰分析:部分专科中心可以进行诱导痰分析。如果气道的嗜酸性粒细胞>3%,哮喘和嗜酸性粒细胞性支气管炎是可能的诊断。

⑥食管 pH 监测:慢性咳嗽时食管 pH 监测的作用不明确。如果质子泵抑制药的诊断性治疗失败,但是胸科医生仍然认为可能是胃-食管反流病,那么可以考虑进行食管 pH 监测。

(张景熙　韩一平)

第6章

胸　痛

本章提示

1. 掌握胸痛的常见病因。
2. 熟悉胸痛的少见病因。
3. 掌握胸痛的诊断思路与鉴别诊断。
4. 掌握胸痛的处理与转诊原则。
5. 熟悉胸痛的基层随访和预防。

第一节　诊断与鉴别诊断

一、单选题(每题1个得分点)

以下每题有5个备选答案,请从中选择1个正确答案。

1. 以下不是胸痛常见病因的是

A. 冠心病

B. 自发性气胸

C. 支气管哮喘

D. 肋软骨炎

E. 反流性食管炎

［答案］ C

【评析】 支气管哮喘不是胸痛的常见病因。

【知识点】 胸痛的病因。

胸痛的常见病因包括:①心血管系统疾病,如冠心病、心肌病、瓣膜性心脏病、急性心包炎、主动脉夹层、肺动脉栓塞等;②胸壁疾病,如软组织炎症、乳腺炎、胸部外伤、肋间神经炎、肋软骨炎等;③消化系统疾病,如反流性食管炎、食管痉挛、胰腺炎、胆囊炎、消化性溃疡等;④呼吸系统疾病,如肺炎、肺癌、气胸、胸膜肿瘤等;⑤纵隔疾病,如纵隔炎、纵隔气肿、纵隔肿瘤等。

胸痛的少见病因有早期带状疱疹、过度通气综合征、脾梗死、多发性骨髓瘤、白血病、酒精相关性胸痛、神经症等。

2. 接诊一名急性胸痛患者,基层医生的首要任务是

A. 详细问诊及查体

B. 立刻行心电图检查

C. 立即安排转诊

D. 判断生命体征是否稳定

E. 检测心肌坏死标志物

［答案］ D

【评析】 急性胸痛是患者最常见的就诊原因之一,引发急性胸痛的有些疾病是致命的。基层医生的首要任务是在最短的时间内判断患者的生命体征是否稳定,对不稳定者立即予以急救。

【知识点】 基层医生接诊急、危重症患者的任务分层。

对于一些急、危重症(也包括其他各科急症),基层医生的任务可划分为4层:①在最短的时间内,判断患者的生命体征是否稳定,对不稳定者立即予以急救。②对生命体征稳定的患者,通过简单问诊和重点查体,做出初步诊断,判断患者是否存在威胁生命的疾病。如有,立即给予相应处理和预防措施。③对病情相对稳定的患者,通过详细问

诊、体检及必要的辅助检查，做出初步诊断，给予相应处理。④对诊断不清的急、危重症患者立刻安排转诊并做好院前处理；对诊断明确、病情相对稳定但需进一步检查或治疗的患者，可择机转上级医院。

3. 男性，30岁，突发左侧胸痛伴呼吸困难，听诊左侧呼吸音消失，首先考虑下列哪项诊断

A. 稳定型心绞痛
B. 急性心肌梗死
C. 主动脉夹层
D. 自发性气胸
E. 急性肺栓塞

［答案］ D

【评析】 本题考查自发性气胸的临床特点。

【知识点】 自发性气胸的临床特点：起病急骤，可有持重物、屏气、剧烈体力活动等诱因，也可在正常活动或安静休息时发生，主要表现为突发一侧胸痛伴呼吸困难，患侧听诊呼吸音降低或消失。临床特点结合胸部X线检查可明确自发性气胸的诊断。

4. 男性，50岁，突发胸骨后剧烈疼痛2小时，含服硝酸甘油无缓解，首先考虑下列哪项诊断

A. 稳定型心绞痛
B. 急性心肌梗死
C. 主动脉夹层
D. 自发性气胸
E. 急性肺栓塞

［答案］ B

【评析】 本题考查急性心肌梗死的临床特点。

【知识点】 急性心肌梗死的临床特点：无明显诱因下突发胸骨后或心前区剧烈疼痛，持续时间较长，可达数小时或更长，服用硝酸甘油无效，常伴呼吸困难、大汗、恶心、呕吐等症状，可早期出现休克、心力衰竭、心律失常等并发症。临床特点结合心电图和心肌坏死标志物检测可明确急性心肌梗死诊断。

二、多选题（每题1个得分点）

以下每题有5个备选答案，其中正确答案为2个或者2个以上，多选、少选、错选均不得分。

1. 下列哪些是引起胸痛的胸壁疾病

A. 肋骨骨折
B. 带状疱疹
C. 胸膜肿瘤
D. 乳腺炎
E. 肺癌

［答案］ ABD

【评析】 肋骨骨折、带状疱疹、乳腺炎是引起胸痛的胸壁疾病。肺癌、胸膜肿瘤是引起胸痛的呼吸系统疾病。

2. 以下哪些疾病可引起致命性胸痛

A. 胸膜炎
B. 不稳定型心绞痛
C. 急性心肌梗死
D. 稳定型心绞痛
E. 自发性气胸

［答案］ BCE

【评析】 胸膜炎、稳定型心绞痛为非致命性胸痛常见疾病。

【知识点】 致命性胸痛和非致命性胸痛常见疾病鉴别。

按胸痛对于生命的威胁程度可分为致命性胸痛和非致命性胸痛。致命性胸痛很可能在短时间内危及患者生命，需要予以及时有效的处理。致命性胸痛常见疾病鉴别，见表6-1；非致命性胸痛常见疾病鉴别见表6-2。

表6-1 致命性胸痛常见疾病鉴别

病因	临床特点	鉴别要点
不稳定型心绞痛	胸骨后压迫感、沉重感、烧灼感，可向颈肩部放射	多无明显诱因，一般持续时间较长，可达数十分钟，对活动耐受下降
急性心肌梗死	症状同上，程度较重	多无明显诱因，持续时间长，可达数小时或更长，常伴呼吸困难、大汗、恶心、呕吐，有时症状可不典型
主动脉夹层	前胸突发撕裂样剧痛，常向腰背部放射或始于背部	疼痛范围广，且大多难以忍受，持续数小时乃至数日，常发生于高血压或有结缔组织病变者
肺栓塞	典型症状为呼吸困难、胸痛、咯血三联征，也可以晕厥为首发症状	多急性起病，持续性胸痛，吸气时加重呈胸膜性疼痛，呼吸困难，心动过速，可伴心力衰竭
自发性气胸	起病急骤，多为单侧胸膜性疼痛，伴呼吸困难	突发呼吸困难及胸痛，患侧呼吸音降低或消失

表 6-2 非致命性胸痛常见疾病鉴别

病因	临床特点	鉴别要点
稳定型心绞痛	胸骨后压迫感、沉重感、烧灼感，可向颈肩部放射	多于运动、情绪激动、受凉、饱餐后诱发，持续时间短，休息可缓解
食管反流	上腹部及胸骨下端不适感、烧灼感	饱餐后或进食后出现，制酸剂可缓解
胃-十二指肠溃疡	持续性上腹痛及烧灼痛	进食或制酸剂可缓解
胆囊疾病	右上腹或上腹部较长时间疼痛	可于进食油腻食物后诱发
胰腺炎	上腹与胸骨下端持续性疼痛	暴饮暴食、高脂血症者易发
肺炎、胸膜炎	病变侧胸膜性疼痛，呈持续性疼痛	常伴有发热及炎症表现
支气管炎	胸部中央不适感	可有咳嗽、咳痰
肋软骨炎	突发一过性疼痛	可有局部压痛且位置清楚
带状疱疹	持续性灼痛（常发生于出疹前）	疼痛出现沿脊神经后根感觉纤维的皮肤分布
自主神经紊乱	胸部紧缩感或隐痛，常伴气促及四肢发麻，与活动无关	可有其他精神症状表现

3. 胸痛应注意下列哪些问诊要点

A. 性别和年龄

B. 发作诱因

C. 发作部位和有无放射痛

D. 疼痛性质和程度

E. 疼痛持续时间和缓解方式

［答案］ ABCDE

【评析】 对于胸痛患者，病史询问要点包括：性别、年龄、发作诱因、发作部位、发作范围、前驱症状、发病方式、疼痛性质、疼痛程度、持续时间、有无放射痛、缓解方式、加剧原因、伴随症状、既往病史、家族史。

4. 下列哪些关于急性肺栓塞的观点是正确的

A. 典型症状为呼吸困难、胸痛、咯血三联征

B. 血浆 D 二聚体含量低于 500 μg/L 时可基本排除诊断

C. 动脉血气分析都表现为低氧血症

D. 螺旋 CT 是一线确诊手段

E. 血栓主要来源于深静脉血栓形成

［答案］ ABDE

【评析】 急性肺栓塞的典型症状是呼吸困难、胸痛、咯血三联征，但典型症状仅见于约 20%的患者，大多数患者症状多样，缺乏特异性，胸痛鉴别诊断时需注意排除该病。急性肺栓塞可出现血浆 D-二聚体升高，但因特异性差，对该病无诊断价值。D-二聚体含量低于 500 μg/L 时对该病低危患者具有重要的排除诊断价值，但对于高危患者则不能完全排除急性肺栓塞。动脉血气分析常表现为低氧血症、低碳酸血症，但部分患者血气结果可正常。螺旋 CT 是一线确诊手段，CT 肺动脉造影能够准确发现段以上肺动脉内的血栓。引起该病的血栓主要来源于深静脉血栓形成，对于疑诊病例均应进行下肢深静脉加压超声检查。

5. 下列哪些是主动脉夹层的临床特点

A. 突发前胸部撕裂性疼痛向腰背放射

B. 四肢血压不对称

C. 心底部、颈部、锁骨上出现杂音

D. 服用硝酸甘油可缓解胸痛

E. 多数患者不合并高血压

［答案］ ABC

【评析】 急性胸痛是该病的最主要和常见的表现，约 90%患者突发前胸部持续性、撕裂样或刀割样剧痛，可向腰背部放射，疼痛多难以忍受。95%以上患者合并高血压。两上肢或上下肢血压相差较大。如果出现心脏压塞、血胸或冠状动脉供血受阻引起心肌梗死，则可能出现低血压。该病患者可突发主动脉瓣关闭不全，在心底部、颈部、锁骨上可闻及杂音。服用硝酸甘油不能缓解胸痛。

【知识点】 主动脉夹层的诊断和鉴别诊断。

主动脉夹层是心血管疾病的灾难性危重急症，如不及时诊治，48 小时内病死率可高达 50%。根据急起胸背部撕裂样剧痛、伴有虚脱表现但血压下降不明显甚至增高、脉搏速弱甚至消失或两侧肢体动脉血压明显不等、突然出现主动脉瓣关闭不全或心脏压塞体征、急腹症或神经系统障碍、肾功能急剧减退伴血管阻塞现象等临床表现，即需考虑主动脉夹层的诊断。即刻运用超声、CT、MRI 等诊断手段进行诊断。

因本病的急性胸痛为首要症状，鉴别诊断主要考虑急性心肌梗死和急性肺栓塞。

三、共用题干单选题(每个提问1个得分点)

以下每道试题有2～6个提问，每个提问有5个备选答案，请选择1个最佳答案。

(一)男性，50岁。间歇性胸闷、胸痛1年，多于劳累后发作，持续时间约5分钟，休息可缓解。近1个月来上述症状加重，稍活动即感胸闷、胸痛，每次发作持续时间10～15分钟，含服硝酸甘油后可缓解。胸痛发作时查心电图见一过性ST段压低1 mm，肌钙蛋白检测为阴性。

1. 最可能的诊断是

A. 稳定型心绞痛

B. 不稳定型心绞痛(初发型)

C. 不稳定型心绞痛(恶化型)

D. 急性心肌梗死

E. 心脏神经官能症

[答案] C

【评析】 该患者胸痛的发病特点符合不稳定型心绞痛(恶化型)的临床表现。

【知识点】 不稳定型心绞痛的诊断与鉴别诊断。

根据病史典型的心绞痛症状、典型的缺血性心电图改变及心肌坏死标志物(特别是心脏肌钙蛋白)测定，可以做出诊断。加拿大心血管病学会(CCS)按心绞痛严重度分为四级，见表6-3。不稳定型心绞痛根据临床表现可分为三种，见表6-4。鉴别诊断主要是与稳定型心绞痛、急性心肌梗死相鉴别：稳定型心绞痛多有比较典型的劳力性诱因，而不稳定型心绞痛常在休息或较轻微活动下即可诱发；急性心肌梗死的疼痛程度多更为剧烈，持续时间可长达数小时，并可早期出现严重心律失常、心力衰竭或休克，含服硝酸甘油多不能缓解，心电图常有典型的特征性动态改变，心肌坏死标志物增高。对于其他疾病引起的心绞痛，包括严重的主动脉瓣狭窄或关闭不全、风湿性冠脉炎、梅毒性主动脉炎引起冠脉口狭窄或闭塞、肥厚型心肌病、X综合征等，需根据其他临床表现来进行鉴别。此外，还需与肋间神经痛和肋软骨炎等胸壁疾病、反流性食管炎和胃-十二指肠溃疡等消化道疾病、心脏神经症等相鉴别。

表6-3　CCS心绞痛严重度分级

级别	临床表现
Ⅰ级	一般体力活动(如行走和上楼)不引起心绞痛，但紧张、快速或持续用力可发生心绞痛
Ⅱ级	一般体力活动稍受限制。快步、登高、饭后、寒冷或刮风中行走、情绪激动或醒后数小时内发作心绞痛。在正常情况下以一般速度平地步行200 m以上或登楼一层以上受限
Ⅲ级	一般体力活动明显受限，在正常情况下以一般速度平地步行200 m内，或登楼一层时发作心绞痛
Ⅳ级	轻微活动或休息时即发生心绞痛

表6-4　三种临床表现的不稳定型心绞痛

类别	临床表现
静息型心绞痛	发作于休息时，持续时间通常大于20分钟
初发型心绞痛	通常在首发症状1～2个月、很轻的体力活动即可诱发(程度至少达CCSⅢ级)
恶化型心绞痛	在相对稳定的稳定型(劳力性)心绞痛基础上心绞痛逐渐增强(疼痛更剧烈、时间更长或更频繁，按CCS分级至少增加Ⅰ级水平，程度至少CCS Ⅲ级)

2. 目前疾病的临床危险度分层考虑为

A. 极低危

B. 低危

C. 中危

D. 高危

E. 极高危

[答案] B

【评析】 不稳定型心绞痛临床危险度分层分别为低危、中危、高危3个层次。根据该患者的临床表现、发作时心电图改变及肌钙蛋白检测结果符合低危分层。

【知识点】 不稳定型心绞痛临床危险度分层，见表6-5。

表6-5 不稳定型心绞痛临床危险度分层

临床危险度分层	心绞痛类型	发作时心电图	肌钙蛋白
低危	初发型、恶化型心绞痛无静息时发作	ST段压低≤1 mm,持续时间<20分钟	阴性
中危	①1个月内出现静息心绞痛,48小时内无发作者(多数由劳力性心绞痛进展而来);②梗死后心绞痛	ST段压低>1 mm,持续时间<20分钟	阴性或弱阳性
高危	①48小时内反复发作静息心绞痛;②梗死后心绞痛	ST段压低>1 mm,持续时间>20分钟	常呈阳性

(二)男性,75岁,有慢性阻塞性肺疾病20年,呼吸困难较明显。有高血压病、冠心病史10年,血压控制较好。今晨排便时突然胸痛伴气促加重、明显发绀。

1. 对该患者采集病史时需特别注意询问

A. 胸痛部位、性质、伴随症状

B. 吸烟史

C. 心绞痛发作病史

D. 咳嗽、咳痰情况

E. 粪便颜色、性状、伴随症状

[答案] A

【评析】 患者老年,有慢性心肺疾病史,大便后突发胸痛伴气促加重,急性胸痛起病,首先注意排除致命性胸痛病因,故病史采集时需特别注意询问胸痛的相关情况。

2. 对该患者进行体格检查,需重点注意

A. 血压

B. 有否下肢水肿

C. 比较双侧肺部呼吸音

D. 发绀

E. 有否意识障碍

[答案] C

【评析】 根据患者慢性阻塞性肺疾病史及排便(用力后)出现气促加重伴胸痛、发绀,首先考虑自发性气胸可能性大,故体格检查重点注意比较两肺呼吸音改变,存在单侧呼吸音降低或消失支持气胸诊断。

3. 对明确诊断最有价值的辅助检查是

A. 心电图

B. B超

C. 血气分析

D. 胸部X线

E. 心肌酶谱

[答案] D

【评析】 根据患者发病特点首先考虑自发性气胸可能性大,胸部X线检查如发现单侧肺压缩可明确提示气胸。

4. 查体发现患者左侧呼吸音消失,胸部X线检查发现左侧外凸弧形的细线条形阴影,线外透亮度增高,无肺纹理,故诊断为

A. 急性肺栓塞

B. 左侧自发性气胸

C. 急性心肌梗死

D. 重症肺炎

E. 主动脉夹层

[答案] B

【评析】 结合患者病史、临床表现、辅助检查,左侧自发性气胸诊断可以明确。

【知识点】 全科医师胸痛诊断流程图,见图6-1。

四、案例分析题

每个案例至少有3个提问,每个提问有6～12个备选答案,其中正确答案有1个或多个,每选择一个正确答案得1个得分点,每选择一个错误答案扣1个得分点,扣至本问得分点为0。

(一)患者,女性,67岁。反复活动后胸闷、胸痛2年,加重半天。既往有高血压病史10余年,血压控制可。2年来时有活动后胸闷、胸痛发作,持续时间较短,每次5～10分钟,休息后可缓解。昨夜睡眠时突发胸骨后持续性压迫性疼痛,放射至左颈部及左手臂内侧,伴恶心呕吐1次,呕吐物为胃内容物,无咖啡色样液体或鲜血,无明显腹痛、黑粪等。患者因胸痛持续不缓解今日上午来院就诊。体检:体温37 ℃,呼吸15次/分,心率70次/分,血压100/60 mmHg。神清,气平。颈静脉无充盈或怒张。双肺呼吸音粗,左

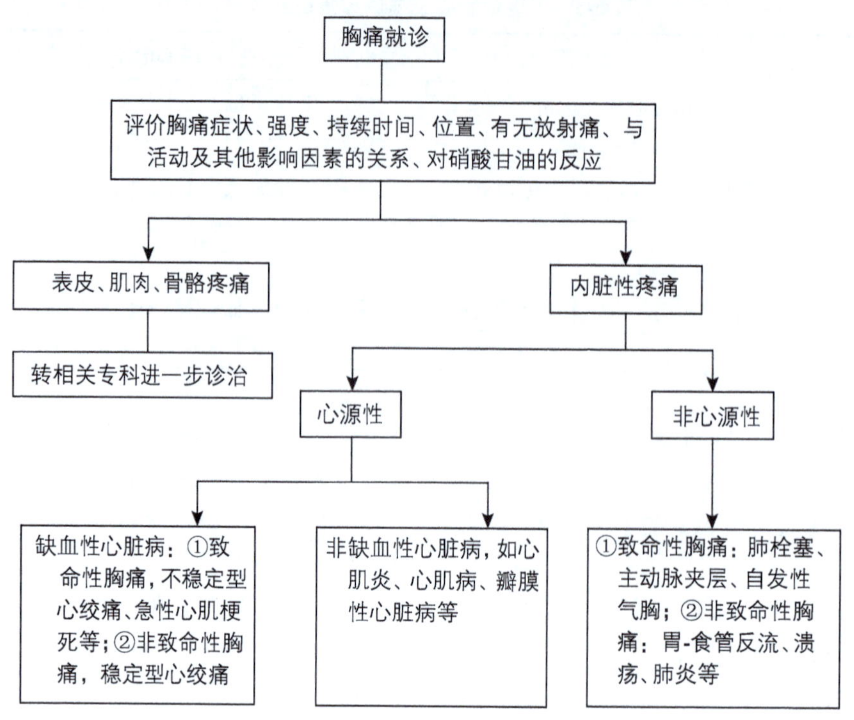

图 6-1　全科医师胸痛诊断流程图

肺底可闻及少量湿啰音，未闻及干啰音或哮鸣音，心界不大，律齐，心音低钝，未闻及病理性杂音，腹平软，全腹无压痛及反跳痛，肝脾肋下未及。双下肢不肿。辅助检查：心电图，见图 6-2；血清心肌坏死标志物肌红蛋白(Myo)、肌钙蛋白 T(cTnT)、肌酸激酶同工酶(CK-MB)均明显升高(3 倍以上)；血常规、血糖、电解质、肝肾功能、血胰淀粉酶均正常。

1. 该患者最可能的诊断是

A. 急性心肌梗死

B. 主动脉夹层

C. 不稳定型心绞痛

D. 急性心包炎

E. 急性肺栓塞

F. 急性胰腺炎

［答案］ A

【评析】 患者为老年女性，有高血压病等冠心病危险因素。反复活动后胸闷、胸痛 2 年，加重半天，胸痛情况具体为无明显诱因下突发胸骨后持续性压迫性疼痛，放射至左颈部及左手臂内侧，伴恶心、呕吐。临床表现符合急性心肌梗死的典型症状，结合心电图出现 ST 段抬高、病理性 Q 波等特征性改变及血清心肌坏死标志物明显升高，可诊断为急性心肌梗死。

【知识点】 急性 ST 段抬高型心肌梗死的诊断。

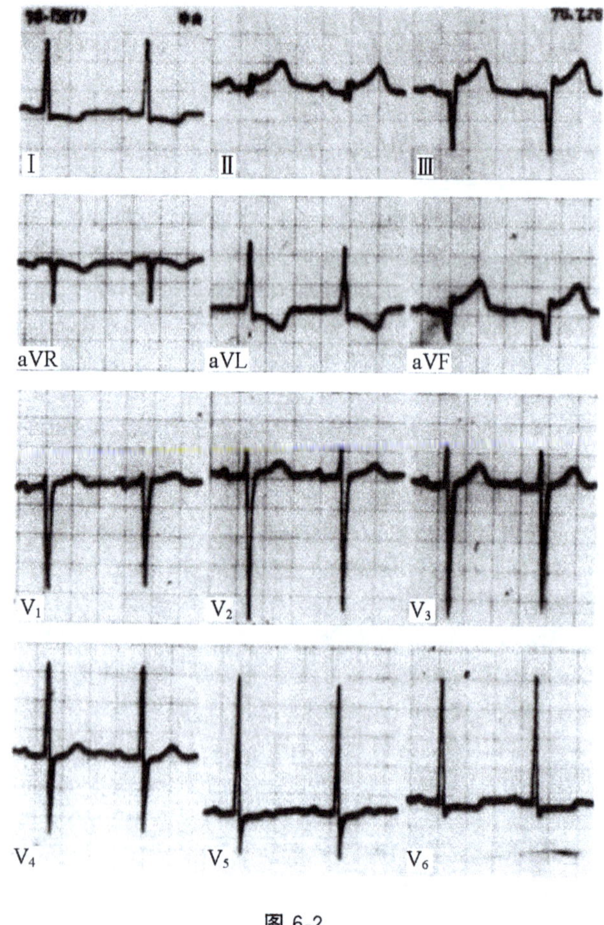

图 6-2

根据典型的临床表现、特征性的心电图改变及实验室检查，急性ST段抬高型心肌梗死的诊断并不困难。需要注意的是，对于老年患者，突发严重心律失常、休克、心力衰竭而原因未明，或突发较重而持久的胸部不适者即胸痛症状不典型者，均应及早考虑本病可能。可先按急性心肌梗死来处理，并短时间内进行心电图、血清心肌坏死标志物检测等动态观察来明确诊断。对于急性非ST段抬高型心肌梗死，血清肌钙蛋白测定的诊断意义更大。心肌坏死标志物增高水平与心肌坏死范围及预后明显相关：cTn是诊断心肌坏死最特异和敏感的首选心肌损伤标志物，通常在急性ST段抬高型心肌梗死的症状发生后2～4 h开始升高，10～24 h达到峰值，并可持续升高7～14 d；CK-MB对判断心肌坏死的临床特异性较高，急性ST段抬高型心肌梗死时其测值超过正常上限并有动态变化，溶栓治疗后梗死相关动脉开通时CK-MB峰值前移(14 h以内)，CK-MB测定也适于诊断再发心肌梗死；肌红蛋白测定有助于急性ST段抬高型心肌梗死的早期诊断，但特异性较差。

2. 该患者最不可能的诊断是

A. 急性心肌梗死

B. 主动脉夹层

C. 不稳定型心绞痛

D. 急性心包炎

E. 急性肺栓塞

F. 急性胰腺炎

[答案] F

【评析】 患者胸痛发病过程中伴随恶心、呕吐，呕吐物为胃内容物，无咖啡色样液体或鲜血，无明显腹痛、黑粪等，查体腹部无特殊，辅助检查血常规、血糖、电解质、肝肾功能、血胰淀粉酶结果正常，因此急性胰腺炎可能性最小。

【知识点】 急性心肌梗死的鉴别诊断，主要考虑以下疾病可能。

(1)心绞痛：详见本章“共用题干单选题”第1题第1问的知识点。

(2)主动脉夹层：胸痛一开始即达高峰，常放射至腰背、腹部、下肢，四肢血压不对称，可出现主动脉瓣关闭不全的表现，偶有意识模糊、偏瘫等神经系统受损症状，但无血清心肌坏死标志物升高。B超、X线、胸主动脉CTA或MRA有助于诊断。

(3)急性肺栓塞：可发生胸痛、呼吸困难、咯血和休克。有右心负荷急剧增加的表现，如发绀、肺动脉瓣区第二心音亢进、颈静脉充盈、肝大、下肢水肿等。心电图出现$S_{I}Q_{III}T_{III}$改变或右束支传导阻滞、电轴右偏、顺钟向转位等。低氧血症常见。肺动脉CTA可诊断肺动脉大分支血管的栓塞。然而血浆D-二聚体在急性心肌梗死中也升高，故鉴别诊断价值不大。

(4)自发性气胸：起病急骤，可有持重物、屏气、剧烈体力活动等诱因，也可在正常活动或安静休息时发生，主要表现为突发一侧胸痛伴呼吸困难，患侧听诊呼吸音降低或消失。临床特点结合胸部X线检查可明确诊断。

(5)急腹症：急性胰腺炎、消化性溃疡穿孔、急性胆囊炎、胆石症等均有上腹部疼痛，可能伴休克，详细问诊、体检、心电图检查和血清心肌坏死标志物检测可协助鉴别。

(6)急性心包炎：特别是急性非特异性心包炎可有较剧烈而持久的心前区疼痛，但疼痛与发热同时出现，呼吸和咳嗽时加重，早期即有心包摩擦音，后者和疼痛在心包腔出现渗液时均消失；全身症状不如心肌梗死严重；心电图除aVR外，其余导联均有ST段弓背向下抬高，T波倒置。

3. 根据心电图表现(图6-2)，该患者的心电图定位诊断为

A. 广泛前壁

B. 下壁

C. 高侧壁

D. 前间隔

E. 前侧壁

F. 局限前壁

[答案] B

【评析】 图6-2的心电图为急性下壁心肌梗死的典型表现：Ⅱ、Ⅲ、aVF导联ST段抬高并出现病理性Q波，Ⅰ、aVL导联ST段压低，T波倒置。

【知识点】 急性ST段抬高型心肌梗死的心电图变化。急性ST段抬高型心肌梗死的心电图常有特征性、动态性变化，并可根据出现特征性改变的导联数来进行梗死区域的定位诊断。

(1)心电图特征性改变的特点为：ST段抬高呈弓背向上型，在面向坏死区周围心肌损伤区的导联上出现；宽而深的Q波(病理性Q波)，在面向透壁心肌坏死区的导联上出现；T波倒置，在面向损伤区周围心肌缺血区的导联上出现；在背向心肌梗死区的导联则出现相反的改变，即R波增高、ST段压低和T波直立并增高。

（2）心电图动态性改变的特点为：起病数小时内，可尚无异常或出现异常高大两支不对称的 T 波，为超急性期改变；数小时后，ST 段明显抬高，弓背向上，与直立 T 波连接。数小时至两天内出现病理性 Q 波，同时 R 波减低，为急性期改变；早期如不进行治疗干预，ST 段抬高持续数日至两周左右，逐渐回到基线水平，T 波则变平坦或倒置，为亚急性期改变；数周至数月后，T 波呈 V 形倒置，两支对称，波谷尖锐，为慢性期改变。

（3）心电图定位诊断，见表 6-6。

表 6-6　ST 段抬高型心肌梗死的心电图定位诊断

导联	前间隔	局限前壁	前侧壁	广泛前壁	下壁	下间壁	下侧壁	高侧壁	正后壁
V_1	＋			＋		＋			
V_2	＋			＋		＋			
V_3	＋	＋		＋		＋			
V_4		＋		＋					
V_5		＋	＋	＋			＋		
V_6			＋				＋		
V_7			＋				＋		＋
V_8									＋
aVR									
aVL		±	＋	±	－	－	－	＋	
aVF					＋	＋	＋	－	
Ⅰ		±	＋	±	－	－	－	＋	
Ⅱ					＋	＋	＋	－	
Ⅲ					＋	＋	＋	－	

“＋”为正面改变，即典型 ST 段抬高、Q 波及 T 波变化；“－”为反面改变，即 QRS 主波向上，ST 段压低及与“＋”部位的 T 波方向相反的 T 波；“±”为可能有正面改变

4. 该患者入院后 1 天出现心律失常，最常见的是

A. 心房颤动

B. 心房扑动

C. 房性期前收缩

D. 房室传导阻滞

E. 室性期前收缩

F. 室性心动过速

［答案］ D

【评析】 房室传导阻滞是急性下壁心肌梗死时最常见的心律失常，其发生机制可能与迷走神经活性增强、房室结缺血相关。

5. 该患者入院后第 6 天突然出现呼吸困难、冷汗、不能平卧，听诊心尖区可闻及 3/6 级收缩期杂音，最可能的原因为

A. 心室壁瘤

B. 心脏破裂

C. 二尖瓣后乳头肌功能失调

D. 肺栓塞

E. 主动脉夹层

F. 急性心包炎

［答案］ C

【评析】 患者在急性下壁心梗后数天突发呼吸困难、冷汗、不能平卧等急性心力衰竭症状，并出现心尖区明显收缩期杂音，符合心梗后并发症乳头肌功能失调或断裂的临床表现。特别是二尖瓣后乳头肌断裂可见于下壁心肌梗死，心力衰竭明显。

【知识点】 心肌梗死的机械性并发症，主要如下。

（1）乳头肌功能失调或断裂：总发生率高达 50%，二尖瓣乳头肌因缺血、坏死等使收缩功能发生障碍，造成不同程度的二尖瓣脱垂并关闭不全，心尖区出现收缩中晚期喀喇音和吹风样收缩期杂音，可引起心力衰竭。乳头肌整体断裂少见，多发生在二尖瓣后乳头肌，见于下壁心肌梗死，心力衰竭明显，可迅速发生肺水肿，在数日内死亡。

（2）心脏破裂：少见，极危重，多为左心室游离壁破裂，表现循环“崩溃”伴电机械分离，患者对常规心肺复苏无反应，常猝死；也有部分为亚急性左心室游离壁破裂；偶为室间隔破裂造成穿孔，胸前区出现粗糙的收缩期杂音。

（3）室壁瘤：常见于左心室，心肌梗死后梗死区域的薄层病变心室壁向外膨出，心脏收缩失活动或呈反常运动，可导致心功能不全、室性心律失常和栓塞。

6. 关于心肌梗死后综合征，下列哪些说法是正确的

A. 发生率约 10%

B. 常于心梗后 1 周内发生

C. 表现为心肌炎

D. 可反复发生

E. 有发热症状

F. 表现为心包炎

［答案］ ADEF

【评析】 心肌梗死后综合征也属于心肌梗死并发症，发生率约10%，心肌梗死后数周至数月内出现，可反复发生，表现为心包炎、胸膜炎或肺炎，有发热、胸痛、白细胞增多和血沉增快等症状，可能为机体对坏死物质的过敏反应。

第二节 处理与转诊

一、单选题(每题1个得分点)

以下每题有5个备选答案，请从中选择1个正确答案。

1. 除下列哪一项外，均为急性肺栓塞的治疗方法

A. 抗凝治疗

B. 溶栓治疗

C. 肺动脉导管碎解和抽吸血栓

D. 手术取栓

E. 机械通气

［答案］ E

【评析】 机械通气不是急性肺栓塞的治疗方法。

【知识点】 急性肺栓塞的危险度分层和治疗方法。

急性肺栓塞的处理原则是早期诊断，早期干预，根据患者的危险度分层选择合适的治疗方案和治疗疗程。

(1)急性肺栓塞的危险度分层如下。①高危(大面积)：临床上以休克和低血压为主要表现，即体循环动脉收缩压＜90 mmHg，或较基础值下降幅度≥40 mmHg，持续15分钟以上；须除外新发生的心律失常、低血容量或感染中毒症所致的血压下降；此型患者病情变化快，预后差，需积极治疗。②中危(次大面积)：血流动力学稳定，但存在右心功能不全和(或)心肌损伤；此型患者可能出现病情恶化，需密切监测病情变化。③低危(非大面积)：血流动力学稳定，无右心功能不全和心肌损伤。

(2)急性肺栓塞的治疗方法如下。①一般处理及呼吸循环支持治疗：对于高度疑诊或确诊患者，进行严密监护、卧床休息、保持粪便通畅、镇静、镇痛、镇咳等对症处理；吸氧纠正低氧血症；多巴胺、多巴酚丁胺等药物纠正低血压。②抗凝治疗：疑诊该病时如无禁忌证，即应开始抗凝治疗。抗凝药物包括普通肝素、低分子肝素、磺达肝癸钠、华法林等。③溶栓治疗：主要适用于高危病例。溶栓药物有尿激酶(UK)、链激酶(SK)、重组组织型纤溶酶原激活剂(rt-PA)。④肺动脉导管碎解和抽吸血栓：适用于肺动脉主干或主要分支的高危病例并存在以下情况者。溶栓禁忌；溶栓或积极内科治疗无效；或在溶栓起效前很可能发生致死性休克者。⑤肺动脉血栓摘除术：仅适用于经积极内科治疗或导管介入治疗无效的紧急情况。⑥放置腔静脉滤器：对于急性肺栓塞合并抗凝禁忌的患者，为防止下肢深静脉大块血栓再次脱落阻塞肺动脉，可考虑放置腔静脉滤器。

2. 主动脉夹层一旦明确诊断，应即刻采取下列哪项处理

A. 积极升压治疗

B. 积极抗凝治疗

C. 迅速镇静镇痛

D. 立即介入治疗

E. 立即手术治疗

［答案］ C

【评析】 主动脉夹层一旦确诊，即刻开始内科处理，迅速镇静镇痛处理有利于控制血压和心率。本病多合并高血压，需积极降压治疗，禁止抗凝血、抗血小板治疗。急性期患者无论是否采取介入或手术治疗均应首先给予强化内科治疗。

【知识点】 主动脉夹层的治疗。

主动脉夹层系危重急诊，病死率高，一旦确诊，立即开始内科治疗。①镇静镇痛：吗啡、哌替啶和镇静药等。②控制血压和心率：迅速将收缩压降为100～120 mmHg或更低，可静脉滴注硝普钠。给予β受体阻滞药，减慢心率为60～70次/分，降低左心室张力和收缩力，以防夹层进一步扩大。

随后的治疗决策应按以下原则：①急性期患者无论是否采取介入或手术治疗均应首先给予强化的内科药物治疗。②升主动脉夹层特别是波及主动脉瓣或心包内有渗液者宜急诊外科手术。③降主动脉夹层急性期病情进展迅速，病变局部血管直径≥5 cm或有血管并发症者应争取介入治疗置入支架(动脉腔内隔绝术)。如夹层范围不大，无特殊

血管并发症时，可试行内科药物保守治疗。

3. 患者，男性，35岁，2周前感冒发热，自服感冒药后症状好转。3日前突然出现持续性胸痛，前俯位改善，伴低热、气促。查体胸骨左缘3～4肋间闻及心包摩擦音。抗感染治疗3日后，患者胸痛缓解，仍有低热，气促加重，不能平卧。查体血压80/60 mmHg，心率110次/分，心律齐，心音低弱，心浊音界明显增大，未闻及心包摩擦音，颈静脉怒张。此时首选下列哪项治疗措施

A. 心包穿刺抽液

B. 升压药物

C. 利尿药物

D. 强心药物

E. 血管扩张药物

[答案]　A

【评析】　该患者为青年男性，感冒后10日左右出现胸痛、低热、气促，查体发现心包摩擦音，符合急性心包炎的临床特点。治疗后3日出现气促加重、低血压、心动过速、心音遥远、心浊音界增大的表现，表明患者短时内出现大量心包积液导致心脏压塞，故需行心包穿刺抽液以缓解心脏压塞。

【知识点】　急性心包炎概述。急性心包炎的最常见病因为病毒感染，病毒感染者多于感染症状出现10～12日有胸痛等症状，部分患者可伴有肺炎和胸膜炎临床表现。胸骨后、心前区疼痛是急性心包炎的特征，疼痛可放射至颈部、左肩、左臂、上腹部，疼痛与呼吸运动相关，常因咳嗽、深呼吸、变换体位或吞咽而加重。急性心包炎最具有诊断价值的体征为心包摩擦音，呈抓刮样粗糙的高频音，多位于心前区，以胸骨左缘第3～4肋间最为明显，身体前倾坐位、深吸气或将听诊器胸件加压后可能听到摩擦音增强，当心包积液增多将两层心包分开时，摩擦音即消失。急性心包炎多伴有心包积液，呼吸困难是心包积液时最突出的症状。当心包渗液过多时可导致心脏压塞，临床特征为Beck三联征，即低血压、心音低弱、颈静脉怒张。胸部X线检查可无异常发现，当心包积液量较多(成人液体量>250 ml、儿童液体量>150 ml)时可见心影增大。心电图除aVR和V_1导联外的所有常规导联可能出现ST段弓背向下抬高。超声心动图可确诊心包积液并引导心包穿刺引流。治疗包括病因治疗、解除心脏压塞及对症支持治疗。患者宜卧床休息，疼痛时给予非甾体类消炎药，必要时也可使用吗啡镇痛。对其他药物治疗积液吸收效果不佳者可给予糖皮质激素治疗。大量心包积液引起心脏压塞时必须立即行心包穿刺抽液。

4. 患者，男性，65岁，有慢性咳嗽、咳痰、气促20余年。今晨剧烈咳嗽后突发气促加重伴右侧胸痛，诊断为右侧张力性气胸。患者入院时生命体征平稳，首选下列哪项治疗

A. 保守治疗

B. 胸腔闭式引流

C. 胸腔穿刺抽气

D. 手术治疗

E. 化学性胸膜固定术

[答案]　B

【评析】　患者为老年男性并有肺基础疾病史，诊断为张力性气胸，不主张非手术治疗。胸腔闭式引流适用于不稳定型气胸、呼吸困难明显、肺压缩程度较重、交通性或张力性气胸，反复发生气胸的患者。胸腔穿刺抽气主要适用于小量气胸(20%以下)、呼吸困难较轻、心肺功能尚好的闭合性气胸患者。虽然张力性气胸病情危急时如无条件紧急插管引流，也可采用胸腔穿刺排气，但该患者入院时生命体征平稳，故首选胸腔闭式引流。

【知识点】　自发性气胸的治疗。治疗目的是促进患侧肺复张、消除病因及减少复发，具体措施如下。

(1)非手术治疗：适用于稳定型小量气胸，首次发生的症状较轻的闭合性气胸。给予严格卧床，酌情镇静、镇痛，高浓度吸氧可加快胸腔内气体的吸收。如患者年龄偏大，并有肺基础疾病如慢阻肺，其胸膜破裂口愈合慢，呼吸困难等症状加重，即使气胸量较小，原则上也不主张非手术治疗。

(2)排气疗法：①胸腔穿刺抽气，适用于小量气胸(20%以下)，呼吸困难较轻，心肺功能尚好的闭合性气胸患者。张力性气胸病情危急时，如无条件紧急插管引流，也可采用胸腔穿刺排气，以达到暂时减压的目的。②胸腔闭式引流，适用于不稳定型气胸、呼吸困难明显、肺压缩程度较重、交通性或张力性气胸、反复发生气胸的患者，无论其气胸量多少，均应尽早行胸腔闭式引流，包括水封瓶闭式引流和闭式低负压吸引。对肺压缩严重、时间较长的患者，插管后应夹管分次引流，避免胸腔内压力骤降产生肺复张后肺水肿。

(3)手术治疗：经内科治疗无效的气胸为手术适应证，主要适用于长期气胸、血气胸、双侧气胸、复发性气胸、张力性气胸引流失败者、胸膜增厚致

肺膨胀不全或多发性肺大疱者。手术方法包括胸腔镜及开胸手术。

(4)化学性胸膜固定术：由于气胸复发率高，为了预防复发，可胸腔内注入硬化剂，产生无菌性胸膜炎症，使脏层和壁层胸膜粘连从而消灭胸膜腔间隙。适用于不宜手术或拒绝手术的下列患者：持续性或复发性气胸、双侧气胸、合并肺大疱、肺功能不全、不能耐受手术者。

二、多选题(每题1个得分点)

以下每题有5个备选答案，其中正确答案为2个或者2个以上，多选、少选、错选均不得分。

1. 基层医生接诊下列哪些胸痛时，需立即转诊
   A. 胸骨后持续性压榨性疼痛，心电图示ST段抬高
   B. 发热、咳嗽、咳痰伴胸痛
   C. 右侧胸痛伴气促，右侧呼吸音消失
   D. 胸痛在呼吸、上肢活动时加重，肋软骨局部触痛
   E. 持续性胸骨后或上腹部疼痛，伴恶心、剧烈呕吐、呕血

   [答案] ACE

【评析】 胸骨后持续性压榨性疼痛，心电图示ST段抬高，考虑为急性冠状动脉综合征；右侧胸痛伴气促，右侧呼吸音消失，考虑自发性气胸；持续性胸骨后及上腹部疼痛，伴恶心、剧烈呕吐、呕血，考虑为贲门撕裂症。上述三种胸痛情况属于急性严重胸痛，可危及生命，基层医院因治疗条件受限，需立即转诊上级医院并做好院前救护工作。发热、咳嗽、咳痰伴胸痛，考虑肺炎可能性大，可根据胸部X线检查情况及抗感染治疗后病情变化，必要时转诊上级医院。胸痛在呼吸、上肢活动时加重，肋软骨局部触痛，考虑为肋软骨炎，可常规转诊至外科门诊。

【知识点】 胸痛转诊注意事项。对于突发急诊胸痛，可初步划分为“急性严重胸痛”和“急性胸痛”两类，根据胸痛伴随的临床特点，做出初步判断，给予不同的转诊处理，见表6-7。

表6-7 胸痛转诊注意事项

类别	临床表现	临床特点	初步诊断	处理	注意事项
急性严重胸痛	持续性或反复发作剧烈胸痛，并伴有以下临床表现之一：①用硝酸甘油或非甾体类消炎药不能缓解；②胸痛为压榨性或撕裂性疼痛；③疼痛向腰背或左肩背放射；④焦虑或恐惧；⑤晕厥；⑥发绀、呼吸困难；⑦咳嗽、咯血；⑧心率过快或过慢；⑨血压升高或降低；⑩冷汗、四肢发凉；⑪体温≥39 ℃或＜35 ℃	胸骨后或左前胸压榨性疼痛，向左肩背或左前臂放射，用硝酸甘油不能缓解；第一心音减弱、心尖部奔马律、收缩期杂音；心电图ST段抬高或明显压低，或新出现的完全性左束支传导阻滞	急性冠状动脉综合征	立即转诊	院前救护
		前胸部撕裂性疼痛向腰背放射，用硝酸甘油或非甾体类消炎药不能缓解；心底部、颈部、锁骨上出现杂音，四肢血压不对称；胸部X线片示纵隔增宽	急性主动脉夹层	立即转诊	院前救护
		一侧胸痛，呼吸运动度受限，气管偏移，一侧呼吸音消失或明显减低	自发性气胸	立即转诊	院前救护
		胸痛伴突发呼吸困难，可伴咯血及晕厥；颈静脉充盈或怒张，肝大、压痛，听诊闻及舒张期奔马律，P_2亢进；心电图新出现$S_I Q_{III} T_{III}$改变，或右束支传导阻滞、电轴右偏、顺钟向转位；胸部X线检查见肺内楔形阴影	急性肺栓塞	立即转诊	院前救护
		胸痛伴心悸、发热，发病前1～3周有呼吸道或消化道感染史；心电图多导联异常，如出现病理性Q波、ST-T改变等	急性心肌炎	立即转诊	院前救护
		持续性胸骨后或上腹痛，向后胸部放射伴恶心、剧烈呕吐、呕血	贲门撕裂症	立即转诊	
		其他不能明确病因的严重胸痛	病因不能确定	立即转诊	

（续　表）

类别	临床表现	临床特点	初步诊断	处理	注意事项
急性胸痛	有下列情况之一者：新发生的胸痛；发热伴憋气	持续胸骨后疼痛；心包摩擦音，仰卧位明显；心电图多导联 ST 段轻度抬高	急性心包炎	尽快转诊	
		发热、咳嗽、咳痰伴胸痛；听诊管状呼吸音、湿啰音；胸部 X 线检查见肺内片状阴影	肺炎	转诊	
		发热、咳嗽无痰，剧烈胸痛、深吸气时加剧；听诊胸膜摩擦音；胸部 X 线检查见胸腔积液	胸膜炎	转诊	
		胸骨后或左前胸压榨性疼痛，用硝酸甘油可缓解；发作时心电图可见 ST 段压低	心绞痛	转诊	院前救护
		有外伤史；胸廓压痛、有或无骨擦音	外伤性胸痛	转诊至外科急诊	院前救护
		胸部沿肋间持续性胸痛；皮肤有簇状水疱	带状疱疹	常规转诊至皮肤科门诊	
		胸痛在呼吸、上肢活动时加重；肋软骨局部有触痛	肋软骨炎	常规转诊至外科门诊	

2. 下列哪些措施是急性心肌梗死的院前处理

A. 让患者平卧、制动

B. 吸氧

C. 口服阿司匹林 300 mg

D. 使用硝酸甘油

E. 立即在急救人员护送下转至上级医院

［答案］ ABCDE

【评析】 以上五项均为急性心肌梗死的院前处理。

【知识点】 致命性胸痛常见疾病的院前处理。急性心肌梗死为致命性胸痛常见疾病，一旦确诊，需尽快做好院前处理并立即转送上级医院。一些致命性胸痛常见疾病的院前处理见下。

(1)急性心肌梗死的院前处理：①让患者平卧、制动；②监测生命体征和心电图；③吸氧、开放静脉通道；④静脉滴注或含服硝酸甘油、口服阿司匹林 300 mg；⑤维持血压、做好心肺复苏的准备；⑥立即联系专业急救人员转送至上级医院。

(2)不稳定型心绞痛的院前处理：①首先应根据临床特点对患者进行危险度分层。②低危患者：尽快(24～48 小时)与上级医院联系转诊。阿司匹林 100 mg，每日 1 次；美托洛尔 25 mg，每日 2 次；单硝酸异山梨酯 20 mg，每日 2 次；辛伐他汀 20 mg，每晚睡前 1 次；硝酸甘油(备用)。减少体力活动；戒烟。胸痛发作时硝酸甘油 0.5 mg 舌下含服，可重复，同时转送至上级医院。③对中、高危患者立即转诊至上级医院。高危患者应有急救人员护送。

(3)急性主动脉夹层的院前处理：①监测血压、心率、心电图等，建立静脉通道；②镇静镇痛：吗啡 10 mg 或哌替啶 50 mg＋异丙嗪 25 mg 肌内注射；③控制血压和心率：β 受体阻滞药、硝普钠等；④禁止抗凝、抗血小板治疗；⑤立即在急救人员护送下转至上级医院。

(4)急性肺栓塞的院前处理：①卧床、吸氧；监测呼吸、血压、心率、氧饱和度、心电图等；②合并休克者给予多巴胺或去甲肾上腺素；③立即在急救人员护送下转至上级医院。

3. 冠心病患者的二级预防包括

A. 抗心绞痛治疗

B. 抗血小板治疗

C. 控制血压

D. 控制血脂

E. 积极治疗并发症

［答案］ ABCD

【评析】 积极治疗并发症为冠心病三级预防，其余均为二级预防的具体措施。

【知识点】 冠心病的三级预防。①一级预防：针对一般人群和高危人群，以健康教育为主，广泛宣传冠心病防治知识，改善生活方式，对可控的危险因素(如高血压、高血脂、高血糖等)采取积极措施，预防动脉粥样硬化和冠心病的发生。②二级预防：对冠心病患者早发现、早诊断、早治疗，采用非药物和药物等手段预防疾病发展、并发症发生，提高患者生活质量，有效降低病死率。具体措施包括：a. 抗血小板治疗，抗心绞痛治疗。b. 预防心律失常、减轻心脏负荷等，控制血压。c. 控制血脂、戒烟。d. 控制饮食、控制血糖；e. 冠心病相关知识的健康教育，鼓励患者进行有计划、适当的运动锻炼。③三级预防：积极治疗并发症，防止病情进一步恶化，延长患者寿命，降低致残率和病死率。

4. 不稳定型心绞痛的药物治疗，包括下列哪几项

A. 抗心肌缺血治疗

B. 抗血小板治疗

C. 抗凝治疗

D. 溶栓治疗

E. 调脂治疗

［答案］ ABCE

【评析】 溶栓治疗属于再灌注心肌治疗，其余均为不稳定型心绞痛的药物治疗。

【知识点】 不稳定型心绞痛的药物治疗。①抗心肌缺血药物：目的是减轻心肌耗氧或扩张冠脉，缓解心绞痛发作。药物包括硝酸酯类、β受体阻滞药、钙通道阻滞药等。②抗血小板药物：常规联合使用阿司匹林和氯吡格雷；对拟行介入治疗的中、高危患者，可考虑应用血小板糖蛋白Ⅱb/Ⅲa（GP Ⅱb/Ⅲa）受体拮抗药。③抗凝药物：常规应用于中、高危患者。药物包括普通肝素、低分子肝素、磺达肝癸钠和比伐卢定等。④调脂药物：无论基线血脂水平如何，均应尽早开始使用他汀类药物。⑤血管紧张素转换酶抑制药（ACEI）或血管紧张素受体阻滞药（ARB）：如无禁忌证或低血压，应在24小时内给予ACEI，不能耐受者用ARB代替。

三、共用题干单选题（每个提问1个得分点）

以下每道试题有2～6个提问，每个提问有5个备选答案，请选择1个最佳答案。

（一）患者，男性，23岁，3周前有发热、咽痛史。近1周来有心悸、胸闷、胸痛不适。查体心率110次/分，心律失常，心尖区可闻及2/6收缩期吹风样杂音，心界无扩大，颈静脉无怒张，肝不大，双下肢无水肿。心电图提示ST-T改变、房性期前收缩。

1. 最可能的诊断是

A. 心绞痛

B. 急性心肌梗死

C. 急性心包炎

D. 病毒性心肌炎

E. 心脏神经官能症

［答案］ D

【评析】 该患者为年轻男性，存在前驱感染史，之后出现心悸等胸部不适，查体发现心动过速、心律失常及收缩期吹风样杂音，心电图提示ST-T改变、房性期前收缩，符合病毒性心肌炎的临床特点。

【知识点】 病毒性心肌炎的诊断。

心肌炎的最常见病因为病毒感染，其中柯萨奇B组病毒是最常见的致病因素。病毒性心肌炎的多数患者在发病前1～3周有病毒感染前驱症状，如发热、乏力、肌肉酸痛，或恶心、呕吐等消化道症状，随后可出现心悸、胸痛、呼吸困难、水肿等，甚至晕厥、猝死。查体常有心律失常，以房性与室性期前收缩及房室传导阻滞最为多见，心率可增快，听诊可闻及第三、第四心音或奔马律，部分患者可于心尖区闻及收缩期吹风样杂音。心力衰竭患者可有颈静脉怒张、肺部湿啰音、肝大、下肢水肿等体征。重症患者可出现低血压、四肢湿冷等心源性休克体征。辅助检查中心电图、心肌损伤标志物、超声心动图、心脏磁共振对明确诊断意义较大。病毒性心肌炎的诊断主要为临床诊断，根据典型的前驱感染史、相应的临床表现、心电图、心肌损伤标志物检查或超声心动图、心脏磁共振显示的心肌损伤证据，应考虑此诊断。确诊有赖于心内膜心肌活检。

2. 为进一步明确诊断，应首选下列哪项检查

A. 心肌损伤标志物

B. 胸部X线检查

C. 红细胞沉降率

D. 病毒血清学检测

E. 心肌活检

［答案］ A

【评析】 病毒性心肌炎由于存在心肌损伤，故常见心肌损伤标志物增高。胸部X线检查、红细胞沉降率为非特异性检查。病毒血清学检测仅对病因有提示作用，不作为诊断依据。心肌活检为有创检查，虽能确诊该病，但对于轻症患者不作为常规检查。

【知识点】 病毒性心肌炎的辅助检查，主要包括如下。①心电图：常见ST-T改变及各种心律失常；②心肌损伤标志物检查：常见肌钙蛋白、肌酸激酶等增高；③超声心动图：可显示左心室形态及功能变化，可发现心包积液；④心脏磁共振：对心肌炎诊断有较大价值，典型表现为钆延迟增强扫描可见心肌片状强化；⑤胸部X线检查：可发现心影增大；

⑥非特异性炎症指标：如红细胞沉降率、C 反应蛋白指标常升高；⑦病毒血清学检测：仅对病因有提示作用，不作为诊断依据；⑧心内膜心肌活检：可确诊，但为有创检查，主要用于病情危重、治疗反应差、原因不明的患者，对于轻症患者，一般不作为常规检查。

3. 对该患者最重要的治疗措施是

A. 抗生素

B. 抗病毒药物

C. 糖皮质激素

D. 抗心律失常药物

E. 休息和支持治疗

[答案]　E

【评析】　病毒性心肌炎无特异性治疗，主要是避免劳累、适当休息及对症支持处理。

【知识点】　病毒性心肌炎的治疗：①避免劳累，适当休息。②出现心力衰竭时酌情使用利尿药、血管扩张药、ACEI 等。③出现快速性心律失常特别是室性快速性心律失常时，可考虑使用抗心律失常药物。高度房室传导阻滞或窦房结功能损害而出现晕厥或明显低血压时可考虑使用临时心脏起搏器。④糖皮质激素疗效不肯定，不主张常规使用，但对其他治疗效果不佳的患者，可考虑在发病10～30 日使用。⑤可应用促心肌代谢药物，如三磷腺苷、辅酶 A、环腺苷酸等。

（二）患者，男性，65 岁，夜间睡眠时突发胸闷、胸痛、呼吸困难。查体：神志淡漠，四肢湿冷，血压 80/50 mmHg，心率 125 次/分。急诊心电图提示广泛前壁心肌梗死。

1. 患者低血压的最可能原因是

A. 急性左心衰竭

B. 低血容量性休克

C. 心源性休克

D. 神经源性休克

E. 恶性心律失常

[答案]　C

【评析】　患者为老年男性，急诊心电图提示广泛前壁心肌梗死，出现低血压首先考虑急性心肌梗死合并心源性休克。

【知识点】　心源性休克概述。

其临床表现为四肢湿冷、尿量减少和（或）精神状态改变。急性 ST 段抬高型心肌梗死合并心源性休克常因大面积心肌坏死（占左心室心肌的 35%～40%）、合并右心室梗死或严重机械性并发症所致。血流动力学特征为严重持续低血压（收缩压＜90 mmHg或平均动脉压较基线下降 30 mmHg 以上）伴心室充盈压升高（肺动脉楔压为＞18～20 mmHg）及心脏指数(CI)明显下降(＜1.8 L/min/m^2)。

2. 针对低血压，下列哪种治疗方法更合适

A. 静脉滴注多巴胺

B. 静脉滴注硝普钠

C. 静脉滴注多巴酚丁胺

D. 应用洋地黄制剂

E. 主动脉内球囊反搏术(IABP)

[答案]　E

【评析】　IABP 是急性 ST 段抬高型心肌梗死合并心源性休克患者的重要治疗方法。对入院时已处于心源性休克状态的急性 ST 段抬高型心肌梗死患者，应用 IABP 越早越好，同时联合快速血供重建治疗，有望改善患者预后，降低心源性休克的病死率。静脉滴注多巴酚丁胺、多巴胺等正性肌力药物有助于稳定患者的血流动力学，是心源性休克患者的Ⅱ类推荐指征。在升压药和 IABP 治疗的基础上，谨慎、少量应用血管扩张药（如硝普钠）对减轻心脏前后负荷可能有益，但不作为推荐指征。在急性心肌梗死发病的 24 小时内使用洋地黄制剂有增加室性心律失常的危险，不主张使用。

【知识点】　急性心肌梗死的 IABP 治疗。

急性 ST 段抬高型心肌梗死合并心源性休克时，IABP 能有效逆转组织低灌注，联合冠状动脉血运重建治疗，可迅速开通梗死相关动脉，恢复心肌再灌注，降低病死率。IABP 阻断和延缓血流动力学进一步恶化，为此类患者接受冠状动脉造影和机械性再灌注治疗提供重要的时间过渡和机会。对大面积梗死或高危患者应考虑预防性应用 IABP。年龄＞75 岁、以往有心力衰竭史、左主干或 3 支血管病变、持续低血压、Killip Ⅲ～Ⅳ级、收缩压＜120 mmHg 且持续性心动过速等急性 ST 段抬高型心肌梗死患者，应用 IABP 对改善预后有重要的临床意义。急性心肌梗死并发机械性并发症如乳头肌断裂或室间隔穿孔时，IABP 已成为冠状动脉造影和修补手术及血管重建术前的一项稳定性治疗手段。IABP 也是顽固性室速伴血流动力学不稳定、梗死后难治性心绞痛患者冠状动脉血运重建前的一种治疗措施。

3. 低血压纠正后应立即开展下列哪种治疗更合适

A. 抗凝血治疗

B. 抗血小板治疗

C. 溶血栓治疗

D. 经皮冠状动脉介入治疗(PCI)

E. 抗心律失常治疗

［答案］ D

【评析】 再灌注心肌治疗是急性ST段抬高型心肌梗死首选的治疗方法，然而合并心源性休克时，溶栓治疗的血管开通率降低，故更提倡行经皮冠状动脉介入治疗(PCI)或冠状动脉旁路移植术(CABG)机械性再灌注治疗。抗凝或抗血小板治疗的目的在于防止血栓形成，阻止病情向心肌梗死方向发展，并不能使已发生闭塞的冠状动脉再通。抗心律失常治疗为对症治疗措施，目的在于防止致命性心律失常出现导致猝死，根本治疗仍然是早期血运重建。

【知识点】 急性ST段抬高型心肌梗死合并心源性休克的早期血供重建。

急性ST段抬高型心肌梗死的治疗原则是尽快恢复心肌的血液灌注以挽救濒死的心肌、防止梗死扩大或缩小心肌缺血范围，因此早期快速再灌注心肌即冠状动脉血运重建是首选的治疗方法。血供重建主要包括溶栓治疗、PCI或CABG。急性ST段抬高型心肌梗死合并心源性休克时，溶栓治疗的血管开通率明显降低，住院期的病死率增高，因此更提倡行机械性再灌注治疗(PCI或CABG)，机械性再灌注治疗可提高此类患者的生存率。若PCI失败或不适用者(如多支病变或左主干病变)，应急诊CABG。无条件行血管重建术的医院应在积极升压后，迅速将患者转运至有条件的医院作进一步治疗。

四、案例分析题

每个案例至少有3个提问，每个提问有6～12个备选答案，其中正确答案有1个或多个，每选择一个正确答案得1个得分点，每选择一个错误答案扣1个得分点，扣至本问得分点为0。

患者，女性，65岁，有高血压病、糖尿病史10余年。近半年来时有劳累后发作心前区压迫性闷痛不适，每次发作约5分钟，休息后胸痛症状可缓解。患者今日做家务时再次出现类似发作，遂来院就诊。体检：体温37 ℃，呼吸12次/分，心率75次/分，血压150/90 mmHg。神清，气平。颈静脉无充盈或怒张。双肺呼吸音粗，未闻及明显干湿啰音。心界不大，心律齐，未闻及病理性杂音。腹软，无压痛。双下肢不肿。辅助检查：胸痛发作时心电图见ST段压低、T波倒置，胸痛缓解后心电图ST-T改变恢复；心肌酶谱、肌钙蛋白多次检查正常。

1. 该患者最可能的诊断是

A. 急性心肌梗死

B. 不稳定型心绞痛

C. 稳定型心绞痛

D. 病毒性心肌炎

E. 反流性食管炎

F. 心脏神经症

［答案］ C

【评析】 根据劳力性诱因(劳累、做家务)下出现短时心前区压迫性闷痛、休息后可缓解的发作特点，结合患者为老年绝经后女性、存在高血压病和糖尿病的冠心病危险因素，以及心电图提示发作时有ST-T改变、症状消失后ST-T改变恢复和心肌损伤标志物检测阴性的结果，该患者符合典型的稳定型(劳力性)心绞痛的临床特点，故首先考虑诊断为稳定型心绞痛。鉴别诊断可详见本章第一节“共用题干单选题”第1题第1问的知识点。

2. 如要确诊，应选择哪项检查

A. 选择性冠状动脉造影

B. 螺旋CT冠状动脉成像(CTA)

C. 心电图负荷试验

D. 动态心电图监测

E. 超声心动图

F. 核素心肌显像

［答案］ A

【评析】 该患者目前首先考虑诊断为冠心病稳定型心绞痛，选择性冠状动脉造影目前仍是诊断冠心病的金标准。

【知识点】 稳定型心绞痛的辅助检查。辅助检查主要如下。

(1)实验室检查：血常规、血糖、血脂、心肌损伤标志物、甲状腺功能等。

(2)心电图检查：①静息时心电图和心绞痛发作时心电图，两者差别比较有助于诊断；②心电图负荷试验：有一定比例的假阳性和假阴性，单纯运动心电图阳性或阴性结果不能作为诊断或排除冠心病的依据；③24小时心电图连续动态监测：可发现ST-T改变和各种心律失常，胸痛发作时相应时间的缺血性ST-T改变有助于确定心绞痛的诊断。

(3)放射性核素检查：核素心肌显像等可判断心肌的血流灌注情况，但不能直接显示冠状动脉狭窄病变的部位或程度。

(4)冠状动脉CTA:具有较高的阴性预测价值,若未见狭窄病变,一般可以不用进一步行有创性检查;但其对狭窄程度的判断仍有一定限度,特别当钙化存在时会显著影响判断。

(5)超声心动图:有助于发现其他需与冠脉狭窄导致的心绞痛相鉴别的疾病如肥厚型心肌病、主动脉瓣狭窄等,但多数稳定型心绞痛患者静息时超声心动图检查无异常。

(6)选择性冠状动脉造影:为有创性检查手段,目前仍是诊断冠心病的准确方法,可发现狭窄性病变的部位并估计其程度。

3. 针对该患者胸痛发作时的治疗措施包括下列哪些

A. 休息

B. 含服硝酸甘油

C. 含服硝酸异山梨酯

D. 口服美托洛尔

E. 口服阿司匹林

F. 肌内注射吗啡

[答案] ABC

【评析】 稳定型心绞痛发作时的治疗主要是休息和使用短效硝酸酯类制剂,如硝酸甘油和硝酸异山梨酯缓解症状。美托洛尔和阿司匹林是心绞痛缓解期的药物治疗。吗啡多用于急性心肌梗死剧烈胸痛时镇静、镇痛。

4. 针对该患者胸痛缓解期的药物治疗包括下列哪些

A. 低分子肝素

B. β受体阻滞药

C. 硝酸酯类

D. 阿司匹林

E. 他汀类

F. ACEI

[答案] BCDEF

【评析】 低分子肝素为抗凝药物,主要用于急性冠状动脉综合征的治疗。

【知识点】 稳定型心绞痛缓解期的药物治疗。

(1)减轻症状、改善缺血的药物。①β受体阻滞药:能抑制心脏β肾上腺素能受体,减慢心率、减弱心肌收缩力、降低血压,减低心肌耗氧,减少心绞痛发作和增加运动耐量。只要无禁忌证,β受体阻滞药应作为稳定型心绞痛的初始治疗药物。②硝酸酯类药物:为内皮依赖性血管扩张药,能减少心肌耗氧和改善心肌灌注,进而改善心绞痛症状。长效硝酸酯制剂用于降低心绞痛发作的频率和程度,适用于慢性长期治疗。③钙通道阻滞药:通过改善冠状动脉血流和减少心肌耗氧起着缓解心绞痛的作用。长效钙通道阻滞药能减少心绞痛发作。④其他:主要有代谢类药物曲美他嗪、钾通道开放药尼可地尔及高选择性心脏去极化期If离子通道抑制剂伊伐布雷定、中医中药治疗等。

(2)改善预后的药物。①阿司匹林:稳定型心绞痛患者服用阿司匹林可降低心肌梗死、脑卒中或心血管性死亡危险。所有患者只要没有禁忌证都应服用。②氯吡格雷:是一种二磷酸腺苷(ADP)受体阻滞药,有效减少ADP介导的血小板激活和聚集。主要用于支架植入后及阿司匹林禁用的患者。③β受体阻滞药:能降低心肌梗死后患者死亡和再梗死的风险,推荐使用无内在拟交感活性的β受体阻滞药。④他汀类药物:能有效降低总胆固醇(TC)和低密度脂蛋白胆固醇(LDL-C)的水平,还具有延缓斑块进展、稳定斑块和消炎等作用。只要无禁忌证,无论血脂水平如何,所有冠心病患者均应给予他汀类药物治疗。⑤ACEI或ARB:在稳定型心绞痛患者中,合并糖尿病、高血压、心力衰竭或左室收缩功能不全的高危患者建议使用ACEI。不能耐受ACEI者可用ARB替代治疗。

(黄黎亚 陈书艳)

参考文献

[1] 祝墡珠.全科医生临床实践.北京:人民卫生出版社,2013.

[2] 杜雪平,席彪.全科医生基层实践.北京:人民卫生出版社,2013.

[3] 万学红,卢雪峰.诊断学.8版.北京:人民卫生出版社,2013.

[4] 葛均波,徐永健.内科学.8版.北京:人民卫生出版社,2013.

[5] 中华医学会心血管病学分会,中华心血管病杂志编辑委员会.慢性稳定性心绞痛诊断与治疗指南.中华心血管病杂志,2007,35(3):195-206.

[6] 中华医学会心血管病学分会.急性ST段抬高型心肌梗死诊断和治疗指南.中华心血管病杂志,2015,43(5):380-393.

第7章

腹 痛

本章提示

1. 掌握腹痛的常见病因和分类。
2. 掌握腹痛的发生机制。
3. 掌握腹痛的临床表现及伴随症状。
4. 掌握临床上腹痛的问诊要点。
5. 掌握腹痛的治疗原则和转诊原则。
6. 了解腹痛的预防原则。

一、单选题(每题1个得分点)

以下每题有5个备选答案,请从中选择1个正确答案。

1. 下列有关腹痛的叙述,哪一项是错误的

A. 空腔脏器的痉挛或扩张可引起腹痛

B. 腹痛均由腹腔内脏病变所致

C. 腹腔内血管阻塞可引起缺血性腹痛

D. 腹膜的化学刺激可导致腹痛

E. 腹痛原因未明确之前尽量不使用镇痛药

[答案] B

【评析】 某些腹外脏器的疾病也可导致腹痛,如心肌梗死等,因此B是错误的。

【知识点】 腹痛多由腹部脏器疾病引起,也可因腹腔外或全身性疾病引起。腹痛的性质和程度受病变情况和刺激程度的影响,同时也受到神经和心理因素的影响。由于病因复杂,引起腹痛的机制不同,因此对腹痛患者必须全面了解病史及体格检查,结合必要的辅助检查,进行综合分析,才能做出正确的诊断。临床上许多疾病引起的腹痛涉及多种发生机制,根据腹痛发生机制不同,可分为内脏性腹痛、躯体性腹痛和牵涉痛。

2. 根据腹痛部位判断病变部位时,下面哪一种说法是错误的

A. 右下腹痛多为回盲部病变

B. 右上腹痛多为肝胆病变

C. 上腹痛时病变必然在胃或十二指肠

D. 脐周腹痛多为小肠病变

E. 左上腹痛应想到胰腺病变

[答案] C

【评析】 上腹痛病变,包括胃、十二指肠、胰腺疾病,肝、胆、脾、结肠疾病等。所以"上腹痛时病变必然在胃或十二指肠"是错误的,因此选C。

【知识点】 按腹痛的部位判断病变的部位。①中上腹:食管、胃、十二指肠、胰腺疾病;②右上腹:肝、胆和结肠右曲部位疾病;③左上腹:胰、脾、结肠左曲疾病;④右下腹:阑尾和回盲部位病变;⑤麦克伯尼点:急性阑尾炎;⑥左下腹:降结肠、乙状结肠、直肠的病变;⑦侧腹部(腰部):肾、输尿管的病变;⑧下腹部耻骨上:膀胱和妇科疾病;⑨脐周:小肠病变;⑩部位不定:肠虫病。

3. 有关腹痛性质及程度的描述,下列哪一项是错误的

A. 腹膜炎时腹痛伴有腹肌紧张及反跳痛

B. 急性胰腺炎多为持续性中上腹痛

C. 胆石症或泌尿系结石常为阵发性绞痛

D. 胆道蛔虫常为剑突下钻顶样痛

E. 消化性溃疡为中上腹持续性疼痛

[答案] E

【评析】 消化性溃疡多表现为慢性、周期性和节律性疼痛。因此应选择E。

【知识点】 按照腹痛的性质和程度判断病变的部位。①空腔器官痉挛:阵发性绞痛;②胆道蛔虫症:剑突下钻顶性疼痛,阵发性、剧烈;③急性胰腺炎:持续性疼痛,呈阵发性加重;④内脏穿孔:剧痛;⑤腹腔内出血:开始腹痛剧,后转为持续性钝痛;⑥肝大:持续性隐痛或胀痛;⑦消化性溃疡:慢性、周期性和节律性疼痛。

4. 通过伴随症状推测腹痛原因时,下列哪一种说法是错误的

A. 腹痛伴黄疸必然为胆道系统感染

B. 腹痛伴发热常提示炎症存在

C. 腹痛伴腹泻可能为肠道感染

D. 腹痛伴休克及贫血可能为腹腔脏器破裂

E. 腹痛伴血尿可能为泌尿系统结石

[答案] A

【评析】 腹痛伴黄疸除胆道系统疾病外,还应考虑胰头肿瘤的可能,所以应选A。

【知识点】 按照腹痛的伴随症状判断腹痛的病因。①腹痛伴腹泻:急性胃肠炎;②腹痛伴血尿:尿路结石;③急性腹痛伴呕吐、腹胀、肛门停止排气:肠梗阻;④急性腹痛伴血便:肠套叠和肠系膜血管栓塞;⑤急性腹痛伴休克:肝、脾等腹腔脏器破裂、出血;⑥腹痛伴寒战、高热:急性化脓性胆管炎症和腹腔脏器脓肿;⑦上腹痛伴泛酸、嗳气:消化性溃疡。

6. 腹痛发生的三种基本机制是

A. 急性腹痛、慢性腹痛和牵涉痛

B. 腹腔内、腹腔外和全身性疾病

C. 神经性腹痛、反射性腹痛和牵涉痛

D. 内脏性腹痛、反射性腹痛和牵涉痛

E. 内脏性腹痛、躯体性腹痛和牵涉痛

[答案] E

【评析】 腹痛发生可分为三种基本机制,即内脏性腹痛、躯体性腹痛和牵涉痛,因此选E。

7. 下列哪项不是内脏性腹痛的特点

A. 疼痛部位含混

B. 腹痛可因体位变化加重

C. 常伴自主神经兴奋症状

D. 疼痛部位接近腹中线

E. 疼痛感觉模糊

[答案] B

【评析】 内脏性腹痛是腹内某一器官受到刺激,由信号交感神经通路传入脊髓,其疼痛特点为:①疼痛部位含混,接近腹中线;②疼痛感觉模糊,多为痉挛、不适、钝痛、灼痛;③常伴恶心、呕吐、出汗等其他自主神经兴奋症状。

内脏性疼痛与体位变化无关,故选B。

二、多选题(每题1个得分点)

以下每题有5个备选答案,其中正确答案为2个或2个以上,多选、少选、错选均不得分。

1. 腹痛患者的转诊原则是什么

A. 诊断不明的腹痛需转专科医院就诊

B. 需要手术治疗的腹痛应尽快转专科医院

C. 伴休克及水、电解质、酸碱平衡紊乱的严重患者应转专科医院就诊

D. 诊断不明确的腹痛患者可先使用镇痛药物缓解腹痛,然后转专科医院

E. 功能性腹痛伴抑郁,社区处理后效果不明显,可转精神专科治疗

[答案] ABCE

【评析】 对于诊断不明确的腹痛,应尽量不用缓解腹痛的药物,以免掩盖症状,延误诊断。因此,应该选ABCE。

【知识点】 腹痛患者出现以下情况需及时转诊至专科医院:①诊断不明的腹痛需转专科医院就诊;②需要手术治疗的腹痛患者,应尽快安排转诊;③诊断不明确的腹痛患者,转诊前尽量不用镇痛药物;④伴休克及水、电解质、酸碱平衡紊乱的严重患者,应在社区医院测量并记录血压、心率、呼吸等生命体征,给予补液、扩容、使用升压药、补充电解质等,维持生命体征稳定,同时积极护送转诊;⑤功能性腹痛伴抑郁,社区处理后效果不明显,可转精神专科治疗。

2. 腹痛的预防原则在于

A. 早期采用镇痛药物缓解疼痛

B. 早期诊断

C. 积极治疗原发病

D. 早期发现疾病

E. 积极抗感染治疗

[答案] BCD

【评析】 由于腹痛的病因复杂,引起腹痛的机制不同,所以预防腹痛的方法各不相同,关键在于早期发现、诊断,采取有力措施,积极治疗原发疾病,才能预防和缓解疼痛。而不是早期采用镇痛药

物，因此A错误，应选BCD。

3. 急性腹痛的常见病因包括

A. 腹腔器官急性炎症

B. 空腔脏器阻塞或扩张

C. 脏器被膜的牵张

D. 腹腔内血管阻塞

E. 腹膜炎症

［答案］ ABDE

【评析】 脏器被膜的牵张应为慢性腹痛的常见病因，因此C错误，选择ABDE。

【知识点】 急性腹痛的常见病因为：①腹腔器官急性炎症；②空腔脏器阻塞或扩张；③脏器扭转或破裂；④腹膜炎症；⑤腹腔内血管阻塞；⑥腹壁疾病；⑦胸腔疾病所致腹部牵涉性痛；⑧全身性疾病所致的腹痛。

4. 慢性腹痛的常见病因有哪些

A. 腹腔脏器的扭转或梗阻

B. 中毒与代谢障碍

C. 脏器被膜的牵张

D. 胃肠功能紊乱

E. 肿瘤压迫及浸润

［答案］ ABCDE

【评析】 以上情况都为慢性腹痛的病因。慢性腹痛的常见病因有腹腔脏器的扭转或梗阻、腹腔脏器的慢性炎症、脏器被膜的牵张、中毒与代谢障碍、肿瘤压迫及浸润、胃肠功能紊乱，因此应该选ABCDE。

【知识点】 腹痛的常见原因。

（1）急性腹痛：有起病急、病情重和转变快的特点，常涉及是否手术治疗的紧急决策。①腹膜炎症：多为胃肠穿孔引起，少部分为自发性腹膜炎；②腹腔器官急性炎症：如急性胃炎、急性肠炎、急性胰腺炎、急性胆囊炎等；③空腔脏器阻塞或扩张：如肠梗阻、胆道结石、胆道蛔虫症、泌尿系结石梗阻等；④脏器扭转或破裂：如肠扭转、卵巢扭转、肝破裂、脾破裂、异位妊娠破裂等；⑤腹腔内血管阻塞：如缺血性肠病、夹层腹主动脉瘤等；⑥胸腔疾病所致的腹部牵涉性痛：如肺炎、肺梗死、心绞痛、心肌梗死等；⑦腹壁疾病：如腹壁挫伤、脓肿及腹壁带状疱疹；⑧全身性疾病所致的腹痛：如腹型过敏性紫癜、腹型风湿热、尿毒症。

（2）慢性腹痛：起病缓慢、病程长，疼痛多为间歇性，以钝痛或隐痛居多。①腹腔内脏器的慢性炎症：如反流性食管炎、慢性胃炎、慢性胆囊炎及胆道感染、慢性胰腺炎、溃疡性结肠炎、克罗恩病等；②空腔脏器的张力变化：如胃肠痉挛或胃肠、胆道运动障碍等；③胃、十二指肠溃疡；④腹腔内脏器的扭转或梗阻：如慢性胃、肠扭转；⑤脏器包膜的牵张：肝淤血、肝炎、肝脓肿、肝癌等；⑥中毒与代谢障碍：如铅中毒、尿毒症；⑦肿瘤压迫及浸润：以恶性肿瘤居多；⑧胃肠神经功能紊乱：如胃肠神经症。

5. 胆道蛔虫引起腹痛的机制有

A. 空腔脏器痉挛

B. 化学刺激

C. 中毒与代谢障碍

D. 缺血

E. 炎症

［答案］ AE

【评析】 蛔虫钻入胆道，刺激胆总管的壶腹部括约肌，使之产生痉挛性收缩，因此患者出现剑突下突发性剧烈绞痛，疼痛持续时间不等。当蛔虫体被收缩的胆道括约肌嵌顿，患者可表现为腹部绞痛。蛔虫钻入胆道后，除在停留部位引起机械性刺激外，还从肠道内带来大量的细菌，可以引起上行性感染，致化脓性胆管炎及胆管周围炎，使胆管扩张，亦可引起腹痛。因此选AE。

6. 消化性溃疡穿孔腹痛的机制有

A. 化学刺激

B. 脏器痉挛

C. 炎症

D. 中毒与代谢障碍

E. 缺血

［答案］ ABC

【评析】 溃疡急性穿孔是消化性溃疡最严重的并发症。急性溃疡穿孔的主要原因是活动性溃疡基底组织坏死，穿透浆膜层，致胃（或十二指肠）腔与腹腔相通。溃疡穿孔后，含有食物、胃液、胆汁、胰液等的胃、十二指肠内容物流入腹腔，首先胃酸、胆汁等刺激引起化学性腹膜炎，产生剧烈的持续性腹痛。数小时后，胃肠内容物流出减少，而腹膜刺激所致渗出液增加，胃肠流出的内容物被稀释，腹痛可暂时减轻。一般于8～12小时，由于腹腔内细菌的生长和繁殖，形成细菌性腹膜炎，可引起肠麻痹、败血症及中毒性休克等。因此应该选择ABC。

【知识点】 腹痛发生可分为三种基本机制，即内脏性腹痛、躯体性腹痛和牵涉痛。

（1）内脏性腹痛：是腹内某一器官受到刺激，信号经交感神经通路传入脊髓，其疼痛特点为：①疼痛部位含混，接近腹中线；②疼痛感觉模糊，多为痉挛、不适、钝痛、灼痛；③常伴恶心、呕吐、出汗等其他自主神经兴奋症状。

(2)躯体性腹痛：是来自腹膜壁层及腹壁的痛觉信号，经体神经传至脊神经根，反映到相应脊髓节段所支配的皮肤。其特点是：①定位准确，可在腹部一侧；②程度剧烈而持续；③可有局部腹肌强直；④腹痛可因咳嗽、体位变化而加重。

(3)牵涉痛：是腹部脏器引起的疼痛，刺激经内脏神经传入，影响相应脊髓节段而定位于体表，即更多具有体神经传导特点，疼痛较强，程度剧烈，部位明确，局部有压痛、肌紧张及感觉过敏等。

三、共用题干选择题(每个提问 1 个得分点)

以下每题有 2～6 个提问，每个提问有 5 个备选提问，请选择 1 个最佳答案。

(一)患者，男性，36 岁。上腹部疼痛 5 小时，转移至右下腹痛 1 小时入院，伴呕吐胃内容物一次。查体：体温 38.4 ℃，急性面容，腹平软，上腹及右下腹均压痛，以右下腹明显，麦克伯尼点压痛(＋)，反跳痛(＋)，移动性浊音(－)，双下肢不肿。

1. 该患者最有可能的诊断是

A. 急性胃肠炎

B. 十二指肠溃疡

C. 胃溃疡

D. 急性阑尾炎

E. 急性胰腺炎

［答案］ D

【评析】 临床上许多疾病引起的腹痛涉及多种发生机制，该患者属于急性腹痛，早期疼痛发生在脐周，后期转移至右下腹麦克伯尼点，并伴有恶心、呕吐，为内脏性疼痛。之后炎症进一步发展波及腹膜壁层时，出现躯体性疼痛，程度剧烈，伴压痛、肌紧张及反跳痛。该患者符合急性阑尾炎的典型临床表现，因此选 D

2. 为证实炎症的存在，还需要做以下哪些检查

A. 血常规

B. 血培养

C. 腹部 B 超

D. 腹部 CT

E. 直肠指检

［答案］ A

【评析】 急性阑尾炎患者白细胞计数增多，约占患者的 90%，是临床诊断中重要依据。一般在 $(10～15)\times10^9/L$。随着炎症加重，白细胞数随之增加，甚至可超过 $20\times10^9/L$。白细胞数增多的同时，中性多形核细胞数也有增高。当病情正在发展，症状恶化，已经增多的白细胞数突然降低，往往是脓毒血症的表现，属于危象，应予重视。所以，对该患者应该做血常规检查明确白细胞计数分类，所以应该选 A。

(二)患者，男性，37 岁，反复上腹部疼痛数年，常于餐前疼痛，进食后可缓解，有时夜间痛醒，向背部放射。口服西咪替丁，两周仍无好转，GI 未发现胃及十二指肠溃疡。

1. 为明确诊断，该患者应进行哪些检查

A. 胃镜检查

B. 十二指肠低张造影

C. 腹部 B 超

D. 腹部 CT

E. 胃液分析

［答案］ A

【评析】 纤维胃镜检查对胃肠道疾病有较强的诊断价值，X 线检查尤其是低张十二指肠造影对诊断也有一定帮助，因此选择 A。

2. 该患者最可能的诊断是

A. 功能性消化不良

B. 胃浅表溃疡

C. 十二指肠球后溃疡

D. 胆道蛔虫症

E. 慢性胃炎

［答案］ C

【评析】 十二指肠球后溃疡是消化性溃疡中比较少见的一种类型，以症状重、并发症多、内科治疗效果差和术前确诊较为困难为其特点。胃小弯溃疡的疼痛多于餐后 0.5～1 小时发生，球后溃疡或胃幽门部溃疡，有时可在半夜发生。疼痛在睡前和午夜出现，这叫“夜间痛”。该患者的症状与之较符合，因此选 C。

(三)患者，女性，50 岁。发热 3 天，伴右上腹痛，深呼吸时疼痛加剧，有少量咳嗽，体格检查：38 ℃，心脏听诊无特殊，两肺呼吸音清，右下呼吸音低，叩诊浊音，未闻及湿啰音，腹软，右上腹轻压痛，无腹肌紧张和反跳痛，肝肋下 1 cm、软、无触痛，Murphy 征(－)。

1. 该患者最可能的诊断是

A. 病毒性肝炎

B. 肝囊肿

C. 十二指肠溃疡

D. 胆囊炎

E. 右侧渗出性胸膜炎

［答案］ E

【评析】 许多疾病可引起腹痛，涉及多种机制，可导致误诊。胸膜炎多表现为胸痛、咳嗽，以上腹痛为主要表现者不多见。此类患者病变多位于下胸部，引起上腹痛的机制为病变部位与分布上腹部体表的传入神经进入脊髓同一阶段，并在后角发生联系，来自下胸部的痛觉冲动直接激发脊髓体表感觉神经元，引起上腹部疼痛。一些胸腔疾病可以导致腹部牵涉性疼痛，如肺炎、肺梗死、心绞痛、心肌梗死、急性心包炎、胸膜炎、食管裂孔疝、胸椎结核等。该患者腹痛，发热伴咳嗽，体格检查发现右下呼吸音低，叩诊浊音，因此考虑渗出性胸膜炎的诊断，故选 E。

2. 为确诊还需要做哪一项检查

A. 胸部X线片

B. 腹部B超

C. 心电图

D. 抗生素诊断性治疗

E. 口服胆囊造影

［答案］ A

【评析】 胸膜炎可产生向腹部放射的疼痛，一般可根据以下几点与急性炎症性腹部疾病相鉴别：①X线及临床特点；②无恶心、呕吐、肠道紊乱；③深呼吸或咳嗽时疼痛明显加剧；④表浅呼吸；⑤压迫胸壁或腹部常疼痛减轻。因此该患者应该做胸部X线片检查。

（四）患者，男性，60岁。既往有十二指肠球部溃疡史，近日出现上腹部隐痛、腹胀，伴呕吐宿食。查体：上腹膨隆，可见胃型和蠕动波，有振水声。

1. 该患者最可能的诊断是

A. 肠梗阻

B. 胃癌

C. 幽门梗阻

D. 贲门梗阻

E. 功能性消化不良

［答案］ C

【评析】 幽门梗阻，指的是胃的幽门部位由于溃疡或肿瘤等病变所致的食物和胃液通过障碍。由于幽门通过障碍，胃内容物不能顺利入肠，而在胃内大量潴留，导致胃壁肌层肥厚，胃腔扩大及胃黏膜层的炎症，水肿及糜烂。临床上患者可出现腹痛及饱胀感，餐后上腹疼痛加重，随着胃潴留的出现，变为上腹弥漫性胀痛或饱胀不适。除腹痛外，呕吐为幽门梗阻最突出的症状。呕吐多发生在下午和晚间，梗阻程度愈重，呕吐次数愈多，呕吐物含有宿食。体格检查可以发现上腹膨隆，蠕动波与振水音。严重者可出现脱水征、代谢性碱中毒等症状。该患者既往有十二指肠球部溃疡史，出现上腹部隐痛、腹胀，伴呕吐宿食。查体可见胃型和蠕动波，有振水声。因此符合幽门梗阻的临床表现，故选 C。

2. 为确诊，最好做哪一项检查

A. X线胃肠钡餐造影

B. 吞线试验

C. 腹部B超

D. 腹部CT

E. 纤维胃镜检查

［答案］ E

【评析】 幽门梗阻的诊断主要依赖纤维内镜检查。纤维胃镜可见幽门痉挛、黏膜水肿或黏膜脱垂及瘢痕性狭窄等不同的病理变化，并可见溃疡的大小、位置与形态。对可疑恶性的病例，须做活组织检查。因此胃镜检查能为幽门梗阻的病因提供确切的诊断依据。因此应该选 E。

（五）患者，男性，24岁。既往有十二指肠溃疡病史，近日出现反复中上腹痛，1小时前突然腹痛加剧难忍，大汗淋漓，考虑为十二指肠穿孔。

1. 下列体征最有助于溃疡穿孔诊断的是

A. 腹肌紧张

B. 腹部有移动性浊音

C. 腹部压痛及反跳痛

D. 肝浊音界消失

E. 肠鸣音消失

［答案］ D

【评析】 胃-十二指肠溃疡多在活动期逐渐向深部侵蚀，由黏膜至肌层，最终穿破浆膜而发生穿孔。穿孔部位多数位于幽门附近的胃、十二指肠前壁。临床表现为急性弥漫性腹膜炎。诊断依据大多数患者有溃疡病史，而且近期内溃疡症状加重；突发性上腹部刀割样疼痛，很快波及全腹，伴恶心、呕吐；全腹压痛，肌紧张，尤以右上腹为甚，肝浊音界缩小或消失，肠鸣音减弱或消失，故选 D。

2. 急诊应做什么检查

A. 胃镜检查

B. 胸部透视

C. 上消化道钡餐检查

D. 吞线试验

E. 腹腔穿刺

[答案] E

【评析】 十二指肠穿孔在X线片及腹部透视见膈下游离气体;腹腔穿刺抽得黄色浑浊液体。故选E。

3. 患者不宜做哪一项检查

A. 胸部透视

B. 胃镜检查

C. 腹部透视

D. 胸腹联合透视

E. 腹腔穿刺

[答案] B

【评析】 食管、胃、十二指肠穿孔的急性期是胃镜检查的禁忌证,因此选B。

4. 十二指肠穿孔哪一部位多见

A. 十二指肠球部小弯侧

B. 十二指肠球部后壁

C. 十二指肠球部前壁

D. 十二指肠降部

E. 十二指肠水平部

[答案] C

【评析】 急性十二指肠溃疡穿孔多见于十二指肠球部前壁偏胃小弯侧,故选C。

【知识点】 腹痛的诊断思路。

(1)病史询问

①年龄、性别、职业。a. 幼儿:先天畸形、肠套叠、蛔虫病等;b. 青壮年:急性阑尾炎、胰腺炎、消化性溃疡等;c. 中老年:胆囊炎、胆石症、恶性肿瘤、心血管疾病等;d. 育龄妇女:卵巢囊肿扭转、宫外孕等;e. 有长期铅接触史:铅中毒。

②发病方式:急性起病者要注意各种急腹症的鉴别。缓慢起病者涉及功能性与器质性、良性与恶性疾病的区别,需注意病因、诱因及缓解因素。

③腹痛的部位。a. 中上腹:食管、胃、十二指肠、胰腺疾病;b. 右上腹:肝、胆和结肠右曲部位疾病;c. 右上腹:胰腺、脾脏、结肠左曲疾病;d. 右下腹:阑尾和回盲部病变;e. 麦氏点:急性阑尾炎;f. 左下腹:结肠、乙状结肠、直肠的病变;g. 侧腹部(腰部):肾脏、输尿管的病变;h. 下腹部耻骨上:膀胱和妇科疾病;i. 脐周:小肠病变;j. 部位不定:肠虫症。

④腹痛的性质和程度。a. 空腔脏器痉挛:阵发性绞痛;b. 胆道蛔虫症:剑突下钻顶痛,阵发性,剧烈;c. 急性胰腺炎:持续性疼痛,呈阵发性加剧;d. 内脏穿孔:剧痛;e. 腹腔内出血:开始腹痛剧烈,后转为持续性钝痛;f. 肝大:持续性隐痛或胀痛;g. 消化性溃疡:慢性、周期性和节律性疼痛,与进食有关,性质为隐痛或烧灼痛。

⑤牵涉痛。a. 胆囊疾病:右肩部;b. 急性胰腺炎:右腰背部;c. 十二指肠溃疡穿孔:背部;d. 肾绞痛:沿腹直肌的边缘向腹股沟放射。

⑥诱发、加剧或缓解因素。a. 急性胃肠炎:常有不洁饮食史;b. 急性胰腺炎:饱餐和饮酒后易发生;c. 胆绞痛:脂肪餐后诱发;d. 十二指肠溃疡:空腹或夜间痛,进食后可缓解;e. 消化性溃疡:喜按,按压可使疼痛缓解;f. 急性腹膜炎:拒按,腹壁加压后疼痛加剧。

⑦伴随症状。a. 腹痛伴腹泻:急性胃肠炎;b. 腹痛伴血尿:尿路结石;c. 急性腹痛伴呕吐、腹胀、肛门停止排气:肠梗阻;d. 急性腹痛伴血便:肠套叠和肠系膜血管栓塞;e. 急性腹痛伴休克:肝、脾等腹腔脏器破裂、出血;f. 腹痛伴寒战高热:急性化脓性胆管炎症和腹腔脏器脓肿;g. 上腹痛伴泛酸、嗳气:消化性溃疡。

⑧既往病史。a. 有消化性溃疡病史:溃疡穿孔;b. 育龄妇女有停经史:宫外孕;c. 酗酒史:急性胰腺炎、急性胃炎;d. 心脑血管病史:血管栓塞。

(2)体格检查要点:首先应该查明是全腹压痛还是局部压痛,全腹压痛表示病变弥漫,如弥漫性腹膜炎;局部压痛往往提示病变所在部位,如麦克伯尼点为阑尾炎的特有体征。腹部压痛伴肌紧张、反跳痛表示病变涉及腹膜壁层。腹块边缘模糊伴压痛,多考虑炎症;腹块质地较硬,边缘清晰,无明显压痛,提示肿瘤;肠套叠、肠扭转、肠梗阻者可触及病变的肠曲;老年人结肠中的粪块需与腹块相鉴别;腹部呈现胃型、肠型,多为幽门梗阻;肠鸣音亢进提示机械性肠梗阻,肠鸣音减弱或消失提示肠麻痹;腹外脏器的病变也可引起腹痛,需加以鉴别。

(3)实验室及辅助检查:根据临床资料分析,结合相应的实验室及辅助检查,有助于及时、准确地明确诊断。

①血、尿、粪的常规检查:外周血白细胞计数及中性粒细胞增高提示炎症性病变;尿中出现大量红细胞,提示泌尿系统结石、肿瘤或外伤;有蛋白尿和尿白细胞增多,则提示泌尿系统感染;脓血便提示

肠道感染，血便提示直肠癌、绞窄性肠梗阻、肠系膜血栓栓塞、出血性肠炎等。

②血液生化检查：血清淀粉酶增高提示为胰腺炎，是急腹症鉴别诊断中常用的血生化检查；血糖与血酮的测定可用于判断糖尿病酮症引起的腹痛；血清胆红素增高提示胆道疾病；肝、肾功能及电解质的检查可提示诊断的方向，此外对判断病情亦有帮助。

③腹腔穿刺液的常规及生化检查：腹痛诊断未明而发现腹水时，必须做腹腔穿刺检查。穿刺所得液体应送常规及生化检查，必要时还需做细菌培养、结核杆菌培养和脱落细胞检查。

④X线检查：腹部X线片检查在腹痛的诊断中应用最广。膈下发现游离气体，考虑为胃肠道穿孔；肠腔积气扩张、肠内见多个液平面则可提示肠梗阻；输尿管部位的钙化影可提示输尿管结石；腰大肌影模糊或消失的，提示后腹膜炎症或出血；X线钡餐造影或钡餐灌肠检查可发现胃肠溃疡、肿瘤，当疑有肠梗阻时禁忌钡餐造影。

⑤腹部B超检查：肝、胆、脾、胰、肾、卵巢、腹腔内包块等鉴别诊断有重要作用。

⑥腹部电子计算机断层扫描(CT)及磁共振检查：对肝、胆、胰、脾、肾、卵巢、腹腔内包块等鉴别诊断有重要作用，磁共振胆胰管造影(MRCP)、内镜逆行胆胰管造影及经皮穿刺胆管造影可显示胆道及胰管是否通畅，判断由结石、肿瘤或炎症等因素导致的梗阻。

⑦内镜检查：在胃肠道疾病的鉴别中起重要作用，内镜检查同时可取活组织检查，病理结果对疾病性质的确定具有决定性意义。

四、案例分析题

每个案例至少有3个提问，每个提问有6～12个备选答案，其中正确答案有1个或多个。每选择一个正确答案得1个得分点；每选择一个错误答案扣1个得分点，扣至本问得分点为0。

患者，女性，45岁。节律性中上腹痛2年余，常有空腹痛及夜间痛，与进食相关，餐后疼痛可缓解，近一天解黑粪，伴心悸、头晕。查体：神情，两肺呼吸音清，血压90/48 mmHg，心率115次/分，腹部触诊可及剑突下轻压痛。入院生化检查：肝肾功能、血淀粉酶、肌钙蛋白正常。

1. 该患者最可能的诊断是

A. 慢性胃炎

B. 十二指肠溃疡

C. 胃癌

D. 胃泌素瘤

E. 胃溃疡

F. 食管胃底静脉曲张

[答案] B

【评析】 该患者腹痛部位为中上腹部，疼痛的性质为慢性、周期性和节律性疼痛，并与进食有关，因此考虑消化性溃疡的可能。十二指肠溃疡以空腹痛或夜间痛更为常见，根据该患者腹痛的规律，考虑十二指肠溃疡的可能性较大。故选择B。

【知识点】 胃溃疡和十二指肠溃疡总称为消化性溃疡。消化食物的胃酸和胃蛋白酶却消化了自身的胃壁和十二指肠壁，从而损伤黏膜组织，这是引发消化性溃疡的主要原因。疼痛和饮食有关，对胃溃疡而言，通常在空腹时或餐后30分钟左右开始痛，而十二指肠溃疡则是在空腹时、餐后2～3小时，或夜间开始痛。十二指肠溃疡以空腹痛或夜间痛更为常见。

2. 为进一步明确诊断，最可靠、有效的检查方法是

A. 血清胃泌素测定

B. 胃液分析

C. 胃镜检查

D. 胃肠钡餐造影

E. 粪隐血试验

F. 血管造影检查

[答案] C

【评析】 胃镜检查是诊断消化性溃疡的重要方法，因此选择C。

3. 估计该患者消化道出血量为

A. 5 ml

B. 50 ml

C. 300 ml

D. 400 ml

E. ＞500 ml

F. ＞800 ml

[答案] E

【评析】 该患者有心悸、头晕的表现，因此考虑出血量＞500 ml，因此选E。

【知识点】 上消化道出血出血量的估计方法：粪隐血试验阳性提示每日出血5 ml以上；出现柏油样黑粪提示出血量50～70 ml；一次出血量不超过400 ml，一般不引起全身症状，出血量在400～500 ml时，可出现全身症状，如头晕、乏力、心悸、出

汗等;如超过 1000 ml,临床上出现急性周围循环衰竭的表现。

4. 该疾病最常见的并发症是

A. 恶性变

B. 穿孔

C. 幽门梗阻

D. 出血

E. 自发性腹膜炎

F. 出血性休克

［答案］ D

【评析】 十二指肠溃疡的并发症,包括出血、溃疡穿孔、癌变等,最常见的并发症为出血,因此选D。

5. 对于该患者,应如何处理

A. 平卧位,禁食,预防窒息,心电血压监护

B. 输液、补充血容量,监测中心静脉压

C. 质子泵抑制药治疗

D. 三腔管压迫止血

E. 药物治疗无效则考虑手术治疗

F. H_2 受体拮抗药

［答案］ ABCE

【评析】 根据患者的病史,基本排除肝硬化导致的食管静脉曲张出血,故不考虑三腔管压迫止血的措施。故选择 ABCE。

【知识点】 消化道出血的治疗。

(1)一般治疗:患者取平卧位,头偏向一侧,以免大量呕血时引起窒息,禁食。加强护理,记录血压、脉搏、出血量及尿量,保持静脉通路,必要时进行中心静脉压测定和心电图监护。

(2)补充血容量:予以输液,必要时给予输血,在补充血容量的同时进行中心静脉压监测。

(3)止血措施:一般先采用内科非手术治疗,如果无效再考虑外科手术。药物治疗以质子泵抑制药为主,必要时可用去甲肾上腺加入冰盐水口服或做鼻胃管滴注,也可使用凝血酶。食管、胃底静脉曲张破裂出血时用垂体后叶素和生长抑素,必要时采用三腔气囊管压迫止血或纤维内镜直视下止血。经非手术治疗后无效,可考虑手术治疗。食管、胃底静脉曲张破裂可考虑口腔或脾肾静脉吻合等手术。胃、十二指肠溃疡大出血患者早期手术可降低病死率。

6. 消化道出血患者出现什么情况应该转诊至上级医院

A. 评估为出血量较大的消化道出血

B. 出血部位不明确者

C. 在社区止血无效或效果不明显

D. 肿瘤所致出血,需手术治疗

E. 出现黑粪的患者

F. 出血病因不明确者

［答案］ ABCDF

【评析】 消化道出血转诊原则。出现以下情况需转诊至上级医院进一步诊治:①评估为出血量较大的消化道出血;②出血部位及病因不明确者;③在社区止血无效或效果不明显;④肿瘤所致出血,需手术治疗。故选 ABCDF。

(方宁远)

第 8 章

黄 疸

本章提示

1. 掌握黄疸的病因学分类
2. 掌握各种黄疸的发病机制和临床表现
3. 掌握黄疸诊断与鉴别诊断要点
4. 熟悉黄疸的主要治疗方法与转诊指征
5. 了解黄疸的辅助检查

一、单选题(每题 1 个得分点)

以下每题有 5 个备选答案,请从中选择 1 个正确答案。

1. 血清中可引起黄疸的物质是

A. 食用色素
B. 胆红素
C. 胡萝卜素
D. 胆固醇
E. 甘油三酯

[答案] B

【评析】 血清中胆红素升高可引起黄疸。但在诊断黄疸时要排除假性黄疸。假性黄疸无血清中胆红素增高,是服用阿的平等药物或进食过多含有胡萝卜素的食物,如胡萝卜、南瓜、西红柿、柑橘等引起皮肤发黄染,老年人球结膜下有脂肪堆积,呈黄色,类似黄疸,但分布不均匀,以内眦为著,可资鉴别。

【知识点】 黄疸(jaundice)是指一种由于血清中胆红素升高致使皮肤、黏膜和巩膜发黄的症状和体征。正常血中胆红素浓度为 5～17.1 μmol/L,胆红素浓度在 17.1～34.2 μmol/L 时,肉眼不能发现巩膜黄疸,被称为隐性黄疸,当胆红素浓度＞34.2 μmol/L 时,肉眼可见黄疸,被称为显性黄疸。黄疸不是一个独立的疾病,而是许多疾病的症状及体征。

2. 下列哪种疾病可引起肝细胞性黄疸

A. 肝内胆管结石
B. 长期服用甲睾酮所致黄疸
C. 胆汁性肝硬化
D. 乙型病毒性肝炎
E. 妊娠黄疸

[答案] D

【评析】 乙型病毒性肝炎多引起肝细胞性黄疸;肝内胆管结石、长期服用甲睾酮所致黄疸、胆汁性肝硬化和妊娠性黄疸都会引起肝内胆汁淤积,出现胆汁淤积性黄疸。

【知识点】 黄疸的分类。

(1)按病因学分类:①溶血性黄疸;②肝细胞性黄疸;③梗阻性黄疸;④先天性非溶血性黄疸。临床上以前三种多见。

(2)按胆红素的性质分类:①以非结合胆红素(UCB)升高为主的黄疸,血清中非结合胆红素占 80%～85%;②以结合胆红素(CB)增高为主的黄疸,血清中结合胆红素所占比例＞30%。

(3)根据胆红素代谢和胆汁排泄的过程分类:①肝前性黄疸,胆红素产生过多;②肝细胞性黄疸,肝细胞对胆红素摄取、结合和排泄障碍;③肝后性或阻塞性黄疸,胆汁淤积。

(4)根据发病机制分类,见图 8-1。

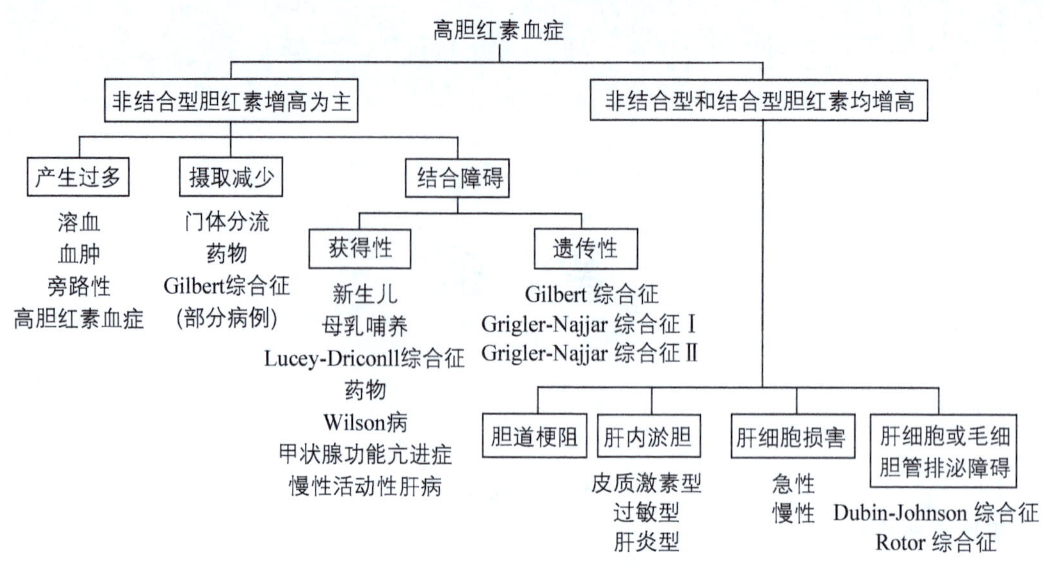

图 8-1　黄疸分类

3. 患者有疲乏、厌食、肝区不适、尿色深和肝大，肝功能检查为非结合和结合胆红素均增高。最有可能诊断为哪种黄疸

A. 溶血性黄疸

B. 肝细胞性黄疸

C. 肝内胆汁淤积性黄疸

D. 肝外胆汁淤积性黄疸(梗阻性黄疸)

E. 先天性非溶血性黄疸

[答案]　B

【评析】　本题重点是考各种类型黄疸的特点及各种黄疸鉴别诊断要点。疲乏、厌食、肝区不适、尿色深和肝大，血液生化检查为非结合和结合胆红素均增高是肝细胞广泛病损，对胆红素摄取、结合和排泄功能发生障碍，引起血清中非结合胆红素和结合胆红素均增高，出现肝细胞性黄疸。

【知识点】　不同类型的黄疸均有各自的特点，黄疸的特点对黄疸的病因诊断和治疗有重要的参考价值(表 8-1)。

表 8-1　三种黄疸的鉴别诊断

	溶血性黄疸	肝细胞性黄疸	胆汁淤积性黄疸
病史	有溶血诱因，有反复发作史	肝炎或肝硬化病史	结石、肿瘤患者伴明显黄疸
症状及体征	贫血、脾大、血红蛋白尿	肝区不适，消化道症状明显，肝脾大	黄疸波动或进行性加重
胆红素	UCB 升高	UCB、CB 均升高	CB 升高
CB/TB	≤20%	≥30%	≥60%
尿胆红素	阴性	阳性	明显阳性
尿胆原	增加	轻度增加	减少或缺如
ALT、AST	正常	明显增高	可增高
ALP	正常	可增高	明显增高
其他	溶血的实验室表现	肝功能检查异常	有胆道梗阻等表现

(1)溶血性黄疸：常有乏力、皮肤黏膜苍白、脾大；血液学检查红细胞和血红蛋白降低，网织红细胞增加；肝功能检查非结合胆红素轻、中度增高，结合胆红素正常，ALT/AST、ALP 基本正常。在代偿性轻度溶血，红细胞和血红蛋白可正常，但网织红细胞仍可增高。新生儿或婴儿的溶血疾病，胆红素常显著增高。

(2)肝细胞性黄疸：临床症状可因不同的病因而异，一般有乏力、厌食、恶心、肝区不适、尿色深、肝大，慢性肝病有脾大和腹水。肝功能检查为非结合和结合胆红素均增高，ALT、AST 增高，且增高的幅度大于 ALP。病毒性肝炎在血清中可检查到病毒标志物。

(3)胆汁淤积性黄疸(原称阻塞性黄疸):各种不同的病因引起胆汁淤积性黄疸临床表现不同,皮肤暗黄、黄绿或绿褐色,甚至黑色;皮肤有显著瘙痒,常出现在黄疸之前;尿胆红素阳性,尿胆原减少或消失;粪便呈浅灰色或白陶土色。肝功能检查ALP、GGT升高,ALT、AST轻度升高。

4. 区别肝外或肝内胆管阻塞的部位,下列哪项检查最好

A. B型超声波

B. X线检查

C. CT

D. ERCP

E. PTC

[答案] D

【评析】 本题重点考确诊黄疸病因的各种影像学检查。经十二指肠镜逆行胰胆管造影(ERCP)利用十二指肠镜可直接观察十二指肠壶腹区与乳头部有无病变,结合造影来区别阻塞部位,故选此检查区别肝外还是肝内阻塞较其他检查更为适合。

【知识点】 下列各项影像学检查,对黄疸的病因诊断有较大的帮助。

(1)B超:可以作为黄疸鉴别诊断的首选的影像学检查,它的准确率为77%~94%。B超可清楚地显示胆囊的外形和大小,观察有无畸形、结石、炎症及肿瘤等;但是B超很难看到胆管末端,不能十分准确地确定梗阻部位。

(2)计算机化断层显像(CT):对黄疸的鉴别诊断有较大的价值,可提示有无梗阻、梗阻部位及可能原因。同时CT能够较好地鉴别肝内还是肝外团块性损害,还可以了解胰腺及其周围情况。

(3)磁共振成像(MRI):正常和异常组织有很好的对比解析能力,对胆道系统和胰腺检查阳性检出率可能高于CT磁共振胆道成像(MRCP),是一种无创性胆管显像技术,对各种原因引起的梗阻性黄疸胆道扩张情况可做出较客观的诊断;同时,其操作简单、安全,无须对比剂及术前准备,特别适用于B超或CT有阳性发现而尚不能明确诊断及一般情况较差的患者的检查。

(4)经十二指肠镜逆行胰胆管造影(ERCP):可通过内镜直接观察十二指肠壶腹区与乳头部有无病变。适用于无胆管扩张和十二指肠壶腹、胰腺和低位胆管病变者。ERCP诊断胆管梗阻的敏感性为89%~98%,特异性为89%~100%。可经造影鉴别肝外或肝内胆管阻塞的部位,也可了解胰腺有无病变。

(5)经皮肝穿刺胆管造影(PCT):能清楚显示整个胆道系统,可区分肝外胆管阻塞与肝内胆汁淤积性黄疸,并对胆管阻塞的部位、程度及范围有所了解。

(6)内镜检查:胃镜、十二指肠镜和超声内镜检查有助于发现由十二指乳头周围病变所致的黄疸。

(7)肝穿刺活检:对疑难黄疸病例诊断有重要帮助,但肝穿刺活检用于胆汁淤积性黄疸时可发生胆汁外溢性腹膜炎;伴肝功能不良者,可因凝血机制障碍致内出血。故此检查应慎重考虑指征。

5. Charcot三联征常常提示

A. 肝脓肿

B. 急性化脓性胆管炎

C. 胆道蛔虫病

D. 原发性肝癌

E. 钩端螺旋体病

[答案] B

【评析】 Charcot三联征是指腹痛、寒战高热、黄疸(3个症状以此顺序出现)。为肝外胆管结石继发胆管炎的典型症状,提示急性化脓性胆管炎。

【知识点】 Charcot三联征。

(1)腹痛:发生在剑突下或右上腹,多为绞痛,呈阵发性发作,或为持续性疼痛阵发加剧,可向右肩或背部放射,常伴有恶心、呕吐。这是结石下移嵌顿于胆总管下端或壶腹部,胆总管平滑肌或Oddi括约肌痉挛所致。

(2)寒战高热:胆管梗阻继发感染导致胆管炎,胆管黏膜炎症水肿,加重梗阻致胆管内压升高,细菌及毒素逆行经毛细胆管入肝窦至肝静脉,再进入体循环引起全身性感染。约2/3的患者在病程中出现寒战高热,一般表现为弛张热,体温可高达39~40 ℃。

(3)黄疸:胆管梗阻继发后可出现黄疸,其轻重程度、发生和持续时间取决于胆管梗阻的程度、部位和有无并发感染。如为部分梗阻,黄疸程度较轻,完全性梗阻是黄疸较深;如结石嵌顿在Oddi括约肌部位,则梗阻完全、黄疸进行性加深;合并胆管炎时,胆管黏膜与结石间的间隙由于黏膜水肿而缩小甚至消失,黄疸逐渐明显,随着炎症的发作及控制,黄疸呈现间歇性和波动性。出现黄疸伴有尿色变深,粪色变浅,完全梗阻时呈陶土样粪便;随着黄疸加深,不少患者可出现皮肤瘙痒。

6. 患者，男性，26 岁，系统性红斑狼疮病史 3 年，3 天前感冒后出现高热、腰痛。查体：贫血貌，巩膜轻度黄染，脾大，血清总胆红素 68μmmoL/L，直接胆红素 7μmmoL/L，尿胆红素（一），尿胆原（十）。最有可能的诊断为

A. 药物性黄疸

B. 肝细胞性黄疸

C. 溶血性黄疸

D. 胆汁淤积性黄疸

E. 先天性非溶血性黄疸

［答案］ C

【评析】 本题主要考溶血性黄疸特点及发生机制。患者有贫血，有自身免疫性疾病系统性红斑狼疮（SLE），有呼吸道感染诱因，出现贫血、黄疸、胆红素升高以间接胆红素升高为主，占 80%以上，尿胆原阳性而尿胆红素阴性，考虑溶血性黄疸可能性最大。

【知识点】

（1）溶血性黄疸的病因和发病机制，凡能引起溶血的疾病都可产生溶血性黄疸（图 8-2）：①先天性溶血性贫血，如海洋性贫血、遗传性球形红系胞增多症；②后天性获得性溶血性贫血，如自身免疫性溶血性贫血、新生儿溶血、不同血型输血后的溶血以及蚕豆病、伯氨喹、蛇毒、毒蕈、阵发性睡眠性血红蛋白尿等。

由于大量红细胞的破坏，形成大量的非结合胆红素，超过肝细胞的摄取、结合与排泌能力；另一方面，由于溶血造成的贫血、缺氧和红细胞破坏产物的作用，削弱了肝细胞对胆红素的代谢功能，使非结合胆红素在血中潴留，超过正常的水平而出现黄疸。

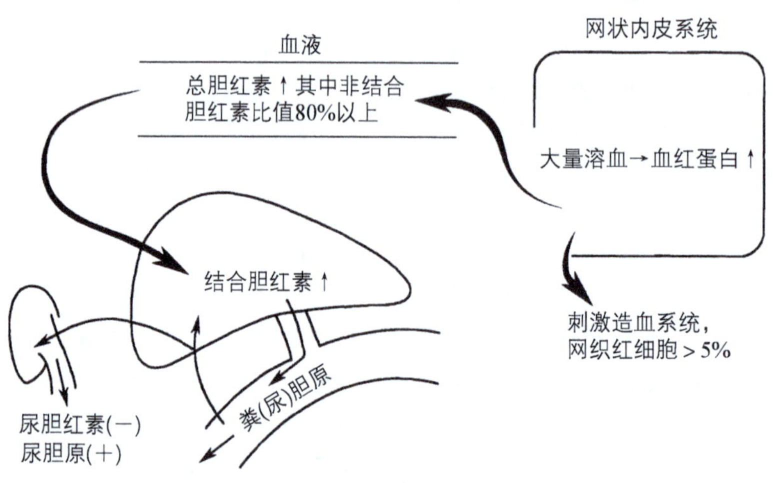

图 8-2 溶血性黄疸的发病机制

（2）临床表现：一般黄疸为轻度，呈浅柠檬色，不伴皮肤瘙痒，其他症状主要为原发病的表现。如急性溶血时可有发热、寒战、头痛、呕吐、腰痛，并有不同程度的贫血和血红蛋白尿（尿呈酱油或茶色），严重者可有急性肾衰竭；慢性溶血多为先天性，除伴贫血外尚有脾肿大。

（3）实验室检查：血清 TB 增加，以 UCB 为主，占 80%以上，CB 基本正常。由于血中 UCB 增加，故 CB 形成也代偿性增加，从胆道排至肠道也增加，致尿胆原增加，粪胆素随之增加，粪色加深。肠内的尿胆原增加，重吸收至肝内者也增加，由于缺氧及毒素作用，肝处理增多尿胆原的能力降低，致血中尿胆原增加，并从肾排出，故尿中尿胆原增加，但无胆红素。急性溶血性黄疸尿中有血红蛋白排出，隐血试验阳性。血液检查除贫血外尚有网织红细胞增加、骨髓红细胞系列增生旺盛等。

（4）其他检查：遗传性球形红细胞增多时红细胞脆性增加，地中海贫血时脆性降低，自身免疫性溶血时 Coombs 试验阳性。

二、多选题（每题 1 个得分点）

以下每道试题有 5 个备选答案，其中正确答案为 2 个或者 2 个以上，多选、少选、错选均不得分。

1. 胆汁淤积性黄疸的临床表现包括

A. 肤色暗黄、黄绿或绿褐色，甚至黑色

B. 皮肤瘙痒

C. 尿色深

D. 粪便呈浅灰色或白陶土色

E. 肝不大

［答案］ ABCD

【评析】 胆汁淤积性黄疸有皮肤巩膜黄染、皮肤瘙痒、尿色深和粪便颜色变浅和肝大。

【知识点】 胆汁淤积是指由于各种原因引起肝内或肝外梗阻，胆汁的成分不能正常地流入十二指肠，从而反流入血液引起一系列病理生理改变（图8-3）。根据病因可将胆汁淤积分为肝细胞性胆汁淤积、胆管性胆汁淤积及混合性胆汁淤积。胆汁淤积持续超过6个月称为慢性胆汁淤积。生物化学指标AKP水平高于1.5倍ULN，并且GGT水平高于3倍ULN可诊断胆汁淤积性肝病。

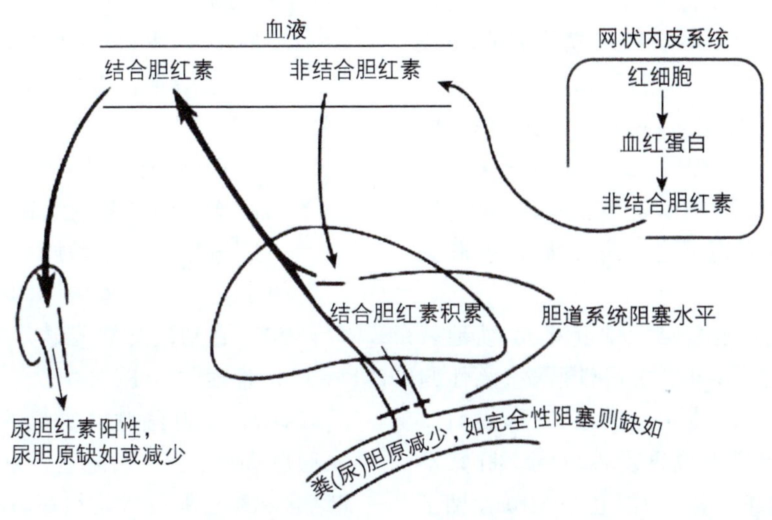

图8-3 梗阻性黄疸的发病机制

胆汁淤积性黄疸根据淤胆的解剖部位分为肝外阻塞性、肝内阻塞性和混合性胆汁淤积三种。

(1)肝外阻塞性胆汁淤积：引起胆总管内阻塞的原因有胆石症、胆道蛔虫病、胆管炎、癌肿浸润、手术后胆管狭窄。胆管外阻塞的原因有壶腹周围癌、胰头癌、肝癌、肝门或胆总管周围淋巴结癌肿转移等。最终肝内胆管因胆汁淤积而破裂，胆汁直接或经淋巴反流入体循环，使血中结合胆红素增高。

(2)肝内阻塞性胆汁淤积：包括肝内泥沙样结石、原发性肝癌侵犯肝内胆管或形成癌栓，病毒性肝炎、药物性黄疸、原发性胆汁性肝硬化、妊娠多发性黄疸等。

(3)混合性胆汁淤积：原发性硬化性胆管炎、PBC、PSC与AIH重叠综合征。

2. 关于黄疸的叙述中正确的是

A. 胆汁淤积性黄疸尿胆红素明显阳性

B. 尿胆红素试验对鉴别溶血性黄疸与胆汁瘀积性黄疸无意义

C. 溶血性黄疸尿胆红素阴性

D. 肝细胞性黄疸阳性

E. 肝细胞性黄疸患者皮肤瘙痒，粪便呈白陶土色

［答案］ ACD

【评析】 本题主要考胆红素代谢。在关于黄疸的叙述中B和E是错误的。

【知识点】 人体内胆红素的70%～80%源于机体衰老的红细胞中的血红蛋白在脾或骨髓中降解生成的，另外10%～20%主要来源于无效红细胞生成及其他血红蛋白。开始形成的胆红素为游离胆红素，未经肝细胞摄取没有和葡萄糖醛酸结合，称非结合胆红素，又名间接胆红素。非结合胆红素非水溶性，不能从肾小球滤过，故尿液中不会出现。非结合胆红素在肝中经与葡萄糖醛酸结合，形成结合胆红素，变为水溶性，可通过肾小球滤过从尿中排出。

3. 患者，男性，45岁，反复发热，黄疸伴右上腹钝痛，该患者常见于哪些疾病

A. 肝脓肿

B. 原发性肝癌

C. 胆总管结石

D. 病毒性肝炎

E. 胆道蛔虫病

[答案]　ABCD

【评析】　黄疸是许多疾病的一种症状和体征。许多疾病均会引起黄疸、腹痛、发热，包括肝脓肿、病毒性肝炎、肝肿瘤、胆总管结石及胆道蛔虫病导致的胆道感染。

【知识点】　黄疸的伴随症状对黄疸患者的诊断与鉴别诊断有重要意义。

(1)黄疸伴发热：见于急性胆管炎、肝脓肿、钩端螺旋体病、败血症、大叶性肺炎。病毒性肝炎或急性溶血可先有发热，而后出现黄疸。

(2)黄疸伴上腹部疼痛者：可见于胆道结石、肝脓肿或胆道蛔虫病；右上腹剧痛、寒战高热和黄疸为夏科(Charcot)三联征，提示急性化脓性胆管炎。持续性右上腹钝痛或胀痛可见于病毒性肝炎、肝脓肿或原发性肝癌。

(3)黄疸伴肝大：若肝轻度至中度肿大，质地软或中等硬度且表面光滑，见于病毒性肝炎、急性胆道感染或胆道阻塞。明显肿大，质地坚硬，表面凹凸不平有结节者见于原发或继发性肝癌。肝大不明显而质地较硬，边缘不整，表面有小结节者见于肝硬化。

(4)伴胆囊大者：提示胆总管有梗阻，常见于胰头癌、壶腹癌、胆总管癌、胆总管结石等。

(5)伴脾肿大者：见于病毒性肝炎、钩端螺旋体病、败血症、疟疾、肝硬化、各种原因引起的溶血性贫血及淋巴瘤等。

(6)伴腹水者：见于重症肝炎、肝硬化失代偿期、肝癌等。

(7)伴有严重贫血：多见于溶血性黄疸。

(8)伴有皮肤瘙痒：多见于梗阻性黄疸。

(9)伴有疲乏、无力、食欲缺乏和厌油：多见于肝细胞性黄疸。

4. 男性，58 岁，慢性乙型肝炎病史 5 年，1 个月前出现皮肤呈黄色。查体：肝掌、蜘蛛痣，下列实验室检查结果正确的是

A. 尿中胆红素阳性
B. 血中结合胆红素和非结合胆红素均增加
C. 尿中尿胆原增加
D. 血中胆红素增加，以结合胆红素为主
E. 血清转氨酶明显升高

[答案]　ABCE

【评析】　肝细胞性黄疸的临床特点：厌食、乏力、腹胀和肝区不适、尿色深和肝大。生化检查为非结合和结合胆红素均增高，ALT 明显升高。

【知识点】　肝细胞性黄疸病因和发病机制：各种使肝细胞广泛损害的疾病可发生黄疸，如病毒性肝炎、免疫性肝炎、酒精性肝病、肝硬化、中毒性肝炎、钩端螺旋体病、败血症等。

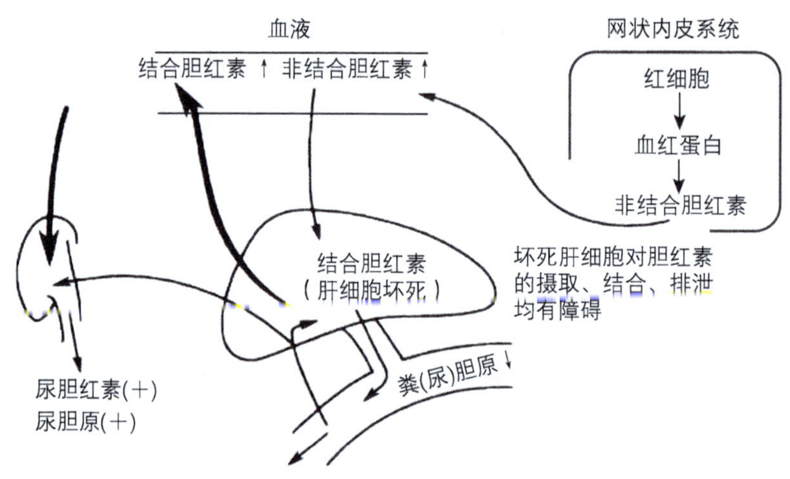

图 8-4　肝细胞性黄疸的发病机制

由于肝细胞的损伤，使肝细胞对胆红素的摄取、结合及排泄功能降低，因而血中的间接胆红素(UCB)增加，而未受损的肝细胞仍能将 UCB 转变为直接胆红素(CB)。CB 一部分仍经毛细胆管从胆道排泄，一部分经已损害或坏死的肝细胞反流入血中；亦可因肝细胞肿胀、汇管区渗出性病变与水肿以及小胆管内的胆栓形成使胆汁排泄受阻而反流进入血循环中，致血中 CB 亦增加(图 8-4)。

肝细胞性黄疸的实验室检查特点：血中 CB 与 UCB 均增加，黄疸型肝炎时，CB 增加幅度多高于

UCB。尿中 CB 定性试验阳性，而尿胆原可因肝功能障碍而增高。此外，血液生化检查有不同程度的肝功能损害。

三、共用题干不定项选择题(每题 1 个得分点)

以下每题有 2～6 个提问，每个提问有 5 个备选答案，请选择 1 个最佳答案

患者，男，42 岁，右上腹绞痛并逐渐加重，偶有呕吐症状，查体：皮肤暗黄、巩膜可见黄染，辅助检查：腹部超声示胆总管结石，血清总胆红素 105 μmol/L，结合胆红素 67 μmol/L。

1. 关于黄疸的诊断，该患者符合哪项

A. 无黄疸

B. 隐性黄疸

C. 轻度黄疸

D. 中度黄疸

E. 重度黄疸

[答案]　D

【评析】　本题考核知识点是黄疸的严重程度；该患者血清中总胆红素的浓度为 105 μmol/L，可以诊断为中度黄疸。

【知识点】　黄疸按血清中总胆红素的浓度分为：轻度黄疸，17.1～85.5 μmol/L；中度黄疸，85.5～171 μmol/L；重度黄疸，171～684 μmol/L；极重度黄疸，>684 μmol/L。

2. 该患者行血胆红素测定，可出现哪种改变

A. 血清总胆红素和非结合胆红素升高

B. 结合胆红素/总胆红素比值 30%

C. 血清总胆红素和结合胆红素及非结合胆红素均升高

D. 结合胆红素/总胆红素比值<20%

E. 结合胆红素/总胆红素比值>35%

[答案]　E

【评析】　该题考查梗阻性黄疸的诊断及其胆红素的代谢。该患者有右上腹绞痛并逐渐加重，超声检查支持胆总管结石诊断，考虑肝外阻塞性黄疸，梗阻性黄疸的血清中总胆红素轻度升高并逐渐增加，以结合胆红素升高为主，>35%，故 E 正确。

【知识点】　机体胆红素 70%～80%来自衰老的红细胞，在脾、肝或骨髓中降解生成。开始形成的胆红素为游离胆红素，因未经肝细胞摄取、未与葡萄糖醛酸结合，称非结合胆红素，又名间接胆红素。非结合胆红素通过肝摄取后，经葡萄糖醛酸结合后，形成结合胆红素。结合胆红素为水溶性，可通过肾小球滤过从尿中排出。黄疸根据病因可分为溶血性黄疸、肝细胞性黄疸、胆汁淤积性黄疸和先天性非溶血性黄疸。临床上以前三种为常见，特别是肝细胞性黄疸和胆汁淤积性黄疸，这种分类方法临床上最常用。

胆汁淤积性黄疸实验室指标：此病血液检查常出现血胆红素逐渐升高，可超过 510 μmol/L(30 mg/dl)以上，以结合胆红素升高为主。其他实验室指标的鉴别见表 8-2。

表 8-2　三种黄疸实验室检查鉴别要点

项目	溶血性	肝细胞性	胆汁淤积性
TB	增加	增加	增加
CB	正常	增加	明显增加
CB/TB	<15%～20%	>30%～40%	>60%
尿胆红素	−	+	++
尿胆原	增加	轻度增加	减少或消失
ALT、AST	正常	明显增高	可增高
ALP	正常	增高	明显增高
GGT	正常	增高	明显增高
PT	正常	延长	延长
对 Vit K 反应	无	差	好
胆固醇	正常	轻度增加或降低	明显增加
血浆蛋白	正常	清蛋白降低球蛋白升高	正常

3. 该患者的尿胆红素代谢检查,可出现哪种改变

A. 尿胆原正常,胆红素阴性

B. 尿胆原明显升高,胆红素阴性

C. 尿胆原减少,胆红素强阳性

D. 尿胆原中度升高,胆红素阳性

E. 尿胆原减少,胆红素阴性

[答案]　D

【评析】　本题重点考胆红素肝外代谢。该患者是阻塞性黄疸,尿液中胆红素检呈阳性。

【知识点】　胆红素肝外代谢。结合胆红素经胆汁排入肠腔后,在回肠末端及结肠,经肠道细菌脱氢作用还原为尿胆原,大部分随粪便排出,称为粪胆原,即为粪便的颜色。小部分经回肠下段或结肠重吸收,通过门静脉血回到肝,转变为胆红素或未经转变再随胆汁排入肠内,这一过程称为胆红素的"肠肝循环"。从肠道重吸收的尿胆原,有很少部分进入体循环,经肾排出(图 8-5)。

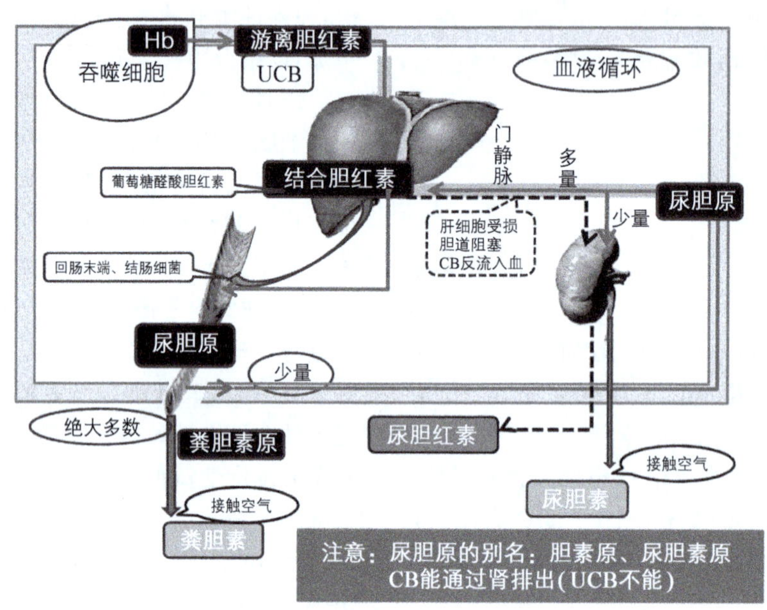

图 8-5　胆红素的肠肝循环

4. 该患者黄疸发生的原因

A. 肝内胆汁淤积

B. 肝内阻塞性黄疸

C. 肝外胆管外阻塞

D. 肝外胆管内阻塞

E. 肝细胞性黄疸

[答案]　D

【评析】　该题重点是考黄疸病因诊断。该患者有右上腹绞痛,超声支持胆总管结石诊断,总胆红素轻度升高,结合胆红素升高>35%,考虑肝外阻塞性胆汁淤积性黄疸。故选 D。

【知识点】　黄疸的病因诊断非常重要,知道引起黄疸的病因,可以指导黄疸的治疗(表 8-3)。

5. 患者右上腹部反复绞痛,皮肤巩膜黄染加深,伴畏寒、发热、恶心、呕吐,复查上腹部超声提示胆囊肿大,胆囊管、肝总管及胆总管上端扩张明显,胆总管中部可见一直径约 1.4 cm 强回声,血常规提示白细胞 14.2×10^9/L,以中性粒细胞升高为主,肝功能提示 AST 171 U/L、ALT 193 U/L、ALP 225 U/L、GGT 213 U/L、血胆红素 523 μmol/L、结合胆红素 214 μmol/L,以下哪些处理措施适合

A. 积极抗感染治疗

B. 立即急诊手术治疗

C. 禁饮、禁食,卧床休息

D. 积极联系转上级医院进一步治疗

E. 心电监护、吸氧等

[答案]　B

【评析】　患者目前已有手术指征,但应在积极有效的抗感染情况下,衡量手术风险后争取尽早手术治疗,而不是立刻进行急诊手术;特别是夏科三联征的患者不积极有效地治疗就会出现休克和神志改变(即 Reynold 五联征)。治疗原则是紧急手术解除梗阻,减压引流胆道。手术前应积极准备,给予有效的抗菌药物。腹痛患者常规需禁饮、禁食,

表 8-3 黄疸的主要病因鉴别诊断

病因	疾病名称	症状	体格检查	辅助检查
先天性非溶血性黄疸	新生儿生理性黄疸	成熟儿出生后 24 小时出现黄疸，2～3 天达高峰，持续一周左右消退 早产儿出生后 48 小时出现黄疸，4～5 天达高峰，持续 10～15 天消退	黄疸在躯干、四肢、全身均有，以头面部较明显	胆红素明显升高，血清结合胆红素升高为主
	旁路性高胆红素血症	青少年出现慢性间歇性黄疸伴有脾大	脾大明显，肝大者少见	血清非结合胆红素升高为主。尿内无胆红素，粪、尿胆原增多。肝活检有助鉴别
	Gilbert 综合征	常染色体隐性遗传病。无症状的慢性或间歇黄疸。10～20 岁发病	查体无特殊	血清非结合胆红素升高为主，ALP、胆汁酸正常。肝活检有助鉴别
	Dubin-Johnson 综合征	常染色体隐性遗传病。慢性或间歇黄疸。25 岁以下发病	可有轻度肝、脾大	血清结合胆红素升高为主，胆ALP、胆汁酸正常。肝活检有助鉴别
	CriglerNajjar 综合征	常染色体遗传病。常表现为重度黄疸。见于出生后 1 周婴儿	皮肤重度黄染	血清非结合胆红素升高，常规肝功检查正常
溶血性黄疸	红细胞自身异常性溶血性黄疸	(1)遗传性球形红细胞增多症：常染色体显性遗传病。表现为贫血、黄疸及脾大	贫血体征，脾大	血涂片球形红细胞增多，网织红细胞增高，红细胞脆性试验阳性，Coombs 试验阴性
		(2)G6PD 酶缺乏症：是一种性联不完全显性遗传病。以药物、蚕豆、感染等为诱因，表现为贫血、黄疸及脾大。可有家族史，反复发作	皮肤巩膜黄染、贫血、脾大	红细胞 G6PD 酶活性下降
		(3)地中海贫血：是血红蛋白合成障碍所引起的一组遗传性溶血性贫血。贫血，轻到中度黄疸	贫血体征，脾大	外周血象呈小细胞低色素性贫血，网织红细胞正常或增高。骨髓象呈红细胞系统增生明显活跃，以中、晚幼红细胞占多数
		(4)阵发性睡眠性血红蛋白尿(PNH)：血红蛋白尿伴黄疸	查体无特殊	全血细胞减少伴网织红细胞增多，酸溶血试验、糖水试验、蛇毒因子溶血试验或尿含铁血黄素实验，白细胞膜 CD55 和 CD59 有助鉴别
	红细胞周围环境异常所致溶血性黄疸	(1)冷凝集素综合征：寒冷为诱因，耳郭、鼻尖、手足发绀伴有贫血、黄疸	肝、脾、淋巴结肿大不明显	轻度高胆红素血症，含铁血黄素尿阳性，冷凝集实验阳性，抗人球蛋白试验阳性
		(2)阵发性寒冷性血红蛋白尿(PCH)：寒冷为诱因，急性溶血伴血红蛋白尿	查体无特殊	冷热溶血实验阳性，抗人球蛋白实验阳性
		(3)血型不合输血反应：输血后出现溶血表现	贫血、黄疸等	血型鉴定、间接抗人球蛋白试验有助诊断
		(4)药物、感染、生物毒素等引起溶血：表现为黄疸、血红蛋白尿、溶血性贫血	贫血、黄疸等	诱因及溶血表现为主要诊断依据

（续 表）

病因	疾病名称	症状	体格检查	辅助检查
肝细胞性黄疸	病毒性肝炎	表现为乏力、食欲缺乏、厌油、肝区不适、黄疸等多种症状	黄疸、肝大、肝区叩痛、肝病面容、肝掌等	肝炎病毒标志物、肝功能、HBV DNA、凝血功能、腹部B超检查
	肝硬化	乏力、食欲缺乏、消瘦、腹胀、肝区不适等	肝病面容、肝掌、蜘蛛痣、肝变硬缩小、腹壁静脉曲张、腹水、脾大等	肝炎病毒标志物、HBV DNA、肝功能、出凝血时间、血小板、AFP、肝B超、CT、MRI、胃镜等检查
	传染性单核细胞增多症	表现为咽炎、发热、消化道症状伴淋巴结肿大，可出现轻度黄染。常发生在秋末春初	淋巴结肿大、可伴有皮疹，肝脾轻度肿大	血常规、异型淋巴细胞、嗜异性凝集反应等检查。血清EB病毒抗体检查有助诊断
	钩端螺旋体病	寒战、高热、乏力、全身肌痛、结膜充血、黄疸、全身出血等表现。有疫水接触史	黄疸、淋巴结肿大、皮疹，全身出血点、肝脾大等	血清凝集溶解试验、血及体液标本培养分离出钩端螺旋体有助诊断
	妊娠急性脂肪肝	乏力、食欲缺乏、厌油、恶心、呕吐等，继而发生黄疸，迅速加重。多发生在20～30岁，孕30～38周第1胎妇女	可出现黄疸、肝大、肝区叩痛等	肝功能、凝血酶原活动度、肾功能、血氯检查，腹部B超、CT检查发现肝脂肪变性有助诊断
	酒精性肝炎	长期饮酒史，乏力、食欲缺乏、厌油、恶心、呕吐、黄疸等表现	可出现黄疸、肝大、肝区叩痛等	腹部B超、CT检查发现肝典型变化有助诊断
	自身免疫性肝炎	女性多见，乏力、食欲缺乏、厌油、黄疸等表现。常伴有其他免疫疾病	可出现黄疸、肝大、肝区叩痛等	自身免疫性肝抗体、血清蛋白电泳、免疫球蛋白、肝活检等有助诊断
	药物性肝炎	多在用药1～4周出现乏力、食欲缺乏、厌油、恶心、呕吐、黄疸等表现	皮疹、黄疸、肝大、肝区叩痛等	服药史、肝功异常，服用同种药物可再次出现肝功异常有助诊断
	中毒性肝损害	有毒物接触史，乏力、食欲缺乏、厌油、恶心、呕吐、黄疸等表现	皮疹、黄疸、肝大、肝区叩痛等	毒物接触史、肝功异常，服用同种毒物可再次出现肝功异常有助诊断
	其他原因引起肝损害（甲状腺功能亢进症、心源性等）	有原发疾病的临床表现，伴有黄疸	黄疸伴原发疾病体征	肝能功检查，主要进行原发疾病诊断

（续　表）

病因	疾病名称	症状	体格检查	辅助检查
胆汁淤积性黄疸	肝外胆汁淤积性黄疸	(1)胆总管结石：上腹痛、发热及寒战、黄疸、瘙痒、陶土色大便。黄疸常呈波动性	发作时中上腹或右上腹有明显压痛、反跳痛等	腹部B超、CT、MRI、ERCP检查有助诊断
		(2)胆囊炎、胆管炎：急性右上腹痛、发热、黄疸、恶心、呕吐等表现	发作时中上腹或右上腹有明显压痛、反跳痛，有时可触及肿大的胆囊	血常规、腹部B超、CT、MRI检查等有助诊断
		(3)胆囊癌、胆管癌：右上持续隐痛、消瘦、厌食、黄疸等表现	胆囊区可触及无触痛坚实块状物	腹部B超、CT、ERCP、MRCP检查等有助诊断
		(4)胰腺癌、壶腹周围癌：上腹痛、消瘦伴有进行性加重的黄疸	晚期上腹可扪及包块	肿瘤标志物、腹部B超、CT、MRI、ERCP检查等有助诊断
		(5)胰腺炎：暴饮暴食是诱因，上腹痛，15%患者可出现黄疸	上腹中部压痛明显	血尿淀粉酶、腹部B超、CT检查等有助诊断
		(6)胆道良性狭窄：多因胆囊切除术时损伤引起，以黄疸为主要表现	可出现皮肤色素沉着、肝脾大、腹水等表现	腹部B超、CT、MRI、ERCP、PTC检查等有助诊断
	肝内胆汁淤积性黄疸	(1)淤胆性肝炎：包括病毒性、药物性等。乏力、食欲缺乏、厌油、恶心、呕吐、黄疸、皮肤瘙痒等表现	皮疹、黄疸、肝大、肝区叩痛等	肝炎病毒标志物、肝功能、凝血功能检查；服药史、服用同种药物可再次出现肝功能异常及黄疸等有助诊断
		(2)妊娠期特发性黄疸：多于妊娠晚期发生，黄疸伴明显瘙痒。分娩后黄疸逐渐消退	肝可有轻度肿大而脾脏不大	肝功能检查，肝活检有助诊断
		(3)原发性胆汁性肝硬化：多见于女性，常伴有其他免疫疾病。皮肤瘙痒，进行性黄疸	肝大而不是缩小，可伴有门脉高压的表现	自身免疫性肝病抗体（特别是M_2型抗线粒体抗体）、血清蛋白电泳、免疫球蛋白、腹部B超、CT检查，肝活检等有助诊断
		(4)原发性硬化性胆管炎：多发生在男性，常伴有其他免疫疾病。进行性、无痛性黄疸，无胆管结石	无胆道手术史，可有胆囊肿大、脾大、肝硬化、门静脉高压等	肝功能、自身免疫抗体检查，ERCP、MRCP、胆管镜有助诊断
		(5)肝内胆管结石：肝区闷胀、隐痛，少数可有黄疸	肝区可有压痛、叩痛	腹部B超、CT、ERCP检查等有助诊断

需卧床休息，给予吸氧、心电监护等，并密切观察病情变化。

【知识点】　黄疸的治疗原则。

(1)去除病因：是治疗的关键，获得性溶血性贫血常有病因可寻，去除病因后可能治愈；某些遗传性疾病也可通过避免诱发因素而防止发作。

(2)针对不同病因，采取不同的治疗方案，最主要的是对原发病的治疗。糖皮质激素和免疫抑制药常用于治疗自身免疫性溶血性贫血；脾切除对治疗遗传性球形红细胞增多症最有价值；由癌肿引起的肝外梗阻性胆汁淤积常需要手术治疗，此外也可采用内镜、超声及X线下的介入治疗方法或行局部化疗、放疗；经内镜行胆管取石或先经激光碎石后取石技术已较普遍应用于胆管结石的治疗。熊去氧胆酸可作为治疗原发性胆汁性肝硬化的首选药物，此外也可用于其他多种原因引起的肝内胆汁淤积。对慢性肝内胆汁淤积的患者，在针对病因积极治疗的前提下应注意补充脂溶性维生素，对合并骨质疏松者可应用维生素 D。阴离子结合树脂考来烯胺对严重皮肤瘙痒者有一定缓解作用。肝细胞性黄疸，根据引起肝细胞损害的不同原因进行治疗。病毒性肝炎要抗病毒治疗，酒精性肝病要戒酒。应用中草药疏肝利胆治疗肝内胆汁淤积及部分胆囊炎一直是我国临床上沿用的方法，对部分患者的疗效较好。

6. 患者经积极非手术治疗，同时转上级医院手术治疗等进一步治疗，病情稳定，好转出院。基层医院针对哪种黄疸患者可暂时不转诊

A. 黄疸病因诊断不明确者

B. 无痛性梗阻性黄疸患者，有证据证明可能是恶性肿瘤的患者

C. 胆结石、胆囊炎、胆道感染严重，经药物治疗无效或出现严重并发症者

D. 肝硬化患者，急、慢性肝衰竭患者，孕期急性脂肪肝患者

E. 黄疸已明确病因，肝功能轻度损害

[答案]　E

【评析】　ABCD 选项是黄疸的转诊原则，但黄疸病因明确，肝功能损害较轻的可以在基层医院可给予保肝对症治疗。

【知识点】　黄疸的治疗原则。①黄疸病因诊断不明确者；②无痛性梗阻性黄疸患者，有证据证明可能是恶性肿瘤的患者；③胆结石、胆囊炎、胆道感染严重，经药物治疗无效或出现严重并发症者；④肝硬化患者，急、慢性肝衰竭患者，孕期急性脂肪肝患者，特别对肝硬化失代偿期，急、慢性肝衰竭患者和孕期急性脂肪肝患者要立即转院治疗。

四、案例分析题

每个案例至少有 3 个提问，每个提问有 6～12 个备选答案，其中正确答案有 1 个或多个，每选择一个正确答案得 1 个得分点，每选择一个错误答案扣 1 个得分点，扣至本问得分点为 0。

患者，男性，30 岁，因“食欲缺乏伴乏力 5 天，皮肤巩膜黄染 1 天”入院。患者 5 天前因受凉而出现食欲下降，全身乏力，感畏寒，无发热、腹痛等不适。今因发现皮肤巩膜黄染，尿呈浓茶样，腹泻 3 次，稀水样便而入我院，既往乙肝标志物 HBsAg(＋)、HBeAg(＋)、anti-HBc(＋)，否认“肺结核、痢疾、伤寒”等病史。入院查体：生命体征平稳，皮肤巩膜中度黄染，未见蜘蛛痣及肝掌，腹平软，肝脾未触及，移动性浊音阴性，双下肢无水肿。入院化验血常规：WBC 5.8×10^{9}/L、N 0.75、L 0.25。肝功能：TB 93.9 μmol/L、CB 46.5 μmol/L、ALT 845 U/L、AST 675 U/L。

1. 在黄疸诊断与鉴别诊断中，哪些病史问诊要点不能遗漏？

A. 有无大量食用胡萝卜、番茄等食物，大小便色泽如何

B. 平时皮肤色泽如何，皮肤黄染是短期内出现还是缓慢加深

C. 近期有无服用治疗足癣等抗真菌药及其他易损害肝功能的药物

D. 有无明显皮肤瘙痒症状，持续时间

E. 是否有疲乏、食欲缺乏、乏力和厌油等症状

F. 有无发热、畏寒、腹痛、腹胀等

G. 近期有无到疫区

H. 有无不洁饮食，家中其他人有无类似情况。

[答案]　ABCDEFGH

【评析】　对于黄疸患者的病史询问，对鉴别诊断有非常重要的意义，要点如下。

(1)确定是否为黄疸：必须排除老年人球结膜下脂肪积聚，进食过多的胡萝卜、橘柑、西红柿和米帕林、新生霉素等引起皮肤黄染，假性黄疸多累及手掌、足底、鼻及前额等。

(2)黄疸起病的情况，起病的年龄、性别，起病的缓急，病程长短等。

(3)黄疸发生的诱因：饮食、长期服用药物史等，注意排除假性黄疸。有无输血、血液制品史，有无长期饮酒史等。

(4)黄疸的症状：是持续性或间断性，还是进行性加重、反复发生；黄疸是否可以自行消退等。

(5)黄疸的伴随症状：是否伴有食欲缺乏、腹胀、腹痛、恶心、呕吐、腹泻、便秘等消化道症状，是否有发热、消瘦、体重减轻、皮肤瘙痒、紫癜、心悸、头晕、头痛、呼吸困难等，是否有尿、粪的颜色改变，有无肝、脾、胆囊大，有无腹水等。

(6)发病年龄：儿童和青少年发生黄疸要考虑

先天性溶血性贫血和先天性非溶血性黄疸；儿童期至30岁以前急性黄疸以病毒性肝炎最多见；胆石症所致黄疸多发生于40岁左右；50岁以上发生黄疸要警惕癌肿可能。

(7)流行病接触史：有无与肝炎患者接触史，有无血吸虫、钩体病流行地区居住或疫水接触史等。

(8)既往史及家族史：有无反复发作的胆绞痛或胆道手术史，有无甲状腺功能亢进病史，有无遗传性疾病病史等。

(9)女性患者注意询问妊娠史。

2. 该患者最可能是哪种类型黄疸

A. 药物性黄疸

B. 肝细胞性黄疸

C. 溶血性黄疸

D. 肝内胆汁淤积性黄疸

E. 先天性非溶血性黄疸

F. 肝外胆汁淤积性黄疸

[答案] B

【评析】 患者有食欲缺乏、乏力、畏寒、腹泻等症状，无发热，尿呈浓茶色，入院前有受凉感染诱因，查体皮肤巩膜，未见贫血貌，既往乙肝标志物检查提示大三阳，辅助检查提示中性粒细胞稍增高，总胆红素轻度升高，以直接胆红素升高为主，>35%，考虑肝细胞性黄疸可能性大。

【知识点】 黄疸的诊断思路如下。

(1)病史询问：①确定是否为黄疸；②起病缓急；③尿、粪色泽；④皮肤瘙痒；⑤发病年龄；⑥诱发因素；⑦伴随症状。

(2)体格检查要点：①黄疸色泽。溶血性黄疸，皮肤呈柠檬色，伴睑结膜苍白；肝细胞性黄疸，皮肤呈浅黄色或金黄色；慢性肝病，皮肤呈土黄色，可见肝病面容、肝掌、蜘蛛痣等。胆汁淤积性黄疸，皮肤呈暗黄、黄绿或绿褐色，可有眼睑黄色瘤。②腹部体征。肝大，见于病毒性肝炎、肝癌、早期肝硬化。脾大，见于溶血性黄疸、肝硬化。胆囊肿大，见于胆总管结石引起梗阻或胰头癌、壶腹周围癌、胆总管癌引起肝外胆汁淤积时，肿大的胆囊表面光滑，可移动，无压痛，即所谓 Courvoisier 征。腹腔积液、腹壁静脉曲张，见于肝硬化失代偿期门脉高压和下腔静脉阻塞。

(3)实验室及辅助检查。①血、尿、粪常规检查，网织红细胞、异常红细胞等检查。②血生化检查：血清胆红素、转氨酶、蛋白测定，总胆固醇、胆固醇酯及脂蛋白-X 测定，ALP、GGT、ADA、LDH、ChE、血浆凝血酶原时间、胆汁酸、胆红素、血糖、血氨等检查。③免疫学检查：血清蛋白电泳、免疫球蛋白、自身抗体、肝炎病毒抗体测定等。④肿瘤标记物检查。⑤骨髓检查、肝活检检查。⑥腹部 X 线、B 超、CT、MRI 及 MRCP、ERCP、PTC、ECT 检查。⑦胃镜检查及消化道钡餐。⑧超声内镜检查。⑨腹腔镜或剖腹探查手术。⑩其他检查：a. 确定溶血病因，红细胞脆性试验、酸溶血试验、自身溶血试验、血红蛋白电泳、抗人球蛋白试验(Coombs 试验)、冷溶血试验等。b. 治疗试验(激素治疗试验)：口服泼尼松每日 30 mg，4～6 天若血清胆红素下降 50%，对于肝内或肝外胆汁淤积的鉴别有意义。苯巴比妥治疗试验：口服苯巴比妥 60 mg，每日 3 次，共服用两周，对肝内胆汁淤积有治疗意义。

3. 该患者确诊为肝细胞性黄疸，肝功能有哪些改变

A. 结合胆红素和非结合胆红素都升高

B. CB/TB>30%～40%

C. ALT 明显升高

D. AST 升高

E. GGT 正常

F. ALP 升高

[答案] ABCDF

【评析】 肝功能检查对黄疸的种类和原因诊断十分重要，黄疸患者必须尽快检查肝功能，本题考查肝细胞性黄疸的实验室指标的变化。

【知识点】 肝细胞性黄疸实验室指标变化情况。①肝功能指标：ALT、AST 明显升高；白蛋白下降，球蛋白升高，血清碱性磷酸酶(ALP)、γ-谷丙转氨酶(GGT)均增高。②尿常规检查：尿胆原升高，尿胆红素阳性。③凝血功能检查：血浆凝血酶原时间(PT)延长；TB、CB 增加，CB/TB 为 30%～40%。

4. 黄疸患者若经治疗，病情无明显缓解，以下哪些情况需转至上级医院

A. 经保肝、利胆对症治疗，患者皮肤巩膜黄染进行性加深，转氨酶、胆红素进行性升高，并出现扑翼样震颤及神志改变

B. 患者合并胆总管结石，出现胆绞痛持续发作，右上腹剧痛、寒战高热和黄疸进行性加深，彩超提示胆囊肿大，胆总管上段胆管扩张明显，血象升高明显。

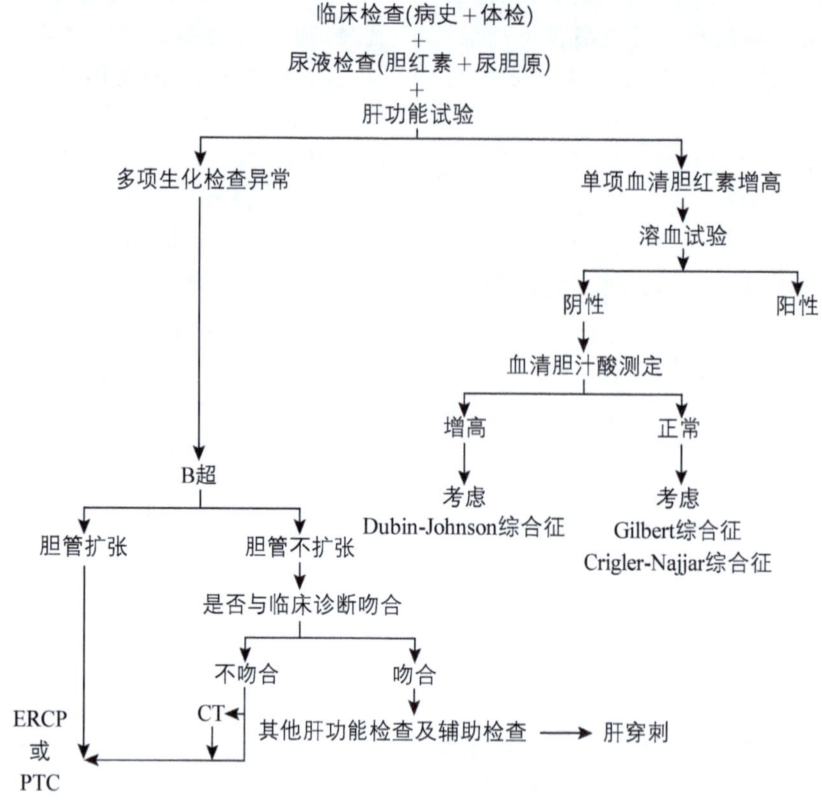

图 8-6　黄疸鉴别诊断流程

C. 患者腹泻加重，为水样便，伴呕吐、寒战、高热，测血压下降至 74/34 mmHg，心率 134 次/分，粪常规提示大量白细胞，可见脓细胞、吞噬细胞，粪菌群比例失调

D. 腹部 CT 提示胰头区低回声团，CEA、CA199、CA242 升高。体重明显下降

E. 治疗中患者转氨酶、胆红素明显下降，尿色逐渐转淡，食欲明显恢复

F. 治疗中肝功能仍然升高，并且腹部 B 超见脾大并且有腹水形成

[答案]　ABCDF

【评析】　经保肝、利胆对症治疗，患者肝功能进行性恶化，并发肝性脑病；病程中出现右上腹剧痛、寒战高热和黄疸为夏科(Charcot)三联征，提示急性化脓性胆管炎；出现感染性休克；腹部 CT 提示胰头低回声团，肿瘤标志物升高，体重下降提示并发胰腺肿瘤；经抗病毒及保肝治疗后肝功能仍明显异常，以上情况都是积极转诊的指征。

【知识点】　黄疸患者转诊指征：①黄疸病因诊断不明确者；②无痛性梗阻性黄疸患者，有证据证明可能是恶性肿瘤的患者；③胆结石、胆囊炎、胆道感染严重，经药物治疗无效或出现严重并发症者；④肝硬化患者，急、慢性肝衰竭患者，孕期急性脂肪肝患者。

5. 患者确诊为肝细胞性黄疸，诊断为 HBeAg 阳性慢性乙型肝炎，ALT 845 U/L、AST 675 U/L，HBV-DNA 1.56E7 U/ml，以下哪些治疗措施是合适的

A. 清淡易消化、低糖饮食

B. 脾切除

C. 不要过度劳累

D. 需保肝治疗

E. 立即进行抗病毒治疗

F. 定期门诊随访，复查血常规、肝功能、HBV-DNA，腹部 B 超等

[答案]　ACDEF

【评析】　患者查体脾脏未扪及，可行 B 超检查以明确，目前无切脾指征，B 选项不对。2010 年《指南》指出：HBeAg 阳性者，HBV-DNA ≥ 10^5 拷贝/ml(相当于 20 000U/ml)可进行抗病毒治疗，该患者 HBeAg 阳性慢性乙型肝炎转氨酶明显升高、胆红素均升高，HBV-DNA 1.56E7 U/ml。有抗病

毒治疗的适应证,要立即抗病毒治疗。在抗病毒治疗中要定期复查血常规、肝功能、HBV-DNA,腹部B超及肌酸激酶(CK)等。肝病患者肝功能差,油腻饮食及过度劳累均会加重肝脏负担,导致肝功能恶化,故需避免油腻饮食及过度劳累。所以,ACDEF选项是合适的。

【知识点】 慢性乙型肝炎治疗的总体目标是:最大限度地长期抑制HBV,减轻肝细胞炎症坏死及肝纤维化,延缓和减少肝脏失代偿、肝硬化、HCC及其并发症的发生,从而改善生活质量和延长存活时间。慢性乙型肝炎治疗主要包括抗病毒、免疫调节、抗炎和抗氧化、抗纤维化和对症治疗,其中抗病毒治疗是关键,只要有适应证,且条件允许,就应进行规范的抗病毒治疗。

6. 患者住院1周后,复查肝功明显好转,转氨酶、胆红素仍未完全恢复正常,自动出院。下列哪些药物在出院后可继续服用

A. 熊去氧胆酸

B. 抗病毒药物如拉米夫定

C. 消炎利胆片

D. 多烯磷脂酰胆碱

E. 维生素A、D

F. 天晴甘平(甘草酸二铵肠溶胶囊)

[答案] BDEF

【评析】 患者目前处于HBeAg阳性慢性乙型肝炎,抗病毒药物治疗是首选,具体的药物选择需结合药物作用和不良反应、耐药性、药物价格等综合决定。

熊去氧胆酸可作为治疗原发性胆汁性肝硬化的首选药物,此外也可用于其他多种原因引起的肝内胆汁淤积。对慢性肝内胆汁淤积的患者,在针对病因积极治疗的前提下应注意补充脂溶性维生素,对合并骨质疏松者可应用维生素D。

应用中草药疏肝利胆,治疗肝内胆汁淤积及部分胆囊炎一直是我国临床上沿用的方法,对部分患者的疗效较好。

甘草酸制剂有不同程度的抗炎、抗氧化、保护肝细胞膜及细胞器等作用,临床应用可改善肝脏生物化学指标

多烯磷脂酰胆碱是一种常用的肝病辅助治疗药物。多烯磷脂酰胆碱主要进入肝细胞,并以完整的分子与肝细胞膜及细胞器膜相结合,属肝细胞膜稳定剂。

【知识点】 慢性乙型肝炎的治疗。慢性乙型肝炎治疗主要包括抗病毒、免疫调节、抗炎和抗氧化、抗纤维化和对症治疗,其中抗病毒治疗是关键,只要有适应证,且条件允许,就应进行规范的抗病毒治疗。

(1)抗病毒治疗一般适应证包括:①HBeAg阳性者,HBV-DNA≥10^5拷贝/ml(相当于20 000U/ml);HBeAg阴性者,HBV-DNA≥10^4拷贝/ml(相当于2000 IU/ml);②ALT≥2×ULN;如用IFN治疗,ALT应≤10×ULN,血清总胆红素应<2×ULN;③ALT<2×ULN,但肝组织学显示Knodell HAI≥4,或炎性坏死≥G2,或纤维化≥S2。

(2)免疫调节治疗:免疫调节治疗有望成为治疗慢性乙型肝炎的重要手段,但目前尚缺乏疗效确切的乙型肝炎特异性免疫疗法,胸腺素可增强机体非特异性免疫功能,对于有抗病毒适应证但不能耐受或不愿接受IFN或核苷(酸)类药物治疗的患者,如有条件,可用胸腺素11.6 mg,每周2次,皮下注射,疗程6个月;胸腺素联合其他抗HBV药物的疗效尚需大样本随机对照临床研究验证。

(3)抗炎、抗氧化和保肝治疗:甘草酸制剂、水飞蓟宾制剂、多不饱和卵磷脂制剂及双环醇等,有不同程度的抗炎、抗氧化、保护肝细胞膜及细胞器等作用,临床应用可改善肝生物化学指标。抗炎保肝治疗只是综合治疗的一部分,并不能取代抗病毒治疗。对于ALT明显升高者或肝组织学明显炎症坏死者,在抗病毒治疗的基础上可适当选用抗炎保肝药物,不宜同时应用多种抗炎保肝药物,以免加重肝负担及因药物间相互作用而引起不良反应。

(4)中药及中药制剂治疗:中医药制剂治疗慢性乙型肝炎在我国应用广泛,对于改善临床症状和肝功能指标有一定效果,尚需设计严谨、执行严格的大样本随机对照临床研究来验证其抗病毒效果。

(5)抗纤维化治疗:有研究表明,经IFN或核苷(酸)类药物抗病毒治疗后,从肝组织病理学可见纤维化甚至肝硬化有所减轻,因此,抗病毒治疗是抗纤维化治疗的基础。

(赵光斌 王钧慷)

参考文献

[1] 陈灏珠.实用内科学.14版,北京:人民卫生出版社,2013.

[2] 中华医学会肝病学分会、中华医学会感染病学分会.慢性乙型肝炎防治指南(2010年版).中华肝脏病杂志,2011,19(1):13-21.

[3] 胆汁淤积性肝病诊断治疗专家委员会.胆汁淤积性肝病诊断治疗专家共识2013.中华肝脏病杂志,2014,22:9-15.

[4] 王家骥.等.全科医学习题精选·2013年.北京:人民卫生出版社,2012.

第9章

蛋白尿

第一节　诊断与鉴别诊断

本节提示

1. 掌握蛋白尿的定义和分类。
2. 掌握常见蛋白尿的病因及其各种病因所表现的特点。
3. 熟悉常用的检查蛋白尿的实验室方法。
4. 了解蛋白尿的形成机制。

一、单选题(每题1个得分点)

以下每题有5个备选答案,请从中选择1个正确答案。

1. 以下为一名患者的24小时尿蛋白定量的化验结果,哪种情况为正常结果,不属于蛋白尿

A. 40 mg/24小时尿

B. 160 mg/24小时尿

C. 0.2 g/24小时尿

D. 0.25 g/24小时尿

E. 0.3 g/24小时尿

[答案]　A

【评析】　本题考查的知识点为蛋白尿的定义。

【知识点】　尿蛋白排泄量超过150 mg/24小时,称为蛋白尿。

2. 下列哪项未能提示患者存在蛋白尿

A. 水肿

B. 24小时尿蛋白定量3.05 g

C. 尿中泡沫增多

D. 尿A/C为500 mg/g

E. 尿常规蛋白(+)

[答案]　A

【评析】　本题考查的知识点为蛋白尿的定义和临床表现。蛋白尿是肾病的常见临床表现,患者可在体检时或因其他肾病表现就诊时被检测出蛋白尿。大量蛋白尿时,患者尿中常出现大量持久的细小泡沫。因此在门诊工作中,常有人因尿中存在泡沫而怀疑自己有蛋白尿就诊。但是如果各项尿的检测都正常,则可以除外蛋白尿,单纯尿中出现泡沫不能等同于蛋白尿。

【知识点】　蛋白尿是肾疾病的临床表现之一。尿液是血液经过肾小球滤过、肾小管和集合管重吸收和排泌所产生的终末代谢产物。正常的肾小球滤过膜允许分子量为2万～4万(单位dalton)的蛋白顺利通过,因此肾小球滤过的原尿中主要为小分子蛋白(如溶菌酶、β_2微球蛋白、轻链蛋白等),白蛋白(分子量6.9万)及分子量更大的免疫球蛋白含量较少。经肾小球滤过的原尿中95%以上的蛋白质被近曲小管重吸收,故正常人终尿中蛋白含量极低,大约每日排泄尿蛋白仅20～80 mg。其中约一半蛋白成分来自远曲小管和髓袢升支分泌的Tamm-Horsfall蛋白及其他尿道组织蛋白,另一半蛋白成分为白蛋白、免疫球蛋白、轻链、β_2微球蛋白和多种酶等血浆蛋白。当尿内蛋白质增多时,尿蛋白排泄量超过150 mg/24小时,称为蛋白尿。

3. 多发性骨髓瘤时可导致

A. 溢出性蛋白尿

B. 肾小球性蛋白尿

C. 一过性蛋白尿

D. Tamm-Horsfall蛋白增加

E. 肾小管性蛋白尿

[答案]　A

【评析】　本题考察的知识点为溢出性蛋白尿的定义。当血液循环中存在大量的可以从正常的肾小球滤过的小分子蛋白，超过了肾小管的重吸收极限，从而出现的蛋白尿为溢出性蛋白尿，见于多发性骨髓瘤时的轻链蛋白尿、横纹肌溶解的肌红蛋白尿、血管内溶血时的血红蛋白尿。

【知识点】　轻链蛋白尿又称本周蛋白，在试纸条法仪器检测的尿常规中，检测的尿蛋白仅对白蛋白敏感，对其他蛋白成分不敏感，特别是免疫球蛋白和轻链。因此，若试纸条法阴性或弱阳性，24小时尿蛋白定量显示较大量的蛋白尿，除应怀疑检测误差外，应警惕存在较大量非白蛋白成分的蛋白尿的可能，临床上最常见于多发性骨髓瘤引起的溢出性蛋白尿。此时可进行尿中本周蛋白测定。

本周蛋白测定：本周蛋白又称凝溶蛋白，在一定pH条件下加热至40～60 ℃时凝集沉淀，温度继续升至100 ℃沉淀溶解，再冷却又重现沉淀。可进一步用免疫浊度法、ELISA法检测。最好的检测方法是免疫电泳。尿标本要新鲜、清亮，检测时需设对照管，血清和尿标本同时检测。本周蛋白由异常增生的浆细胞产生和分泌，是免疫球蛋白的轻链单体或二聚体，有κ和λ两种亚型，由肾小球滤过，近端肾小管重吸收，正常人仅极少量从尿中排出。大量球蛋白轻链从尿液排出，见于多发性骨髓瘤、巨球蛋白血症（往往血中IgM同时升高）、肾淀粉样变性、淋巴瘤等。

4. 形成蛋白尿的主要原因除外下列哪项

A. 肾小球滤过膜通透性增加

B. 肾小管重吸收功能下降

C. 肾小管分泌糖蛋白增加

D. 蛋白质摄入增加

E. 血液异常轻链蛋白增多

[答案]　D

【评析】　本题考查的知识点为：病理性蛋白尿。根据蛋白尿形成的机制分为肾小球性蛋白尿、肾小管性蛋白尿、溢出性蛋白尿、组织性蛋白尿。

【知识点】　肾小球性蛋白尿是由于肾小球滤过屏障异常引起的蛋白尿；肾小管性蛋白尿是由于肾小管病变，肾小管重吸收蛋白的能力下降，使得正常时从肾小球滤过的小分子蛋白（如β_2微球蛋白）没能有效地被肾小管重吸收，从而出现的蛋白尿，一般其蛋白量＜2 g/24小时。溢出性蛋白尿见题3的知识点。组织性蛋白尿是肾组织破坏及分泌所产生的蛋白尿。一般尿蛋白量＜0.5 g/24小时，很少＞1 g/24小时，见于肾盂肾炎、尿路肿瘤等疾病。

5. 肾小管性蛋白尿主要为

A. 白蛋白

B. 球蛋白

C. β_2微球蛋白、溶菌酶等

D. 轻链蛋白

E. Tamm-Horsfall蛋白

[答案]　C

【评析】　本题考查的知识点为肾小管性蛋白尿。

【知识点】　由于肾小管病变，肾小管重吸收蛋白的能力下降，使得正常时从肾小球滤过的小分子蛋白（如β_2微球蛋白、α_1微球蛋白等）没能有效地被肾小管重吸收从而出现的蛋白尿称为肾小管性蛋白尿。

6. 关于蛋白尿，下列哪项是错误的

A. 持续性蛋白尿多为病理性蛋白尿

B. 剧烈运动时蛋白滤过增多

C. 肾小管性蛋白尿见于急性肾盂肾炎

D. Tamm-Horsfall糖蛋白属于溢出性蛋白尿

E. 多发性骨髓瘤时多产生溢出性蛋白尿

[答案]　D

【评析】　本题考查的是蛋白尿的分类及特点。Tamm-Horsfall蛋白为肾远曲小管和髓袢升支分泌的糖蛋白。

【知识点】　蛋白尿的分类：病理性蛋白尿根据蛋白尿形成机制，可以分为如下几类。

（1）肾小球性蛋白尿：由于肾小球滤过屏障异常引起的蛋白尿。肾小球性蛋白尿见于多种肾小球疾病，其特点是尿蛋白含量一般较多，多在1 g/24小时以上，成分以白蛋白等中大分子为主。根据尿中大分子蛋白（如免疫球蛋白）的程度，可以分为选择性蛋白尿和非选择性蛋白尿。蛋白尿的选择指数是用于描述肾小球对高分子量蛋白通透性的变化，通常用高分子量蛋白如IgG、IgM或α_2巨球

蛋白与低、中分子量蛋白如白蛋白或转铁蛋白的清除比率来表示。选择指数=(尿高分子量蛋白/血浆高分子量蛋白)×(血浆白蛋白/尿白蛋白)。选择性蛋白尿是指选择指数<0.10,非选择性蛋白尿指选择指数>0.50。选择性蛋白尿见于微小病变肾病患者,但蛋白尿的选择性和非选择性不能作为肾小球疾病病因诊断依据。

(2)肾小管性蛋白尿:由于肾小管病变,肾小管重吸收蛋白的能力下降,使得正常时从肾小球滤过的小分子蛋白(如 β_2 微球蛋白、α_1 微球蛋白等)没能有效地被肾小管重吸收从而出现的蛋白尿称为肾小管性蛋白尿,一般其蛋白量<2 g/24 小时。常见于各种间质性肾炎、肾小管酸中毒、重金属中毒、药物及肾移植术后。

(3)溢出性蛋白尿:血液循环中存在大量的可以从正常的肾小球滤过的小分子蛋白,超过了肾小管的重吸收极限,从而出现的蛋白尿,见于多发性骨髓瘤时的轻链尿、横纹肌溶解的肌红蛋白尿、血管内溶血时的血红蛋白尿。

(4)组织性蛋白尿:为肾组织破坏及分泌所产生的蛋白尿,一般尿蛋白量 0.5 g/24 小时,很少>1 g/24 小时,见于肾盂肾炎、尿路肿瘤等疾病。

7. 患者,男性,18 岁,尿常规化验蛋白(卌),红细胞(—),血红蛋白 125 g/L,血脂增高,尿蛋白成分分析以白蛋白为主,为选择性蛋白尿,最主要是由于

A. 电荷屏障破坏

B. 分子屏障破坏

C. 电荷屏障,分子屏障均破坏

D. 电荷屏障,分子屏障均未破坏

E. 血流动力学改变

[答案] A

【评析】 本题考查的知识点为肾小球性蛋白尿的发生机制,电荷屏障和分子屏障受损。

【知识点】 肾小球滤过膜由肾小球毛细血管内皮细胞、基底膜和脏层上皮细胞所构成,滤过屏障作用如下。①分子屏障:肾小球滤过膜仅允许一定大小的蛋白分子通过;②电荷屏障:内皮及上皮细胞膜含涎蛋白,而基底膜含硫酸类肝素,共同组成了肾小球滤过膜带负性电荷,通过同性电荷相斥的原理,阻止含负电荷的血浆蛋白(如白蛋白)滤过。上述屏障损伤均可引起蛋白尿。以白蛋白为主的蛋白尿提示电荷屏障受损,当尿中出现除白蛋白以外的更大分子蛋白,提示分子屏障受损。

8. 男性,23 岁,1 个月前体检发现尿蛋白(+),红细胞 0~2 个/HP,24 小时尿蛋白定量 0.5 g,血压 120/80 mmHg,肾功能正常。最可能的诊断是

A. 急性肾小球肾炎

B. 隐匿性肾小球肾炎

C. 慢性肾小球肾炎

D. 慢性肾盂肾炎

E. 肾病综合征

[答案] B

【评析】 本题的知识点为隐匿性肾小球肾炎的临床表现。患者无水肿、高血压及肾功能受损,而仅表现为肾小球源性血尿和(或)蛋白尿。

【知识点】 隐匿性肾小球肾炎又称无症状血尿和(或)蛋白尿,指无水肿、高血压及肾功损害,而仅表现为肾小球源性血尿和(或)蛋白尿的一组肾小球疾病。一般预后良好,无须特殊治疗。

血尿的鉴别:血尿按病因分为肾小球源性血尿和非肾小球源性血尿。鉴别要点:①肾小球源性血尿一定是全程血尿,而非肾小球源性血尿则可能表现为初始血尿(病变在尿道)、终末血尿(病变在膀胱三角区)或全程血尿(出血部位可能位于输尿管膀胱开口以上部位)。确定全程血尿可以通过询问肉眼血尿患者排尿时的所见或尿三杯试验(一次排尿分前、中、后三段留尿,行尿沉渣镜检红细胞数量)。②绝大多数肾小球源性血尿患者,尿中没有血丝、血块,仅出现在 IgA 肾病、紫癜性肾炎、小血管炎、新月体性肾炎等血尿特别突出的极个别患者中,而非肾小球源性血尿血丝、血块较为常见。③绝大多数肾小球源性血尿患者无尿痛,仅少数患者由于血尿突出,刺激膀胱可产生轻微尿痛,而非肾小球源性血尿患者有时可表现为尿痛,或在剧烈腰痛后排出肉眼血尿(肾结石或输尿管结石)。④若沉渣镜检发现红细胞管型,则几乎可以肯定是肾小球源性血尿。⑤用相差显微镜检查尿红细胞形态,肾小球源性血尿多为变形红细胞尿,而非肾小球源性血尿多为正常形态红细胞尿。⑥肾小球源性血尿患者还可具有肾病的其他表现,如大量蛋白尿、水肿,而非肾小球源性血尿则没有。总之,在判断肾小球源性血尿及非肾小球源性血尿时,应注意综合临床表现和实验室检查,才能获得准确的判断。

9. 急性肾小球肾炎最常见的临床表现为

A. 水肿、血清白蛋白下降、蛋白尿

B. 肾区叩痛、肉眼血尿、尿路刺激征

C. 水肿、高血压、心力衰竭

D. 血尿、蛋白尿、水肿、高血压

E. 肾区叩痛、眼睑水肿、关节痛

[答案] D

【评析】 本题的知识点为急性肾小球肾炎的临床表现。

【知识点】 急性肾小球肾炎是以急性肾炎综合征为主要临床表现的一组疾病。其特点是急性起病,患者出现血尿、蛋白尿、水肿和高血压,并可伴有一过性的氮质血症,部分患者合并充血性心力衰竭。起病初期血清C3及总补体下降,8周内逐渐恢复正常,对诊断本病意义很大。多见于链球菌感染后,通常于前驱感染1～3周起病。病理类型为毛细血管内增生性肾小球肾炎。

10. 急进性肾小球肾炎的临床主要特征是

A. 早期出现少尿型急性肾衰竭

B. 以急性起病、肉眼血尿为特征

C. 以大量蛋白尿为特征

D. 以高度水肿为特征

E. 以高血压脑病为特征

[答案] A

【评析】 本题考查的知识点为急进性肾小球肾炎的临床表现。

【知识点】 急进性肾小球肾炎是以急性肾炎综合征、肾功能急剧恶化、多在早期出现少尿性急性肾衰竭为临床特征,病理类型为新月体型肾小球肾炎的一组疾病。

11. 患者,男性,40岁,下肢轻度水肿6年,血压170/90 mmHg,尿红细胞10～15个/HP,尿蛋白(++),血肌酐220 μmol/L,血白蛋白38 g/L,最可能的诊断是

A. 急性肾小球肾炎

B. 急进性肾小球肾炎

C. 慢性肾小球肾炎

D. 隐匿性肾小球肾炎

E. 肾病综合征

[答案] C

【评析】 本题考查的知识点为慢性肾小球肾炎的临床表现。

【知识点】 慢性肾小球肾炎是指蛋白尿、血尿、高血压、水肿为基本临床表现,起病方式各有不同,病情迁延,病变缓慢进展,可有不同程度的肾功能减退,最终将发展为慢性肾衰竭的一组肾小球病。可发生在任何年龄,但以青中年为主,男性多见。

12. 肾病综合征最主要的诊断依据是

A. 高度水肿伴胸腔积液、腹水

B. 高脂血症,血浆白蛋白<30 g/L

C. 尿蛋白>3.0 g/24小时,血浆白蛋白<35 g/L

D. 血α、β球蛋白相对增高

E. 尿蛋白>3.5 g/24小时,血浆白蛋白<30 g/L

[答案] E

【评析】 本题的知识点为肾病综合征的诊断标准。肾病综合征的诊断标准是:①尿蛋白大于3.5 g/24小时;②血浆白蛋白低于30 g/L;③水肿;④血脂升高。其中①②两项为诊断所必需。

【知识点】 肾小球病及其分类。肾小球病指一组有相似的临床表现(如血尿、蛋白尿、高血压等),但病因、发病机制、病理改变、病程和预后不尽相同,病变主要累及双肾肾小球的疾病。可分为原发性、继发性和遗传性:原发性肾小球病常病因不明,继发性肾小球病指全身性疾病(如系统性红斑狼疮、糖尿病等)中的肾小球损害,遗传性肾小球病为遗传变异基因所致的肾小球病(如Alport综合征等)。

原发性肾小球病的临床分型:①急性肾小球肾炎;②急进性肾小球肾炎;③慢性肾小球肾炎;④无症状性血尿或(和)蛋白尿(隐匿性肾小球肾炎);⑤肾病综合征。

原发性肾小球病还有病理分型(略)。临床和病理分型之间有一定联系,但二者之间又常难以有肯定的对应关系,同一病理类型可呈现多种不同的临床表现,而相同的一种临床表现可来自多种不同的病理类型。因此,肾活检是确定肾小球病病理类型和病变程度的必需手段,而正确的病理诊断又必须与临床密切结合。

13. 患者,男性,20岁,咽痛发热1日,后出现肉眼血尿,无明显尿痛,略有尿频。第3日尿常规检查RBC 20～30个/HP,WBC1～2个/HP,尿蛋白(+),B超示双肾大小形态正常。查体:血压130/90 mmHg,双下肢微肿。首先考虑下述哪一诊断

A. 泌尿系感染

B. 急性肾小球肾炎

C. IgA肾病

D. 泌尿系结石

E. 膀胱肿瘤

［答案］ C

【评析】 本题的知识点为导致肾小球性蛋白尿的常见病因，IgA肾病的典型临床表现。

【知识点】 IgA肾病是我国最常见的肾小球疾病，好发于青少年，男性多见。起病前多有感染，常为上呼吸道感染（咽炎、扁桃体炎），其次为消化道、肺部和泌尿道感染。IgA肾病临床表现多种多样，最为典型的临床表现为：部分患者常在上呼吸道感染后（24～72小时）出现突发性肉眼血尿，持续数小时至数日。确诊需肾活检。

14. 患者，女性，33岁，反复关节痛，面部红斑12年，全身水肿4个月，血压150/90 mmHg，化验：血红蛋白77 g/L，尿蛋白（卌），尿红细胞（+），血白蛋白27 g/L，球蛋白33 g/L，血浆蛋白电泳γ球蛋白33%，乙肝五项均阴性，ANA阳性，ds-DNA阳性，胸部X线片示心脏扩大，最可能的诊断是

A. 原发性肾病综合征

B. 乙肝相关性肾炎

C. 狼疮性肾炎

D. 风湿热伴发热性蛋白尿

E. 慢性肾炎

［答案］ C

【评析】 本题的知识点为对于肾小球性蛋白尿进行诊断过程中需要除外继发性病因之一，狼疮性肾炎。

【知识点】 系统性红斑狼疮（SLE）是一种有多系统损害的慢性自身免疫性疾病。该疾病好发于女性，尤其是20～40岁的育龄女性，临床表现为多系统受损，免疫学检查可检出以抗核抗体为代表的多种自身抗体。狼疮性肾炎是SLE的肾损害，约50%以上SLE患者有肾损害的临床表现，肾活检显示肾受累几乎100%。

15. 高血压病继发肾损害与慢性肾小球肾炎高血压的鉴别诊断哪项最支持高血压病肾损害

A. 病史明确

B. 年龄40岁以上

C. 贫血不明显

D. 眼底视网膜硬化

E. 血压170/110 mmHg

［答案］ A

【评析】 本题的知识点为原发性高血压肾损害与慢性肾小球肾炎合并肾性高血压的鉴别。

【知识点】 临床上常常遇到同时有蛋白尿和高血压的患者。需要鉴别是原发性高血压肾损害（即良性小动脉性肾硬化）还是慢性肾小球肾炎合并肾性高血压，最好的方法是根据明确的病史。原发性高血压肾损害先有长期高血压，其后再出现肾损害，临床上远曲小管功能损伤（表现夜尿增多）多较肾小球功能损伤早，尿改变轻微（微量到轻度蛋白尿，可有轻度镜下血尿），常有高血压的其他靶器官（心、脑）并发症。

16. 患者，男性，65岁，高血压病史20年，近1个月来夜尿增多，化验尿常规蛋白（+），红细胞1～2个/HP，尿比重1.008～1.012，血压180/110 mmHg，诊断可能是

A. 尿崩症

B. 恶性高血压

C. 慢性肾盂肾炎

D. 慢性肾小球肾炎

E. 高血压肾小动脉硬化

［答案］ E

【评析】 本题的知识点为原发性高血压肾损害与慢性肾小球肾炎合并肾性高血压的鉴别。本例患者老年男性，先有高血压病史，后出现夜尿多、尿比重降低（肾小管功能受损的表现），尿蛋白（+），因此考虑为高血压肾小动脉硬化。

【知识点】 原发性高血压肾损害与慢性肾小球肾炎合并肾性高血压的鉴别。原发性高血压肾损害现有较长期的高血压病史，其次再出现肾损害，临床上远曲小管功能损伤（如尿浓缩功能减退、夜尿增多）多较肾小球功能损伤早，尿改变轻微（微量至轻度蛋白尿），常有高血压的其他靶器官如心、脑等并发症。慢性肾小球肾炎合并肾性高血压的患者多先出现尿异常，随后出现高血压，或二者同时发生，尿蛋白的程度可能更严重。

17. 患者，女性，22岁，2个月来反复出现紫癜，以双下肢为多，对称，稍隆起，束臂试验阴性，血小板160×10^9/L，尿蛋白（卄），红细胞满视野，颗粒管型偶见。可能的诊断是

A. 急性肾炎

B. 血小板减少性紫癜性肾损害

C. 过敏性紫癜肾损害

D. Evans综合征

E. TIP

［答案］ C

【评析】 本题的知识点是过敏性紫癜性肾炎的临床特点。

【知识点】 紫癜性肾炎是常见的导致血尿、蛋

白尿的继发性病因。好发于青少年，有典型的皮肤紫癜，可伴关节痛、腹痛及黑便，多在皮疹出现1～4周出现血尿和(或)蛋白尿。

18. 患者，男性，31岁，因急性扁桃体炎给予青霉素治疗5天后，出现发热、皮疹，血中嗜酸性粒细胞增多，蛋白尿0.5 g/24小时，尿沉渣中白细胞(卄)，红细胞(+)。应首先考虑

A. 急性肾小球肾炎

B. 急性肾盂肾炎

C. 下尿路感染

D. 急性间质性肾炎

E. IgA肾病

[答案]　D

【评析】　本题的知识点是急性间质性肾炎的临床特点。

【知识点】　急性间质性肾炎是一组以肾间质炎细胞浸润及肾小管变性为主要病理表现的急性肾病。药物过敏性急性间质性肾炎最为常见，能引起该病的药物很多，以抗生素、磺胺及非甾体类抗炎药为常见。临床表现为全身过敏反应(药疹、药物热及外周血嗜酸性粒细胞增多)，尿检异常(无菌性白细胞尿、血尿及蛋白尿，蛋白尿多轻度)，以及肾损害，并常因肾小管功能损害出现肾性糖尿、低比重及低渗透压尿。

19. 下列哪项疾病不易引起肾病综合征

A. 类风湿关节炎

B. 糖尿病

C. 多发性骨髓瘤

D. 霍奇金淋巴瘤

E. 过敏性紫癜

[答案]　A

【评析】　本题的知识点是引起肾病综合征的常见继发因素。

【知识点】　肾病综合征分为原发性和继发性。常见的继发性因素有过敏性紫癜性肾炎、乙型肝炎病毒相关性肾炎、系统性红斑狼疮肾炎、糖尿病肾病、肾淀粉样变性、骨髓瘤性肾病、淋巴瘤或实体肿瘤性肾病。

二、多选题(每题1个得分点)

以下每题有5个备选答案，其中正确答案为2个或者2个以上，多选、少选、错选均不得分。

20. 以下哪些化验结果考虑诊断微量白蛋白尿

A. 尿白蛋白/肌酐比值57 mg/g

B. 尿蛋白排泄率85 μg/分

C. 尿本周蛋白阳性

D. 24小时尿微量白蛋白为65 mg

E. 尿白蛋白/肌酐比值570 mg/g

[答案]　ABD

【评析】　本题的知识点为尿微量白蛋白的定义。

【知识点】　尿白蛋白定量用以评价尿白蛋白排泄情况，正常值<30 mg/24小时尿。参照美国糖尿病协会标准，微量白蛋白排泄量为30～300 mg/24小时(也可表示为20～200 μg/分)。微量白蛋白尿可作为早期糖尿病肾病和毛细血管内皮细胞损伤的标志。24小时尿留取较为烦琐，临床上可以测定随机尿蛋白与肌酐比值来替代24小时尿蛋白定量，与24小时尿蛋白定量结果有很好的相关性。尿白蛋白/肌酐比值为30～300 mg/g称为微量白蛋白尿。

21. 急性肾小球肾炎的临床表现有

A. 血尿伴蛋白尿

B. 水肿

C. 高血压

D. 起病初期血清C3下降，并在8周内恢复

E. 进行性肾功能恶化

[答案]　ABCD

【评析】　本题的知识点急性肾小球肾炎的临床表现。

【知识点】　急性肾小球肾炎是以急性肾炎综合征为主要临床表现的一组疾病。其特点是急性起病，患者出现血尿、蛋白尿、水肿和高血压，并可伴有一过性的氮质血症，部分患者合并充血性心力衰竭。起病初期血清C3及总补体下降，8周内逐渐恢复正常，对诊断本病意义很大。多见于链球菌感染后，通常于前驱感染1～3周起病。病理类型为毛细血管内增生性肾小球肾炎。进行性肾功能恶化是急进性肾小球肾炎的特点。

22. 慢性肾小球肾炎的临床表现有

A. 蛋白尿

B. 血尿

C. 高血压

D. 慢性肾功能损害

E. 少尿

[答案]　ABCD

【评析】　本题的知识点为慢性肾小球肾炎的

临床表现。

【知识点】 慢性肾小球肾炎是指蛋白尿、血尿、高血压、水肿为基本临床表现,起病方式各有不同,病情迁延,病变缓慢进展,可有不同程度的肾功能减退,最终将发展为慢性肾衰竭的一组肾小球病。可发生在任何年龄,但以青中年为主,男性多见。

23. 关于生理性蛋白尿下列哪几项是正确的

A. 常为一过性蛋白尿

B. 体位对蛋白尿的产生有影响

C. 常见于剧烈运动、发热或受寒后

D. 常由于肾血管痉挛或缺血所致

E. 常为轻度蛋白尿,尿蛋白定量一般<0.5 g/24 小时,很少超过 1 g/24 小时。

[答案] ACE

【评析】 本题考查生理性蛋白尿的特点。

【知识点】 生理性蛋白尿指在发热、剧烈运动后出现的一过性蛋白尿,患者的肾无器质性改变;常见原因为发热、寒冷、高温、剧烈运动、紧张等应激状态。常为轻度蛋白尿,尿蛋白定量一般<0.5 g/24 小时,很少超过 1 g/24 小时。原因去除后尿蛋白迅速消失。诊断生理性蛋白尿要特别慎重,因为肾脏器质性病变早期也可以有类似的表现,长期对患者进行随访是非常必要的。

24. 直立性蛋白尿的特点

A. 直立或腰椎前突位时出现

B. 多见于青少年

C. 卧床休息时完全消失

D. 常见于运动后

E. 一般尿蛋白定量<1 g/24 小时。

[答案] ABCE

【评析】 本题考查直立性蛋白尿的特点。

【知识点】 直立性蛋白尿是蛋白尿的一种特殊类型,指尿蛋白在直立时出现、平卧时消失,确定的方法是将 24 小时尿蛋白定量分为夜间 8 小时卧位及白天 16 小时非卧位的尿蛋白定量,若 24 小时尿蛋白总量>150 mg 而 8 小时卧位尿蛋白定量<50 mg 即可认为是直立性蛋白尿,直立性蛋白尿常见于青少年,占 2%~5%,超过 30 岁以上者很少见,一般尿蛋白定量<1 g/24 小时,>2 g/24 小时者罕见,直立性蛋白尿的病因构成多样,曾有人对患者进行肾活检病理检查,47%完全正常,45%存在轻微异常,8%具有明显的肾小球疾病的病理改变。还有很多研究发现它与左肾静脉受压有关,在一组直立性蛋白尿患者的研究中,左肾静脉受压占 13/15 例,而正常人中仅占 9/80 例,因此,有人认为本病的病因与直立性血尿一样,来自胡桃夹现象,但目前还没有充分的证据解释为什么在多数患者中没有直立性蛋白尿和血尿共存的现象。总之,直立性蛋白尿至少有两组病因构成:左肾静脉受压和早期的肾脏器质性病变。

25. 血管紧张素转换酶抑制药(ACEI)和血管紧张素受体拮抗药(ARB)有哪些肾保护作用

A. 改善肾小球内“三高”

B. 改善肾小球滤过膜选择通透性

C. 保护肾小球足细胞

D. 延缓肾小球硬化

E. 降低血钾

[答案] ABCD

【评析】 本题考查的是 ACEI 和 ARB 的肾保护作用。

【知识点】 ACEI 和 ARB 通过血流动力学效应和非血流动力学效应发挥肾脏保护作用。血流动力学效应指通过改善肾小球内“三高”(高压、高灌注和高滤过)发挥的效应;非血流动力学效应主要包括改善肾小球滤过膜选择通透性,从而使尿蛋白排泄减少;保护肾小球足细胞;减少肾小球内细胞外基质蓄积,延缓肾小球硬化的进展。

26. 男性,65 岁,12 年前因多饮、多尿、多食就诊确诊 2 型糖尿病,未很好控制饮食和降糖治疗,因视物不清就诊,血压 180/110 mmHg、眼底出血,尿常规提示蛋白(++),肾功能正常。该患者诊断首先考虑

A. 糖尿病合并急性肾小球肾炎

B. 糖尿病肾病合并肾性高血压

C. 糖尿病合并慢性肾小球肾炎

D. 糖尿病肾病

E. 糖尿病合并隐匿性肾小球肾炎

[答案] BD

【评析】 本题考查的是糖尿病肾病。

【知识点】 糖尿病肾病是糖尿病最常见的微血管并发症之一。无论 1 型还是 2 型糖尿病,30%~40%的患者可出现糖尿病肾病。患者先有糖尿病病史,后发生肾损害。由于 2 型糖尿病起病隐匿,约 5%的患者在诊断糖尿病的同时就存在肾损害。糖尿病肾病早期表现为微量白蛋白尿,随后加重发展至显性白蛋白尿,最终大量蛋白尿,临床可表现为肾病综合征。高血压明显加重,多不伴血

尿。患者可同时伴糖尿病眼底病变等其他微血管受损的表现。如出现下列情况，虽然有明确的糖尿病病史，也应考虑糖尿病合并其他慢性肾病的可能：①无糖尿病视网膜病变；②肾小球滤过率在短期内快速下降；③短期内蛋白尿明显增加或变现为肾病综合征；④顽固性高血压；⑤尿沉渣镜检可见红细胞（变形红细胞为主，可有红细胞管型）；⑥存在其他系统的症状和体征。需要肾穿刺明确诊断。

三、共用题干单选题（每个提问 1 个得分点）

以下每题有 2～6 个提问，每个提问有 5 个备选答案，请选择 1 个最佳答案。

（一）患者，男性，34 岁，双下肢水肿 4 个月，化验尿蛋白（卌），红细胞（5～10 个/HP），24 小时尿蛋白定量 5.2 g，血浆白蛋白 26.6 g/L，肾功能正常，抗核抗体（ANA）阴性，HBsAg 及 HBcAb 阳性。

1. 进一步进行哪项检查对诊断蛋白尿的原因最有帮助

A. HBV-DNA
B. 肾活检
C. 补体 C3
D. dsDNA
E. HCV-Ab

［答案］ B

【评析】 本题考查的是肾病综合征的诊断与鉴别诊断。该患者青年男性，隐匿起病，表现为肾病综合征（大量蛋白尿、低白蛋白血症、水肿），伴镜下血尿。符合肾病综合征的诊断标准，因此下一步应明确是否存在继发因素。该患者 HBsAg 及 HBcAb 阳性，因此首先考虑乙型肝炎病毒相关性肾小球肾炎。进一步确诊需要肾活检以明确诊断。

【知识点】 肾病综合征定义：①尿蛋白＞3.5 g/24 小时；②血浆白蛋白＜30 g/L；③水肿；④血脂升高。其中①②两项为诊断必需。引起肾病综合征常见的继发性病因有过敏性紫癜性肾炎、乙型肝炎病毒相关性肾炎、系统性红斑狼疮性肾炎、糖尿病肾病、肾淀粉样变性、骨髓瘤性肾病、淋巴瘤或实体肿瘤性肾病。

2. 诊断乙型肝炎病毒相关性肾小球肾炎，下列检查哪项最重要

A. 尿本周蛋白
B. 肾活检标本免疫荧光检查 HBV 抗原
C. ANCA 检测
D. 刚果红试验
E. 血清补体测定

［答案］ B

【评析】 本题考查的是乙型肝炎病毒相关性肾小球肾炎的诊断。

【知识点】 乙型肝炎病毒相关性肾小球肾炎多见于儿童及青少年，以蛋白尿或肾病综合征为主要临床表现，常见的病理类型为膜性肾病，其次为系膜毛细血管性肾小球肾炎等。国内依据以下 3 点进行诊断：①血清 HBV 抗原阳性；②患肾小球肾炎，并可除外狼疮性肾炎等继发性肾小球肾炎；③肾活检切片中找到 HBV 抗原。我国为乙型肝炎高发区，对有乙型肝炎患者，儿童及青少年蛋白尿或肾病综合征患者，尤其为膜性肾病，应认真排除之。

（二）患者，男性，55 岁，5 年前间断服用龙胆泻肝丸 2 年，夜尿增多 3 年，平时血压正常。尿常规蛋白（＋），尿糖（＋），24 小时尿蛋白定量 0.5 g。血肌酐 130 μmol/L，血糖 5.1 mmol/L，血压 140/80 mmHg。

1. 该患者最可能的诊断是

A. 急性间质性肾炎
B. 慢性间质性肾炎
C. 泌尿系感染
D. 慢性肾小球肾炎
E. 肾结核

［答案］ B

【评析】 本题考查的是慢性间质性肾炎的诊断。

【知识点】 慢性间质性肾炎是一组以肾间质纤维化及肾小管萎缩为主要病理表现的慢性肾病。病因多种多样，常见的有：①中药（如含马兜铃酸药物关木通、广防己、青木香等）；②西药（如镇痛药，环孢素等）；③重金属（如铅、镉、砷等）。本病多缓慢隐袭进展，常首先出现肾小管功能损害。远端肾小管浓缩功能障碍出现夜尿多、低比重和低渗尿；近端肾小管重吸收障碍出现肾性糖尿；远端或近端肾小管酸化功能障碍出现肾小管酸中毒，而后肾小球功能也受损，肌酐清除率下降，血清肌酐上升，直至尿毒症。尿常规变化轻微，仅轻度蛋白尿、少量红白细胞及管型。随肾功能转坏，患者肾缩小（两肾缩小程度可不一致），出现肾性贫血和高血压。

2. 该患者下列哪项辅助检查结果最可能存在异常

A. 尿浓缩试验
B. 红细胞沉降率

C. 血清白蛋白

D. 血清补体

E. 血免疫球蛋白

[答案] A

【评析】 本题考查的是慢性间质性肾炎的临床表现。

【知识点】 慢性间质性肾炎以肾小管功能损害突出，表现为浓缩功能障碍出现夜尿多，低比重和低渗尿；肾性糖尿和肾小管酸中毒。后期出现肾小球滤过功能下降。

四、案例分析题

每个案例至少有3个提问，每个提问有6～12个备选答案，其中正确答案有1个或多个，每选择一个正确答案得1个得分点，每选择一个错误答案扣1个得分点，扣至本问得分为0。

患者，男性，21岁，因“咽部不适3周，水肿、尿少1周”就诊。3周前咽部不适，轻咳，无发热，自服诺氟沙星无好转。近1周感双腿发胀，双眼睑水肿，晨起时明显，同时尿量减少，每日200～500 ml，尿色较红。于外院查尿蛋白(卄)，RBC、WBC不详，血压增高，口服“阿莫仙”“保肾康”症状无好转来诊。发病以来精神食欲可，轻度腰酸、乏力，无尿频、尿急、尿痛、关节痛、皮疹、脱发及口腔溃疡，体重3周来增加6 kg。既往体健，青霉素过敏，个人、家族史无特殊。查体：体温36.5 ℃，脉搏80次/分，呼吸18次/分，血压160/96 mmHg，无皮疹，浅表淋巴结未触及，眼睑水肿，巩膜无黄染，咽红，扁桃体不大，心肺无异常，腹软，肝脾不大，移动性浊音(—)，双肾区无叩痛，双下肢凹陷性水肿。血常规化验：Hb140 g/L，WBC 7.7×10^9/L，PLT 210×10^9/L；尿常规化验蛋白(卄)，尿WBC 0～1/HP，RBC 20～30/高倍，偶见颗粒管型；尿蛋白定量3 g/24小时；肝功能正常；血清白蛋白35.5 g/L。肾功能：BUN 8.5 mmol/L，Scr 140 μmol/L。血IgG、IgM、IgA正常，C3 0.5 g/L，ASO 800 U/L，乙肝五项均(—)。

1. 此时最应该考虑的诊断是

A. IgA肾病

B. 慢性肾小球肾炎

C. 急性肾小球肾炎

D. 肾病综合征

E. 隐匿性肾小球肾炎

F. 急进性肾小球肾炎

[答案] C

2. 该病的诊断依据是

A. 血尿、蛋白尿、水肿

B. ASO升高

C. 血清C3下降

D. 高血压

E. 肾改变前1～3周呼吸道或皮肤等的感染

F. 血清白蛋白水平

[答案] ABCDE

【评析】 本题考查的是急性肾小球肾炎的诊断。

【知识点】 急性肾小球肾炎患者急性起病，之前1～3周有呼吸道链球菌感染，表现为急性肾炎综合征(血尿、蛋白尿、水肿、高血压)，有尿量减少和肾功能异常，伴血清C3下降。临床可诊断为急性肾小球肾炎。

3. 还应进一步进行的辅助检查为

A. 肾B超

B. ANA谱

C. 必要时肾活检

D. 腹部CT

E. 复查C3

F. 复查肾功能

[答案] ABCEF

【评析】 本题考查的是急性肾小球肾炎的诊断和鉴别诊断。患者根据临床表现诊断急性肾小球肾炎，但还需要与以下疾病进行鉴别。

(1)其他以急性肾炎综合征为表现的肾小球疾病：①病原体感染后急性肾小球肾炎，如病毒性肾炎；②系膜毛细血管增生性肾小球肾炎；③系膜增生性肾小球肾炎。

(2)急进性肾小球肾炎。

(3)其他继发性肾小球肾炎：如狼疮性肾炎、过敏性紫癜性肾炎等。

因此需要ANA谱除外系统性红斑狼疮，监测肾功能和C3的变化，肾B超了解双肾结构和大小，评估急慢性病程。

第二节　处理与转诊

本节提示

1. 掌握各种原发性肾小球疾病导致的蛋白尿的处理。
2. 熟悉各种继发性肾小球疾病导致的蛋白尿的处理。
3. 掌握蛋白尿患者的转诊原则。

一、单选题(每题1个得分点)

以下每题有5个备选答案，请从中选择1个正确答案。

1. 男性，17岁，全身水肿乏力3周，尿少3天，血压120/75 mmHg，Hb 160 g/L，ESR 60 mm/小时，尿蛋白(卅)，RBC 0～2个/HP，血清白蛋白20 g/L，血肌酐55 μmol/L，尿蛋白定量5.6 g/24小时，选择哪种药物治疗最合适？

A. 利尿药

B. 泼尼松

C. 血浆

D. 肝素抗凝疗法

E. 环磷酰胺

[答案]　B

【评析】　本题的知识点为肾病综合征的治疗。该患者有大量蛋白尿，低白蛋白血症和水肿，符合肾病综合征。进而需要除外导致肾病综合征的继发性疾病，如过敏性紫癜性肾炎、狼疮性肾炎、糖尿病肾病、骨髓瘤肾病等。对于除外继发性因素、确诊为原发性肾病综合征的患者治疗上一般首选糖皮质激素(简称激素)。

【知识点】　激素通过抑制免疫炎症反应，抑制醛固酮和抗利尿激素分泌，影响肾小球基底膜通透性等综合作用而发挥其利尿、消除尿蛋白的作用。使用原则和方案是：起始足量，缓慢减药，长期维持。常用药物为泼尼松。

2. 患者女，16岁，全身水肿1个月，血压160/100 mmHg，双下肢凹陷性水肿。尿检蛋白(卅)，红细胞5/HP，血浆白蛋白16 g/L，尿FDP(＋)。给予激素治疗，判断其是否对治疗敏感，最主要观察

A. 水肿减轻的程度

B. 血压下降的程度

C. 尿FDP下降的程度

D. 蛋白尿减轻的程度

E. 血尿减轻的程度

[答案]　D

【评析】　本题的知识点为肾病综合征的治疗最主要的监测观察指标为蛋白尿的变化。

【知识点】　尿常规中对尿蛋白的检测为定性检测，24小时尿蛋白定量可对蛋白尿进行准确定量，了解蛋白尿的程度，判断疗效。正常值＜0.15 g/24小时。根据24小时尿蛋白定量，将＞3.5 g/24小时者称为大量蛋白尿，＜1.0 g/24小时者称为少量蛋白尿，两者之间称为中等量蛋白尿。

3. 糖皮质激素治疗肾病综合征取得疗效的关键在于

A. 加用利尿药

B. 同时使用细胞毒药物

C. 尿蛋白消失后，可减量

D. 无效时，可大剂量冲击治疗

E. 用量要足，时间要充分

[答案]　E

【评析】　本题的知识点为肾病综合征激素使用的原则。

【知识点】　激素使用原则：①起始足量；②缓慢减药；③长期维持。

4. 患者男性14岁，反复水肿、少尿2年，再发1个月。查尿常规蛋白(卅)，定量6 g/24小时，血浆白蛋白25 g/L，胆固醇10.3 mmol/L。经泼尼松1 mg/kg治疗10天后病情无明显好转，此时应采取下列哪项措施最为适宜

A. 停用泼尼松

B. 改用地塞米松

C. 继续用原剂量泼尼松

D. 加用氮芥

E. 加用环磷酰胺

[答案]　C

【评析】 本题的知识点为肾病综合征激素使用的原则，起始足量，常用药物为泼尼松每日 1 mg/kg，口服 8 周，必要时可延长至 12 周。

【知识点】 糖皮质激素的使用原则。

(1) 起始足量：常用药物为泼尼松每日 1 mg/kg，口服 8 周，必要时可延长至 12 周。

(2)缓慢减药：足量治疗后每 2～3 周减原用量的 10%，当减至每日 20 mg 左右时症状易反复，应更加缓慢减量。

(3)长期维持：最后以最小有效剂量(每日 10 mg)维持半年左右。

5. 与环磷酰胺毒性无关的是

A. 股骨头无菌性坏死

B. 骨髓抑制

C. 中毒性肝炎

D. 性腺抑制

E. 出血性膀胱炎

[答案] A

【评析】 本题的知识点为激素和环磷酰胺等治疗肾小球疾病的常见不良反应。

【知识点】 环磷酰胺主要不良反应为骨髓抑制及中毒性肝损害，并可出现性腺抑制(尤其是男性)、脱发、胃肠道反应及出血性膀胱炎。股骨头无菌性坏死为激素的不良反应。激素的不良反应还有感染、药物性糖尿病、骨质疏松等。

6. 急性肾小球肾炎活动期的治疗措施中哪项最为合适

A. 休息和控制感染

B. 低蛋白饮食

C. 透析疗法

D. 泼尼松

E. 吲哚美辛

[答案] A

【评析】 本题的知识点为急性肾小球肾炎的治疗。

【知识点】 急性肾小球肾炎治疗以休息、治疗感染灶及对症治疗为主。少数患者发生急性肾衰竭，应给予透析，等待其自然恢复，不宜使用糖皮质激素和细胞毒药物。本病为自限性疾病，绝大多数患者于 1～4 周出现利尿、消肿、降压，尿化验也常随之好转。血清 C3 在 8 周内恢复正常。

7. 下列哪种疾病可以应用糖皮质激素治疗

A. 原发性肾病综合征

B. 急性肾小球肾炎，每日尿蛋白>1.0 g

C. 糖尿病肾病

D. 隐匿性肾小球肾炎

E. 急性肾盂肾炎

[答案] A

【评析】 本题的知识点为导致蛋白尿的各种原发性、继发性病因的治疗原则。

【知识点】 原发性肾病综合征首选糖皮质激素进行治疗，而急性肾小球肾炎、糖尿病肾病、隐匿性肾小球肾炎则不需要。急性肾盂肾炎的主要治疗原则是给予敏感的抗生素治疗。

8. 下列哪项不是糖皮质激素的不良反应

A. 感染

B. 溃疡病(出血或穿孔)

C. 糖尿病

D. 精神病

E. 骨髓抑制

[答案] E

【评析】 本题的知识点为糖皮质激素的不良反应。

【知识点】 长期应用激素的患者可出现感染、药物性糖尿病、骨质疏松、消化道出血等不良反应，少数病例还可能发生股骨头无菌性缺血性坏死，需要加强监测，及时处理。

9. 按照我国的高血压防治指南，慢性肾小球肾炎患者常合并高血压，对于尿蛋白 2 g/24 小时的患者，血压的控制目标是多少以下

A. 140/90 mmHg

B. 130/80 mmHg

C. 120/70 mmHg

D. 125/75 mmHg

E. 110/70 mmHg

[答案] D

【评析】 本题的知识点为慢性肾小球肾炎患者高血压的控制目标。

【知识点】 高血压和尿蛋白是加速肾小球硬化、促进肾功恶化的重要因素，积极控制高血压和减少尿蛋白是两个重要的环节。高血压的治疗目标是力争把血压控制在理想水平：尿蛋白≥1 g/24 小时，血压应控制在 125/75 mmHg 以下；尿蛋白<1 g/24 小时，血压控制可放宽到 130/80 mmHg 以下。尿蛋白的治疗目标是争取减少至 1 g/24 小时以下。

二、多选题(每题 1 个得分点)

以下每题有 5 个备选答案，其中正确答案为 2

个或者2个以上，多选、少选、错选均不得分。

1. 关于ACEI的肾保护作用主要表现在以下哪几方面

A. 扩张出球小动脉大于入球小动脉
B. 降低肾小球内高压
C. 降低系统血压
D. 减少蛋白尿
E. 减少细胞外基质蓄积

［答案］ ABCD

【评析】 本题的知识点为ACEI保护肾的主要机制。

【知识点】 肾素-血管紧张素-醛固酮系统拮抗药包括ACEI和ARB类降压药，其保护肾的机制如下。

(1)降低系统高血压：通过抑制肾素-血管紧张素系统而扩张周围血管及促进肾脏排钠实现降低系统高血压效应。

(2)减少尿蛋白：蛋白尿，尤其大量蛋白尿能促进肾损害进展，应积极治疗。ACEI减少尿蛋白的机制：①降低肾小球内高压、高灌注和高滤过；②改善肾小球滤过膜选择通透性。

(3)延缓肾损害进展：除了通过降低血压、减少尿蛋白的作用外，还减少肾细胞外基质蓄积(减少产生、促进降解)，拮抗肾小球硬化及肾间质纤维化等。

2. ACEI常见的不良反应有哪些

A. 咳嗽
B. 血清肌酐增高
C. 血钾增高
D. 过敏
E. 血尿酸升高

［答案］ ABCD

【评析】 本题的知识点为ACEI的不良反应。

【知识点】 ACEI的主要不良反应如下。

(1)咳嗽：可能与激肽酶被抑制相关，血中缓激肽、前列腺素及P物质浓度增高引发咳嗽。严重者应停药。

(2)血清肌酐增高：用药头两个月血清肌酐可轻度上升(升幅≤30%)，为正常反应，无须停药。如果用药过程中血清肌酐上升过高(升幅30%～50%)，则为异常反应，应停用。

(3)血钾增高：与醛固酮被抑制相关，肾功能不全时尤易发生。血钾过高即应停用ACEI，并按高钾血症处理原则及时治疗。

(4)其他：偶有过敏反应(血管神经性水肿、皮疹)及血象异常(白细胞减少等)，应停用ACEI。

12. 使用糖皮质激素治疗肾病综合征的原则是

A. 起始足量
B. 快速减量
C. 逐渐增加剂量
D. 缓慢减量
E. 有效后方可减量

［答案］ AD

【评析】 本题的知识点是肾病综合征使用糖皮质激素的原则。

【知识点】 肾病综合征使用激素的原则：起始足量、缓慢减药、长期维持。

3. 患者男性，65岁，12年前因多饮、多尿、多食就诊，确诊为2型糖尿病，未很好控制饮食和降糖治疗，1年前因视物不清就诊，发现眼底出血，尿常规提示蛋白(+)，肾功能正常。开始使用胰岛素控制血糖。此次因双下肢水肿2周就诊，血压180/100 mmHg，尿常规蛋白(++)，血肌酐160 μmol/L，应给予以下哪种治疗

A. 积极控制血压
B. 积极控制血糖
C. 利尿
D. 泼尼松口服
E. 低蛋白饮食

［答案］ ABCE

【评析】 本题考查的是糖尿病肾病的治疗。

【知识点】 糖尿病肾病的治疗主要有积极控制血压，在无禁忌证情况下，首选ACEI和ARB；积极控制血糖；优质低(限)蛋白饮食，对症治疗，防治慢性肾脏病的并发症等。

三、共用题干单选题(每个提问1个得分点)

以下每到试题有2～6个提问，每个提问有5个备选答案，请选择1个最佳答案。

患者，男性，58岁，高血压病史17年，应用硝苯地平缓释片控制血压于(130～160)/(70～90) mmHg。近半年来血压升高明显。尿化验：蛋白0.3 g/24小时；血化验：血胆固醇升高、低密度脂蛋白升高、高密度脂蛋白降低，体质指数29，肾动脉造影显示右肾动脉近段狭窄达75%。

1. 哪项诊断不正确

A. 原发性高血压
B. 高血脂
C. 纤维肌性发育不良
D. 动脉粥样硬化性肾动脉狭窄

E. 肥胖

［答案］ A

【评析】 本题考查的是肾动脉狭窄引起的肾血管性高血压，是继发性高血压的常见病因。

【知识点】 引起肾动脉狭窄的常见病因有纤维肌性发育不良、大动脉炎和动脉粥样硬化。动脉粥样硬化性肾动脉狭窄多见于老年患者。大动脉炎是我国引起肾动脉狭窄的常见病因。好发于年轻女性，临床除了有乏力、低热、食欲缺乏、体重下降等全身症状外，常伴血管狭窄或闭塞导致的组织或器官缺血症状。纤维肌性发育不良病因不明，多见于女性患者。

2. 患者右肾动脉病变的原因可能是

A. 纤维肌性发育不良

B. 肾动脉瘤

C. 结节性多动脉炎

D. 动脉粥样硬化

E. 大动脉炎

［答案］ D

【评析】 本题考查的是引起肾动脉狭窄的病因。

【知识点】 肾动脉狭窄最常见的病因是动脉粥样硬化，约占肾动脉狭窄病例的80%，主要见于老年人，除表现为肾血管性高血压和缺血性肾病外，患者常伴有脑卒中、冠心病及外周动脉硬化等肾外表现。另外两种导致肾动脉狭窄的病因为纤维肌性发育不良和大动脉炎，这两种病因主要见于青年人，女性居多。大动脉炎可伴有无脉症的肾外表现。肾动脉狭窄导致肾缺血刺激肾素分泌，体内肾素-血管紧张素-醛固酮系统活化，外周血管收缩，水钠潴留而发生高血压。患侧肾缺血导致肾小球硬化、肾小管萎缩及肾间质纤维化。肾动脉血管造影是诊断的“金指标”。

3. 若非手术治疗，下列哪种药物治疗不宜选择

A. 钙离子拮抗药

B. 利尿药

C. β受体阻滞药

D. α受体阻滞药

E. 血管紧张素受体拮抗药

［答案］ B

【评析】 本题考查的是引起肾动脉狭窄的治疗。利尿药因降低血容量，对肾素-血管紧张素-醛固酮系统有进一步激活的作用而加重肾缺血，而不宜使用。

【知识点】 肾动脉狭窄可选择血管成形术以及外科手术治疗。内科药物治疗能帮助控制高血压，改善症状。单侧肾动脉狭窄呈高肾素者，现常选用ACEI或ARB，但是必须从小剂量开始，逐渐加量，以免血压下降过快过低。双肾动脉狭窄者应禁服上述药物。为有效控制血压，常需多种药物配伍应用。

四、案例分析题

每个案例至少有3个提问，每个提问有6～12个备选答案，其中正确答案有1个或多个，每选择一个正确答案得1个得分点，每选择一个错误答案扣1个得分点，扣至本问得分为0。

(一)患者，男性，30岁，“头晕、乏力1年半”就诊。查体：血压160/100 mmHg，无水肿。血红蛋白80 g/L，血尿素氮15.5 mmol/L，血肌酐281 μmol/L，CO2-CP 22 mmol/L。尿比重1.014，尿蛋白++，颗粒管型0～2个/HP。眼底检查：视网膜动脉狭窄、迂曲。

1. 该患者的诊断

A. 慢性肾小球肾炎

B. 肾性高血压

C. 慢性肾病4期

D. 原发性高血压

E. 代谢性酸中毒

F. 肾性贫血

［答案］ ABCEF

【评析】 本题考查的是慢性肾小球肾炎的诊断。该患者年轻男性，慢性起病，临床表现为高血压、尿检异常（蛋白尿、低比重尿），血化验提示贫血、肾功能异常、CO_2-CP降低。因此首先考虑慢性肾小球肾炎。该患者未进行肾穿刺活检，因此无病理诊断。已经发生肾功能损害，同时出现慢性肾病的并发症肾性贫血、肾性高血压和代谢性酸中毒。

2. 为明确诊断，需要进一步辅助检查

A. 肌酐清除率

B. 24小时尿蛋白定量

C. 肾B超

D. 电解质、血气分析

E. 血钙、血磷、全段甲状旁腺激素

F. 粪隐血试验

［答案］ ABCDEF

【评析】 本题考查的是慢性肾小球肾炎患者的评估内容。

【知识点】 慢性肾小球肾炎，慢性肾病患者需要评估的内容如下。

(1)慢性肾病的病因：需要专科医生给出慢性肾病病因的诊断。

(2)肾受损程度的评估：主要包含两方面，GFR分期和白蛋白尿分期(表9-1，表9-2)。

表9-1 慢性肾病患者根据GFR水平进行分期

分期	描述	GFR[ml/(min·1.73m²)]
G_1	肾损伤指标(+)，GFR正常或↑	≥90
G_2	肾损伤指标(+)，GFR轻度↓	60～89
G_3	GFR轻到中重度↓	30～59
G_4	GFR严重↓	15～29
G_5	肾衰竭	<15或透析

表9-2 慢性肾病患者根据白蛋白尿程度进行分期

分期	尿白蛋白定量(mg/24小时)	尿白蛋白/肌酐比值(mg/g)	意义
A_1	<30	<30	正常或轻度升高
A_2	30～300	30～300	中度升高
A_3	>300	>300	严重升高

(3)与肾功能相关的并发症：①肾性贫血；②肾性骨病；③水、电解质和酸碱平衡异常；④营养不良。

(4)合并疾病的诊断：如糖尿病、高血压、冠心病、脑血管病、外周血管疾病、慢性阻塞性肺气肿等。其中心血管疾病的评估是重点。

3. 该患者的治疗原则为

A. 优质低蛋白饮食

B. 积极控制血压

C. 纠正贫血

D. 碳酸氢钠纠正酸中毒

E. 激素治疗

F. 免疫抑制药治疗

［答案］ ABCD

【评析】 本题考查的是慢性肾小球肾炎、慢性肾病患者的治疗。

【知识点】 慢性肾小球肾炎的治疗原则是防止或延缓肾功能进展，防治并发症和合并症。具体措施如下。

(1)优质低蛋白饮食：优质的动物蛋白如瘦肉、蛋、奶的蛋白。摄入量：GFR<60 ml/(min·1.73m²)的慢性肾病患者，每日应限制蛋白摄入在0.8 g/kg以下，同时给予正确的教育和指导。避免每日高蛋白摄入(>1.3 g/kg)；当GFR<30 ml/(min·1.73m²)或更低，则每日应限制蛋白摄入在0.6 g/kg以下，可同时配合服用复方a-酮酸。

(2)控制血压：①尿白蛋白正常的糖尿病和非糖尿病的慢性肾病患者，如收缩压高于140 mmHg，或舒张压高于90 mmHg，应给予降压药治疗，维持血压≤140/90 mmHg；②尿白蛋白定量≥30 mg/24小时的糖尿病和非糖尿病慢性肾病患者，如收缩压高于130 mmHg，或舒张压高于80 mmHg，应给予降压药治疗，维持血压≤130/80 mmHg；③糖尿病和非糖尿病的慢性肾病患者，尿白蛋白≥300 mg/24小时者，尽可能使用ACEI或ARB降压。

(3)积极控制血糖：如为糖尿病患者，应将HbA1c水平控制在7.0%以下，以阻止延缓糖尿病微血管病变，包括糖尿病肾病。GFR≥45 ml/(min·1.73m²)的患者可以使用二甲双胍，GFR 30～44 ml/(min·1.73m²)的患者使用二甲双胍应注意监测，GFR<30 ml/(min·1.73m²)应停用。

(4)控制血脂：以降低心血管疾病的危险。

(5)避免肾损伤因素的发生：如血容量不足、肾毒性药物使用等。

(6)治疗慢性肾病的并发症。GFR分期为3～5期的患者常发生肾性贫血、肾性骨病、水和电解质异常(如高钾血症)等并发症，如发现，需转诊肾内专科就诊治疗。

(7)控制心血管疾病危险因素：所有慢性肾病患者均为心血管疾病的高危人群，需要在各期对心血管危险因素进行防治。

(二)男性,9岁,"眼睑及双下肢水肿3天"就诊。查体:血压90/60 mmHg,眼睑及双下肢水肿。尿常规化验:尿蛋白(卌),颗粒管型0～2个/HP;血化验:血浆白蛋白27 g/L,血肌酐95 μmol/L。

1. 该患者最可能的诊断

A. 慢性肾小球肾炎

B. 急性肾小球肾炎

C. 肾病综合征

D. 急进性肾小球肾炎

E. 乙肝病毒相关性肾小球肾炎

F. 隐匿型肾小球肾炎

[答案] C

2. 该患者病程中需要预防的并发症有哪些

A. 感染

B. 肾静脉血栓

C. 营养不良

D. 高脂血症

E. 动脉硬化

F. 急性肾衰竭

[答案] ABCDEF

【评析】 本题考查的是肾病综合征的常见并发症。

【知识点】 肾病综合征的常见并发症有感染、血栓栓塞、急性肾损伤、蛋白质脂肪代谢紊乱等。

3. 目前该患者的治疗包括

A. 利尿

B. 应用糖皮质激素

C. 控制血压

D. 血液透析

E. 应用细胞毒药物

F. 免疫抑制药

[答案] AB

【评析】 本题考查的知识点是儿童肾病综合征患者常见的病理类型及治疗。

【知识点】 微小病变型肾病是儿童肾病综合征的常见病理类型。常对激素治疗敏感,初治者可单用激素治疗。疗效差或反复发作者应并用细胞毒药物。力争达到完全缓解并减少复发。除主要治疗外,还要根据患者具体情况对症处理,如水肿给予利尿等。

(王　英　杜雪平)

参考文献

[1] 葛均波,徐永健.内科学.8版.北京:人民卫生出版社,2013.

[2] 黎磊石,刘志宏.中国肾脏病学.北京:人民军医出版社,2008.

[3] 王海燕.肾脏病学.北京:人民卫生出版社,2008.

第 10 章

贫 血

本章提示

1. 掌握缺铁性贫血、巨幼细胞性贫血的临床表现、诊断标准、治疗原则及停药标准，贫血的分类方法，贫血的严重程度分级，贫血的常见病因及健康宣教，贫血的转诊原则。

2. 熟悉各类贫血的鉴别诊断，常见贫血的血细胞分析及骨髓象改变。

3. 了解铁粒幼细胞性贫血、溶血性贫血及再生障碍性贫血的诊断和治疗，贫血的合并症及处理原则。

第一节 诊断与鉴别诊断

一、单选题(每题 1 个得分点)

以下每题有 5 个备选答案，请从中选择 1 个正确答案。

1. 贫血是外周血中单位体积内

A. 血红蛋白浓度(Hb)低于相同年龄、性别和地区的正常标准

B. 红细胞计数(RBC)低于相同年龄、性别和地区的正常标准

C. 血红蛋白浓度(Hb)、红细胞计数(RBC)低于相同年龄、性别和地区的正常标准

D. 血红蛋白浓度(Hb)和(或)血细胞比容(HCT)低于相同年龄、性别和地区的正常标准

E. 血红蛋白浓度(Hb)、红细胞计数(RBC)和(或)血细胞比容(HCT)低于相同年龄、性别和地区的正常标准

[答案] D

【评析】 贫血的诊断依据为外周血单位容积内血红蛋白浓度(Hb)和(或)血细胞比容(HCT)低于相同年龄、性别和地区的正常标准。

【知识点】 贫血的概述。1972 年 WHO 制订的诊断标准认为在海平面地区 Hb 低于下述水平诊断为贫血：6 个月到 6 岁儿童 110 g/L，6～14 岁儿童 120 g/L，成年男性 130 g/L，成年女性 120 g/L，孕妇 110 g/L。但应注意，久居高原地区居民的血红蛋白正常值较海平面居民为高；在妊娠、低蛋白血症、充血性心力衰竭、脾大及巨球蛋白血症时，血浆容量增加，此时即使红细胞容量是正常的，但因血液被稀释，血红蛋白浓度降低，容易被误诊为贫血；在脱水或失血等循环血容量减少时，由于血液浓缩，即使红细胞容量偏低，但因血红蛋白浓度增高，贫血容易漏诊。

2. 根据国内标准，血红蛋白测定值下列哪项可诊断为贫血

A. 成年男生低于 130 g/L

B. 成年女性低于 110 g/L

C. 妊娠期低于 105 g/L

D. 哺乳期低于 115 g/L

E. 初生儿至 3 个月低于 150 g/L

[答案] B

【评析】 根据不同年龄和性别，外周血血红蛋白的含量判断贫血。

【知识点】 贫血的诊断标准。

表 10-1 贫血的诊断依据(单位:g/L)

	6月龄～6岁	6～14岁	成年男性	成年女性	孕妇
世界卫生组织(WHO)	<110	<120	<130	<120	<110
中国大陆	<110	<120	<120	<110	<100

上述标准为居住在海平面地区者

3. 女性,24岁,发现贫血1年,血红蛋白80 g/L,红细胞计数 3.0×10^{12}/L,血细胞比容(HCT)降低,MCV<80fl,网织红细胞2.7%,白细胞、血小板正常,经用铁剂治疗7天后,血红蛋白无明显上升,网织红细胞4.3%,最可靠的诊断是

A. 营养性巨幼红细胞性贫血

B. 缺铁性贫血

C. 铁粒幼细胞性贫血

D. 溶血性贫血

E. 慢性病贫血

[答案] B

【评析】 IDA诊断主要包括以下3个方面。缺铁可分为3个阶段:体内储存铁耗尽(ID)、缺铁性红细胞生成(IDE)及缺铁性贫血(IDA),三者总称为铁缺乏症。

(1)贫血为小细胞低色素性:男性 Hb<120 g/L,女性 Hb<110 g/L,孕妇 Hb<100 g/L;MCV<80fl,MCH<26pg,MCHC<32%;

(2)有缺铁的依据:符合贮铁耗尽(ID)或缺铁性红细胞生成(IDE)的诊断。

ID符合下列任一条即可诊断:①血清铁蛋白<12 μg/L;②骨髓铁染色显示骨髓小粒可染铁消失,铁粒幼红细胞少于15%。

IDE:①符合ID诊断标准;②血清铁低于8.95 μmol/L,总铁结合力升高大于64.44 μmol/L,转铁蛋白饱和度<15%;③FEP/Hb>4.5 μg/gHb。

(3)存在铁缺乏的病因,铁剂治疗有效。

【知识点】 贫血的分类。贫血有多种分类方法,可根据贫血进展速度、红细胞形态、血红蛋白浓度及骨髓红系增生情况进行分类。目前所用的分类方法各有其优缺点,临床上常合并应用,分述如下。

(1)按贫血进展速度分为:急性贫血和慢性贫血。

(2)按形态学分类:按照红细胞平均体积(mean cell volume,MCV)、红细胞平均血红蛋白含量(mean cell hemoglobin,MCH)和红细胞平均血红蛋白浓度(mean cell hemoglobin concentration,MCHC)3项红细胞指数对贫血进行分类(表10-2)。

表 10-2 贫血形态学分类

类型	MCV(fl)	MCH(pg)	MCHC(g/L)
小细胞性	<80	<26	310～350
小细胞低色素	<80	<26	<310
大细胞性	>100	>32	310～350
正常细胞性	85～95	27～31	310～350

(3)按血红蛋白浓度:将贫血分为轻度(Hb>90 g/L)、中度(Hb60～90 g/L)、重度(Hb30～60 g/L)和极重度(Hb<30 g/L)。

(4)按骨髓红系增生情况分:增生性贫血(如溶血性贫血、缺铁性贫血、巨幼细胞贫血等)和增生低下性贫血(如再生障碍性贫血)。

4. 患者,男性,54岁,腹泻1个月余伴食欲缺乏,平素偏食,吃肉、菜少。查体:贫血貌,舌乳头消失,舌质发红如镜面,血红蛋白70 g/L,红细胞 2.8×10^{12}/L,红细胞计数(RBC)和血细胞比容(HCT)均低于正常值,MCV>80fl,网织红细胞2.7%,白细胞 3.1×10^{9}/L、血小板正常,最可靠的诊断是

A. 巨幼细胞贫血

B. 缺铁性贫血

C. 慢性病性贫血

D. 溶血性贫血

E. 铁粒幼细胞性贫血

[答案] A

【评析】 巨幼细胞贫血是由于叶酸和(或)维生素 B_{12} 缺乏、细胞DNA合成障碍,导致骨髓三系细胞的核浆发育不平衡及无效造血而致的大细胞性贫血。临床上表现为全血细胞减少及胃肠道症状。诊断依据为:①叶酸或维生素 B_{12} 缺乏的病因及临床表现;②大细胞性贫血(MCV>100fl);③骨髓呈现典型的巨型改变;④血清叶酸<3ng/ml,红细胞叶酸<100ng/ml及维生素 B_{12}<150pg/ml。

【知识点】 缺铁性贫血和巨幼细胞性贫血的主要临床特点:从临床表现上看,都存在头晕、耳

鸣、乏力、心悸等临床症状，但缺铁性贫血可伴随有口角炎、舌乳头萎缩，严重者可有反甲、异嗜症等临床症状；而巨幼细胞贫血可见镜面舌、下肢对称性的深部感觉消失及抑郁症等临床症状。实验室检查两者都存在血红蛋白下降、红细胞减少，但缺铁性贫血主要表现为小细胞低色素性贫血，外周血及骨髓可见红细胞中空浅染现象；而巨幼细胞性贫血表现为大细胞性贫血，骨髓可见三系不同程度的巨幼改变，血清高半胱氨酸水平。

二、多选题(每题1个得分点)

以下每题有5个备选答案，其中正确答案为2个或者2个以上，多选、少选、错选均不得分。

1. 维生素 B_{12} 缺乏的巨幼细胞性贫血的

A. 血清 B_{12} 测定为 70～103 μ mmol/L(放射免疫法)

B. 下肢对称性的深部感觉消失

C. 常伴随有精神抑郁症状

D. 血清高半胱氨酸水平

E. 有反甲现象

[答案]　ABCD

【评析】 E选项为缺铁性贫血的临床表现。

【知识点】 巨幼细胞贫血的临床表现如下。

①血液系统表现：起病缓慢，常有面色苍白、乏力、耐力下降、头晕、头昏、心悸等贫血症状。重者全血细胞减少、反复感染和出血。少数患者可出现轻度黄疸。②消化系统表现：口腔黏膜、舌乳头萎缩，舌面呈“牛肉样舌”，可伴舌痛。胃肠道黏膜萎缩可引起食欲缺乏、恶心、腹胀、腹泻或便秘。③神经系统表现或精神症状：对称性远端肢体麻木、深感觉障碍，共济失调或步态不稳，味觉、嗅觉减弱，锥体束征阳性、肌张力增加、腱反射亢进，视力下降、黑矇征；重者可有大、小便失禁。

2. 以下哪几条符合叶酸缺乏的巨幼细胞贫血的诊断

A. 大细胞性贫血

B. 舌乳头消失

C. 骨髓铁染色可见骨髓小粒铁染色

D. 白细胞及血小板减少

E. 骨髓红系及粒系、巨核系均可见巨幼变

[答案]　ABDE

【评析】 巨幼细胞贫血分为维生素 B_{12} 缺乏的巨幼细胞性贫血和叶酸缺乏的巨幼细胞贫血。临床应根据患者血清叶酸和维生素 B_{12} 水平结合临床表现及用药情况进行诊断。

【知识点】 巨幼细胞贫血的实验室检查。

(1)血象：呈大细胞性贫血，MCV、MCH均增高，MCHC正常。网织红细胞计数可正常。重者全血细胞减少。血涂片中可见红细胞大小不等、中央淡染区消失、有大椭圆形红细胞、点彩红细胞等；中性粒细胞核分叶过多(5叶核占5%以上或出现6叶以上核)，亦可见巨型杆状核粒细胞。

(2)骨髓象：增生活跃或明显活跃。红系增生显著、巨幼变(胞体大，胞质较胞核成熟，“核幼质老”)；粒系也有巨幼变，成熟粒细胞多分叶；巨核细胞体积增大，分叶过多；骨髓铁染色常增多。

(3)血清维生素 B_{12}、叶酸及红细胞叶酸含量测定：血清维生素 B_{12} 低于74pmol/L(维生素 B_{12} 缺乏)，血清叶酸低于6.8nmol/L(3ng/ml)，红细胞叶酸低于227nmol/L(叶酸缺乏)。

(4)其他：①胃酸降低、内因子抗体及Schilling试验(测定放射性核素标记的维生素 B_{12} 吸收情况)阳性(恶性贫血)；②尿高半胱氨酸24小时排泄量增加(维生素 B_{12} 缺乏)；③血清间接胆红素可稍增高。

3. 下列哪几项支持缺铁性贫血的诊断

A. 小细胞低色素性贫血

B. 血清铁<8.95 μmol/L/L

C. 血清铁蛋白<12 μg/L

D. 孕妇血红蛋白 90 g/L

E. 骨髓铁染色可见骨髓小粒铁染色

[答案]　ABC

【评析】 IDA的诊断与鉴别诊断。缺铁性贫血根据其发病年龄、性别、饮食习惯、食欲状况、既往病史、月经量及周期、生育史、消化道溃疡及出血史、痔出血史、肿瘤病史及相关临床表现、特殊用药史等导致铁摄入不足和丢失过多的因素进行诊断，同时应该与慢性病性贫血进行鉴别诊断。

【知识点】 见表10-3。

4. 贫血的宣教需使患者了解的内容有

A. 贫血的病因如偏食、腹泻等

B. 了解贫血的发病机制

C. 熟悉贫血的发作先兆表现如心悸、腿软等

D. 了解IDA的预后

E. 了解IDA治疗至Hb正常后的巩固治疗

[答案]　ABCE

表 10-3 血涂片检查结果及意义

贫血类型	血涂片结果
缺铁性贫血	红细胞体积变小,中央淡染区扩大
巨幼细胞贫血	红细胞大小不等,大卵圆形红细胞为主
骨髓纤维化	泪滴状红细胞
微血管病性溶血性贫血	各种异形红细胞症,如梨形、泪滴形、新月形、哑铃形、三角形甚至红细胞碎片
骨髓病性贫血	幼红细胞、幼粒细胞
自身免疫性溶血性贫血	部分患者可见球形红细胞
先天性遗传疾病所致贫血	红细胞形态异常如球形红细胞、椭圆形红细胞、口形红细胞、靶形红细胞、镰形红细胞、棘形红细胞

【评析】 贫血的宣教,包括使患者了解贫血的病因、临床表现及常用药物的巩固治疗。

【知识点】 引起贫血的原因很多,其中有些是可以预防的,如由于营养摄入不足所致缺铁性贫血等。通常贫血的预防主要包括以下几点。

(1)饮食规律,营养搭配合理:改善烹调习惯,蔬菜烹煮时间不要过长。平时可适当多吃含铁丰富的食物,如瘦肉、猪肝、蛋黄、海带、发菜、紫菜、木耳、香菇、豆类等。

(2)工作中会接触到一些化学制剂或物理射线者,应严格执行保护措施,遵守操作规程,避免对造血系统造成损伤。

(3)对各种失血性疾病,如钩虫病、痔、功能性子宫出血等,应积极进行治疗。

(4)对有胃肠道疾病者(口炎性腹泻、乳糜泻、胃全切除术后、回肠切除术后等)及素食者,应及时补充维生素 B_{12} 和叶酸。

(5)加强孕妇、产后及哺乳妇女的营养,定期产前及产后检查。

(6)注意婴幼儿的合理喂养,及时添加辅食,定期体检。

三、共用题干单选题(每个提问1个得分点)

以下每题有6个提问,每个提问有5个备选答案,请选择1个最佳答案。

(一)患者,男性,63岁,因"心悸、活动后气短2年,加重2个月"就诊。患者近2年来无明显诱因出现后动后心悸、气短;味觉异常,不能吃辛辣食物,近2个月加重。既往有吸烟史40余年,平素吃菜少,偶有痔出血,8年前行胃大部切除术。查体:意识清,贫血貌,皮肤黏膜苍黄,舌乳头消失,舌质光且红,双下肢对称性感觉消失。心率快,88次/分,心律齐,肝、脾、淋巴结未触及。血常规示Hb 50 g/L,MCV120fl。

1. 对诊断最有确诊价值的检查是

A. 血常规

B. 血气分析

C. 胸部X线片

D. 血清叶酸、维生素 B_{12} 的检测

E. 胸部CT

[答案] D

【评析】 该患者有胃大部切除病史8年,存在内因子缺乏、维生素 B_{12} 吸收障碍问题,同时患者偏食,应考虑其为维生素 B_{12} 缺乏的巨幼细胞贫血。

【知识点】 巨幼细胞性贫血必要的辅助检查。

(1)常规检查:①血常规检查是判断巨幼细胞性贫血的客观指标,重复性好,对巨幼细胞性贫血的诊断、严重程度评价、疾病进展、预后及治疗反应等均有重要意义。②血清叶酸、维生素 B_{12} 的检测,对叶酸和 B_{12} 缺乏的鉴别诊断有较大帮助。③骨髓检查:增生活跃或明显活跃。红系增生显著、巨幼变;粒系也有巨幼变,成熟粒细胞多分叶;巨核细胞体积增大,分叶过多。

(2)其他检查:①同型半胱氨酸的检测,可以判断叶酸缺乏状态。②网织红细胞计数,可帮助诊断骨髓红系造血的情况

2. 该患者的诊断是

A. 叶酸缺乏的巨幼细胞性贫血

B. 维生素 B_{12} 缺乏的巨幼细胞性贫血

C. 巨幼细胞性贫血

D. 缺铁性贫血

E. 慢性心功能不全

[答案] C

【评析】 患者为老年男性,有偏食习惯史,8年前行胃大部切除术。患者意识清、贫血貌,皮肤黏膜苍黄,舌乳头消失,舌质光且红,双下肢对称性感觉消失;心率88次/分,心律齐,支持巨幼细胞贫血

的临床诊断。

【知识点】 巨幼细胞性贫血的诊断流程。

(1)详细的病史询问

①病史特征:饮食习惯,偏食、吃肉及绿色蔬菜少;8年前有胃大部切除病史;吸烟史40年。

②症状:a. 患者近2年来活动后心悸、腿软,加重2个月余;b. 双下肢对称性感觉消失;c. 味觉异常:不能吃辛辣食物;d. 全身性症状:近2个月病情加重,食欲减退,有精神抑郁和(或)焦虑等全身症状。

(2)细致的体格检查:①皮肤黏膜;②舌乳头;③心率加快;④双下肢感觉消失;⑤轻度抑郁表现。

(3)巨幼细胞性贫血的诊断标准:巨幼细胞性贫血是由于叶酸和(或)维生素 B_{12} 缺乏、细胞DNA合成障碍,导致骨髓三系细胞的核浆发育不平衡及无效造血而致的大细胞性贫血。临床上表现为全血细胞减少及胃肠道症状。诊断依据为:①叶酸或维生素 B_{12} 缺乏的病因及临床表现;②大细胞性贫血(MCV>100fl);③骨髓呈现典型的巨型改变;④血清叶酸<3ng/ml,红细胞叶酸<100ng/ml及维生素 B_{12}<150pg/ml。治疗原则:①病因治疗;②营养知识教育;③补充叶酸和(或)维生素 B_{12}。

3. 该患者目前巨幼细胞性贫血临床严重程度分级考虑为

A. 正常

B. 轻度贫血

C. 中度贫血

D. 重度贫血

E. 极重度贫血

[答案] C

【评析】 贫血的分级:按照贫血的程度可将贫血分为轻度(Hb>90 g/L),中度(Hb为60~90 g/L),重度(Hb为30~60 g/L)和极重度(Hb<30 g/L)。

【知识点】 贫血的临床严重度分级。

贫血严重程度评估根据患者的症状、肺功能异常、是否存在并发症(呼吸衰竭、心力衰竭)等。其中反映气流受限程度的 FEV_1 下降有重要参考意义。根据肺功能COPD严重性分为4级(表10-4)。

表10-4 贫血的少见病因

病因	常见情况	贫血类型
药物因素	对氨基水杨酸钠、秋水仙碱、二甲双胍等影响小肠内维生素 B_{12} 吸收,甲氨蝶呤、乙胺嘧啶等导致叶酸利用障碍	巨幼细胞贫血
化学因素	氯霉素、苯剂及其衍生物、除草剂和杀虫剂等	再生障碍性贫血
物理因素	γ射线和X射线等	再生障碍性贫血
感染因素	病毒性肝炎、肠道寄生虫病、艾滋病等	再生障碍性贫血 溶血性贫血 缺铁性贫血
机械性因素	心脏人工机械瓣膜置换术后、微血管病性贫血等	缺铁性贫血 溶血性贫血
慢性疾病	慢性肾功能不全、慢性肝病、恶性肿瘤等	慢性病性贫血
骨髓病变	肿瘤组织浸润骨髓、骨髓纤维化、骨髓肉芽肿性炎症等	骨髓病性贫血
遗传及免疫因素	自身免疫性溶血性贫血、遗传性球形红细胞增多症、阵发性睡眠性血红蛋白尿等	溶血性贫血

4. 该患者最可能的病因是

A. 偏食

B. 胃大部切除术后维生素 B_{12} 吸收障碍

C. 长期腹泻

D. 消化性溃疡及Hp感染

E. 痔出血

[答案] B

【评析】 临床上维生素 B_{12} 的缺乏几乎都与胃肠道功能紊乱有关:①内因子缺乏;②小肠憩室;③末端回肠部分切除术后;③服用二甲双胍及对氨基水杨酸钠或接触麻醉剂一氧化氮等。该患者有胃大部切除术及腹泻病史,是导致巨幼细胞性贫血的主要因素。

【知识点】

巨幼细胞性贫血病因

1. 叶酸缺乏

(1)摄入量不足:食物供给不足,过度烹饪造成破坏,酗酒导致乙醇影响叶酸代谢。

(2)吸收不良:小肠炎症、肿瘤、肠切除术后等。

(3)需求量增加:生长快速的婴幼儿、妊娠、慢性炎症及感染、恶性肿瘤、慢性溶血性疾病、甲亢等。

(4)药物影响:氨甲蝶呤是直接的叶酸拮抗剂,其他影响叶酸代谢或吸收的药物有苯妥英钠、苯巴比妥、卡马西平、氮磺吡啶等。

2. 维生素 B_{12} 缺乏

(1)摄入量不足:严格素食。

(2)吸收不良:全胃切除、胃大部分切除术后内因子缺乏;恶性贫血患者出现抗壁细胞抗体和抗内因子抗体;小肠疾患。

(3)药物影响:对氨基水杨酸、秋水仙碱、新霉素、奥美拉唑、乙醇等均有引起可逆性维生素 B_{12} 缺乏的报道。

(4)其他原因:慢性胰腺疾病、长期血透等。

5. 对该患者的健康指导最主要的是

A. 定期监测叶酸及维生素 B_{12} 水平,酌情给予补充治疗

B. 加强营养,平衡饮食

C. 治疗痔

D. 抗 Hp 治疗

E. 补充铁剂治疗

[答案] A

【评析】 营养不良性贫血是可防可治的疾病,关注预防,早发现、早诊断、早治疗,即可达到良好的疗效。

【知识点】 贫血的临床表现。贫血是“症”,是由不同疾病所致。其临床表现包括两方面:一是原发病的表现,因病而异;二是贫血本身对机体各系统的影响,如神经系统的贫血症候群、皮肤黏膜因血流分布调整而出现的苍白、呼吸、循环系统的代偿表现、消化、生殖、内分泌系统腺体功能减低、造血系统血细胞量和(或)质的改变等。

(1)神经系统:头痛、眩晕、萎靡、晕厥、失眠、多梦、耳鸣、眼花、记忆力减退、注意力不集中是常见贫血症状。

(2)皮肤黏膜:苍白是贫血时皮肤、黏膜的主要表现。其机制主要是贫血通过神经体液调节引起有效血容量重新分布,重要脏器(如脑、心、肾、肝、肺等)供血保障正常不变,而相对次要脏器(如皮肤、黏膜)则供血必然减少;另外,即使血液经皮肤、黏膜,由于单位容积血液内红细胞和血红蛋白含量减少,也会引起皮肤、黏膜颜色变淡。粗糙、缺少光泽甚至形成溃疡是贫血时皮肤、黏膜的另一类表现,这除了与贫血导致皮肤、黏膜供血减少和营养不足有关。

(3)呼吸系统:轻度贫血,由于机体有一定的代偿和适应能力,平静时呼吸次数可能不增加;当活动后机体出于低氧和高二氧化碳状态,刺激呼吸中枢,进而引起呼吸加快加深。重度贫血时,即使平静状态也可能有气短甚至端坐呼吸。这可能是组织对缺氧的一种反应,也可能与贫血时心脏活动增加甚至贫血性心脏病有关。

(4)循环系统:急性失血性贫血时循环系统的主要表现是对低血容量的反应,如外周血管的收缩、心率的加快、主观感觉的心悸等。非失血性贫血,由于血容量不低,故循环系统的主要表现是心脏对组织缺氧的反应。轻度贫血时,安静状态下可能无明显表现,仅活动后有心悸、心率加快;中、重度贫血时,无论何种状态均可出现心悸和心率加快,且贫血愈重,活动量愈大,心脏负荷愈重,症状愈明显;长期贫血,心脏超负荷工作且供血不足,会导致贫血性心脏病,此时不仅有心率变化,还可有心律的异常和心脏结构的异常,甚至心功能不全。

(5)消化系统:消化系统疾病可引起贫血,如胃和十二指肠溃疡、肝硬化继发食管静脉曲张、消化系统肿瘤及痔等因失血可引起失血性贫血;萎缩性胃炎、溃疡性结肠炎、肠道寄生虫感染等可引起营养性贫血;慢性肝病可引起肝病相关性贫血。凡是能引起贫血的消化系统疾病在贫血前和(或)贫血同时无疑应该有原发病的症状、体征和实验室表现。某些消化系统以外的疾病可引起贫血,也同时累及消化系统,如肿瘤性疾病、自身免疫性疾病、感染性疾病(结核病、艾滋病、败血症等)、肾衰竭及某些内分泌病等。贫血本身也可影响消化系统,出现功能甚至结构的改变,如消化腺分泌减少甚至腺体萎缩,进而导致消化功能减低、消化不良,出现腹部胀满、食欲缺乏、排便规律和性状的改变等。

(6)泌尿系统:肾性贫血在贫血前和贫血同时有原发肾疾病的临床表现,如肾结构和功能的改变、尿量和尿常规检查的异常及肾小球旁细胞分泌红细胞生成素(EPO)的减少等。结缔组织病可同时影响造血系统和肾,导致贫血与肾病并存,特别是出现较严重的蛋白尿。血管外溶血出现胆红素尿和高尿胆原尿;血管内溶血出现游离血红蛋白和含铁血黄素尿,严重者甚至可发生游离血红蛋白堵塞肾曲小管,进而引起少尿、无尿、急性肾衰竭。

(7)内分泌系统:贫血对内分泌系统的影响是广泛的。上至下丘脑/垂体,下至各特异激素分泌器官,当贫血严重至影响营养物质供应时,都可能发生不同程度的功能甚至结构改变,长期贫血还会影响甲状腺、性腺、肾上腺、胰腺功能,会改变红细胞生成素和胃肠激素的分泌。

(8)生殖系统:贫血对生殖系统的影响主要是影响生殖腺的分泌,如长期贫血会使睾丸的生精细胞缺血、坏死,进而影响睾酮的分泌,降低血清睾酮浓度,减弱男性特征;对女性,除了影响女性激素分泌外,还可能因合并凝血因子及血小板量和(或)质的异常而导致月经过多。临床上常用男性激素治疗低增生性贫血。

(9)免疫系统:贫血本身也会引起免疫系统的改变,如红细胞的减少会降低红细胞在抵御病原微生物感染过程中的调理作用,红细胞膜上 C3 的减少会影响机体的非特异性免疫功能。当贫血患者需要反复输血作为支持治疗时,输血会影响 T 细胞亚群的比值。

(10)造血系统:贫血时造血系统的改变主要在外周血和造血器官。外周血的改变主要表现在血细胞数量、形态和生化成分上;某些情况下还可合并血浆或血清成分的异常。血细胞量的改变,首先是红细胞减少,相应的血红蛋白、血细胞比容降低,以及网织红细胞量的改变;其次是有时合并白细胞和(或)血小板量的异常(包括白细胞分类的异常)。

四、案例分析题

每个案例至少有 3 个提问,每个提问有 6～12 个备选答案,其中正确答案有 1 个或多个,每选择一个正确答案得 1 个得分点,每选择一个错误答案扣 1 个得分点,扣至本问得分点为 0。

(一)女性,18 岁,头晕乏力半年,加重伴发热、鼻出血、皮肤紫癜 2 周,舌尖可见血疱,双下肢可见瘀斑,浅表淋巴结及肝脾未及,胸骨压痛阴性,血红蛋白 52 g/L,白细胞 2.0×10^9/L,中性粒细胞 0.24,淋巴细胞 0.75,嗜碱性粒细胞 0.01,血小板 22×10^9/L,网织红细胞 0.001,胸部 X 线片示右下肺炎。

1. 明确诊断应先做哪项检查

A. 骨髓常规检查

B. 染色体检查

C. 骨髓常规和骨髓活检

D. 流式细胞学检查

E. 中性粒细胞碱性磷酸酶检查

F. 溶血相关检查

[答案]　C

【评析】　患者全血细胞减少,肝脾淋巴结不大,胸骨无压痛,网织红细胞计数降低,应行骨髓常规和骨髓活检,排除再生障碍性贫血诊断。

2. 该患者检查骨髓增生低下,应进一步行哪些检查

A. 换部位骨髓活检

B. 换部位骨髓活检和流式细胞学检查

C. 染色体检查

D. 细胞原位杂交检查

E. 溶血常规检查

F. CD55 和 CD59 单克隆抗体检查

[答案]　B

【评析】　全血细胞减少患者,行骨髓活检,如提示增生低下,应换部位再次行骨髓活检检查,以诊断慢性再生障碍性贫血;同时行流式细胞学检查,以鉴别再生障碍性贫血与低增生骨髓增生异常综合征。

3. 本例最可能的诊断是

A. 脾功能亢进

B. 再生障碍性贫血

C. 淋巴瘤

D. 慢性粒细胞白血病

E. 多发性骨髓瘤

F. 营养不良性贫血

[答案]　B

【评析】　该患者换部位两次活检均提示骨髓增生低下,且未见明显病态造血,结合临床症状、体征,支持再生障碍性贫血的诊断。

【知识点】　再生障碍性贫血的诊断标准:①全血细胞减少,伴有相应的临床症状;②无明显肝、脾、淋巴结肿大;③血象示网织红细胞绝对值低于正常(正常人平均 77.1×10^9/L);④多部位骨髓检查显示至少有一个部位增生降低,如骨髓增生活跃则晚幼红细胞增加,巨核细胞减少,脂肪细胞较多;⑤骨髓液油滴增加,骨髓小粒的造血细胞少于 50%(有条件者做骨髓活检);⑥能除外其他全血细胞减少的疾病。

4. 下列哪种疾病表现为骨髓增生功能低下

A. 缺铁性贫血

B. 巨幼细胞贫血

C. 再生障碍性贫血

D. 淋巴瘤

E. 溶血性贫血

F. 慢性病贫血

[答案] C

【评析】 骨髓增生性低下常见于再生障碍性贫血和低增生性骨髓增生异常综合征。

5. 下列哪种疾病表现为网织红细胞减少

A. 巨幼细胞贫血

B. 缺铁性贫血

C. 再生障碍性贫血

D. 慢性粒细胞白血病

E. 阵发性睡眠性血红蛋白尿

F. 药物相关性贫血

[答案] C

【评析】 以上疾病除再生障碍性贫血系增生低下,临床可表现为网织红细胞减低外,其余均为增生性贫血,故外周血网织红细胞不应该降低。

6. 下列哪种疾病很少导致全血细胞减少

A. 巨幼细胞贫血

B. 再生障碍性贫血

C. 低增生性骨髓增生异常综合征

D. 免疫相关性全血细胞减少症

E. 缺铁性贫血

F. 失血性贫血

[答案] E

【评析】 以上疾病除再生障碍性贫血外,均系骨髓增殖性疾病,但除缺铁性贫血外,其他疾病均可能表现为外周血全血细胞减少,临床应注意鉴别诊断。

【知识点】 再生障碍性贫血、阵发性睡眠性血红蛋白尿症、骨髓增生异常综合征、急性造血功能停滞、骨髓纤维化、急性白血病、骨髓抑制等均可导致全血细胞减少。再生障碍性贫血可以导致网织红细胞减少。

第二节 处理与转诊

一、单选题(每题1个得分点)

以下每题有5个备选答案,请从中选择1个正确答案。

1. 缺铁性贫血口服铁剂后,最早升高的是

A. 血红蛋白

B. 白细胞数

C. 网织红细胞数

D. 红细胞数

E. 血小板

[答案] C

【评析】 网织红细胞增高可以反映骨髓红细胞系统造血活跃,提示铁剂治疗后有效。

【知识点】 缺铁性贫血的患者在去除病因和造血功能及肝肾功能正常的情况下,给予铁剂补充治疗可以刺激骨髓红细胞系统造血活跃,导致网织红细胞向外周血释放增多,以保证机体携氧的需要。往往于治疗后5～10天网织红细胞上升达高峰。

2. 叶酸缺乏的巨幼细胞贫血的有效治疗措施是

A. 叶酸加维生素 B_{12}

B. 硫酸亚铁加维生素C

C. 反复多次输血

D. 叶酸片

E. 肌内注射右旋糖酐铁

[答案] D

【评析】 巨幼细胞贫血分为叶酸缺乏和维生素 B_{12} 缺乏两种,大多为叶酸缺乏所致,维生素 B_{12} 由于体内储备较多,单纯维生素 B_{12} 缺乏的巨幼细胞贫血较少见,故临床应根据血清叶酸、维生素 B_{12} 检测结果,针对性治疗。

【知识点】 叶酸是维生素B族之一,叶酸缺乏时,DNA的合成发生紊乱并且速度缓慢,而RNA的合成所受到的影响较少,因此细胞中的RNA/DNA比值增高,细胞体积大,胞核的成熟与胞质的成熟不同步,胞核的成熟较胞质的成熟落后,会导致"老浆幼核"现象,形成了巨幼变。

二、多选题(每题1个得分点)

以下每题有5个备选答案,其中正确答案为2个或者2个以上,多选、少选、错选均不得分。

1. 用于治疗再生障碍性贫血的药物包括

A. 免疫抑制药

B. 糖皮质激素

C. 雄激素

D. 右旋糖酐铁

E. 细胞生长因子

[答案] ABCE

【评析】 再生障碍性贫血的发病与干细胞损

伤、免疫功能异常等因素有关，因此临床常用免疫抑制药、细胞生长因子及雄激素或雄激素同化激素进行治疗。

【知识点】 再生障碍性贫血的发病机制尚不十分明确，考虑为造血干细胞或造血微环境的病变，或由于免疫作用的异常。主要病变包括造血功能障碍、止血机制异常及免疫功能降低三方面，故临床应采取综合治疗。

2. 缺铁性贫血应用铁剂停药原则为

A. 服至 Hb 及 RBC 正常为止

B. 服至 Hb 及 RBC 正常后 1 个月

C. 服至 Hb 正常后 3～6 个月

D. 服至血清铁蛋白恢复正常

E. 原发病基本控制

[答案] CDE

【评析】 缺铁性贫血的治疗应在控制原发病的基础上，使患者铁储备达到正常水平或血红蛋白正常 3～6 个月方可停药。

【知识点】 缺铁性贫血患者首先应该查找缺铁原因，治疗原发病的同时补充铁剂治疗，在治疗期间，应该定期监测血清铁、铁蛋白上升的情况，不能以血常规正常为停药的标准，如过早停药，很容易反复。

3. 对于贫血患者转诊治疗的原则

A. 原发病明确伴缺铁性贫血

B. 原发病明确伴中度贫血

C. 贫血原因不明确

D. 疑诊为溶血性贫血

E. 轻度贫血伴心肾功能不全

[答案] BCDE

【评析】 贫血患者首先要明确原发病，如原发病明确导致的缺铁性贫血可以在社区治疗原发病和抗贫血治疗。如中度以上贫血或原发病不明确或伴有明确的脏器功能不全的合并症及溶血性贫血，应尽快转上级医院进一步明确诊断和治疗。

【知识点】 原因不明的贫血和中重度贫血的患者容易合并心肾功能不全而危及生命，溶血性贫血发病较急，需积极完善检查，支持对症治疗，必要时给予浓缩红细胞或洗涤红细胞治疗，故应及时转上级医院治疗。

三、共用题干单选题（每个提问 1 个得分点）

以下每题有 6 个提问，每个提问有 5 个备选答案，请选择 1 个最佳答案。

患者，女性，35 岁，黄疸、贫血伴关节酸痛 3 个月，体检巩膜黄染，脾肋下 2 cm，血红蛋白 58 g/L，白细胞 5×10^9/L，血小板 110×10^9/L，网织红细胞计数 0.25，外周血涂片示成熟红细胞形态正常，尿隐血试验阴性，无家族史。

1. 最可能的诊断是

A. 急性白血病

B. 急性黄疸性肝炎

C. 肝癌骨髓转移

D. 溶血性贫血

E. 风湿性关节炎

[答案] D

【评析】 正细胞性贫血合并黄疸伴网织红细胞增多，应考虑溶血可能。

2. 明确诊断应做哪项检查

A. 肝功能

B. Coombs 试验

C. CT

D. 免疫球蛋白

E. 骨髓检查

[答案] B

【评析】 溶血性贫血常见为阵发性、睡眠性血红蛋白尿和自身免疫性溶血性贫血，该患者慢性病程，伴脾大，尿隐血阴性，应拟诊自身免疫性溶血性贫血，做 Coombs 试验检查。

3. 首选哪项治疗措施

A. 脾切除

B. 长春新碱

C. 肾上腺皮质激素

D. 环磷酰胺

E. 大剂量丙种球蛋白

[答案] C

【评析】 自身免疫性溶血性贫血系因免疫调节功能异常，产生抗自身红细胞抗体致使红细胞破坏的一种溶血性贫血。治疗时应积极寻找病因，治疗原发病。同时控制溶血发作，糖皮质激素为首选治疗，糖皮质激素可以抑制抗体的产生，有效率 80％以上。

4. 经治疗缓解 1 年后，又出现上述症状，同时采取哪项措施

A. 大剂量丙种球蛋白

B. 脾切除

C. α-干扰素

D. 6-TG

E. ATG

［答案］ B

【评析】 脾系血细胞破坏的场所，糖皮质激素治疗无效复发患者可考虑行脾切除治疗，其机制包括：①去除破坏致敏红细胞的主要器官；②脾是产生抗体的主要器官，切除后可减少抗体产生。目前尚无术前预测手术效果的可靠方法，故脾切除治疗的有效率为60%～75%。

【知识点】 自身免疫性溶血性贫血系因免疫调节功能异常，产生抗自身红细胞抗体致使红细胞破坏的一种溶血性贫血。

(1)临床表现：多数患者起病隐袭，表现为乏力、虚弱、头晕、体力活动后气短等贫血症状，以及不明原因发热等。体格检查可见面色苍白，约1/3患者有明显黄疸和肝大，半数以上有轻中度脾大。

(2)实验室和辅助检查：①血象。贫血轻重不一，多呈正细胞正色素性贫血，外周血涂片可见数量不等球形红细胞增多和有核红细胞、网织红细胞增多(再障危象除外)，白细胞正常或轻度升高，血小板正常。②骨髓象。红系造血明显活跃，偶见轻度巨幼样变。③抗人球蛋白试验。又称Coombs试验，分为直接抗人球蛋白试验和间接抗人球蛋白试验，前者检查与红细胞膜结合的抗体，后者检查血清中抗体。④其他。血清胆红素轻或中度升高，以间接胆红素为主。

(3)诊断：有溶血性贫血的临床症状和实验室证据。近4个月内无输血和特殊药物应用史。

(4)治疗：①病因治疗；②糖皮质激素治疗；③脾切除；④免疫抑制剂；⑤输血；⑥其他治疗。

四、案例分析题

每个案例至少有3个提问，每个提问有6～12个备选答案，其中正确答案有1个或多个，每选择一个正确答案得1个得分点，每选择一个错误答案扣1个得分点，扣至本问得分点为0。

患者，男性，50岁，自觉头晕、心悸、气短，伴疲乏无力3个月余，且症状逐日加重，平素无偏食及饮茶、饮酒及饮咖啡嗜好，近3年来反复出现粪便带血，呈鲜红色，曾诊断为混合痔出血，今查血红蛋白50 g/L，红细胞计数3.0×10^{9}/L。

1. 首先进一步检查

A. 网织红细胞计数

B. 血清铁

C. 铁蛋白

D. 粪常规＋隐血试验

E. 尿常规

F. 骨髓常规检查

［答案］ D

【评析】 贫血患者有便血病史，应行粪常规检查观察粪颜色和形状，同时做粪隐血试验检查判断出血为上、中、下出血还是痔出血。

2. 要明确诊断需完善哪些检查

A. 血清铁＋铁蛋白

B. 网织红细胞计数

C. 尿常规

D. 粪常规＋粪隐血试验

E. 未饱和铁结合力

F. 促红细胞生成素水平

［答案］ AB

【评析】 患者有慢性失血病史，应考虑是否存在缺铁导致的血红蛋白下降。

3. 以上检查提示血清铁、铁蛋白均明显降低，诊断考虑为

A. 溶血性贫血

B. 巨幼细胞性贫血

C. 缺铁性贫血

D. 铁粒幼细胞性贫血

E. 慢性病贫血

F. 再生障碍性贫血

［答案］ C

【评析】 患者有慢性失血病史，且血红蛋白和血清铁蛋白下降，应考虑缺铁性贫血。

4. 考虑病因最有可能

A. 铁的摄入不足

B. 铁的需要量增加

C. 慢性失血

D. 铁吸收不良

E. 脾功能亢进

F. 营养不良

［答案］ C

【评析】 缺铁性贫血的病因主要为摄入不足、丢失过多、消耗增加和吸收障碍。该患者有明确的便血史，应首先考虑病因为慢性失血。

5. 应如何治疗

A. 治疗原发病

B. 补充铁剂

C. 补充叶酸、维生素B_{12}治疗

D. 治疗原发病同时补充铁剂治疗

E. 治疗原发病同时补充铁剂和维生素C治疗

F. 输血治疗

［答案］ ABDE

【评析】 缺铁性贫血的治疗首先应该治疗原发病，同时给予补充铁剂治疗贫血。加用维生素 C 可促进铁的吸收。

6. 缺铁性贫血时下述实验室检查正确的是

A. 血清铁升高、转铁蛋白饱和度降低、总铁结合力增高

B. 血清铁降低、转铁蛋白饱和度降低、总铁结合力增高

C. 血清铁升高、转铁蛋白饱和度增高、总铁结合力降低

D. 血清铁增高、转铁蛋白饱和度降低、总铁结合力增高

E. 血清铁升高、转铁蛋白饱和度增高、总铁结合力增高

F. 血清铁升高、转铁蛋白饱和度降低、总铁结合力降低

［答案］ B

【评析】 缺铁性贫血生化检查：血清铁＜8.95 μmol/L，总铁结合力多＞64.44 μmol/L，转铁蛋白饱和度＜15％。

7. 停止治疗时间应为

A. 血红蛋白正常后 4～6 个月

B. 血红蛋白正常后停药

C. 血清铁正常后停药

D. 网织红细胞正常后停药

E. 血红蛋白正常后维持用药 4～6 个月，待铁蛋白正常后停药

F. 铁蛋白正常后停药

［答案］ E

【评析】 缺铁性贫血治疗的停药时间应根据其原发病治疗情况和治疗前铁蛋白的水平决定，一般铁剂治疗应在血红蛋白恢复正常后至少持续 4～6 个月，待铁蛋白正常后停药。

【知识点】 缺铁性贫血。

（1）定义：因体内铁储备耗竭，血红蛋白合成减少引起的贫血称缺铁性贫血。

（2）病因：①铁摄入不足和需求增加；②铁丢失过多。

（3）实验室和辅助检查。①血象：IDA 属于小细胞低色素贫血，血片中红细胞大小不一，细胞中心淡染区扩大，网织红细胞计数正常或轻度增高，白细胞、血小板计数正常或略增高。②骨髓象：红系造血呈低或中度活跃，以中晚幼红细胞增多为主，幼红细胞体积较小，外形不规则，胞质量减少且发育滞后。粒细胞系和巨核细胞系无明显变化。骨髓铁染色细胞内外铁均减少，尤以细胞外铁最明显。③生化：铁细胞代谢检查示血清铁＜8.95 μmol/L，总铁结合力多＞64.44 μmol/L，转铁蛋白饱和度＜15％。

（4）治疗。①病因治疗：尽可能去除导致缺铁的病因，加以有效治疗。②补铁治疗：首选口服铁剂，若患者不能耐受口服铁剂，可选用注射铁剂治疗，口服铁剂有效的表现先是外周血网织红细胞增加，高峰在开始服药后 5～10 天，2 周后血红蛋白浓度上升。铁剂治疗应在血红蛋白恢复正常后至少持续 4～6 个月，待铁蛋白正常后停药。

（冯　玫）

第11章

头　痛

第一节　诊断与鉴别诊断

本节提示

1. 熟悉我国头痛发病的流行病学及发病机制。
2. 掌握头痛的常见病因及特点。
3. 掌握原发性头痛的识别。
4. 掌握头痛的诊断流程。
5. 熟悉偏头痛的综合性评估内容。

一、单选题(每题1个得分点)

以下每题有5个备选答案,请从中选择1个正确答案。

1. 关于头痛描述正确的是

A. 头痛多见于女性

B. 头痛不是一种独立的疾病

C. 头痛的好发人群是中青年

D. 头痛是临床常见症状之一

E. 头痛的发病率较低

[答案]　D

【评析】　头痛是一个非常常见的症状,在全科医生的诊室中有许多患者以头痛为主诉就诊。当患者出现头痛的时候,全科医生需要准确的诊断和治疗,因为许多疾病可伴有头痛,经常容易混淆。诊断头痛的关键是要明确导致头痛的原因。

【知识点】　头痛(headache)系指从头颅眉以上至枕部下缘范围的疼痛,2004《头痛疾病国际分类》(ICHD-Ⅱ)将头痛分为原发性头痛、继发性头痛和脑神经痛、中枢性原发颜面痛及其他头痛三大类共14组疾病(表11-1)。每一种原发性头痛均可视为一种独立的疾病;继发性头痛一般只是某种疾病的一种症状,该头痛称为“缘于”此种疾病的头痛。头痛可发生在任何年龄。头痛的类型不同,好发的性别也存在差异。

我国2010年流行病学调查显示约超过3亿的国人遭受头痛困扰,每年城市患者平均花费1098.08元用于头痛的诊治。尽管超过90%的成年人头痛病史超过1年,但其中只有15%的患者到医院就诊,国人对头痛疾患的认识还比较模糊。

对头痛病因的诊断需要详细询问患者的病史,结合各种疾病的不同临床表现,合理地应用包括CT在内的辅助检查。全科医生在诊治中应了解70%头痛的患者有偏头痛的家族史,而许多被认为是紧张引起的头痛,又会被确诊为颈部、眼睛、牙齿、颞下颌关节或者其他结构的异常引起的。药物引起的头痛也是比较常见的,全科医生在询问病史时必须考虑患者的服药情况。成年人患脑部肿瘤出现的典型三联症是“头痛、呕吐、抽搐”,而儿童出现“头晕、头痛、呕吐”三联症时,首先应考虑是颅后窝髓母细胞瘤。当头痛和高血压同时出现时,不能仅简单地考虑头痛是高血压引起的,还要考虑头痛是否由别的原因引起。

表 11-1　头痛疾病国际分类(ICHD-Ⅱ,2004)

1. 原发性头痛
1.1　偏头痛
1.2　紧张性头痛
1.3　丛集性头痛和其他三叉自主神经性头痛
1.4　其他原发性头痛
2. 继发性头痛
2.1　因头颈部外伤的头痛
2.2　因头颈部血管病变的头痛
2.3　因非血管性颅内病变的头痛
2.4　因物质或其截断的头痛
2.5　因感染的头痛
2.6　因内环境稳态失衡的头痛
2.7　因颅、颈、眼、耳、鼻、鼻窦、齿、口,以及其他面、颅组织病变的头痛及面痛
2.8　因精神疾病的头痛
3. 脑神经痛、中枢性原发面痛,以及其他头痛
3.1　脑神经痛、中枢性面痛

2. 原发性头痛是指

A. 偏头痛

B. 脑出血头痛

C. 脑膜炎头痛

D. 肿瘤性头痛

E. 低颅压性头痛

[答案]　A

【评析】　原发性头痛是指无器质性病因的功能性头痛(functional headache),其分类以临床症状为主要依据,如偏头痛(migraine)、紧张型头痛(tension-type headache,TTH)、丛集性头痛(cluster headache)等。

【知识点】　引起头痛的病因很多,一般临床上按有无基础病变将头痛分为原发性头痛(primary headache)和继发性头痛(secondary headache)两种。头痛的常见病因见表 11-2。全科医生在接诊头痛患者时还是应首先从引起头痛的常见病、多发病入手,当然也需要考虑到少见病因的可能。

表 11-2　头痛的常见病因

分类	疾病名称
原发性头痛	偏头痛
	紧张型头痛
继发性头痛	高血压
	脑血管病变
	鼻窦炎
	精神疾病

3. 头痛常于晚间发生,于直立时可缓解,可见于

A. 偏头痛

B. 丛集性头痛

C. 青光眼

D. 肌紧张性头痛

E. 三叉神经痛

[答案]　B

【评析】　丛集性头痛是原发性头痛中比较严重的一种,属于血管性头痛之一,因头痛在一段时间内密集发作而得名。多见于中青年人,年龄为30—50 岁,男性发病率为女性的 4～5 倍,发作多在夜间,不伴有视觉异常或者呕吐,在直立时可缓解。一般无家族史。分为发作性和慢性两种类型。

【知识点】　原发性头痛虽无可提示诊断的阳性体征和实验室或影像学的检查,但有其特殊的临床表现,应将这些特征性的表现熟记于心(表 11-3)。从集性头痛的典型临床症状如下。

(1)部位:①一侧眼、眼周(图 11-1),经常是在同一侧;可放射至额部和颞区。

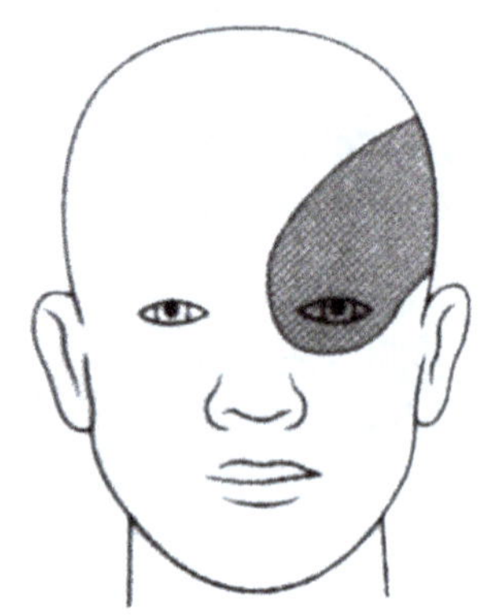

图 11-1　丛集性头痛的疼痛分布区

(2)发作时特点:夜间突然发作,疼痛性质严重,持续时间 15 分钟到 3 小时。

(3)加重因素:乙醇。

4. 下列哪一种组织不是头痛的痛敏结构

A. 硬脑膜

B. 头皮

C. 头部肌肉

D. 肿瘤性头痛

E. 低颅压性头痛

[答案]　E

表 11-3 原发性头痛的识别

项目	偏头痛	紧张型头痛	丛集性头痛
好发年龄	20—40 岁	各年龄段,尤其中年以后	30—50 岁
性别	女性多见	男女发病比例相近	男性多见
诱因	劳累,进食巧克力、酒类、柑橘等,睡眠不足或过多,情绪因素和月经等	劳累、紧张、情绪障碍、头颈部肌肉紧张、口腭部功能异常等	饮酒、摄入巧克力或牛奶、服用硝酸甘油等血管扩张药、体温升高等
头痛部位	多单侧	多双侧或全头部	多单侧
头痛性质	呈搏动性跳痛	压迫感或紧缩感(非搏动性)	刀剜样或锥刺样,可呈搏动性
头痛程度	中至重度	轻至中度	重至极重度
持续时间	4～72 小时	30 分钟至 7 天	15～180 分钟,每日 1 次或数次
伴随症状/加重因素	恶心和(或)呕吐,畏光及畏声,可伴先兆症状;可因步行、上下楼等日常活动加重	可有畏光或畏声,或伴食欲减退;不因步行、上下楼等日常活动加重	同侧结膜充血、流泪、流涕、眼眶水肿、额面部出汗、瞳孔缩小或眼睑下垂、烦躁不安

【评析】 低颅压性头痛主要是由于颅内压力降低后,脑脊液的“液垫”作用减弱,脑组织下沉移位,使颅底的痛觉敏感结构和硬脑膜、动脉、静脉、神经等受牵拉所致。

5. 患者,女性,36 岁。反复头痛、流脓鼻涕 1 年余,考虑为慢性鼻窦炎引起的头痛,该患者头痛的特点是

A. 为全头痛

B. 平卧位可缓解

C. 多在清晨头痛

D. 月经期加重

E. 与情绪紧张有关

[答案] C

【评析】 鼻窦炎引起的头痛常发生在清晨或上午。某些头痛可发生在特定时间,如颅内占位性病变往往清晨加剧。丛集性头痛常在晚间发生,女性偏头痛常与月经期有关,脑肿瘤的头痛多为持续性,可有长短不等的缓解期。

【知识点】 鼻窦炎的患者自觉前额或眼眶后疼痛,头痛有昼夜规律,常发生在清晨或上午,中午达到高峰,然后逐渐减轻,到下午 6 时消退。查体可发现:鼻窦有叩击痛,可引出 Ewing 征。上眼睑可有发热、水肿(图 11-2)。

6. 慢性头痛的病程常在

A. 1 年

B. 3 个月内

C. 2 周内

D. 大于 3 个月

E. 半个月

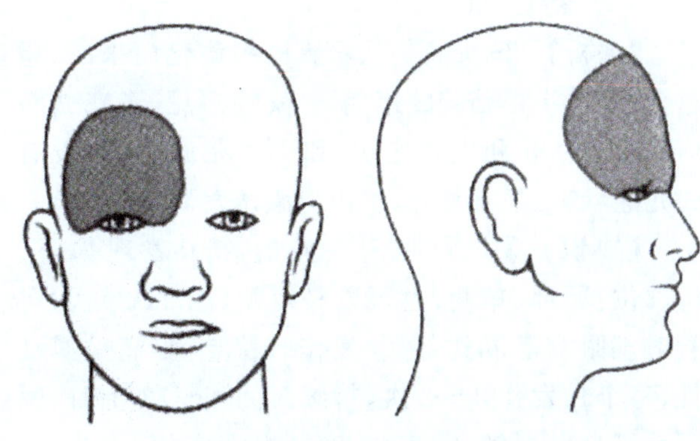

图 11-2 右侧额窦炎头痛的疼痛分布区

[答案] D

【评析】 慢性头痛是指在没有药物过度使用的情况下,至少 3 个月头痛发作,每月达到或超过 15 天。

【知识点】 慢性偏头痛是指在没有药物过度使用的情况下,至少 3 个月偏头痛发作每月达到或超过 15 天。

7. 典型偏头痛的先兆症状可能是由于

A. 颅外动脉收缩

B. 颅外动脉扩张

C. 颅内动脉收缩

D. 颅内动脉扩张

E. 颅内和颅外动脉扩张

[答案] C

8. 患者,男,14 岁,春游回家后感头痛、发热,伴恶心、呕吐,查体,神志不清,全身散在瘀点,颈有抵抗,凯尔尼格征阳性。最有可能的诊断为

A. 乙型脑炎

B. 流行性脑脊髓膜炎

C. 蛛网膜下腔出血

D. 偏头痛

E. 过敏性紫癜

[答案] B

9. 女，24岁，反复发作性头痛3年，每次发作前有畏光、恶心症状，严重时剧烈头痛，神经系统检查无异常发现，脑CT正常。患者最可能的诊断为

A. 紧张性头痛

B. 丛集性头痛

C. 典型偏头痛

D. 蛛网膜下腔出血

E. 偏头痛

[答案] C

【评析】 偏头痛是从希腊语中演化而来的，意思为"涉及半个脑袋的疼痛"。女性多见，先兆偏头痛（头痛、呕吐和先兆症状）和无先兆偏头痛（没有先兆症状）是最常见的，多由应激诱发而来。

【知识点】 先兆偏头痛的临床表现如下。①部位：颞部，单侧，也可以是双侧（图11-3）；②可放射至眼窝后和枕部；③发作时特点：疼痛呈搏动性，每个月发作1～2次，持续时间4～72小时，睡眠后可自发缓解；④先兆：25%视觉症状（火花、盲点、闪光灯），感觉症状（单侧感觉异常）；⑤诱因：紧张、压力较常见。

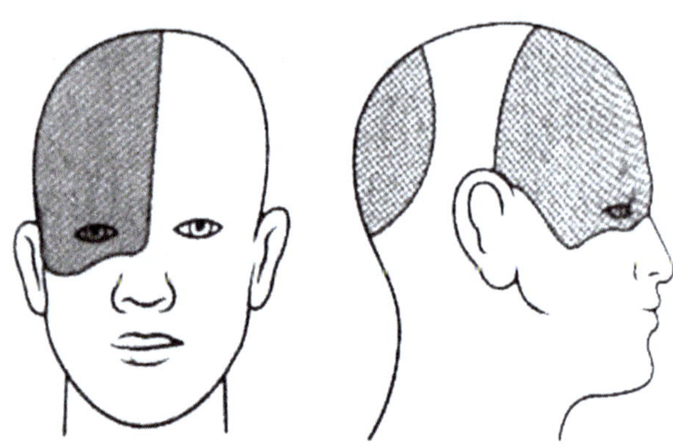

图11-3 典型偏头痛的疼痛分布区

二、多选题(每题1个得分点)

以下每题有5个备选答案，其中正确答案为2个或者2个以上，多选、少选、错选均不得分。

1. 头痛发生的机制有

A. 血管因素

B. 脑膜受刺激或牵拉

C. 头部肌肉的收缩

D. 五官和颈椎病变

E. 神经功能紊乱

[答案] ABCDE

【评析】 头痛主要发生于头部疼痛敏感组织神经纤维的过度放电，或这些结构放电正常但心理反应异常。因头面部痛觉感受器较身体其他部分更丰富，故诉说头痛者多于全身其他各种疼痛。头痛发生机制如下。

(1)血管因素：各种原因引起的颅内外血管的收缩、扩张，以及血管受牵拉或伸展（颅内占位性病变对血管的牵引、挤压）。

(2)脑膜受刺激或牵拉。

(3)具有痛觉的脑神经（三叉神经、面神经、舌咽神经、迷走神经）和第1、2、3颈神经被刺激、挤压或牵拉。

(4)头、颈部肌肉的收缩。

(5)五官和颈椎病变。

(6)生化因素及内分泌紊乱。

(7)神经功能紊乱。

目前被广为接受的偏头痛发病机制是神经炎症假说。此假说基于神经元首先发生病变（炎症），引起作用于血管的神经递质的改变，进而改变血管内血流。神经肽触发了激肽和生物活性物质释放，引起更加严重的炎症和血管扩张。5-羟色胺受体在此过程中发挥重要的作用。

2. 头痛的痛敏结构包括

A. 头部血管

B. 头皮

C. 三叉神经

D. 硬脑膜

E. 脑组织

[答案] ABCD

【评析】 颅内的疼痛敏感性结构，包括三叉神经、舌咽神经、迷走神经和前3对颈神经。另外，硬膜、动脉和静脉窦也可以产生痛觉，产生疼痛的颅外结构包括皮肤、肌肉、血管、颅骨骨外膜、鼻窦和牙齿。当疾病影响眼、鼻窦、颈椎、颞下颌关节和脑神经时，也可发生头痛。

不过，脑实质、软脑膜、蛛网膜及硬脑膜的大部分、室管膜、脉络丛和颅骨本身对疼痛都不敏感。

3. 能引起头痛的全身性疾病有

A. 高血压

B. 颈椎病

C. 流行性感冒

D. 贫血

E. 酒精中毒

［答案］ ACDE

【评析】 高血压、流行性感冒、酒精中毒及贫血均是能引起头痛的全身性疾病。

【知识点】 引起头痛的病因有以下4个方面。

(1)颅脑病变。①感染：各种脑膜炎、脑膜脑炎、脑炎、脑脓肿、脑结核病、中毒性脑病等；②血管病变：蛛网膜下腔出血、脑出血、脑血栓形成、脑栓塞、高血压病、脑供血不足，颅内动脉瘤、脑血管畸形、颅内静脉窦血栓形成、风湿性脑脉管炎和血栓闭塞性脑脉管炎等；③占位性病变：脑肿瘤、颅内转移瘤、脑结核瘤、颅内白血病浸润、颅内囊虫病等；④颅脑外伤：脑震荡、脑挫伤、硬脑膜下血肿、颅内血肿、脑外伤后遗症；④其他：偏头痛、丛集性头痛、头痛型癫痫、腰椎穿刺后及腰椎麻醉后头痛等。

(2)颅外病变。①颅骨疾病：颅底凹入症、颅骨肿瘤；②颈部疾病：颈椎病及其他颈部疾病；③神经痛：三叉神经、舌咽神经及枕神经痛；④其他：眼、耳、鼻和牙齿疾病所致的头痛；⑤肌收缩性头痛(或称肌紧张性头痛)。

(3)全身性疾病。①急性感染：如流行性感冒(流感)、伤寒、肺炎等发热性疾病；②心血管疾病：如高血压、心力衰竭；③中毒：如铅、乙醇、一氧化碳、有机磷、药物(如颠茄、水杨酸类)等中毒；④其他：尿毒症、低血糖、贫血、肺性脑病、系统性红斑狼疮、月经期及绝经期头痛、中暑等。

(4)神经症：神经衰弱及癔症性头痛。

4. 下列对头痛性质的描述不正确的是

A. 高血压性的头痛为搏动性

B. 血管性的头痛(如偏头痛)为电击样痛

C. 肌肉收缩性头痛多为紧箍感

D. 发热性疾病的头痛为刺痛

E. 乙醇中毒引起的头痛可为全头痛

［答案］ BD

【评析】 头痛的表现，往往根据病因不同而有其特点。高血压性、血管性及发热性疾病的头痛，往往为搏动性；神经痛多呈电击样痛或刺痛；肌肉收缩性头痛多为重压感、紧箍感或呈钳夹样痛；乙醇中毒等全身性疾病引起的头痛多为全头痛。

三、共用题干单选题(每个提问1个得分点)

以下每题有6个提问，每个提问有5个备选答案，请选择1个最佳答案。

患者，女性，24岁，反复发作性头痛3年，每次发作前有烦躁、饥饿感，头痛以左侧明显，呈钻痛，搏动性，往往伴有畏光、恶心症状，每次持续数小时至1天。

1. 对于此头痛患者，作为全科医生还需进一步详细了解的头痛病史内容有

A. 头痛的部位

B. 头痛的严重程度

C. 头痛的持续时间

D. 有无头痛发作的诱因

E. 头痛的性质

［答案］ D

【评析】 该患者的头痛为单侧搏动性头痛，发作前有畏光、恶心症状，但还需进一步了解患者的头痛是否存在诱发因素。

【知识点】 对于头痛的患者，要注意探寻头痛的诱因，前驱症状、加重或缓解因素。引起头痛的常见诱发因素如下。

(1)内分泌：月经、排卵、口服避孕药、激素替代治疗等。

(2)饮食：各种酒类、含亚硝酸盐肉制品、谷氨酸单钠盐、食品色素、巧克力、奶酪、饥饿。

(3)精神因素：心理、生理和情绪压力与紧张、紧张后、焦虑、烦恼和抑郁。

(4)自然/环境因素：强光、闪烁等视觉刺激，气味、天气变化、高海拔。

(5)睡眠相关因素：睡眠不足、睡眠过多。

(6)药物作用：硝酸甘油、西洛他唑、利舍平、肼屈嗪、雷尼替丁等。

(7)其他因素：头部创伤、强体力活动、疲劳等。

2. 进一步了解病史，患者平素睡眠较少，其母也有类似发作史。体格检查：生命体征平稳，神经系统检查未见明显异常。目前初步考虑患者的诊断为

A. 头痛型癫痫

B. 丛集性头痛

C. 无先兆偏头痛

D. 肌紧张型头痛

E. 有先兆偏头痛

［答案］ E

【评析】 该患者反复发作性头痛3年，平素睡眠不佳，每次发作前有烦躁、饥饿感等前驱症状，头痛以左侧明显，呈钻痛，搏动性，往往伴有畏光、恶

心症状，每次持续数小时至1天，体格检查无明显异常，初步考虑典型偏头痛。

【知识点】 偏头痛是一种常见疾病，但其诊断正确率并不乐观。据美国流行病学研究资料显示只有65.2%的偏头痛患者得到正确诊断。其实，在临床中只要熟悉相应的诊断标准、掌握一定的诊断流程，偏头痛的诊断一般并不困难。偏头痛的诊断可参照下列诊断流程(图11-4)。

偏头痛最常见分类为无先兆偏头痛(以前称为普通型偏头痛)和有先兆偏头痛(以前称为典型偏头痛)。无先兆偏头痛的诊断标准见表11-4。

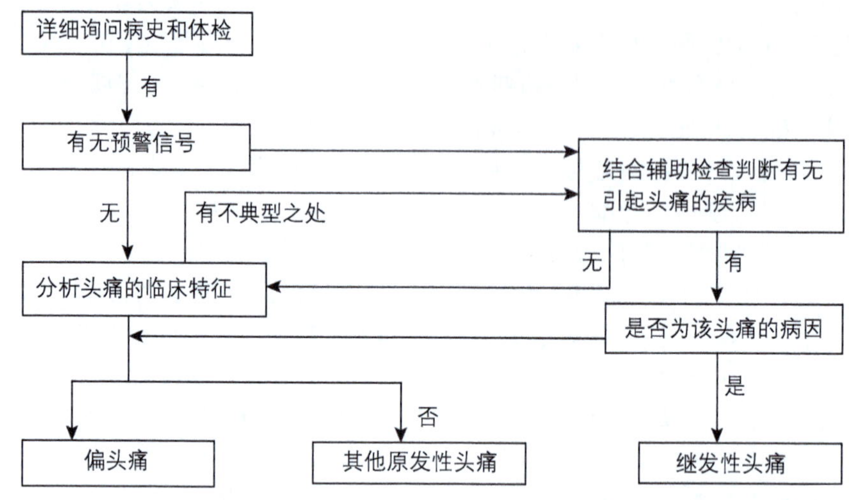

图11-4 头痛的诊断流程

表11-4 无先兆偏头痛的诊断标准

A. 符合B—D项特征的至少5次发作
B. 头痛发作(未经治疗或治疗无效)持续4～72小时
C. 至少有下列中的2项头痛特征
(1)单侧性
(2)搏动性
(3)中或重度疼痛
(4)日常活动(如走路或爬楼梯)会加重头痛或头痛时避免此类活动
D. 头痛过程中至少伴随下列1项
(1)恶心和(或)呕吐
(2)畏光和畏声
E. 不能归因于其他疾病

有先兆偏头痛的诊断主要根据先兆特征，需要有2次以上的先兆发作并排除继发性头痛的可能。有先兆偏头痛的诊断标准见表11-5。

3. 偏头痛临床特点不包括

A. 大多数在儿童和青年期发病，女性多于男性

B. 反复发作的一侧性搏动性头痛，可扩展至全头部

C. 头痛发作频率每周至每年1次至数次不等，偶见持续发作病例

D. 发作前都有视觉先兆

E. 头痛常伴有恶心呕吐，畏光怕声，活动加重，睡眠后减轻

[答案] D

【评析】 在偏头痛患者中，视觉先兆是最常见的。但是，不是所有患者在发作前都有视觉先兆。有的患者可表现为感觉先兆，表现为以面部和上肢为主的针刺感、麻木感或移行感。先兆也可表现为言语障碍，但不常发生。

【知识点】 偏头痛发作可分为前驱期、先兆

表 11-5 伴典型先兆的偏头痛的诊断标准

A. 符合 B—D 特征的至少 2 次发作
B. 先兆至少有下列的 1 种表现，没有运动无力症状
(1)完全可逆的视觉症状，包括阳性表现(如闪光、亮点、亮线)和(或)阴性表现(如视野缺损)
(2)完全可逆的感觉异常，包括阳性表现(如针刺感)和(或)阴性表现(如麻木)
(3)完全可逆的言语功能障碍
C. 至少满足下列的 2 项
(1)同向视觉症状和(或)单侧感觉症状
(2)至少 1 个先兆症状逐渐发展的过程≥5 分钟，和(或)不同先兆症状接连发生，过程≥5 分钟
(3)每个症状持续 5～60 分钟
D. 在先兆症状同时或在先兆发生后 60 分钟内出现头痛，头痛符合无先兆偏头痛诊断标准 B—D 项。
E. 不能归因于其他疾病

期、头痛期和恢复期，但并非所有患者或所有发作均具有上述四期。同一患者可有不同类型的偏头痛发作。

(1)前驱期：头痛发作前，患者可有激惹、疲乏、活动少、食欲改变、反复哈欠及颈部发硬等不适症状，但常被患者忽略，应仔细询问。

(2)先兆期：先兆指头痛发作之前出现的可逆的局灶性脑功能异常症状，可为视觉性、感觉性或语言性，视觉先兆最常见，典型的表现为闪光性暗光，如注视点附近出现"之"字形闪光，并逐渐向周边扩展，随后出现"锯齿形"暗点。有些患者可能仅有暗点，而无闪光。其次是感觉先兆，表现为以面部和上肢为主的针刺感、麻木感或蚁行感。先兆也可表现为言语障碍，但不常发生。先兆通常持续 5～30 分钟，不超过 60 分钟。

(3)头痛期：约 60%的头痛发作以单侧为主，可左右交替发生，约 40%为双侧头痛。头痛多位于颞部，也可位于前额、枕部或枕下部。偏头痛的头痛有一定的特征，程度多为中至重度，性质多样但以搏动性最具特点。头痛常影响患者的生活和工作，行走、登楼、咳嗽或打喷嚏等简单活动均可加重头痛，故患者多喜卧床休息。偏头痛发作时，常伴有食欲缺乏，约 2/3 的患者伴有恶心，重者呕吐。

头痛发作时尚可伴有感知觉增强，表现为对光线、声音和气味敏感，喜欢黑暗、安静的环境。其他较为少见的表现有头晕、直立性低血压、易怒、言语表达困难、记忆力下降、注意力不集中等、部分患者在发作期会出现由正常的非致痛性刺激所产生的疼痛。

(4)恢复期：头痛在持续 4～72 小时的发作后可自行缓解，但患者还可有疲乏、筋疲力尽、易怒、不安、注意力不集中、头皮触痛、欣快、抑郁或其他不适。

4. 进一步对该患者的偏头痛的综合评估**不包括**

A. 头痛程度

B. 社会角色功能

C. 认知功能

D. 心理

E. 既往治疗情况

[答案] E

【知识点】 诊断偏头痛的患者应对其进行评估。偏头痛常对患者的日常生活带来严重影响，在做出偏头痛诊断后，进一步评估其严重程度，不仅有助于医患双方全面了解疾病对患者生理、心理和社会生活等方面的影响，更有助于选择治疗方式，随访判断疗效。

偏头痛对患者日常生活的影响是多方面的，因此对其严重程度进行评估也有很多方法。临床上具体采用何种评估工具取决于医疗及科研的具体需要。目前常用的偏头痛评估工具包括：视觉模拟评分法(visual analogue scale，VAS)、数学评分法(numeric rating scale)、偏头痛残疾程度评估问卷(migraine disability assessment questionnaire，MIDAS)和头痛影响测评量表(headache impact test，HIT)、头痛影响测评量表-6(HIT-6)及 ID Migraine 等。

(1)对头痛程度的评估：视觉模拟评分法(VAS)是一种简单、有效的表达疼痛的方法，可以迅速获得疼痛程度的数量值。通常采用 10 cm 长的直线，两端分别标有"无疼痛"(0)和"最严重的疼痛"(10)(或类似的描述性词语)(图 11-5)。患者根

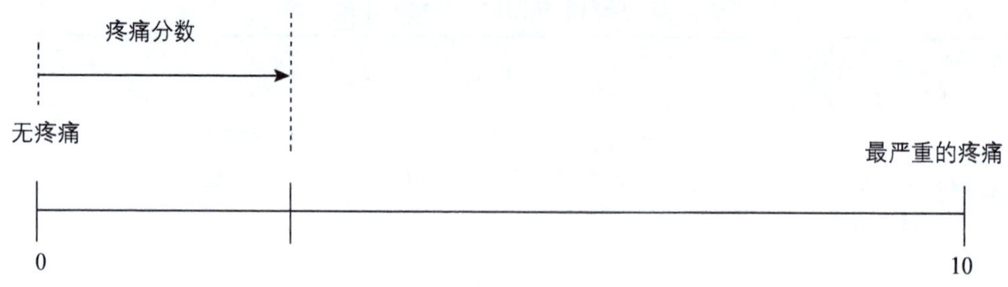

图 11-5　视觉模拟评分法

据自己的感受，在直线上的某一点作一记号，以表达疼痛的相对程度。从起点至记号处的距离长度也就是疼痛程度值。

更为简单的方法是数字评分法，可让患者直接用某一具体数字来表达疼痛的程度，根据需要可采用 11 点或 101 点数字评分法。0 表示不痛，10 或 100 表示最严重的痛。

（2）偏头痛残疾程度评估问卷：MIDAS（migraine disability assessment questionnaire，MIDAS）是一种简单的、定量的 3 个月期间偏头痛相关残疾的自助式问卷。该问卷包括 5 个问题，分别了解因为头痛而造成工作或上学、家务活动、家庭及社会活动三类活动的时间损失。将因头痛而导致的三类活动效率下降一半以上的天数累计起来计算分值，并根据分值高低将头痛的严重程度分为 4 级。该问卷对偏头痛的病情变化较为敏感，可用于观察疗效的工具（表 11-6）。

表 11-6　偏头痛残疾程度评估问卷

（1）	在过去的 3 个月内，您有多少天由于头痛不能去上班或上学？	天
（2）	在过去的 3 个月内，您有多少天由于头痛部分影响工作或学习（效率下降一半以上）？	天
（3）	在过去的 3 个月内，您有多少天由于头痛不能做家务？	天
（4）	在过去的 3 个月内，您有多少天由于头痛部分影响做家务（效率下降一半以上）？	天
（5）	在过去的 3 个月内，您因为头痛错过探亲访友、聚会、娱乐如看电视、打牌等类似的活动有多少天？	天
A	在过去的 3 个月中，你患头痛的天数（若一次发作超过一天按一天计）？	天
B	以 0～10 分计分头痛平均严重程度（0＝不痛，10＝疼痛的极限）	

（3）头痛影响测定：HIT 和 HIT-6 都是根据基于过去 4 周患者体验的回顾性问卷。HIT 是一种基于因特网的动态问卷，患者需到指定的网站进行测试。第一个问题是固定的，以后电脑会根据不同的回答给出不同的问题，直到获得评分。多数患者一般在 5 个问题内便能获得评分。HIT 的问题库来自多个常用的头痛问卷，覆盖面较广，开发者使用数学模型对这些问题进行逻辑分析、分值处理，从而使得通过回答不同问题得到的评分能较好地反映头痛对日常生活的影响程度。HIT-6 是 HIT 的纸质版（表 11-7），6 个问题分别覆盖疼痛、社会角色功能、认知功能、心理异常及活力等方面。虽然 6 个问题并不完全取自 HIT 的问题库，但是通过校正，其评分与 HIT 较为一致。HIT 和 HIT-6 可较好地评价各种头痛相关的生命质量，也可以用作观察疗效的工具。

（4）偏头痛筛选问卷：ID Migraine 是国际上推荐的一种简易筛查量表，适用于门诊或非专科医师对偏头痛的筛查。ID Migraine 的具体内容如下：①近 3 个月内是否有 1 天因头痛导致社会、职业、学习或日常活动受影响？②头痛时有恶心或胃部不适吗？③头痛时怕光吗？

ID Migraine 中有 2 个肯定回答者为阳性，问卷的诊断预期值为 93%，诊断的敏感性为 81%、特异性为 75%。

5. 对于该患者头痛发作治疗的首选药物是

A. 卡马西平

B. 麦角胺咖啡因

C. 苯噻啶

D. 阿司匹林

E. 苯巴比妥

［答案］　B

表 11-7 头痛影响测定-6

该问卷用于表达您头痛的感受，以及头痛对您生活的负面影响，请在答案上画圈，每个问题仅有一个答案					
1. 当您头痛时，剧烈疼痛发生的频率？	从不	很少	有时	经常	总是
2. 头痛是否常造成你的日常活动能力受限，诸如家务劳动、工作、上学或社会活动能力？	从不	很少	有时	经常	总是
3. 当您头痛时，是否常希望能躺下休息？	从不	很少	有时	经常	总是
4. 在过去4周中，您是否常因头痛感到疲劳，在工作或日常活动中力不从心？	从不	很少	有时	经常	总是
5. 在过去4周中，您是否常因头痛感到厌烦和不安？	从不	很少	有时	经常	总是
6. 在过去4周中，您是否常因头痛而无法专注于工作或日常活动？	从不	很少	有时	经常	总是

第一栏(6分)；第二栏(8分)；第三栏(10分)；第四栏(11分)；第五栏(13分)；把所有答案的相应得分累加

请将您的HIT-6得分告诉医生。得分越高说明头痛对您的生活影响程度越大，总分范围为36～78

【评析】 该患者反复发作头痛3年，病史较长且易复发，故选用麦角类药物治疗。麦角类有作用持续时间长、头痛复发率低的特点，适用于发作时间长或经常复发的患者。

【知识点】 患者头痛发作时的急性治疗目的：快速止痛；持续止痛，减少本次头痛再发；恢复患者的功能；减少医疗资源浪费。社区头痛急性期的治疗应遵循如下几条原则。

(1)应用镇痛药终止或缓解疼痛：镇痛药的选择应根据患者的头痛特点和病因，并须兼顾药物可能的不良反应及患者的耐受性

(2)其他镇痛方法：规律的有氧运动有助于改善头痛，还可指导患者做深呼吸、气功等放松疗法。另外，还可以根据各个社区的自身条件选择相应的适宜技术，如按摩、理疗或针灸等以改善血液循环、放松肌肉；生物反馈疗法对部分紧张性头痛和偏头痛等血管性头痛也有较好的疗法。

(3)避免或消除诱发因素：如受寒、劳累、饮酒、饮浓茶，进食咖啡、浓茶、巧克力或柑橘等，睡眠不足或过多，情绪因素和药物因素等。

(4)积极寻找并治疗原发疾病

(5)特殊情况的处理：颅内压增高者，给予甘露醇、呋塞米等脱水、降颅压治疗；如患者生命体征不稳定，应予基本生命支持。

常用的头痛治疗药物，见表11-8。

6. 对该患者头痛的防治建议哪项不正确

A. 避免过度疲劳和精神紧张

B. 不要过饥、过饱

C. 不要饮酒和摄进高脂肪食物

D. 避免摄进已知激发发作的食物

E. 发作后可用血管扩张药

[答案] E

【评析】 应用血管扩张药可引起由药物作用的头痛，不可用于头痛的预防性治疗。

【知识点】 部分头痛，尤其是有明显发病诱因的头痛是可以预防的。头痛的预防主要涉及以下几点。

(1)生活要规律，注意劳逸结合，避免过度劳累，保证充足的睡眠。

(2)适度体力锻炼增强体质，紧张型头痛患者平时尤其要注意颈部姿势，勿长时间低头动作，可做颈肩部肌肉的放松运动。

(3)注意调整情绪，保持心境平和。

(4)注意个人卫生，保暖，避免呼吸道等常见感染。

(5)避免可能诱发头痛的食物或药物因素，如酒类、巧克力、柑橘等；如因基础疾病需长期服用某些可能引起头痛的药物，可与医生协商调整用药。

(6)对患有慢性基础疾病者应做好疾病的随访和管理，积极控制病情。

此外，还可对患者进行预防性的药物治疗，预防性药物治疗的目的是降低发作频率、减轻发作程度、减少功能损害、增加急性发作期治疗的疗效。何时开始预防性治疗并没有明确的指征，最重要的因素是患者生活质量受影响的程度，而非刻板地根据发作频率或严重程度来决定。通常，存在以下情况时应与患者讨论使用预防性治疗：①患者的生活质量、工作或学业严重受损(须根据患者本人的判

表 11-8　常用头痛治疗药物

药物种类	药物名称	适用情况	用法用量	主要不良反应或注意事项
非甾体抗炎药	阿司匹林	轻至中度头痛	每次 0.3～0.6 g，每日 3 次或必要时，口服	胃肠损害，如急性胃、十二指肠黏膜病变、溃疡；肝肾损害、出血倾向
	索米痛(去痛片)		每次 1 片，必要时，口服	偶有皮疹或剥脱性皮炎、粒细胞减少
	对乙酰氨基酚		每次 0.3～0.6 g，每日 3～4 次或必要时，口服，每日总量＜2 g(控释膜片＜4 g)	皮疹、粒细胞和血小板减少、肝肾损害
新型复方制剂	酚咖片(加合百服宁)；复方对乙酰氨基酚(散利痛)		每次 1 片，口服，可间隔 6 小时重复，每日＜4 片，疗程＜5 天，每次 1～2 片，每日 3 次或必要时，口服	不良反应较少，主要胃肠道不适，偶见白细胞、血小板减少、正铁血红蛋白血症、变态反应等
选择性钙拮抗剂	氟桂利嗪(西比灵)	偏头痛的预防性治疗	①起始剂量＜65 岁，每晚 10 mg；≥65 岁，每晚 5 mg。②维持治疗：如疗效满意，继续上述剂量，每周给药 5 天	瞌睡和疲惫，体重增加；长期用药时偶见抑郁症；少见的有胃肠道不适、乳溢、口干、肌肉疼痛及皮疹
中成药	镇脑宁胶囊	按中医辨证酌情用药	每次 4～5 粒，每日 3 次，口服	阴虚阳亢者慎用
	全天麻胶囊		每次 2～6 粒，每日 3 次，口服	
	天舒胶囊		每次 4 粒，每日 3 次，口服	偶见胃部不适、月经量增多；孕妇及月经量过多的妇女禁用
	太极通天液		每次 10 ml，每日 2～3 次，口服	出血性脑血管病发作时禁用；孕妇忌服
其他	①偏头痛、丛集性头痛等血管性头痛发作时还可选用麦角碱类药物、钙拮抗药等，严重时尚需应用曲普坦类药物或麻醉镇痛剂，此类药物应由上一级诊治后处方；②氧疗(氧流量 7L/分，10 分钟)对丛集性头痛有效			

断)；②每月发作频率在 2 次以上；③急性期药物治疗无效或患者无法耐受；④存在频繁、长时间或令患者极度不适的先兆，或为偏头痛性脑梗死、偏瘫型偏头痛；⑤连续 3 个月每月使用急性期药物治疗 6～8 次及以上；⑥偏头痛发作持续 72 小时以上；⑦患者的意愿(尽可能少的发作)。

目前应用于偏头痛预防性治疗的药物主要包括：β 受体阻滞药、钙离子通道阻滞药、抗癫痫药、抗抑郁药及其他种类的药物。β 受体阻滞药在偏头痛预防性治疗方面效果明确，有多项随机对照试验结果支持。其中证据最为充足的是非选择性 β 受体阻滞药普萘洛尔和选择性 β 受体阻滞药美托洛尔。非特异性钙离子通道阻滞药氟桂利嗪对偏头痛预防性治疗证据充足，剂量为每日 5～10 mg，女性所需有效剂量低于男性。

四、案例分析题

每个案例至少有 3 个提问，每个提问有 6～12 个备选答案，其中正确答案有 1 个或多个，每选择一个正确答案得 1 个得分点，每选择一个错误答案扣 1 个得分点，扣至本问得分点为 0。

患者，男性，37 岁，半小时前因酒后与人争吵时突然感觉一侧剧烈头痛，面色苍白，急送入院。途中曾呕吐胃内容物 1 次。检查：血压 140/90 mmHg，神志清楚，颈部明显抵抗，四肢肌力正常，双侧巴宾斯基征(Babinski 征)阴性。既往有偏头痛病史 10 年。

1. 为尽快明确诊断及鉴别诊断，询问病史时应注意

A. 头痛的部位

B. 家人有无类似发作

C. 有无高血压、动脉硬化史

D. 有无慢性颅内压增高，如头痛、呕吐及视力减退史

E. 有无全身慢性感染病灶

F. 有无急性病史

[答案]　C

【评析】　患者有偏头痛病史 10 年，此次因酒后与人争吵时突然感觉侧剧烈头痛，血压 140/

90 mmHg，要明确诊断，首先要考虑患者是否有高血压、动脉硬化病史。

【知识点】 偏头痛除疾病本身可造成损害外，还可以进一步导致其他损害。已有多项基于大宗人群的关于偏头痛与脑血管病相互关系的研究，研究结果提示偏头痛是脑血管病的一项独立危险因素。偏头痛者发生脑血管病、不稳定心绞痛和短暂性脑缺血发作(transient ischem ic attack，TIA)均高于无偏头痛者。有先兆偏头痛者发生卒中的风险更高，还与冠心病的高风险有关。此外，偏头痛还可以导致亚临床的脑白质病变，偏头痛者后循环无症状性脑梗死的发病率升高，偏头痛者脑 MRI 出现脑白质病变的风险比无偏头痛者升高，即使没有脑血管危险因素的年轻偏头痛者，该风险也升高。偏头痛的反复发作还可导致认知功能下降，主要为言语能力的下降。偏头痛还可与多种疾病共患，如癫痫、抑郁症及情感性精神障碍。女性有先兆偏头痛患者出现抑郁及抑郁伴发焦虑的比例较无先兆偏头痛者高。

2. *初步诊断主要考虑哪些疾病*

A. 急性化脓性脑膜炎

B. 脑栓塞

C. 脑脓肿

D. 脑出血

E. 偏头痛

F. 病毒性脑膜炎

G. 脑肿瘤出血

H. 脑蛛网膜下腔出血

[答案] BDEH

【评析】 患者既往有偏头痛的病史，此次因争吵后出现剧烈头痛，检查发现颈部明显抵抗。初步诊断应考虑原发性头痛和继发性头痛。

【知识点】 作为负责首诊的全科医生，需要熟悉有助于识别继发性头痛的一些临床状况，在作出诊断之前，必须先除外继发性头痛，因为有些引起继发性头痛的疾病可能很严重，甚至危及生命。

(1)提示继发性头痛的临床状况：突发的严重头痛、50 岁以后的首次头痛、与既往不同的头痛、近期逐渐加重的头痛、眼部等处的局限性头痛、每天晨起的头痛、头痛伴发热、头痛伴呕吐、头痛伴意识障碍、头痛伴脑膜刺激征、头痛伴脑局灶损害征。

(2)属于急危重的头痛：①脑血管意外，如蛛网膜下腔出血、脑梗死、脑出血；②颅内感染，如脑膜炎、脑炎等；③颅脑外伤；④颅内占位性病变，如肿瘤、血肿、肉芽肿等；⑤高血压脑病；⑥青光眼急性发作。

继发性头痛的识别，见表 11-9。

表 11-9 继发性头痛的识别

疾病种类	代表性疾病	临床特点
脑血管病变	脑出血、脑梗死	起病急，多伴不同程度的意识障碍和脑局灶损害定位体征，如偏瘫、偏身感觉障碍、失语等
	蛛网膜下腔出血	蛛网膜下腔出血时头痛剧烈，持续时间长，脑膜刺激征(+)
脑肿瘤		头痛缓慢发生并进行性加重，可伴恶心、呕吐、视盘水肿等颅内压增高症，也可表现癫痫发作、肢体瘫痪等脑局灶损害征
颅内感染	脑膜炎、脑炎、脑脓肿	起病较急，表现弥漫的全头部痛，程度较剧烈，常伴发热、恶心、呕吐，脑膜炎者脑膜刺激征阳性，脑炎可出现感觉或运动障碍、意识障碍、癫痫发作、精神异常等
颅脑外伤		发生于颅脑创伤后，呈局部或弥漫性的胀痛、跳痛，可伴意识障碍及颅内压增高征象
头面部神经痛	三叉神经痛	呈电击样或火烙样剧痛，每次持续数秒至数十秒，有原发性和继发性之分
五官疾病	急性青光眼	头痛剧烈，并有眼痛、结膜充血、视力障碍和眼压增高
	鼻窦炎	头痛位于近病窦处，可伴鼻塞、脓血涕或局部压痛，额窦炎的疼痛以晨起重，午后渐轻，上颌窦炎反之，鼻腔检查可见鼻黏膜充血肿胀、鼻甲肥大或鼻道脓性分泌物
感染	急性上呼吸道感染	病毒或细菌引起，有头痛、头晕、鼻塞、流涕、咳嗽，可伴发热、全身酸痛
心血管病变	高血压	常有头晕、头痛、颈项板紧、心悸、疲乏、血压身高，病因可分为继发性和原发性
精神疾病	抑郁症、神经衰弱、焦虑	头痛漫长迁延，程度轻至中度，可伴有头晕、心悸、气短、耳鸣、失眠、腰背痛等躯体不适，无神经系统阳性体征，精神检查可发现患者存在的精神问题

3. 作为首诊医师，应尽快做哪项检查以明确诊断[提示：体格检查发现，患者痛苦病容，神志清楚，对答切题，各对颅神经未见异常，四肢肌力与肌张力均正常，深浅感觉正常，颈强直，双侧 Kernig 征(+)]。

A. 血常规
B. 血液生化检查
C. 心电图
D. 胸部 X 线片
E. 腰穿刺
F. 血气分析
G. 脑 CT
H. 脑 MRI 和 MRA

[答案]　G

【评析】　该患者虽然既往有偏头痛的病史，但此次为剧烈头痛，检查发现阳性神经系统体征，脑 CT 有助于明确诊断。

【知识点】　尽管在社区有些检查无法开展，但全科医生在头痛诊断中仍需要了解或熟悉一些重要检查的适应证，并懂得其结果的意义。头痛病因诊断的常用实验室检查和辅助检查见表 11-10。

表 11-10　用于头痛病因诊断的常用实验室或辅助检查

检查项目	适用情况和(或)具体内容
血常规	用于感染性或血液疾病的诊断
血生化检查	用于诊断或除外可能由器质性疾病导致的继发性头痛，如肝肾功能、电解质、血糖、血沉、C 反应蛋白
脑脊液检查	疑颅内感染、蛛网膜下腔出血、低颅压综合征时进行，包括脑脊液常规、生化、细菌培养及压力测定
脑电图	偏头痛痫性发作、癫痫时可有异常
脑 CT 扫描	用于颅内病变的诊断，对出血和钙化敏感，疑肿瘤时需行增强 CT
脑 MRI 检查	用于诊断颅内病变的诊断，适用于炎症性病变、脑水肿、肿瘤性病变及颅后窝、眶周、鼻窦病变，MRA 可用于脑血管检查
脑血管造影	用于诊断颅内血管病变、肿瘤性病变等，是诊断颅内血管病变(如动脉瘤)最敏感精确的检查手段，属创伤性检查
颈椎 X 线、CT 或 MRI	用于颈椎病变的诊断
眼科检查	用于诊断或除外眼部疾病，包括眼压测定、眼底及视野检查

4. 脑 CT 提示为脑蛛网膜下腔出血，还需要进一步做哪些检查？

A. 脑部 DSA
B. 脑 MRI
C. 腰穿刺
D. 脑彩超
E. 脑电图
F. 心电图
G. 胸部 X 线片
H. 血常规
I. 出、凝血功能

[答案]　AFGHI

【知识点】　脑血管造影(DSA)是确定蛛网膜下腔出血的最重要手段，应尽早实施。常规行双侧颈内动脉、双侧椎动脉四根血管全脑动脉造影。

5. 脑蛛网膜下腔出血的最常见病因是

A. 颅内动脉瘤
B. 脑血管畸形
C. 脑血管炎
D. 烟雾病
E. 肿瘤
F. 血液病
G. 抗凝治疗
H. 结缔组织病

[答案]　A

【评析】　蛛网膜下腔出血(subarachnoid hemorrhage，SAH)是指由某些疾病引起的脑血管破裂，血液流至蛛网膜下腔出现的一组症状，因其可危及生命，全科医生在诊疗中尤其不能忽视。颅内动脉瘤和脑(脊髓)血管畸形最常见，约占自发性

SAH的70%;其次为高血压动脉硬化、烟雾病、血液病、动脉闭塞、颅内肿瘤卒中。近年来也有因口服抗凝血药物引发SAH的报道。

【知识点】 蛛网膜下腔出血的临床表现如下。①疼痛性质:突然出现的头痛,程度多为中至重度。②疼痛的部位:枕骨区,最初是局限性的,逐渐发展到整个头部。③伴发症状:伴有颈部的疼痛和僵硬,可伴有呕吐和意识丧失;可有第三对脑神经麻痹(图11-6)。

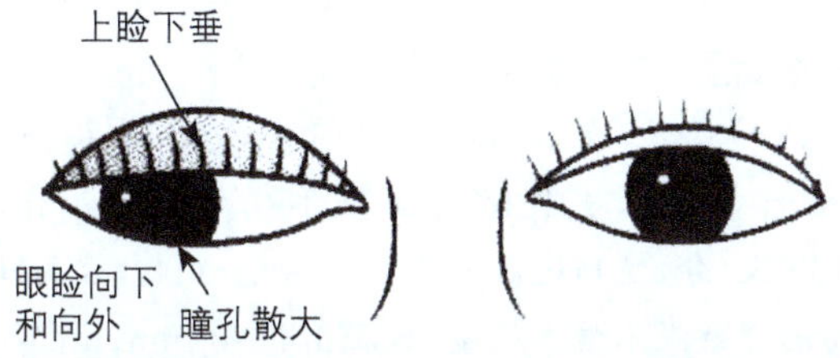

图11-6 右侧第三对脑神经麻痹

6. 针对该患者,目前全科医生最适宜的治疗方法是

A. 外科手术动脉瘤夹闭

B. 动脉瘤栓塞术

C. 大剂量止血药

D. 严密观察生命体征

E. 绝对卧床

F. 镇静镇痛药

G. 支持疗法

H. 尽早转诊专科,行脑血管造影

[答案] DEFGH

【知识点】 如病情允许,应尽早行脑血管造影,以明确出血原因,针对病因治疗,如开颅动脉瘤夹闭、动脉瘤栓塞术、动脉畸形或脑肿瘤切除等。

对于全科医生在诊治头痛患者时,出现以下情况应尽早转诊至专科医生:①经社区诊治,仍诊断不明确的,或治疗效果欠佳者;②疑颅内感染、颅内占位、颅脑外伤或脑血管病变等急危重病变时;③严重的全身情况,如心肺功能不全、尿毒症、气体或金属中毒等。

第二节 处理与转诊

本节提示

1. 掌握头痛的治疗原则。
2. 掌握头痛的转诊原则。
3. 了解头痛的社区预防。

一、单选题(每题1个得分点)

以下每题有5个备选答案,请从中选择1个正确答案。

1. 偏头痛患者应用咖啡因麦角胺片的正确方法是

A. 头痛发展至剧烈时服用

B. 头痛间歇期有规则地服用

C. 先兆症状来临后或头痛刚开始时服用

D. 头痛伴有恶心、呕吐时服用

E. 头痛出现后一般镇痛药无效时服用

[答案] C

【评析】 药物使用应在头痛的早期足量使用,延迟使用可使疗效下降、头痛复发及不良反应的比例增高。

2. 偏头痛的发作期治疗**不包括**

A. 抗组胺药

B. 阿片类药

C. 麦角衍生物

D. 抗抑郁药

E. 非甾体抗炎药

[答案] D

【评析】 抗抑郁药不用于偏头痛急性期的治疗,可用于偏头痛的预防性用药。唯一在所有研究中均被证实有效的药物是阿米替林,使用剂量为每日10～150 mg。阿米替林对偏头痛的预防作用有限,特别适用于合并有紧张型头痛或抑郁状态(常存在慢性疼痛)的患者。主要不良反应为镇静作用。每日1次用法可增加患者的依从性。大剂量使用时需进行心电图检查。

3. 患者，女，44岁，反复发作性头痛3年，各项检查均正常，此患者首选的治疗措施为

A. 脱水药
B. 抗生素
C. 免疫抑制药
D. 镇痛药
E. 手术治疗

［答案］ D

4. 患者，男性，60岁，突然觉头痛、头晕伴恶心、呕吐，测血压为220/140 mmHg，本病例的急救措施为

A. 口服降压药
B. 立即应用止吐药物
C. 立即应用镇静药物
D. 硝普钠静脉滴注
E. 立即应用抑制胃酸分泌药物

［答案］ D

5. 偏头痛的预防性治疗不包括

A. 抗组胺药
B. 血管扩张药
C. 麦角衍生物
D. 抗抑郁药
E. 非甾体抗炎药

［答案］ B

二、多选题(每题1个得分点)

以下每题有5个备选答案，其中正确答案为2个或者2个以上，多选、少选、错选均不得分。

1. 头痛的诊断原则应包括

A. 发病的急缓、部位、性质等
B. 详细询问头痛病史
C. 伴发症状
D. 详细的体格检查
E. 判断原发性头痛和继发性头痛

［答案］ ABCDE

2. 偏头痛的防治，正确的是

A. 高血压性的头痛为搏动性
B. 血管性的头痛(如偏头痛)为电击样痛
C. 肌肉收缩性头痛多为紧箍感
D. 发热性疾病的头痛为刺痛
E. 酒精中毒引起的头痛可为全头痛

［答案］ ABCD

3. 下列对加重、减轻或激发头痛的因素的描述正确的是

A. 咳嗽、打喷嚏可使颅内高压性头痛、血管性头痛加剧
B. 丛集性头痛在直立时可缓解
C. 低头可使鼻窦炎头痛加重
D. 慢性颈肌痉挛引起的头痛可通过按摩缓解
E. 偏头痛在应用麦角胺后可获缓解

［答案］ ABCDE

三、共用题干单选题(每个提问1个得分点)

以下每题有2～6个提问，每个提问有5个备选答案，请选择1个最佳答案。

(一)患者，女性，30岁，1年来发作性头痛、头晕、出汗、恶心，发作时测血压180/100 mmHg，心率100次/分，发作过后血压140/90 mmHg，曾用降压药物治疗效果不佳。检查：血压140/90 mmHg，消瘦，心界不大，心率90次/分，无杂音，肺(－)，腹(－)，化验：血糖7.8 mmol/L。

1. 预计该病例下列各项中异常的是

A. 超声心动图显示心脏扩大
B. 心电图示左心室肥厚
C. 发作时取血测定儿茶酚胺浓度或尿中测定VMA含量升高
D. 核素肾图检查示肾动脉狭窄
E. 尿常规有大量尿蛋白

［答案］ C

2. 以下检查有助于确诊的是

A. 腹部B超
B. CT扫描
C. 磁共振检查
D. 核素间碘苄胍闪烁扫描
E. 以上都是

［答案］ E

3. 该病例的诊断最可能是

A. 高血压病Ⅰ期
B. 嗜铬细胞瘤
C. 糖尿病
D. 原发性醛固酮增多症
E. 高血压危象

［答案］ B

(二)患者，男性，45岁。经常头痛、头晕近10年，两天来头痛加重，伴有恶心、呕吐，送往急诊。检查：患者神志模糊，血压230/120 mmHg，尿蛋白(++)，尿糖(+)。

1. 最可能的诊断是

A. 糖尿病酮症酸中毒
B. 高血压危象
C. 高血压脑病
D. 恶性高血压
E. 肾性高血压
[答案] D

2. 诊断已确定，其头痛发病机制是
A. 心房利钠因子减少
B. 肾素活性增高
C. 交感神经过度兴奋
D. 周围小动脉痉挛
E. 脑血管自身调节障碍
[答案] E

3. 患者入院治疗，神志清，但血压仍 202/120 mmHg，且气急不能平卧。体检：心率 108 次/分，期前收缩 3 次/分，两肺底有湿啰音。此时正确治疗是
A. 毛花苷丙静脉注射
B. 硝普钠静脉滴注
C. 利多卡因静脉滴注
D. 普罗帕酮（心律平）静脉注射
E. 快速利尿药静脉注射
[答案] B

(三)患者，男性，45 岁，排便时突然出现剧烈头痛、恶心呕吐，为胃内容物，一年前曾有一过性右侧上睑下垂，急诊来院。

1. 为尽快明确诊断及鉴别诊断，询问病史时应注意
A. 头痛的部位
B. 家人有无类似发作
C. 有无高血压、动脉硬化史
D. 有无慢性颅内压增高，如头痛、呕吐及视力减退史
E. 有无全身慢性感染病灶
[答案] C

2. 为明确定性，体检重点是
A. 眼底
B. 感觉神经系统
C. 运动神经系统
D. 脑膜刺激征
E. 自主神经功能
[答案] C

3. 如果患者既往无高血压病史，此病例最可能的初步诊断是
A. 颅内肿瘤
B. 蛛网膜下腔出血
C. 脑积水
D. 高血压脑病
E. 脑梗死
[答案] B

四、案例分析题

每个案例至少有 3 个提问，每个提问有 6～12 个备选答案，其中正确答案有 1 个或多个，每选择一个正确答案得 1 个得分点，每选择一个错误答案扣 1 个得分点，扣至本问得分点为 0。

患者，男性，34 岁，讲话中突然剧烈头痛、呕吐。检查：血压 140/90 mmHg，神志清楚，颈部明显抵抗，四肢肌力正常，双侧巴宾斯基征（Babinski 征）阴性。

1. 患者最可能的诊断为
A. 急性化脓性脑膜炎
B. 脑栓塞
C. 脑脓肿
D. 脑出血
E. 偏头痛
F. 病毒性脑膜炎
G. 脑肿瘤出血
H. 脑蛛网膜下腔出血
[答案] H

2. 患者常见的并发症为
A. 感染
B. 癫痫
C. 昏迷
D. 脑血管痉挛
E. 脑积水
F. 颅内压增高
[答案] D

3. 患者最重要的确诊检查为
A. 脑 CT
B. 腰穿刺检查
C. 脑血管造影
D. 脑 MRI
E. 脑血管超声
F. 脑 MRA
[答案] B

4. 作为全科医生，头痛患者的转诊指征有哪些
A. 偏头痛
B. 头痛发作频繁

C. 老年人第一次发作
D. 发热
E. 意识不清
F. 颈部僵硬
[答案]　BCDEF

【评析】 尽管头痛是一个非常常见的症状，但其病因可能是一些严重的疾病。全科医生在社区应严格掌握头痛的转诊指征，及时转诊，以免延误诊治。头痛的转诊指征有复杂性的偏头痛、诊断不明确的头痛、有阳性神经系统体征者、头痛发作频繁、老年人的第一次发作头痛、儿童反复出现的头痛、伴有颅内压升高的头痛（呕吐、畏光）、发热、癫痫、意识不清、颈部僵硬、夜间突发的头痛。

（于晓松　吴　彬）

参考文献

[1] 祝墡珠.全科医生临床实践.北京：人民卫生出版社，2013.
[2] 杜雪平.全科医生基层实践.北京：人民卫生出版社，2013.
[3] 中华医学会疼痛学分会·头面痛学组.中国偏头痛诊断治疗指南.中华疼痛医学杂志，2011，17(2)：65-86.
[4] 欧阳钦.临床诊断学.2版.北京：人民卫生出版社，2012.
[5] 陆再英，钟南山.内科学.7版.北京：人民卫生出版社，2009.
[6] 陈灏珠.实用内科学.12版.北京：人民卫生出版社，2005.
[7] 王吉耀.内科学.2版.北京：人民卫生出版社，2010.

第12章

头晕与眩晕

第一节　诊断与鉴别诊断

本节提示

1. 掌握各种常见眩晕的特点及鉴别。
2. 掌握常见眩晕的全科医学处理方法和处理原则。
3. 熟悉眩晕诊断流程。
4. 熟悉周围性眩晕的类型。
5. 熟悉中枢性眩晕的诊断要点。

一、单选题(每题1个得分点)

以下每题有5个备选答案,请从中选择1个正确答案。

1. 当眩晕患者伴随有下列哪个症状时,应考虑中枢性眩晕

A. 听力下降

B. 平衡障碍

C. 周期性发作

D. 体位试验阳性

E. 垂直性眼震、非共轭性眼震

[答案] E

【评析】 从神经解剖角度看,与平衡有关的传入系统、传出系统(锥体系和锥体外系)及控制此两系统的脑干网状结构和小脑中有关结构等部位,有异常的刺激性病变均可引起眩晕。当异常兴奋的空间关系感觉冲动传入脑干时,能活化其邻近的神经结构。

中枢性眩晕发生时多伴有其他神经系统损害的症状,体检可见神经系统局灶性损害的体征;大部分中枢性眩晕的病灶位于颅后窝。临床诊疗须遵从神经科的定位和定性诊断原则。需要强调的是,垂直性眼震、非共轭性眼震仅见于中枢性病变,无疲劳的位置性眼震常提示中枢性病变。

眩晕应当与头昏、头晕、晕厥或者其他方式的"昏眩"等假性眩晕区别。真性眩晕有自身旋转或周围景物旋转的感觉,伴有不同程度的恶心、呕吐、眼球震颤、共济失调等。假性眩晕仅有头晕或站立不稳的感觉,而无自身或外物旋转的感觉,也不伴有其他症状。

【知识点】 鉴别中枢性和周围性眩晕,是区分眩晕类别的重要前提。

(1)周围性眩晕:一般地,周围性眩晕是指由迷路至前庭神经颅内段之间的病变所引起。常见的引起周围性眩晕的疾病,有梅尼埃病、迷路炎、内耳药物中毒、前庭神经元炎、位置性眩晕、晕动病。

周围性眩晕特点包括:①阵发性发作,症状突然开始并且严重;②持续时间短,通常数分钟至数小时后逐渐消失,很少超过1天;③头位或体位改变可使症状加重,闭目时症状不减轻;④可伴耳鸣和耳聋;⑤常伴发恶心、呕吐、面色苍白、出汗等;⑥多伴水平性或旋转性眼球震颤;⑦伴平衡障碍;⑧见于前庭器官病变如梅尼埃病、前庭神经元炎、

迷路炎等。

(2)中枢性眩晕：是指由脑干前庭系统的中枢通路、小脑及大脑半球的各部疾患引起者。常见的有：①颅内血管性疾病，如椎-基底动脉供血不足、锁骨下动脉盗血综合征、脑动脉粥样硬化、高血压脑病和小脑出血等；②颅内占位性病变；③颅内感染性疾病；④颅内脱髓鞘疾病及多发性硬化、延髓空洞症；⑤癫痫等。

中枢性眩晕特点包括：①急性、亚急性或慢性起病，眩晕程度相对较轻；②持续的时间相对较长，一般3～5天缓解，可长达数周、数月；③症状与改变头位或体位无关，闭目时症状可减轻；④不伴耳鸣及听觉障碍；⑤恶心、呕吐等症状不明显；⑥眼球震颤少见，少有粗大和持续的眼球震颤；⑦平衡障碍不明显；⑧见于前庭神经核及其中枢联络通路的病变，如后循环缺血、小脑和脑干肿瘤、梗死及出血等。

临床上，周围性眩晕的发生率更高，占30%～50%，其中良性发作性位置性眩晕的发病率居单病种首位，其次为梅尼埃病和前庭神经炎；中枢性眩晕占20%～30%；精神疾病和全身疾病相关性眩晕分别占15%～50%及5%～30%，尚有15%～25%的眩晕原因不明。

2. 梅尼埃病的临床体征不含下列哪个特征

A. 发病年龄较轻(多见50岁以下女性)

B. 可有意识丧失

C. 伴发持续数分钟到数小时的恶心、呕吐

D. 随着发作次数的增加，耳聋呈进行性加重

E. 除眼震外无其他神经系统体征

[答案]　B

【评析】　本病病因未完全明确，病理机制多与内淋巴积水有关。首次发病<20岁或>70岁者少见。发病以眩晕、耳鸣及听力减退为三大主征。随着发作次数增加，听力下降明显。发作时无意识丧失，但可以伴明显或者频繁的恶心呕吐。发作时进行临床检查，一侧半规管功能正常，亦无明显神经系统体征。如果出现半规管功能减退，应考虑前庭神经元炎。

【知识点】　中华医学会耳鼻咽喉头颈外科分会提出了该病的诊断标准：①发作性眩晕2次或2次以上，持续20分钟至数小时。常伴自主神经功能紊乱和平衡障碍。无意识丧失。②波动性听力损失，早期多为低频听力损失，随病情进展听力损失逐渐加重。至少1次纯音测听为感音神经性听力损失，可出现重振现象。③可伴有耳鸣和(或)耳胀满感。④前庭功能检查：可有自发性眼震和(或)前庭功能异常。⑤排除其他疾病引起的眩晕。

临床早期为间歇期，听力正常或有轻度低频听力损失；中期除2kHz外，低、高频率均有听力损失；晚期为全频听力损失达中重度以上，无听力波动。

3. 关于良性发作性位置性眩晕(benign paroxysmal positional vertigo，BPPV)，以下论述不正确的是

A. 眩晕的发生与头部位置及运动有密切关系。采取可诱发眩晕体位，一般经3～6秒的潜伏期出现眼球震颤，此潜伏期对本病具有特征性。眼球震颤为旋转性或水平旋转性，且具易疲劳性

B. 眩晕发作持续时间短暂，一般数秒，很少超过30秒

C. 体位试验(Dix-Hallpike test)阳性

D. 多伴耳鸣或耳聋

E. 是最常见的引起眩晕的原因

[答案]　D

【评析】　眩晕的发生与头部位置及运动有密切关系，一般认为眩晕的发生出现于头位变动过程中；由椭圆囊耳石膜上的碳酸钙颗粒脱落并进入半规管所致，是临床最常见却又容易被误诊的引起眩晕的疾病，多数被误诊断为颈椎病，或者椎动脉受压所致的短暂性脑缺血发作(TIA)。85%～90%的耳石发生于后半规管，5%～15%见于水平半规管。Dix-Hallpike test或仰卧侧头试验(Roll test)等检查可同时诱发眩晕和眼震(图12-1)。

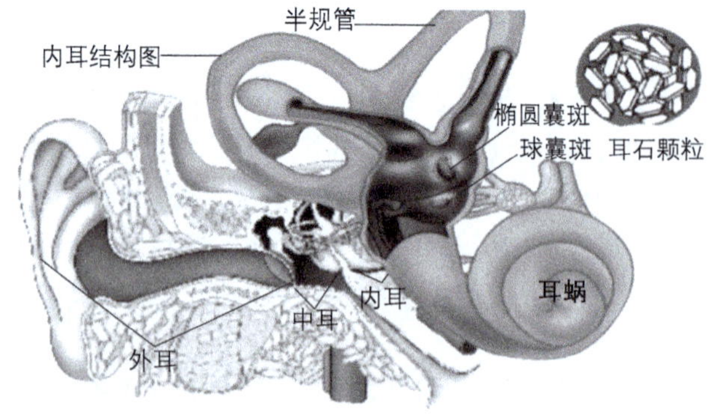

图12-1　内耳结构

良性发作性位置性眩晕可在患者向一耳或另一耳侧卧，或当头往后仰向上看时发生。可伴眼震，但无耳聋或耳鸣。可在数周至数月内消退，但易复发。

患者平时一般情况良好，只在某种体位或头位时发生眩晕、恶心、呕吐等症状但无头痛，如变换体位到另一侧，可迅速好转，重复某种体位后症状又出现。潜伏期 2～3 秒，持续时间小于 1 分钟。眩晕发作中无耳鸣、耳聋。病情多在数周或数月内自行缓解，个别人也可持续到数年。

此类患者检查时其眼震特点：令患者坐床上，先仰卧垂头位，观察 10 秒无眩晕及眼震后，令坐起再观察 10 秒，再令头侧向某一方仰卧，观察 10 秒，再仰卧垂头向另一方，观察 10 秒，每次变动体位、坐起及躺倒均应在 3 秒内完成。如在某体位时出现眼震，应持续观察 30 秒，如眼震持续不消失即为试验阳性。如右耳向下时旋转眼震向右，眼向左侧凝视则出现垂直性眼震，反复试验均为阳性，称为非疲劳型；反之，反复测试不再出现眼震，称为疲劳型。在不同头位出现的眼震方向不变称为定向型；如出现不同方向的眼震则称为变向型。凡眼震在单向头位出现，持续时间较短，有潜伏期，定向型且有疲劳反应者，多是周围性病变；反之多属中枢性病变。

4. 关于前庭神经炎或称前庭神经元炎（vestibular neuronitis，VN），以下说法**不正确**的是

A. 多数患者在病前数天或数周内有上呼吸道感染或腹泻史，导致病毒感染前庭神经或前庭神经元

B. 剧烈的外界旋转感常持续 24 小时以上，有时可达数天

C. 常伴随剧烈的呕吐、心悸、出汗等自主神经反应

D. 眼震电图检查可见病耳前庭功能低下

E. 因大多病例在数周后自愈，因而早期不主张应用糖皮质激素治疗

[答案]　E

【评析】　前庭神经炎患者病前两周左右多有上呼吸道病毒感染史，患病后血清测定，单纯疱疹、带状疱疹病毒效价都有显著增高。另外前庭神经遭受刺激，如前庭神经遭受血管压迫或蛛网膜粘连，甚至因内听道狭窄而引起神经缺氧变性，因激发神经放电而发病，或者前庭周围存在自身免疫反应及糖尿病等引起前庭神经元变性萎缩，导致反复眩晕发作。

眩晕与自发性眼球震颤为其主要临床表现。重症者可伴有恶心、呕吐，但无耳鸣、耳聋；眩晕持续时间较短。常在几天内逐渐缓解，一般 2 周内多可完全恢复；少见复发，有半数以上患者可在病后 1 年内出现瞬时不稳感，部分患者日后出现 BPPV 表现，冷热试验异常可能持续更长时间。少数患者可短期残留不同程度的头昏、头晕和不稳感，持续数日或数月，活动时症状加重。

临床表现有单次发作型和多次发作型两种。前者表现为突然强烈的旋转性眩晕发作及共济失调或失平衡，伴明显的恶心、呕吐，水平旋转性眼震，快相向健侧，无听觉及中枢神经系病变征象。眩晕持续数天或数周（不超过 1～3 周），通常数天后进行性减轻，征象完全消失于 6 个月后。后者临床表现为反复发作旋转性眩晕或为平衡障碍及不稳感，无听觉及中枢神经系病变征象。眩晕不如单次发作者那样强烈。此种慢性型的出现是因为前庭神经仅部分萎缩，或是神经功能的生理性障碍所致。

诊断依据：①眩晕发作常持续 24 小时以上，部分患者病前有病毒感染史。②没有耳蜗症状；除外脑卒中及脑外伤。③眼震电图（Electronystagmography，ENG）检查显示一侧前庭功能减退。

鉴别诊断方面，怀疑听神经瘤者应摄内听道 X 线片；怀疑颈性眩晕时可摄颈椎 X 线片；脑电图对眩晕性癫痫的诊断有帮助；考虑颅内占位性病变、脑血管病变等可建议患者选择做脑 CT 或 MRI 检查。脑干听觉诱发电位对协助定位诊断前庭神经病变有一定帮助。

对于本病的治疗，除卧床休息，避免头、颈部活动和声光刺激外，对于前庭损害而产生的眩晕症状应给予镇静、安定药治疗，眩晕、呕吐剧烈者可肌内注射盐酸异丙嗪或地西泮。症状缓解不明显者，可酌情重复上述治疗。眩晕急性发作时可依照梅尼埃病的处理法进行症状的控制。眩晕减轻后可继续选服异丙嗪、地西泮或氟桂利嗪（西比灵），同时可口服维生素 B_1、维生素 B_6、烟酸或山莨菪碱，肌内注射维生素 B_{12}。必要时可行高压氧治疗。对长时间的呕吐，有必要行静脉补液和电解质补充和支持治疗。呕吐停止后停用前庭抑制药，尽早行前庭康复训练。另外激素治疗是早期明确诊断后很重要的选择，可用泼尼松口服，也有学者报道用甘露醇脱水治疗。前庭神经与蜗神经分布如图 12-2。

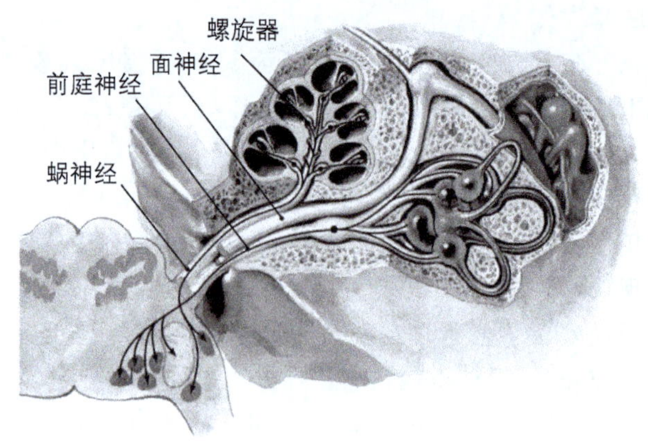

图 12-2　前庭神经、蜗神经分布

【知识点】 前庭神经元炎系因前庭神经元受累所致的一种突发性眩晕疾病，为末梢神经炎的一种。

前庭神经是第 8 对脑神经，神经干分为耳蜗神经与前庭神经两部分。耳蜗神经起自内耳螺旋神经节的双极细胞，周围突终止于内耳柯替器。前庭神经起源于内耳前庭神经节的双极细胞，周围突终止于囊斑及壶腹嵴(图 12-3)。

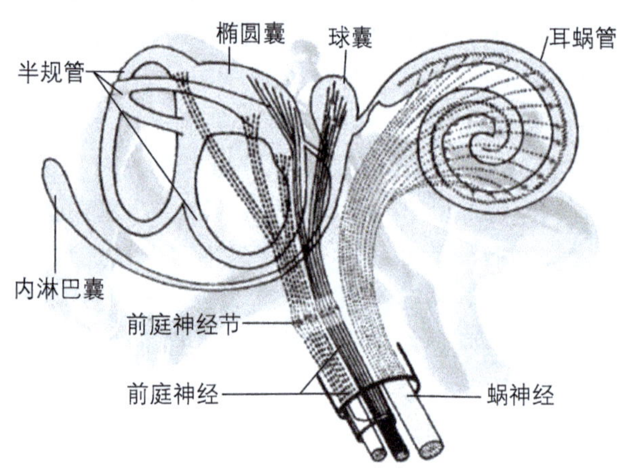

图 12-3　前庭神经结构

前庭神经传导平衡觉。感觉神经元的胞体在内耳道底聚集成前庭神经节周围突穿内耳道底，分布于内耳球囊斑、椭圆囊斑和壶腹嵴中的毛细胞，中枢突组成前庭神经，经内耳门入脑，终于脑干的前庭核群和小脑。

蜗神经传导听觉。其双极神经元的胞体在蜗轴内聚集成蜗神经节(蜗螺旋神经节)，其周围突分布至内耳螺旋器上的毛细胞，中枢突组成蜗神经，经内耳门入颅腔，于脑桥延髓沟入脑，终于脑干蜗神经前、后核(图 12-4)。

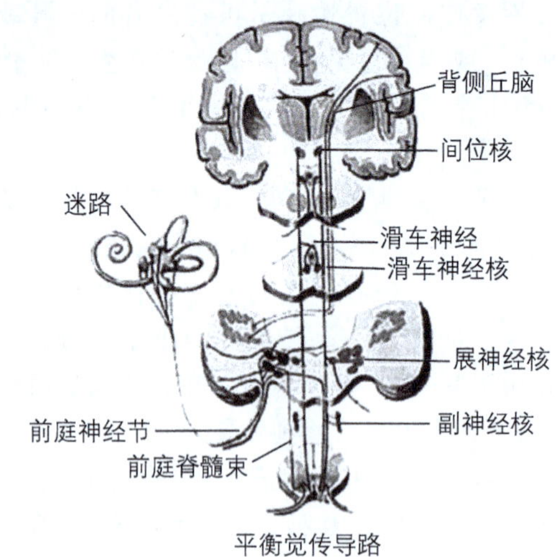

图 12-4　蜗神经传导通路图

前庭神经元炎的病因尚不清楚，可能为病毒感染，病变部位在前庭神经元。本病被认为是累及第 8 颅神经前庭支的神经元炎，呈频繁流行性的发生，并特别好发于青少年和青年人。

5. 眩晕发作时可以伴随多种症状，其中有一种眩晕发作时伴有偏头痛，称为“偏头痛性眩晕(migrainous vertigo，MV)”，以下描述**不正确**的是

A. 发病机制与偏头痛相同

B. 文献中相关的名称有前庭偏头痛、偏头痛相关性眩晕等

C. 属于良性复发性眩晕

D. 发作时还可伴有搏动样头痛、畏光、畏声、视觉异常或其他先兆

E. 眩晕发作时，脑电图上可见相应导联的异常放电波型

[答案]　E

【评析】 “偏头痛性眩晕(migrainous vertigo，MV)”，以往文献中出现的名称包括偏头痛型眩晕、良性复发性眩晕、偏头痛关联性头晕、偏头痛诱发的头晕、偏头痛相关性前庭病变和前庭性偏头痛等。其中一些命名提示偏头痛与前庭系统存在病因学联系。发病机制与偏头痛相同，发作时还可伴有搏动样头痛、畏光、畏声、视觉异常或其他先兆等偏头痛症状。

【知识点】 对于偏头痛性眩晕(MV)的发病机制，目前的主要学说包括：①中枢 5-羟色胺及去甲肾上腺素的作用；②三叉感觉-副交感反射；③三叉感觉终端释放的降钙素基因相关肽、P 物质、神经激肽 A 等的直接血管扩张作用；④在血管活性肽释

放的部位非炎症性的蛋白渗出。虽然目前对 MV 的病理生理机制了解较少，但研究发现前庭及内耳系统与上述偏头痛机制间存在相互影响，有众多神经递质参与 MV 的发病。

确定的 MV 标准包括：①中度或重度的发作性前庭症状，包括旋转性眩晕、位置性眩晕、其他自身运动错觉和头动耐受不良（由于头动引起的不平衡感或自身、周围物体运动错觉）等。前庭症状的严重程度分为Ⅲ级：轻度为不干扰日常活动，中度为干扰但不限制日常活动，重度为限制日常活动。②符合国际头痛分类（HIS）标准的偏头痛。③至少 2 次眩晕发作时出现下列 1 项偏头痛症状：搏动样头痛、畏光、畏声、视觉或其他先兆。④排除其他病因。

可能的 MV 标准包括：①中度或重度的发作性前庭症状；②至少下列 1 项症状：符合 HIS 标准的偏头痛，眩晕发作时的偏头痛性伴随症状，偏头痛特异性的诱发因素（例如特定的食物、睡眠不规律、内分泌失调）、抗偏头痛药物治疗有效；③排除其他病因。

建议：①诊断需依据上述标准；②参照偏头痛的治疗或预防措施用药。

6. 下列周围性眩晕中，伴听力障碍的是

A. 前半规管裂综合征

B. 双侧前庭病

C. 家族性前庭病

D. 变压性眩晕

E. 迷路炎

［答案］ E

【评析】 骨迷路或膜迷路感染后可造成眩晕，一般分为 3 类迷路炎。

（1）局限性迷路炎：多由慢性化脓性中耳炎或乳突炎侵蚀骨迷路所致，病变局限于骨迷路。眩晕多在体位变动、头部受到震荡、压迫耳屏或挖掏耳道内耵聍时出现，持续数分钟到数小时；瘘管试验多为阳性，前庭功能正常或亢进；听力损害多为传导性，少数严重者为混合性。

（2）浆液性迷路炎：以浆液或浆液纤维素渗出为主，可以是局限性迷路炎未治疗的结果。眩晕程度较重、持续时间较长，患者喜卧向患侧；瘘管试验可为阳性；耳蜗损害较前庭损害的程度重，听力损害常为感音性。

（3）急性化脓性迷路炎：化脓菌破坏骨迷路和膜迷路。在急性化脓期，患者因重度眩晕而卧床不起；患耳听力急剧下降；体温一般不高；但若有发热、头痛，需警惕感染向颅内蔓延。急性期症状消失后 2～6 周进入代偿期，眩晕消失，患耳全聋、冷热刺激试验无反应。

以上 3 种情况均需在感染控制后及早手术。

【知识点】 上述几种疾病属于常见的周围性眩晕，其详细鉴别见表 12-1。

表 12-1 不伴听力障碍的周围性眩晕

特征	前半规管裂综合征	双侧前庭病	家族性前庭病	变压性眩晕
眩晕特点	多由强声刺激诱发；中耳压力或颅内压力改变可诱发	振动幻视、自身不稳感，常发生在直线运动中	持续数分钟；数年后出现不稳感和振动幻视；常伴偏头痛；有家族史	飞行或潜水过程发生；眩晕常持续数秒到数分钟
ENG	－	＋	＋	－
MRI 或 CT	＋	－	－	－
诊断	病史和 MRI	病史和 ENG	病史和 ENG	病史
治疗	手术	前庭康复	乙酰唑胺和前庭康复	咽鼓管或中耳无异常者无须治疗

＋指结果阳性或具有较高的诊断价值；－指结果阴性或者指该检查方法没有诊断价值

二、多选题（每题 1 个得分点）

以下每题有 5 个备选答案，其中正确答案为 2 个或者 2 个以上，多选、少选、错选均不得分。

1. 眩晕是临床常见的症状，其中因椎-基底动脉系统 TIA 所引起者，下列哪些观点不正确

A. 是指椎-基底动脉供血区脑组织短暂的、可逆性的、局部的脑血液循环障碍

B. 多表现为发作性眩晕

C. 可表现为双下肢无力而跌倒，称为“跌倒发作”（drop attack），并伴有意识丧失。

D. 可有眼球震颤、交叉性运动或感觉障碍、共济失调等脑干或小脑病损的症状体征

E. 症状大多在10分钟内缓解

［答案］　CE

【评析】　短暂性脑缺血发作(transient ischemic attack,TIA)是指在短时间内脑血流量减少引起的脑功能障碍,每次犯病的时间持续不久,通常是数秒钟、数分钟或数小时等,一般在1小时内缓解,最长不超过24小时。多表现为发作性眩晕,也可有眼球震颤、交叉性运动或感觉障碍、共济失调等脑干或小脑病损的症状体征,但一般不伴有意识丧失。

【知识点】　TIA常被看成是脑血管病的先兆或危险信号。

(1)病因:绝大多数是动脉粥样硬化,由以下几种因素触发而发病。①微血栓:主动脉-颅脑动脉粥样硬化斑块的内容物及其发生溃疡时的附壁血栓凝块的碎屑,可散落在血流中成为微栓子,这种微栓子循血流进入视网膜或脑小动脉,可造成微栓塞,引起局部缺血症状。②血流动力学改变:患者原已有某一动脉严重狭窄或完全闭塞,平时靠侧支循环尚能勉强维持该局部脑组织的血供。在一过性血压降低时,脑血流量下降,该处脑组织因侧支循环供血减少而发生缺血症状。③头部血流的改变和逆流,急剧的头部转动和颈部伸屈,可能改变脑血流量而发生头昏和不平衡感,甚至触发短暂性脑缺血,特别是有动脉硬化、颈椎病等更易发生本病。④血液成分的改变:各种影响血氧、血糖、血脂、血液黏度和凝固性的血液成分改变和血液病理状态,如严重贫血、红细胞增多症、白血病、血小板增多症等,均可能成为短暂性脑缺血的触发因素。

(2)临床表现:根据其发病部位不同,症状不同。一般认为,TIA来自于颈内动脉系统和椎-基底动脉系统。尽管这些病理变化所引起的脑缺血目前统称后循环缺血,但传统观点仍认为有区别的必要。

①颈内动脉系统TIA:颈内动脉系统血管供应限及大脑前3/5的结构。运动功能障碍最常见,其主要的表现为对侧肢体的无力、笨拙、使用不灵活。特别是上臂,有时也累及面部、腿或整个半身,可单独或同时发生。一般被描述为肢体"发沉""发死"或"不能活动"。感觉功能障碍的表现,主要为偏侧舌头或面部针扎样感觉,也可见于同侧肢体的麻木感,但总的来说,肢体的症状往往为脑组织受破坏后的阴性表现,而非癫痫等刺激性病灶导致的阳性表现;如果患者仅仅表现为单侧肢体的感觉和(或)运动障碍,则有时难以与椎-基底动脉系统TIA鉴别,因为运动和感觉传导通路的行程中,两个血管系统供应其不同部位。

单眼视力障碍伴对侧肢体症状,提示为颈动脉系统TIA。颈动脉提供眼部循环的供血,其病变导致发作性黑矇,但同向偏盲亦可引起视力缺失,应注意鉴别。在老年人中突然出现双眼失明,常提示为双枕叶梗死。同时出现双侧的运动或感觉功能丧失,提示为脑干缺血。

TIA患者就诊时很难发现残留的阳性体征,如果发现其发作,则可发现与症状相符的阳性体征(包括长束体征或局部神经核团受损的体征),而对血管的其他检查则可以发现导致TIA的可能病因,如颈动脉分叉处的杂音提示颈动脉狭窄,但严重的狭窄或梗阻则反而无杂音。检查眼底,有时可以发现流过视网膜血管的栓子,从而证实是微栓子所致的TIA。

②椎-基底动脉系统TIA:椎-基底动脉缺血,主要累及脑干、枕叶、额叶内侧。椎-基底动脉系统TIA的诊断不容易,其异常可见如下表现:眩晕、共济失调、复视、言语困难、吞咽困难、摔倒发作、单侧或双侧视觉缺失、短暂性全脑遗忘症、单侧或双侧面部麻木、单侧或双侧感觉丧失、偏瘫或双侧肢体瘫痪甚至四肢瘫痪、记忆力障碍等,但很少有意识丧失。属于顶枕叶的高级皮质功能障碍(如复视、失用症等),由于要通过特殊的神经心理检查法检查才能发现,故不列入临床观察项目。多数情况下,孤立的症状难以作出明确的定位诊断。

眩晕为椎-基底动脉缺血最常见的症状,视觉丧失为第二位常见症状,单纯眩晕合并有其他脑干或额枕叶功能障碍才考虑诊断TIA。有时眩晕与共济失调难以鉴别。发生于脑干的病变有一些特殊的症状,如复视、吞咽困难、跌倒发作。复视是最有用的脑干神经功能损害的症状;面部及嘴部针刺及麻木感也可出现,可能伴有对侧肢体的感觉及运动症状(交叉性的感觉运动障碍);双侧感觉丧失,或不同的发作中出现不同侧的偏瘫,常提示为椎-基底动脉TIA的发作;耳聋及耳鸣不常见。

2. 对于基层全科医生来说,诊断眩晕的原因,应该安排做下列哪些检查

A. 听力检查

B. 颈动脉血管超声

C. 眼底检查

D. 心电图、脑电图

E. 脑 CT/MRI

［答案］ ABCD

【评析】 全科医生对眩晕患者采取的措施是先询问病史和进行体格检查，以便发现引起患者眩晕症状的明确的可以采取治疗措施的病因，如良性发作性位置性眩晕或心律失常等。有时，有明确的症状和体征的患者可以用辅助检查来帮助诊断，如听力、眼底、颈部血管超声、心电图、脑电图等，很少的情况需要用较为昂贵的检查如脑 CT/MRI/MRA、颈椎 CT/MRI 等，尽管这些检查对于明确诊断有重要意义，但基层医院多不具备这些设备。

【知识点】 对于眩晕患者的病史询问要点包括以下几方面。

(1)诱因：眩晕发作前有无烟酒过度、精神情绪不稳、劳累失眠、心悸、胸闷、头晕、饥饿感等不适。

(2)眩晕发作时间：夜间或晨起发病；突然发病或缓慢发病；发作时体位：是否与体位、头位改变有关；旋转性还是非旋转性；意识是否清楚。

(3)眩晕伴随症状：自主神经症状(出汗、脸色苍白、心悸、血压变化、恶心、呕吐、腹泻)可见于梅尼埃病、晕动病；耳部症状(耳聋、耳鸣、听力下降)可见于前庭器官疾病、第 8 对脑神经病及肿瘤；眼部症状(眼前发黑、复视、视物模糊、眼球震颤)可见于脑干病变、梅尼埃病；颈部症状(颈项疼痛、上肢麻木、活动受限)可见于颈椎病；中枢神经系统症状(头痛、言语障碍、感觉运动障碍、共济失调)可见于小脑、颅后窝或脑干病变。

(4)既往史：有无类似发作史及既往史，如颅脑疾病及外伤、心血管疾病、严重肝肾疾病、糖尿病等病史。有无急性感染史或晕车、晕船及服药史。

眩晕诊断过程中还需注意以下几点：根据有无伴视物旋转或自身晃动确定是眩晕还是头昏、头晕；根据眩晕有无听力损害及其他特点确定是中枢性还是周围性；若中枢性眩晕进一步确定中枢性病因；若周围性眩晕进一步确定周围性病因；排除器质性原因后，考虑功能性眩晕。

以下是眩晕诊断流程，来源于 2010 年眩晕诊治专家共识，如图 12-6。

3. 下列周围性眩晕中，伴听力障碍的是

A. 梅尼埃病

B. 前庭神经元炎

C. 耳硬化症

D. BPPV

E. 迷路炎

［答案］ ACE

【评析】 梅尼埃病伴有波动性听力损失，早期多为低频听力损失，随病情进展听力损失逐渐加重。至少 1 次纯音测听为感音神经性听力损失，可出现重振现象。骨迷路或膜迷路感染所致的听力损害可为感音性或传导性，或者混合性，甚至造成全聋。耳硬化症是一种原因不明的疾病，病理上是由于骨迷路原发性局限性骨质吸收，而代以血管丰富的海绵状骨质增生，故称“硬化”。当侵犯前庭窗时，可引起镫骨固定，失去传音功能，使听力进行性减退。患者症状特点如下：双耳或单耳渐进性听力下降是本病的主要症状；20%～80%的患者伴有耳鸣。耳鸣多为低频性、持续性或间歇性，后期可出现高频性耳鸣；另外还有韦氏误听现象，即患者在一般环境中分辨语音困难，在嘈杂环境中听辨能力反而提高。

【知识点】 耳硬化症及与其他几种少见的听力障碍的鉴别，见表 12-2。

4. 由血管因素引起的中枢性眩晕有

A. 椎-基底动脉系统的 TIA

B. 椎-基底动脉供血不足(VBI)

C. 锁骨下动脉盗血综合征

D. 小脑或脑干梗死

E. 小脑或脑干出血

［答案］ ABCDE

【评析】 椎-基底动脉系统的 TIA、椎-基底动脉供血不足(VBI)、锁骨下动脉盗血综合征、小脑或脑干梗死、小脑或脑干出血均属于血管因素引起的中枢性眩晕。

【知识点】 血管源性病变是引起中枢性眩晕的主要原因，临床特点是发病急骤，多是椎-基底动脉系统血管病变的结果。诊断及治疗均需遵照脑血管病诊治指南。

(1)椎-基底动脉系统的 TIA：症状刻板样反复发作，表现如下。①持续数分钟的眩晕；②脑神经、脑干、小脑或枕叶损害的症状全部或部分出现；③发作间期无神经系统损害体征；④磁共振弥散加权像(DWI)扫描无新鲜梗死病灶；⑤超声、TCD、CT 血管成像(CTA)、磁共振血管成像(MRA)和数字减影血管造影(DSA)等检查可确定椎-基底动脉有无狭窄。

(2)椎-基底动脉供血不足(vertebral-basilar insufficiency/vertebrobasilar ischemia，VBI)：目前

眩晕
病史
持续时间
伴随症状
诱发因素、体位关系
发作频率
数(十)秒，数分钟，20分钟以上，数天,持续性
复视,构音障碍,肢体瘫痪,耳聋、鸣、胀,畏光、头痛、视觉先兆
头位变化、月经、睡眠剥夺，大声，瓦氏动作，站立，视野中物体运动
单次、首次，复发性
体格检查
有神经系统体征
无神经系统体征(不包括听力)
中枢性眩晕
伴听力障碍
无听力障碍
辅助检查
听力、前庭功能(ENG/转椅、VAT、VEMPs等)检查
据定位、定性选择:影像、电生理、脑脊液
据病史选择:诱发试验、ABR、内耳影像、血清生化或免疫
据病史特点
血管影像
PCI
短暂性、体位相关Dix-Hallpike
BPPV
内耳影像
影像学
脑电图
高颈段或颅后窝血管病、肿瘤、畸形、感染、脱髓鞘
梅尼埃病、迷路炎、突聋、药物性、外伤后眩晕、外淋巴瘘、大前庭小管、耳硬化症、内耳免疫病
前庭神经炎、双侧前庭病、变压性眩晕、家族前庭病、偏头痛眩晕
上半规管裂
颈性眩晕、外伤后眩晕
癫痫性眩晕

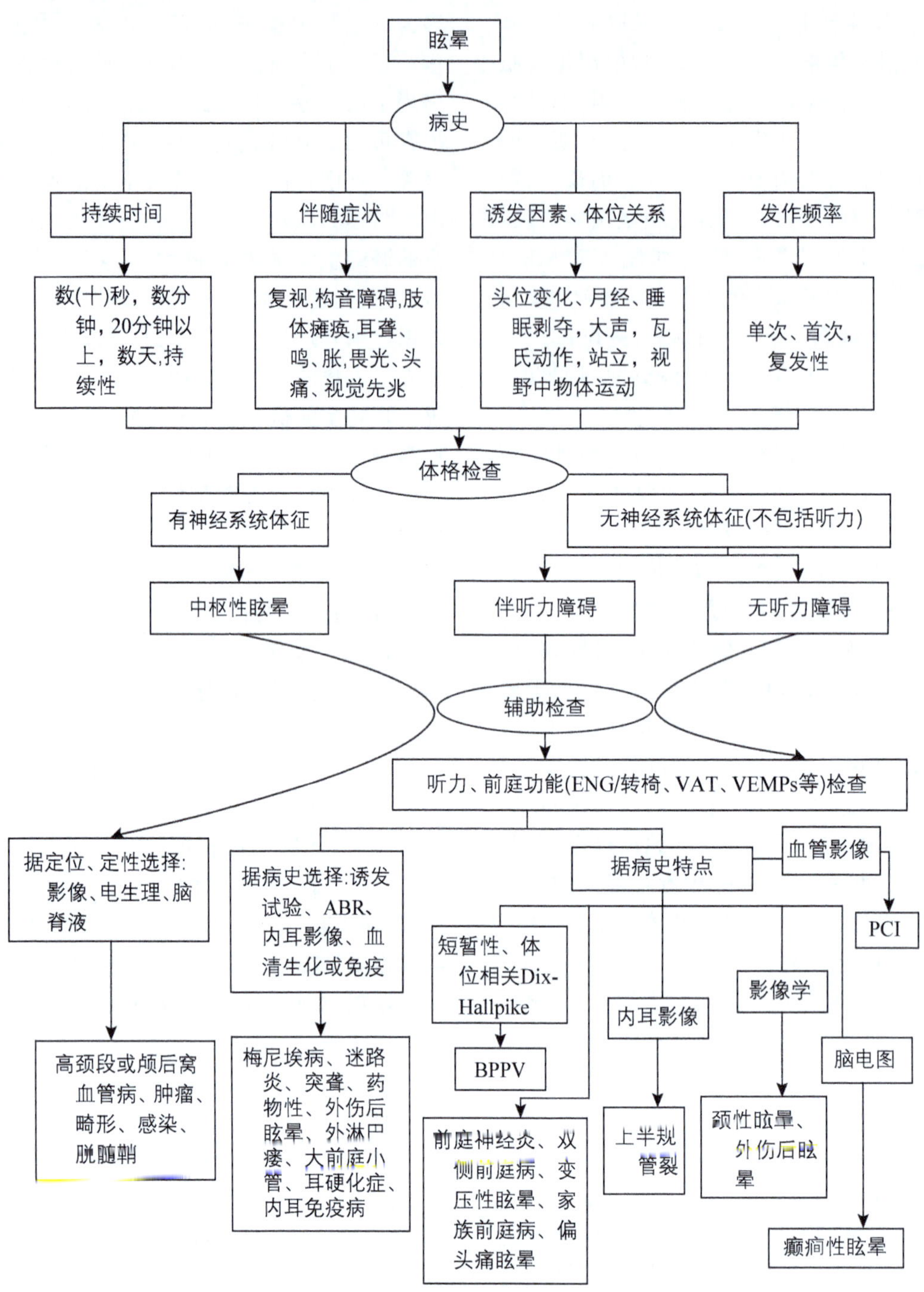

图 12-6　眩晕诊断流程

表 12-2　其他少见的合并听力障碍的周围性眩晕

特征	外淋巴瘘	大前庭水管综合征	突发性聋	前庭阵发症	耳硬化症	自身免疫性内耳病
年龄	各年龄	儿童多见	中年多见	成人多见	中青年	中青年
耳聋特点	外伤或用力后突发；感音性耳聋常由瓦氏动作等诱导试验加重	轻重不一，可为稳定、波动、突发或进行性	数分钟到数小时内急剧耳聋；个别在 3 日内进展为重度耳聋	耳鸣突出，感音性耳聋	进行性耳聋、耳鸣	耳聋、耳鸣或伴有其他免疫疾病
眩晕特点	头位性眼震无潜伏期或极短，持续时间长，无疲劳现象或很缓慢，瓦氏动作等诱导试验加重	1/3 患者合并眩晕或自身不稳感	1/3 到半数的患者出现眩晕	多种形式，类似于：复发性前庭病、梅尼埃病、BPPV、前庭神经元炎等	5%～25%的患者出现位置性眩晕、少数表现为梅尼埃病样眩晕	部分合并眩晕
MRI 或 CT	有时可发现瘘口	扩大的前庭和相对正常的导水管	无特异性	AICA、PICA、SCA、椎动脉及静脉等受压	部分患者耳囊骨吸收与骨化	无特异性
诊断依据	病史＋MRI＋探查	病史＋MRI	病史＋听力检查	病史＋MRI＋探查	病史＋CT＋随访	病史＋免疫学＋随访
治疗	手术	前庭康复	激素、改善循环、维生素、高压氧	对症、手术	对症、手术	对症、免疫调节治疗

①AICA. 小脑前下动脉，PICA. 小脑后下动脉，SCA. 小脑上动脉；②合并听力障碍的周围性眩晕患者均应检查听力图、眼震电图和听觉诱发电位。

VBI 诊断过于泛滥，这已是大家的共识。但是否因此就能完全否定 VBI 这一名称，尚存在争论。有些学者否认颅后窝脑组织的缺血状态并主张取消 VBI，而部分学者却持相反意见。否定和肯定双方都缺少证据。

(3)锁骨下动脉盗血综合征：临床表现往往为两种情况。一种为眩晕、视力障碍或小脑性共济失调，另一种为患侧上肢无力、桡动脉搏动减弱和收缩压较健侧下降 20 mmHg(1 mmHg＝0.133 kPa)以上。超声、TCD、CTA、MRA 和 DSA 可明确诊断。治疗主要是介入或手术重建锁骨下动脉的正常血流。

(4)小脑或脑干梗死：病初可出现发作性眩晕，常合并延髓性麻痹、复视、面瘫、面部感觉障碍等脑神经损害的表现，有时合并霍纳征。影像学检查，尤其是发病早期 DWI 扫描证实脑组织梗死。可见于椎-基底动脉系统的大血管重度狭窄或闭塞，包括小脑后下动脉、椎动脉、基底动脉和小脑前下动脉；有时也见于基底动脉的深穿支病变。需要影像学检查确定。

(5)小脑或脑干出血：轻症表现为突发性头晕或眩晕，体检可见小脑性共济失调，大量出血的恢复期可出现头晕；需颅脑 CT 等影像学确诊。内科对症治疗为主，必要时需外科手术。

三、共用题干单选题(每个提问 1 个得分点)

以下每题有 2～6 个提问，每个提问有 5 个备选答案，请选择 1 个最佳答案。

患者，女性，52 岁。因突发性头晕 1 天伴恶心呕吐求治。患者于 1 天前自诉因睡眠不佳，起床后突觉头晕，伴视物旋转，并出现恶心、呕吐数次，为胃内容物，遂服用自备药物氟桂利嗪 1 片，并在家休息后症状无显著好转。第 2 天仍有眩晕，自觉睁开右眼费力，右半身乏力，左侧半身灵活，无大小便失禁，无耳鸣耳聋及意识障碍。平时偶诉头昏、睡眠障碍及便秘，未予特殊治疗。

入院时检查：体温 36.2 ℃，脉搏 70 次/分，呼吸 16 次/分，血压 140/70 mmHg。神清，双侧瞳孔直径均 3 mm，双眼球可见水平震颤，对光反射灵敏。伸舌居中，鼻唇沟对称。左侧肢体及躯干针刺觉减退，四肢肌力张力正常，腱反射活跃，双巴宾斯基征(—)。头颅 CT 阴性。颈椎摄 X 线片示颈椎生理弧度变直，颈椎轻度增生。

既往无高血压病、糖尿病及高脂血症等疾病，1个月前做颈椎 MRI 示 $C_{4\sim5}$ 椎间盘膨出。

1. 全科医生面对前来就诊的眩晕患者，首先应该做的工作就是

A. 区别中枢性眩晕还是周围性眩晕
B. 区别真性眩晕还是假性眩晕
C. 区分是头晕、眩晕、头昏还是晕厥
D. 问清持续时间、伴随症状、诱发因素、体位关系及发作频率
E. 尽快作相关检查如前庭功能测定、颅脑CT、颈椎 MRI、脑血管造影等

［答案］ D

【评析】 全科医生在接诊眩晕患者时首先应该进行详细的病史询问及体检工作，如发作前情况、发作时间、起病缓急、发作时的体位、旋转性、意识状态、伴随症状等。根据病史与体征情况，才能做出可能的病因判断，安排进一步的检查。

【知识点】 眩晕的发作可急可缓，症状也有轻重不同。尽管有着不同的主诉，部分患者因痛苦、紧张、焦虑及对症状的过度担心而在病史采集方面有一定难度，但是问诊还是获得初步诊断的最重要前提。通过对诱因、起病形式、持续时间、伴随症状和缓解方式等的询问，70%～80%的眩晕是可以通过有效问诊而确诊或明确方向的。

全科医生还要鉴别与眩晕有关但又不同的几个概念。

头昏：是指头脑的不清晰感，表现为持续的或短暂的昏昏沉沉、不清晰感，多伴有头重、头闷和其他神经症或慢性躯体性疾病症状，在劳累时加重。多由神经衰弱或慢性躯体性疾病等所致。

头晕：自身不稳感，间歇性或持续性的头重脚轻和摇晃，多于行立、起坐加重。有时是同一疾病不同时期表现。常见的头晕原因包括眼性头晕、深感觉性头晕、小脑性头晕、耳石性头晕、神经症性头晕、心理性头晕。

晕厥：头晕、胸闷、黑矇之后出现短暂意识不清；一过性脑缺血。

对于眩晕的诊断，问清病史特点，诸如既往特点、诱发因素、持续时间、发作频率等非常重要，是取得正确诊断并实施科学治疗的前提。按照中华医学会神经病学分会和中华神经科学杂志编辑委员会制订的 2010 年“眩晕诊治专家共识”，眩晕的诊断第一步是病史询问。

2. 对于此病例，首先应考虑

A. 高血压病
B. 椎-基底动脉供血不足（VBI）导致的TIA
C. 后循环缺血（PCI）
D. 急性脑梗死
E. 颈椎病，椎间盘膨出

［答案］ C

【评析】 20 世纪 50 年代，发现一些 TIA 患者有颈动脉颅外段的严重狭窄或闭塞，推测其血管分布区组织仅靠侧支循环供血，处于相对缺血状态，称为“颈动脉供血不足”（carotid insufficiency）。将此概念引申到后循环，产生了“椎-基底动脉供血不足”（vertebrobasilarinsufficicncy，VBI）的概念。可见，经典的 VBI 概念有两个含义，临床上是指后循环的 TIA，病因上是指大动脉严重狭窄或闭塞导致的血流动力学性低灌注。20 世纪 70 年代后，明确颈动脉系统缺血只有 TIA 和梗死两种形式，“颈动脉供血不足”概念即不再使用。然而，由于对后循环缺血认识的滞后，VBI 概念仍被广泛使用，并产生一些不确切的认识，如多将头晕/眩晕归咎于VBI；将颈椎骨质增生当作 VBI 的重要病因；更有将 VBI 的概念泛化，认为它是一种既非正常又非缺血的状态。这些情况在我国尤为严重，导致 VBI 概念不清、诊断标准不明、处置不规范。基于以上认识，国际上已用后循环缺血概念取代了 VBI 概念，国际疾病分类中已不再使用 VBI。

【知识点】 患者中年女性，尽管有颈椎增生以及颈椎变直的表现，但诊断由颈椎病引起的颈性眩晕（cervical vertigo）目前尚没有统一标准，倾向于采取排除法。至少应有以下特征：①头晕或眩晕伴随颈部疼痛；②头晕或眩晕多出现在颈部活动后；③部分患者颈扭转试验阳性；④颈部影像学检查异常，如颈椎反屈、椎体不稳、椎间盘突出等；⑤多有颈部外伤史。

3. 对于后循环缺血，叙述不正确的是

A. 主要病因是动脉粥样硬化
B. 颈椎骨质增生是常见的压迫原因
C. 无论是临床或影像学检查都无法可靠地界定既非正常又非缺血的状态，所以不能过度依赖辅助检查
D. 虽然头晕/眩晕是后循环缺血的常见症状，但头晕/眩晕的常见病因却并不是后循环缺血，而是 BPPV
E. 后循环缺血的最主要机制是血栓栓塞

［答案］ B

【评析】 颈椎骨质增生不是后循环缺血的主要原因。以往认为，转头/颈可使骨赘压迫椎动脉，导致后循环缺血，由于前庭神经核对缺血敏感，故而产生头晕/眩晕。这种以假设代替证据的模式是导致 VBI 诊断混乱的重要原因。临床研究则证明颈椎骨质增生绝不是后循环缺血的主要危险因素，因为在有或无后循环缺血的中老年人群间，颈椎骨质增生的程度并无显著差别，只有血管性危险因素的不同；连续的椎动脉动态造影仅见个别有因骨赘引起的动脉受压；进行转颈后的多普勒超声检查，未见有或无后循环症状者间椎动脉颅外段受压比率有差异。

四、案例分析题

每个案例至少有 3 个提问，每个提问有 6～12 个备选答案，其中正确答案有 1 个或多个，每选择一个正确答案得 1 个得分点，每选择一个错误答案扣 1 个得分点，扣至本问得分点为 0。

患者，女性，52 岁，自诉经约 10 小时长途飞行后，饮食及休息不好，晚上睡觉时接近床铺将要躺下时突发眩晕，坐立不稳，伴双手麻木，不能睁眼，眼睛频频眨动，说话紧张，头部不敢做旋转运动，动则加剧物体旋转现象，伴恶心、嗳气，无呕吐，无耳鸣及听力下降。持续数秒，后自测血压 130/68 mmHg，心率 102 次/分。服用镇静药物唑吡坦 10 mg后休息，第 2 天起床时再度出现视物旋转，走路不稳，求治于医院后，测血压及呼吸、脉搏均正常范围，略紧张状，不敢睁眼，双瞳孔等大，直径约 3 mm，对光反射良好，眼球水平震颤阳性，心肺无显著异常，神经系统未见明显病理反射。

1. 对此患者，“问诊”时要重点注意哪些问题

A. 有无类似发作

B. 发作的诱因

C. 持续时间

D. 缓解因素

E. 有无神经系统体征

F. 是否意识丧失

［答案］ ABCDF

【评析】 眩晕患者病史问诊要点包括以下几种。

(1)发作前情况：有无烟酒过度、精神情绪不稳、劳累失眠、心悸、胸闷、头晕、饥饿等不适。

(2)发作情况：①发作时间，如夜间或晨起发病；②突然发病或缓慢发病；③发作时体位；④旋转性还是非旋转性；⑤意识是否清楚。

(3)伴随症状：①自主神经症状，如出汗、面色苍白、心慌、血压变化、恶心、呕吐、腹泻等，可见于梅尼埃病、晕动病。②耳部症状，如耳聋、耳鸣、听力下降，可见于前庭器官疾病、第 8 对脑神经病及肿瘤。③眼部症状，如眼前发黑、复视、视物模糊、眼球震颤，可见于脑干病变、梅尼埃病。④颈部症状，如颈项疼痛，上肢麻木，活动受限。⑤中枢神经系统症状，如头痛、言语障碍、感觉运动障碍、共济失调，可见于小脑、颅后窝或脑干病变。

(4)有无类似发作史及既往史。

【知识点】

(1)发作持续时间：①数秒或数十秒，如 BPPV、前庭阵发症、变压性眩晕、颈性眩晕、癫痫性眩晕和晕厥前等；②数分钟，如 TIA、偏头痛性眩晕、前庭阵发症、癫痫性眩晕、前半规管裂、变压性眩晕等；③20 分钟以上，如梅尼埃病和偏头痛性眩晕；④数天，如脑卒中、前庭神经炎和偏头痛性眩晕等；⑤持续性头晕，如双侧前庭功能低下和精神疾患。

(2)诱发因素：①头位变化，如 BPPV、颅后窝肿瘤和偏头痛性眩晕等；②月经相关或睡眠剥夺，如偏头痛性眩晕等；③大声或瓦氏动作，如上半规管裂和外淋巴瘘；④站立位，如直立性低血压等；⑤视野内的物体运动，如双侧前庭病。

(3)发作的频率：①单次或首次，如前庭神经炎、脑干或小脑卒中或脱髓鞘、首次发作的偏头痛性眩晕、首次发作的梅尼埃病、迷路炎和药物性。②复发性，如 BPPV、梅尼埃病、TIA、偏头痛性眩晕、前庭阵发症、癫痫性眩晕、听神经瘤、耳石功能障碍等。

2. 对此患者，哪些特异性检查有助于诊断

A. Dix-Hallpike 试验

B. 脑 CT 或 MRI

C. Roll 试验

D. 内耳 CT 了解有无耳结石

E. 前庭功能测定

F. TCD

［答案］ AC

【评析】 对于可疑 BPPV 患者，做简单体检可了解或基本排除。BPPV 具有如下特点。

(1)发病特点：特定头位改变而诱发的阵发性短暂眩晕，常于睡眠翻身、起卧时诱发，每次持续时间一般不超过 1 分钟。

(2)眩晕特点：①潜伏期，头位改变后数秒后才

出现症状;②持续期,渐强、渐弱、短暂、可逆、疲劳;③适应性(易疲劳性);④互换性(躺下、坐起均有)。

(3)眼震特点:旋转性或水平性、向地性。

【知识点】

(1)Dix-Hallpike 试验:适用于后半规管结石所致的良性阵发性位置性眩晕(PC—BPPV)。

方法:受试者平坐于检查床上,背对床头,检查者立于受试耳侧床边,手持受试者头部,按以下头位的操作。①头位 1:头偏向受试耳侧,并偏离矢状位 45°;②头位 2:迅速由坐位改变为卧位,头部过伸并悬于床缘外,低于床平面 30°。

(2)Roll 试验:适用于水平半规管结石所致的良性发作性位置性眩晕(HC-BPPV)。受试者及检查者起始位同 Dix-Hallpike 试验,进行以下操作:①头位 1:保持头不偏转;②头位 2:迅速由坐位改为卧位,并迅速头偏向受试耳 90 度。

3. 关于 BPPV 的治疗,下列观点正确的是

A. 药物治疗为主

B. 心理疏导为主

C. 利多卡因、硫酸链霉素鼓室内注射

D. 手法复位多数有良好效果

E. 手术治疗,可采取前庭神经切断术治疗,有条件者最好做后壶腹神经切断。

F. 高压氧治疗

[答案]　D

【评析】　BPPV 多具有自限性,药物不能治愈,手法复位有奇效。多年来普遍使用 Epley 法或 Semont 法治疗后半规管性 BPPV(PC-BPPV),Barbecue 翻滚法及强迫体位法治疗水平半规管性 BPPV(HC-BPPV)均取得了满意疗效。

【知识点】　PC-BPPV 治疗。

(1)Epley 法进行:①患者坐于治疗床上,医者在背后扶其头由坐位快速转为悬头仰卧位,头向患侧转 45°,患耳向下保持此头位 3 分钟,使管石沉到后半规管中部。②头逐渐转正,转向对侧(健侧)偏斜 45°,使管石移近总脚,然后头部连同躯干一起继续向健侧翻滚使其侧卧于治疗床上,头部偏离仰卧位于 135°(即从原来向患侧转头 45°回转至向对侧转头 180°),保持此位 3 分钟,使管石通过总脚,整个回转头过程应缓慢、轻柔,不少于 1 分钟。③保持该头位扶患者缓慢坐起,头转正并前倾 20°,使管石回归椭圆囊。

(2)Semont 法:①患者坐于治疗桌边,头偏向健耳 45°(起始位);②在治疗师帮助下,患者迅速向健侧侧卧,该体位维持 4 分钟;③保持侧头位,整体移动患者坐起并快速通过起始位,达对侧卧位 4 分钟;④患者坐起,恢复到起始位。每完成上述 4 个步骤为 1 个循环,直到每个体位均不能诱发眩晕和眼球震颤后,治疗结束。治疗过程中观察患者的不良反应。

(3)Barbecue 翻滚复位法:主要用于 HC-BPPV 的耳石复位。该方法包括自仰卧位向健侧的连续 3 个 90°转头和翻身(记为 1 个循环),头位转换应迅速,每一头位维持时间为眩晕和眼震消失后 0.5～1 分钟,为确保异位耳石颗粒自水平半规管完全排出,上述操作反复进行到任何一位置均无眩晕和眼震后再重复 1～2 个循环。

第二节　处理与转诊

本节提示

1. 掌握不同眩晕症的治疗原则。
2. 掌握手法诊断和治疗 BPPV 的方法。
3. 了解药物等其他因素所致的眩晕。
4. 掌握眩晕的转诊条件。
5. 掌握心理干预眩晕症的方法与适应证。

一、单选题(每题 1 个得分点)

以下每题有 5 个备选答案,请从中选择 1 个正确答案。

1. 关于眩晕患者的转诊,不正确的是

A. 怀疑患者的眩晕是心脏病或神经系统疾病引起,需对他们进行全面的检查或请

专科医生会诊的

B. 怀疑患者有中枢神经系统缺血或患者偶尔有无法解释的单侧听力丧失，需进行 MRI 检查以排除神经瘤的

C. 反复发作，已有检查手段初筛明确不了病因的头晕及眩晕，需进一步明确病因及治疗的

D. 眩晕患者呕吐严重，出现电解质紊乱

E. 患者眩晕明显，体位变化进一步加重，伴心悸汗出、面色苍白的

［答案］ E

【评析】 对于因体位变化而加重眩晕的患者，一般若能初步排除中枢性眩晕，则多考虑 BPPV。此类疾病主要通过手法复位即可中止眩晕发作，改善病情，无须转诊。

【知识点】 全科医生需要遵循的转诊原则，包括以下几方面。

(1)怀疑患者的眩晕是心脏病或神经系统疾病引起，需对他们进行全面的检查或请专科医生会诊。

(2)怀疑患者有中枢神经系统缺血或患者偶尔有无法解释的单侧听力丧失，可至上级医院行 MRI 检查排除神经瘤。

(3)反复发作，已有检查手段初筛明确不了病因的眩晕及头晕，需进一步明确病因及治疗的，建议转上级医院。

(4)对眩晕患者要进行持续性服务，因为眩晕症状随着时间的推移可能加重，全科医生和患者充分的交流后原本不明确的诊断也会变得越来越明确。

2. 对于眩晕的治疗，下列哪类药物**不是**常用药

A. 氟桂利嗪

B. 地西泮

C. 阿托品

D. 氢氯噻嗪

E. 新活素

［答案］ E

【评析】 眩晕治疗的常用药物包括：①改善血循环类，如盐酸氟桂利嗪、甲磺酸倍他司汀等；②镇静药，如地西泮、利多卡因等；③抗胆碱能制剂，如东莨菪碱、阿托品等；④利尿药，如乙酰唑胺、氢氯噻嗪等；⑤其他辅助治疗：右旋糖酐-40、三磷腺苷、类固醇。

【知识点】 通过改善局部血流循环，缓解缺血表现；适当应用镇静抗焦虑药，改善患者的心理紧张状态；抗胆碱能药如东莨菪碱为节后抗胆碱药，有外周和中枢抗胆碱作用，可解除外周血管痉挛，改善微循环，且可透过血-脑屏障，对中枢神经系统有抑制作用，对大脑有明显的镇静作用，催眠作用较强，可用以防治晕动病；活血化瘀及抗血小板等药物可用于后循环缺血所致的眩晕病的辅助治疗；利尿药有助于减轻局部水肿，但整体作用较弱，且可引起电解质紊乱，部分有耳毒性，应慎重使用。

二、多选题(每题 1 个得分点)

以下每题有 5 个备选答案，其中正确答案为 2 个或者 2 个以上，多选、少选、错选均不得分。

1. 下列对于眩晕的治疗中属于病因治疗的是

A. 治疗自主神经症状

B. 耳石脱落给予耳石的复位法治疗

C. 使用前庭抑制药

D. 使用抗焦虑的药物

E. 急性椎-基底动脉缺血性脑卒中，对起病 3～6 小时的合适患者可进行溶栓治疗

［答案］ BE

【评析】 对于造成眩晕的病因进行干预的治疗称为病因治疗。病因明确者，应及时采取针对性强的治疗措施，如耳石症患者应根据受累半规管的不同分别以不同的体位法复位(图 12-1)，急性椎-基底动脉缺血性脑卒中，对起病 3～6 小时的合适患者可进行溶栓治疗等。

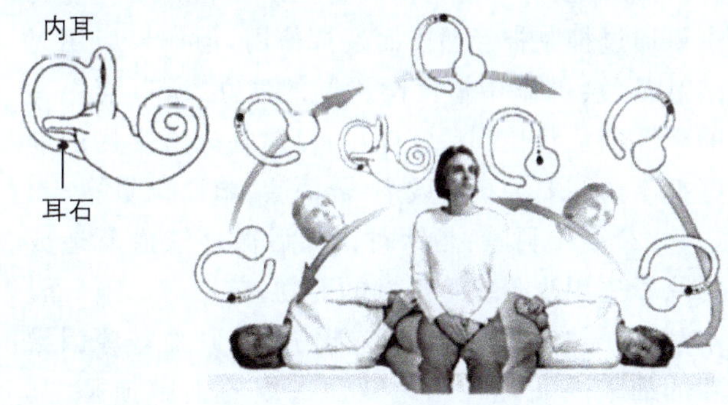

图 12-1　不同体位法复位

【知识点】 眩晕的治疗包括以下几方面。

(1)发作期一般治疗：注意防止跌伤、摔倒；安静休息，选择最合适体位，避免声光刺激；吸氧；适量控制水和盐的摄入，避免加重内耳迷路和前庭核的水肿。

(2)发作期对症治疗:抗眩晕、止呕吐等。

(3)间歇期的治疗:防止复发、危险因素的管理、查找病因和治疗。

2. 眩晕发作期,针对病情,可以选用下列哪些药物治疗

A. 氟桂利嗪

B. 倍他司汀

C. 西肽普兰

D. 甲钴胺

E. 甲氧氯普胺

[答案]　ABCE

【评析】　眩晕发作期的治疗如下。

(1)抗眩晕:可服用氟桂利嗪、倍他司汀、地芬尼多,也可选用地西泮、异丙嗪、苯巴比妥。

(2)止呕吐:一般上述治疗后能立即入睡数小时,醒后症状多缓解,如仍眩晕、呕吐者,可重复上述药物 1～2 次,必要时可选用多潘立酮、甲氧氯普胺。

(3)其他:合并焦虑和抑郁症状者可予心理治疗,必要时予西肽普兰治疗。

(4)进食少、呕吐重者注意水电解质平衡,必要时静脉补液。

目前没有通过甲钴胺营养神经以治疗眩晕的循证医学证据。

【知识点】　眩晕的药物治疗。

(1)对于眩晕发作持续数小时或频繁发作,患者因此出现剧烈的自主神经反应并需要卧床休息者,一般需要应用前庭抑制药控制症状。本类药物主要通过抑制神经递质而发挥作用,但如果应用时间过长,会抑制中枢代偿机制的建立,所以当患者的急性期症状控制后宜停用;目前临床上常用的前庭抑制药主要为抗组胺剂(异丙嗪、苯海拉明等)。

(2)氟桂利嗪:是针对诸如后循环缺血所造成的眩晕选用改善血管供血的药物,口服 5～10 mg。本品是一种钙通道阻断药,能防止因缺血等原因导致的细胞内病理性钙超载而造成的细胞损害,具有:①缓解血管痉挛,对血管收缩物质引起的持续性血管痉挛有持久的抑制作用,尤其对基底动脉和颈内动脉明显;②前庭抑制作用,能增加耳蜗小动脉血流量、改善前庭器官循环。

(3)倍他司汀:6～12 mg,每日 3 次。本品为双胺氧化酶抑制药,对脑血管、心血管特别是对椎底动脉系统有较明显的扩张作用,显著增加心、脑及周围循环血流量,改善血循环,并降低全身血压,此外能增加耳蜗和前底血流量,从而消除内耳性眩晕、耳鸣和耳闭感,还能增加毛细血管通透性,促进细胞外液的吸收,消除淋巴内水肿;能对抗儿茶酚胺的缩血管作用及降低动脉压,并有抑制血浆凝固及 ADP 诱导的血小板凝集作用。

(4)地芬尼多:25～50 mg,每日 3 次。本药可改善椎底动脉供血,调节前庭系统功能,抑制呕吐中枢,有抗眩晕及镇吐作用。

(5)西酞普兰:部分眩晕的患者常伴随有明显的焦虑抑郁状态,心理治疗可消除眩晕造成的恐惧心理和焦虑、抑郁症状,此时应使用帕罗西汀、西酞普兰等药物。其中西酞普兰是一种新型的 SSRIs,其相对选择性在同类药物中最高,对内源性和非内源性抑郁患者同样有效。体外研究显示,西酞普兰能有效抑制 5-HT 的再摄取,对多巴胺和去甲肾上腺素的再摄取作用很小,对乙酰胆碱、组胺、γ-氨基丁酸(GABA)、毒菌碱、阿片类和苯二氮䓬类受体的影响很小甚至无影响。本药不影响患者的心脏传导系统和血压,不损害认知功能及精神运动,也不增强乙醇导致的抑郁作用,对血液、肝及肾等也不产生影响,特别适用于长期治疗。

3. 以下哪些药物和化合物可能引起眩晕

A. 抗癫痫药物如卡马西平、苯妥英钠

B. 长期接触汞、铅、砷等

C. 某些有机溶剂如甲醛、二甲苯、苯乙烯、三氯甲烷等

D. 某些肿瘤化疗药物

E. 某些耳毒性药物及部分利尿药

[答案]　ABCDE

【评析】　卡马西平能造成可逆性小脑损害,长期应用苯妥英钠可致小脑变性;长期接触汞、铅、砷等重金属可损害耳蜗、前庭器和小脑。常见的耳毒性药物有氨基糖苷类、万古霉素、紫霉素和磺胺类等抗生素,顺铂、氮芥和长春新碱等抗肿瘤药,奎宁,大剂量水杨酸盐,呋塞米和依他尼酸等利尿药,部分中耳内应用的局部麻醉药(如利多卡因等)。二甲胺四环素仅损害前庭,庆大霉素和链霉素的前庭毒性远大于其耳蜗毒性。有机溶剂甲醛、二甲苯、苯乙烯、三氯甲烷等可损害小脑。急性酒精中毒出现的姿势不稳和共济失调是半规管和小脑的可逆性损害结果。

【知识点】　全科医生还应了解一些其他全身疾病亦可表现为自身不稳感,当病变损伤前庭系统时可引发眩晕。见于:①血液病(白血病、贫血等);

②内分泌疾病(包括低血糖、甲状腺功能低下或亢进等);③心脏疾病时的射血减少,低血压性;④各种原因造成的体液离子、酸碱度紊乱;⑤眼部疾病(眼肌麻痹、眼球阵挛、双眼视力显著不一致性)等。

4. 精神疾病引起头晕的临床特点包括

A. 主要表现为自身不稳感,有时甚至是担心平衡障碍的恐怖感

B. 患者通常伴有头脑不清晰感

C. 经常有入睡困难、易激惹、易早醒、易疲劳、兴趣下降等抑郁表现

D. 心悸、食欲缺乏、疼痛等躯体化症状

E. 可伴有多汗、畏寒等表现

[答案] ABCDE

【评析】 伴有精神心理疾病的患者往往主诉较多,可涉及各系统各器官各部位。患者过分关注患病细节,并且大部分患者渴望全科医生能认真耐心地听取其叙述病情。全科医生如果能全面问诊,细致体检,一般可以确诊;有时为了排除器质性病变,适当的针对性辅助检查是必要的。

对于此类患者,一定要充分理解其痛苦所在,并科学、适度地解释病情,取得患者信任,然后合理用药,并且把患者当作自己的朋友,往往能起到更好的治疗效果。

【知识点】 头晕和眩晕是两个完全不同的概念,全科医生应该注意其区别与联系,但病者往往难以正确叙述其症状。

头晕(dizziness)的症状较为不典型,因此在我们的临床实践中,虽然很多患者主诉都有过头晕的体会,但描述不清。头晕大多数因各种原因引起头昏沉、头飘忽、头部难以名状的不适感;部分自述头晕的患者,也许症状很轻微,仅表现为头昏沉、头轻飘、头部难受的感觉,并未出现天地旋转、耳鸣、恶心、呕吐及出汗等典型的前庭症状。大多数头晕的患者,前庭系统有关检查均正常,患者无前庭受累典型症状。

眩晕(vettigo)与头晕的不同在于它是有明确的定义的,是多个系统发生病变时所引起的主观感觉障碍。患者感到自身或周围景物向一定方向转动或自身的天旋地转。一般无意识障碍,但常伴有客观的平衡障碍。眩晕的产生也有明确的病理生理基础和解剖定位,即与平衡密切相关的神经结构(前庭系统、视感受器、本体感觉)病变,与有关的神经冲动整合失谐所致。

眩晕患者通常在基层医疗单位接受治疗,大约有 2/3 的成年眩晕患者是由基层医疗工作者、全科医生和普通的内科医生为他们治疗。眩晕是患者到全科医生那里求诊的第五大病因,有眩晕症状的患者占所有患者的 1%。眩晕的发生率随年龄的增大而增高,对于 75 岁以上的老年人来说,眩晕是一种最常见的症状。有研究结果表明,30%的老年患者曾经有眩晕症状,18%在社区内居住的老年人在过去一年里有过明显的眩晕症状(指眩晕严重到要去看医生,要服用药物治疗,或干扰了日常生活)。在实际工作中,很少有因为眩晕需要住院治疗(占 1.15%的门诊患者需要住院治疗)或转诊治疗的(占 4.14%),绝大多数(占 89%)的患者只需要由全科医生使用常用药物即可。

因为眩晕一般是器质性病变引起,而头晕可以由器质性病变引起(如脑动脉硬化、高血压等),也可以由非器质性病变引起(如精神创伤、自主神经功能失调、睡眠不足等)。因此在处理患者之前,一定要进行必要的鉴别诊断。

三、共用题干单选题(每个提问 1 个得分点)

以下每题有 2~6 个提问,每个提问有 5 个备选答案,请选择 1 个最佳答案。

患者,男性,62 岁,3 个月来反复发作 2 次右侧上下肢无力,每次突然发病,持续约 10 分钟后自行缓解。检查:血压正常,双眼底动脉反光增强,神经系统检查正常。辅助检查:血黏度增高,MRI 检查未见异常。

1. 该患者的诊断为

A. 可逆性缺血性神经功能损害(RIND)

B. 短暂性脑缺血发作(TIA)

C. 脑梗死

D. 脑血栓形成

E. 腔隙性脑梗死

[答案] B

【评析】 患者脑 MRI 检查未见异常,故脑梗死、脑血栓形成、腔隙性脑梗死不考虑,患者每次肢体肌力减退症状恢复迅速,首先考虑一过性脑缺血发作诊断。

【知识点】 RIND 与 TIA

(1)可逆性缺血性神经功能缺失(reversible ischemic neurologic deficit,RIND):脑血栓形成即粥样动脉硬化性脑梗死的临床类型之一,发病后神经缺失症状较轻,持续 24 小时以上,但可于 3 周内恢复。临床少见,一般为颈内动脉系统受累,发病突然,很少伴有意识障碍,头颅 CT 检查正常,DSA 检

查常可发现动脉狭窄或阻塞，预后差，以后可能出现大面积脑梗死或出血导致死亡。

(2)短暂性脑缺血发作(transient ischemic attack，TIA)：是指在短时间内脑血流量减少引起的脑功能障碍，每次犯病的时间持续不久，通常是数秒钟、数分钟或数小时等，一般在1小时内缓解，最长不超过24小时。多表现为发作性眩晕，也可以有可有眼球震颤、交叉性运动或感觉障碍、共济失调等脑干或小脑病损的症状体征。

2. 患者最佳的预防性治疗为

A. 血管扩张药

B. 抗血小板聚集药

C. 休息、不用药物治疗

D. 颈动脉内膜剥脱术

E. 中药治疗

[答案] B

【评析】 TIA发病触发因素多为血黏度升高、微血栓形成，故选择抗血小板聚集药降低血液黏度，减少微血栓形成，作为预防TIA发生的最佳治疗。

【知识点】 TIA常常被看成是脑血管病的先兆或危险信号。本病的病因绝大多数是动脉粥样硬化，由以下几种因素触发而发病。

(1)微血栓：主动脉-颅脑动脉粥样硬化斑块的内容物及其发生溃疡时的附壁血栓凝块的碎屑，可散落在血流中成为微栓子，这种微栓子循血流进入视网膜或脑小动脉，可造成微栓塞，引起局部缺血症状。

(2)血流动力学改变：患者原已有某一动脉严重狭窄或完全闭塞，平时靠侧支循环尚能勉强维持该局部脑组织的血供。在一过性血压降低时，脑血流量下降，该处脑组织因侧支循环供血减少而发生缺血症状。

(3)头部血流的改变和逆流，急剧的头部转动和颈部伸屈，可能改变脑血流量而发生头昏和不平衡感，甚至触发短暂性脑缺血，特别是有动脉硬化、颈椎病等更易发生本病。

(4)血液成分的改变：各种影响血氧、血糖、血脂、血液黏度和凝固性的血液成分改变和血液病理状态，如严重贫血、红细胞增多症、白血病、血小板增多症等，均可能成为短暂性脑缺血的触发因素。

3. 患者需进一步检查的项目为

A. 血糖和血脂

B. DSA

C. 脑血管超声检查(TCD)

D. 脑CT

E. 脑电图

[答案] A

【评析】 微血栓、血流动力学改变、血液成分的改变被认为是TIA的触发因素。本患者入院予查血黏度升高，故需进一步查血糖、血脂，明确是否存在糖尿病、高脂血症等基础疾病，给予相关干预，减少TIA复发。

【知识点】 TIA表现为持续数分钟的眩晕，脑神经、脑干、小脑或枕叶损害的症状全部或部分出现，发作间期无神经系统损害体征，磁共振弥散加权像(DWI)扫描无新鲜梗死病灶，超声、TCD、CT血管成像(CTA)、磁共振血管成像(MRA)和数字减影血管造影(DSA)等检查可确定椎-基底动脉有无狭窄。

四、案例分析题

每个案例至少有3个提问，每个提问有6～12个备选答案，其中正确答案有1个或多个，每选择一个正确答案得1个得分点，每选择一个错误答案扣1个得分点，扣至本问得分点为0。

患者，中年女性，因头晕伴视物旋转1天就诊，无听力减退，无恶心、呕吐，无肢体感觉异常，无肌力减退，无听力减退、耳鸣。追问病史，3年前有类似发作，当地医院就诊给予TCD检查提示椎-基底动脉供血不足。查体：双瞳孔等大，直径约3 mm，对光反向良好，眼球水平震颤阳性，心肺无显著异常，神经系统未见明显病理反射。

1. 该患者可能需要先进行哪些相关检查

A. 腰穿刺，脑脊液检查

B. 脑MRI

C. TCD

D. 听功能检查

E. DSA

F. 颈动脉血管超声

[答案] BCDF

【评析】 该患者为眩晕患者，建议给予TCD、颈动脉彩超检查，观察有无血管狭窄、闭塞，给予脑MRI检查明确小脑有无病变，给予听功能检查明确有无耳原性眩晕可能，而脑脊液及DSA检查为有创检查，故不首先考虑。

【知识点】 眩晕诊断常用辅助检查，包括以下几方面。

(1)耳科检查：外耳道检查、前庭功能检查、眼震电图、听力检查VEP/BAEP等。

(2)神经系统检查:检查与前庭系统相关的部分、星迹试验、偏指试验、视力和眼底检查。

(3)内科其他疾病引起的眩晕检查:更应尽可能做全面体检,如血压、脉搏的测试等。

(4)影像与电生理相关检查:脑CT、CTA,脑MRI、DSA、TCD及心电图、EEG等。

(5)血液化验检查:血常规、生化检查。

2. 该患者最有可能的诊断是

A. 后循环缺血

B. 颈椎病

C. 脑出血

D. 神经症

E. 梅尼埃病

F. 小脑肿瘤

[答案] A

【评析】 该患者有眩晕症状,无耳鸣、听力减退,查体未见神经系统定位体征,既往有后循环缺血病史,故首先考虑后循环缺血。

【知识点】 颈椎病、梅尼埃病、后循环缺血的鉴别。

(1)颈椎病:又称颈椎综合征,是颈椎骨关节炎、增生性颈椎炎、颈神经根综合征、颈椎间盘脱出症的总称,是一种以退行性病理改变为基础的疾病。主要由于颈椎长期劳损、骨质增生,或椎间盘脱出、韧带增厚,致使颈椎脊髓、神经根或椎动脉受压,出现一系列功能障碍的临床综合征。表现为颈椎间盘退变及其继发性的一系列病理改变,如椎节失稳、松动,髓核突出或脱出,骨刺形成,韧带肥厚和继发的椎管狭窄等,刺激或压迫了邻近的神经根、脊髓、椎动脉及颈部交感神经等组织,引起一系列症状和体征。颈椎病可分为:颈型颈椎病、神经根型颈椎病、脊髓型颈椎病、椎动脉型颈椎病、交感神经型颈椎病、食管压迫型颈椎病。临床表现主要有颈背疼痛、上肢无力、手指发麻、下肢乏力、行走困难、头晕、恶心、呕吐,甚至视物模糊、心动过速及吞咽困难等。颈椎病的临床症状与病变部位、组织受累程度及个体差异有一定关系。

(2)梅尼埃病:是一种特发性内耳疾病,曾称美尼尔病,在1861年由法国医师ProsperMénière首次提出。该病主要的病理改变为膜迷路积水,临床表现为反复发作的旋转性眩晕、波动性听力下降、耳鸣和耳闷胀感。本病多发生于30—50岁的中、青年人,儿童少见。男女发病无明显差别。双耳患病者占10%～50%。典型的梅尼埃病有如下4个症状,眩晕、耳聋、耳鸣及耳内闷胀感。

(3)后循环缺血:是指后循环的颈动脉系统短暂性缺血发作(TIA)和脑梗死。其同义词包括椎-基底动脉系统缺血、后循环的TIA与脑梗死、椎-基底动脉疾病、椎-基底动脉血栓栓塞性疾病。鉴于MRI弥散加权成像发现约半数的后循环TIA有明确的梗死改变且TIA与脑梗死的界限越来越模糊,因此用后循环缺血涵盖后循环的TIA与脑梗死,有利于临床操作。后循环缺血的常见症状,头晕/眩晕、肢体/头面部麻木、肢体无力、头痛、呕吐、复视、短暂意识丧失、视觉障碍、步态不稳或跌倒。后循环缺血的常见体征:眼球运动障碍、肢体瘫痪、感觉异常、步态/肢体共济失调、构音/吞咽障碍、视野缺损、声嘶、Horner综合征等。出现一侧脑神经损害和另一侧运动感觉损害的交叉表现是后循环缺血的特征表现。

3. 患者入院后眩晕症状持续无缓解,并出现恶心、呕吐不适,患者情绪比较焦虑,需采用下列哪些治疗

A. 安静休息,避免声光刺激

B. 氟桂利嗪

C. 甲氧氯普胺

D. 心理治疗

E. 倍他司汀

F. 高压氧治疗

[答案] ABCDE

【评析】 患者属于眩晕发作期患者,因选择静卧休息,避免搬动患者,故不考虑高压氧治疗,其余治疗均属于发作期治疗方法。

【知识点】 眩晕发作期的治疗。

(1)眩晕发作期的一般治疗:①注意防止跌倒、摔伤;②安静休息,避免声光刺激;③低盐低脂饮食;④可低流量吸氧;⑤适度控制水盐摄入。

(2)眩晕发作期药物治疗:①抗眩晕,可服用氟桂利嗪、倍他司汀、地芬尼多,也可选用地西泮、异丙嗪、苯巴比妥。②止呕吐,一般上述治疗后能立即入睡数小时,醒后症状多缓解。如仍眩晕、呕吐者,可重复上述药物1～2次,必要时可选用多潘立酮、甲氧氯普胺。③其他:合并焦虑和抑郁症状者可心理治疗,必要时西肽普兰治疗。④进食少、呕吐重者注意水、电解质平衡,必要时静脉补液。

(梁兴伦 李 琛)

参考文献

[1] 中华医学会神经病学分会，中华神经科杂志编辑委员会.眩晕诊治专家共识.中华神经科杂志，2010，43(5)：369-374.

[2] 中华耳鼻咽喉头颈外科杂志编委会，中华医学会耳鼻咽喉科学会.梅尼埃病的诊断依据和疗效评估(2006年，贵阳)；良性阵发性位置性眩晕的诊断依据和疗效评估(2006年，贵阳).中华耳鼻咽喉头颈外科杂志，2007，42(3)：163-164.

[3] 中国后循环缺血专家共识组.中国后循环缺血专家共识.中华内科杂志，2006，45(9)：786-787.

[4] 李焰生.再论头晕眩晕的定义.神经病学与神经康复学杂志，2012，9(3)：101-102.

[5] 祝墡珠.全科医师临床实践.北京：人民卫生出版社，2013.

第13章

咯　血

本章提示

1. 掌握咯血的常见病因和分类。
2. 掌握咯血的发生机制。
3. 掌握咯血的临床表现及伴随症状。
4. 掌握临床上咯血的问诊要点。
5. 掌握咯血的治疗原则和转诊原则。

一、单选题(每题1个得分点)

以下每题有5个备选答案,请从中选择1个正确答案。

1. 国内咯血最常见的病因是

A. 流行性出血热

B. 肺结核

C. 肺炎

D. 支气管结核

E. 支气管扩张

[答案]　B

【评析】　国内咯血常见原因主要有肺结核、支气管扩张、肺癌。根据不同年龄及病因其侧重点不同,在发展中国家,结核仍是最常见的发病原因。

【知识点】　掌握咯血的常见病因,便于养成合理的临床思维。

2. 风湿性心脏病严重二尖瓣狭窄突发大咯血是由于

A. 肺毛细血管破裂

B. 合并肺结核

C. 急性肺水肿

D. 支气管静脉破裂

E. 合并支气管扩张

[答案]　D

【评析】　本题为理解题。风湿性心脏病严重二尖瓣狭窄,突然发生大咯血是由于支气管静脉破裂。二尖瓣狭窄时,左心房压升高,肺静脉压升高,可造成支气管静脉破裂,大咯血,这种情况发生在病程的早期,肺循环阻力不高时。当肺循环阻力增加时,大咯血症状消失。

【知识点】　掌握咯血发病机制。咯血来自于肺循环或支气管循环。在正常情况下,肺循环是一个低压系统,其肺动脉及其分支提供肺约95%的血供。作为高压系统的支气管循环,支气管动脉自主动脉发出后向肺脏供血仅仅为5%左右,主要是提供气道及支撑组织的血供。临床上出血常起自于支气管循环,少数来自肺循环,因创伤、肉芽组织血管受累、肿瘤、钙化淋巴结损伤主要肺血管而引起出血。具体机制有炎症、结核、肿瘤或钙化的淋巴结侵蚀小血管;各种原因引起的毛细血管受损或血管活性物质作用使血管壁通透性增加;慢性感染累及血管壁纤维组织形成小动脉瘤;肺静脉高压尤其伴左心衰者,引起肺瘀血或支气管黏膜下静脉曲张破裂。

3. 慢性肺脓肿大咯血的病理基础是

A. 支气管黏膜肿胀充血

B. 支气管管腔壁肉芽组织血管破坏

C. 支气管黏膜溃疡糜烂

D. 支气管动脉血管瘤

E. 支气管小静脉破裂

［答案］ D

【评析】 慢性肺脓肿时管腔扭曲，形成支气管动脉小动脉瘤并破裂，一旦破裂可造成大咯血。

【知识点】 慢性感染累及血管壁纤维组织及支气管动脉是形成小动脉瘤的一个重要原因。

4. 患者，女性，30 岁，持续发热 2 周，有先天性心脏病病史。入院查体：贫血貌，胸骨左缘 3～4 肋间 4/6 级粗糙收缩期杂音伴震颤，脾肋下 2 cm，血培养两次阳性。入院后 3 天突感呼吸困难、胸痛，咯血多次，可能性最大的诊断是

A. 室间隔缺损合并急性心力衰竭

B. 感染性心内膜炎合并急性肺栓塞

C. 感染性心内膜炎合并肺部感染

D. 室间隔缺损合并肺部感染

E. 室间隔缺损合并支气管扩张症

［答案］ B

【评析】 本题属于理解判断试题。患者发热，血培养阳性，且有先天性心脏病病史，胸骨左缘 3～4 肋间收缩期杂音，符合感染性心内膜炎。感染性心内膜炎并发的瓣膜赘生物是引起肺栓塞的一种重要栓子来源。突发呼吸困难，胸痛、咯血难以用肺部感染解释，而符合肺栓塞临床特点，因此选择 B 是正确的。选择 D 和 E 则不能解释血培养阳性及突发呼吸困难临床症状。

【知识点】 掌握咯血常见病因，咯血常见原因除肺结核、支气管扩张及肺癌之外，近年来肺栓塞是引起咯血的另一重要原因，需引起重视。引起肺动脉栓塞除了血栓之外，体循环的各种栓子脱落均可引起肺栓塞，如脂肪栓、空气栓、羊水、骨髓、转移性癌、细菌栓、心脏赘生物等均可引起本病。典型症状为咯血、胸痛及呼吸困难。咯血是由于动脉栓塞后肺组织出现梗死引起。多在梗死后 24 小时内发生，量不多，鲜红色，数天后可变成暗红色，发生率约占 30%。

5. 患者女性，34 岁，新月体肾炎患者，最近咳嗽咯血，第 1 次行胸部 X 线片检查考虑为双下肺感染，抗感染治疗后无明显好转，症状加重，4 天后复查并行 CT 检查(图 13-1)，应考虑为

A. 肺泡蛋白沉着症

B. 肺含铁血黄素沉着症

C. 双下肺肺炎

D. 肺出血肾炎综合征

E. 韦格肉芽肿

［答案］ D

【评析】 患者既有肾改变又有咯血表现，抗感染治疗无效，病情呈进行性发展，结合肺部有两肺多发阴影，因此要可考虑肺出血肾炎综合征，又称 Goodpasture 综合征，临床上可查肾小球基底膜抗体，进一步明确。

【知识点】 掌握咯血的病因，咯血常见原因排除肺结核、支气管扩张及肺癌排除后，需要考虑到全身性疾病及其他，如血液病(血小板减少性紫癜、白血病、再生障碍性贫血、血友病、弥散性血管内凝血等)、抗凝治疗、急性传染病(肺出血钩端螺旋体病、流行性出血热等)、尿毒症、肺出血肾炎综合征(Good-pasture syndrome)、气管或支气管子宫内膜异位症等。

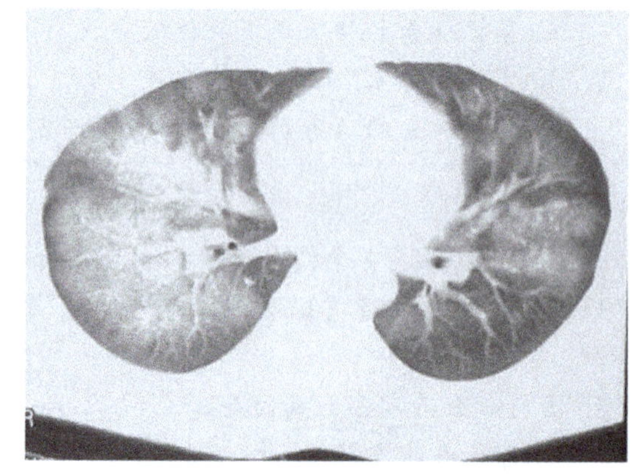

图 13-1　CT 检查

二、多选题(每题 1 个得分点)

以下每题有 5 个备选答案，其中正确答案为 2 个或 2 个以上，多选、少选、错选均不得分。

1. 咯血患者的转诊原则是

A. 经初步处理后咯血不止

B. 不能确诊病因者，给予止血及对症处理

C. 维持患者生命体征平稳，向上级医院转诊

D. 出现休克、意识障碍等严重并发症时及时急救转诊

E. 需要手术治疗的咯血患者，应尽快安排转诊

［答案］ ABCDE

【评析】 正确掌握转诊指征处于及时治疗咯血及抢救生命至关重要，以免贻误抢救时机。

【知识点】 咯血为内科常见急症，可以引起患者窒息、急性呼吸衰竭而危及患者生命，快速、及时

转诊有助于改善预后。

2. 关于咯血机制下列描述正确的是

A. 咯血来自于肺循环或支气管循环

B. 肺循环为低压系统，其肺动脉及其分支提供肺约 95%血供。

C. 支气管循环是高压系统，支气管动脉自主动脉发出后向肺供血仅为 5%左右

D. 气道及支撑组织的血供由肺循环供应

E. 临床上出血常常起自于支气管循环，少数来自肺循环

［答案］ ABCE

【评析】 考查咯血发病机制，熟知肺循环及支气管循环的特点。

【知识点】 咯血来自于肺循环或支气管循环。在正常情况下，肺循环是一个低压系统，其肺动脉及其分支提供肺约 95%的血供。作为高压系统的支气管循环，支气管动脉自主动脉发出后向肺供血仅仅为 5%左右，主要是提供气道及支撑组织的血供。临床上出血常常起自于支气管循环，少数来自肺循环，因创伤、肉芽组织血管受累、肿瘤、钙化淋巴结损伤主要肺血管而引起出血。随着心导管技术的开展，肺动脉破裂出血也是严重出血的原因之一。肺静脉出血一般较缓和，常伴有肺静脉高压，尤其是伴左心衰竭者。

3. 咯血与呕血的区别，下列描述正确的是

A. 呕血常有上腹部不适、恶心、呕吐等前驱症状

B. 咯血常有咳嗽、咽痒、胸闷不适

C. 咯血颜色鲜红、呕血呈咖啡色

D. 呕血多有溃疡病或肝硬化病史

E. 咯血呈酸性、呕血呈碱性

［答案］ ABCD

【评析】 考查咯血与呕血的区别及各自特点，由于两者在临床上易混淆，在接诊患者时，出血患者必须第一时间进行大致鉴别诊断，甚至包括口腔内出血及耳鼻咽喉部出血，都要进行相关科室会诊，因为有些疾病是非呼吸系统引起。

【知识点】 咯血多有心、肺疾病病史，有呼吸道症状，多为鲜红色，常混有泡沫痰，pH 呈碱性，镜检可发现充满含铁血黄素的巨噬细胞，咯血前喉部瘙痒，有“忽忽”声，除非经咽下，否则粪便无改变，咯血后继续有少量血痰数天。

呕血多有胃病或肝硬化病史，呕血前常有上腹不适及恶心，并有眩晕感，多为暗红色或棕红色，多混有食物或胃液，或为血块，pH 呈酸性，除非出血迅速、量大，胃酸被中和，多有黑粪或柏油样粪，必要时可行胃镜检查、钡餐造影进行鉴别。

4. 咯血问诊要点，正确的是

A. 需要问既往咯血病史、合并症病史

B. 不需要询问吸烟史

C. 询问咯血性状、量、急缓、夹杂物等

D. 询问有无伴随症状

E. 女性询问咯血与月经周期关系

［答案］ ACDE

【评析】 考查咯血问诊技巧，对判断患者咯血病因非常重要，要详细、全面地采集病史。

【知识点】 咯血的一般情况：患者的年龄，咯血发生的急缓，咯血量、性状，夹杂物，发生和持续时间，有无咳痰，是初次还是多次，咯血前有无喉痒等，对咯血病因的鉴别诊断有重要价值。如多年反复咯血病史常提示良性病变，如慢性支气管炎、支气管腺瘤、支气管扩张等；而肺癌引起的咯血常持续时间不长，大多有长期吸烟史，以痰中带血多见；急性肺水肿多见为粉红色泡沫痰；与月经相关的反复咯血常提示子宫内膜异位症。详细询问诱因、生活习惯及既往史，可提供诊断线索。如患者有生食河蟹、蝲蛄史，应考虑肺吸虫病之可能；疫区或疫源接触史有助于某些传染病（如流行性出血热、钩端螺旋体病）的诊断；幼年患有麻疹或百日咳病史伴常年慢性咳嗽、咳痰应考虑支气管扩张的诊断。

5. 咯血伴随症状的临床意义，正确的是

A. 大量咯血伴低热提示肺结核空洞

B. 持续痰中带血伴 Horner 综合征提示支气管肺癌

C. 间断咯血伴大量脓痰提示支气管扩张

D. 咯粉红色痰并发端坐呼吸、夜间阵发性呼吸困难应考虑急性左心功能不全的可能

E. 育龄期女性患者周期性咯血提示支气管子宫内膜异位症

［答案］ ABCDE

【评析】 考查咯血伴随症状的临床意义，对判断咯血病因具有重要的提示作用。

【知识点】 咯血的伴随症状：①咯血伴发热多见于肺结核、肺炎、肺脓肿、肺出血型钩端螺旋体病、流行性出血热、血管炎、支气管肺癌；②咯血伴胸痛可见于大叶性肺炎、肺栓塞、肺结核、支气管肺癌；③脓性痰伴咯血多见于支气管炎、支气管扩张

或肺脓肿；④咯血伴呛咳可见于支气管肺癌、支原体肺炎；⑤咯血伴皮肤黏膜出血可见于钩端螺旋体病、流行性出血热、血液病、自身免疫病；⑥咯血伴黄疸可见于钩端螺旋体病、大叶性肺炎、肺栓塞等；⑦并发端坐呼吸、夜间阵发性呼吸困难应考虑急性左心功能不全的可能。

三、共用题干选择题(每个提问1个得分点)

以下每题有2～6个提问，每个提问有5个备选提问，请选择1个最佳答案。

(一)患者，女性，25岁。2天前咳血痰，今日咯血量达200 ml左右。既往身体健康。体检：体温37 ℃，右肩胛下少量细小啰音，心尖部2/6级柔和的收缩期杂音，胸部X线片无异常发现。

1. 此患者应用止血药物首选

A. 垂体后叶素

B. 氨基己酸

C. 巴曲酶(立止血)

D. 氨甲苯酸

E. 卡巴洛(安络血)

［答案］ A

【评析】 此题为临床处理题，关键是牢记垂体后叶素在咯血治疗中的重要地位，并掌握垂体后叶素的禁忌证及不良反应。

【知识点】 大咯血治疗处理是内科医生的基本功，治疗支气管咯血的药物中最有效的是垂体后叶素，通过收缩血管减少血液流量，从而起到止血效果。常见禁忌证包括高血压、妊娠、过敏等，滴注过快会出现高血压、面色苍白、腹痛、有便意、头痛等不良反应，所以，滴注速度不宜过快。

2. 为确诊，在咯血停止，病情稳定后，首选的检查是

A. 胸部CT

B. 痰检查

C. 支气管造影

D. 纤维支气管镜检查

E. X线断层摄片

［答案］ A

【评析】 此题为临床处理题，考查咯血时辅助胸部CT检查的作用及意义。

【知识点】 大咯血是内科急症之一，对于大咯血患者，CT检查是必要且不可替代的辅助检查方法。高分辨CT(HRCT)可提高气管、支气管、肺部疾病诊断的阳性率，能够发现普通CT检查难以发现的一些细微结构，如边缘型肺癌的小泡征、肺内病灶的小空洞、肺结核周围的小卫星病灶，尤其是对于较轻的支气管扩张诊断率明显提高，在临床上已经可以取代支气管造影检查。诊断肺动脉原因所致的咯血对于在呼吸重症监护病房工作的医生是一种挑战，而早期诊断和治疗能够显著降低其病死率。多排螺旋CT血管成像技术(multidetector row CT angiography，MDCTA)对于全身血管性疾病提供了精确的诊断方法，对于肺动脉来源所致的严重咯血能够提供早期诊断，有利于采取早期的治疗措施。

3. 若需做体位引流，患者应取

A. 半卧位

B. 头低足高左侧卧位

C. 头低足高右侧卧位

D. 俯卧位

E. 仰卧位

［答案］ B

【评析】 本题是临床处理题，大咯血窒息是咯血致死的主要原因，保持呼吸道通畅需要及时体位引流，需熟练掌握体位引流的方法。血液是液体，流向从高到低，根据支气管的解剖位置，宜头低足高。由于患者右肩胛下少量湿啰音，X线无异常发现，说明此处是出血部位，本题题干考查的是引流体位，应右侧卧位右侧靠床，故选择C。30%的考生选择B，可能是对体位的正确描述不了解，或对于出血部位判断有误。

【知识点】 在体位引流中需要严防大咯血窒息，体位引流应该保持患侧卧位，该患者应采用右侧卧位。

(二)患者，男性，55岁，患者因“左侧股骨颈骨折”收治骨科，行骨科手术后1周，突发左侧胸痛、严重呼吸困难，伴有咯少量鲜血，约10 ml。

1. 患者的初步诊断考虑为

A. 肺栓塞

B. 大咯血

C. 肺癌

D. 肺结核伴咯血

E. 支气管扩张症伴感染

［答案］ A

【评析】 此题为临床诊断题。考查咯血病因分析及鉴别诊断。

【知识点】 考虑患者为骨折术后、长期卧床，为肺栓塞高危人群，同时患者具有咯血、胸痛、呼吸困难三联征，高度怀疑肺栓塞。肺栓塞的发病率逐

年增加，对于有高危因素同时具有咯血患者，一定要询问相关伴随症状，及时进行相应辅助检查，帮助临床诊断及时处理。

2. 患者应立即采取的抢救措施为

A. 床旁备吸引器、心电及氧饱和度监护
B. 急查血常规、D-二聚体、建立静脉通道
C. 吸氧
D. 急查动脉血气、心电图
E. 必要时行肺动脉血管三维成像

[答案] ABCDE

【评析】 此题为临床处理题，考查肺栓塞的诊断方法及实验室检查。

【知识点】 D-二聚体作为 PE 的首选筛选试验已得到公认。对急性 PE 的敏感性达 92%～100%，但特异性低。D-二聚体＞500 μg/L 对 PE 的阳性预计值较低，不能用来诊断 PE。血浆 D-二聚体阴性结果，可基本除外 PE。70%以上的 PE 患者表现为心电图异常，经典改变 $S_{Ⅰ}Q_{Ⅲ}T_{Ⅲ}$，其他异常可见右束支传导阻滞、肺性 P 波、电轴右偏、顺钟向转位等。肺动脉三维成像目前可作为确诊手段，急诊影像科可以完成，可清晰探测到位于肺动脉主干、叶段肺动脉内的栓子。表现为肺动脉内充盈缺损及血管截断，据此可做出 PE 诊断。

3. 患者 D-二聚体 2.17ng/ml，心电图提示 $S_{Ⅰ}Q_{Ⅲ}T_{Ⅲ}$，胸部 X 线片示肺动脉段突出，可给予下列哪些处理

A. 持续吸氧
B. 给予低分子肝素皮下注射
C. 溶栓治疗
D. 给予华法林治疗
E. 立即手术

[答案] AB

【评析】 此题为临床处理题，考查肺栓塞的治疗原则。

【知识点】 肺栓塞治疗根据有无低血压情况判断高危、中危及低危组，肺栓塞确诊需要肺动脉造影结果，但目前肺动脉 CTA 可以达到确诊水平，在没有得到影像学确诊之前，暂时不需要行溶栓治疗，可给予抗凝治疗，待确诊后评估危险级别再行溶栓特异性治疗，通常高危组溶栓前需排除溶栓禁忌证。

四、案例分析题

每个案例至少有 3 个提问，每个提问有 6～12 个备选答案，其中正确答案有 1 个或多个，每选择一个正确答案得 1 个得分点，每选择一个错误答案扣 1 个得分点，扣至本问得分点为 0。

（一）患者，男性，45 岁，慢性咳嗽、咳脓痰 20 余年，间歇咯血，每日平时痰量 40 ml，近 5 天来痰量增多至每日 150 ml，为黄脓痰，并伴有咯血，量逐渐增大，每日 200～400 ml，为鲜红色血块，口服止血药效果差，入院前再次一次性咯血 200 ml，为进一步治疗入院。查体：神志清楚，消瘦，口唇苍白，脉搏细数，血压 90/60 mmHg，右下肺呼吸音粗，可闻及管样呼吸音，心率 120 次/分，心律齐。可见杵状指、趾。

1. 患者的初步诊断考虑为

A. 慢性支气管炎
B. 大咯血
C. Kartagener 综合征
D. 肺结核伴咯血
E. 支气管扩张症伴感染
F. 慢性肺脓肿
G. 感染性休克
H. 失血性休克

[答案] BEH

【评析】 此题为临床分析题，考查诊断的全面性。根据患者有长期慢性咳嗽、咳脓痰、间歇咯血的典型支气管扩张症状，诊断此次咯血的原因仍为支气管扩张可能性最大。

【知识点】 引起咯血的疾病很多，一般大量咯血多见于支气管扩张症、肺结核，持续痰中带血常应考虑支气管肺癌的可能，尤其是年龄≥45 岁、有抽烟史的男性。大量咯血（大咯血）的定义为：24 小时咯血量超过 500 ml，或 1 次咯血超过 150 ml。大咯血是野战内科危重症之一，出血量多时可引起出血性休克。

2. 患者应立即采取的抢救措施为

A. 床旁备吸引器
B. 心电及氧饱和度监护
C. 急查血常规、建立静脉通道
D. 血型交叉、备血
E. 右侧卧位
F. 垂体后叶素静脉注射 6U 后，再给予 18U 缓慢静脉滴注
G. 立止血静脉注射
H. 使用广谱抗生素
I. 面罩吸氧
J. 床旁心电图、胸部 X 线片

K. 补充血容量

［答案］ ABCDEFGIK

【评析】 此题为临床处理题，考查大咯血的治疗原则及抢救措施。

【知识点】 内科急症发生时，最重要的是维持血液循环并保持呼吸道通畅，立即患侧卧位以保证健侧肺的有效通气，及时建立静脉通道、备血、药物治疗、扩容纠正休克，必要时气管插管等都是抢救成功的关键措施。

3. 垂体后叶素使用中应注意哪些不良反应

A. 面色苍白、出冷汗

B. 血压升高

C. 腹痛、有便意

D. 低钠血症

E. 高钾血症

F. 心慌、胸闷

G. 过敏性休克

H. 血压降低

I. 呼吸困难

J. 发热

［答案］ ABCEFG

【评析】 此题涉及临床药学内容，考查止血药物的不良反应，以便在临床上及时发现并避免严重不良反应。

【知识点】 垂体后叶素含有缩宫素和抗利尿激素，抗利尿激素能收缩血管、升高血压，又称加压素。可有效降低肺动脉压力，有利于肺血管破裂处止血，是目前治疗咯血的有效药物。使用方法：生理盐水 40 ml＋垂体后叶素 12U 静脉缓慢注射，反复咯血者可 6～8 小时静脉注射一次，咯血减少后可用 12～18U 加入 5%葡萄糖溶液或生理盐水 500 ml，静脉滴注，24 小时总量为 40～60U。静脉注射或静脉滴注速度快时患者可出现不良反应，应立即减慢速度，临床上以患者微有便意感为宜。禁忌证包括高血压、妊娠、过敏、冠心病等。

4. 患者急查血常规 WBC 11×10^9/L，N 0.82%，Hb 60 g/L，PLT 221×10^9/L，胸部 X 线片如图 13-2。心电图提示窦性心动过速，痰涂片见大量革兰染色阴性杆菌，痰培养结果为铜绿假单胞菌。患者还应该做哪些处理

A. 静脉滴注哌拉西林/他唑巴坦

B. 吸入支气管扩张药

C. 加强祛痰药

D. 吸入糖皮质激素

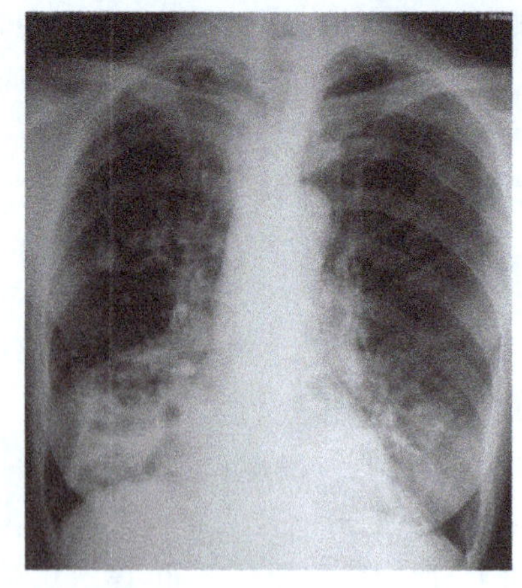

图 13-2　胸部 X 线片

E. 输血

F. 口服止血药物

G. 静脉滴注头孢唑啉

H. 静脉滴注甲硝唑

I. 体位引流

J. 口服可待因

［答案］ ACEF

【评析】 此题为临床处理题，考查支气管扩张的治疗原则及常见致病菌的抗生素选择。

【知识点】 感染和阻塞是支气管扩张的病因，消除感染可缓解病情、减少急性加重，铜绿假单胞菌是支气管扩张的定植菌，形成生物被膜后很难被抗生素清除，针对铜绿假单胞菌较敏感的抗生素主要有加酶抑制剂的 β-内酰胺类、碳氢酶烯类、环丙沙星等药物或者根据痰培养药敏结果选择抗生素。

5. 患者在上述处理 3 天后，咳嗽、咳痰好转，痰量减少，色转黄白，咯血症状无明显好转，每日仍在 400 ml 以上，接下来为患者制订的治疗方案应有哪些

A. 支气管动脉栓塞

B. 经纤支镜检查出血部位腔内注入凝血酶粉

C. 维持目前用药，继续观察

D. 根据患者耐受情况，适当加大垂体后叶素剂量

E. 调整抗生素治疗

F. 停用抗生素

G. 气管插管、机械通气

H. 给予镇静药

I. 胸部 CT 检查

J. 保守治疗失败后考虑手术治疗

［答案］ ABDJ

【评析】 此题为临床处理题，考查咯血的治疗方法，该患者非手术治疗效果差，需要考虑其他治疗手段。

【知识点】 咯血的非药物治疗方法包括：介入治疗和手术治疗，介入治疗分为经气管镜腔内介入治疗止血及经支气管动脉栓塞治疗。选择性支气管动脉栓塞术治疗大咯血的有效率可达80％左右，尤其是对心、肺功能差，不能耐受手术的顽固性大咯血者，是一种较好的替代手术的治疗方法。手术治疗的适应证有：①反复急性呼吸道感染或大量咯血者；②病灶局限于一个肺段或肺叶而症状明显者；③一个肺叶和相邻一二个肺段（如左下叶加舌段，右下叶加中叶）有明显病变者；④年龄＜40岁，心、肺功能良好者。

（二）患者，男性，42岁，因低热3天、间歇咯血1天就诊。每日咯血150 ml。查体：左肺尖叩诊浊音，左肺上界缩小，左上肺呼吸音粗，未闻及明显干湿啰音。胸部正侧位片曝光过强，肺尖显示不满意。

1. 为进一步明确诊断及节约患者费用，可重点采取的措施有

A. 胸部侧位片
B. 胸部前弓位片
C. 胸部CT
D. 痰找结核杆菌
E. PPD试验
F. 血沉
G. 血结核杆菌抗体
H. 纤维支气管镜
I. 胸部MRI
J. 痰找脱落细胞

［答案］ BDEFGJ

【评析】 本题重点考查咯血的一个重要病因，肺结核的临床诊治经过，最终确诊不仅需要详细询问采集病史，更离不开详细完善的体格检查及辅助手段。

【知识点】 前弓位体位胸部X线片的检查有助于发现肺尖部病灶。

2. 患者前弓位片示左上肺尖浸润样阴影，未见空洞，ESR45 mm/h，PPD直径16 mm，有水泡。痰找抗酸杆菌（＋），血结核杆菌抗体（－），根据目前分类法，患者诊断

A. 左上肺原发型肺结核
B. 急性血源播散型肺结核
C. 慢性血源播散型肺结核
D. 左上肺继发型肺结核
E. 支气管扩张症
F. 支气管内膜结核
G. 左上肺浸润性肺结核

［答案］ D

【评析】 此题考查结核病的临床分型。

【知识点】 根据1998年中华结核病分会制订的结核病临床分型，分为以下几种：Ⅰ型，原发型肺结核；Ⅱ型，血行播散型肺结核；Ⅲ型，继发型肺结核；Ⅳ型，结核性胸膜炎；Ⅴ型，其他肺外结核。

3. 患者可采取的治疗方案是

A. 短程化疗，方案2RHZE(S)/4HR
B. $2HRZE(S)/4H_3R_3$
C. $2H_3R_3Z_3(S_3)/4H_3R_3$
D. 2RHFq/4HR
E. 2RH＋PAS/4HR
F. 12HR
G. $12H_3R_3$

［答案］ ABC

【评析】 此题考查肺结核抗结核药物的治疗原则与方法。

【知识点】 肺结核化疗的治疗原则为早期、适量、联合、规律、全程。一线抗结核药物包括异烟肼（INH）、利福平（RFP）、链霉素（SM）、吡嗪酰胺（PZA）和乙胺丁醇（EMB），治疗分为强化期和巩固期。整个疗程中首选一线药物的联合使用。

4. 患者咯血应采取哪些治疗

A. 正规抗结核治疗
B. 口服云南白药
C. 口服卡巴克洛（安络血）
D. 静脉滴注酚磺乙胺、氨甲苯酸
E. 静脉注射立止血
F. 静脉滴注垂体后叶素
G. 口服祛痰药
H. 镇咳药

［答案］ ABCDEFG

【评析】 此题为临床处理题，考查目前临床上咯血治疗的基本方法。

【知识点】 任何咯血治疗都必须以治疗原发病为主联合对症处理，包括休息、镇静、止咳、止血。

5. 评价患者治疗效果的指标有

A. 痰菌转阴

B. 症状消失
C. 血沉正常
D. 胸片病灶消失
E. PPD 试验阴性
F. 体温正常
G. 咯血停止
H. 体征消失
［答案］ ABD

【评析】 此题考查肺结核的治疗效果评判方法。

【知识点】 痰菌的阴转、症状消失和病灶的吸收。所谓痰菌阴转，指每半月查痰 1 次(24 小时集菌法)连续 3 个月以上痰菌阴性。如已阴转者，又连续 2 个月排菌或 6 个月内排菌 2 次为复阳。在疗效考核内，以痰菌阴转最为重要。主要表现痰菌阴转，症状好转、消失，其次是病灶的缩小→硬结→纤维化，因为肺组织的修复需要经过一定过程。化疗期间患者可出现发热症状反复、淋巴结肿大，考虑与结核病化疗期类赫氏反应有关，是指结核病化疗期抗结核药在短期内杀死大量结核菌，游离的菌体成分磷脂、蛋白刺激机体，使致敏的机体发生变态反应，而使肺部病灶增多，可有淋巴结肿大与各浆膜炎发生，还有发热等。

(1)询问病史要点：引起咯血病因繁多，其中以呼吸系统疾病最常见、心血管系统及全身性疾病次之。正确诊断需要系统全面详细询问病史，其要点如下。①病史系统的询问：可提供某些疾病的诊断线索或诊断。既往有无肺结核、咯血，是否与月经周期有关提示为替代性月经。胸部外伤后出现的咯血，应考虑到可能为外伤所致。②年龄：野战军事人员多为青壮年，咯血应首先考虑肺结核、肺炎等。反复咯血者应询问首次咯血年龄。③咯血量：反复小量或中量咯血，多见于肺结核、肺吸虫病等。反复大咯血，见于支气管扩张、肺结核空洞。④伴随症状：咯血伴刺激性干咳，青少年多见于支气管内膜结核；伴胸痛多见于肺炎链球菌肺炎、肺梗死；伴发热者多见于肺炎、肺脓肿、肺出血型钩端螺旋体病、流行性出血热；伴低热、盗汗者，则肺结核可能性大；伴咳大量脓痰者，应考虑肺脓肿；伴杵状指者多见于慢性肺脓肿；突发胸痛、呼吸困难伴有手术、长期卧床、肿瘤、骨折、外伤等病史，肺栓塞可能性大。

(2)体格检查要点：注意观察咯血的量、性状和颜色。监测生命体征及神志改变，注意皮肤颜色，有无贫血、出血点、皮下结节和杵状指(趾)；肺内呼吸音变化，有无啰音、心脏杂音，肝脾大小，有无下肢水肿等。严格的体格检查也能支持一些特异性的诊断，如皮肤或黏膜发现毛细血管扩张，提示遗传性出血性毛细血管扩张症；发现瘀斑或紫癜则提示血液学异常；单侧的喘鸣或湿性啰音提示支气管腔内病变，如支气管腺瘤或支气管肺癌；二尖瓣舒张期杂音有利于风湿性心脏病的诊断；杵状指(趾)多见于肺癌、支气管扩张症及肺脓肿；锁骨上及前斜角肌淋巴结肿大，支持转移癌的诊断。

(3)实验室及辅助检查

①三大常规：血红蛋白、红细胞计数、血细胞比容及其动态变化，白细胞计数及分类，血小板计数，尿检中有无红、白细胞，粪有无隐血等。

②出凝血功能：查血 D-二聚体增高应注意排除肺栓塞。查出血时间、凝血时间、凝血酶原时间、纤维蛋白原等检查，对于发现血液系统疾病有帮助。

③痰液检查：痰涂片找抗酸杆菌、肿瘤细胞、寄生虫卵、真菌等，痰细菌培养，有助于寻找病原菌及细胞学检查。

④特殊检查：在详细询问病史和体检后，应当进行胸片检查，如果仍未能明确诊断，可采取进一步的检查，包括胸部 CT、纤维支气管镜等。

⑤X 线检查：胸部 X 线检查是初步鉴别咯血病因最重要的检查之一。柱状支气管扩张典型的 X 线征象是轨道征，囊状支气管扩张特征性改变为卷发样阴影；致密的阴影中有空腔、气液平面，常提示肺脓肿；肺内团块状阴影，边缘有毛刺，应考虑肺癌；肺曲霉菌病在圆形团块阴影内可见一新月形 X 线透亮阴影。胸片检查需结合病史、查体及其他检查进行综合分析，才能判断咯血的原因。

⑥胸部 CT 检查：胸部 CT 检查可以发现胸片难以发现的脊柱旁、心缘旁、心影后、肋膈角处的病灶及较小的病灶。约 1/3 咯血患者胸片无异常表现，可行胸部 CT 检查，对于大咯血患者，CT 检查是必要且不可替代的辅助检查方法。高分辨 CT(HRCT)可提高气管、支气管、肺部疾病诊断的阳性率，能够发现普通 CT 检查难以发现的一些细微结构，例如边缘型肺癌的小泡征、肺内病灶的小空洞、肺结核周围的小卫星病灶，尤其是对于较轻的支气管扩张诊断率明显提高，在临床上已经可以取代支气管造影检查。多排螺旋 CT 血管成像技术(multidetector row CT angiography，MDCTA)对于全身血管性疾病提供了精确的诊断方法，对于肺

动脉来源所致的严重咯血能够提供早期诊断，有利于采取早期的治疗措施。

⑦纤维支气管镜(纤支镜)检查：纤维支气管镜的广泛应用对于咯血的定位和病因诊断具有重要的意义。如果临床怀疑肺部肿瘤应当优先进行纤支镜检查，既可以发现大气道的疾病，还可以明确出血部位，并通过活检及细菌、细胞学检查，为诊断提供线索。支气管、肺部疾患所致的咯血，特别是X线胸片显示局灶性病变者，是纤维支气管镜检查的绝对指征。对于X线胸片显示未见异常或仅存在非局限性病变的咯血患者，也应进行积极的纤维支气管镜检查，该类病例占咯血患者的20%～30%。

⑧支气管/肺动脉造影：咯血患者的出血多来源于支气管动脉系统，选择性支气管动脉造影可明确出血部位，并为支气管动脉栓塞治疗提供依据。

⑨支气管造影：支气管造影可用于诊断和评价支气管扩张患者咯血的范围。由于支气管造影有引起低氧血症和支气管痉挛的危险，故对于近期或活动性咯血、肺功能储备差者，该项检查的选择宜慎重。

⑩其他诊断检查方法：为确定咯血的某些特殊病因，可选择特殊的诊断检查技术，如超声心动图对于二尖瓣狭窄可以明确诊断，怀疑血液系统疾病可考虑骨髓穿刺活检检查。

参考文献

[1] 李兆申，梅长林.内科学及野战内科学.上海：第二军医大学出版社，2008.

[2] 蔡柏蔷，李龙芸.协和呼吸病学.2版.北京：中国协和医科大学出版社，2011.

[3] 欧阳钦.临床诊断学.2版.北京：人民卫生出版社，2010.

[4] 陈文彬.诊断学.7版.北京：人民卫生出版社，2008.

第 14 章

皮肤常见症状

第一节　皮疹(猩红热、药疹)

本节提示

1. 掌握各种常见类型皮疹的形态特征及其鉴别。
2. 掌握猩红热的诊断、皮疹特征、预防及隔离原则。
3. 掌握药疹的特点及诊断,药疹的预防及轻型药疹的治疗原则。
4. 熟悉皮疹在急性发热性疾病中的鉴别诊断意义。
5. 熟悉引起药疹的常见药物,药疹的常见类型。
6. 了解猩红热的治疗及重型药疹的治疗。

一、单选题(每题 1 个得分点)

以下每题有 5 个备选答案,请从中选择 1 个及以上最佳答案。

1. 下面图片(图 14-1)所示皮疹是下列哪一种类

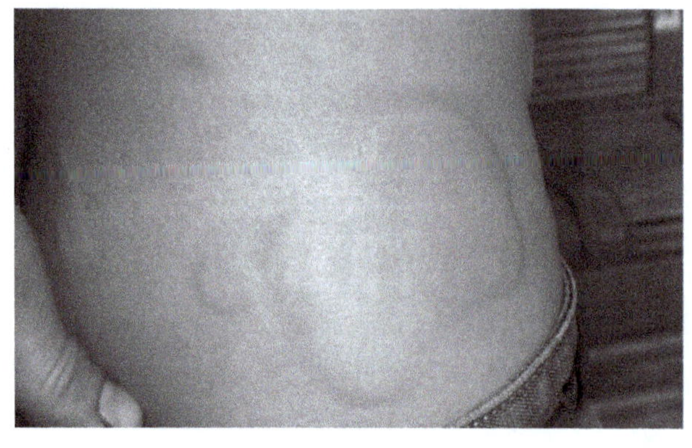

图 14-1

A. 斑疹
B. 丘疹
C. 风团
D. 斑丘疹
E. 水疱

［答案］ C

【评析】 本题考查知识点为常见皮疹的形态特征。该图片所示皮疹为红色或苍白色,周围有红晕,大小不一,形态不规则,应为风团的形态特征。风团发生较快,此起彼伏,经数小时消退,一般不超过 24 小时,常伴有剧痒,消退后不留痕迹,为荨麻疹的主要表现。

2. 系统性红斑狼疮的典型皮疹是

A. 多形红斑
B. 环形红斑
C. 盘状红斑
D. 面部蝶形红斑
E. 风团

［答案］ D

【评析】 皮疹有时是某些疾病的特征性表现,对疾病的诊断有一定的帮助作用。系统性红斑狼疮的典型皮疹为面部蝶形红斑。

【知识点】 皮疹常见于皮肤病,也可见于传染病和全身其他疾病。皮疹的种类很多，常见的除了上述所见的风团外，还有斑疹、丘疹、斑丘疹、水疱等。

(1)斑疹：为皮肤黏膜的局限性颜色改变，与周围皮肤平齐，无隆起及凹陷，大小可不一，形态可不规则，指压可退色，直径一般＜1 cm，可融合成片或形成环形红斑，见于斑疹伤寒、丹毒、风湿病多形红斑等(图 14-2)。

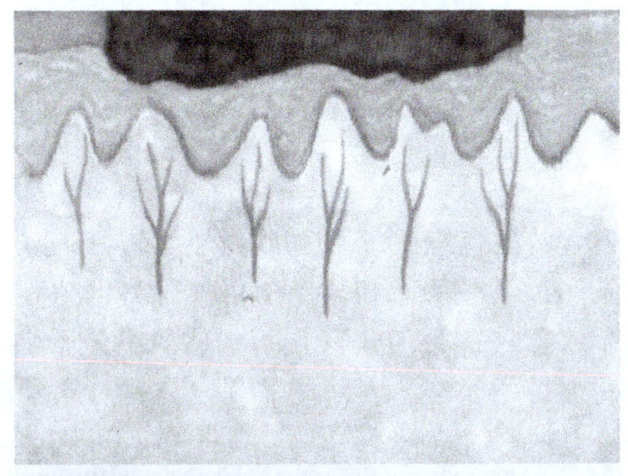

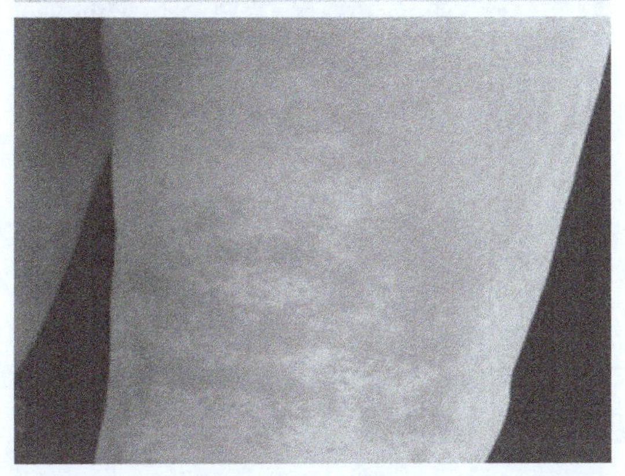

图 14-2　斑疹

(2)丘疹：是一种较小(直径＜1 cm)的实质性表浅隆起性皮肤损害，表面可为扁平、凹状、乳头状等，见于药物疹、麻疹及湿疹等(图 14-3)。

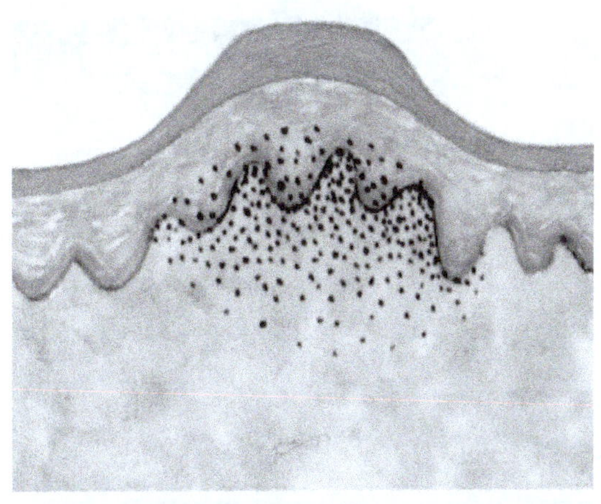

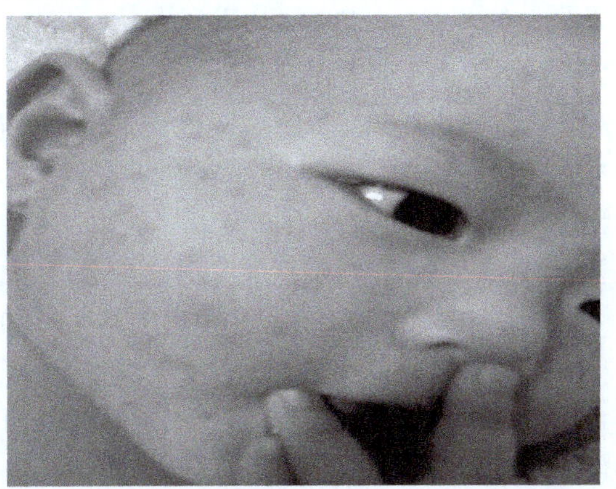

图 14-3　丘疹

(3)斑丘疹：形态介于斑疹和丘疹之间的稍隆起皮肤损害，可见于风疹、猩红热及药物疹等。

(4)水疱：为局限性、隆起性、内含液体的腔隙性皮损，直径一般＜1 cm，＞1 cm 的称大疱。水疱可见于痱子、水痘、带状疱疹等(图 14-4)。

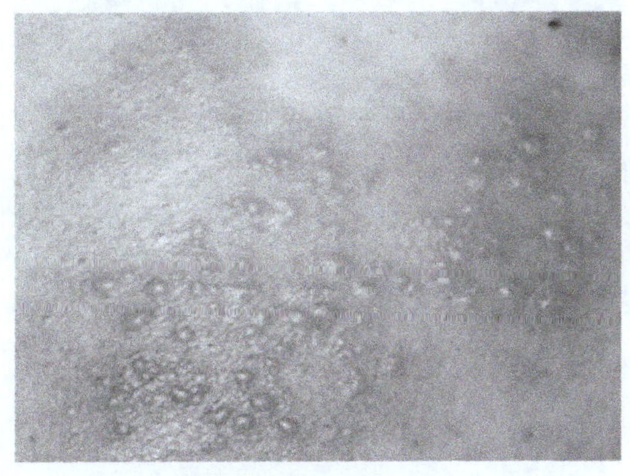

图 14-4　水疱

3. 患儿，8 个月。发热 3 天，体温最高 40 ℃，第 4 天热退，全身出疹，为粟粒样斑丘疹(图 14-5)，伴有枕部和颈部淋巴结肿大。应首先考虑的诊断是

A. 风疹

B. 猩红热

C. 幼儿急疹

D. 麻疹

E. 水痘

[答案]　C

【评析】　本例题仍旧考查皮疹特点在临床上对疾病诊断的辅助作用。幼儿急疹又称婴儿玫瑰疹，多发生在 2 岁以下婴幼儿。临床表现为突发高热，体温 39～40 ℃或以上，持续 3～5 天体温骤降，热退时全身出现淡红色斑疹、斑丘疹，肘、膝以下及

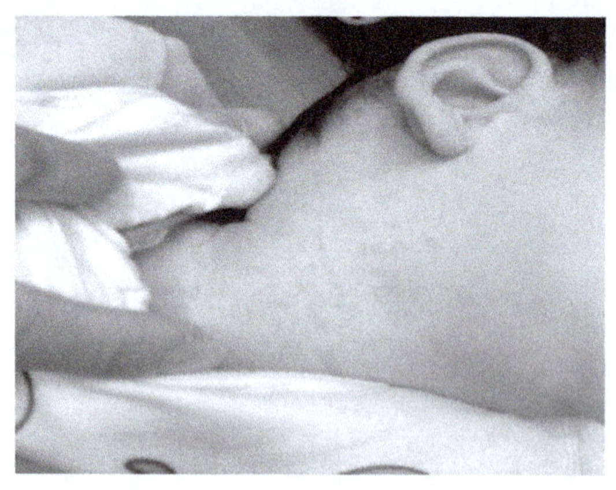

图 14-5

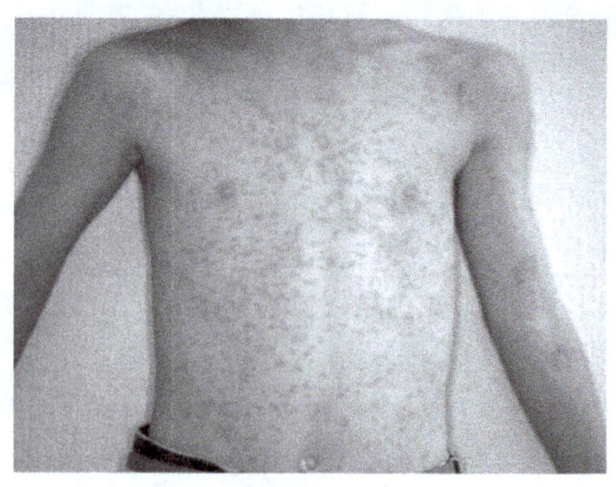

图 14-7　麻疹

掌跖等部位多无皮疹，经 1～2 天皮疹消退，不留任何痕迹。患儿常有枕后及颈部淋巴结肿大。本病的特点是“热退疹出”。

【知识点】　出疹性疾病的鉴别诊断。

(1)风疹：先有轻、中度发热及呼吸道症状，1～2 天皮肤出现粉红色小斑疹、斑丘疹，最早见于面部，1 天内蔓延至颈部、躯干、四肢，分布稀疏，有轻微痒感。枕骨下及后颈部淋巴结肿大(图 14-6)。

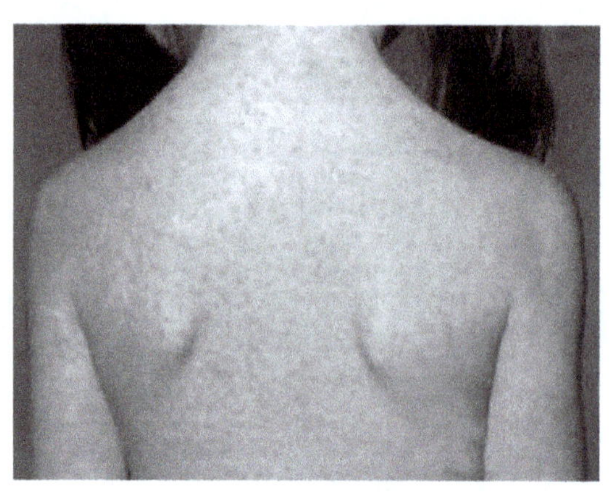

图 14-6　风疹

(2)麻疹：初期高热、流泪、流涕、咳嗽，2～3 天后口腔颊黏膜出现 Koplik 斑，第 4 天开始出现皮疹，先见于耳后、发际、颜面，迅速蔓延到颈部、上肢、躯干、下肢，为一种玫瑰红色斑丘疹，压之褪色，分布较密，可相互融合。出疹时体温可达 41 ℃，颈部淋巴结肿大，肝、脾肿大，并可伴发支气管肺炎、中耳炎、脑炎等(图 14-7)。

(3)水痘：水痘多发于儿童。起病急，发热，24 小时内出现皮疹，主要分布于头、面部及躯干，两鬓角和耳后较早出现皮疹。水痘的皮疹特征：变化快，初起为红色小丘疹，很快变成小水疱，部分水疱可继发脓疱，较大水疱或脓疱可见脐窝，继而点状结痂，在同一部位的皮肤上可同时见到这 3 期皮疹，并常伴浅表淋巴结肿大(图 14-8)。

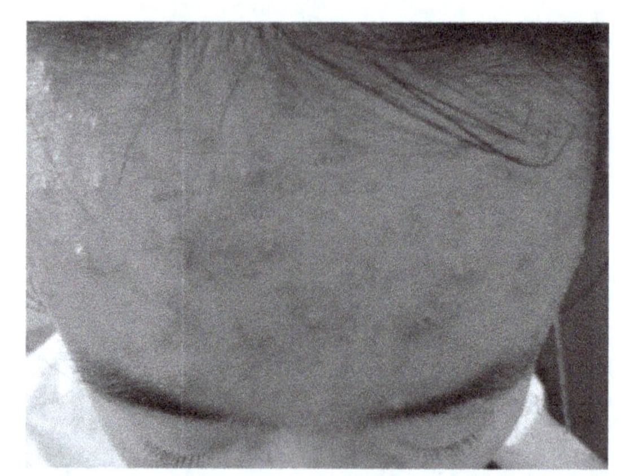

图 14-8　水痘

(4)猩红热：急性高热，起病后第 2 天开始出疹，开始为颈部、腋下、腹股沟，可迅速蔓延至全身，皮疹 48 小时达到高峰，为弥漫性细小密集的点状皮疹，疹间皮肤一片潮红。皮疹消退伴有糠皮样脱屑(图 14-9)。

(5)急性荨麻疹：全身大片皮肤出现红色风团，瘙痒剧烈(图 14-10)

(6)药疹：药疹形态多种多样，最常见为猩红热麻疹样药疹。药疹分布广泛，可有发热、头痛等全身症状。药疹的皮疹骤然发生，除固定性药疹外多呈全身对称分布，颜色鲜红，剧烈瘙痒(图 14-11)。

(7)幼儿急疹：见上述题目评析。

4. 猩红热的皮疹一般出现在发热后第几天

A. 第 2 天

图 14-9　猩红热

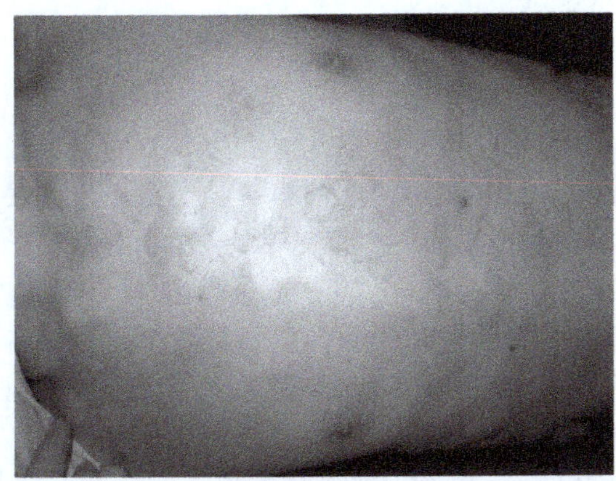

图 14-10　荨麻疹

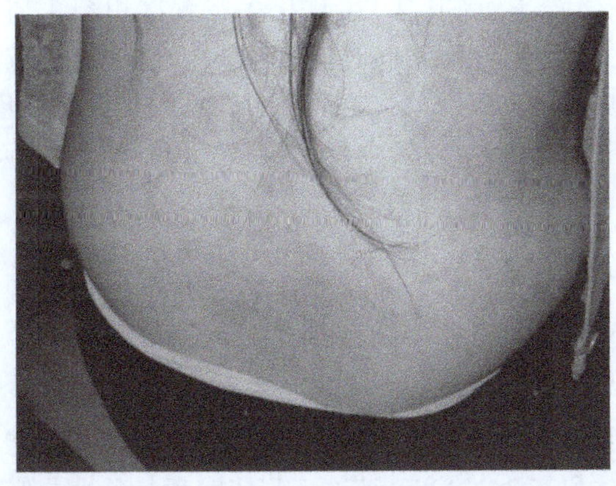

图 14-11　药疹

B. 第 3 天
C. 第 4 天
D. 第 5 天
E. 第 7 天
[答案]　A

【评析】　皮疹的出现时间对出疹性疾病的鉴别诊断有一定临床意义。猩红热的皮疹在发热后 24～36 小时出现，1 日内迅速蔓延至全身，因此猩红热皮疹一般出现在发热后第 2 天。

【知识点】　部分出疹性疾病皮疹出现时间及与体温的关系(表 14-1)

表 14-1　出疹性疾病皮疹出现时间及与体温的关系

病名	皮疹出现时间
麻疹	发热后第 3～4 天，出疹时体温升高
风疹	发热后第 1～2 天
猩红热	发热后第 2 天，出疹时体温升高
幼儿急疹	发热后第 3～4 日，热退出疹
药疹	时间不定，热度高低不一

二、多选题(每题 1 个得分点)

以下每题有 5 个备选答案，其中正确答案为 2 个或者 2 个以上，多选、少选、错选均不得分。

1. 有关猩红热皮疹特征正确的是
    A. 皮肤弥漫性充血基础上有针尖大小丘疹
    B. 于耳后、颈及上胸开始出疹
    C. 皮疹出现后于 48 小时达高峰
    D. 皮疹之间皮肤正常
    E. 皮疹退后脱屑少见

    [答案]　ABC

【评析】　本题考查猩红热的皮疹特点。猩红热在起病后第 2 天开始出疹，开始为颈部、腋下、腹股沟，可迅速蔓延至全身，皮疹 48 小时达到高峰，为弥漫性细小密集的点状皮疹，疹间皮肤一片潮红。皮疹消退伴有糠皮样脱屑，脱皮程度及持续时间的长短与皮疹轻重程度有关(猩红热皮疹见图 14-9)。

【知识点】　仔细观察皮疹的特征对疾病诊断有重要意义。以下为部分出疹性疾病的皮疹特征(表 14-2)

表 14-2　出疹性疾病的皮疹特征

病名	皮疹特点
麻疹	红色斑丘疹，疹间有正常皮肤
风疹	淡红色斑丘疹
猩红热	细小红疹，疹间无正常皮肤
幼儿急疹	红色或暗红色斑丘疹
药疹	多种类型

2. 临床上易引起药疹的药物有

A. 抗生素

B. 解热镇痛药

C. 抗癫痫药

D. 抗组胺药物

E. 中药

［答案］ ABCE

【知识点】 药疹，亦称药物性皮炎，是药物通过不同途径进入人体内后，引起皮肤黏膜的炎症反应，严重者可累及机体的其他系统，甚至危及生命。目前由于药物种类的增多和药物的滥用，药疹的出现越来越多。临床上易引起药疹的药物包括如下几类：①抗生素，如青霉素类、头孢类等；②解热镇痛药：阿司匹林、对乙酰氨基酚、氨基比林等；③镇静催眠药及抗癫痫药，如苯巴比妥、苯妥英钠、卡马西平等；④抗痛风药，如别嘌醇；⑤异种血清制剂及疫苗，如破伤风抗毒素、狂犬病疫苗；⑥中药，不少临床中草药及制剂也引起药疹。

3. 变态反应性药疹的特点是

A. 只发生少数服药者

B. 皮疹轻重与用药量有关

C. 服药后立即发生

D. 引起的皮疹无特异性

E. 可以发生交叉过敏反应

［答案］ ADE

【知识点】 本题考查药疹的临床特点。一般而言，变态反应性药疹具有如下特点：①只发生于少数过敏体质的服药者，大多数人则不发生反应。②皮疹的轻重与药物的药理性质及用药量无关。③有一定的潜伏期，多数患者初次用药 4～20 日才出现皮疹，已致敏者，再次用该药后数分钟或数小时内即发生。④皮疹形态各异，无特异性。⑤出现交叉过敏及多价过敏。交叉过敏是指药疹治愈后，如再用与致敏药化学结构相似或共有同一基因的药物可诱发药疹；多价过敏是指药疹发生的高敏状态下，用与致敏药化学结构不同且平时不过敏的药物也出现过敏。⑥糖皮质激素治疗有效。

4. 患者，男性，发热 2 天，服用解热镇痛药后热退，出现如图 14-12 所示皮疹，该药疹属于哪一种类型

A. 湿疹型

B. 荨麻疹型

C. 固定型

D. 麻疹样型

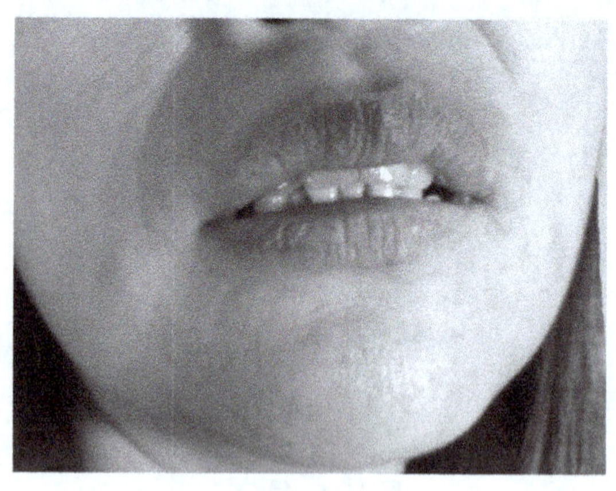

图 14-12

E. 痤疮型

［答案］ C

【评析】 本例题图片所示为典型固定型红斑型药疹，常由磺胺类、解热镇痛类等引起。好发于口腔和生殖器皮肤黏膜交界处，亦可累及躯干四肢，每次发生几乎均在同一部位，成为固定型药疹。典型皮疹为圆形和类圆形境界清楚的水肿性暗紫红色斑疹，直径 1～4 cm，严重者红斑上可出现水疱和大疱，黏膜皱褶处易糜烂渗出，有轻度瘙痒。

【知识点】 常见的药疹类型。

(1)麻疹样或猩红热样红斑型药疹：为最常见类型药疹，引发药物多为解热镇痛药、巴比妥、青霉素、磺胺等。临床表现：皮疹多在首次用药 1 周内发生，突然发疹，常同时伴有轻或中度发热，中或重度瘙痒。皮疹为散在或密集的红色帽针尖样红疹，以躯干为多，可泛发全身。初起为细小红斑，从面、颈、上肢、躯干顺序向下发展，于 1～4 天可遍布全身并相互融合，但缺乏猩红热和麻疹其他特有症状。面部四肢可出现肿胀，以皱褶处及四肢屈侧为明显(图 14-13)。

(2)荨麻疹型药疹：引发药物多为青霉素、β 内酰胺类抗生素、血清制品、呋喃唑酮(痢特灵)、阿司匹林和其他 NSAID 药物。临床表现与急性荨麻疹类似，表现瘙痒性风团，但潮红更为明显，持续时间也较长(图 14-14)。

(3)剥脱性皮炎型药疹：常由抗生素、解热镇痛药引起。皮损初期呈麻疹样或猩红热样，亦可一开始即是泛发大片损害。皮疹以面部和手足为重，可伴水疱、糜烂和渗出，经 2～3 天皮肤红肿消退，全身出现大量鳞片状或落叶状脱屑，掌跖部呈手套或袜套样剥脱(图 14-15)。

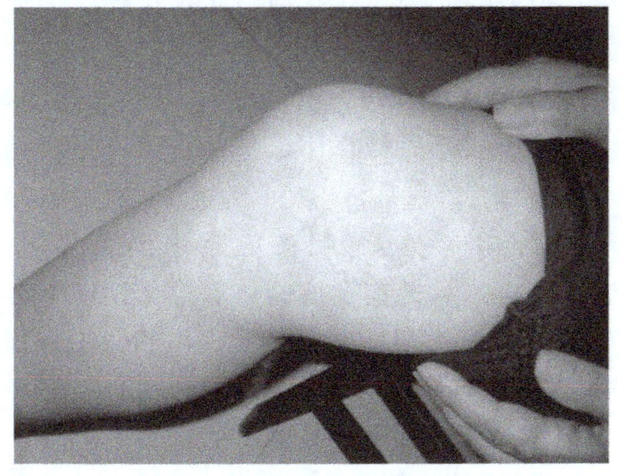

图 14-13　麻疹或猩红热样药疹

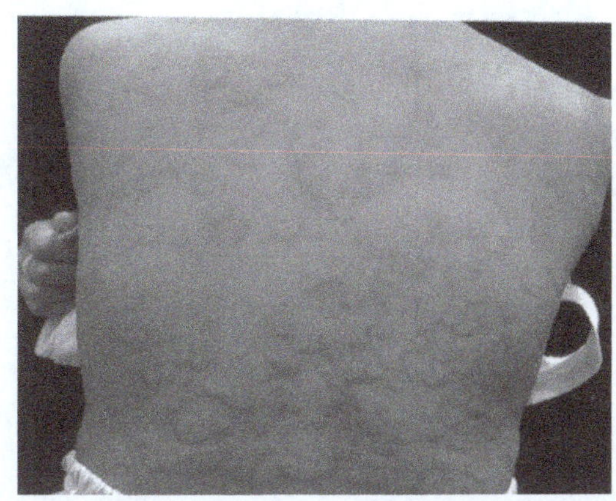

图 14-14　荨麻疹型药疹

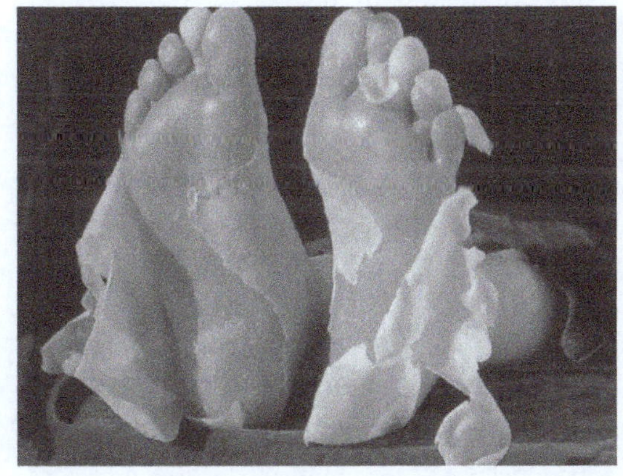

图 14-15　剥脱性皮炎型药疹

(4)痤疮型药疹：长期应用糖皮质激素、避孕药等药物引起，皮疹表现为毛囊性丘疹，丘疹脓疱等痤疮样皮疹，多见于面部、胸背部，一般无明显全身症状(图 14-16)。

(5)固定型药疹：见上述题目评析。

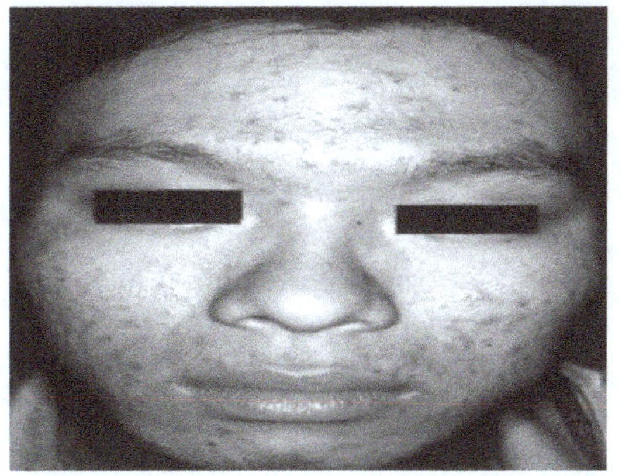

图 14-16　痤疮型药疹

5. 对药疹的预防，下列说法正确的是

A. 避免使用已知过敏药物

B. 尽量减少用药种类

C. 用药中突然出现瘙痒、红斑应立即停药

D. 可使用与过敏药物结构近似的药物

E. 复方制剂中已知过敏药物应避免使用

[答案]　ABCE

【知识点】 药疹的预防极为重要，必须注意以下几点。

(1)避免药物滥用。患者有感冒、发热、腹泻时，用药尤其小心，不可滥用药物，因为抗菌消炎类药物和解热镇痛类药物发生过敏的机会最为多见。

(2)在用药过程中一旦出现原因不明的红斑丘疹或者全身皮肤瘙痒时，这些有可能就是药疹的早期表现。如果情况允许，能及时停药并采取积极措施，多数患者预后良好，切忌出现了过敏反应之后仍然继续用药。

(3)用药前仔细询问药物过敏史，避免使用已知过敏药物和结构相似药物。

(4)应用青霉素等药物前应做皮试，皮试阳性者禁用该药。

三、共用题干单选题(每个提问 1 个得分点)

以下每道试题有 2～6 个提问，每个提问有 5 个备选答案，请选择 1 个最佳答案。

女孩，11 岁，发热伴咽痛 3 天，体温 39 ℃，有轻度畏寒，发热第 2 天出疹，先见于颈部，迅速蔓延至全身(图 14-17)。体检：可见咽部充血及扁桃体红肿，舌头红肿(图 14-18)，两肺未及啰音，血常规：RBC 3.8×10^{12}/L，WBC 12.9×10^{9}/L，N 0.812。

1. 患儿诊断最可能为

A. 麻疹

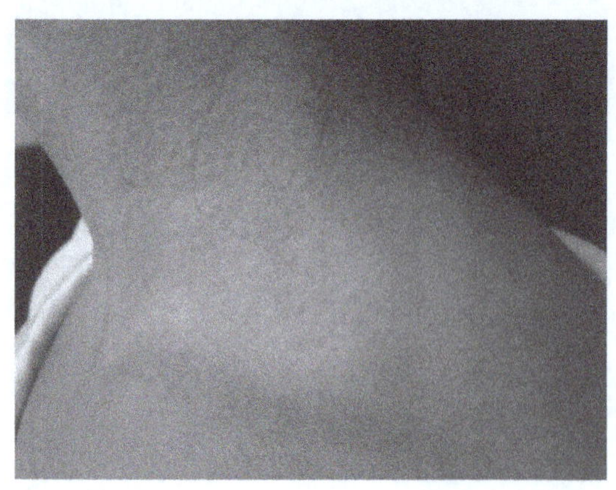

图 14-17

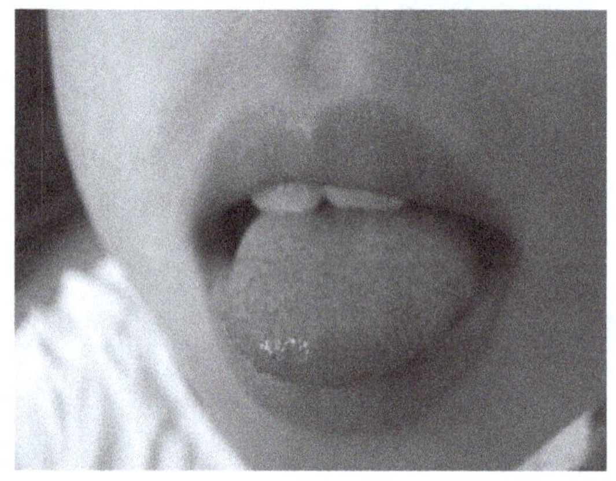

图 14-18

B. 猩红热
C. 猩红热药疹
D. 流行性感冒
E. 金黄色葡萄球菌感染

［答案］ B

【评析】 本题考查知识点为猩红热的诊断与鉴别诊断。图片所示符合猩红热皮疹，舌乳头呈杨梅状，称为“杨梅舌”，为猩红热特征，根据发热、咽峡炎、杨梅舌及典型猩红热细小皮疹，本例首先考虑猩红热的诊断。

【知识点】 猩红热的诊断与鉴别诊断。

（1）猩红热的诊断：典型病例依据急性发热、明显咽峡炎、杨梅舌及典型皮疹，可做出临床诊断，细菌培养出A组β型溶血性链球菌可以确诊。

（2）鉴别诊断：①出疹性疾病。需与风疹、麻疹等鉴别，皮疹的出疹时间、出疹顺序、皮疹特点等有助于鉴别诊断。②金黄色葡萄球菌感染。其红疹毒素可引起猩红热样皮疹，临床上有时较难鉴别，但皮疹消退快，无脱皮，有局限性感染灶。③猩红热样药疹。如服用青霉素、解热镇痛药可引起猩红热样药疹，可根据出疹前服药史、皮疹分布不均匀、出疹无一定顺序等特征作出诊断。药疹一般无咽峡炎及杨梅舌。④病毒感染。某些病毒感染，如柯萨奇病毒能引起充血性咽峡炎、皮疹、发热，可根据病史及皮疹特点做鉴别诊断。⑤痱子。痱子弥漫分布于躯干及四肢时，可似轻型猩红热。痱子顶尖有细小水疱状，痒感明显，但无全身症状。

2. 咽拭子培养出下列何种细菌可以确诊

A. A组α溶血性链球菌
B. 金黄色葡萄球菌
C. 麻疹病毒
D. A组β溶血性链球菌
E. B组溶血性链球菌

［答案］ D

【评析】 猩红热病原体为A组β溶血性链球菌。

3. 该病治疗首选

A. 红霉素
B. 氟奎诺酮类药物
C. 青霉素
D. 头孢菌素
E. 氯霉素

［答案］ C

【评析】 青霉素有迅速消灭溶血性链球菌的作用，为治疗猩红热的首选药物。

提示：该患儿经治疗2天后热退。

4. 对与其有过密切接触的孩子需医学观察的时间是

A. 3天
B. 7天
C. 14天
D. 21天
E. 28天

［答案］ B

【评析】 与猩红热患者密切接触者（包括儿童及工作人员）应医学观察7天，有条件者做咽拭子培养。

【知识点】 猩红热的治疗与预防。

（1）一般治疗：急性期卧床休息，呼吸道隔离。

（2）对症治疗：主要包括物理降温、补充水分。咽部症状明显者用温盐水漱口或雾化治疗。皮疹瘙痒明显者，可用炉甘石洗剂外用。

(3)抗生素治疗：首选青霉素。一般用药后2～3天体温即退至正常。连续用药10天为1个疗程。停药3天后再做咽拭子培养以明确是否彻底消灭咽部潜在细菌。如对青霉素过敏，可选用红霉素等治疗。

(4)预防与隔离：①隔离患者。住院或家庭隔离至咽拭子培养3次阴性，且无化脓性并发症出现，可解除隔离(自治疗日起不少于7天)。②减少接触。猩红热主要经飞沫传播，流行期间尽量少去公共场所。③接触者处理。与猩红热患者密切接触者(包括儿童及工作人员)应严密医学观察7天，有条件者做咽拭子培养。对可疑猩红热、咽峡炎患者及带菌者都应隔离治疗。④全科医生怀疑猩红热患者，应注意传报、隔离，及时转诊至专科治疗。

四、案例分析题

每个案例至少有3个提问，每个提问有6～12个备选答案，其中正确答案有1个或多个，每选择一个正确答案得1个得分点，每选择一个错误答案扣1个得分点，扣至本问得分点为0。

患者，女性，34岁，因“发热、咽痛3天”，体温最高39 ℃，在门诊拟“上呼吸道感染”，查血常规：RBC 4.8×10^{12}/L，WBC 14×10^{9}/L，N 0.86，予以阿莫西林，及日夜百服宁治疗后热退至37.8 ℃左右，3天后患者出现四肢散在红斑、红点，躯干部未见皮疹(图14-19)。

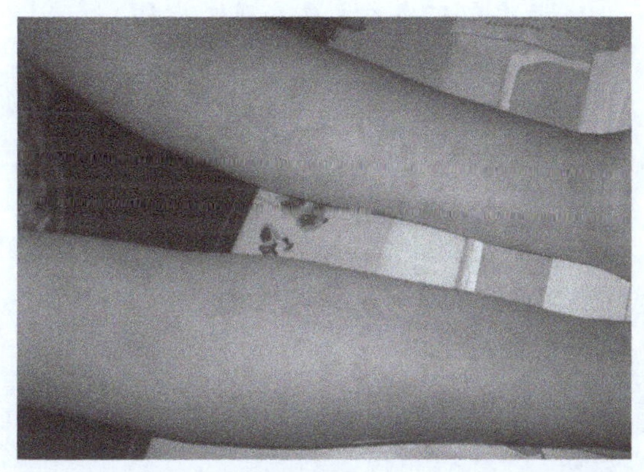

图 14-19

1. 此时最应该考虑的诊断是
   A. 病毒疹
   B. 猩红热
   C. 湿疹
   D. 药疹
   E. 过敏性皮炎
   F. 荨麻疹

[答案]　D

2. 该病的诊断可依据以下哪些特点
   A. 典型皮疹
   B. 用药史
   C. 无潜伏期
   D. 皮内试验阳性
   E. 轻微瘙痒
   F. Koplik斑
   G. 有一定的出疹顺序
   H. 发热

[答案]　ABDG

【知识点】　药疹的诊断：一般根据明确的服药史、潜伏期及各型药疹的典型临床皮疹，同时需排除具有类似皮疹的其他皮肤病和出疹性传染病。一般而言，药疹的颜色较其他类似皮肤病更为鲜艳，瘙痒更明显，停用致敏药物后较快好转，如患者服用两种以上药物，准确判断致敏药物将更为困难，可根据患者过去服药史、药疹史等情况加以综合分析。

鉴别诊断：麻疹样或猩红热型药疹应与麻疹和猩红热进行鉴别。生殖器固定药疹出现破溃时，应与生殖器疱疹、硬下疳进行鉴别。

3. 下列治疗处理措施合理的是
   A. 立即停用阿莫西林治疗
   B. 改用头孢拉定抗感染治疗
   C. 维生素C 1～3 g加入5%葡萄糖注射液静脉滴注
   D. 氯雷他定10 mg口服
   E. 继续服用对乙酰氨基酚(日夜百服宁)进行退热治疗
   F. 10%葡萄糖酸钙10 ml/d缓慢静脉注射
   G. 甲泼尼龙每日40 mg静脉滴注，3天
   H. 炉甘石洗剂外用

[答案]　ACDFH

【评析】　本题考查关于药疹的治疗。一般来说，轻型药疹的全科治疗要点：①立即停用一切可疑致敏药物，并慎用结构相似的药物；②如皮疹很少，可只停药观察；③维生素C 1～3 g加入5%葡萄糖注射液静脉滴注；④10%葡萄糖酸钙每日10 ml缓慢静脉滴注；⑤抗组胺药物选用1～2种；⑥轻症药疹尽量少用或不用糖皮质激素，糖皮质激素适用于皮疹多、炎症重、瘙痒或发热患者；⑦皮肤红肿无渗出可应用炉甘石洗剂外用，糜烂性渗出者可使用油剂；⑧密切观察皮疹发展情况，如皮疹增

多或有重型药疹发展趋势，及时转诊至皮肤专科治疗。

【相关知识点】 重型药疹的治疗。

(1)及早使用足量糖皮质激素，一般每日可予地塞米松 10～20 mg 静脉滴注，或每日甲泼尼龙 40 mg 静脉滴注，治疗不满意可加大剂量。待皮疹颜色转淡，无新发皮疹，体温下降后可逐渐减量。

(2)防治继发感染，选用抗生素时应注意避免使用易过敏的抗生素。

(3)加强支持治疗：充分补液，维持血容量，纠正电解质平衡，有低蛋白血症者及时予以纠正，必要时输新鲜血浆。防治大剂量激素引起的不良反应。

(4)加强护理和外用药物治疗。

4. 长期服用糖皮质激素可引起下列哪种类型的药疹

A. 湿疹型

B. 荨麻疹型

C. 痤疮型

D. 固定型

E. 麻疹样型

[答案] C

5. 急性荨麻疹的临床表现是

A. 大小不等，形态不一的鲜红色风团

B. 起病急，皮肤突然发痒

C. 全身症状轻，反复发生达数月

D. 皮疹消退后不留痕迹

E. 持续时间一般不超过 24 小时

[答案] ABDE

6. 猩红热的主要传播途径是

A. 消化道传播

B. 呼吸道传播

C. 垂直传播

D. 皮肤伤口

E. 血液

[答案] B

7. 有关猩红热临床表现的描述恰当的是

A. 发热多为持续性

B. 发热程度及热程与皮疹多少及消长无关

C. 咽峡炎明显

D. 腭部黏膜疹或出血疹可先于皮疹出现

E. 可见“草莓舌”或“杨梅舌”

[答案] ACDE

8. 固定型药疹的好发部位

A. 皮肤黏膜交界处

B. 四肢

C. 躯干

D. 头皮

E. 口腔

[答案] A

9. 药疹的首要处理措施为

A. 立即给予激素治疗

B. 立即口服抗过敏药物

C. 停用一切可疑致敏药物

D. 肾上腺素治疗

E. 大量饮水

[答案] C

10. 紫癜与斑疹的主要鉴别诊断是

A. 面积大小

B. 指压是否褪色

C. 颜色深浅

D. 是否高出皮面

E. 血小板是否正常

[答案] B

第二节　瘙　痒

本节提示

1. 掌握瘙痒症的各种病因和临床表现。
2. 掌握瘙痒症的治疗和预防方法。
3. 熟悉瘙痒症的鉴别诊断。

一、单选题

1. 瘙痒症的皮损不可能有

A. 苔藓样变

B. 抓痕

C. 丘疱疹
D. 色素沉着
E. 脱屑
［答案］ C

【评析】 瘙痒症无原发性皮损，丘疱疹属于原发性皮损。

【知识点】 瘙痒一般无原发性皮损出现，瘙痒为本病特征性表现，此外尚可出现烧灼感、蚁行感。瘙痒症的临床表现如下。

(1)全身性瘙痒症：多见于成人，瘙痒常从一处开始，逐渐扩展到全身。呈阵发性，夜间为重，严重者呈持续性瘙痒伴阵发性加剧。烟酒、咖啡、浓茶、情绪变化、刺激性食物、温暖被褥都能促使瘙痒发作和加重。由于搔抓常引起抓痕、血痂、色素沉着或减退等继发性皮损，时间长可出现湿疹样变、苔藓样变，还可继发毛囊炎、疖、淋巴管炎和淋巴结炎。

特殊类型的全身性瘙痒症包括以下几种。①老年性瘙痒症：多发于老年人，常以躯干最痒，多由于皮脂腺功能减退、皮肤干燥萎缩等因素所致，女性患者可能是绝经后综合征的一种表现。②冬季瘙痒症：多见于成年人，儿童也可发病。多发生于秋末和冬季气温急剧变化时，由寒冷诱发，常伴皮肤干燥，患者在进入温暖的室内或脱衣睡觉时加重。③夏季瘙痒症：常以湿热为诱因而引起瘙痒，夏日汗液增多可使瘙痒加重。④妊娠性瘙痒症：常发生于妊娠末期，但也可于妊娠早期发生。部分患者常伴有黄疸，多数分娩后自行缓解或痊愈。

(2)局限性瘙痒症：表现为局部阵发性剧痒，包括以下几种。①肛门瘙痒症：多见于中年男性，患蛲虫病的儿童也可患病。瘙痒一般局限于肛门及其周围皮肤，有时可蔓延至会阴、女阴和阴囊。因经常搔抓只是肛门皮肤肥厚，亦可呈苔藓样变或湿疹样变等继发性损害。②阴囊瘙痒症：瘙痒主要局限于阴囊，有时也可累及阴茎、会阴和肛门。由于不断搔抓，引起苔藓样变、湿疹样变及继发感染等。③女阴瘙痒症：瘙痒常发生于大、小阴唇。因不断搔抓，阴唇部常有皮肤肥厚及浸渍，阴蒂及阴道黏膜可有红肿及糜烂。

2. 关于妊娠性瘙痒，说法错误的是
A. 首次妊娠孕妇发病率比再次妊娠时发病率高
B. 大部分是由于性激素引起肝内胆汁淤积所引起
C. 本病常发生于妊娠晚期
D. 本病一般不会引起孕妇死亡
E. 实验室检查可见转氨酶正常
［答案］ A

【评析】 首次妊娠发病率为0.06%～0.43%，再次妊娠发病率为47%。

【相关知识点】 妊娠性瘙痒症大多是由于雌激素增多引起的肝内胆汁淤积，有时口服避孕药亦可引起瘙痒发作。

本病常发生于妊娠晚期，但也可于妊娠早期发生。瘙痒为弥漫性，偶可较为严重，部分患者于瘙痒发生后2～3周出现黄疸，产后黄疸很快消失。实验室检查可见碱性磷酸酶、血清胆红素升高，肝功能正常。一般不引起孕妇死亡，但早产率高达30%。

3. 对于老年瘙痒症的治疗不正确的是
A. 可根据病情选用含止痒剂的炉甘石洗剂、皮质激素软膏和霜剂
B. 使用性激素治疗可能有效
C. 可口服抗组胺药物
D. 继发湿疹样变和苔藓样变者禁用皮质激素制剂
E. 可口服镇静催眠药
［答案］ D

【相关知识点】 瘙痒症的治疗：包括外用药物治疗和内用药物治疗

(1)外用药物治疗。可用止痒剂如炉甘石洗剂、糖皮质激素霜剂及含止痒剂的霜剂。强效糖皮质激素制剂应限于小范围短期外用，可缓解症状。表面麻醉剂如利多卡因、丙胺卡因或普鲁卡因等亦可选择，皮肤干燥者还可使用润肤剂如维生素E霜剂。

(2)内用药物治疗。①一般止痒药物：可酌情使用抗组胺药、钙剂、维生素C、硫代硫酸钠及镇静催眠等药物。如瘙痒剧烈或外用药物疗效欠佳者，可口服三环类抗抑郁药，如阿米替林25～50 mg/d，或每日静脉注射10%葡萄糖酸钙10 ml，老年瘙痒症可口服维生素A和复合维生素B。②封闭疗法：全身性瘙痒症可用盐酸普鲁卡因静脉封闭疗法。

(3)物理治疗。全身性瘙痒症可行紫外线照射等物理治疗。

4. 仅有瘙痒症状而无原发性皮损者为
A. 湿疹

B. 瘙痒症

C. 慢性单纯性苔藓

D. 痒疹

E. 荨麻疹

［答案］ B

5. 瘙痒症与慢性湿疹的主要区别是

A. 瘙痒明显

B. 苔藓样变

C. 无原发性皮损

D. 病程长

E. 抗组胺治疗有效

［答案］ C

6. 关于瘙痒症，以下叙述不恰当的是

A. 某些物理、化学刺激及药物也可引起该病发生

B. 病因复杂，常与某些系统性疾病有关

C. 临床上仅有瘙痒症状而无原发性皮肤损害的皮肤病

D. 临床上很少见到继发性皮损

E. 积极寻找原发病并进行相应的治疗是预防本病的关键

［答案］ D

二、多选题

1. 瘙痒症的可能病因是

A. 糖尿病

B. 妊娠

C. 胆道梗阻

D. 药物

E. 霍奇金淋巴瘤

［答案］ ABCDE

【评析】 本题考查瘙痒的病因，瘙痒性皮肤病包括一组以瘙痒为突出表现的皮肤病，多数病因复杂，发病机制不明。

【相关知识点】 瘙痒症可分为全身性和局限性瘙痒症。

(1)全身性瘙痒：多种内外因素可引起全身性瘙痒症。最常见的是皮肤干燥，如乏脂性湿疹。许多系统性疾病如尿毒症、胆汁性肝硬化、甲状腺功能亢进或减退、糖尿病、恶性肿瘤及神经精神因素(如抑郁症、情绪紧张、焦虑)等均可引起瘙痒。妊娠、药物或食物过敏等也可引起瘙痒。其他外部因素包括环境因素(如温度、湿度、工作环境中的生物或化学物质刺激)、生活习惯(如使用碱性强的肥皂、清洁护肤化妆用品、贴身穿着的衣物)也可能引起瘙痒。

(2)局限性瘙痒：病因有时与全身性瘙痒相同。感染(真菌、滴虫、阴虱等)、衣物刺激、药物刺激等引起的女阴瘙痒症和阴囊瘙痒症，痔瘘、肛裂、蛲虫感染等引起的肛周瘙痒症等。

女阴瘙痒与阴道真菌感染、阴虱病、阴道滴虫病等有关。阴囊瘙痒症常与局部皮温高、多汗、摩擦、真菌感染有关。

2. 全身性皮肤瘙痒中，下列说法正确的

A. 甲状腺功能减退者不会出现皮肤瘙痒

B. 尿毒症皮肤瘙痒剧烈

C. 霍奇金病的瘙痒有可能是发病的最初症状

D. 糖尿病性瘙痒常与空腹血糖成正比

E. 黄疸引起皮肤瘙痒与皮肤中胆盐浓度平行

［答案］ BCE

【评析】 各种引起全身瘙痒的系统性疾病均有一定的特点，在内分泌疾病中，甲状腺功能亢进和减退均可引起皮肤瘙痒，糖尿病也可引起瘙痒，但与空腹血糖不呈正相关。

【相关知识点】 几种常见引起皮肤瘙痒的系统性疾病。

(1)全身性瘙痒

①尿毒症：全身性瘙痒是尿毒症的一个重要表现，发生率可高达80%以上，瘙痒程度常严重，皮肤可见抓痕。原因与尿毒症引起的继发性甲状旁腺功能亢进，以及皮肤干燥、神经病变、皮肤表面含氮物质沉积等有关。

②肝胆系统疾病：胆汁性肝硬化、慢性肝炎均可导致瘙痒，其瘙痒症状与肝内及肝外胆汁淤滞有关。瘙痒为阵发性或持续性，伴或不伴黄疸。在黄疸患者中，瘙痒的发生率为20%～50%。一般认为瘙痒的发生与胆盐对皮肤感觉神经末梢的作用有关。

③霍奇金淋巴瘤和非霍奇金淋巴瘤：均可有瘙痒症状，表现为皮肤瘙痒、丘疹、斑疹、肿块、皮下结节、溃疡和浸润性红斑等。其中以霍奇金淋巴瘤与瘙痒的关系最为密切，主要在老年患者和晚期发生率高，持续时间长，与无瘙痒患者比较预后更差。

④内分泌疾病：a. 甲状腺功能亢进症。瘙痒是本病发病和再发的症状之一，已知与发热、血管扩张、代谢亢进、精神因素等有关；b. 甲状腺功能减退症。本病发生的全身瘙痒与患者皮肤干燥、脱屑

有关。c. 糖尿病。内分泌疾病中有皮肤瘙痒最常见的疾病，但全身性瘙痒的发生率不太高。局限性瘙痒主要为白色念珠菌感染引起的女性外阴瘙痒病。糖尿病的轻重程度和瘙痒之间不呈正相关，但糖尿病得以控制后，往往瘙痒会减轻。

⑤感染性疾病：一些寄生虫病如血吸虫病、蛔虫病、旋毛虫病等均可引起皮肤瘙痒。

⑥药物：作为药物引起的变态反应，痒而无皮疹较罕见，但口服避孕药、氯丙嗪等肝毒性药物可能会引起胆汁郁积而发生瘙痒。

(2)局限性瘙痒症：病因有时与全身性瘙痒相同，如糖尿病。肛门瘙痒症多与蛲虫感染、痔核、肛瘘等有关。女阴瘙痒症多与白带、阴道滴虫病、阴道真菌病、淋病及宫颈癌有关。

3. 对于老年性瘙痒症的预防，以下正确的是

A. 尽量避免搔抓

B. 老年患者洗澡不宜过勤

C. 避免用碱性肥皂

D. 避免刺激性食物

E. 尽量用热水洗烫患部

[答案] ABCD

【评析】 需明确有无系统性疾病并及时进行相应的治疗是预防本病的关键。避免局部刺激，包括搔抓、过度热水洗烫及使用碱性过强的肥皂洗浴，注意生活规律，忌烟酒和进食刺激性食物。

4. 关于瘙痒症的治疗，正确的是

A. 寻找和治疗原发病

B. 注意生活规律

C. 少食辛辣食物

D. 抗组胺药物是治疗本病的关键

E. 全身瘙痒者可用普鲁卡因静脉封闭疗法

[答案] ABCE

三、共用题干单选题

患者，女性，45 岁。反复外阴瘙痒，伴睡眠欠佳 3 年余。查体：全身皮肤黏膜无黄染，未见风团、结节。两侧大阴唇和小阴唇皮肤和黏膜略粗糙肥厚，轻度苔藓化。

1. 该患者最可能的诊断是

A. 局限性瘙痒症

B. 皮肤干燥症

C. 慢性荨麻疹

D. 疥疮

E. 更年期综合征

[答案] A

【评析】 根据患者瘙痒症状及缺乏原发性皮损的表现，首先考虑瘙痒症。

2. 为明确诊断，需要进一步询问病史，并需要排除的基础性疾病是

A. 慢性湿疹

B. 高血压病

C. 高脂血症

D. 慢性肾功能不全

E. 更年期综合征

[答案] A

3. 鉴别诊断，最容易混淆的疾病是

A. 疥疮

B. 慢性荨麻疹

C. 虫咬性皮炎

D. 外阴湿疹

E. 泛发性体癣

[答案] D

【评析】 外阴瘙痒症因长期搔抓可继发湿疹样变和局部皮肤肥厚苔藓化，故要着重与慢性湿疹鉴别。

【相关知识点】 瘙痒症的诊断与鉴别诊断。瘙痒症的诊断根据初发时仅有瘙痒而无原发性皮损即可考虑。为寻找病因，应详细询问病史，做全面的体格检查和必要的实验室检查。鉴别诊断需与湿疹、虫咬皮炎、虱病、疥疮、异位性皮炎、神经性皮炎和结节性痒疹等病鉴别。

四、案例分析题

患者，男性，66 岁，自觉双下肢胫前皮肤瘙痒 1 年余，以夜间为重，近 2 个月来渐扩展至全身，近 2 天来因进食辛辣食物症状加重，全身皮肤多处可见抓痕、血痂，双胫前皮肤肥厚、苔藓化。

1. 该患者需要考虑以下哪种疾病

A. 老年性瘙痒症

B. 慢性单纯性苔藓

C. 慢性荨麻疹

D. 疥疮

E. 慢性湿疹

F. 银屑病

【评析】 本题考查瘙痒症的临床特点。

[答案] A

2. 以下哪些检查对于寻找原发病意义最小

A. 空腹血糖

B. T_3、T_4

C. 心脏彩超

D. 肝胆 B 超

E. 肾功能检测

F. 过敏原检测

［答案］ C

【评析】 本题考查瘙痒症的病因。因全身性瘙痒可以是许多内脏疾病的伴发症状,故可根据病史和体检结果选择性地做化验检查,推荐的检查包括:①血白细胞分类(包括嗜酸性粒细胞检查);②尿常规、尿肌酐;③空腹血糖检查;④血碱性磷酸酶和胆红素、肝胆 B 超;④甲状腺素和甲状腺刺激素测定;⑤过敏原检测。

3. 以下哪种治疗方案最不可取

A. 口服抗组胺药物

B. 使用性激素治疗可能有一定疗效

C. 根据病情选用含止痒剂的炉甘石洗剂、皮质激素软膏和霜剂

D. 局部用药前应先用热水肥皂清洁皮肤

E. 口服镇静催眠药

F. 皮质激素局部封闭

［答案］ D

【评析】 本题考查瘙痒症的治疗。

4. 患者应该注意哪些事项

A. 避免烟酒及刺激性食物

B. 尽量不要搔抓

C. 避免各种刺激

D. 不用碱性肥皂及热水洗浴

E. 全身系统检查

F. 多用热水洗澡

［答案］ ABCDE

【评析】 本题考查瘙痒症的预防措施。

（王天浩　潘志刚）

第三节 癣

本节提示

1. 掌握皮肤癣菌病的临床表现、实验室检查、诊断和治疗方法。
2. 了解头癣、体癣、股癣、手足癣、花斑癣、甲癣的种类。
3. 了解皮肤癣菌病的病因。

一、单选题

1. 下列哪一项不属于真菌性皮肤病

A. 手癣

B. 甲癣

C. 花斑糠疹

D. 股癣

E. 白色糠疹

［答案］ E

【评析】 真菌性皮肤病是由真菌引起的疾病,临床上一般分为浅部真菌病和深部真菌病,其中浅部真菌病基本是按照人体受累部位命名的,如头癣、体癣、股癣、手足癣、甲癣。花斑糠疹也叫花斑癣,是由糠秕马拉色菌感染(糠秕孢子菌属)引起的皮病。白色糠疹不属于真菌性皮肤病。

2. 在我国,手足癣的主要致病微生物为

A. 须癣毛癣菌

B. 红色毛癣菌

C. 犬小孢子菌

D. 许兰毛癣菌

E. 紫色毛癣菌

［答案］ B

【评析】 手癣和足癣就是手部和足部皮肤的真菌感染,最常见的致病微生物为红色毛癣菌。

【知识点】 皮肤真菌病的主要病原菌:头癣的病原菌在我国主要是许兰毛癣菌、铁锈色小孢子菌、犬小孢子菌、紫色毛癣菌及断发毛癣菌;体癣的病原菌主要是红色毛癣菌、须癣毛癣菌、许兰毛癣菌、紫色毛癣菌、絮状表皮癣菌、铁锈色小孢子菌、犬小孢子菌等。股癣常由絮状表皮癣菌、须癣毛癣菌、红色毛癣菌等引起;足癣的常见致病真菌是红色毛癣菌、须癣毛癣菌、絮状表皮癣菌。手癣较足癣发病少,常见真菌为红色毛癣菌。

3. 根据临床表现,头癣的分类不包括

A. 黄癣

B. 黑点癣

C. 白癣

D. 脓癣

E. 红癣

［答案］ E

【评析】 头癣是头皮和毛发的皮肤组织浅部真菌感染，多见于儿童，成人少见，主要通过直接接触患病儿童或患病动物而感染，根据其致病菌及临床表现的不同分为白癣、黑点癣、黄癣及脓癣，脓癣一般继发于白癣和黑点癣。

4. 关于黑点癣，正确的是

A. 引起永久性秃发

B. 表现为头发离头皮 2～4mm 处折断

C. 头发出头皮即断

D. 污秽色痂皮

E. 不会发展为脓癣

［答案］ C

【评析】 黑点癣病头发露出头皮即断，其残端留在毛囊口，呈黑点状，故称为黑点癣。

【相关知识点】 不同类型的头癣临床表现如下。

(1)白癣：早期表现为白色鳞屑性斑片，圆形或椭圆形，脱屑斑一般无炎性反应(图 14-20)。患区头发距头皮 2～4mm 处折断，外围有白色菌鞘。一般无自觉症状，偶有轻度痒感，本病可发展为脓癣，亦可自愈，愈后不留瘢痕。

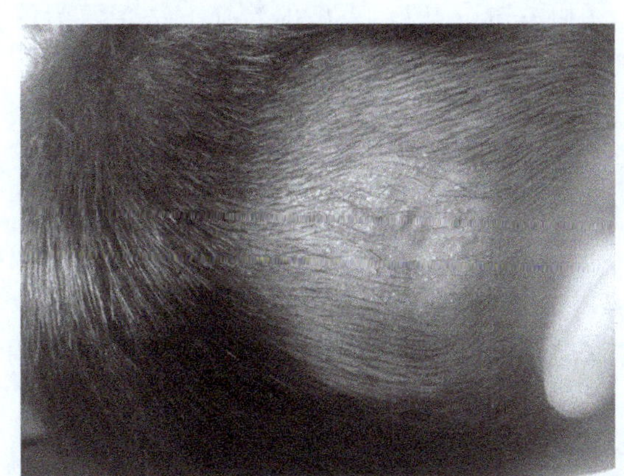

图 14-20　白癣

(2)黑点癣：初期皮损以丘疹为主，逐渐向周围蔓延，形成钱币大小的环状损害，病发露出头皮即断，其残端留在毛囊口，呈黑点状(图 14-21)。

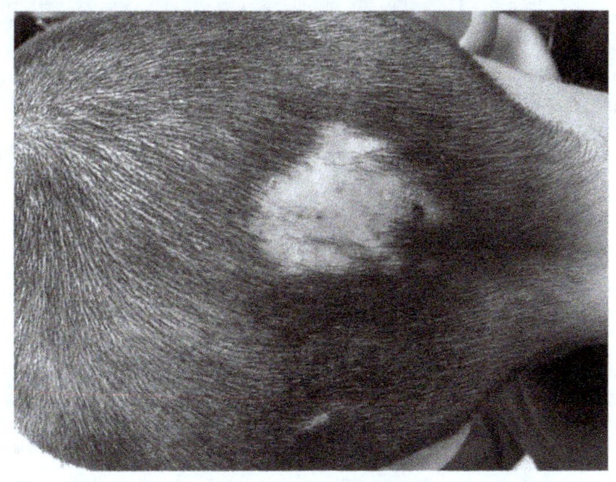

图 14-21　黑点癣

(3)黄癣：表现为红色斑片，覆蝶形黄痂，称黄癣痂。黄癣痂渐扩大融合，形成大片污秽色痂皮，伴有鼠臭味，病发枯黄无光泽，但很少折断，病久者可致毛囊萎缩，毛发脱落，形成大片永久性秃发，一般无自觉症状及轻度瘙痒(图 14-22)。

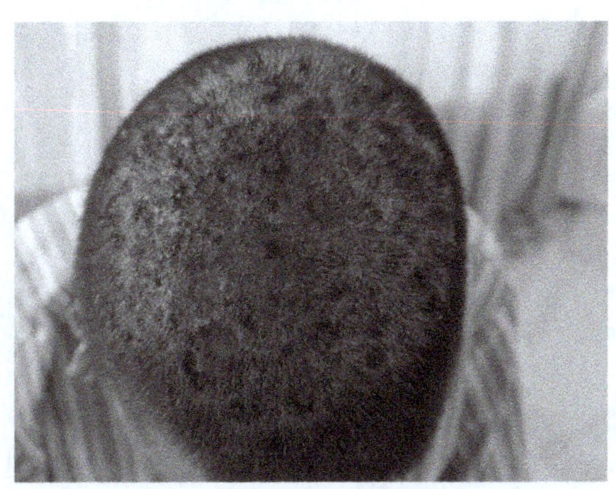

图 14-22　黄癣

(4)脓癣：初发时为密集毛囊性小脓疱，继而损害隆起，变成暗红色浸润斑块，表面毛囊孔呈蜂窝状。可有轻度压痛，愈后常有瘢痕形成，引起永久性脱发(图 14-23)。

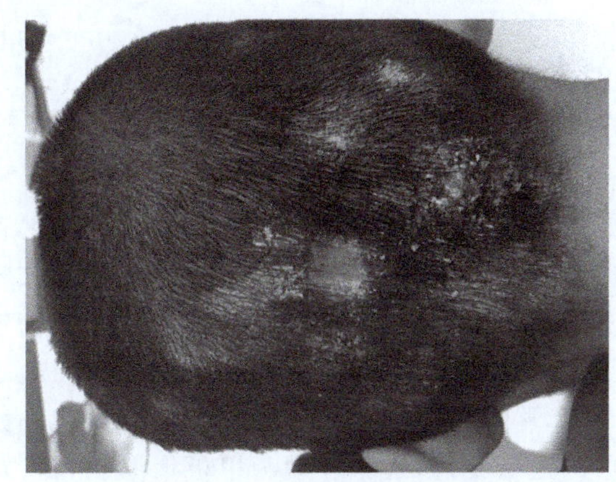

图 14-23　脓癣

5. 男性，双大腿内侧见掌心大小、边界清楚的红色斑疹，皮损中央见正常皮肤，周围可见米粒大小的丘疹和丘疱疹，有少量鳞屑，鳞屑真菌直接镜检为阳性，最可能的诊断是

A. 体癣

B. 股癣

C. 花斑癣

D. 湿疹

E. 玫瑰糠疹

［答案］ B

【评析】 体癣和股癣的诊断主要依据境界清楚的鳞屑性红斑的皮损，鳞屑真菌直接镜检查到菌丝或孢子就可确诊。鉴别诊断主要与慢性湿疹、慢性单纯性苔藓及银屑病、玫瑰糠疹等相鉴别。

6. 关于甲真菌病的流行特点正确的是

A. 肥胖者不易感染

B. 男性多于女性

C. 年龄越小则易感

D. 足趾甲较手指甲易患

E. 左侧较右侧常见

［答案］ D

【评析】 甲癣是一种常见病、多发病。在男女发病中无性别差异，但有明显的年龄分布，年龄愈大，发病率越高。就发病部位而言，足趾甲(特别是右趾指甲)远比手指甲对皮肤癣菌更易感。此外，肥胖、糖尿病、HIV 感染、滥用糖皮质激素的患者更容易发生此病。

7. 下面哪一型甲真菌病是各种甲真菌病发展的最终结局

A. 白色浅表型

B. 远端侧位甲下型

C. 近端甲下型

D. 全甲损毁型

E. 板内型

［答案］ D

【相关知识点】 甲癣的临床表现：甲癣是各种真菌侵犯甲板或甲下所引起的疾病。根据临床特点分为以下 4 种类型。①白色浅表型：甲板表面覆有一些白色斑块，边界清，表面平滑，甲面凹凸不平；②远端侧位甲下型：最常见的一种类型，感染始于甲的远端侧缘，通常表现为甲板增厚、粗糙、灰黄、无光泽，被感染的甲很容易破损。③近端侧位甲下型：不太常见，表现为甲半月和甲根部破损。④全甲损毁型：全甲增厚、粗糙、变色，或全甲残缺不全。

8. 由马拉色菌引起的皮癣称为

A. 黄癣

B. 花斑癣

C. 体癣

D. 甲癣

E. 扁平苔藓

［答案］ B

9. 关于花斑癣，正确的描述是

A. 剧烈瘙痒

B. 多发于手足

C. 皮损为红斑、斑块

D. 冬天易发

E. 愈后有色素减退

［答案］ E

二、多选题

1. 头癣的治疗预防措施是

A. 口服外用真菌药物

B. 勤洗头、剃头

C. 煮沸消毒污染物

D. 拔出小片病变头发

E. 脓癣需切开引流

［答案］ ABCD

【评析】 脓癣忌切开引流。

【相关知识点】 头癣的治疗方法主要为综合治疗：服药、搽药、剪发、洗发和消毒等措施。

(1)服药：口服药首选灰黄霉素，亦可选用以下抗真菌药：伊曲康唑每日 5 mg/kg，分 2 次服用，疗程 6 周。

(2)搽药：用 5%～10%硫黄软膏、2%碘酊或特比萘芬软膏，每日 2 次。

(3)剪发：明确诊断后立即剃头，以后每周 1 次。

(4)洗发：每晚外用药物前用肥皂洗头。

(5)消毒：患儿使用过的毛巾、帽子、枕套等生活用具和理发用具煮沸消毒。

2. 股癣的临床特点

A. 多层同心圆样损害

B. 瘙痒明显，可引起局部湿疹样改变

C. 夏季多发，冬季减轻

D. 由亲人性真菌引起的损害炎症较不明显，常呈大片状，数目较少

E. 由亲动物性和亲土壤性真菌引起的损害炎症明显，皮损面积较小，但数目较多

[答案]　ABCDE

【相关知识点】　体癣和股癣的临床表现。体癣和股癣由致病真菌寄生在人体皮肤上(除手、足、头皮、毛发、甲)所引起的皮肤真菌感染。体癣和股癣临床特点类似,典型皮损为环状排列的丘疹、丘疱疹或小水疱,伴有鳞屑(图 14-24)。体癣好发于面部、躯干及四肢近端,股癣好发于腹股沟、会阴和肛门周围。多夏季发病,主要见于青壮年及男性,肥胖、多汗、糖尿病或长期应用糖皮质激素者为易感人群。皮损初期为丘疹、丘疱疹、水疱等损害,皮疹常扩大呈环状,俗称圆癣或钱癣,可逐渐扩大发展为相互融合。环形损害中心可自愈脱屑,边缘高起呈圈状,也可有活动性红斑、丘疹及水疱或脱屑,中央则平坦脱屑或色素沉着。

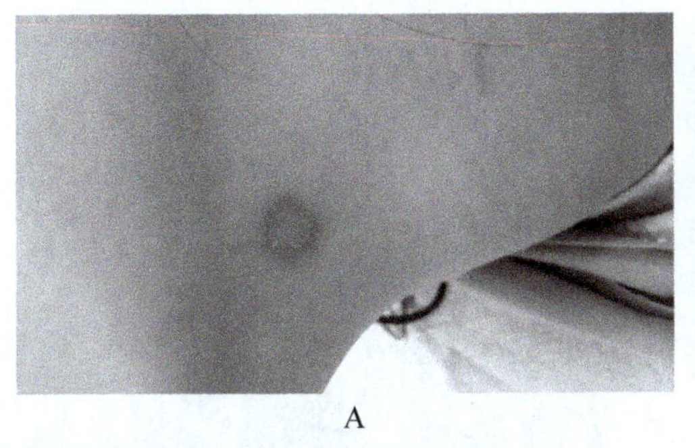
A

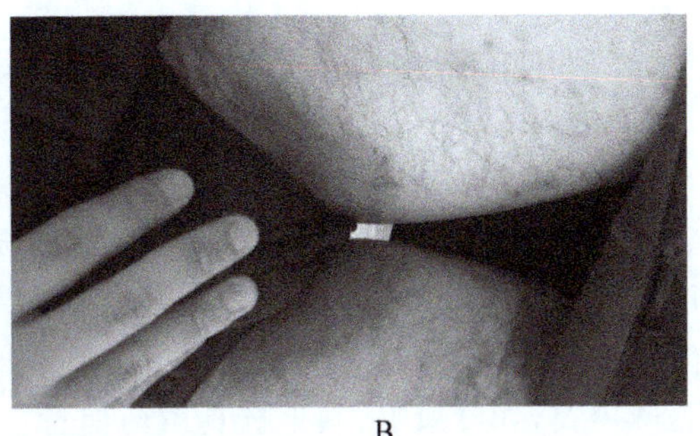
B

图 14-24　体癣(A)和股癣(B)

3. 体癣和股癣治疗和预防要注意

A. 原则以外用抗真菌药物为主

B. 对全身泛发性体癣在外用药的同时可内服抗真菌药物

C. 避免与患有癣病的动物接触

D. 积极治疗原有的手足癣、甲癣等

E. 避免滥用糖皮质激素和免疫抑制剂

[答案]　ABCDE

【知识点】　体癣与股癣的治疗。治疗的原则以外用药物为主,包括复方水杨酸酊剂、复方苯甲酸软膏、复方间苯二酚涂剂、1%益康唑或克霉唑霜、2%咪康唑霜、酮康唑及特比萘芬等。对全身泛发性体癣尤其是红色毛癣菌所致者的治疗,除外用药外,可以适当口服短程灰黄霉素,剂量与头癣相同,必要时也可短程口服氟康唑、伊曲康唑、特比萘芬等。

预防的关键在于对患者原有的手癣、足癣、甲癣、头癣等进行积极的治疗,要尽量避免和其他患者,包括有癣病的动物密切接触,要避免接触患者用过的浴盆、毛巾等。

4. 临床上手足癣可分为

A. 角化过度型

B. 浸渍糜烂型

C. 红斑脱屑型

D. 水疱型

E. 脓疱型

[答案]　ABD

【评析】　手足癣分为 3 型:浸渍糜烂型、角化过度型和水疱型。

【相关知识点】　手足癣的临床表现。足癣被认为是世界上最常见的一种真菌性皮肤病,男女老幼均可染病,以成年人多见,本病通过接触传染。手癣临床表现为一只手的皮肤脱皮、干裂及轻度瘙痒,病变范围逐渐扩大。足癣以趾缝间皲裂、脱皮和浸渍,或足底部及足外侧脱皮为主要特征。足癣可分为以下 3 种类型。①浸渍糜烂型:是一类最典型的足癣,趾缝间皮肤浸渍及鳞屑斑处易继发感染引起皮肤蜂窝织炎,尤其是糖尿病(图 14-25)。②"莫辛卡"型:也称角化过度型,皮损以足底和(或)足外侧皮肤干燥,伴有鳞屑及红斑,皮损处有弥漫性角化过度为主要特征。③水疱型:水疱、脓疱或大疱常位于足跖部及足外侧缘,这类足癣可并

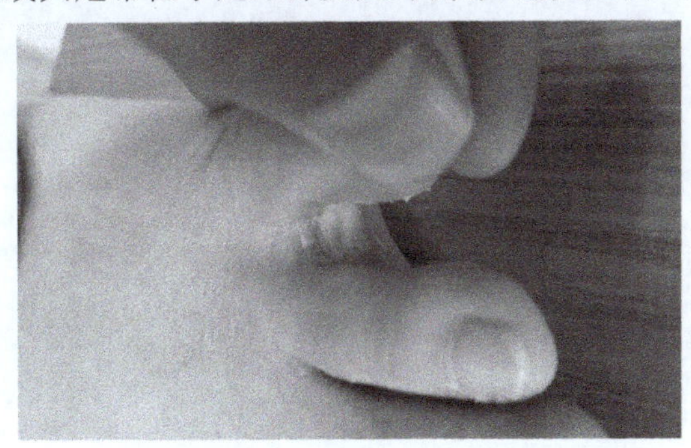

图 14-25　浸渍糜烂型足癣

发蜂窝织炎、淋巴管炎和淋巴结炎。手足癣的诊断主要根据典型的皮损特征，皮肤刮屑显微镜镜检可以检测出菌丝和孢子。需与湿疹、汗疱疹和银屑病相鉴别。

5. 足癣的治疗包括

A. 一般使用咪唑类溶液和霜剂

B. 水杨酸制剂

C. 局部封包

D. 对单纯外用效果不好者，可口服抗真菌药物治疗

E. 采取预防措施，注意个人卫生

[答案] ABCDE

【评析】 足癣的治疗方法。①局部用药：局部使用抗真菌乳膏、喷雾剂、溶液和药粉。抗真菌效果最好的是咪唑类，如咪康唑，其他抗真菌药如特比萘芬等也可选用。②口服药：伊曲康唑(200 mg，每天1次，疗程为2周)或特比萘芬(250 mg，每天1次，疗程为2～4周)即可见效。继发感染时需加用抗生素。③预防：避免可能导致感染的外部因素，防止吸附性粉尘进入皮肤破损处。

6. 花斑癣的临床特点有

A. 男性多于女性

B. 好发于躯干等皮脂腺丰富部位，如胸、背、颈、腋窝

C. 起病慢，持续数年，冬轻夏重，易复发

D. 皮损为色素沉着或色素减退斑，上覆少许鳞屑，形态可为点状或融合成片

E. 无传染性

[答案] BDE

【评析】 花斑癣，也叫花斑糠疹，俗称汗斑。常发于多汗体质的青壮年，男性多于女性。好发于颈项、肩胛、胸、背等油脂分泌旺盛的部位。特征性皮损表现为表面覆着细小鳞屑的斑疹，斑疹可有色素沉着、色素脱落或者红斑(图 14-26)。一般无自觉症状。通过典型的皮损表现该病不难诊断，但需与白癜风、白色糠疹和其他类型炎症后的色素脱落、脂溢性皮炎、玫瑰糠疹和二期梅毒等疾病鉴别。

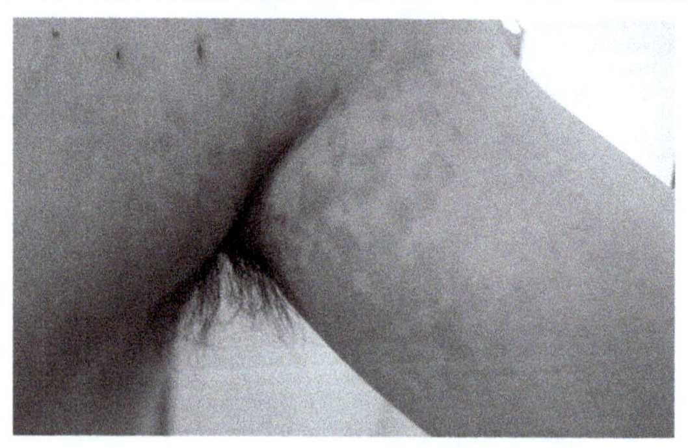

图 14-26 花斑癣

7. 甲癣(图 14-27)的抗真菌口服药有

A. 两性霉素 B

B. 灰黄霉素

C. 伊曲康唑

D. 特比萘芬

E. 制霉菌素

[答案] BCD

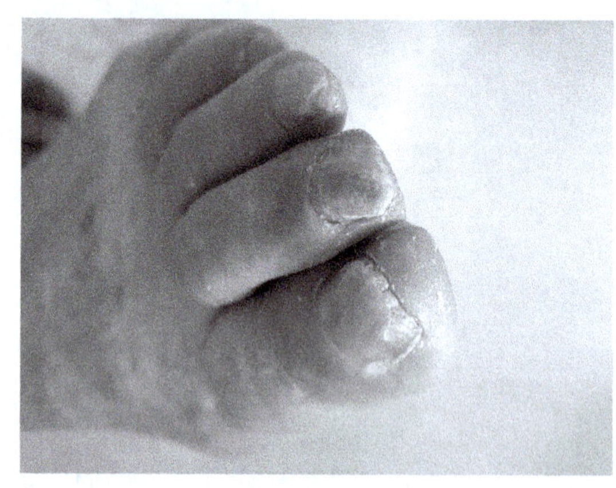

图 14-27 甲癣

【评析】 灰黄霉素曾用于甲真菌病的治疗。但疗效不高，毒副作用大。新的抗真菌药出现使甲真菌病的疗效出现了明显提高，现在，特比萘芬和伊曲康唑已广泛应用于甲真菌病的治疗。

【相关知识点】 甲真菌病的治疗。

(1)全身治疗：严重的、多个甲感染的患者需要口服抗真菌药治疗。灰黄霉素素曾用于甲真菌病的治疗，但疗效不高；酮康唑因肝毒性大已不应用于甲真菌病治疗。新型抗真菌药效果明显，不良反应小，已广泛应用于甲真菌病的治疗：伊曲康唑，每次 200 mg，每天 2 次，连用 1 周后停用，3 周为 1 个疗程，指甲感染的患者服用 2～3 个疗程，趾甲感染的患者需服用 3～4 个疗程。特比萘芬，每次 250 mg，每天 1 次，指甲感染的患者服用 4～6 个疗程，趾甲感染的患者需要服用 6～12 个疗程，用药期间注意监测肝功能。

(2)局部治疗：对于单发的、病情轻的甲真菌病患者可局部用药去除病甲，如外用 30%的冰醋酸溶液或 3%～5%的碘酊，每天 2 次。

(3)联合治疗：近几年强调联合治疗。口服抗真菌药和局部用药联合的治疗方案对于治疗甲真

菌病更有效。

8. 红色毛癣菌可引起

A. 头癣

B. 体癣

C. 股癣

D. 花斑癣

E. 足癣

[答案]　BCE

9. 浸渍糜烂型足癣的表现正确的是

A. 瘙痒

B. 糜烂

C. 糠状鳞屑

D. 多汗

E. 继发细菌感染

[答案]　ABDE

10. 治疗甲真菌病的方法包括

A. 外科拔甲

B. 局部外用抗真菌药物

C. 口服抗真菌药

D. 中药治疗

E. 局部用抗生素

[答案]　ABC

11. 甲真菌病的最佳治疗方案是

A. 口服灰黄霉素

B. 外用10%水杨酸软膏

C. 伊曲康唑间歇疗法

D. 外用30%冰醋酸

E. 外用乳膏

[答案]　ABCDE

三、共用题干单选题(每个提问1个得分点)

以下每题有2～6个提问,每个提问有5个备选答案,请选择1个最佳答案。

患儿,男性,7岁,头部皮损伴痒1个月余至门诊就诊。查体:体温37℃,心肺体检未见异常。皮肤科检查:头顶部见3 cm大小的2个白色鳞屑性斑片,局部毛发稀疏,毛发在出头皮约0.5 cm处折断,在病变的毛干上有灰白色鳞屑包绕。鳞屑镜检:真菌阳性。

1. 该患儿最可能的诊断为

A. 脂溢性皮炎

B. 银屑病

C. 白癣

D. 黄癣

E. 脓癣

[答案]　C

【评析】　本例考查头癣的诊断和鉴别诊断。头癣的诊断主要根据病史特点、发病年龄,查体可见断发,真菌镜检可见发内或发外孢子,有时可见菌丝,取病发进行真菌培养可确定致病菌菌种。临床上应与银屑病、头皮糠疹、脂溢性皮炎等鉴别,应结合真菌镜检及滤过紫外线灯检查结果。

2. 如果行滤过紫外线灯检查,该病病发呈

A. 暗绿色荧光

B. 亮绿色荧光

C. 无荧光

D. 黄光

E. 橘红色

[答案]　B

【评析】　滤过紫外线灯检查:白癣病发显示亮绿色荧光。

【相关知识点】　头癣实验室检查包括:①真菌直接镜检可见病发内孢子;②滤过紫外线灯(Wood灯)检查示:黄癣病发呈暗绿色荧光,白癣病发显示亮绿色荧光;黑点癣病发无荧光。

3. 首选治疗方法是

A. 剪发

B. 消毒

C. 外用抗真菌药

D. 口服灰黄霉素

E. 抗真菌药洗发

[答案]　D

【评析】　本题考查头癣的治疗方法。

四、案例分析题

每个案例至少有3个提问,每个提问有6～12个备选答案,其中正确答案有1个或多个,每选择一个正确答案得1个得分点,每选择一个错误答案扣1个得分点,扣至本问得分点为0。

患者,男性,25岁,右足趾间瘙痒伴小丘疹、水疱2个月,未给予治疗,昨日突发左侧足背、小腿疼痛。体检:体温38.5℃,右足趾间针头大小丘疹、水疱伴轻度糜烂,左足正常,右足背至胫前大片红斑,轻度肿胀,紧张发亮,可见张力性小水疱,皮温高,触痛,右腹股沟可扪及肿大淋巴结。

1. 可能的诊断是

A. 湿疹

B. 接触性皮炎

C. 蜂窝织炎

D. 足癣

E. 药疹
F. 单纯疱疹
G. 丹毒
［答案］ DG

【评析】 足癣的诊断明确，在足癣基础上，容易导致淋巴管炎，也称为丹毒。

2. 下列哪些检查有助于诊断
A. 血常规
B. 尿常规
C. 血培养
D. 下肢彩超
E. 皮损真菌检查
F. 下肢血管造影
G. HSV 抗体检查
［答案］ AE

【评析】 为进一步明确诊断，应做相应的辅助检查，血常规可了解是否有丹毒感染，皮损真菌镜检则可做出足癣的诊断。

3. 目前应给予的治疗措施为
A. 阿昔洛韦
B. 抗真菌药外用
C. 口服灰黄霉素
D. 青霉素
E. 西替利嗪
F. 抬高患肢
G. 小剂量糖皮质激素
H. 低分子肝素
［答案］ DF

【评析】 丹毒的首选治疗为静脉注射青霉素，感染控制后再治疗足癣。

第四节　湿　疹

本节提示

1. 掌握湿疹的临床特点及外用药的应用原则。
2. 了解湿疹的病因、急性湿疹和接触性皮炎、慢性湿疹和神经性皮炎的鉴别诊断。
3. 了解特殊类型湿疹的特点及处理。

一、单选题

1. 湿疹最突出的自觉症状
A. 皮肤烧灼感
B. 剧烈瘙痒
C. 疼痛
D. 麻木
E. 无自觉症状
［答案］ D

【评析】 湿疹的共同特点是瘙痒剧烈。

2. 慢性湿疹皮疹的主要表现为
A. 糜烂
B. 大疱
C. 渗液
D. 苔藓样变
E. 水疱
［答案］ D

【评析】 慢性湿疹以鳞屑、肥厚、苔藓样变为特征。

【相关知识点】 湿疹的分期与临床特点。按湿疹的病程、皮损表现可分为急性、亚急性、慢性三期。

(1)急性湿疹：急性湿疹发病迅速，皮疹发生于面、耳、手、足等全身各部分，多对称分布。皮疹呈多形性，常在红斑基础上有大量密集的针头到粟粒大小的丘疹、丘疱疹及小水疱，常融合成片，境界不清楚，在损害周边，丘疱疹逐渐稀疏，患者自觉瘙痒，皮疹顶端因瘙痒被抓破后形成糜烂面，有渗出，结痂(图 14-28)。如继发感染，则形成脓疱、脓液渗出、脓痂，相应的局部淋巴结可肿大，甚至出现发热等临床表现。急性湿疹处理得当可以痊愈，处理不当，可转成慢性。

(2)亚急性湿疹：急性湿疹在缓解后或因处理不当而转成慢性湿疹之前，皮损会经历亚急性的过程。此阶段的表现为红肿及渗出减轻，皮损见暗红色丘疹和(或)丘疱疹，可有少许鳞屑和结痂，轻度浸润。如经久不愈，可发展为慢性湿疹。

(3)慢性湿疹：可由急性湿疹迁延而来，也可由于轻微刺激持续出现，一开始就可表现为慢性湿疹。表现为暗红色斑，常见丘疹、患处皮肤抓痕、少

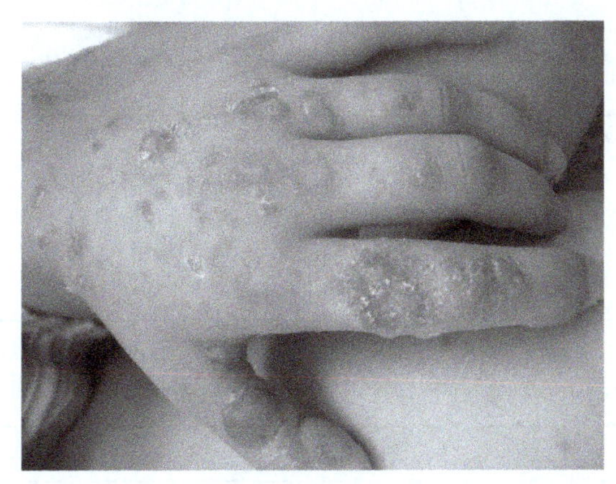

图 14-28　急性湿疹

许鳞屑，患处皮肤肥厚，表面粗糙，呈苔藓样变（图 14-29）。好发部位为手、足、小腿、肘窝、腘窝、外阴、肛门等处，多对称发病。病情反复发作，时轻时重，迁延数月或更久。

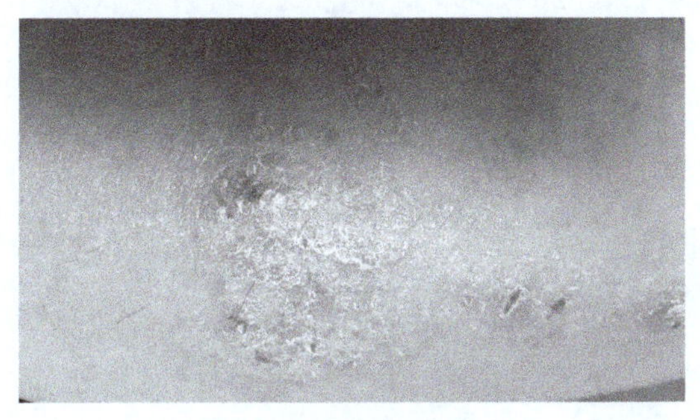

图 14-29　慢性湿疹

3. 患者，男性，38 岁，会阴和肛门周围瘙痒剧烈、糜烂，部分皮疹呈苔藓样变，病史 3 年，诊断为

A. 湿疹样癌

B. 扁平苔藓

C. 会阴瘙痒症

D. 会阴、肛门湿疹

E. 白塞病

［答案］ D

【评析】 会阴、肛门湿疹为特殊湿疹。常表现为局部瘙痒剧烈，常因过度搔抓呈红肿、渗出、糜烂。长期反复发作，可呈慢性湿疹表现，局部皮肤呈苔藓样变。

【相关知识点】 湿疹可以根据皮损的部位（如会阴、肛门湿疹、手部湿疹）、皮损特征（如盘状湿疹）等来进行分类。除上述会阴、肛门湿疹外，以下介绍几种其他特殊类型的湿疹，表现可有差异。

（1）手、足部湿疹：发病率较高，多数起病缓慢，手背、手指、足背、足趾等处出现暗红斑，皮肤肥厚，边缘清楚，表面皮肤干燥粗糙。手足部湿疹要与手足癣鉴别。

（2）乳房湿疹：多见于哺乳期的妇女。乳头、乳晕、乳房下有暗红斑、丘疹、丘疱疹，边界不清，可有糜烂、渗出，单侧或对称发病，瘙痒明显，停止哺乳后易痊愈。

（3）盘状湿疹：好发于四肢，典型皮损为直径 5～50 mm 的钱币状斑块，为密集的小丘疹和丘疱疹、水疱，境界清楚，急性期潮红，渗出明显，随着新的皮损不断出现，陈旧性皮损逐渐扩大并在其边缘出现小的散在的丘疱疹，皮肤肥厚，表面覆有鳞屑，冬季皮损常加重并出现明显瘙痒。

4. 诊断急性湿疹的依据不包括

A. 皮损特点

B. 病程

C. 自觉症状

D. 皮损境界

E. 斑贴试验

［答案］ E

【评析】 湿疹的诊断：主要根据病史、皮损特点及病程可以做出。皮损特点如前述，一般为多形性、弥漫性、对称分布，急性湿疹有明显渗出，慢性湿疹则有皮肤肥厚。斑贴试验在急性湿疹的诊断中价值不高。

【相关知识点】 湿疹的实验室检查。①血常规：急性湿疹患者的血液中嗜酸性粒细胞可增加。②斑贴试验：虽然在湿疹的诊断中价值不高，但对于湿疹患者仍应常规做斑贴试验。如果斑贴试验阳性，则可明确接触变应原，在可能的条件下尽量去除病因；其次可发现继发过敏原，从而排除使湿疹加重的因素。

5. 慢性湿疹最需与下列哪种疾病鉴别

A. 药疹

B. 接触性皮炎

C. 神经性皮炎

D. 特异性皮炎

E. 荨麻疹

［答案］ C

【评析】 慢性湿疹需与神经性皮炎鉴别。后者有典型苔藓样变，但无多形性皮疹及渗出。

【知识点】 湿疹的鉴别诊断。急性湿疹要与接触性皮炎鉴别，鉴别要点见表 14-3；慢性湿疹要与神经性皮炎鉴别，鉴别要点见表 14-4。

表 14-3　急性湿疹和接触性皮炎的鉴别

	急性湿疹	接触性皮炎
病因	复杂,不易查清	常有明确接触史
好发部位	泛发	局限于接触部位
皮损特点	多形性,对称分布,无大疱及坏死,境界不清	单一形态,可有大疱及坏死,境界清楚
自觉症状	瘙痒,一般不痛	瘙痒,灼热或疼痛
病程	迁延,常反复发作	去除病因后迅速痊愈

表 14-4　慢性湿疹和神经性皮炎的鉴别

	慢性湿疹	神经性皮炎
病因	多种因素	神经精神因素
分布	任何部位	好发于颈后及两侧肘窝、股内侧、骶尾及腕踝等部位
皮损表现	暗红,浸润肥厚明显,色素增加,周围可有小丘疹及丘疱疹	正常皮色、皮肤呈明显苔藓化表现,周围可有正常皮色的扁平丘疹
病史	常有急性病史,反复发作	瘙痒为主,搔抓后出现皮疹

6. 患者,女性,40 岁,于指背和掌面出现境界不清的皮损,角化明显,有浸润增厚,伴有皲裂,指甲变厚,冬重夏轻,考虑为

A. 手癣
B. 慢性湿疹
C. 银屑病
D. 接触性皮炎
E. 手足口病

[答案]　B

二、多选题

1. 引起湿疹的原因有

A. 外界刺激
B. 慢性感染
C. 精神紧张
D. 过敏体质
E. 内分泌代谢改变

[答案]　ABCDE

【评析】　湿疹的病因与发病机制:湿疹是由内、外多种因素造成的真皮浅层及表皮炎症,病因复杂,不易确定真正病因。外部因素,包括食物如鱼、虾等,吸入物如粉尘、尘螨;皮肤接触物如化妆品、皮毛、人造纤维等及生活环境;气候条件如日光、寒冷、湿热等。内部因素,则包括慢性感染如扁桃体炎、慢性胆囊炎;血液循环障碍如小腿静脉曲张;内分泌及代谢改变;精神神经因素如精神紧张、失眠、过度疲劳等。

2. 急性湿疹的皮疹特点是

A. 皮损多形性
B. 反复发作,对称分布
C. 明显渗出
D. 苔藓样变
E. 大疱

[答案]　ABC

【评析】　急性湿疹以红斑、丘疹、丘疱疹和水疱为主,有渗出倾向。皮疹呈多形性、对称分布。

3. 关于湿疹的全身治疗正确的是

A. 抗组胺类
B. 镇静药
C. 上述两药交替使用
D. 急性期病情严重者可短期使用糖皮质激素
E. 亚急性期大剂量用糖皮质激素

[答案]　ABCD

【评析】　对于湿疹患者,糖皮质激素一般不宜使用。对急性、泛发、病情严重及常规治疗效果不佳者,可短期使用

【相关知识点】　湿疹的治疗,包括全身治疗和局部治疗。

(1)全身治疗:主要目的在于抗炎、止痒。可用药物包括以下几种。①抗组胺药:尤其是有镇静作用的抗组胺药可用来控制瘙痒。常用的口服抗组胺药有:氯苯那敏(扑尔敏)4～8 mg,3 次/日;或去氯羟嗪 25 mg,3 次/日;氯雷他定 10 mg,1 次/日;或西替利嗪 10 mg,1 次/日。②糖皮质激素:一般

不建议使用，因其停药后易复发，而且长期应用有较多不良反应。但对于急性泛发性湿疹，或病情严重，常规治疗无效的湿疹患者，可考虑短期使用。③抗生素：继发感染者可使用抗生素。④维生素：如维生素 C 或维生素 B 对本病有效，可考虑使用。

(2)局部治疗：可根据皮损形态特点，选用合适的剂型和药物，原则是选择温和、无刺激性的药物。①急性湿疹：皮肤有红斑水肿，无糜烂、渗出时，可用炉甘石洗剂外用，渗出明显者可用 3% 硼酸溶液冷敷，炎症控制后可用糖皮质激素霜剂。②亚急性湿疹：有少量渗出时，可用氧化锌油剂或糊剂，无渗出时可用糖皮质激素霜剂，对干性皮损，可用润肤剂(如尿素软膏)。③慢性湿疹：主要以糖皮质激素制剂为主，皮损局限时封包治疗效果较好。皮肤肥厚时可先用角质松解剂，皮肤变薄后用糖皮质激素霜剂。

继发感染者联合应用抗生素溶液或软膏如 1% 金霉素软膏，继发真菌感染时要用抗真菌制剂如硝酸咪唑乳膏、联苯苄唑乳膏、特比萘芬软膏等，无法确定细菌或真菌感染时，可选用复方制剂，如复方酮康唑等。

4. 湿疹的预防正确的是
A. 保持清洁
B. 避免刺激
C. 避免辛辣食物
D. 反复用肥皂洗
E. 尽量找出病因
[答案]　ABCE

【评析】　肥皂的过度使用可使湿疹加病情加重，应避免。

【相关知识点】　湿疹的预措施：①尽可能找出病因，然后去除病因；②避免再次接触各种可疑的致病因素，如有鱼虾过敏史者，忌食鱼虾。必要时可做斑贴试验，尽可能发现过敏原；③戒除各种可能加重湿疹的生活行为，如进食辛辣食物及饮酒、饮咖啡、过度洗烫、搔抓等；④治疗全身性疾病，消除体内的慢性病灶。

5. 急性湿疹，描述正确的是
A. 病因清楚
B. 皮疹多形
C. 苔藓样变
D. 病程迁延，易反复
E. 渗出明显
[答案]　BE

6. 急性湿疹的临床表现是
A. 对称分布的多形皮疹
B. 皮损境界不清
C. 病情反复发作
D. 瘙痒剧烈，有渗出倾向
E. 皮疹局限于接触部位，境界清楚
[答案]　ABD

7. 急性湿疹的特点是
A. 病变周围较重
B. 皮疹不融合
C. 以丘疱疹为主
D. 瘙痒剧烈
E. 久治不愈
[答案]　CD

8. 下列哪些是亚急性湿疹的临床表现
A. 红肿减轻
B. 鳞屑和结痂
C. 渗出继续增多
D. 可阵发性加重
E. 皮损范围缩小
[答案]　ABDE

9. 以下处理错误正确的是
A. 内服药的目的主要是消炎止痒
B. 合并感染，可加用抗生素
C. 根据湿疹临床表现可选用不同的剂型和外用药物
D. 治疗体内慢性病灶和全身其他疾病
E. 慢性湿疹迁延不愈者，可口服糖皮质激素
[答案]　ACDE

三、共用题干单选题(每个提问 1 个得分点)

以下每题有 2～6 个提问，每个提问有 5 个备选答案，请选择 1 个最佳答案。

患者女性，21 岁，技术员，常年在实验室工作。反复手掌处皮疹数年伴有瘙痒，夏季加重，冬季缓解，病程中不伴有甲损害及脓疱发生，查体：双手掌对称性角化、脱屑、肥厚、边界不清。

1. 为进一步明确诊断，首先应采取的检查是
A. 真菌直检
B. 真菌培养
C. 血常规
D. 过敏原检测
E. 斑贴试验
[答案]　A

【评析】 手足部湿疹最应该与手足癣进行鉴别，最好的就是取皮肤脱屑做真菌直检。其他检查如血常规、斑贴试验对鉴别诊断帮助不大。

【相关知识点】 手足部湿疹与手足癣的鉴别要点见表14-5。

表14-5 手足部湿疹与手足癣的鉴别

	手足湿疹	手足癣
好发部位	手、足背	掌跖指趾间
皮损性质	多形性，易渗出，境界不清，分布多对称	深在性水疱，无红晕，脱屑，境界清楚，常单发
甲损害	少见	常伴甲增厚、污秽、脱落
真菌检查	阴性	阳性

2. 如真菌镜检为阴性，该患者最可能的诊断是

A. 掌跖角化
B. 胼胝
C. 过敏性皮炎
D. 慢性湿疹
E. 光化性皮炎

［答案］ D

【评析】 如前述，根据患者皮损特点，且真菌直检阴性，则手部湿疹可能性较大。

3. 应该告诉患者预防此类疾病发生的主要措施是

A. 禁烟酒
B. 避免接触洗涤用品
C. 常洗手，保持局部清洁
D. 常年坚持局部应用糖皮质激素
E. 保持局部干燥

［答案］ B

【评析】 根据患者的职业特点，反复接触洗涤用品可能是患者手部慢性湿疹反复发作的主要原因。

四、案例分析题

每个案例至少有3个提问，每个提问有6～12个备选答案，其中正确答案有1个或多个，每选择一个正确答案得1个得分点，每选择一个错误答案扣1个得分点，扣至本问得分点为0。

患者，男性，30岁。因“双下肢皮疹伴痒3个月，加重3天”到门诊就诊。患者3个月来反复双下肢出现红斑、丘疹、丘疱疹，自觉瘙痒较重，自用某药膏外涂后可减轻。3天前饮酒后皮疹再次加重，有渗液，剧烈瘙痒。查体：双下肢胫前可见对称性红斑，其上有密集的小丘疹、丘疱疹及小水疱，渗出明显。

1. 如果你是接诊医生，你首先考虑最可能的诊断是

A. 急性湿疹
B. 癣
C. 接触性皮炎
D. 急性荨麻疹
E. 异位性皮炎
F. 湿疹样皮炎

［答案］ A

【评析】 根据自觉瘙痒剧烈，有多形、对称皮疹，伴明显渗出的特点，考虑急性湿疹的诊断。

2. 可以考虑为患者做哪些合适的检查

A. 血常规
B. CRP
C. 斑贴试验
D. 心电图
E. IgE
F. 肝胆B超

［答案］ ACE

【评析】 急性湿疹的实验室检查可包括血常规、IgE，斑贴试验可辅助寻找过敏原。

3. 应采取的治疗方案是

A. 局部外涂糖皮质霜剂
B. 局部用氧化锌油剂
C. 局部3%硼酸液湿敷
D. 局部外涂特比萘芬软膏
E. 口服抗组胺药物
F. 口服小剂量泼尼松
G. 口服抗生素

［答案］ CE

【评析】 急性湿疹有大量渗出时局部应用溶液湿敷，同时口服抗组胺药物止痒。

4. 经过上述治疗后，患者瘙痒好转，红肿渗出

减轻，但仍见少量暗红色丘疹和(或)丘疱疹，伴有有少许鳞屑，此时应该给予何种治疗较为合适

A. 酊剂

B. 霜剂

C. 溶液

D. 糊剂

E. 粉剂

F. 大剂量糖皮质激素治疗

[答案]　ABDE

【评析】　亚急性湿疹的局部治疗：有少量渗出时可用氧化锌油剂或糊剂，无渗出时可用糖皮质激素霜剂和焦油制剂。

第五节　疣

本节提示

1. 掌握各种类型疣的病原体、临床特点和治疗方法。
2. 掌握尖锐湿疣的传播途径、临床特点、诊断与鉴别诊断。
3. 了解跖疣的鉴别诊断。
4. 了解尖锐湿疣的常用实验室方法和治疗。

一、单选题

1. 下面哪一项不是由人乳头瘤病毒引起的疾病

A. 寻常疣

B. 扁平湿疣

C. 跖疣

D. 尖锐湿疣

E. 扁平疣

[答案]　B

【评析】　疣是由人乳头瘤病毒(HPV)引起的皮肤和黏膜部位的良性生长，临床常见有四种类型的疣，寻常疣、跖疣、扁平疣、尖锐湿疣。扁平湿疣属于梅毒表现，因此不属于疣。

2. 下列哪项是性传播疾病

A. 传染性软疣

B. 扁平疣

C. 寻常疣

D. 跖疣

E. 尖锐湿疣

[答案]　E

【知识点】　尖锐湿疣为性传播疾病，其他不属于。

3. 不属于寻常疣的特殊类型的是

A. 甲周疣

B. 丝状疣

C. 甲下疣

D. 指状疣

E. 扁平疣

[答案]　E

【评析】　寻常疣的特殊类型：疣体长在指甲周围称为甲周疣，长在甲板下方为甲下疣；发生在颈部、额头和眼睑，疣的顶部呈细丝状突起称为丝状疣(图 14-30)；发生于头皮和指间的，疣体表面呈参差不齐指状突起者称为指状疣。

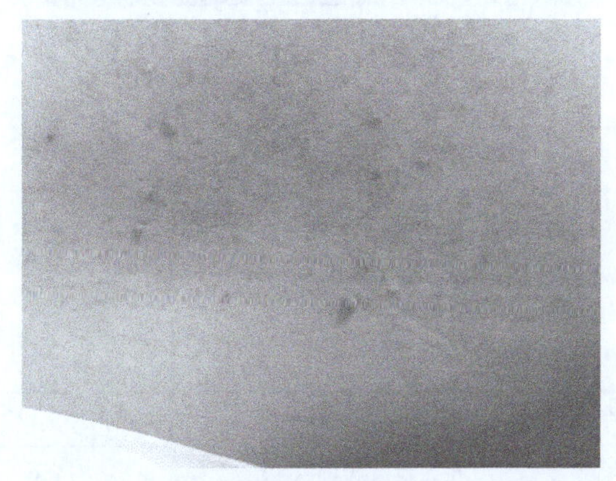

图 14-30　丝状疣

4. 跖疣的特点不包括

A. 为发生于足底的寻常疣

B. 表面粗糙

C. 足部多汗常为诱因

D. 皮疹可多可少

E. 疼痛明显

[答案]　C

二、多选题

1. 寻常疣的临床特点
   A. 潜伏期1周左右
   B. 往往初发时即为多个或数十个
   C. 针头至豌豆大小
   D. 灰褐色或正常肤色丘疹
   E. 一般无自觉症状
   ［答案］ CDE

【评析】 寻常疣的临床特点：寻常疣，俗称刺瘊。一般潜伏期6周至2年，通常发生在手背、手指、足及甲周和身体的其他部位，皮损为针头至豌豆大的半圆形或多角形丘疹，呈灰褐色、棕色或皮色丘疹，质地坚硬，表面粗糙，顶端呈乳头瘤样增生，周围无炎症(图14-31)。初发时多为单个，可因自身接种而增多至数个或十数个，一般无自觉症状，偶有压痛，摩擦或撞击时容易出血。

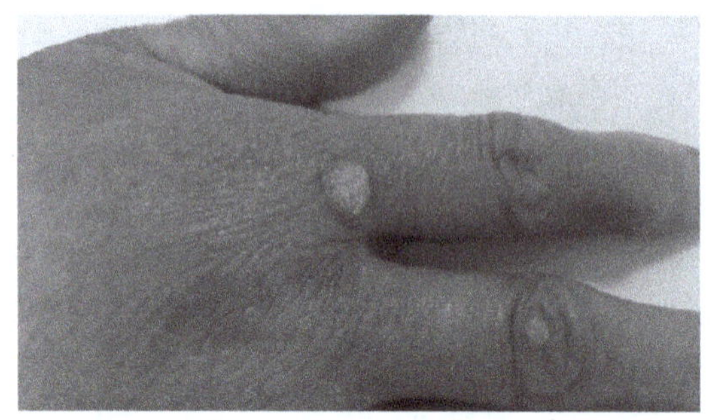

图 14-31　寻常疣

2. 跖疣的皮损特点
   A. 有明显压痛的角质性丘疹
   B. 淡黄或褐黄色胼胝样斑块
   C. 发生在跖部的寻常疣
   D. 表面粗糙不平
   E. 疣体表面可见陈旧性黑色出血点
   ［答案］ ABCDE

【评析】 跖疣即发生在足跖部的寻常疣。其临床特点为：通常发生在足底，初起为一帽针头大小的角质性丘疹，由于压迫逐渐形成大豆样圆形或椭圆形的淡黄色或褐色胼胝样斑块和扁平丘疹，境界清楚，表面粗糙不平，边缘绕以稍高的角质环，去除角质层后，可以看到疏松的角化软核，以及毛细血管出血形成的黑点，好发于足跟、跖骨头或跖间受压处(图14-32)。一般多单侧发生，数目多少不定。自觉有明显触压痛。有时可在一较大疣体周围出现数个小的卫星疣，亦可相互聚集或融合成一角质斑块，用力刮去角质斑块可见数个角质软芯，特称为镶嵌疣。

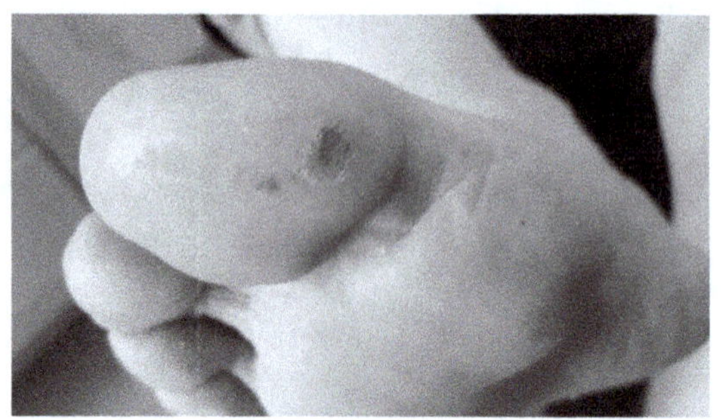

图 14-32　跖疣

【相关知识点】 跖疣的鉴别诊断：跖疣应与鸡眼和胼胝相鉴别(表14-6)。

表 14-6　跖疣的鉴别诊断

鉴别要点	跖疣	鸡眼	胼胝
病因	乳头状瘤病毒	挤压	长期压迫、摩擦
损害部位	足跖部	足跖、趾、足缘受压处	足跖前部、足跟易受摩擦处
数目	多发，数目不定	单发或几个	1～2片
皮损表现	淡黄色或褐色斑块，界清，表面粗糙，边缘角质环，角化软核稍挖见出血点	圆锥形角质栓，外周透明角质环	黄色角质斑片，中央增厚，皮纹清楚
症状	挤捏时明显疼痛	压痛明显	无或轻微

3. 扁平疣的皮损表现为
   A. 扁平光滑的丘疹
   B. 多角形丘疹
   C. 灰白或珍珠色
   D. 自体接种反应
   E. 帽针头至黄豆大小

［答案］ ADE

【知识点】 扁平疣好发于青少年，分布于面部、手背、颈胸部、前臂等处，皮疹为帽针头大小至黄豆大小的扁平丘疹，圆形或椭圆形，表面光滑，质地坚硬，正常肤色或浅棕色，多骤然出现，搔抓后病变可沿抓痕成呈串珠状排列，即自体接种反应(Koebner 现象)。皮疹数量较多，散在或集中分布(图 14-33)。病程呈慢性经过，多数患者在 1～2 年或更久，有时可自行消退，但可复发。

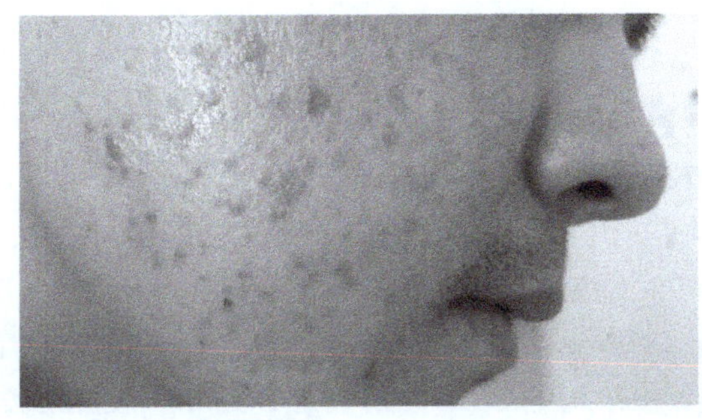

图 14-33　扁平疣

4. 尖锐湿疣的疣体形态可表现为

A. 菜花状

B. 鸡冠型

C. 乳头型

D. 丘疹型

E. 蕈样型

［答案］ ABCDE

【评析】 尖锐湿疣也称生殖器疣，临床表现为多种形态，典型的尖锐湿疣质地柔软，粉红色，丝状或带状，皮损大小不等，扁平或隆起，单发或者群集呈菜花状。依疣体形态可分为无柄型(即丘疹样皮损)和有柄型，后者可呈乳头状、菜花状、鸡冠状及蕈样状

【相关知识点】 尖锐湿疣的临床特点：本病好发生于性活跃的中青年。潜伏期一般为 1～8 个月，平均为 3 个月。好发于外生殖器及肛门周围皮肤黏膜湿润区，男性多见于冠状沟、龟头、包皮系带、尿道口、阴茎部、会阴，女性多见于大小阴唇、阴道口、阴道、阴蒂、会阴、宫颈；同性恋者多见于肛门及直肠内，少数患者可见于肛门生殖器以外部位(如口腔、腋窝、乳房、趾间等)。皮损初起为单个或多个散在的小而柔软的淡红色疣状丘疹，逐渐增多增大，依疣体形态可分为无柄型(即丘疹样皮损)和有柄型，后者可呈乳头状、菜花状、鸡冠状及蕈样状；疣体常呈灰白色或粉红色，表面粗糙，易发生糜烂、渗出、浸渍及出血，继发感染者脓性分泌物聚集，可有恶臭(图 14-34)；多数患者无明显自觉症状，少数可有异物感、灼痛、刺痒或性交不适。

尖锐湿疣的发生和复发均与人乳头瘤病毒感染有关。

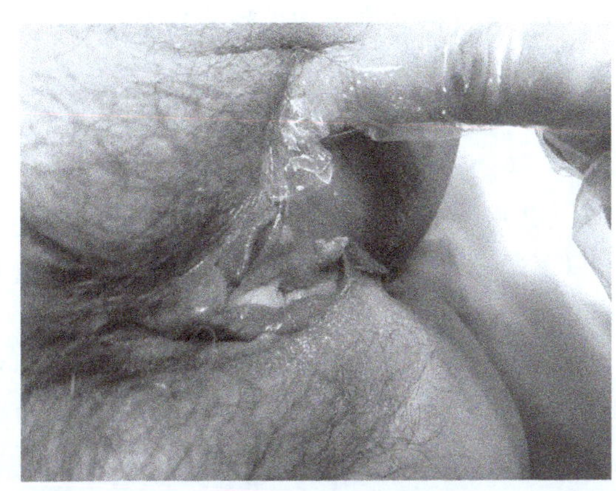

图 14-34　尖锐湿疣

5. 寻常疣的皮损特点

A. 半圆形或多角形丘疹

B. 灰白色或珍珠色

C. 周围常有炎症

D. 质地硬，表面粗糙，角化明显

E. 顶端呈乳头样增生

［答案］ ADE

6. 扁平疣的临床特点

A. 老年人多见

B. 青少年好发

C. 病程短暂

D. 不会复发

E. 可以自行消退

［答案］ BE

7. 男性典型的尖锐湿疣好发于

A. 龟头

B. 冠状沟

C. 包皮

D. 会阴

E. 甲缘

［答案］ ABCD

8. 尖锐湿疣治疗的一般原则是

A. 去除疣体

B. 缓解症状

C. 控制复发

D. 防治并发症

E. 维持水、盐电解质平衡

［答案］ ABC

9. 单发寻常疣的治疗方法

A. 鸦胆子去壳，捣碎外敷

B. 中药内服

C. 氟尿嘧啶或酞丁安软膏外涂

D. CO_2激光烧灼

E. 用刮匙将疣体刮除

［答案］ ABCDE

三、共用题干单选题(每个提问1个得分点)

以下每题有2～6个提问，每个提问有5个备选答案，请选择1个最佳答案。

患者，女性，30岁，因"面部皮损2个月"至门诊就诊，患者2个月前出现额面部帽针头大小的丘疹，逐渐增多，无自觉不适。体检：体温正常，心肺腹部体检阴性，皮肤检查：面颊部皮损见下图(图14-35)。

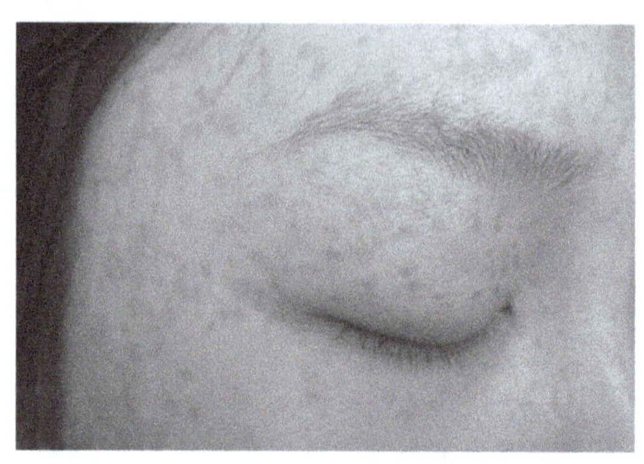

图 14-35

1. 最可能的诊断是

A. 汗管瘤

B. 扁平湿疣

C. 传染性软疣

D. 面部黄褐斑

E. 扁平疣

［答案］ E

【评析】 依据病史和皮损特点可诊断为扁平疣，面部扁平疣需与汗管瘤相鉴别。

2. 此病的致病微生物是

A. HPV

B. EBV

C. 柯萨奇病毒

D. MCV

E. 疱疹病毒

［答案］ A

【评析】 疣是由人乳头瘤病毒(HPV)引起的皮肤和黏膜部位的良性增生。

3. 该患者治疗慎用的药物是

A. 左旋咪唑

B. 聚肌苷酸-聚胞苷酸注射液

C. 氟尿嘧啶软膏

D. 酞丁安软膏

E. 0.1%维A酸酯

［答案］ C

【评析】 氟尿嘧啶软膏可导致面部皮肤色素沉着，故应慎用。

【知识点】 疣的治疗方法。疣的治疗方法包括局部治疗和全身治疗。

(1)局部治疗：包括外用药物治疗和物理治疗。①外用药：应根据不同情况选择药物及使用方法。常用药物包括：a. 0.05%～0.1%维A酸软膏或阿达帕林霜，每天1～2次外用，适用于扁平疣；b. 氟尿嘧啶软膏或3%酞丁安霜，每天1～2次外用，氟尿嘧啶软膏因可遗留色素沉着，故面部慎用；c. 博来霉素10 mg，用1%普鲁卡因稀释至20 ml注射于疣体根部，每个疣注射0.2～0.5 ml，每周1次，可治疗难治性寻常疣和跖疣。②物理治疗：包括液氮冷冻、电灼、刮疣及二氧化碳激光烧灼等治疗方法，适用于皮损数目较少者。

(2)全身治疗：对数目多或经久不愈者，可用全身药物治疗。目前尚无确切有效的抗HPV治疗药物，可试用以下药物治疗。聚肌苷酸-聚胞苷酸肌内注射液(每次2～4 ml，每周2～3次，连续4周)、左旋咪唑口服(每次50 mg，3次/日，服用3天停11天)、干扰素肌内注射(每日100万U，共10～14天)、转移因子皮下注射(每日2 mg，3周为1个疗程)，或内服中药治疗。

四、案例分析题

每个案例至少有3个提问，每个提问有6～12个备选答案，其中正确答案有1个或多个，每选择一个正确答案得1个得分点，每选择一个错误答案扣1个得分点，扣至本问得分点为0。

患者，女，25岁。因"阴道口皮损3个月"来院门诊。患者3个月前偶然发现阴道口出现数颗米粒大小淡红色丘疹，不伴任何症状。

1. 此时你应该考虑哪些疾病的可能

A. 皮脂腺异位症

B. 尖锐湿疣

C. 扁平湿疣

D. 假性湿疣

E. 传染性软疣

F. 生殖器疱疹

G. 鲍温样丘疹病

[答案]　ABCDG

【评析】　尖锐湿疣的诊断。尖锐湿疣的诊断主要靠临床检查,病理检查确诊。皮肤组织病理检查表现为乳头瘤样增生,伴棘层肥厚,角化不全和角化过度。

尖锐湿疣需与假性湿疣、阴茎珍珠状丘疹、扁平湿疣、鲍温样丘疹病、皮脂腺异位症相鉴别。鉴别的要点如下。

(1)假性湿疣:常发生在女性小阴唇内侧及阴道前庭,为白色或淡红色小丘疹,表面光滑,对称分布,无自觉症状;醋酸白试验阴性。

(2)扁平湿疣:为二期梅毒皮损,发生在肛门、生殖器等皮肤潮湿、皱褶的部位,成群分布的扁平丘疹,表面可糜烂并且有浆液性分泌物,皮损处取材在暗视野下可查到梅毒螺旋体,梅毒血清学反应强阳性。

(3)阴茎珍珠状丘疹:发生在男性龟头冠状沟边缘的细小圆锥状、排列成单行或多行的、白色或淡红色小丘疹,不融合,无自觉症状;醋酸白试验阴性。

(4)皮脂腺异位症:可见阴唇、龟头多发性浅黄色小丘疹,不增大,组织病理表现为成熟的皮脂腺组织。

(5)鲍温样丘疹病:表现为外阴生殖器皮肤黏膜部位多发性棕红色小丘疹,可融合成斑块,多见于青年男女,可自行消退。

提示:该患者未行特殊处理,此后皮损迅速增多,融合形成菜花状的赘生物。既往身体健康,家族中无类似病史　体格检查:一般情况好,系统检查无异常发现。皮肤科检查:阴道口见淡红色、菜花样赘生物,触之易出血。

2. 为明确诊断,应进一步采取哪些处理

A. 进一步详细询问病史

B. 血液 HPV 抗体检测

C. 醋酸白试验

D. RPR 检查

E. 必要时组织病理活检

F. 斑贴试验

[答案]　ACDE

【评析】　尖锐湿疣的诊断一般依赖冶游史和配偶感染史,典型的临床表现,醋酸白试验阳性和典型的组织病理检查,为排除梅毒诊断,应该要做 RPR 检查。

【相关知识点】　醋酸白试验:用棉拭子蘸 5% 醋酸溶液涂于待检皮损及附近皮肤黏膜上,涂药 5～10 分钟,如皮损及皮肤黏膜发白(用放大镜观察结果更为清晰),称为醋酸白试验阳性结果,表明为尖锐湿疣或 HPV 感染。不过任何一种表皮屏障损伤事件均可使醋酸白试验为阳性结果,应当注意鉴别。

3. 如醋酸白试验阳性,则最可能的诊断是

A. 皮脂腺异位症

B. 尖锐湿疣

C. 扁平湿疣

D. 假性湿疣

E. 传染性软疣

F. 生殖器疱疹

G. 鲍温样丘疹病

[答案]　B

4. 本病可采取哪些治疗措施

A. 局部药物治疗

B. 干扰素免疫治疗

C. 二氧化碳激光治疗

D. 冷冻治疗

E. 多种外用药联合

F. 手术治疗

[答案]　ABCDF

【评析】　多种外用药联合治疗并不能增强疗效,反而增加并发症,故不主张联合外用药治疗。

【相关知识点】　尖锐湿疣的治疗。治疗取决于疣体的大小、部位、数量、患者的喜好及经济情况,资源的可及性及医生的经验,一般原则是去除疣体,缓解症状和控制复发。

(1)外用药物治疗。①0.5%足叶草毒素酊(鬼臼毒素酊):为抗病毒有丝分裂药物。用法为每天 2 次外用,每周连用 3 天,停药 4 天,为 1 个疗程,可根据病变程度连续用 4～6 周,治愈率较高。适用于任何部位的皮损(包括男性尿道内及女性阴道内皮损),本药有致畸作用,孕妇禁用。②10%～25% 足叶草酯酊:每周 1～2 次局部外涂于疣体,涂药 4～8 小时洗去,连续 6 周。不用于宫颈、阴道和肛管处。本药有致畸作用,孕妇禁用。③35%～80%

三氯醋酸或二氯醋酸液：外用，每周或隔周使用1次，连续用药不宜超过6周。本药可通过对病毒蛋白的凝固作用破坏疣体，使疣组织坏死脱落。但有腐蚀性，应注意保护正常组织。④其他：氟尿嘧啶软膏每周外用1次；或5%咪喹莫特每周外用2～3次，睡前外用，连用10～16周，局部可出现轻中度刺激症状。

(2)物理治疗：如激光、冷冻、电灼、微波等，可酌情选用，巨大疣体可手术切除。

(3)免疫治疗：可使用干扰素、IL-2、左旋咪唑和转移因子。

参考文献

[1] 张学军.皮肤性病学.7版.北京：人民卫生出版社，2008.

[2] 杨绍基，任红.传染病学.7版.北京：人民卫生出版社，2008.

[3] 毕志刚.皮肤性病学.北京：高等教育出版社，2010.

[4] 连石.皮肤性病学.北京：高等教育出版社，2013.

[5] 祝墡珠.全科医生临床实践.北京：人民卫生出版社，2013.

第 15 章

口腔溃疡

本章提示

1. 掌握口腔溃疡的常见病因。
2. 掌握口腔溃疡的诊断与鉴别诊断。
3. 熟悉口腔溃疡的处理。
4. 掌握口腔溃疡的转诊指征。
5. 了解口腔溃疡的预防。

一、单选题(每题1个得分点)

以下每题有5个备选答案,请从中选择1个正确答案。

1. 患者,女性,35岁。诉下唇左侧疼痛破溃4天,影响进食。同样病史每年发作2～4次,1周左右自愈。口腔检查:下唇左侧黏膜可见一个直径4mm的溃疡,周边红,溃疡表面有黄色假膜,溃疡底部微凹陷,触痛明显。最可能的临床诊断为

A. 疱疹性口炎
B. 球菌性口炎
C. 轻型阿弗他溃疡
D. 疱疹样口疮
E. 腺周口炎

[答案] C

【评析】 年轻女性,周期性发作的口腔溃疡,有自愈性,无明显伴随症状,符合轻型阿弗他溃疡。

【知识点】 复发性阿弗他溃疡是最常见的口腔黏膜病,患病率可达20%。本病为周期性发作且有自限性,为孤立的圆形或椭圆形的浅表溃疡。其他名称有复发性口腔溃疡、复发性口疮、复发性阿弗他口炎。根据溃疡大小、深度及数目不同,又分为轻型阿弗他溃疡、重型阿弗他溃疡和疱疹样阿弗他溃疡三种。

(1)轻型阿弗他溃疡:最常见,约占80%。溃疡直径2～4mm,周界清晰,孤立散在,数目不多,好发于角化程度较差的区域,如唇、颊、舌黏膜,角化程度高的龈、硬腭部位少见。发作时溃疡中央凹陷,周边有约1 mm的充血红晕带,表面覆有浅黄色假膜,灼痛明显,具有"红、黄、凹、痛"特征。复发有规律,可分为发作期、愈合期和间歇期。发作期又分为前驱期和溃疡期。前驱期黏膜局部不适,触痛或灼痛感,约24小时后出现白色或红色丘疹性小点,2～3天上皮破损,进入溃疡期,再经过4～5天红晕消失,溃疡愈合,不留瘢痕。整个发作期一般持续1～2周,可自行愈合。间歇期长短不一,因人而异。一般初发间歇期较长,此后逐渐缩短。

(2)重型阿弗他溃疡:又称复发性坏死性黏膜腺周围炎或腺周口炎。发作时溃疡大而深,直径可达10～30 mm,深及黏膜下层直至肌层。周边红肿隆起,扪之基底较硬,但边缘整齐清晰。常单个发生,或在大溃疡周围有数个小溃疡。初始好发于口角,其后有向口腔后部发作趋势,如咽旁、软腭、腭垂等。发作规律基本同轻型阿弗他溃疡,但发作期可长达一至数月,也有自限性。溃疡疼痛较重,愈合后可遗留瘢痕,可至舌尖、腭垂组织缺损。

(3)疱疹样阿弗他溃疡:又称疱疹样口疮、疱疹样口炎,溃疡小而多,散在分布于黏膜任何部位,直径<2 mm,可达数十个之多,类似"满天星"。溃疡可融合

成片，黏膜充血发红，疼痛较轻型阿弗他溃疡重。唾液分泌增加，可伴头痛、低热、全身不适、局部淋巴结肿大。发作规律同轻型阿弗他溃疡，不留瘢痕。

2. 下列溃疡中有最常具有复发性的是

A. 重型阿弗他溃疡

B. 癌性溃疡

C. 结核性溃疡

D. 创伤性溃疡

E. 坏死性涎腺化生

［答案］ A

【评析】 阿弗他溃疡具有反复发作的特点。癌性溃疡、结核性溃疡不具复发性。创伤性溃疡当刺激物去除后可缓解。坏死性涎腺化生由局部缺血坏死造成，可自愈，不复发。

【知识点】 口腔溃疡按病程有无复发性分类。

(1)无周期性复发

①急性疱疹性口炎：口腔黏膜簇集小疱，破溃后成小溃疡，表面有黄白色假膜，疼痛，触碰疼痛加重。6 岁以下儿童常见。

②念珠菌性口炎：充血发红的黏膜上散在分布白色的斑点，可融合成斑片，稍用力可揭去，全身反应轻微。

③结核性口腔溃疡：病变可发生在口腔黏膜的任何部位，病损边缘微隆而不整齐，似鼠啮状，溃疡面密布粟粒状的紫红色小结节，溃疡表面有污秽假膜，基底无硬节，疼痛剧烈。口腔溃疡可持续数月，常伴全身其他部位的活动性结核或结核中毒症状。

④创伤性溃疡：溃疡外形与刺激物形状相吻合。长期受刺激，形成深溃疡，溃疡边缘轻隆起，中央凹陷，表面有黄白色假膜。溃疡疼痛不明显。去除局部机械刺激，溃疡很快消失。

⑤坏死性涎腺化生：多发生于腭部，也可见于唇、颊及磨牙后腺，腭部病多在硬软腭交界处，可单侧也可双侧。本病特征为黏膜表面形成火山口样溃疡，直径 5～30 mm 不等，大多在 20 mm，呈圆形或不规则形，与周围组织分界清楚。溃疡可深达骨面，但不破坏骨组织，溃疡中心坏死，周围黏膜充血，亦有少数不出现溃疡，仅表面发红肿胀。溃疡面有肉芽组织，边缘隆起。X 线片示骨质无破坏。一般无痛或偶有刺激痛。疾病病程 6～8 周，可自愈。确诊依赖于病理，应与鳞状细胞癌、黏液表皮样癌相鉴别。

⑥癌性溃疡：口腔鳞癌常发生溃疡，典型的表现为质硬、边缘隆起不规则、基底呈凹凸不平的浸润肿块，溃疡面波及整个肿瘤区。舌缘上的增生物，具有溃疡者，首先应想到癌肿的可能。

(2)周期性复发

①轻型口疮(轻型阿弗他溃疡)：唇、颊、舌黏膜出现孤立溃疡，表面覆盖浅黄色假膜，周围红晕，触痛显著，有自限性。

②口炎性口疮(疱疹样阿弗他溃疡)：口腔溃疡散在分布，疼痛剧烈，黏膜广泛充血，炎症反应重。

③腺周口疮(重型阿弗他溃疡)：溃疡面积大，边缘不整齐，中间凹陷，基底稍硬，病期较长，愈合缓慢。

④白塞病：口-眼-生殖器 3 个部位同时或相继发病，周期性复发，病程较长。

⑤口腔扁平苔藓：唇、颊黏膜上有白色网纹形成，浅表糜烂刺激疼痛并出血，可伴皮肤、指(趾)甲损害。

3. 患者，男性 35 岁，近日口角区出现一深大溃疡，直径 25 mm，深及肌层，溃疡周边红肿隆起，扪之基底较硬，边缘整齐，疼痛明显，进食困难。首要诊断可能是

A. 癌性溃疡

B. 结核性溃疡

C. 创伤性溃疡

D. 重型阿弗他溃疡

E. 坏死性涎腺化生

［答案］ D

【评析】 患者年轻，急性病程，不考虑恶性溃疡。溃疡单发，较大、深，边缘整齐，符合重型阿弗他溃疡的特点。

【知识点】 重型复发性阿弗他溃疡与其他原因所致口腔溃疡的鉴别见表 15-1

4. 疱疹样口炎的特征是

A. 一般 1～5 个溃疡，直径 2～4 mm，多发生于唇颊黏膜

B. 多为单个大溃疡，直径超过 1 cm，多发于颊、软腭等处

C. 数目多少，直径大小变化很大，可见明显的局部刺激因素

D. 溃疡单发，病程长，呈潜掘状

E. 多发溃疡可达几十个，直径 1～2 mm，亦可融合成片，多见于口底、舌腹黏膜

［答案］ E

【评析】 疱疹样口炎即疱疹样阿弗他溃疡，数目多、直径小，多位于角化程度差的区域。

表 15-1　重型复发性阿弗他溃疡与其他疾病的鉴别

疾病	重型复发性阿弗他溃疡	癌性溃疡	结核性溃疡	创伤性溃疡	坏死性涎腺化生
年龄性别	中青年	老年	中青年	青少年	男性
溃疡特征	深在、周围炎症、周边整齐、底部微凹、有假膜	深或浅、浸润性、周围硬、边缘不整齐、底部菜花状	深在周围轻度浸润呈鼠啮状底部有肉芽组织	深或浅、周围炎症不明显、边缘可隆起，形态与损伤因素契合、底部平或有肉芽组织	深及骨面、界限清楚、充血明显、边缘可隆、起底部有肉芽组织
好发部位	口腔后部	舌腹舌缘、口角区、软腭复合	唇、前庭沟、牙槽黏膜	唇、颊、舌、颊脂垫尖	硬腭、软硬腭交界
病理	慢性炎症	细胞癌变	朗汉斯巨细胞	慢性炎症	小涎腺坏死
全身情况	较好	体弱或恶病质	结核中毒症状及体征	好	弱或较好
自限性	有	无	无	无	有

5. 下列溃疡中愈合后会留下瘢痕的是

A. 轻型阿弗他溃疡

B. 重型阿弗他溃疡

C. 疱疹样阿弗他溃疡

D. 白塞病口腔溃疡

E. 以上均会

［答案］ B

【评析】 阿弗他溃疡中仅重型阿弗他溃疡会遗留瘢痕，白塞病导致的口腔溃疡一般不遗留瘢痕。

6. 下面对于复发性阿弗他溃疡临床特点描述**不正确**的是

A. 溃疡表现为孤立的、圆形或椭圆形的浅表性溃疡

B. 病程一般为 7～14 天

C. 呈周期性复发且有自限性

D. 先出现密集分布的针头大小的小水疱，后破溃形成溃疡

E. 好发于中青年

［答案］ D

【评析】 阿弗他溃疡不出现水疱。密集分布的针头大小的小水疱后破溃形成溃疡是疱疹性口炎的特点。

7. 用于鉴别疱疹样口疮与疱疹性口炎的重要的一项是

A. 预后好坏

B. 病损大小

C. 疼痛程度

D. 有无皮损

E. 针刺反应

［答案］ D

【评析】 疱疹样口疮属于阿弗他溃疡中的一型，为非感染性疾病，疱疹性口炎为病毒感染引起，两者均具有反复发作性，均有一定的自限性。关键区分点是疱疹性口炎以疱疹起病，皮疹为突出表现，疱疹样口疮没有皮疹，病变局限于口腔黏膜，可伴随全身症状。

【知识点】 几种口炎的鉴别要点。

(1)疱疹样口疮：又称疱疹样阿弗他溃疡、口炎型口疮，特点有：①无发疱期，无皮肤损害；②散在、小而多，可达数十个，可融合成片，疼痛较明显；③溃疡位于口腔无角化黏膜；④可伴头痛、低热、全身不适、局部淋巴结肿大等症状，但全身反应多较轻。⑤可反复发作，不留瘢痕。

(2)疱疹性口炎：为最常见的 I 型单纯疱疹病毒引起的口腔病变，分为原发性疱疹性口炎与复发性疱疹性口炎。

①原发性疱疹性口炎：6 岁以下的儿童较多见，在成人中亦可出现。严重时可表现为急性疱疹性龈口炎，临床表现如下。a. 前驱期：原发性单纯疱疹病毒感染，发病前常有疱疹病损患者接触史，潜伏期为 4～7 天，临床表现为发热、头痛、乏力、全身肌肉酸痛、咽痛、颌下及颈部淋巴结肿大。1～2 天后，口腔黏膜广泛充血水肿，牙龈也常出现急性炎症。b. 水疱期：可见于口腔黏膜任何部位，表现为成簇小水疱，壁薄、透明，不久破溃，形成浅表溃疡。c. 糜烂期：成簇的水疱破溃后可引起大面积糜烂，并能造成继发感染，上覆黄色假膜。除口腔内的损

害外，唇和口周皮肤也有类似病损，疱破溃后形成痂壳。d. 愈合期：糜烂面逐渐缩小、愈合，整个病程7～10天。患病期间，血清抗病毒抗体出发，发病14～21天最高，之后抗体下降到较低水平，虽可保持终生，但不能防止复发。

②复发性疱疹性口炎：原发性疱疹感染愈合后，30%～50%病例可能反复发作，称为复发性疱疹性口炎。复发性感染成年人多见。临床特点为：a. 皮肤损害突出，以疱疹起病。b. 临床表现为成簇小水疱，疱破后成为大片表浅溃疡。c. 疱疹多出现于唇部，位于原先发作过的位置或附近。口腔溃疡可遍及口腔黏膜各处，包括牙龈、上腭、舌、颊、唇黏膜。d. 复发的前驱期可伴发轻微的疲乏与不适，病损区有刺激、灼痛、痒、张力增加等症状。大约在10小时以内出现水疱，周围有轻微的红斑。一般情况下，疱可持续到24时以内，随后破裂，接着出现糜烂、结痂。e. 每次病程1周到10天左右，具有自限性，若继发感染常延缓愈合的过程，并使病损处出现小脓疱，愈合后不留瘢痕，但可有色素沉着。f. 可以反复，诱因多样，包括上呼吸道感染、局部机械刺激、日晒、精神因素等。

8. 口腔黏膜病中发病率最高的疾病是

A. 疱疹性口炎

B. 复发性口腔溃疡(复发性阿弗他溃疡)

C. 扁平苔藓

D. 白色念珠菌病

E. 创伤性溃疡

[答案]　B

【评析】　口腔黏膜溃疡中发病率最高的疾病为复发性阿弗他溃疡，其次为疱疹性口炎。

9. 胡某，男性，66岁，鼻咽癌术后放疗，放疗两次后口腔黏膜大面积溃烂，疼痛明显。求治。该患者可能的诊断为

A. 过敏性口炎

B. 接触性口炎

C. 放射性口炎

D. 白念珠菌感染

E. 急性感染性口炎

[答案]　C

【评析】　放射性口炎是因放射线电离辐射引起的口腔黏膜损伤，可发生溃疡和黏膜炎，临床多见因头面部肿瘤接受放疗的患者和长期在不良环境中从事放射线相关工作的特殊人群。

【知识点】　放射性口炎又称放射性黏膜炎，损害程度的轻重因射线源、辐射剂量、曝光时间、照射方法以及个体耐受差异不同。放射线照射后短时间内的黏膜变化称急性损伤，照射后两年以上出现的称慢性损伤。

(1)急性放射性口炎：一般在10 Gy剂量照射后黏膜发红、水肿；20 Gy照射后黏膜充血更加明显，并有黄白色假膜覆盖，易出血，触痛明显；30 Gy照射后黏膜水肿减退，而被覆假膜更加明显，有灼热疼痛感；50～70 Gy及以上剂量照射后，有舌乳头萎缩、唾液腺萎缩、口腔干燥、黏膜疼痛、味觉障碍、舌灼痛，这些症状常不可逆转。软腭、口唇、颊黏膜对放射线比较敏感，故反应较重，常在口炎基础上并发溃疡。舌背和硬腭黏膜损害较轻，较少出现溃疡。全身症状包括乏力、头晕、恶心、失眠。可因血小板减少而引起牙龈出血、鼻出血、咯血，白细胞减少引起继发感染和出血坏死性口腔溃疡。

(2)慢性放射性口炎：以唾液腺萎缩口腔干燥为主要症状。因舌乳头萎缩出现舌面光滑发红，牛肉舌，可伴味觉异常。某些病例可伴发白念珠菌感染，或出现牙龈出血、牙周炎。可出现食欲缺乏、疲倦、头痛、记忆力下降、失眠等全身症状。皮肤常有干燥、脱发、色素沉着、出血点等变化。

10. 患者，男性，35岁，舌部破溃疼痛1周。10天前曾患"感冒、发热"并伴有口腔多处糜烂。口腔检查：舌背中央可见直径2 cm的糜烂面，充血、水肿明显，表面有黄褐色假膜，较易拭去，遗留渗血糜烂面，疼痛明显，有非特异性口臭。拟诊

A. 口腔扁平苔藓

B. 急性假膜型念珠菌口炎

C. 复发性疱疹性口炎

D. 复发性重型阿弗他溃疡

E. 球菌性口炎

[答案]　E

【评析】　患者起病急，舌背多处糜烂，表面有假膜，疼痛明显，假膜易擦去，可见溢血的糜烂面，口臭非特异性，符合球菌性口炎特点。

【知识点】　球菌性口炎：主要是由细菌感染引起的急性口腔炎症，临床以形成假膜损害为特征，又称为膜性口炎，主要致病菌为金黄色葡萄球菌、草绿色链球菌、溶血性链球菌、肺炎双球菌等，往往是几种球菌同时致病。

多发生在体弱和抵抗力低下的患者，多见于婴幼儿，也可见于成年人。起病急，病损可累及口腔黏膜任何部位，为圆形或椭圆形糜烂或溃疡，周围

充血，表面为致密光滑的灰白色或黄褐色假膜，疼痛明显，擦去假膜，可见溢血的糜烂面。周围黏膜充血水肿，无特异性口臭，可伴头痛、发热等全身表现。查体淋巴结肿大，有压痛。可伴血白细胞数目升高。涂片及细菌培养可明确诊断。

治疗：①控制感染、消除炎症。必要时做药敏试验，调整抗感染治疗，选用敏感抗生素。②补充维生素 B_1、维生素 B_2、维生素 C。③中药：可选有清热解毒作用的银翘散、导赤丹、清胃散等。若有口渴思饮、心烦便秘、小便黄少等心脾积热症状，可口服口炎宁颗粒。④局部治疗：可用氯己定漱口液、复方硼砂漱口液等。西瓜霜喷剂、锡类散局部撒布。

预后：体温数日内可恢复正常，口腔病变持续 1～2 周愈合。

11. 临床上诊断创伤性溃疡的关键在于

A. 溃疡为孤立的、圆形或椭圆形的浅表性溃疡

B. 有创伤史，溃疡形态往往与机械性刺激因子相吻合

C. 溃疡深大，底部有菜花状细小颗粒突起，边缘隆起翻卷，扪诊有基底硬结

D. 溃疡深凹，边缘呈鼠啮状，基底不平，有粟粒样小结节，有红色肉芽组织

E. 溃疡深大呈“弹坑”状

［答案］ B

【评析】 创伤性溃疡具有刺激因素。

【知识点】 创伤性溃疡。创伤性口腔溃疡是指口腔内残根残冠、牙齿的锐利边缘、错位牙、不良修复体等长期慢性机械损伤形成的溃疡；或由长期咬腮、咬颊、咬唇等自伤性不良习惯造成的溃疡。溃疡的形状与刺激因子完全契合。由于机械性刺激作用方式力量大小及作用时间长短不同，出现的病损各有特点。

(1)分类：按机械刺激的时间，可分为持久性及非持久性刺激因素。①持久性机械刺激如口腔内因龋病破坏而形成的残冠、残根、锐利的边缘、尖锐的牙尖、不良修复体等。②非持久性机械刺激因素，如硬而脆的食物刺激，咀嚼不慎咬伤，刷牙损伤，口腔医生诊治时使用器械不当等，均可对黏膜造成创伤而形成溃疡损害。

(2)临床表现：此溃疡常发生于舌侧缘，与溃疡相对应处总有尖牙、牙残根或不规则的牙修复体，说明溃疡是由上述刺激物引起。溃疡质软，基底软无硬结。消除上述刺激物 1～2 周溃疡即可自愈。

有机械刺激病史或在病损附近发现机械刺激因素存在，溃疡外形与刺激因素形态相吻合，若去除刺激因素，溃疡在短期内即可愈合。若在去除刺激因素后溃疡不愈合，则应进一步检查确诊。

(3)创伤性口腔溃疡的鉴别诊断

①复发性阿弗他溃疡和腺周口炎：首先要仔细寻找病损相对应部位的刺激物，排除局部因素后，再从病史、口内检查等方面考虑诊断。腺周口疮溃疡期较长，应注意观察。

②癌性溃疡的鉴别诊断：口腔鳞癌常发生溃疡，典型的表现为质硬、边缘隆起不规则、基底呈凹凸不平的浸润肿块，溃疡面波及整个肿瘤区。舌缘上的增生物，尤其具有溃疡者，首先应想到癌肿的可能。由残根、冠刺激引起的创伤性口腔溃疡，临床上很像癌肿，除从病史、检查诸方面鉴别外，最主要的是首先去除局部因素而不是活检，在局部若能找到相对应部位的刺激物则应去除之，即使病损严重，去除刺激物后也能迅速好转。若去除后仍不愈合，则应及时活检以明确诊断。

③结核性溃疡：几乎均为继发性，大多为开放性肺结核直接蔓延的结果，常发生于软腭、颊黏膜及舌背，溃疡较癌性溃疡浅，溃疡基底软无浸润硬结，抗结核治疗有效。首先也是要仔细查明病损的相对应部位有无刺激物，再从病史、溃疡的特征如底部呈肉芽状、边缘不齐等检查，必要时做胸片检查。活检有助于明确诊断。

(4)治疗：去除局部刺激因素并辅以局部消炎镇痛及含漱药物。

12. 患者男性，40 岁，发现腭部肿胀并破溃 2 个月多。查体：软硬腭交界处见一深在溃疡，可探至骨面，直径 1.3 cm，形状不规则，界限尚清晰，溃疡边缘隆起。活检显示：组织坏死，涎腺导管和腺泡上皮有鳞状化生。拟诊

A. 腭部鳞癌

B. 口腔结核

C. 腺周口疮

D. 坏死性涎腺化生

E. 腭部腺癌

［答案］ D

【评析】 中青年男性，软硬腭交界处深大溃疡，深及骨面，形态虽不规则但边界清晰，活检提示组织坏死及鳞状化生，符合坏死性涎腺化生特点。

【知识点】 坏死性涎腺化生，又称涎腺梗塞，

是一种主要发生于涎腺的良性病变，有自愈倾向。病因不明，因受物理、化学和生物损伤，使局部缺血而发生坏死性炎症，其临床和病理表现易误认为恶性肿瘤。

(1)临床表现：①自青年至老年均可发病，40—60岁为高峰年龄。发生于小涎腺者以男性居多，大涎腺男女无明显差异。②多发生于腭部，也可见于唇、颊及磨牙后腺，腭部病多在硬软腭交界处，可单侧也可双侧。③小涎腺多见，特别是接近中线的软硬腭交界处，多为一侧。大涎腺较少，多位于腮腺。④本病特征为黏膜表面形成火山口样溃疡，直径5～30 mm，大多在20 mm，呈圆形或不规则形，与周围组织分界清楚。溃疡可深达骨面，但不破坏骨组织，溃疡中心坏死，周围黏膜充血，亦有少数不出现溃疡，仅表面发红肿胀。溃疡面有肉芽组织，边缘隆起。X线片示骨质无破坏。一般无痛或偶有刺激痛。

(2)病理：溃疡周围的黏膜上皮可呈假上皮瘤样增生，有时其上皮钉突与下方化生的鳞状上皮相连接，极似分化较好的鳞状细胞癌向深层浸润现象。腺小叶有的坏死，但仍保持腺小叶的基本形态；腺泡壁消失而互相融合，黏液外漏形成黏液池；有弥散的中性粒细胞、淋巴细胞及浆细胞浸润，可见对坏死物及渗出物的吸收、吞噬现象；邻近坏死区的涎腺导管和腺泡有广泛的鳞状化生，导管上皮团块中心常保留其导管管腔。

(3)诊断：依赖病理，应与鳞状细胞癌、黏液表皮样癌相鉴别。

(4)治疗及预后：疾病病程4～8周，可自愈，无须特殊治疗。愈合后不复发，预后良好。

13. 对于发作不频繁、个数较少、溃疡期较长的患者，为了减轻症状、促进溃疡面早日愈合，可用腐蚀性药物烧灼溃疡面。下列药物哪种药物**不具备**此种功能

A. 0.5%达克罗宁液

B. 8%氧化锌

C. 50%三氯醋酸

D. 10%硝酸银

E. 95%乙醇

[答案] A

【评析】 0.5%达克罗宁液是镇痛药，不是腐蚀剂。

【知识点】 口腔溃疡的治疗分为局部和全身治疗。首先保持口腔内清洁，病情严重时给予全身药物，特别是免疫功能异常者。对于可能存在的诱因积极治疗。注意口腔内黏膜免受硬物的摩擦，少吃过硬食品，并避免咬伤。

(1)局部治疗：主要目的是消炎、镇痛并促进愈合。

①消炎药：a. 药膜，如金霉素药膜、氯己定药膜等，其中除主药外尚加有表面麻醉剂、皮质激素等。b. 0.1%醋酸氟羟泼尼松软膏。c. 含漱剂，各种抗生素液可用来含漱。2%四环素或0.25%金霉素液，每日4次。2%金霉素甘油可局部涂于患处。四环素混悬液5 ml(含四环素250 mg)在口内含2分钟后咽下，每日4次。0.02%～0.2%氯己定液，广谱抑菌、杀菌，局部刺激性及过敏反应均少见，长期漱口可使牙齿染色，每次含漱1～2分钟，每日数次。d. 中药散剂，如锡类散、冰硼散、养阴生肌散等，撒于溃疡面上，一日数次。

②镇痛药：0.5%达克罗宁液，对黏膜穿透力强，作用迅速，疼痛明显或进食前均可局部擦干后涂用。1%普鲁卡因或2%利多卡因稀释后予饭前漱口，有镇痛作用。

③腐蚀剂：在表面麻醉下，用50%～100%三氯醋酸灼之。方法是先擦干局部，再用探针蘸少许药液置于溃疡表面，直到表面呈灰白色，以促进愈合。低浓度的腐蚀剂如5%～10%硝酸银、8%氯化锌等涂于溃疡面上，可使蛋白凝固，形成假膜，保护溃疡面，其方法同三氯醋酸，但不宜经常使用。

④溶菌酶：具有抗菌和抗病毒作用，亦有消炎止血、消肿的作用。常用口含片，每片20 mg，每日3～5次，每次1片。

⑤物理疗法：口内紫外线灯、激光红外线治疗仪等照射，可以镇痛并促进溃疡愈合。

⑥皮质激素局部封闭，对持久不愈的溃疡，疼痛明显或范围较大者，可用2.5%醋酸泼尼松龙混悬液0.5～1.0 ml，加入1%普鲁卡因0.5～1.0 ml，以浸润方式注射于溃疡下方结缔组织内。

(2)全身治疗：对于复发频繁且病情较重者或长期不愈的溃疡，可考虑全身治疗以减少复发并促进愈合，尤其是针对病因的治疗，如在细胞免疫功能低下者，以免疫增强剂治疗，往往能提供疗效，临床上常选用转移因子、左旋咪唑、胸腺素等，以提高患者的免疫功能。

(3)中医中药：首先应辨证。虚证中阴虚火旺者用地黄汤加减；脾肾阳虚者用参术肾气丸加减；实证者可用成药口炎冲剂；虚实夹杂型可用甘露饮

加味。

二、多选题(每题 1 个得分点)

以下每题有 5 个备选答案,其中正确答案为 2 个或者 2 个以上,多选、少选、错选均不得分。

1. 鉴别口腔溃疡,对于口腔局部症状及体征应注意以下哪些方面

A. 口腔溃疡的部位

B. 口腔溃疡数目、大小、形态

C. 口腔溃疡的质地

D. 口腔溃疡是否疼痛

E. 口腔溃疡病程及有无复发性

[答案] ABCDE

【评析】 口腔溃疡的部位、多少、大小、形态、质地、疼痛和有无复发性,以及有无其他系统及器官的伴发症状、对治疗的反应是口腔溃疡病因的鉴别重点。明确诊断需要综合分析判断。

【知识点】 常见口腔溃疡病因的鉴别诊断,见表 15-2。

表 15-2　口腔溃疡常见病因的诊断与鉴别诊断

病变	位置	临床特点	病程	治疗
复发性阿弗他溃疡	通常位于非角化性口腔黏膜处(颊和唇黏膜、口底、腭、舌侧和舌体)	单个或多个痛性溃疡,周围有红色边界,直径 1～2 mm(疱疹样),轻型(1～5 mm),或重型(5～15 mm)	1～2 周愈合,可经常反复	口内胶或局部激素可以缓解症状,严重者需要使用口服激素
疱疹性口炎	腭、颊、舌、齿龈	疱疹大小不等,多成簇,溃疡表浅,略低于黏膜,边缘不规则,有黄白色假膜,周围黏膜充血	7～14 天愈合,易反复	口服抗病毒药,如阿昔洛韦 200 mg,每日 5 次,5～7 日。0.2% 醋酸氯己定溶液漱口;局部使用 1% 喷昔洛韦乳膏、金霉素甘油糊剂或锡类散、西瓜霜
创伤性溃疡	舌缘、唇、颊、腭,口腔前庭后的溃疡经常和假牙相关	局部、不连续的溃疡,大小深浅不定,边缘红色,无意中咬伤黏膜、异物扎伤或义齿慢性刺激可引起,长时间存在的溃疡可见肉芽组织,溃疡表面多为黄色假膜,疼痛不明显	刺激因素去除后通常 7～10 天愈合,除非继发感染	去除刺激因素,使用漱口液,局部敷冰硼散等,继发细菌感染者可口服抗生素
急性坏死性龈口炎	龈缘及乳头、颊、腭	龈乳头消失呈刀切状,组织糜烂坏死,灰黑色假膜,特殊臭味,流涎,易出血,伴剧痛。可高热,淋巴结肿大。如合并厌氧、坏死性感染,组织可大面积坏死,称走马疳。涂片可见大量梭状杆菌和螺旋体	及时治疗预后良好,7～14 天可愈合	抗感染,足量广谱抗生素,如青霉素+甲硝唑;局部去除坏死物,1.5%～3% 过氧化氢洗或含漱;加强营养支持
口腔结核	唇、舌、腭、颊	溃疡大小不等,多发,边缘不规则,似鼠噬状,有凹陷,基底有粟粒状小结节,表面多有黄色或灰白色脓液或肉芽组织,伴疼痛,触之可出血;全身症状包括低热、盗汗、局部淋巴结肿大	不易愈合	抗结核治疗、口腔护理

（续　表）

病变	位置	临床特点	病程	治疗
白塞综合征	口腔黏膜、眼、外阴、肠道和中枢神经系统受累	口腔多发阿弗他溃疡，数目、大小不等，一般直径 2～3 mm，圆形或椭圆形，微凹，表面可有黄色假膜，周围有充血红晕，灼痛明显。为白塞综合征最常见的症状。眼部炎症性病变，外阴溃疡，皮肤病变，针刺试验阳性，炎症性肠病和中枢神经系统病变	口腔溃疡常为首发表现，持续数周，不遗留瘢痕	漱口液，口腔护理，局部敷用药物，口服沙利度胺，系统受累严重者需使用糖皮质激素及免疫抑制剂
系统性红斑狼疮	舌缘、唇、颊、腭	口腔单发或多发无痛性溃疡，斑片状或不规则形状，局部可合并出现出血点或紫癜样改变	可持续数周，易反复，可遗留瘢痕。可出现在 11%～30%的系统性红斑狼疮患者中	漱口液，口腔护理，局部敷用药物，系统受累严重者需使用糖皮质激素及免疫抑制剂治疗基础疾病。
鳞状细胞癌	口腔的任何位置，常见于下唇、舌和口底	溃疡边缘隆起、质硬，难以愈合，疼痛不明显，病变倾向于发生于红斑/白斑部位或光滑萎缩的舌体	侵蚀破坏局部组织，经常转移至局部淋巴结	手术、放疗为主，某些情况下辅以化疗
急性髓系白血病（通常为单核细胞型）	齿龈	齿龈肿胀，表浅溃疡伴随齿龈增生和广泛坏死及出血；深部溃疡可以出现在黏膜的其他部位，合并继发感染	与白血病的病情相关	白血病的全身治疗通常有效，有时需要局部放疗
淋巴瘤	齿龈、舌、腭和扁桃体	隆起的溃疡，增生迅速，外表类似创伤性炎症	不治疗的话是致命的，警惕有无继发于 HIV 感染	化疗

2. 口腔溃疡的鉴别诊断，除了口腔局部表现外，还需要关注以下哪些方面

A. 完整采集病史，注意疾病的发展变化过程

B. 除口腔局部表现外，还有哪些系统症状

C. 既往史和用药史

D. 口腔局部及全身的系统查体

E. 相关的辅助检查

［答案］　ABCDE

【评析】　口腔溃疡是口腔黏膜常见的症状之一。有些口腔溃疡可能只发作一次，有些溃疡则具有周期性复发的特点。溃疡可以单独发生在口腔，也可能是某个系统性疾病的一个口腔表征或者初发表现，可能同时伴发皮肤、眼、生殖器和其他器官、系统的损害。临床诊断和鉴别诊断时需要详细询问病史，包括既往史和用药史，进行系统的物理检查，结合特征性的和有针对性的辅助检查，综合分析判断。

【知识点】　口腔溃疡诊断思路。

(1)病史：①起病急缓，有无诱因；②病损持续时间是有限的还是迁延不愈；③病损是短期发作、反复发作还是呈进展性；④溃疡发生前有成簇小水疱出现，提示有病毒感染存在；⑤是否有全身症状，如发热、全身不适及淋巴结肿大；⑥除口腔外，身体其他部位有无病损，有无全身多系统损害，如皮肤、眼、生殖器是否有病损；⑦是否服用过某些药物或接触过局部或全身的放疗或化疗。

(2)体格检查：①溃疡的大小、数目、位置、表面形态、边缘、深度，以及基底浸润，周围黏膜情况；②口腔黏膜附近有无刺激因素；③口腔黏膜有无溃疡愈合后遗留的瘢痕或畸形；④引流区域淋巴结有无肿大；⑤针对症状进行的重点及系统物理检查有无异常发现；⑥除口腔局部症状外如果还有其他部位和系统的症状、体征，应警惕系统性疾病的可能。

(3)辅助检查：①针对口腔溃疡表现结合全身症状进行相关的病原学、免疫、血液方面等的血清

学检查；②口腔黏膜溃疡活检可证实溃疡性质，对诊断不明确、治疗效果不佳者可进行组织病理学检查。

(4)鉴别诊断要点

①浅溃疡

a. 复发性阿弗他溃疡：其轻型、口炎型溃疡属于浅溃疡。主要表现为孤立浅表的圆形或椭圆形溃疡，特点为“红、黄、凹、痛”，病因不明，反复发作，有自限性。多发生于非角化或角化较差的区域。无明显全身症状及多系统受累表现。

b. 急性疱疹性龈口炎：初发多见于 5 岁以下的儿童，特别是 2—3 岁婴幼儿，有前驱症状，口腔黏膜表现成簇的小水疱，破后形成继发性的浅溃疡，溃疡形状不规则，可融合成较大的溃疡，周围炎症反应较明显。多见于角化黏膜，如牙龈、上腭等。成年人多为复发，好发于皮肤与黏膜交界处。可因情绪波动、劳累等诱发，1～2 周好转。

c. 急性坏死性龈口炎：急性病程，大多在全身抵抗力降低时发病。主要表现为龈乳头顶部出现组织坏死及溃疡，呈火山口状。口腔内有特异口臭，疼痛剧烈，进食困难，伴血性唾液。

d. 白塞病：为自身免疫病，口腔典型表现为反复发作的口腔溃疡，除口腔外，还伴有外阴、眼、皮肤病变和其他器官、系统症状。口腔溃疡和外阴溃疡可反复发作，部分有自限性。全身多系统受累者表现为相应脏器功能异常，可伴发全身症状，病程长。

e. 放射性溃疡：头颈部肿瘤放疗后第 2 周可出现，反应可因剂量、年龄、全身状况不同而异，一般 50 Gy 可造成口腔黏膜反应，45 Gy 可造成腺体受损。开始为红斑，后成浅溃疡，外形不规则，有烧灼样疼痛，唾液少，常继发真菌感染。

②深溃疡

a. 创伤性溃疡：通常由长期轻微的机械刺激引起，多见于中老年人，发生在易受刺激的舌缘和颊黏膜，溃疡的部位及外形与刺激物的形状相吻合，在溃疡的周围或对颌有刺激物。无反复发作史，无全身疾病，去除刺激两周内溃疡可愈合。

b. 结核性溃疡：口腔原发病灶少，大多继发于肺、肠结核之后，有结核病史或结核接触史，有发热、盗汗、乏力等全身表现。溃疡可发生于口腔任何部位，病程长，可达数月以上。溃疡深大，底或壁有粟粒状的小结节，表面有污秽的假膜覆盖，早期有疼痛。溃疡表面涂片做抗酸染色可找到结核杆菌，活检可见到结核结节。

c. 口腔梅毒：各期梅毒均可表现为溃疡。一期梅毒表现为圆形或椭圆形灰色黏膜斑，也可形成溃疡，但溃疡无明显特征。渗出液中有大量的梅毒螺旋体，有高度传染性。三期梅毒在口腔表现为树胶肿，常发生于上腭、舌背等处。开始为肉芽组织增生，呈半圆形突起，硬如橡胶，很快组织可发生坏死，可使组织破坏引起穿孔。血清学检查有助于鉴别。流行病学史调查有意义。

d. 腺周口疮（重型阿弗他溃疡）：有口腔溃疡反复发作史，溃疡多发，在深溃疡周围常伴有小溃疡，溃疡可深达黏膜下层，似弹坑状，疼痛明显，有自限性，愈后可留有溃疡。

e. 癌性溃疡：以中老年多见，有时伴全身消耗症状。病变进展迅速，溃疡持续不愈，深大呈菜花状，底部有细小的颗粒样突起，溃疡边缘翻卷高起，四周及基底有浸润。疼痛不明显，但如继发感染或侵犯神经可有疼痛。相应部位的淋巴结可肿大、粘连。溃疡区域用甲苯胺蓝染色为阳性。活检可见癌细胞。

f. 恶性肉芽肿：病变多发生在上腭、鼻咽部近中线部位。病变表现为深大的溃疡，溃疡表面有肉芽组织增生，并有组织坏死。病情重，进展迅速，病变持续发展，可破坏骨组织形成穿孔。口腔有恶臭。抗菌药物治疗无效，可伴有高热或低热，黏膜或皮下出现浸润灶，体表淋巴结肿大。病理可见异型淋巴瘤细胞血管中心性和血管浸润性生长伴坏死灶。

g. 白血病：口腔黏膜表现为牙龈增生肿大，牙龈及口腔黏膜迅速坏死，形成坏死性的深溃疡，易继发细菌和真菌感染，除此之外，可出现黏膜瘀斑及牙龈的严重出血。全身表现可有发热、贫血及淋巴结肿大、肝脾大及全身衰竭的症状。周围血涂片及骨髓涂片可见幼稚白细胞及原始细胞。

h. 白色念珠菌性肉芽肿：较少见，表现为上腭、舌背或颊部出现结节状肉芽肿。溃疡形式少见，溃疡深在，病程长，可伴有其他部位的白念珠菌感染，真菌涂片或培养阳性。患者有免疫功能低下或广谱抗生素使用史。

3. 口腔溃疡的常见病因包括以下哪些疾病

A. 口腔黏膜疾病

B. 感染

C. 机械刺激

D. 肿瘤

E. 结缔组织病

［答案］ ABCDE

【评析】 多种口腔黏膜疾病、感染、某些结缔组织病如白塞病可导致口腔溃疡，机械刺激可导致创伤性口炎，口腔局部鳞癌或血液系统肿瘤可导致口腔溃疡。

【知识点】 可引起口腔黏膜溃疡的疾病包括以下几类。

（1）口腔黏膜病变引起的溃疡，如复发性口疮、疱疹性口炎、手-口-足病、疱疹性咽峡炎、天疱疮和类天疱疮、扁平苔藓等疾病，均可引起口腔溃疡。

（2）感染：①病毒感染，如疱疹性口炎、带状疱疹感染、手-足-口病、HIV 感染等；②细菌感染，如球菌性口炎、坏死性龈口炎；③分枝杆菌感染，如结核性口腔溃疡；④真菌感染，如念珠菌性口炎可伴发口腔溃疡；⑤螺旋体感染，如梅毒。

（3）系统性疾病

①自身免疫病。a. 白塞病：口-生殖器-眼等多系统受累。b. 系统性红斑狼疮：多系统受累。阿弗他溃疡可见于系统性红斑狼疮和盘状红斑狼疮患者。c. Reiter 综合征：除典型的关节炎-尿道炎-结膜炎三联征外，可出现阿弗他样口腔溃疡，多为无痛性浅表小溃疡，位于腭部、舌缘、口唇及颊黏膜。

②炎症性肠病：如克罗恩病，可出现阿弗他样溃疡，组织病理为肉芽肿性炎症。

③血液病：如白血病、淋巴瘤。

（4）肿瘤：如口腔鳞癌。

（5）创伤性溃疡：这类溃疡的产生与局部刺激因素直接有关。牙齿折裂留下的残冠、牙齿表面的结石、牙齿排列的错位、咬颊的不良习惯、做工粗糙的假牙，以及吃较硬食物对口腔黏膜的损伤等，都可引起口腔创伤性溃疡。

（6）放射性口炎：由放射线电离辐射引起。

（7）药物：某些药物可导致口腔溃疡。

4. 创伤性溃疡的病因

A. 内分泌失调

B. 咬唇不良习惯

C. 感冒

D. 残根残冠刺激

E. 消化不良

［答案］ BD

【评析】 创伤性溃疡与口腔局部刺激有关。

【知识点】 创伤性溃疡的常见病因。

（1）物理性损伤：是最常见的创伤性口腔溃疡病因，如龋坏所致的残根、残冠的尖锐边缘，不良修复物、尖锐牙尖等，可使相对应的黏膜形成溃疡或糜烂面。开始时可能仅有轻微疼痛或肿胀，时间久后，周围有炎症性反应，溃疡基部较硬，甚至组织增生，发生在老年人舌缘，常疑为舌癌。溃疡的大小、部位、深浅不一，但与刺激物相适应，病情的严重程度与刺激物存在的时间、患者的身体状况有关。继发感染则疼痛加重，区域性淋巴结肿大、压痛，并出现功能障碍。

（2）修复体的尖锐边缘或过长的基板，压迫前庭沟黏膜形成溃疡。常见于义齿托牙基板的边缘处，不但有溃疡而且可见有组织增生，此称为压疮性溃疡（decubital ulcer）。固定桥压迫牙龈，则桥体下形成溃疡。

（3）急性或意外的机械损伤亦常见，如外伤、咬伤、牙刷过硬或使用不当、砂石或牙钻使用不当，造成黏膜的急性损伤、溃疡，甚至造成撕裂伤。

（4）口腔黏膜化学性损伤：是由于局部用药不当或强酸、强碱误入口内而引起。在口腔治疗中，常有些具腐蚀性的药物使用不慎而损伤黏膜，如三氧化二砷失活剂、碘酚、硝酸银液等。三氧化二砷可见于暂时水门汀封闭不严而流入牙间隙，不但损及黏膜使之呈灰褐色组织坏死，更有甚者可使牙槽骨坏死。硝酸银、三氯醋酸等使用不当，也可使黏膜坏死。此外患者有时因牙痛而口含镇痛片如阿司匹林，由于药物接触牙龈时间过久而形成化学性损伤，局部充血、糜烂，其上有一层白色假膜。

5. 复发性阿弗他溃疡常见部位包括

A. 舌尖、舌腹、舌缘

B. 唇

C. 颊

D. 牙龈、硬腭

E. 软腭、腭垂

［答案］ ABCE

【评析】 复发性阿弗他溃疡的好发部位为非角化黏膜。

6. 患者，年轻女性，反复口腔溃疡，1～2 周愈合，无疱疹出现，诊断应考虑以下哪些疾病的可能

A. 复发性阿弗他溃疡

B. 疱疹性口炎

C. 系统性红斑狼疮

D. 白塞病

E. 梅毒

［答案］　ACD

【评析】　年轻女性，反复口腔溃疡，应考虑复发性阿弗他溃疡、疱疹性口炎、系统性红斑狼疮、白塞病的可能。除口腔溃疡外，系统性红斑狼疮和白塞病还有其他多系统受累表现，以此与复发性阿弗他溃疡鉴别。疱疹性口炎伴发小疱疹，故排除。梅毒引起的口腔溃疡非反复发作性。

7. 可引起口腔溃疡的药物包括

A. 阿司匹林

B. 甲氨蝶呤

C. 氨苄西林

D. 卡托普利

E. 柳氮磺吡啶

［答案］　ABCDE

【评析】　药物是引起口腔溃疡的原因之一。

【知识点】　可引起口腔黏膜炎和口腔溃疡的药物，包括甲氨蝶呤、博来霉素、阿糖胞苷、阿霉素、依托泊苷、氟尿嘧啶、阿司匹林、氨苄西林、卡托普利、柳氮磺吡啶、膦甲酸、干扰素、双脱氧胞苷等。

8. 以下哪些疾病可引起口腔溃疡

A. 疱疹性口炎

B. 口腔白色角化病

C. 创伤性溃疡

D. 放射性口炎

E. 口角炎

［答案］　ABC

【评析】　疱疹性口炎、创伤性溃疡、放射性口炎可造成口腔溃疡。口腔白色角化病又称良性角化病，为长期的机械或化学性刺激所造成的口腔黏膜局部白色角化斑块或斑片；口角炎也称口角唇炎、口角糜烂，是发生在两侧上下唇联合处口角区的炎症总称，以皲裂、口角糜烂和结痂为主要症状，这两种病变一般不引起口腔溃疡。

9. 以下提示口腔溃疡可能为恶性的有

A. 单个较大溃疡

B. 溃疡底部为较深的凹陷，表面高低不平，边缘隆起，形态不规则

C. 溃疡底部质地硬

D. 溃疡触痛明显

E. 颈部淋巴结增大，硬，不活动

［答案］　ABCE

【评析】　癌性溃疡多无触痛或触痛不明显。

【知识点】　口腔溃疡良、恶性的鉴别。

(1)溃疡发生的诱因及病史：①发生溃疡之前，有没有口腔黏膜的创伤史，如有没有被动物性食物的骨头刺伤、过热的食物烫伤、进食时咬伤等。②有没有生过各种口腔黏膜疾病的基础。③有没有出现口腔局部肿胀、功能受限等情况。④溃疡发作的频率和持续时间：良性口腔溃疡一般 1～2 周愈合。若久不愈合，或发作频繁，1 个月超过 2 次，应警惕恶性的可能，及早就诊。⑤全身情况：良性溃疡全身伴随症状少，恶性溃疡可伴颌面部肿胀，全身症状重，甚至可伴消耗症状。

(2)体征：关注溃疡的形态特征及特点。①溃疡的形态特征：若溃疡表浅、表面光滑、边缘不高出黏膜、颜色鲜红，呈圆形或椭圆形，形态规则，与周围组织分界清晰，良性的可能性大。反之，形态不规则，边界不清，边缘隆起呈凹凸不平状，溃疡底部不平，呈颗粒状，则要警惕恶性的可能。②溃疡的质地和触痛：触诊溃疡及其周围部位，比较两者在硬度上的差异，尤其是溃疡底部是否有硬结。良性溃疡质地柔软，触痛明显；溃疡的硬度越大，触痛不明显，则恶性病变的可能性也越大。③淋巴结：触诊耳后、下颌角及颏部的淋巴结，良性溃疡可不伴淋巴结肿大，若引起淋巴结肿大，质地柔软，表面光滑，活动度大，无粘连。如淋巴结肿大明显，质地硬，表面不光滑且不易活动，粘连明显，则提示恶性病变的可能。

(3)治疗反应：良性口腔溃疡部分有自愈性，对治疗反应好，愈合快。恶性口腔溃疡对常规治疗效果差，经久不愈的溃疡应警惕恶性溃疡的可能，必要时行组织病理检查。

10. 口腔溃疡针对患者的宣教内容应包括

A. 戒烟

B. 避免情绪紧张及劳累

C. 营养均衡

D. 注意口腔卫生

E. 规范使用抗生素

［答案］　ABCDE

【评析】　口腔溃疡为多因素疾病，病因不明，紧张和劳累、营养缺乏、口腔卫生差是诱因之一。某些抗生素，如氨苄西林可引起口腔溃疡。吸烟与口腔溃疡的相关性尚不明确，但戒烟对改善口腔卫生有一定帮助。

【知识点】　复发性阿弗他溃疡的病因复杂，存在明显的个体差异，目前尚不完全清楚，与该病有关的因素如下。

(1)免疫因素：①细胞免疫异常，主要指 T 淋巴

细胞接到的免疫应答;②体液免疫和自身免疫。

(2)遗传因素:对复发性阿弗他溃疡的单基因遗传、多基因遗传、遗传标志物和遗传物质的研究表明此病具有明显的遗传倾向,为多基因遗传病。父母均患病,其子女的患病率约为 62.1%;父母一方患病者,其子女的患病率约为 43.2%;父母双方均无该病者,其子女的患病率约为 22.8%。

(3)感染因素:病毒可能参与了该病的复杂过程。

(4)营养缺乏:口腔溃疡可能与缺铁、锌、铜、维生素 B_{12}、叶酸等有关。

(5)系统性疾病因素:复发性阿弗他溃疡与消化系统疾病,如长期消化吸收不良、腹泻、便秘、消化道溃疡等有关;也可能与内分泌系统有关,如月经期或月经前期口腔溃疡发作频繁。

(6)其他因素:如氧自由基、血栓素 B_2 和 6-酮前列腺素及微循环障碍等因素。

针对患者的口腔溃疡相关教育管理具体内容包括:①使患者了解口腔溃疡的相关知识;②了解口腔溃疡的病因、危险因素;③了解口腔溃疡常见疾病的主要临床表现;④了解口腔溃疡的常见治疗方法和药物;⑤了解口腔溃疡的就诊和转诊科室。

三、共用题干单选题(每个提问 1 个得分点)

以下每题有 2~6 个提问,每个提问有 5 个备选答案,请选择 1 个最佳答案。

患者,男性,19 岁,口腔内疼痛伴发热 1 周,牙龈乳头坏死,前牙唇侧明显,坏死形成溃疡处凹陷,表面灰白色假膜,触之出血明显,口腔有腐性口臭。体温 37.8 ℃,颏下淋巴结肿痛,既往无明显异常病史。

1. 该患者最可能的诊断是

A. 口疮性口炎

B. 急性坏死性龈炎

C. 白塞病

D. 鹅口疮

E. 创伤性口炎

[答案] B

【评析】 急性牙龈疼痛、溃疡、坏死、自发出血、有特殊口臭,是急性坏死性龈炎的表现。无复发性,无其他部位异常,口疮性口炎及白塞病均不考虑。口腔无白斑,不符合鹅口疮表现。无局部刺激因素,创伤性口炎不符合。

【知识点】 急性坏死性龈炎:又称急性坏死性溃疡性龈炎、奋森龈炎、梭螺菌龈炎、战壕龈炎,是指发生于龈缘和龈乳头的急性坏死性炎症。本病特征为牙龈的龈乳头及龈缘坏死,牙龈边缘呈蚕蚀状缺失,表面覆以灰白色假膜。坏死组织成为腐肉,脱落后而形成龈缘区缺损。有严重的腐败性口臭,患部极易出血。病变可为孤立或扩展为广泛的龈缘坏死。常突然发病,局部病损区可有灼痛及木胀感,重者可有低热、疲乏、下颌下淋巴结肿大、压痛等全身症状及体征。本病复发,还可并发口炎,为黏膜出现的假膜性溃疡。

好发于青壮年,以男性多见。可发生于营养不良或患麻疹等传染病的儿童。起病急,主要表现为龈乳头和边缘龈的坏死,前牙尤其是下前牙最多见。开始时龈乳头充血水肿,在个别牙间乳头的顶端发生坏死性溃疡,上覆灰白色污秽的坏死物,去除坏死物后可见牙间乳头的颊、舌侧尚存,而中央凹下如火山口状。病变迅速沿龈边缘向邻牙扩展,使龈边缘如虫蚀状,坏死区出现灰褐色假膜,易于擦去,其下为出血面,创口较平,乳头和边缘龈成一直线,如刀切状。患处极易出血,甚至有自发出血。唾液增多且黏稠,有特殊的腐败臭味。急性期如未能及时治疗且患者抵抗力低时,坏死还可波及与牙龈病损相对应的唇、颊侧黏膜上,而成为急性坏死性龈口炎。

部分艾滋病病毒感染者和艾滋病相关综合征患者可发生本病,可突然发病,也可逐渐形成,表现为刷牙出血,疼痛,口腔恶臭,症状可在 3~4 周逐渐消退,但常复发,其牙龈火红、水肿,牙龈边缘及牙龈乳头有黄灰色坏死组织,极易出血(前牙牙龈最为严重);单个或多个牙龈乳头坏死,急性期有溃疡,可见坏死组织;出血及口臭为临床诊断要点。为避免误诊,应对疑似患者行艾滋病病毒抗体检测并观察各免疫指标的变化。

机体抵抗力极度低下者,还可合并感染产气荚膜杆,使面颊部组织迅速呈黑色坏死,甚至穿孔,称为走马牙疳,可造成严重的面颊缺损,如果未经治疗,大多数患者死于败血症,病死率极高,约为 80%,因此应早期发现,早期防治。

2. 有辅助诊断意义的检查是

A. 白细胞分类

B. 脱落细胞检查

C. 革兰染色涂片

D. X 线片

E. 组织病理

[答案] C

【评析】 病例表现是典型的急性坏死性龈炎表现，而且既往未出现全身明显异常现象，可排除白血病，对急性坏死性龈炎具辅助诊断意义的检查是答案 C，革兰染色涂片。

【知识点】 急性坏死性龈炎临床特点。

(1)诊断要点：本病由奋森螺旋体和梭形杆菌感染所致。临床症状特点为起病急骤，好发于下前牙的唇侧牙龈，疼痛剧烈，龈乳头及龈缘的坏死为特征，覆以假膜的灰色坏死组织与活组织间有明显的分界线，伴特殊恶臭，自发出血，可伴不同程度发热、头痛和全身乏力。

(2)体格检查：①牙龈坏死溃疡，牙间乳头消失，自动出血。②唇、颊、舌、腭、咽及口底等处可有不规则坏死性深溃疡。③局部淋巴结肿大，压痛。

(3)辅助检查：病损处革兰染色涂片可见大量梭形杆菌和螺旋体。本病应与疱疹性龈口炎和急性白血病鉴别，疱疹性龈口炎为病毒感染，多发生于幼儿，牙龈充血一般波及全部牙龈而不局限于牙间乳头和边缘龈，还常侵犯口腔黏膜其他部位或唇周组织。典型病变为多个小疱，破溃并形成小溃疡，但无坏死。急性白血病本身不会引起坏死性龈炎，但可由于抵抗力的降低而伴发本病，两者并存，血常规及外周血涂片检查有助于诊断，上述检查异常时结合病情可考虑行骨髓穿刺检查。

3. 预计检查后异常表现为

A. 中性粒细胞减少

B. 细胞核分化异常

C. 螺旋体和梭形杆菌数量明显增加

D. 牙槽骨不同程度吸收

E. 龈坏死表现

[答案] C

【评析】 急性坏死性龈炎由奋森螺旋体和梭形杆菌感染所致，革兰染色涂片可见大量梭形杆菌和螺旋体。

4. 在局部处理同时，选择全身最佳用药是

A. 四环素

B. 青霉素

C. 金霉素

D. 卡那霉素

E. 甲硝唑

[答案] E

【评析】 急性坏死性龈炎，主要致病微生物是梭形杆菌和螺旋体，为厌氧微生物，甲硝唑是抗厌氧微生物的最佳药物。因此，在局部处理同时，若需全身用药，则最佳用药是甲硝唑。四环素及青霉素可以防止继发感染，不是最佳首选药物，病情需要时可以联合使用。

【知识点】 急性坏死性龈炎是发生于牙龈组织的一种破坏性极强、进展迅速的感染性疾病，应积极治疗。治疗包括口腔科局部治疗及积极抗感染治疗。急性坏死性龈炎的治疗措施如下。

(1)局部治疗：①急性期治疗首先轻轻除去坏死组织，初步刮除大块牙石。②局部用药：用氧化剂如 1%～3%过氧化氢溶液冲洗和反复含漱，当过氧化氢遇到组织或坏死物中的过氧化氢酶时立即释放出新生态氧，可抑制或杀灭厌氧菌，有助于清除组织表面的坏死物，尚有除臭作用。此外局部可用 1%Betadine 溶液冲洗，用 0.1%～0.2%氯己定溶液含漱，直到口腔症状得到控制。

(2)全身治疗：①轻症者，口服甲硝唑或替硝唑，可联合服用螺旋霉素、米诺环素、阿莫西林。②病情严重者，应采用大剂量抗生素静脉给药，迅速控制病情，以防病情恶化和严重并发症的发生。全身感染要给予足量广谱抗生素，如青霉素、红霉素联合甲硝唑或替硝唑。③急性期镇痛不可忽视。④加强营养支持治疗。

(3)急性期后治疗：应及时彻底地进行全口性牙周洁治或根面刮治，给予口腔卫生指导。对异常牙龈外形常需做牙龈成形术或翻瓣术加以矫正，控制菌斑，防止复发。

(4)及时进行口腔卫生宣教，更换牙刷。

(5)治疗艾滋病引起或艾滋病相关的急性坏死性龈炎的原则与上述相同，同时加强全身抗病毒治疗及支持治疗，其预后也与全身状况密切相关。

5. 上述药物的最常见不良反应为

A. 消化道反应

B. 皮肤瘙痒

C. 固定性药疹

D. 头痛

E. 肢体麻木

[答案] A

【评析】 甲硝唑最常见的不良反应是消化道反应。

【知识点】 甲硝唑的常见不良反应。

(1)消化道反应：恶心、呕吐，食欲缺乏、腹痛，一般不影响治疗。

(2)神经系统疾病：头痛，头晕、眩晕。偶有感觉异常、肢体麻木、共济失调、多发性神经炎等，大

剂量可致抽搐。

(3)其他:少数病例发生荨麻疹、潮红、瘙痒、膀胱炎、排尿困难、口中金属味及白细胞减少等,均属可逆性,停药后自行恢复。

孕妇、哺乳期妇女、活动性神经系统病变者禁用甲硝唑。

6. 此病的常见易患因素为

A. 营养不良

B. 过度疲劳

C. 精神紧张

D. 口腔卫生差

E. 吸烟

[答案]　ABCDE

【评析】 急性坏死性龈炎与多种诱因导致免疫力下降有关。

【知识点】 急性坏死性龈炎发病突然,常发生于疾病后衰弱期或急性呼吸道感染时,常有营养不良、生活习惯改变、过度疲劳、精神紧张等诱因。由于某些原因降低了局部抵抗力,存在于龈炎和牙周炎菌斑中的梭形杆菌和螺旋体大量繁殖,直接或间接地造成牙龈的坏死和炎症。多数急性坏死性溃疡性龈炎有大量吸烟史。精神压力也可能使患者吸烟增多、疏忽口腔卫生等。维生素C缺乏,某些全身消耗性疾病如恶性肿瘤、急性传染病、血液病、严重的消化功能紊乱等易诱发本病。艾滋病患者常出现本病的症状。

四、案例分析题

每个案例至少有3个提问,每个提问有6～12个备选答案,其中正确答案有1个或多个,每选择一个正确答案得1个得分点,每选择一个错误答案扣1个得分点,扣至本问得分点为0。

患者,男性,35岁,反复口腔溃疡1年,间断外阴溃疡半年,发热伴眼痛1个月。患者近1年反复口腔溃疡,疼痛,近半年间断出现阴茎溃疡两次,近1个月间断发热,体温最高38.2 ℃,夜间最高,伴下肢伸侧局部红肿疼痛,右眼疼痛,视物模糊。无咳嗽、咳痰,无尿急、尿频及尿痛,无腹痛和腹泻。轻度体重下降。既往史:体健。偶尔静脉输液时注射部位可见小脓疱。吸烟10年,每天4～5支。体格检查:体温37.5 ℃,血压120/80 mmHg。右眼结膜充血,粗测视力下降,视野正常。颊、下唇、舌背黏膜各见一约1 cm×0.5 cm大小的溃疡,圆形,表面有黄色假膜,周围红晕。心、肺、腹部查体未见明显异常。下肢胫前区见散在红色斑丘疹,直径1～2 cm,局部肿胀,皮温稍高,有压痛。下肢无凹性水肿。血常规:白细胞 13.0×10^9/L,中性粒细胞0.83;肝、肾功能:谷丙转氨酶28 U/L,谷草转氨酶30 U/L,白蛋白33 g/L;血肌酐66 μmol/L,BUN 7 mmol/L。第1小时血沉40 mm。

1. 此患者可能的诊断为

A. 药疹

B. 梅毒

C. 白塞病

D. 多形性红斑

E. 复发性口腔溃疡

F. 克罗恩病

[答案]　C

【评析】 反复口腔、生殖器溃疡,近期下肢肿痛,体格检查符合结节性红斑表现;眼痛伴结膜红肿,视力异常,考虑眼部病变可能,患者为多系统受累;结合既往静脉穿刺处脓疱样皮疹,考虑针刺反应阳性,符合白塞病表现。克罗恩病亦可出现口腔溃疡和皮疹,但消化道症状应突出,无生殖器溃疡,不符合。

【知识点】 白塞病,又称贝赫切特综合征、口-眼-生殖器三联征。临床表现为口腔溃疡、外阴溃疡、眼科病变、皮肤病变,可累及全身多个系统。其中口腔溃疡为最基本病损,可反复发作。

(1)常见症状及体征

①口腔:口腔黏膜溃疡反复发作,与复发性阿弗他溃疡类似,多表现为轻型或疱疹样型,亦可出现重型阿弗他溃疡。溃疡始发于舌尖、舌缘、唇、颊、口底等角化较差区域,数目不等,大小不一,一般直径为2～3 mm,呈圆或椭圆形,微凹,表面可有黄色假膜,周围有充血红晕,灼痛明显,7～14天可自愈,一般不留瘢痕。经长短不一的间歇期后可反复发作。口腔溃疡是白塞病最常见的症状和必发症状,占首发症状的70%～99%,可累及咽喉、食管和鼻腔。

②生殖器:常反复发作生殖器溃疡,但间歇期远大于口腔溃疡。多见于大小阴唇、阴茎、龟头、阴囊,形态与口腔溃疡相似,大而深,直径可达5 mm。溃疡数目虽少,但该处易受摩擦及感染,愈合常较慢,疼痛剧烈。溃疡有自愈倾向,可留有瘢痕。溃疡亦可发生于阴道、子宫颈,累及小动脉时可引起阴道出血,还可以发生在生殖器周围、肛门或直肠内,可引起男性附睾炎,伴局部淋巴结肿大。生殖器溃疡发生率约占75%。

③皮肤：发生率为 56%～99.1%，发生率仅次于口腔损害。皮损形态多样，有结节红斑、毛囊炎（假性毛囊炎、痤疮样毛囊炎）及非特异性皮肤过敏（如针刺反应）等。结节红斑最常见，发生率约 65%，下肢小腿部位好发，对称性，通常多发，呈圆形或椭圆形红色隆起的皮下结节，直径 1～2 cm，中等硬度，有触痛，同一患者可见大小、颜色和病期不同的损害，约有 30%的新发皮损周围有 1 cm 宽的鲜红色晕围绕，这种红晕现象有较高的辅助诊断意义。结节红斑 1～4 周自愈，愈合后有色素沉着，无瘢痕，7～14 天可再次出现。毛囊炎发生率约 40%，主要分布于头面部和胸背上部，脓疮性结节损害常多发，其顶端有小脓疱，但无毛发通过，基底部为浸润性硬结，周围亦可出现红晕。针刺反应是白塞病的特征性表现，发生率约 65%，是指患者接受肌内注射后，该处可出现红疹和小脓点，是末梢血管对非特异性刺激的超敏反应。做法：用 20 号无菌针头斜刺入前臂皮下，24～48 小时针眼处出现红丘疹者为阳性，严重者有化脓倾向。应进行多部位穿刺判断。此外还有多形性红斑样损害、Sweet 病样皮损、坏死性结核疹样皮损及浅表性游走性血栓性静脉炎等损害。

④眼：眼部病变一般出现较晚，发生率平均为 66%，可分为前节病变和后节病变，常见眼部前节病变主要是虹膜睫状体炎、前房积脓、结膜炎和角膜炎，后节病变为脉络膜炎、视神经乳头炎、视神经萎缩、玻璃体病变、继发白内障、青光眼、视网膜剥离、黄斑变性及眼底出血等。后葡萄膜炎和视网膜血管炎是影响视力的主要原因，眼炎反复发作可造成严重的视力障碍甚至失明，是本病致残的最主要原因。主要临床表现为视物模糊、视力减退、眼球充血、眼痛、畏光流泪、异物感及飞蚊症等。眼部病变致盲率可高达 33%～44%。

(2)少见症状

①关节：见于 30%～60%的患者，大小关节均可受累，大关节更常见，常为非对称性的单个或少数关节疼痛，关节红肿少见，极少引起关节变形，X 线片一般无明显异常。

②消化系统：消化道任何部位均可受累，但回盲部多见，其次是升结肠、降结肠、胃等，为多发性溃疡，可有瘘管形成，甚至穿孔。临床症状有右下腹痛、恶心、呕吐、腹胀、消化道出血、急腹症等。

③心血管系统：发病率 10%～37%，血管病变为主要特征，男性多发，大、小静脉及动脉均可受累，静脉受累较动脉多见。a. 静脉：主要表现为静脉炎、静脉血栓、闭塞。可出现下肢大隐静脉、腹壁静脉、上肢静脉的浅表静脉炎，也可出现深静脉炎和静脉血栓。b. 动脉：表现为动脉炎、动脉狭窄闭塞和动脉瘤。肢体动脉受累可导致无脉症，肾动脉狭窄可导致肾性高血压。可因动脉瘤破裂严重出血而导致死亡。c. 心脏：心脏的血管炎可影响心肌、冠状动脉、心脏瓣膜及传导系统，出现相应症状，如心悸、心绞痛、心律失常。

④神经系统：症状出现较晚，预后较差，男性神经系统多于女性，中枢神经系统较周围神经多见。根据症状可分为脑膜脑炎型、脑干性、器质性精神症状型、良性颅压升高、脊髓损害、周围神经病等，可出现头痛、头晕、意识障碍、精神异常、脑膜刺激征、癫痫、肌无力、麻木、感觉障碍、截瘫等。脑脊液压力升高，细胞数增多，部分患者蛋白升高。神经系统受累患者疗效差，复发率高，是本病死亡的主要原因。

⑤呼吸系统：肺部病变可表现为咳嗽、咯血、胸痛，咯血原因可能是肺内小动脉瘤破裂、形成支气管瘘或肺梗死所致，男性多见。肺受累时常伴全身活动性血管炎，是本病预后不佳的指征之一。

⑥泌尿系统：肾可以受累，表现为血尿、蛋白尿。不到 10%的患者可发生附睾炎，表现为局部疼痛、肿胀，持续 1～2 周，可反复发作。

(3)诊断：临床症状和体征为主要诊断依据。1990 年国际白塞病研究小组制定的诊断标准为：以复发性口腔溃疡（每年至少发作 3 次肯定的阿弗他溃疡）为基础，加以下任意两项即可诊断：①复发性外阴溃疡；②眼病（葡萄膜炎、视网膜血管炎）；③皮肤损害（结节红斑、假性毛囊炎、脓疱性丘疹等）；④针刺反应阳性。

(4)鉴别诊断：①局部口腔疾病的鉴别诊断。白塞病与复发性阿弗他溃疡、疱疹性口炎均以反复发作的口腔溃疡为基本特征，其病损形态相似，但白塞病为多系统受累，除口腔病变外，尚有口腔外其他病变。②伴多系统损害的鉴别诊断。白塞病与克罗恩病、斯-约综合征（Steven-Johnson 综合征）、Reiter 综合征等均有口腔损害及多系统受累，其主要鉴别点见表 15-3。

表 15-3 白塞病多系统受累的鉴别诊断

疾病	白塞病	斯-约综合征	Reiter 综合征	克罗恩病
年龄	20—40 岁多见	各年龄段	青年	青壮年
性别	男性多见	男女相等	男性多见	男性多见
发热	偶有	低热,偶病初有高热	常以高热发病	午后低热伴乏力,体重下降
口腔	反复发作的单个或多个阿弗他溃疡,界清,不融合	大疱和广泛糜烂面,渗出多	偶发溃疡	颊:溃疡较深;唇颊:小结节;龈:肉芽肿样颗粒样增生
生殖器	阴茎、阴囊、阴唇溃疡多见	阴茎、包皮、龟头溃疡多见	明显尿道炎	无
眼	虹膜睫状体炎、虹膜炎、视网膜脉络炎多见	虹膜炎少见,结膜炎、角膜炎多见	结膜炎多见	偶眼部受累
皮肤	下肢结节性红斑,面部痤疮样皮疹、毛囊炎、脓疱疹	面部多形性红斑、丘疹、水疱、糜烂、典型虹膜样损	无	无
针刺反应	(+)	(-)	(-)	(-)
关节	轻度红肿痛	轻度肿痛	显著多发性大关节炎	少数患者可有关节受累
其他	消化、心血管、神经、泌尿系统症状可见	少见	少见	腹痛、腹泻、便血
预后	眼部症状可致失明,神经系统受累及肺部受累者预后不良	一般好,重型者预后差	良好	严重者伴发肠梗阻、肠穿孔,可引起休克

2. 该病属于

A. 细菌感染

B. 变态反应性疾病

C. 自身免疫病

D. 传染性疾病

E. 系统性血管炎

F. 病毒感染

[答案] CE

【评析】 白塞病属于自身免疫性疾病,是一种特殊类型的系统性血管炎。

【知识点】 白塞病病因及发病机制:至今病因不明,可能与以下几个方面有关。

(1)自身免疫:半数患者有血清抗人口腔黏膜细胞抗体及循环免疫复合物存在;血清补体升高;患者的淋巴细胞在体外对人口腔细胞有细胞毒作用;患者外周围淋巴细胞亚群比例失调,CD_4^+/CD_8^+比例倒置,$CD_{45}RA^+$细胞缺乏;患者淋巴细胞自发分泌 TNF-α、IL-6 及 IL-8,血中 IL-1β 及可溶性 IL-2 受体增加。此外,本病组织学变化显示血管周围和皮损处有淋巴细胞浸润,针刺反应类似 IV 型超敏反应,也提示存在细胞免疫紊乱。白塞病患者同时存在体液免疫和细胞免疫异常,而细胞免疫紊乱与本病的关系更为密切。

(2)遗传因素:日本系列报道约 5%白塞病有家族聚集现象。以色列报道 HLA-B51(+)的白塞病中,12%一级亲属亦患白塞病,同为 HLA-B51(+)。后续研究证明在日本与以色列的危险基因为 HLA-B*5101 亚型,前相对危险性在日本为 6,土耳其为 13.3。西欧和美国则未发现这种关联。可能的机制是:①该分子成为某些病毒的受体;②分子模拟的交叉反应,该分子的某决定簇与某种入侵的病原体有某些分子结构相似。

(3)感染:英国学者一度怀疑某些性别的单纯疱疹病毒感染引起宿主产生的抗体可引起自身免疫反应。日本学者认为链球菌可能有重要意义。我国学者则认为结核感染可能与本病密切相关,因白塞病患者中相当数量既往史有结核病,或发现结核病灶,有些患者行 PPD 试验呈强阳性结果,且有些患者经抗结核治疗后白塞病病情得到缓解。目前推想白塞病可能是某些敏感的遗传素质的人对某些病原微生物的抗原发生过强反应导致。

3. 实验室检查方面可能出现哪些异常

A. 血沉升高

B. 抗核抗体阳性

C. 抗中性粒细胞抗体阳性

D. HLA-B5 阳性

E. 类风湿因子阳性

F. 针刺反应阳性

［答案］　ADF

【评析】　白塞病活动期炎症因子升高，部分患者 HLA-B5 阳性，针刺反应阳性。

【知识点】　白塞病实验室检查。

(1)无血清学特异性检查：活动期炎症指标升高，外周血白细胞升高，血沉增快，C 反应蛋白增高，免疫球蛋白升高。约半数以上患者 HLA-B5(尤其是 HLA-B51)阳性。

(2)免疫指标：抗核抗体谱、抗中性粒细胞胞浆抗体、类风湿因子均阴性，补体正常。

(3)根据病变受累部位和病情选择影像学检查方法，如消化道造影、脑 MRI、脑脊液检查及血管造影等。

(4)病理：以血管炎改变为特征，可累及全身各大中小血管，动脉和静脉均可受累，其中小静脉最常受累。组织病理学特点是血管周围淋巴细胞、单核细胞浸润，血管壁可有 IgG、IgM 和 C3 沉积，大静脉血栓形成，大动脉由于变性、坏死而形成动脉瘤。血管炎有渗出和增生两种改变，渗出性改变为管腔充血，管壁水肿，内皮细胞肿胀，纤维蛋白沉积；增生性病变为内皮细胞和外膜细胞增生，管壁增厚，有时形成肉芽肿。

4. 目前该患者应转诊至

A. 口腔科

B. 风湿免疫科

C. 皮肤科

D. 眼科

E. 消化科

F. 血液科

［答案］　ABD

【评析】　除口腔病变外，患者近期病情进展，眼部病变显著，应至眼科进行专科检查，明确眼部病变性质及严重程度，并观察其进展情况，给予相应局部治疗。白塞病是系统性血管炎，属于结缔组织病的一种，应进行全身系统评价及积极进行原发病治疗，在免疫科就诊及进行长期治疗、随访。

【知识点】　口腔溃疡社区转诊原则：①患者症状重，如溃疡面深大，疼痛剧烈；②口腔溃疡迁延不愈；③出现口腔以外其他部位、系统症状及体征，难以用口腔局部问题解释；④诊断不明确；⑤可能为系统性疾病的口腔表现；⑥有严重的伴随疾病；⑦常规治疗效果不佳。

5. 此患者全身治疗的首选药物是

A. 左旋咪唑

B. 泼尼松

C. 秋水仙素

D. 转移因子

E. 环磷酰胺

F. 双氯芬酸钠

［答案］　B

【评析】　患者除口腔、外阴溃疡外，近期出现发热、眼部病变，视力下降，炎症指标升高，系统受累明显，病情活动，除局部治疗外，需要进行全身治疗，首选药物为糖皮质激素，必要时可考虑联合应用免疫抑制剂治疗。

【知识点】　白塞病治疗原则：①仅有口腔黏膜、皮肤受累，可局部用药及对症治疗；②眼部病变：除局部用药外，加用全身肾上腺皮质激素和(或)免疫抑制剂治疗；③严重血管炎或内脏受累，中枢神经系统等重要脏器受累时应用肾上腺皮质激素和免疫抑制剂治疗。

(1)口腔溃疡局部治疗：同阿弗他溃疡。如 0.5%达克罗宁液含漱镇痛，氯己定液、硼酸液含漱消炎。皮质散或锡类散局部涂抹促进愈合等。

(2)全身药物治疗

①肾上腺皮质激素：控制急性症状有效，但减量或停药后易复发。给药途径及剂量按病情轻重而定，一般口服泼尼松每日 30～60 mg，对于严重眼炎、中枢神经系统病变及严重血管炎的患者可予甲泼尼龙每日 1 g，3 天静脉冲击治疗。激素维持时间和减量方法根据病情决定。根据皮质激素的分泌规律，建议采用早晨每日 1 次的服用方法，对肾上腺轴的抑制作用最弱。需要长期服用皮质激素的患者，应注意激素使用的适应证和禁忌证，注意激素的不良反应。

②免疫抑制剂：病情严重者应加免疫抑制剂，主要用于眼炎、严重血管炎及重要脏器受累者。如环磷酰胺口服，每日 2～3 mg/kg，或每日 1 g 静脉注射。环孢素 A，用于治疗控制不佳的眼炎，每日 3～5 mg/kg。此外还有氨甲蝶呤、雷公藤等。联合肾上腺皮质激素使用，可以加强疗效，减轻不良反应。

③沙利度胺(反应停)：有免疫抑制和免疫调节作用，通过稳定溶酶体膜，抑制中性粒细胞趋化性，产生抗炎作用，抗新生血管生成，降低肿瘤坏死因子-α(TNF-α)的作用。对减轻白塞病的口腔溃疡有效，常用剂量为每日 50～100 mg。常见不良反应有口鼻黏膜干燥、嗜睡、倦怠、便秘、眩晕、水肿、

皮疹、周围神经病变、低血压、静脉血栓，大部分均轻微并可以耐受，停药后可以消退。另外反应停具有很强的致畸性，可导致胎儿海豹肢，孕妇及哺乳期妇女禁用。需要提前告知患者服用反应停的不良反应及对育龄期女性存在的风险。夜间服用可减轻嗜睡、眩晕的副反应。

④非甾类抗炎药：有抗炎、镇痛、退热作用，对发热、关节炎、结节红斑有较好的疗效。

⑤秋水仙碱：可抑制中性粒细胞的趋化，对关节炎、葡萄膜炎及口腔溃疡有效，常用剂量为0.5 mg，每日2次。

⑥抗凝治疗：对有血栓形成或大、中动静脉血管炎者，可予阿司匹林、双嘧达莫（潘生丁）等抗血小板药物，或肝素、低分子肝素、华法林等抗凝药物，或尿激酶、链激酶等，溶栓治疗。

⑦其他：如患者有结核病或过去有结核病史，目前不能除外结核活动者，可试行加用抗结核治疗。

（3）手术治疗：肠道白塞病并发肠穿孔、肠瘘时需手术治疗，由于溃疡跳跃分布，手术切除可能不完全，术后有复发可能，还应继续加强内科治疗。

6. 上述药物的常见不良反应包括

A. 消化道溃疡

B. 肝功能异常

C. 骨质疏松

D. 感染

E. 过敏

F. 水钠潴留

［答案］ ACDF

【评析】 长期大剂量使用糖皮质激素可能会导致一些副反应。

【知识点】 大剂量糖皮质激素长期使用的不良反应。

（1）可引起水、盐、糖、蛋白质及脂肪代谢紊乱：出现库欣综合征，表现为向心性肥胖、满月面容、多毛、无力、低血钾、水肿、高血压和糖尿病等。这些症状药物减量或停药后一般会自行逐渐消退。对于有高血压、糖尿病、高脂血症、动脉粥样硬化的患者，应警惕原有疾病的加重和波动，加强控制。

（2）诱发或加重感染：皮质激素有抗炎作用，但不具有抗菌作用，且能降低机体抗感染能力，长期用皮质激素可诱发感染或使机体内潜在的感染灶扩大或扩散，还可使原来静止的结核灶活动。在用药过程中应注意病情的变化及是否有诱发感染现象，注意预防感染，若有新发感染应及时给予抗感染治疗。

（3）诱发或加重消化性溃疡：糖皮质激素除妨碍组织修复、延缓组织愈合外，还可使胃酸及胃蛋白酶分泌增多，又能减少胃黏液分泌，降低胃黏膜的抵抗力，可诱发或加重胃、十二指肠溃疡出血，甚至造成消化道穿孔。

（4）神经症状：可诱发激动、焦虑、失眠表现，个别患者可诱发精神样症状。

（5）肾上腺皮质萎缩或功能不全：长期应用该药可引起负反馈作用，影响下丘脑-垂体前叶-肾上腺皮质轴，使内源性糖皮质激素分泌减少或导致肾上腺皮质激素功能不全。一旦遇到应激时，如出血、感染，则可能出现头晕、恶心、呕吐、低血压、低血糖或发生低血糖反应等相对肾上腺皮质功能不全的表现。

（6）反跳现象及停药症状：长期应用激素，症状基本控制时，若减量太大或突然停药，原有症状可很快出现或加重，此种现象称为反跳现象，这是因患者对激素产生依赖作用或症状尚未完全被控制所致。处理措施为恢复激素用量，并联合使用免疫抑制药，待症状控制后再缓慢减量。

（7）骨质疏松：严重者可致股骨头坏死。

（8）诱发白内障和青光眼。

使用激素前应首先评估病情及激素的风险，如果益处远大于风险，就应该创造条件积极使用。其次，加强支持治疗，尽量减少激素不良反应，同时联合应用免疫抑制药，尽早控制病情，利于激素尽早减量。

7. 应重点询问的病史有

A. 高血压

B. 糖尿病

C. 结核史

D. 青光眼

E. 窦性心动过速

F. 骨质疏松

［答案］ ABCDF

【评析】 糖皮质激素主要不良反应为血压升高、血糖升高、眼压升高、骨质疏松，感染风险增加，有高血压、糖尿病、骨质疏松、青光眼的患者和老年患者慎用。有明确感染患者或者既往与结核病史患者慎用或根据病情决定适用时机。患者近期发热，应明确为白塞病活动所致还是感染所致或合并感染可能。

（曾学军 沙 悦 黄程锦）

参考文献

[1] 李秉琦,周曾同.口腔黏膜病学.2 版.北京:人民卫生出版社,2003.

[2] 魏克立.口腔黏膜病学.北京:科学出版社有限责任公司,2006.

[3] 米歇尔,等.牛津临床口腔科手册.4 版.刘宏伟,译.北京:人民卫生出版社,2006.

[4] 周学东.口腔内科学.北京:科学技术文献出版社,2010.

[5] 张乃峥.临床风湿病学.上海:上海科学技术出版社,1999.

[6] 陈灏珠.实用内科学.12 版.北京:人民卫生出版社,2005.

[7] 祝墡珠.全科医生临床实践.北京:人民卫生出版社,2013.

[8] Dennis L. Kasper, et al. Harrison′s Principles of Internal Medicine. 16th edition.McGraw-Hill,2004.

第 16 章

鼻 出 血

第一节 诊断与鉴别诊断

本 节 提 示

1. 掌握鼻出血的常见病因。
2. 掌握鼻出血的诊断与鉴别诊断。
3. 熟悉鼻出血的分类。
4. 了解鼻出血的少见原因。

一、单选题(每题 1 个得分点)

以下每题有 5 个备选答案，请从中选择 1 个正确答案。

1. 下列属于鼻出血的全身原因的是

A. 凝血障碍

B. 急性传染病

C. 高血压

D. 营养障碍

E. 以上全对

［答案］ E

【评析】 以上均为引起鼻出血的全身原因。

【知识点】 鼻出血的原因较多，其中全身因素主要有：①急性发热性传染病，如急性上呼吸道感染、流感等；②心血管疾病，如高血压、动脉硬化等；③肝肾疾病，如肝硬化、尿毒症等；④血液疾病，如白血病、血小板减少性紫癜、血友病；⑤营养障碍或维生素缺乏，如维生素 C、维生素 K 缺乏等；⑥药物，服用水杨酸类药物或使用抗凝药物(如法华林)；⑦免疫性疾病，如风湿热；⑧遗传行疾病，如遗传性毛细血管扩张症等。

2. 长期服用水杨酸类药物引起的鼻出血的原因

A. 血小管损伤

B. 凝血障碍

C. 破坏造血系统

D. 内源性凝血酶原减少

E. 药物过敏

［答案］ D

【评析】 本题最佳答案为内源性凝血酶原减少。

【知识点】 鼻出血的常见的全身因素之一是服用药物，尤其是水杨酸类药物或抗凝药物。长期服用水杨酸类药物会引起机体内源性凝血酶原减少，增加出血倾向，因此该题选 D。

3. 体内摄取过量的磷、汞、砷、苯等化学物质引起的鼻出血的原因

A. 凝血障碍

B. 内源性凝血酶原减少

C. 破坏造血系统

D. 血小管损伤

E. 药物过敏

［答案］ C

【评析】 本题最佳答案为破坏造血系统。

【知识点】 鼻出血的常见的全身因素之一是

血液疾病，如白血病、血小板减少性紫癜、血友病等，而体内摄取过量的磷、汞、砷、苯等化学物质会引起造血系统的功能破坏，增加出血倾向，因此该题选 C。

4. 再生障碍性贫血引起鼻出血的原因

A. 内源性凝血酶原减少

B. 破坏造血系统

C. 血小管损伤

D. 血小板异常

E. 外源性凝血酶原减少

［答案］ D

【评析】 本题最佳答案为血小板异常。

【知识点】 鼻出血的常见的全身因素之一是血液疾病，再生障碍性贫血就是其中较为常见的一种，再生障碍性贫血除了造成红细胞生成减少外，也会出现血小板生成异常，进而造成凝血功能障碍，增加出血倾向，因此该题选 D。

5. 体胖的老年高血压病患者，鼻腔反复出血两天，最可能的原因是

A. 血液病

B. 营养障碍

C. 高血压动脉硬化疾病

D. 维生素缺乏

E. 鼻前庭溃疡

［答案］ C

【评析】 本题最佳答案为高血压动脉硬化疾病。

【知识点】 高血压病是鼻出血的常见病因之一，而老年患者体胖并伴有高血压者，多合并有动脉硬化疾病，动脉血管自身顺应性下降，血压调节能力减弱，小动脉及毛细动脉血管壁脆性增加。当血压增高或受外力因素作用时，容易出现血管壁破裂出血。

6. 年轻女性月经期经常鼻出血，其原因是

A. 血管张力改变

B. 血小板量和质的异常

C. 动脉压增高

D. 内分泌失调

E. 通常情况

［答案］ D

【评析】 本题最佳答案为内分泌失调。

【知识点】 鼻出血的常见的全身因素之一是内分泌失调。血中雌激素含量减少，会导致鼻黏膜等处毛细血管扩张。因此年轻女性月经期经常鼻出血主要考虑为内分泌失调所致。处于青春发育期的女性还有可能会出现代偿性月经、先兆性鼻出血等症状。

7. 患者，男性，3 个月前有外伤史，外伤后出现反复的严重鼻出血，考虑最可能的诊断是

A. 颈内动脉海绵窦瘤

B. 利特尔区出血

C. 筛前动脉破裂

D. 外伤性假性颈内动脉瘤

E. 上述都不是

［答案］ D

【评析】 外伤后出现反复的严重鼻出血最有可能为外伤性假性颈内动脉瘤。

【知识点】 头颈部外伤后有可能会出现大中动脉假性动脉瘤，而外伤性假性颈内动脉瘤出血会造成鼻腔及口腔大量出血，患者首发症状仅为口鼻大量出血，多不伴有恶心呕吐或咳嗽咯血症状，但若有误吞或呛咳则不容易区别。可行血管内造影以明确诊断。

8. 患儿，3 岁，自幼身体健康，近几天发现右侧鼻腔少量渗血伴脓涕，左侧鼻腔正常，未见其他不适之处，首先应考虑

A. 鼻腔血管瘤

B. 鼻腔恶性肿瘤

C. 鼻腔异物

D. 鼻炎

E. 上述都不是

［答案］ C

【评析】 患儿单侧脓血涕首先考虑鼻腔异物。

【知识点】 鼻腔异物是鼻出血常见局部因素之一，尤其是儿童，单侧，少量鼻出血，常伴鼻腔脓性分泌物，多不伴全身因素，若鼻腔异物停留时间过长亦会出现畏寒发热等全身症状。

二、多选题(每题 1 个得分点)

以下每题有 5 个备选答案，其中正确答案为 2 个或者 2 个以上，多选、少选、错选均不得分。

1. 下列可以是鼻出血的常见全身原因的有

A. 血液病

B. 急性发热性传染病

C. 心血管疾病

D. 营养障碍

E. 炎症

［答案］ ABCDE

【评析】 鼻出血的原因很多，以上答案均为鼻出血的常见全身原因，其中答案 E 需注意，若为全

身炎症反应则为全身因素，若是鼻部局部炎症如鼻炎、鼻窦炎等，则为局部因素。

【知识点】 鼻出血的全身因素分类与常见疾病见表16-1；鼻出血常见全身病因比较，见表16-2。

表16-1 鼻出血全身因素分类与常见疾病

分类	常见疾病
急性发热性感染性疾病	急性上呼吸道感染、流行性感冒等
心血管疾病	高血压，动脉硬化
肝肾疾病	肝硬化、尿毒症
血液疾病	白血病、血小板减少性紫癜、血友病
营养障碍或维生素缺乏	维生素C、维生素K缺乏
药物	水杨酸类药物或抗凝药物（如法华林）
免疫性疾病	风湿热
遗传行疾病	遗传性毛细血管扩张症

表16-2 鼻出血常见全身病因比较

项目	流行性感冒	高血压病	特发性血小板减少性紫癜
好发人群	各年龄段	中老年人	儿童、青少年、女性多见
部位	单侧，多在鼻腔前部	多单侧，常为于鼻腔中后段或鼻腔顶部	双侧
特点	量少，多能自止	多在清晨或血压波动时发生，鲜红色，波动性，可突发突止	鼻腔渗血，持续不断，可反复发生
伴随症状和体征	鼻塞、喷嚏、清涕、嗅觉减退、闭塞性鼻音，继发感染后可为脓涕，伴头痛、发热、乏力等全身症状	头痛，头胀、耳鸣、眩晕、眼花，测血压常显著增高	全身皮肤瘀斑、瘀点、外伤后出血不止，月经过多，严者可有血肿形成
耳鼻喉科检查	鼻黏膜充血肿胀，下鼻甲肿大，鼻腔较多分泌物	局部动脉曲张	鼻腔黏膜广泛性出血
其他相关检查	血常规检查见淋巴或单核细胞增高	眼底检查可见眼底动脉硬化表现，心电图可见左心室肥厚等表现	血常规检查可见血小板显著降低

2. 下列为鼻出血的常见局部原因的有

A. 鼻和鼻窦外伤或医源性损伤

B. 鼻腔炎症

C. 鼻中隔病变

D. 肿瘤

E. 局部炎症

［答案］ ABCDE

【评析】 以上均为鼻出血的常见局部原因。

【知识点】 鼻出血的局部因素分类与常见疾病，见表16-3；鼻出血的局部病因比较，见表16-4。

表16-3 鼻出血的局部因素分类与常见疾病

分类	常见疾病
创伤性	挖鼻、擤鼻、鼻骨骨折、鼻部手术
畸形	鼻中隔偏曲或穿孔
炎症	急慢性鼻炎、鼻窦炎、干燥性鼻炎、过敏性鼻炎
肿瘤	鼻腔、鼻窦、鼻咽良恶性肿瘤
鼻腔特殊感染	鼻结核、白喉、梅毒
其他	鼻腔异物、咽扁桃体肥大、原发性鼻出血

表16-4 鼻出血常见局部病因比较

	外伤性鼻出血	鼻中隔偏曲	萎缩性鼻炎	鼻咽癌	鼻腔异物	原发性鼻出血
好发人群	儿童、青少年	各年龄段	青少年、女性多见	40-50岁高发，男性多见	儿童	儿童、青少年
诱因	有明确外伤史	发育异常、外伤、肿瘤或异物推压	病因不明，或继发于炎症、有害气体、粉尘对鼻腔的持续刺激	遗传、病毒或与环境因素有关	异物塞入	擤鼻、打喷嚏、咳嗽、用力时或无任何诱因
部位	单侧或双侧	单侧，多发生在偏曲的凸面	双侧	单侧	单侧	单侧，出血部位常为利特尔区
特点	出血量不定	出血量少	出血量少	回涕带血早期出血少，晚期因感染或侵蚀大血管而量多	出血量少，涕中带血	量不定
伴随症状或体征	可伴有局部疼痛或肿胀，皮肤擦伤、挫伤、皮下瘀斑	伴有单侧或双侧鼻塞、头痛、嗅觉障碍	鼻、咽干燥感，鼻塞、嗅觉障碍、头痛头晕、呼出气体恶臭	鼻塞、可伴患侧耳鸣、闷塞感及听力下降，颈部淋巴结肿大、脑神经症	单侧鼻塞脓涕	无
耳鼻喉科检查	鼻骨骨折错位时，可有外鼻塌陷、偏斜、鼻中隔偏曲或脱位	鼻中隔偏曲，前端凸面及棘突表面黏膜干燥、糜烂	鼻梁宽平，鼻黏膜干燥，鼻腔宽大，鼻甲缩小，鼻腔内大量脓痂，伴恶臭	咽隐窝及鼻咽顶前壁见结节状或肉芽肿样隆起，表面粗糙不平，易出血	可见鼻腔内异物，若存留时间长时可有鼻黏膜肿胀、糜烂、肉芽形成	可无异常发现或仅见局部黏膜充血

3. 缺乏时易引起鼻出血的维生素有

A. 维生素A

B. 维生素B

C. 维生素C

D. 维生素E

E. 维生素K

[答案] CE

【评析】 维生素C及维生素K的缺乏易引起鼻出血。

【知识点】 鼻出血的常见的全身因素之一是营养障碍或维生素缺乏。其中维生素C及维生素K的缺乏会影响血管壁的结构异常及凝血功能异常，容易造成鼻腔黏膜或全身其他黏膜、组织出血。

三、共用题干单选题(每个提问1个得分点)

以下每题有2～6个提问，每个提问有5个备选答案，请选择1个最佳答案。

患者，男性，18岁，因反复鼻腔出血就诊。患者近半年来，双侧鼻腔反复出血，鲜红色，每次出血量50～100 ml，出血多能自行停止。患者平素无鼻阻、流涕、嗅觉下降、头痛等不适，发育正常，皮肤黏膜无瘀斑、瘀点。

1. 青年原发性鼻出血患者最常见的鼻腔出血部位是

A. 中鼻道

B. 嗅裂

C. 鼻顶部

D. 利特尔区

E. 鼻腔后部

[答案] D

【评析】 利特尔区(利特尔动脉丛)是青少年原发性鼻出血患者鼻腔出血的好发部位。

【知识点】 利特尔区位于双侧鼻腔鼻中隔面

前下方，由多条分支动脉在该处黏膜下交互吻合，形成动脉丛，称为利特尔动脉丛，是临床上鼻出血最常见的部位，此区称为利特尔区或利特氏区。

2. 该区域的血供来源不包括

A. 鼻腭动脉

B. 腭大动脉

C. 上唇动脉

D. 筛前动脉鼻中隔支

E. 筛后动脉下鼻甲支

[答案]　E

【评析】　利特尔区的血供来源不包括筛后动脉下鼻甲支。

【知识点】　利特尔区（利特尔动脉丛）的血供来源有鼻腭动脉、腭大动脉、上唇动脉、筛前动脉鼻中隔支、筛后动脉鼻中隔支。

3. 若该患者诊断为鼻咽血管纤维瘤，下列不能作为诊断依据的是

A. 男，18 岁

B. 反复鼻出血病史

C. CT 示鼻咽部软组织密度影

D. 饮水呛咳

E. 血管造影提示局部血供异常丰富

[答案]　D

【评析】　本题 D 选项不能作为"鼻咽血管纤维瘤"疾病的诊断依据。

【知识点】　鼻咽血管纤维瘤是鼻咽部最为常见的良性肿瘤，与一般纤维瘤不同，为致密结缔组织，大量弹性纤维和血管组成。该疾病常发生于 10—25 岁青年男性，有反复鼻出血病史，无其他阳性症状，又被称为"男性青春期出血性鼻咽血管纤维瘤"。CT 可见鼻咽部软组织密度影，血管造影提示局部血供异常丰富。

四、案例分析题

每个案例至少有 3 个提问，每个提问有 6～12 个备选答案，其中正确答案有 1 个或多个，每选择一个正确答案得 1 个得分点，每选择一个错误答案扣 1 个得分点，扣至本问得分点为 0。

患者，男性，78 岁，因反复右侧鼻出血 2 小时，急诊入院。患者口鼻均有出血，量较多，伴后吸后呕吐大量血块。入院前已行右侧前鼻孔填塞，既往有血压偏高病史，坚持服用降压药物治疗，平素血压控制可。

1. 作为一名医生，你首先应该做的是

A. 迅速判断患者的一般情况和出血程度，观察有无休克现象

B. 详细询问病史

C. 仔细检查鼻腔

D. 仔细进行体格检查

E. 鼻腔填塞纱条

F. 配血输血

[答案]　A

【评析】　以上答案均为医生需要考虑到的，但患者老年，鼻出血量较多，首先需迅速判断患者的一般情况和出血程度，观察有无休克现象，故选 A。

【知识点】　接诊鼻出血患者需要完成询问病史、体格检查、辅助检查三步骤。该患者老年，鼻出血量较多，故首先需迅速判断患者的一般情况和出血程度，观察有无休克现象。以便于下一步抢救及治疗。注意"急者治其标，缓者治其本"就不难理解了。

2. 老年患者鼻出血的最常见部位

A. 中鼻道

B. 嗅裂

C. 鼻顶部

D. 利特尔区

E. 鼻腔后部

F. 鼻底部

[答案]　E

【评析】　老年患者鼻出血的常见部位为鼻腔后部（吴氏鼻-鼻咽静脉丛）。

【知识点】　老年人下鼻道外侧壁后部近鼻咽处有表浅扩张的鼻后侧静脉丛，称为吴氏鼻-鼻咽静脉丛（Woodruff naso-nasopharyngeal venous plexus），是后部鼻出血的主要来源。老年患者鼻出血的常见部位为鼻腔后部。

3. 老年患者鼻出血的特点有

A. 出血部位多位于鼻腔后段

B. 出血量一般较多

C. 多有较明显的全身慢性疾病

D. 秋冬季节多发

E. 与动脉硬化有关

F. 与炎症等急性疾病有关

[答案]　ABCDE

【评析】　老年患者出血特点不包括与炎症等急性疾病有关。炎症等急性疾病是儿童及青少年鼻出血的特点。

【知识点】　老年患者出血特点很多，主要包括老年患者鼻出血的部位多位于鼻腔后段，出血量一

般较多，鼻出血在秋冬季节多发，这与气温低，湿度低的空气刺激鼻腔黏膜，造成容易出现鼻出血。老年患者多有较明显的全身慢性疾病，高血压、动脉硬化等疾病也使鼻出血的概率增高了。

4. 该患者诊断过程中诊断思路要点有

A. 明确出血部位

B. 进一步了解出血数量，排查出血可能的原因

C. 进一步详细询问病史，从而判断可能的出血原因

D. 完善相关辅助检查，了解肝肾功能及凝血功能，排除全身因素所致鼻出血

E. 了解患者既往病史

F. 完善血常规、生化检查

G. 必要时可行CT或血管造影检查

［答案］ ABCDEFG

【评析】 以上均是鼻出血诊断过程中需注意的。

【知识点】 询问病史、体格检查、辅助检查是鼻出血诊断的主要思路。

(1)询问病史：要注意患者年龄、性别，注意患者出血部位、出血量及出血速度、持续时间、发作频率、伴随症状体征、诱因、头颈部外伤史和鼻部手术史、基础疾病月经史及妊娠史、既往有无类似发作史、有无反复发生鼻出血的家族史、有无服用某种药物史。

(2)体格检查：要注意全身检查与耳鼻咽喉专科检查相结合。明确出血部位，仔细检查鼻腔，尤其是鼻中隔前下方(利特尔区)，后部、各鼻甲、鼻道。鼻顶等处；了解有无鼻黏膜病变、黏膜血管曲张、鼻中隔偏曲或穿孔、鼻腔异物、炎症、息肉等；鼻咽部有无病变、局部有无皮肤损伤、局部肿胀、皮下瘀斑、鼻骨塌陷偏斜，颈部有无淋巴结肿大。全身检查要包括生命体征、神志、面色和口唇颜色等一般情况，有无皮肤黏膜瘀斑、瘀点、皮疹，有无全身淋巴结肿大及心、肺、腹部的体征检查。

(3)辅助检查需注意血常规、凝血功能、生化、肝肾功能检查；还需注意鼻部CT、鼻窦穿刺、鼻镜及鼻内镜检查，必要时还需血管造影检查等。

第二节　处理与转诊

本节提示

1. 掌握鼻出血的治疗原则。
2. 掌握鼻出血的转诊原则。
3. 熟悉鼻出血的预防措施。
4. 了解鼻出血的中医中药治疗方法。

一、单选题(每题1个得分点)

以下每道试题有5个备选答案，请从中选择1个正确答案。

1. 鼻腔前下方利特尔区出血应该选择的最佳治疗方法是

A. 鼻腔烧灼

B. 切开引流，不行鼻腔填塞

C. 切开引流，行鼻腔填塞

D. 前鼻孔填塞

E. 后鼻孔填塞

［答案］ A

【评析】 鼻腔前下方利特尔区出血，出血部位固定，出血量一般不大，故鼻腔烧灼是最佳办法，但由于医疗机构设施设备参差不齐，若无鼻腔烧灼设备，也可行前鼻孔填塞止血。

【知识点】 鼻腔局部止血方法如下。

(1)压迫法：手指捏紧两侧鼻翼10～15分钟，或用可吸收性明胶海绵浸1%麻黄碱或0.1%肾上腺素棉片局部压迫。

(2)烧灼法：用于部位固定的反复少量出血者，包括化学试剂、激光、射频或微波烧灼等。

(3)填塞法：用于出血较多或鼻腔后部出血者，包括前鼻孔填塞、后鼻孔填塞，鼻腔填塞、鼻咽填塞。

(4)注射治疗：局部注射血管硬化剂。

(5)冷冻法：用于部位明确的反复少量出血者。

(6)鼻中隔手术治疗:用于鼻中隔偏曲所致出血者。

(7)血管结扎法:用于极少数严重鼻出血者,包括颈外动脉、上颌动脉结扎术。

(8)栓塞法:用于一些难以控制的严重出血者。

2. 鼻腔弥漫性出血应该选择的最佳治疗方法是

A. 鼻腔烧灼
B. 切开引流,不行鼻腔填塞
C. 切开引流,行鼻腔填塞
D. 前鼻孔填塞
E. 后鼻孔填塞

[答案]　D

【评析】　鼻腔弥漫性出血应该选择前鼻孔填塞。

【知识点】　鼻腔弥漫性出血为片状,出血点分散不固定,鼻腔烧灼破坏鼻腔黏膜范围过大,止血效果差。因此鼻腔弥漫性出血应该选择前鼻孔填塞。

3. 鼻腔后部及鼻咽部出血

A. 后鼻孔填塞
B. 切开引流,不行鼻腔填塞
C. 切开引流,行鼻腔填塞
D. 前鼻孔填塞
E. 前后鼻孔填塞

[答案]　A

【评析】　鼻腔后部及鼻咽部出血应该选择后鼻孔填塞。

【知识点】　鼻腔后部及鼻咽部出血填塞时,前鼻孔填塞一般不能起到较好地压迫止血作用,后鼻孔填塞能较好地压迫鼻腔后部及鼻咽部出血点。若行后鼻孔填塞后仍不能较好止血,可行前后鼻孔同时填塞止血。

4. 后鼻孔填塞纱球的底部留置丝线主要作用是

A. 固定纱球
B. 取出纱球时牵引用
C. 填塞纱球时牵拉纱球用
D. 固定于前鼻孔牵拉纱球用
E. 随时取出

[答案]　B

【评析】　后鼻孔填塞纱球的底部留置丝线主要作用是取出纱球时牵引用。

【知识点】　后鼻孔填塞纱球时为便于能安全有效取出,需在后鼻孔填塞纱球的底部留置丝线。取出纱球时,牵引该丝线能较快取出纱球,减轻患者取纱球时的不适感,同时还能有效保证纱球在取出过程中不向后掉入气道,保证患者安全。

5. 患者,男性,40岁,经常发生鼻腔后部出血,再出血就诊,检查发现出血侧鼻腔鼻中隔偏曲,鼻腔填塞难于有效操作。该患者下一步的处理是

A. 检查出血来源,行动脉结扎
B. 条件允许立即行鼻中隔矫正,为填塞止血提供方便
C. 输液和输血
D. 给予止血药静脉滴注
E. 全身药物治疗

[答案]　B

【评析】　该患者下一步的处理最好是在条件允许时立即行鼻中隔矫正,为填塞止血提供方便。

【知识点】　患者经常发生鼻腔后部出血,检查发现出血侧鼻腔鼻中隔偏曲,鼻腔填塞难于有效操作,故若条件允许应立即行鼻中隔矫正,纠正鼻部解剖畸形,解除鼻出血局部病因,为有效填塞止血提供方便。

6. 治疗鼻出血的最佳方法是

A. 全身应用止血药物治疗
B. 局部应用肾上腺素棉片填塞
C. 用油纱条鼻腔填塞
D. 在鼻内镜下寻找出血部位,电凝、微波激光止血
E. 全身应用肾上腺素

[答案]　D

【评析】　治疗鼻出血的最佳方法是在鼻内镜下寻找出血部位,电凝、微波激光止血。

【知识点】　鼻内镜下寻找出血部位,采用电凝、微波、激光等办法止血;一方面可以明确鼻出血的具体部位,了解出血性质,另一方面可以有效针对出血点进行止血处理,有较好的止血效果,还能减轻患者因鼻腔填塞造成的痛苦,因此这是治疗鼻出血的最佳方法。但在鼻腔解剖结构不清、鼻出血范围不固定或是广泛出血的情况下不适用。

7. 遗传性出血性毛细血管扩张症的治疗宜采用

A. 血管栓塞法
B. 血管结扎法
C. 局部注射硬化剂
D. 面部转移皮瓣鼻中隔植皮成形术
E. 全身用药

[答案]　E

【评析】 遗传性出血性毛细血管扩张症的治疗宜采用全身用药。

【知识点】 遗传性出血性毛细血管扩张症不仅仅是鼻腔毛细血管扩张，而是全身多处毛细血管病变，因此若采用鼻腔局部用药，效果不佳。全身用药可以使用止血药、维生素C、维生素K等，对高血压患者可使用降压药。

8. 遇到大量鼻出血的急诊患者首先应做的是

A. 迅速判断患者的一般情况和出血程度，观察有无休克征象

B. 详细询问病史

C. 仔细检查鼻腔

D. 鼻腔纱条填塞

E. 输血

［答案］ A

【评析】 大量鼻出血的急诊患者首先应做的是迅速判断患者的一般情况和出血程度，观察有无休克征象。

【知识点】 鼻出血的一般治疗包括：①判断患者的一般情况和出血程度，观察有无休克征象，必要时抗休克治疗；②让患者采取坐位，头保持正直或稍前倾，出血量较大者可采取平卧或半卧位，头偏向一侧；③前额或后颈予以冰袋或湿毛巾冷敷；④保持呼吸道通畅。

9. 治疗血液病所致鼻出血最适宜的方法是

A. 烧灼法

B. 鼻腔可吸收物填塞

C. 血管栓塞

D. 血管结扎

E. 输血

［答案］ B

【评析】 治疗血液病所致鼻出血最适宜的方法是鼻腔填塞。

【知识点】 血液病所致鼻出血是鼻腔黏膜广泛性出血，最好采用鼻腔填塞法止血，而可吸收材质的填塞物可以自行溶解吸收或自鼻腔排出，避免了在取填塞物时出现鼻腔黏膜再损伤导致再次鼻出血的发生。

10. 鼻外伤时，治疗鼻黏膜撕裂所致的鼻出血最适宜的方法是

A. 输血

B. 烧灼

C. 鼻腔纱条填塞

D. 血管结扎法

E. 血管栓塞法

［答案］ C

【评析】 鼻外伤时，治疗鼻黏膜撕裂所致的鼻出血最适宜的方法是鼻腔纱条填塞。

【知识点】 填塞法用于出血较多或鼻腔后部出血者。鼻外伤时，治疗鼻黏膜撕裂所致的鼻出血出血量较大，且损伤黏膜不易缝合复位修复，采用鼻腔纱条填塞既能有效止血，还能复位损伤鼻腔黏膜，恢复鼻腔内部形态。

11. 鼻腔黏膜血管出血，常用的血管收缩药是

A. 麻黄碱

B. 肾上腺素

C. 丁卡因

D. 过氧化氢溶液

E. 酚甘油

［答案］ A

【评析】 鼻腔黏膜血管出血，常用的血管收缩药是麻黄碱。

【知识点】 鼻出血常用药物用法及其不良反应，见表16-5。

表16-5 常用药物用法及其不良反应

类别	药物名称	用法用量	常见不良反应
肾上腺素受体激动药 麻黄碱		1%麻黄碱浸湿棉片鼻腔填塞	可导致心率加快，甲状腺功能亢进症高血压患者禁用，使用时间过长会引起药物性鼻炎
肾上腺素		0.1%肾上腺素浸湿棉片鼻腔填塞	可引起头痛、心悸，导致心律失常、血压升高；甲状腺功能亢进症、高血压、心脏病患者禁用
其他促凝血药	凝血酶	凝血酶干燥粉喷鼻或浸湿棉片鼻腔填塞	偶可致过敏反应
抗生素类	金霉素软膏	1%金霉素涂于局部，每日2～4次	用药部位偶见过敏反应

12. 难治性鼻出血较好的止血方法是

A. 填塞

B. 结扎颈外动脉

C. 导管栓塞法

D. 输新鲜血

E. 药物治疗

［答案］ C

【评析】 难治性鼻出血较好的止血方法是导管栓塞法

【知识点】 导管栓塞法治疗严重的反复的难治性鼻出血，既能高选择性地有效阻断鼻出血来源的分支血管，又能尽可能避免结扎主干血管带来的不良反应，如结扎位置过高造成过多区域缺血，组织损伤范围过大等缺点。

二、多选题(每题1个得分点)

以下每题有5个备选答案，其中正确答案为2个或者2个以上，多选、少选、错选均不得分。

1. 鼻中隔前下部反复出血可采用的止血方法是

A. 局部硬化注射法

B. 鼻中隔黏膜划痕

C. 鼻腔纱条填塞

D. 鼻中隔黏膜下剥离术

E. 中鼻甲黏膜下剥离术

［答案］ ABCD

【评析】 鼻中隔前下部反复出血可采用局部硬化注射法、鼻中隔黏膜划痕、鼻腔纱条填塞、鼻中隔黏膜下剥离术。

【知识点】 鼻中隔前下部反复出血治疗原则是阻断其动脉血供，而局部硬化注射法、鼻中隔黏膜划痕、鼻腔纱条填塞、鼻中隔黏膜下剥离术均可阻断鼻中隔前下部黏膜动脉血供，对于鼻中隔前下部黏膜反复出血有效。

2. 鼻出血时血管结扎法包括下列哪些

A. 中鼻甲下缘平面以下出血结扎颈外动脉

B. 中鼻甲下缘平面以上出血结扎筛前动脉

C. 鼻中隔前部出血者结扎上唇动脉

D. 鼻出血特别严重者结扎颈总动脉

E. 下鼻甲下缘平面以上出血结扎筛后动脉

［答案］ ABC

【评析】 鼻出血时血管结扎法包括：①中鼻甲下缘平面以下出血结扎颈外动脉；②中鼻甲下缘平面以上出血结扎筛前动脉；③鼻中隔前部出血者结扎上唇动脉。

【知识点】 本题需了解鼻腔黏膜动脉血供来源。鼻腔动脉来源有颈内动脉的分支眼动脉、颈外动脉的分支上颌动脉；鼻中隔前部利特尔区的动脉来源有鼻腭动脉、腭大动脉、上唇动脉、筛前动脉鼻中隔支、筛后动脉鼻中隔支。所以本题选择：①中鼻甲下缘平面以下出血结扎颈外动脉；②中鼻甲下缘平面以上出血结扎筛前动脉；③鼻中隔前部出血者结扎上唇动脉。

3. 一位鼻出血患者，准备接受治疗，哪些止血方法是正确的

A. 少量多次出血可采用局部止血法

B. 凡出血均可采用后鼻孔填塞

C. 找不到出血点可用凡士林纱条鼻腔填塞

D. 有明确出血点可采用局部烧灼法

E. 失血严重者需给予输血治疗

［答案］ ACDE

【评析】 鼻出血止血方法正确的为少量多次出血可采用局部止血法，找不到出血点可用凡士林纱条鼻腔填塞，有明确出血点可采用局部烧灼法，失血严重者需给予输血治疗。

【知识点】 后鼻孔填塞适用于鼻腔后部出血者及鼻咽部出血者，而不是适用于所有的鼻出血情况。

三、共用题干单选题(每个提问1个得分点)

以下每题有2～6个提问，每个提问有5个备选答案，请选择1个最佳答案。

患者，男性，45岁，因反复右侧鼻出血1小时，急诊入院。患者口鼻均有出血，量较多，院外已行右侧鼻腔前鼻孔填塞，但仍鼻腔出血。既往身体健康，否认高血压、糖尿病、血液疾病等病史。入院查体：体温37.3 ℃，心率110次/分，呼吸26次/分，血压80/52 mmHg，精神萎靡，对答切题，眼睑及口唇苍白，脉搏细数，左侧鼻腔及鼻咽部均未见明显异常，右侧鼻腔前端及口吐鲜血。

1. 治疗鼻出血致休克首选的治疗方法是

A. 鼻内镜检查

B. 烧灼法

C. 纱条填塞

D. 补液、输血、升血压、保暖等抗休克治疗

E. 输血

［答案］ D

【评析】 治疗鼻出血致休克首选的治疗方法是抗休克治疗。

【知识点】 鼻出血的治疗原则是“急者治其

标，缓者治其本”。当鼻出血患者出现休克等严重反应时肯定应首先对症治疗，采用补液、输血、升血压、保暖等方法纠正休克。

2. 下一步要采取的措施，不正确的是

A. 重新行右侧前鼻孔凡士林油纱填塞

B. 行右侧后鼻孔填塞

C. 行鼻内镜检查止血

D. 结扎颈总动脉

E. 应用止血药

［答案］ D

【评析】 结扎颈总动脉是不正确的。其他方法则均可采用。

【知识点】 血管结扎法用于极少数严重鼻出血者，包括颈外动脉，上颌动脉结扎术，不包括颈总动脉。结扎血管既要考虑结扎后能有效止血，同时也要考虑将结扎的副作用降到最低，因此尽量选择分支血管做结扎更好。

3. 患者出血停止，检查鼻腔及行CT检查提示患者鼻中隔右偏，右侧棘突，患者下一步需如何处理

A. 条件允许立即行鼻中隔矫正，为填塞止血提供方便

B. 继续鼻腔油纱填塞

C. 取出填塞物，观察病情变化

D. 患者出血停止后，择期行鼻中隔偏曲矫正术

E. 以上均不正确

［答案］ D

【评析】 患者下一步最好是出血停止后，择期行鼻中隔偏曲矫正术。

【知识点】 患者鼻出血的病因是鼻中隔偏曲，因此治本的办法是行鼻中隔偏曲矫正术，但手术时机的选择也很重要。患者鼻出血停止，未再发出血时，可待鼻腔黏膜情况更好时行手术治疗，若鼻出血未停止，则可在条件允许立即行鼻中隔矫正，为填塞止血提供方便。

四、案例分析题

每个案例至少有3个提问，每个提问有6～12个备选答案，其中正确答案有1个或多个，每选择一个正确答案得1个得分点，每选择一个错误答案扣1个得分点，扣至本问得分点为0。

患者，女性，69岁，因反复右侧鼻出血2天入院。患者口鼻均有出血，量较多，入院前自行用卫生纸巾填塞右侧前鼻孔，现无活动性鼻腔出血。既往有高血压病史8年，坚持服用降压药物治疗，平素血压控制欠佳，有糖尿病病史5年，口服降糖药物，血糖控制可。入院查体，生命体征平稳，血压波动在（134～158）/（86～102）mmHg，左侧鼻腔及鼻咽部均未见明显异常，活动后仍有鼻腔前端及口吐少量鲜血。

1. 可作为鼻腔填塞材料的有

A. 明胶海绵

B. 凡士林纱条

C. 麻黄碱棉球

D. 碘仿纱条

E. 气囊

［答案］ ABCDE

【评析】 以上材料均可作为鼻腔填塞材料

【知识点】 鼻出血时行鼻腔填塞，填塞材料的种类很多，包括明胶海绵、凡士林纱条、麻黄碱棉球、碘仿纱条、气囊等。明胶海绵是可吸收材料，对鼻腔黏膜刺激小，但填塞压迫力量偏小，对于出血量较大的鼻出血效果不佳；凡士林纱条是临床用的最多的材料，止血效果好，但患者疼痛不适感稍重；麻黄碱棉球可一过性收缩鼻腔黏膜血管，对少量出血有效；碘仿纱条的作用类似凡士林纱条，但碘仿纱条制作过程较复杂且有刺激性气味，故临床现已少用；气囊填塞常用于鼻腔后段出血，固定时要求较高。

2. 患者出现以下哪些情况时需转诊至专科医生

A. 反复鼻出血尤其是后鼻孔出血，局部处理无效

B. 严重鼻出血各种填塞方法无效

C. 严重鼻出血伴贫血及休克

D. 严重全身疾病所致鼻出血

E. 病因诊断不明确的鼻出血

F. 静脉使用止血药物无效

［答案］ ABCDE

【评析】 患者出现以上情况时均需转诊至转科医生。

【知识点】 患者出现反复鼻出血尤其是后鼻孔出血，局部处理无效；严重鼻出血各种填塞方法无效；严重鼻出血伴贫血及休克；严重全身疾病所致鼻出血；病因诊断不明确的鼻出血；静脉使用止血药物无效时，全科医生需将患者及时转诊至专科医生，予以有效抢救。

3. 患者本次鼻出血治愈后，需要采取哪些措施

预防鼻出血的再次发生

A. 预防感冒，减少剧烈咳嗽、打喷嚏

B. 勿将异物置入鼻腔内

C. 保持鼻腔湿润

D. 合理饮食，多次蔬菜水果，防止营养搭配失衡，忌辛辣刺激饮食

E. 防止便秘，保持排便通畅

F. 保持心情平和，不动怒，不激动

G. 控制基础疾病，控制好血压，定期监测血压

H. 不挖鼻，不用力擤鼻

[答案] ABCDEFGH

【评析】 以上措施均可预防或减少鼻出血的发生。

【知识点】 鼻出血的预防措施包括：①预防感冒，减少剧烈咳嗽、打喷嚏，不挖鼻，不用力擤鼻；②勿将异物置入鼻腔内；③保持鼻腔湿润；④合理饮食，多次蔬菜水果，防止营养搭配失衡，忌辛辣刺激饮食；⑤防止便秘，保持排便通畅；⑥保持心情平和，不动怒、不激动；⑦控制基础疾病，控制好血压，定期监测血压。

（陈鸿雁 林 力）

参考文献

[1] 陈文彬.诊断学.7版.北京：人民卫生出版社，2008.

[2] 杜雪平.全科医生基层实践.北京：人民卫生出版社，2013.

[3] 祝墡珠.全科医生临床能力培养.北京：人民卫生出版社，2012.

[4] 田勇泉.耳鼻咽喉头颈外科学.6版.北京：人民卫生出版社，2006.

[5] 秦兆冰.耳鼻咽喉科急症诊断与处理.郑州：郑州大学出版社，2002.

第 17 章

心　悸

本章提示

1. 掌握常见心悸的原因及鉴别诊断思路。

2. 掌握心律失常的诊断与鉴别诊断要点。

3. 掌握窦性心律失常、期前收缩、室上性心动过速、心房颤动、心房扑动、房室传导阻滞的心电图主要特征。

4. 熟悉室性心动过速、病态窦房结综合征、预激综合征的主要心电图特征。

5. 掌握心律失常的治疗原则。

6. 掌握器质性心脏病伴心悸的主要鉴别要点。

7. 熟悉非心血管系统病变伴心悸的主要鉴别诊断要点。

8. 熟悉非心血管系统病变伴心悸的主要处理原则。

一、单选题(每题 1 个得分点)

以下每题有 5 个备选答案,请从中选择 1 个正确答案。

1. 女性,36 岁,自诉心悸 1 个月,到全科门诊就诊,全科医师在问诊时评估患者是否为心悸,主要依据是

A. 自觉胸闷

B. 听诊心率增快

C. 胸骨后疼痛感

D. 自觉心跳不适或心慌感

E. 听诊心律不齐

[答案] D

【评析】 心悸是指患者常自觉心脏跳动的不适感或心慌感为主的一类症状。凡能引起心脏节律、频率或收缩力改变的病因均可导致心悸,发生时,可出现心律失常,也可心律正常。其机制多与心率及心搏量改变有关。全科医师在接诊时必须依据心悸的诊断思路进行全面评估及鉴别分析。

【知识点】 心悸的诊断策略包括:①分析心悸的发生机制;②获得心悸发作时的心电图;③评价患者的基础疾病。所有心悸患者,都需要接受初始临床评估,包括病史、体格检查和标准 12 导联心电图检查等。特殊情况需专项检查、专科评价、特殊仪器检查及实验室检查,特殊情况包括:①有或怀疑有心律失常者应进行动态心电图检查;②有与运动有关的心悸应进行激发(负荷)试验;③怀疑有结构性心脏病应进行超声心动图检查;④如果怀疑系统性或药物原因引起心悸时,应在观察患者症状表现和临床特点的基础上,完善特殊的实验室检查;⑤如果考虑心身疾病时,需要评价患者的精神状态,通过特殊问卷或将患者转诊给心理医生诊治(表 17-1)。

询问心悸患者的主要问题,见表 17-2;心悸常见伴随情况的病因识别,见表 17-3。

表 17-1 心悸的诊断步骤及要点

诊断步骤	诊断要点
病史询问	性别、年龄、发作诱因、发作特点、类型、持续时间、伴随症状、加重及缓解的方式、相关用药史、既往史、基础疾病、个人史、家族史等
体格检查	①生命体征：血压、心率、呼吸、体温；②皮肤、黏膜、面容及眼征：有无贫血貌、发绀、二尖瓣面容、突眼等；③颈部体征：颈静脉、颈动脉、有无血管杂音、甲状腺情况；④肺部体征：呼吸音、干湿啰音；⑤心脏体征：有无心脏扩大、心率及心律、心音、杂音；⑥周围血管征：有无水冲脉、毛细血管波动征、枪击音等
辅助检查（选择进行）	①静息心电图：标准 12 导联心电图检查（必查）；②其他心电图：动态心电图，运动平板试验等；③实验室检查：血常规、电解质、心肌酶谱、甲状腺功能、血糖、血尿儿茶酚胺、女性激素等；④超声检查：超声心动图检查；⑤影像学检查：胸部 X 线片或 CT 或 MR；⑥其他相关检查：心理问卷

表 17-2 询问心悸患者的主要问题

发作时期	询问要点
心悸发作前	活动（休息、睡眠、运动或正常活动、体位改变、运动后），位置（平卧或站立），诱发因素（情绪紧张、运动、下蹲或弯腰）
心悸发作初	突然或缓慢产生；之前有无其他症状（胸痛、呼吸困难、眩晕、乏力等症状）
心悸发作中	心悸的类型（规则或不规则、快速或不快、持续或不持续），伴随症状（胸痛、晕厥或接近晕厥、出汗、肺水肿、焦虑、恶心、呕吐等）
心悸终止	突然或缓慢下降，伴随症状是否终止，持续时间，排尿；自发或迷走神经调节或药品作用
背景	首发年龄、先前发作次数和发作频率、心脏病病史、心身疾病病史、系统性疾病病史、甲状腺功能减退病史、家族性心脏病、心动过速或猝死史、心悸时的用药、药物滥用、电解质紊乱

摘自：心悸诊疗策略—欧洲心律协会共识

表 17-3 心悸常见伴随情况的病因识别

伴随情况	常见病因
伴有胸痛、胸闷不适	冠状动脉粥样硬化性心脏病、心肌炎、主动脉瓣狭窄等
伴呼吸困难	器质性心脏病、心功能不全、肺栓塞、气胸、心肌炎、贫血等
伴发绀	先天性心脏病、肺栓塞、气胸、心功能不全等
伴发热	感染性疾病、免疫性疾病、心肌炎、甲状腺功能亢进等
伴晕厥、黑矇	房室传导阻滞、室性心动过速、心室颤动、病态窦房结综合征
伴消瘦、多汗、食欲亢进	甲状腺功能亢进
伴焦虑、多汗、胸闷	自主神经功能紊乱、更年期综合征
伴Ⅱ级以上心脏杂音	高血压性心脏病、二尖瓣脱垂、冠状动脉粥样硬化性心脏病、风湿性心瓣膜疾病、先天性心脏病、心肌疾病

心悸鉴别诊断流程，见图 17-1。

2. 患者，男性 46 岁，自觉反复胸闷、心悸，心脏听诊心律失常，心电图表现如图 17-2，应考虑为

A. 房性期前收缩

B. 房性期前收缩伴室内差异传导

C. 交界性期前收缩

D. 多源性室性期前收缩

E. 室性期前收缩三联律

［答案］ E

【评析】 室性期前收缩表现为提前出现的 QPS 波群宽大畸形，期前无 P 波，代偿间歇完全，可表现为二联律、三联律或四联律等，该病例心电图特征符合室性期前收缩三联律。

【知识点】

（1）房性期前收缩。①心电图特征：提前出现

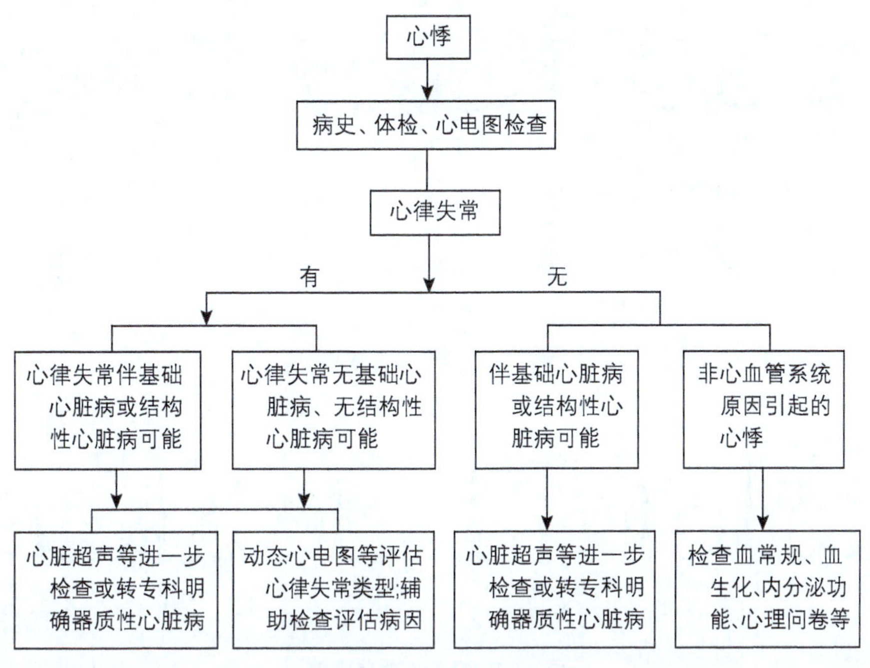

图 17-1 心悸鉴别诊断流程

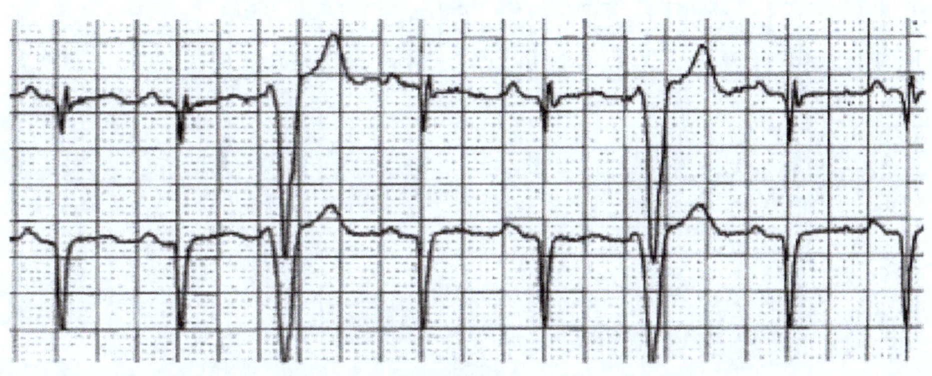

图 17-2

的变异 P′波不同于窦性 P 波;QRS 波群一般与窦性相识,P′-R>0.12,多为不完全代偿间隙,即期前收缩前后两个心动周期的距离短于正常 P-P 间距的 2 倍(图 17-3)。②临床意义:正常人可见单形性房性期前收缩,如出现频发、成对或多源性房性期前收缩,多为病理性的,常是心房颤动或心房扑动的先兆。

(2)交界性期前收缩。①心电图特征:发生在交界区,QRS 提前发生,呈室上性,逆行 P 波可无或在 QRS 前后(P′-R < 0.12 秒或 R-P′< 0.20 秒),多伴有完全代偿间歇(图 17-4)。②临床意义:可见于正常人、器质性心脏病或洋地黄中毒等。

(3)室性期前收缩。①心电图特征:期前出现的 QRS-T 波前无 P 波或相关的 P 波;期前出现的 QRS 波宽大畸形,时间多超过 0.12 秒,T 波与主波方向相反;往往有较完整的代偿间隙。QRS 波群形态和联律间距不同时,为多源性室性期前收缩(图 17-5)。②临床意义:室性期前收缩可见于正常人、有器质性心脏病者、自主神经调节失衡者。

(4)窦性心律不齐。①心电图特征:P-P 周期差别>0.12 秒,平均心率在 60~100 次/分(图 17-6)。②临床意义:常见于青年及成年人。

3. 患者,女性,56 岁,有冠心病史 5 年,近 1 年患者出现反复心悸。查体:心率为 160 次/分,律规则、按压颈动脉窦后心率突然减慢至 80 次,但运动后又增快为 160 次/分。期间最可能的诊断是

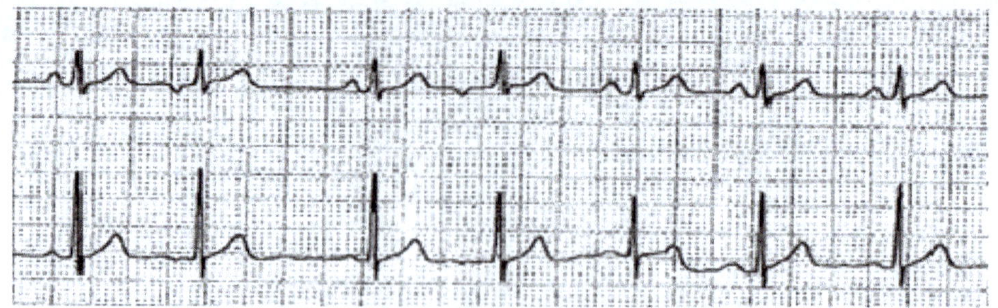

图 17-3　房性期前收缩

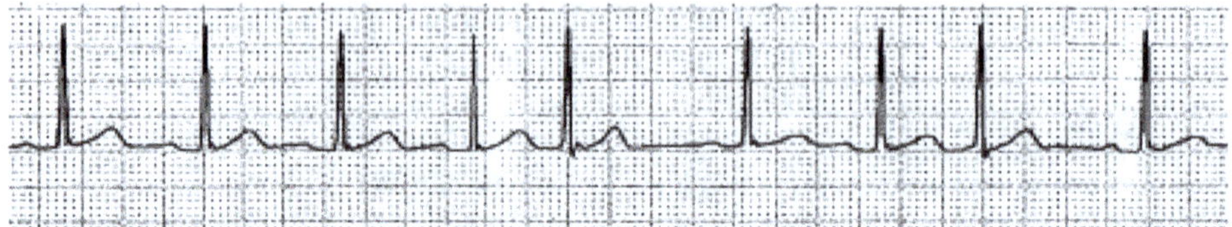

图 17-4　交界性期前收缩

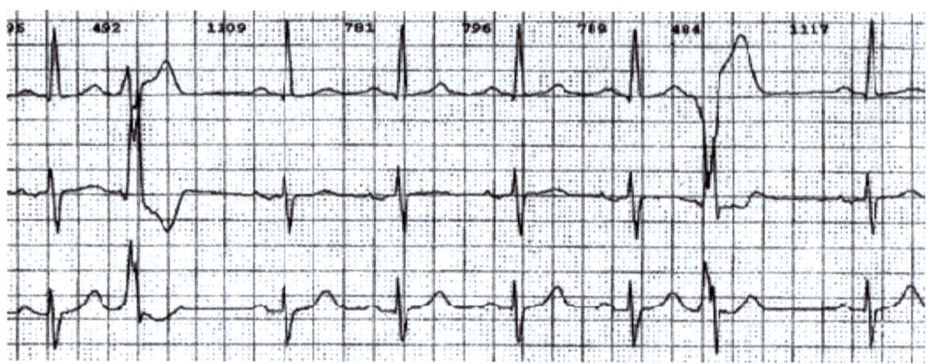

图 17-5　室性期前收缩

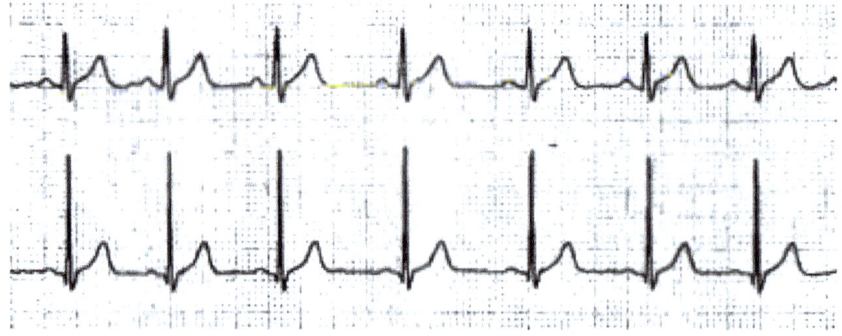

图 17-6　窦性心律不齐

A. 短阵室性心动过速
B. 阵发性室上性心动过速
C. 房扑伴 2:1房室下传转变为 4:1房室下传
D. 阵发性房性心动过速 2:1房室下传转变为 4:1房室下传
E. 窦性心动过速
[答案] C
【评析】 心房扑动是一种快速而规则的房性心律失常，房室传导比例为 1:1、2:1、3:1、4:1不等。在大多数情况下，心房扑动显示 2:1 房室传导；按摩颈动脉时，心室率可突然明显减慢或不规则，停止按摩后又恢复到原先心室率。

【知识点】

(1)常见心悸伴心律失常的听诊特点，见表 17-4。

表 17-4 常见心悸伴心律失常的听诊特点

听诊心率	节律	可能的心律失常
>100 次/分	绝对不规则、第一心音强弱不等，伴脉搏短绌	快速性房颤
	不规则	房扑不规则传导，非阵发性室性心动过速
	节律规则	窦性心动过速，阵发性室性心动过速
160～220 次/分	规则	阵发性室上性心动过速、房扑 2:1传导，房性心动过速
60～100 次/分	不规则	窦性心动过速伴不齐；期前收缩
	绝对不规则、第一心音强弱不等，伴脉搏短绌	房颤(心室率正常)
	规则	房扑 4:1传导，非阵发性交界性心动过速
<60 次/分	不规则	窦性静止、二度房室阻滞(非 2:1)传导
	规则	窦性心动过缓、二度房室传导阻滞 2:1传导，三度房室传导阻滞
快慢交替	规则及不规则交替	病态窦房结综合征

(2)心房扑动

①心电图特征窦性 P 波消失，代之以锯齿状的 F 波。F 波频率 250～350 次/分，F-F 之间无等电位线。F 波在Ⅱ、Ⅲ、aVF 导联最清楚，且呈负向。房室传导比例常为 1:1、2:1、3:1、4:1不等。QRS 波群：a. 房早传导比例固定，R-R 规则；房室传导比例不同时，R-R 不规则。b. 形态呈室上性，如伴束支传导阻滞、预激综合征或室内差异传导，呈宽大畸形。房扑伴 4:1传导房室下传，见图 17-7。

②临床意义：持续性房扑主要病因为风湿性心脏病、冠心病、高血压性心脏病、心肌病等，阵发性房扑可发生于无器质性心脏病者。

4. 患者，男，36 岁，因心悸气短 3 年，加重 1 个月入院，既往有游走性关节疼痛史。查体：体温 37.0 ℃，心率 112 次/分，心律齐，心尖区闻及舒张中晚期隆隆样杂音，该患者最可能的诊断

A. 二尖瓣关闭不全
B. 主动脉瓣关闭不全
C. 二尖瓣狭窄
D. 主动脉瓣狭窄
E. 联合瓣膜病变
[答案] C
【评析】 二尖瓣狭窄者心脏舒张时血流从左心房到左心室，当血流通过狭窄的瓣膜处会产生湍流而形成杂音，因此在二尖瓣区可闻及舒张期隆隆样杂音。

【知识点】 风湿性心瓣膜病。

(1)风湿性心瓣膜病的临床特征(表 17-5)：风湿性心瓣膜病是指急性风湿性心肌炎后所遗留下来的以心脏瓣膜病变为主的一种心脏病。二尖瓣最易受累，其次是主动脉瓣、三尖瓣。超声心动图检查是确定心瓣膜病的重要检查方法。

(2)风湿性心瓣膜病的治疗措施：①一般内科治疗。

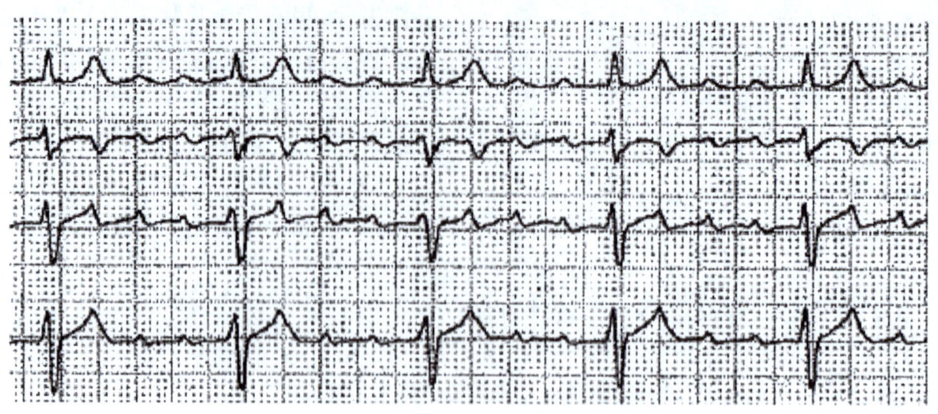

图 17-7　房扑伴 4:1传导房室下传

表 17-5　风湿性心瓣膜病临床特征

类型	主要症状	心脏杂音主要特点	心电图主要表现	X线主要表现	超声心动图主要表现
二尖瓣狭窄	呼吸困难、心悸、咯血、咳嗽	心尖区舒张中晚期低调隆隆样杂音，呈递增型，可伴舒张期震颤	主要表现为左心房肥大、二尖瓣 P 波、右心室肥大或伴劳损。可有心房颤动等房性心律失常	后前位片、右前斜位示左心房增大；左前斜位示右心室增大；主动脉弓较小。肺动脉主干突出	表现为二尖瓣前后瓣呈同向活动，即城垛样改变；二尖瓣前后叶反射增强、变厚，活动幅度变小。左心房增大，右心室增大
二尖瓣关闭不全	可出现心悸、气急、倦怠、乏力，活动后症状加重	心尖区有 3 级及以上全收缩期杂音，向左下及背部传导，可伴有收缩期震颤	电轴左偏，左心房肥大、左心室肥大或伴劳损。心房颤动多见，可有其他房性及室性心律失常	左心室、左心房明显增大，肺动脉高压时右心室增大	二尖瓣前后瓣叶反射增强、变厚，瓣膜收缩期对合不佳。左心室及左心房增大
主动脉瓣关闭不全	头颈部搏动感，心悸等。病情加重，可有不同程度呼吸困难	胸骨左缘第 3 肋间及主动脉瓣区舒张早期杂音，严重者 Austin-Flint 杂音。有周围血管体征	电轴左偏，左心室肥厚，可伴有左室劳损，心室内传导阻滞。可有房性及室性心律失常	左心室明显增大，升主动脉和主动脉结扩张，呈“主动脉型心脏”	主动脉瓣开放与关闭速度增快，舒张期关闭对合不佳。主动脉根部内径增大，主动脉瓣增厚，回声增强。左心室增大
主动脉瓣狭窄	严重者乏力、呼吸困难、眩晕、心悸、左心衰竭或猝死	主动脉瓣区有 4～5 级喷射性收缩期杂音，向颈部传导；伴有收缩期细震颤	左心室肥大、劳损，可伴有左束支传导阻滞。可有心房颤动或室性心律失常	左心室增大，升主动脉狭窄后扩张，偶可见主动脉瓣钙化	主动脉瓣增厚，开放速度减慢及幅度较小，左心室后壁增厚和室间隔对称性肥厚

预防上呼吸道感染、预防风湿活动、心律失常治疗。有慢性心房颤动者，如无禁忌证，应长期服用华法林治疗；慢性心力衰竭：限制钠盐、适当运用利尿药；必要时可用洋地黄等。②介入治疗。经皮球囊导管瓣膜扩张成形术、行经皮主动脉瓣置换术、经皮二尖瓣关闭不全介入术。③外科手术，包括瓣膜成形、瓣膜置换术。

5. 以下心悸伴心律失常处理正确的是

A. 房颤率 80 次/分，均需用抗凝药物华法林
B. 窦性心动过速可常规用β受体阻滞药
C. 阵发性室上性心动过速均需药物治疗
D. 二度Ⅰ型房室传导阻滞应及时治疗
E. 三度房室传导阻滞需及时处理
[答案] E

【评析】 三度房室传导阻滞为全部的室上性激动均因阻滞不能下传心室，患者常有心悸、眩晕或晕厥、心功能不全，甚至发生阿-斯综合征或猝死，需及时进行处理。

【知识点】 常见心律失常的处理原则，见表17-6。

表 17-6 常见心律失常的处理原则

常见心律失常	处理原则
窦性心动过速	主要针对病因治疗，症状明显者可用β受体阻滞药或镇静药
阵发性室上性心动过速	①偶然发作、症状不明显、无器质性心脏病者，不必药物治疗。②如需治疗，可刺激迷走神经使发作终止。③药物：首选静脉用维拉帕米或普罗帕酮；其次可用三磷腺苷等。在上述方法无效或伴有器质性心脏病，尤其存在心力衰竭时，可应用胺碘酮、洋地黄类药物。④药物治疗无效者，症状较重者，可用直流电复律。⑤发作频繁者，可进行射频消融治疗
心房扑动	总体治疗原则和措施与心房颤动相同，包括抗凝
心房颤动	①寻找原因、消除诱因。②控制心室率：心房颤动急性发作期心室率控制的目标为 80～100 次/分。可选择静脉β受体阻滞药，或非二氢吡啶类钙离子拮抗药；合并心功能不全、低血压者应给予胺碘酮或洋地黄类药物。③心房颤动的复律治疗：a. 电复律，有血流动力学障碍者或药物复律无效者 b. 药物复律：无血流动力学障碍者，可选择药物治疗。④防治血栓形成：常需用抗凝药物华法林。可参照据血栓栓塞危险因素评估 $CHADS_2$ 评分确定是否用药及具体方案。⑤射频消融：药物治疗无效者的阵发性房颤或无器质性心脏病的持续性、永久性房颤可进行射频消融
阵发性室性心动过速	①无器质性心脏病发生非持续性单形性室速，无症状及晕厥，无须特殊急诊治疗，症状明显者可口服β受体阻滞药。②有器质性心脏病的非持续性者需治疗，可用β受体阻滞药。③持续发作者，均应治疗。无血流动力学障碍者，首选静脉注射胺碘酮；在胺碘酮不适用或无效时，或合并心肌缺血时次选药利多卡因。④有低血压、休克、心绞痛、心力衰竭者，应用直流电复律
期前收缩	①病因治疗；注意钾、镁。②房性或交界性期前收缩一般不用药，如症状明显时可选用非二氢吡啶类钙离子拮抗药或β受体阻滞药。③室性期前收缩：a. 无器质性心脏病、无症状不需用药。有症状伴焦虑等症状者，消除诱因；仍有症状，加用β受体阻滞药或美西律或普罗帕酮等；b. 有器质性心脏病，可用β受体阻滞药、血管紧张素转换酶抑制药。急性心肌梗死出现室性频发期前收缩，多源、成对、成串及 RonT，可静脉滴注利多卡因或胺碘酮
窦性心动过缓	主要针对病因治疗，停用减慢心律的药物，症状明显者可加用阿托品，无效者可用异丙肾上腺素。心率低于 40 次/分，症状明显者（反复晕厥者）经评估后确定是否安装起搏器
病态窦房结综合征	心率经常低于 50 次/分；可选用阿托品；有明显临床症状，或间歇心率低于 40 次/分；或有心电图＞3 秒的 R-R 间隔，应考虑植入起搏器；快慢综合征者，应在安装起搏器后运用抗心律失常药
房室传导阻滞	①去除病因。②一度房室传导阻滞，无须特殊治疗。③二度Ⅰ型，心室率不太慢，无须特殊治疗；心室率慢者，可用阿托品。④二度Ⅱ型与三度房室传导阻滞伴慢性心室率减慢者、症状明显、心源性昏厥，应起搏器治疗
预激综合征	①心率不快者，无须特殊治疗。②反复发作者，进行射频消融治疗

二、多选题（每题 1 个得分点）

以下每题有 5 个备选答案，其中正确答案为 2 个或者 2 个以上，多选、少选、错选均不得分。

1. 男性 38 岁，饮酒后出现心悸，去当地医院检查心电图，结果如图 17-8，提示患者为
A. 房性心动过速
B. 室性心动过速
C. 非阵发性交界性心动过速
D. 预激综合征
E. 窦性心律
[答案] ADE

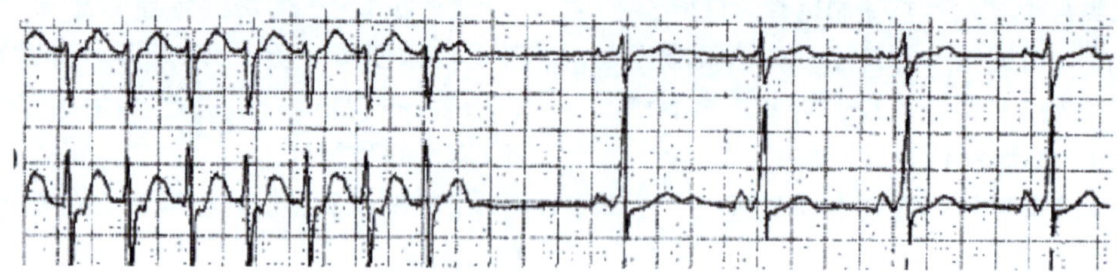

图 17-8　心电图检查

【评析】 本例心电图 QRS 波群起始部有预激波，考虑有预激综合征。预激综合征多数合并有房室反复性心动过速，本例合并房性心动过速，其 P′-R 间期 0.10 秒，QRS 波群时间 0.14 秒；房性心动过速终止以后恢复窦性心律，P-R 间期 0.11 秒，QRS 波群时间 0.11 秒，QRS 波群起始部有振幅较小的预激波，为不完全性预激综合征。

【知识点】 预激综合征是室上性激动在下传过程中，通过房室传导副束(旁道)，预先激动一部分或全部心室肌的一种综合征。单纯的预激综合征无明显症状和体征，但可伴发多种心律失常，可出现症状。

(1)心电图特征：①P-R 间期缩短＜0.12 秒；②QRS波起始部有预激波；③QRS 波时限延长＞0.10 秒；④P-J 时限正常 0.2 毫秒；⑤常有继发性 ST-T 改变；⑥常伴有阵发性室上性心动过速。

(2)分型分为 A 型和 B 型预激综合征。①A 型预激综合征：旁道位于左室后基底部，预激波平均向量指向前方，V_1-V_6 导联预激波均为同向，QRS 波群主波均向上。②B 型预激综合征：旁道位于右侧，预激波均向量指向左前，V_1 导联 QRS 波群主波向下，V_2-V_6 导联 QRs 波群主波向上。

(3)临床意义：预激综合征多发生于无心脏异常者，少数可伴有器质性心脏病。

2. 心悸可见于以下哪些情况

A. 嗜铬细胞瘤

B. 剧烈运动后

C. 甲状腺功能亢进症

D. 贫血

E. 发热

[答案]　ABCDE

【评析】 心悸除与心血管系统疾病有关外，与非心血管系统的高动力循环状态有关，常见引起高动力循环状态的病因主要有甲状腺功能亢进症、贫血、低血糖症、嗜铬细胞瘤、发热等。

【知识点 1】 心悸的主要原因，见表 17-7。

表 17-7　心悸的主要原因

心血管系统		非心血管系统病变		生理性
心律失常	结构性心脏病	非心源性疾病	非器质性病变	
窦性心动过速 期前收缩 阵发性室上性心动过速 阵发性室性心动过速 心房颤动 心房扑动 窦性心动过缓 房室传导阻滞 病态窦房结综合征 预激综合征等	高血压性心脏病 冠状动脉粥样硬化性心脏病 心瓣膜疾病 先天性心脏病 心肌病 心肌炎 二尖瓣脱垂等	发热或感染 甲状腺功能亢进症 贫血 低血糖症 电解质紊乱 缺氧 肺栓塞、胸腔积液、气胸、肺炎等	自主神经功能紊乱 更年期综合征 嗜铬细胞瘤 焦虑、抑郁 药物引起心悸等	饮酒、咖啡 浓茶后 剧烈运动后 精神高度紧张等

【知识点2】 常见高动力循环状态主要鉴别要点。

(1)甲状腺功能亢进症:甲状腺功能亢进症,是指甲状腺功能增高,分泌过多的甲状腺激素引起机体高代谢状态,病因多种,其中 Graves 病最常见。本病可发生于任何年龄,但以青年女性最多见。

①临床特点:a. 主要症状为心悸、多食、消瘦、多汗与易激动。b. 体检可见突眼征、甲状腺弥漫性肿大伴震颤杂音、血压升高、脉压增大、心率增快、心音增强、周围血管征阳性及手颤等。

②辅助检查:血甲状腺激素增高,甲状腺球蛋白抗体(TGAb)和甲状腺过氧化物酶体抗体(TPOAb)阳性。甲状腺摄^{131}I 率明显增高,2 小时超过 25%,24 小时超过 50%,吸碘高峰前移。甲状腺 B 超示弥漫性或局灶性密度减低,局部血供丰富。

③治疗措施:对于甲状腺功能亢进症患者首先应解除其精神刺激和神经紧张等因素,治疗方法包括内科药物治疗(甲巯咪唑或丙基硫氧嘧啶)或放射性碘治疗,或外科手术治疗。

(2)贫血:贫血时由于红细胞和血红蛋白含量减少,携带氧的能力下降,机体处于缺氧状态。机体为了代偿而心率增快,患者常有心悸感。

①临床特点:a. 症状可有头晕、耳鸣、心悸、气急、记忆减退、注意力不集中等。b. 体检可见皮肤黏膜苍白、心率增快等,心脏听诊在肺动脉瓣区或心尖区可闻及收缩期吹风样杂音,有时性质粗糙。

②辅助检查:血常规检查可确定有无贫血及贫血的严重程度。骨髓检查可进一步明确贫血的类型及性质。

③治疗措施:病因治疗是关键,同时需补充造血的元素及因子,如铁、叶酸、维生素 B_{12};严重贫血时需输血等治疗。

(3)低血糖症:低血糖症是一组多种病因引起的血糖浓度≤2.8 mmol/L,以交感神经兴奋和脑功能障碍为主要特点的综合征。

①临床特点:有心悸、乏力、出汗、饥饿感、面色苍白、恶心、呕吐等,体检可见面色苍白、心率增快、收缩压轻度升高、四肢冷。严重的低血糖可导致昏迷。

②治疗措施:神志清醒的低血糖患者可给予糖水饮用,或进食含糖较多的食物。当患者神志已发生改变,给予 50%葡萄糖 40~100 ml 静脉注射;更严重时,应用 10%葡萄糖注射液持续静脉滴注。对器质性原因引起的低血糖症应针对不同的病因治疗。

(4)嗜铬细胞瘤:嗜铬细胞瘤是起源于肾上腺髓质、交感神经节或其他重要部位的嗜铬组织的肿瘤,持续或间断地释放大量人工儿茶酚胺,引起持续性或阵发性高血压和多个器官功能及代谢紊乱。

①临床特点:以心血管系统症状最突出,发作时患者突感心悸、头痛、恶心、出汗、四肢冰凉、恐惧感,血压突然明显升高(收缩压常>200 mmHg,心动过速,心音增强。可表现为持续性高血压,伴交感神经过度兴奋、高代谢,直立性低血压或血压波动大,对常用降压药效果不佳。

②辅助检查:血、尿儿茶酚胺及其代谢产物升高;肾上腺 B 超及 CT 检查确定有无占位性病变。

(2)治疗措施:手术切除肿瘤是嗜铬细胞瘤最有效的治疗方法,手术前应用 α 受体阻滞药控制血压。

(5)发热或感染:各种原因发热或感染可引起高动力循环,心排血量增多或心率增快可引起心悸。

①临床特点:有体温升高、心率增快;一般有呼吸道、消化道、泌尿道等感染症状,可有血白细胞、C 反应蛋白等增高。

②治疗措施:针对发热或感染原因进行治疗。

3. 关于心房颤动的治疗原则,下列哪些项描述是正确的

A. 心房颤动治疗目标为所有心房颤动需转为窦性心律

B. 所有心房颤动都必须高度关注患者的血栓栓塞风险

C. 所有阵发性心房颤动均无须抗凝

D. 永久性心房颤动可以采取控制心率加抗凝的治疗

E. 心房颤动伴有快速性心律失常均可应用洋地黄

[答案] BD

【评析】 根据心房颤动药物治疗(中国专家共识),室率控制策略是不尝试恢复或维持窦性心律,而是通过药物治疗的方法使室率控制在一定的范围内。无论是室率控制还是节律控制,必须高度关注患者的血栓栓塞风险。若无禁忌证,阵发性、持续性或永久性心房颤动,应进行抗凝治疗。对合并有预激综合征的心房颤动患者,禁用洋地黄。

4. 某患者突发心悸,心率 160/分,以下哪些情

况支持室性心动过速的诊断

A. 休克倾向

B. QRS 波宽大畸形

C. 第一心音强弱不等

D. 维拉帕米注射后转为窦性心律

E. 成对室性期前收缩更易诱发

［答案］ ABCE

【评析】 室性心动过速有血流动力影响，可表现休克倾向，听诊第一心音强弱不等。常由室性期前收缩诱发，特别是成对室性期前收缩更易诱发，心电图表现为 QRS 波宽大畸形。持续发作者静脉注射胺碘酮或利多卡因有效。

【知识点】 室性心动过速：起源于希氏束分叉以下连续 3 次或 3 次以上、频率大于 100 次/分的心动过速。可出现心悸、气促、心绞痛、晕厥。

（1）心脏听诊特点：心律略不齐，可闻及第一、第二心音分裂，强弱不一。

（2）心电图特征：①窦性心动过速的 QRS 时间≥120 毫秒，在束支传导阻滞、广泛室内传导病变基础上发生的室性心动过速，QRS 波群时间更宽；②心动过速的频率＞100 次/分；③常由室性期前收缩诱发，特别是成对室性期前收缩更易诱发；④单源、成对室性期前收缩的 QRS-T 波群与窦性心动过速 QRS 波群的形态相同者，说明窦性期前收缩与室性心动过建起源于心室内同一起搏点，见图 17-9。

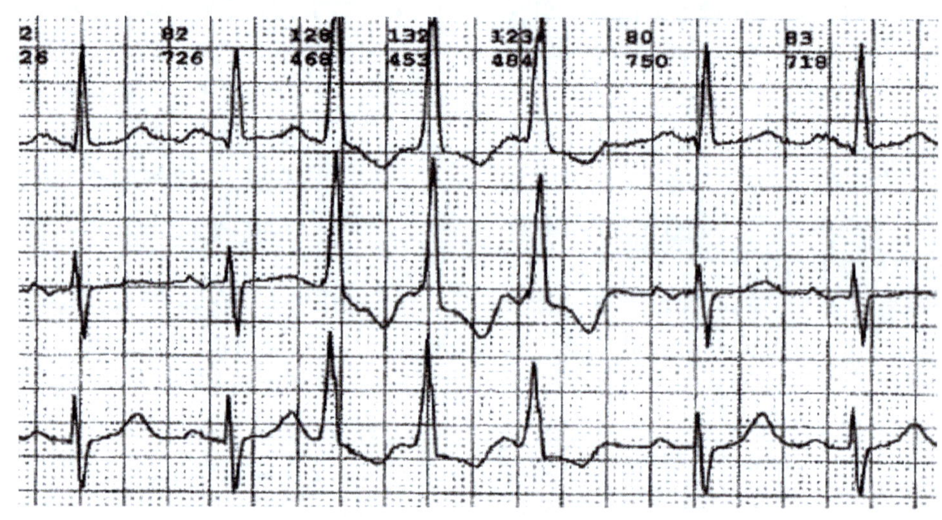

图 17-9　室性心动过速

（3）临床意义：常见于各种心脏病患者，冠心病、急性心肌梗死、心肌病、二尖瓣脱垂、心瓣膜病、电解质紊乱、药物中毒等；偶也可见于无器质性心脏病的正常人。

5. 患者，男性，56 岁，高血压史 10 年，间歇心悸 2 个月，心脏听诊心率 92 次/分，心律齐，心尖区或（和）主动脉瓣区可闻及Ⅱ～Ⅲ级收缩期吹风样杂音，心超提示左心室肥厚，需要考虑及鉴别的疾病是

A. 高血压性心脏病

B. 二尖瓣脱垂

C. 先天性心脏病

D. 扩张心心肌病

E. 肥厚性心肌病

［答案］ ABCDE

【评析】 高血压达到一定的时间和程度使左心室负荷加重，继而发生左心室肥厚、增大，患者可感心悸。

【知识点 1】 高血压性心脏病：由于长期体循环动脉压力增高，致使心脏后负荷过重而引起以左心室肥厚、扩大为主要特征，并可进一步导致心功能不全的一种心脏病变。

（1）临床特征：①左心室向心性肥厚：有心悸并逐渐加重，脉搏洪大，心尖冲动增强。②左心室扩大：心悸进一步加重，左心室明显扩大，呈抬举样心尖冲动。心尖部第一心音增强，心尖区和（或）主动脉瓣区可闻及Ⅱ～Ⅲ/Ⅳ级收缩期吹风样杂音。③左心功能不全：可逐渐表现为劳累后有气急、心悸、咳嗽、咯血等症状；平卧时出现气急，坐起后即好转；静息情况下出现呼吸困难。

（2）辅助检查：心电图示左心室肥大；超声心动图提示左心肥大或扩大，同时可评估左心功能状

态。

(3)治疗措施:①持续、稳定控制高血压;②保护心脏结构及功能;③治疗心功能不全。

【知识点 2】 二尖瓣脱垂:二尖瓣脱垂是指二尖瓣叶在心室收缩期脱入左心房,伴或不伴有二尖瓣关闭不全。可分为原发性(特发性)二尖瓣脱垂、继发性二尖瓣脱垂。

(1)临床特征:①可无症状,部分患者常有心悸、乏力、呼吸困难和胸痛等。心脏听诊,可闻及心尖区收缩中晚期喀喇音和收缩晚期吹风样杂音。②超声心动图:表现可见收缩期二尖瓣叶突向左心房,并超过瓣环最高平面。二尖瓣叶明显变厚,冗长,腱索延长或断裂,伴左心房或左心室扩大。

(2)治疗措施:①避免过度体力活动及激烈运动;②β 受体阻滞药对心悸、胸痛、乏力、焦虑有效。必要时抗凝治疗。③手术治疗:伴严重二尖瓣关闭不全者合并左心衰竭等需手术治疗。

【知识点 3】 先天性心脏病:先天性心脏病可分为发绀型或者非发绀型,也可根据有无分流分为三类:无分流类(如主动脉缩窄)、左至右分流类(如房间隔缺损、室间隔缺损、动脉导管未闭)和右至左分流(如法洛四联症)类,见表 17-8。

表 17-8 先天性心脏病常见类型的临床特征

	主要症状	主要心脏杂音	超声心动图主要特征
房间隔缺损	重者有活动后心悸、气急、疲劳。若有严重肺动脉高压引起右向左分流者,出现发绀	在胸骨左缘第 2 肋间可闻及 2/6~3/6 级收缩期吹风样杂音	房间隔回声失落,显示分流,右室内径增大,肺动脉增宽等
室间隔缺损	心悸、气急、乏力;严重时可发生心力衰竭。有明显肺动脉高压时,可出现发绀	胸骨左缘Ⅲ—Ⅳ肋间有 4~5 级粗糙收缩期杂音,向心前区传导,伴收缩期细震颤	室间隔缺损,心室水平分流,左心室内径增大等
动脉导管未闭	中度分流量以上者,有劳累后心悸、气喘、乏力和咳嗽	胸骨左缘第 2 肋间有响亮的连续性机器声样杂音,向左上颈背部传导,伴有收缩期或连续性震颤	可显示未闭动脉导管、左心室增大等
法洛四联症	发绀、呼吸困难、蹲踞	胸骨左缘第 2~4 肋间闻及粗糙的喷射样收缩期杂音,常伴收缩期震颤	室间隔缺损、肺动脉狭窄、主动脉骑跨和右心室肥大

治疗措施:主要进行外科手术治疗或经导管封堵术治疗等。

6. 可引起心悸的药物

A. 硝苯地平

B. 硝酸异山梨醇酯

C. 氨茶碱

D. 多塞平

E. 甲状腺素

[答案] ABCDE

【评析】 很多药物可引起心悸,询问病史时不能忽视用药史。

【知识点】 可能引起心悸的药物。

(1)心血管药物:钙拮抗药,如硝苯地平、氨氯地平、非洛地平等。血管扩张药,如硝酸异山梨醇酯、硝酸甘油等。拟交感类药,如异丙肾上腺素、麻黄碱等。

(2)抗胆碱药:阿托品、山莨菪碱等。

(3)支气管扩张药:氨茶碱、沙丁胺醇、特布他林等。

(4)抗忧郁药:多塞平、阿米替林等。

(5)减肥药等。

(6)其他药:甲状腺素、乙醇、咖啡因、可卡因、海洛因、安非他明、咖啡因、尼古丁等。

三、共用题干单选题(每个提问 1 个得分点)

以下每道试题有 6 个提问,每个提问有 5 个备选答案,请选择 1 个最佳答案。

患者,男性,50 岁。诉间歇胸闷 5 年,加重伴心悸、气促 1 年。体检:颈静脉无怒张,两肺底闻及少量湿啰音;心界向左下扩大,心率 82 次/分,心律绝对不齐,快慢不一,心尖部可闻及收缩期吹风样杂音,下肢轻度凹陷性水肿。胸部 X 线片:两肺门影略模糊,两肺纹理增多,主动脉纡曲,心影增大。心超:左右心房扩大、左心室扩大,EF42%。心电图如图 17-10。

1. 为进一步明确心律失常的情况,首选的检查是

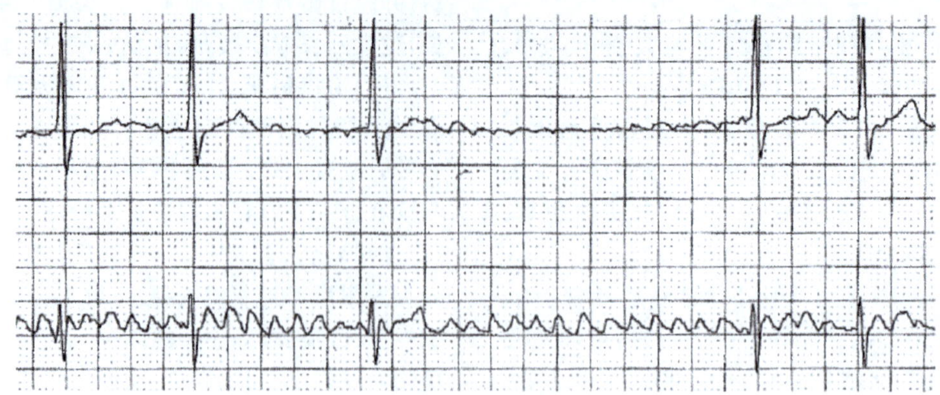

图 17-10　心电图检查

A. 心电图
B. 经食管超声心动图
C. 血电解质
D. 胸部 X 线片
E. 动态心电图
[答案]　E

【评析】　该病例间歇胸闷、心悸气促、有心脏扩大,心脏听诊心律绝对不齐,快慢不一,心电图示心律失常,为进一步明确心律失常的情况,应首选考虑进行动态心电图检查。

2. 该病例的心律失常初步诊断为
A. 窦性心律不齐
B. 预激综合征
C. 房性期前收缩伴差异传导
D. 房颤
E. 房室传导阻滞
[答案]　D

【评析】　该病例的心电图特征为 P 波消失,代之以大小不等、形状各异的颤动波 f 波;QRS 波间距绝对不规则;QRS 波多正常,心电图诊断为房颤。

【知识点】　心房颤动:由多重折返激动引起的快速而不规则的心房节律。按房颤发作情况,可分阵发性房颤、持续性房颤和永久性房颤、初发房颤。心房颤动由于心房无机械收缩和血流淤滞等,易形成左心房或心耳血栓,脱落时易发生动脉栓塞,尤其是脑栓塞。

(1)心脏听诊特点:心律绝对不规则、第一心音强弱不等,伴脉搏短绌。

(2)心电图特征:P 波消失,代之以大小不等、形状各异的颤动波 f 波,频率通常 350～600 次/分,在 V_1 导联较明显;QRS 波间距绝对不规则;QRS 波形多正常;房颤可合并室内差异传导,QRS 波增宽变形,多发生在前一个 R-R 间距较长,下一个 R-R 间距较短时。

(3)临床意义:见于各种类型的心脏病,如风湿性心瓣膜病二尖瓣病变、高血压性心脏病、动脉粥样硬化性心脏病、心肌病等。

3. 该病例的心脏结构性基础疾病是
A. 病毒性心肌炎
B. 扩张型心肌病
C. 肥厚型心肌病
D. 心功能不全
E. 冠心病
[答案]　B

【评析】　根据患者胸闷、心悸气促、下肢水肿,有心脏扩大的体征。结合心电图、心脏超声,考虑心脏结构性基础疾病是扩张型心肌病。

【知识点】　常见心肌疾病的主要临床特征见表 17-9。

4. 该基础疾病最常并发的是
A. 心力衰竭和猝死
B. 血栓栓塞和心力衰竭
C. 心力衰竭和心律失常
D. 心律失常和血栓栓塞
E. 感染性心内膜炎
[答案]　C

【评析】　本病为扩张型心肌病,4 个心腔均可增大扩张,多见两心室腔明显扩大,尤以左心室扩大为甚。心脏逐渐增大,产生相对性二尖瓣与三尖瓣关闭不全,导致充血性心力衰竭;由于心肌受损心室重构等影响心肌细胞内钙、钾等离子通道异常,可引起各种心律失常。

表 17-9 常见心肌疾病的比较

类型	主要临床特征	治疗措施
扩张型心肌病	①早期有心脏扩大,无明显症状;后期常为全心衰竭,有乏力、心悸、活动后气急、夜间阵发性呼吸困难、水肿、腹水及肝大等。②心脏听诊可闻第三、四心音,奔马律及三尖瓣或二尖瓣关闭不全的收缩期杂音,双肺底可闻湿啰音。可有各种心律失常。③X 线检查示心脏扩大为突出表现,以左心室扩大为主,伴右心室扩大、左心房及右心房扩大。④心电图检查以 ST 段压低、T 波低平或倒置为主,少数出现病理性 Q 波。心律失常以室性心律失常、心房颤动、房室传导阻滞为主。⑤超声心动图:心脏四腔均增大,以左心室明显扩大为主,左心室流出道扩大,室间隔及左室后壁搏动幅度减弱	
肥厚型心肌病	①起病缓慢,早期表现为劳累后呼吸困难、心悸,乏力、头晕与晕厥、猝死。晚期可出现心力衰竭。②体检心界可向左扩大,胸骨左缘下端心尖内侧可闻及收缩中、晚期喷射性杂音,第二心音可反常分裂。③X 线示左心缘明显突出,主动脉不增宽。④心电图常示左室肥厚及 ST-T 改变,部分出现 Q 波,可有房性及室性心律失常。⑤超声心动图示室间隔和左心室壁肥厚,二者厚度之比＞1.3～1.5	
心肌炎	①发病前 1～3 周常有发热、咽痛、咳嗽、呕吐、腹泻、肌肉酸痛等。②有心悸、胸闷、胸痛,严重者可有黑矇和晕厥;可有呼吸困难等心力衰竭、心源性休克表现。③体征:窦性心动过速与体温不相平行,可有各种心律失常,部分心界扩大,见于重症心肌炎,心尖部或胸骨左下缘收缩期或舒张期杂音,严重者可闻舒张期奔马律。④心电图表现有 ST 段下移,T 波低平或倒置;少数可出现 ST 段弓背向上抬高和病理性 Q 波;各种心律失常的表现。⑤X 线检查:部分有心脏扩大,多为轻中度扩大。⑥超声心动图:部分患者可有心脏扩大、心室壁运动减弱、左室射血分数降低等。⑦血液检查:白细胞计数可正常,偏高或降低,血沉可稍增快,C 反应蛋白大多正常,心肌酶谱 CK、CKMB、TNI 等在急性期升高。⑧病毒分离或抗体测定:特异性病毒抗体增高	

5. 不属于该病例的治疗措施为
   A. 口服利尿药
   B. 口服抗凝药
   C. 应用血管扩张药
   D. 长期抗感染
   E. 限制钠盐摄入

［答案］ D

【评析】 本病例存在扩张型心肌病、心功能不全、心律失常,因此需采取减轻心脏负荷的方法,口服利尿药、运用血管扩张药、控制钠盐摄入治疗。本病例有缺氧、心房颤动,同时应进行吸氧、抗凝治疗。不宜进行长期抗感染治疗。

【知识点】 心功能不全治疗的知识点,见本书第 34 章第四节。

6. 该病例最主要的一级预防措施为
   A. 运用β受体阻滞药
   B. 低盐饮食
   C. 防治病毒感染
   D. 高蛋白饮食
   E. 早期运用 ACEI

［答案］ C

【评析】 大多数扩张型心肌病的发生与病毒感染有关,一级预防措施最重要的是防治病毒感染。

四、案例分析题

每个案例至少有 3 个提问,每个提问有 6～12 个备选答案,其中正确答案有 1 个或多个,每选择一个正确答案得 1 个得分点,每选择一个错误答案扣 1 个得分点,扣至本问得分点为 0。

患者女,57 岁,反复胸闷、头晕、乏力 3 年,间歇黑矇伴心悸 2 个月。患者 3 年前出现胸闷,无明显诱因,在当地医院检查发现心动过缓,心率 42 次/分,未给予治疗,此后胸闷反复出现伴头晕、乏力,心率波动在 38～42 次/分,心电图提示窦性心动过缓、窦性停搏和窦房阻滞,当地医院治疗无明显改善。近 2 个月有间歇黑矇,发作性心悸,心率达 160

次/分，心律齐。来院进一步诊治。

既往史：有高血压、冠心病史，一直坚持用药，无肾病史、无糖尿病史。

体格检查：体温 37 ℃，呼吸 20 次/分，脉搏 92 次/分，血压 156/96 mmHg，咽无充血，颈静脉无怒张，两肺听诊无明显异常，心尖冲动在第 6 肋间锁骨中线外 1 cm，搏动有力，心界向左下扩大，心率 180 分/次，心律齐，心尖部可闻及Ⅲ级收缩期吹风样杂音，无心包摩擦音。肝脾肋下可及，无压之不适，肝区叩痛（—）。移动性浊音阴性，周围血管征阴性，腹部无血管杂音，下肢无水肿。神经系统检查：无明显异常。

实验室检查：血常规无异常。血糖 5.2 mmol/L，血总胆固醇 6.62 mmol/L，低密度脂蛋白 3.6 mmol/L；血尿素氮 7.0 mmol/L，肌酐 96 μmol/L；血钾 3.0 mmol/L，肝功能无异常，甲状腺功能无异常，胸 X 线片：主动脉纡曲，心影增大。心电图如图 17-11。

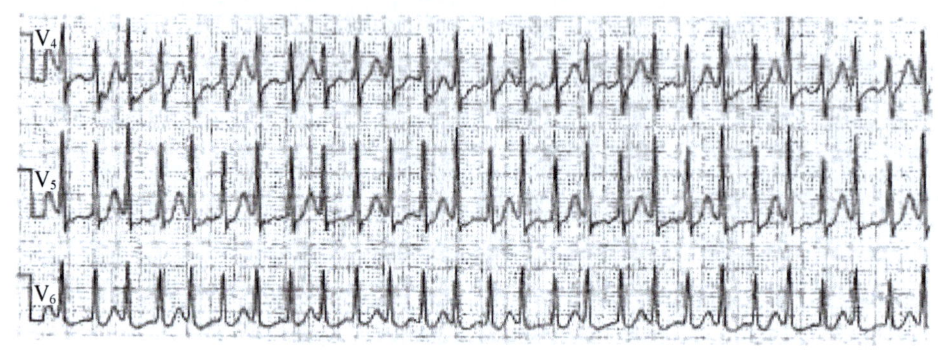

图 17-11

1. 患者的心电图表现为

A. 窦性心动过速

B. 心房扑动

C. 室上性心动过速

D. 心房颤动

E. 逸搏心律

F. 室性心动过速

［答案］ C

【评析】 该心电图特征：P 波不明显，R-R 间期规则或基本规则；QRS 波群形态和正常窦性心律的 QRS 波群相同，QRS 时间＜0.1 秒，频率＞160 次/分，有 ST 段压低。考虑在发作性心悸时的心律失常是室上性心动过速。

【知识点】 阵发性室上性心动过速。

（1）阵发性室上性心动过速发作时有突发、突止的特点，节律规则，QRS 波形态大多正常。其诱因多为情绪激动、体位突然改变、用力、劳累或饱餐，有时无诱因。多有心悸、胸闷、乏力、血压低。

（2）心脏听诊特点：心率多为 160～220 次/分，心律齐，第一心音强度相等。

（3）心电图特征：心率 160～220 次/分，R-R 间期规则或基本规则；QRS 波群形态和正常窦性心律的 QRS 波群相同，QRS 时间＜0.1 秒，可有 ST 段压低和 T 波倒置；P 波形态不同于窦性 P 波，或位于 QRS 波之后，或与 T 波重叠，不易辨认。

2. 该病例接下来选择的检查方法可为

A. 动态心电图

B. 静息心电图

C. 平板运动心电图

D. 超声心动图

E. 血电解质

F. 食管调搏检测

［答案］ ABDEF

【评析】 静息心电图、动态心电图检查可记录到窦房结功能异常，为病态窦房结综合征最具特异性的诊断依据，可进一步评估有无窦房传导阻滞、窦性停搏引起的长 P-P 间歇，有无慢-快综合征。超声心动图可评估患者的器质性心脏病及心功能。血电解质检查尤其是血钾、血镁是评估心律失常原因的重要方法之一。经食管或直接心房调搏检测窦房结功能是诊断病态窦房结综合征较可靠的诊断方法。

【知识点】 病态窦房结综合征的主要检查方法。

（1）静息心电图：记录到心动过缓；窦房传导阻滞包括二度Ⅰ型窦房传导阻滞、二度Ⅱ型窦房传导阻滞、窦性停搏，窦缓伴室上速、房颤、房扑等。

（2）动态心电图：可记录到显著而持久的窦性

心动过缓，窦房传导阻滞、窦性停搏引起的长P-P间歇，窦房传导阻滞合并房室传导阻滞、过缓的逸搏心律；慢-快综合征房性快速心律失常与窦性心动过缓先后出现，相互转变，常见室上性快速心律失常，包括房性心动过速、心房扑动、室上性心律失常或心房颤动。快速心律失常终止后，即恢复窦性心动过缓。

(3)阿托品试验：为排除自主神经张力改变的影响，可做阿托品试验和异丙肾上腺素试验，若注射后心率不能增快至90次/分者提示窦房结功能低下。

(4)经食管或直接心房调搏检测：经食管或直接心房调搏检测窦房结功能，是诊断病窦综合征较可靠的诊断方法。

3. 该病例的主要诊断为

A. 窦性心动过缓

B. 窦性心动过速

C. 病态窦房结综合征

D. 短暂性脑缺血发作

E. 房室传导阻滞

F. 高血压伴心房扑动

[答案] C

【评析】 病态窦房结综合征主要病变为窦房结及其周围组织的器质性病变，导致窦房结起搏传导功能障碍或衰竭所产生的心律失常。本例患者为病态窦房结综合征，表现为慢-快综合征，室上性快速心律失常与窦性心动过缓先后出现，相互转变。

【知识点】 病态窦房结综合征是指窦房结及周围的组织病变和功能减退而引起的一系列心律失常综合征。

(1)临床特征：严重窦性停搏伴低位起搏点自律性降低，或者窦房结及其周围组织的器质性病变，导致窦房结起搏传导功能障碍或衰竭所产生的心律失常，以及脑、心、肾等重要器官供血不足的临床表现(包括阿斯综合征)等。

(1)心电图特征：①显著而持久的窦性心动过缓，其频率多在40次/分以下。可伴有窦房传导阻滞及合并房室传导阻滞、窦性停搏等。②慢-快综合征：房性快速心律失常与窦性心动过缓先后出现，相互转变，房性快速心律失常包括室上性心动过速、心房扑动或心房颤动。快速心律失常终止后，即恢复窦性心动过缓。

(3)临床意义：常见病因有冠心病、心肌病、心肌炎、风湿性心脏病、克山病等。

4. 该病例的主要治疗方法为

A. 运用抗心律失常药

B. 射频消融

C. 置入起搏器

D. 病因治疗

E. 口服补钾

F. 药物降压

[答案] CDEF

【评析】 本病例有明显症状，包括胸闷、头晕、乏力，有间歇黑矇史，平时心率慢，均在40次/分以下，有发作性心悸，因此需置入起搏器治疗。有高血压、低钾血症，因此必须降压治疗、补充血钾，进行病因治疗。对于病态窦房结综合征，抗心律失常药物治疗常较困难。

【知识点】 病态窦房结综合征治疗措施。

(1)病因治疗：首选病因治疗，需控制高血压，如冠状动脉明显狭窄者可行经皮穿刺冠状动脉腔内成形术、应用硝酸甘油等改善冠状动脉供血。对于急性心肌炎，则可用能量合剂、大剂量维生素C静脉滴注或静脉注射。

(2)药物治疗：可选用β-受体阻滞药、M受体拮抗药、异丙肾上腺素。洋地黄；但运用快速性心律失常的药物可诱发过缓性心律失常；而治疗缓慢性心律失常的药物常可诱发快速心律失常，包括快速室性心律失常。因此，药物治疗效果不佳且有较多的不良反应。

(3)植入按需型人工心脏起搏器：最好选用心房起搏或频率应答型起搏器，在此基础上可加用抗心律失常药以控制快速性心律失常。

5. 属于该病例的社区转诊指征为

A. 高血压

B. 冠心病

C. 新出现严重心律失常

D. 头晕伴黑矇

E. 植入心脏起搏器

F. 窦性停搏引起的长P-P间歇

[答案] CDEF

【评析】 病态窦房结综合征有新出现的严重心律失常，或有头晕伴黑矇或长P-P间歇可发阿斯综合征，应考虑转诊，并进行心脏起搏器置入，因此以上情况需转诊。

【知识点】 心悸的社区转诊指征：①怀疑或确定有严重的器质性心脏病，需进一步检查及治疗；

②原有器质性心脏病，新出现严重心律失常；③宽QRS的心动过速；④新出现三度或二度Ⅱ型房室传导阻滞；⑤恶性心律失常需要紧急处理；⑥需要立即或尽快中止的室上性心动过速；⑦存在晕厥、心力衰竭、休克或其他血流动力学障碍的症状；⑧需要置入心脏起搏器的缓慢性心律失常；⑨需要立即终止，植入ICD或导管消融的室性心动过速；⑩严重系统性疾病或严重心理疾病。

6. 该病例的预防措施主要为

A. 适当活动，避免劳累

B. 低盐饮食

C. 新出现严重心律失常

D. 控制高血压

E. 防治冠心病

F. 及时纠正低钾血症

［答案］ ABCDEF

【评析】 病态窦房结综合征主要预防措施是需防治原发病，注意积极预防限制体力活动，避免劳累低盐饮食、防治呼吸道感染、适当锻炼，注意纠正低钾血症等。

（方力争　朱文华）

参考文献

[1] 祝墡珠.全科医生临床实践.北京：人民卫生出版社，2013.

[2] 方力争，贾建国.全科医生手册.北京：人民卫生出版社，2013.

[3] 秦明照，左大鹏.常见临床症状的鉴别诊断与治疗.北京：北京大学医学出版社，2012.

[4] 苏海，陈静.心电图教学图谱.北京：北京大学医学出版社，2004.

[5] 卢家烈，帅莉，陈清启，等.心律失常图谱.济南：山东科学技术出版社，2002.

[6] 王吉耀.内科学（上册）.北京：人民卫生出版社，2006.

[7] 陈灏珠.实用内科学.13版.北京：人民卫生出版社，2009.

[8] 美艳，徐兆龙，节译.心悸诊疗策略—欧洲心律协会共识.辽宁医学院学报，2011，32：481-484，2011.33：1-3.

[9] 中华医学会心血管病学分会.心律失常紧急处理专家共识.中华心血管病杂志，2013(4)：363-376.

[10] 中华医学会心血管病学分会.室上性快速心律失常治疗指南.中华心血管病杂志，2005，33：2-15.

[11] 中华医学会心血管病学分会.心房颤动抗凝治疗中国专家共识.中华内科杂志，2012，51：916-921.

第 18 章

成瘾性疾病

第一节 烟 瘾

本节提示

1. 烟瘾及戒断症候群。
2. 吸烟的危害及戒烟的好处。
3. 戒烟有关的行为改变阶段模式。
4. 治疗吸烟与烟品依赖的临床技巧。
5. 戒烟的药物治疗。

一、单选题

以下每题有 5 个备选答案，请从中选择一个正确答案。

1. 造成烟瘾的主要原因是香烟中的何种成分

A. 焦油

B. 阿片类物质

C. 尼古丁

D. 多巴胺

E. 乙酰胆碱

[答案] C

【评析】 了解烟瘾及戒断症候群形成的原因。

【知识点】 香烟燃烧时释放出 4000 多种物质，影响中枢神经系统最主要的是尼古丁。大量尼古丁经由肺部迅速吸收后，经过体循环，20 秒内即作用于大脑，再通过血-脑脊液屏障后，与尼古丁受体结合，使脑部释放乙烯胆碱，再经过乙烯胆碱与乙烯胆碱接受器结合后，释放出以多巴胺为主的神经传导物质，也是其他毒品影响大脑的物质，吸烟者因此感到愉悦、放松、提神、集中注意力、增加工作效率。然而，由于尼古丁于体内代谢速率快，半衰期仅有 0.5～1 小时，尼古丁于体内的浓度下降快而出现戒断症候群。长期使用香烟亦导致尼古丁接受体的增加，使得逐渐需要更多香烟来制造尼古丁，好快速补充下降的尼古丁浓度差。

2. 下列何者与烟瘾的程度较有关

A. 早上起来抽第一支烟的时间

B. 出现戒断症候群的严重度

C. 是否有将香烟吸入肺内

D. 使用的香烟焦油含量

E. 血中尼古丁浓度

[答案] A

【评析】 评估病患烟瘾的程度很重要，因为攸关着药物的选择。

【知识点】 了解评估一个吸烟者的成瘾度，是根据 FTND(Fagerstrom Test for Nicotine Dependence)来评估(表 18-1)。Fagerstrom 于 1978 年设计出 FTQ(Fagerstrom Tolerance Questionaire)，共有 8 题，计分从 0～11 分。FTQ 和呼气一氧化碳及血中尼古丁浓度有关，可以反映生理依赖的程度，但不能预测戒断症状。Fagerstrom 曾想利用 FTQ 来调整尼古丁替代疗法的剂量，然而，并没有发展出相对的剂量调整公式。此外，分数越高成

表 18-1 尼古丁依赖检验量表(FTND)

	FTND	分值
1. 你早晨醒来后多长时间吸第一支烟?	≤5 分钟	3
	6~30 分钟	2
	31~60 分钟	1
	>60 分钟	0
2. 你是否在禁烟场所很难控制吸烟的需求?	是	1
	否	0
3. 你认为哪一支烟你最不愿意放弃?	早晨第一支	1
	其他	0
4. 你每天吸多少支烟?	≤10	0
	11~20	1
	21~30	2
	≥31	3
5. 你早晨醒来后第一个小时是否比其他时间吸烟多?	是	1
	否	0
6. 你卧病在床时是否仍旧吸烟?	是	1
	否	0

瘾性越高,但没有明确的切点来区分轻中重度的成瘾,一般以 7 分及 8 分作为高度成瘾的切点。

1991 年将 FTQ 更新,依据实验者呼出的一氧化碳浓度,以及唾液内 cotinine 的浓度和 FTQ 相关程度进行修改,将 8 题改为 6 题,计分从 0~10 分,删掉了两题,但有两题(即前述所提第 1 题与第 4 题)分数加重。此外,FTND 可量化,<4 分为轻度成瘾,4~6 分为中度成瘾,>6 分为重度成瘾。一般而言,<4 分尚可供由个人决心与技巧顺利戒烟,4 分以上就需加以药物治疗与行为咨商技巧介入。

FTQ 与 FTND 的比较,见表 18-2。

3. 下列关于戒断症状的叙述正确的是
   A. 大多数戒断症候群于停止吸烟或减少吸烟后 1~2 天就开始出现
   B. 这些戒断症候群的症状包括焦虑、坐立不安、睡眠障碍、心跳加快,脑波呈现快波
   C. 一般症状在 1 周后达到高峰
   D. 戒断症状多在 10 天到数周后逐渐消失
   E. 忧郁的症状会持续半年至 1 年

[答案] D

表 18-2 FTQ 及 FTND 的比较

项目	FTQ		FTND	
你早晨醒来以后多久吸第一支烟?	30 分钟以内	1 分	5 分钟以内	3 分
	30 分钟以后	0 分	5~30 分钟	2 分
			31~60 分钟	1 分
			60 分钟以后	0 分
您在禁烟场所是否觉得难以忍受?(如教堂、图书馆、电影院)	是	1 分	同 FTQ	
	否	0 分		
您最不愿意放弃的烟是哪一支?	早晨的第一支烟	1 分	同 FTQ	
	其他	0 分		
您一天的吸烟量?	15 支或以下	0 分	10 支或以下	0 分
	16~25 支	1 分	11~20 支	1 分
	26 支或以上	2 分	21~30 支	2 分
			31 支或以上	3 分
您早晨醒来的第一个小时吸烟是否多于其他的时间?	是	1 分	同 FTQ	
	否	0 分		
您即使生病卧床还是会吸烟吗?	是	1 分	同 FTQ	
	否	1 分		
您的烟品的尼古丁含量?	0.9 mg 或以内	0 分		
	1.0~1.2 mg	1 分		
您将烟吸入肺部吗?	从来没有	0 分		
	有时吸入	1 分		
	经常吸入	2 分		

表 18-3 尼古丁戒断症状的诊断标准(DSM-IV-TR on Nicotine Withdrawal)

A. 至少已有数星期是每天都使用尼古丁	
B. 在突然停止或减少尼古丁使用量后的 24 小时内	会出现四项或以上的下列症状:
·情绪低落,忧郁或心情恶劣	·无法集中注意力
·失眠	·坐立不安
·躁动、易怒、挫折感、愤怒	·心搏下降
·焦虑、紧张	·增加食欲或体重
C. 回 B◆的症状引起临床上头著窘困或社交、工作或其他重要功能的失调	
D. 这些症状不是某一项常见的内科疾病所导致,也不是其他精神疾患能解释	

资料来源:美国精神医学会:精神疾病诊断学统计手册.第四版的教科书修正版.美国精神医学会·2000

【评析】 了解尼古丁戒断症候群的征兆及发生的时间,还有病程的变化。

【知识点】 多数尼古丁成瘾的患者,在停止吸烟或减少吸烟后几小时之内就会出现戒断症候群,包括易怒、注意力不集中、紧张、焦虑,还有坐立不安,有时会有头痛或睡眠障碍。生理的部分包括心跳减缓,脑波呈现慢波。这些症状在一周内最常见的是焦虑紧张,约占 87%,其次是睡眠障碍,约 84%,接着是情绪不稳,约 80%。

这些戒断症状约在一天后达到高峰,在前第 1 周可能会有较多的症状,但接着 10 天或几个星期内会逐渐消失,但有些症状包括渴望吸烟的念头或感觉,也可能持续数年,所以在戒烟后的 3～6 个月,约 75%的病患会再度吸烟。

4. 关于戒烟的体重增加,下列叙述何者正确

A. 是戒烟最常见的戒断症候群

B. 主要原因是食欲增加

C. 体重增加可超过 5 kg

D. 此症状于数周内消失

E. 为单纯的生理变化,无法克服

[答案] B

【评析】 戒烟后的体重增加,是戒烟门诊很重要的一个议题,因为是患者再度复抽最主要的原因。

【知识点】 在戒烟后第 1 周,约有 53%的戒烟患者会有饥饿感、食欲增加等戒断症候群。此戒断症候群会较其他戒断症候群维持更长的时间,有时甚至可达数月到数年。导致食欲增加的原因,包括味觉及嗅觉的恢复,还有原本“饭后一根烟,快乐似神仙”的那根烟,在戒烟后被甜点取代的愉悦感。加上戒烟后的空虚感与无聊,会以吃东西打发,上述原因造成了食欲的增加,进而造成了体重的增加。

即便有些戒烟者戒烟前后的饮食内容相同,也会因戒烟后由于组织不再处在不断的发炎修复的状态,能量的消耗降低。再者,戒烟后胰岛素的敏感度增加,使得糖类容易转变为脂肪,加上脂蛋白脂解酶(lipoprotein lipase)将皮下组织血管内分解血脂肪转为皮下脂肪的能力增加。这些能量消耗的降低及血脂肪转为皮下脂肪,均会使体重增加。

这种体重增加可达 2～5 kg。根据国外的研究,87%的受试者在戒烟后增加的体重均少于 4.5 kg,而体重的增加尤以戒烟的第一、二个月最为明显,也是戒烟者再度复抽的主要原因。

5. 下列戒烟辅助药物的治疗效果最好的是

A. 尼古丁贴片

B. 尼古丁口嚼锭

C. Bupropion

D. Varenicline

E. Nortryptaline

[答案] D

【评析】 了解各种戒烟药物的治疗效果。

【知识点】 依据 Cochrane Tobacco Addiction Group 有关 NRT 随机对照试验的 meta 分析显示,使用 NRT 后 6～12 个月的戒除率为不使用戒烟药物的对照组的 1.77 倍,若改用 Bupropion,则 6～12 个月的戒除率为不使用戒烟药物的对照组的 2.06 倍,显示 NRT 及 Bupropion 均能有效辅助戒烟的成效,然而,NRT 与 Bupropion 两者成效的差异性不大。

Wu 则针对 Varenicline 与其他戒烟辅助药物的药效比较进行 meta 分析,发现 Varenicline 与 NRT 进行比较时,3 个月与 12 个月的戒除率为 NRT 的 1.78 倍与 1.66 倍,若与 Bupropion 进行比较时,3 个月与 12 个月的戒除率为 Bupropion 的 1.61 倍与 1.58 倍。

由上可知,NRT 与 Bupropion 可使 6～12 个

月的长期戒烟成功率提高1倍，但不同剂型的NRT与Bupropion，彼此间的治疗效果并无太大差异，而新药Varenicline的治疗效果的确优于其他两者甚多，与非药物辅助的戒烟治疗效果相比较，成功率可达3倍，也是NRT与Bupropion的2倍。

故若排除成本考虑及口服的方便性，Varenicline是目前首选的戒烟治疗药物。

6. 关于吸烟者行为的改变阶段模式，下列叙述何者正确

A. 分为沉思期、行动期两阶段

B. 沉思期为有觉得该开始戒烟，但尚未采取行动，通常为戒烟前6个月内。

C. 沉思期为有觉得该开始戒烟，但尚未采取行动，通常为戒烟前1个月内。

D. 行动期表示患者已戒烟，且持续超过6个月

E. 行动期表示患者已戒烟，且持续超过12个月

[答案] B

【评析】 吸烟者行为的改变阶段模式分为6期：沉思前期、沉思期、准备期、行动期、维持期、复发期（表18-4）。

表18-4 吸烟者行为改变分期

阶段	定义
沉思前期	未来6个月内没有改变行动的意图
沉思期	有意图在6个月内采取行动戒烟
准备期	意图在1个月内行动，并已有一些行为朝向这个方向
行动期	已开始戒烟，但未满6个月
维持期	戒烟已超过6个月
复发期	为改变而作的努力已遭放弃

【知识点】 1983年Prochaska与Diclemente针对872名戒烟者的研究显示，吸烟者会经历6个阶段：沉思前期（precontemplation）、沉思期（contemplation）、准备期（determination）、行动期（action）、维持期（maintenance）、复发期（replapse）。一般吸烟者在真正戒除吸烟前，常在这些阶段循环3～7次，平均为4次。研究显示，自我戒烟者在沉思前期中的改变最少，在沉思期中则着重于认知的加强，自我改变则多发生在沉思期与行动期。进入行动期及维持期时，则强化在外来刺激控制及行为训练。复发的情形则多在沉思期与行动期。在沉思前期、沉思期、准备期中，若无刺激或介入措施，就没能主动改变至行动期、维持期、终止期的阶段。

上述6个时期的改变并非凭空产生，每个过程均有明显或不明显的诱发因素存在，且每个时期的诱发因素均不尽相同，不同的时期应该运用适合该时期需求的改变步骤，且即便处在相同的阶段，但不同的个体会有不同的特质与情境，故须与个案会谈，了解个案的情况及所处的阶段，才能拟订行为改变的计划。

二、多选题

以下每题有5个备选答案，其中正确答案为2个或者2个以上，多选、少选、错选均不得分。

1. 下列何者是戒烟门诊“5A”原则的内容

A. 协助（assist）

B. 忠告（advise）

C. 提倡（advocate）

D. 安排（arrange）

E. 自制（abnegate）

[答案] ABD

【评析】 门诊戒烟的5A原则分别如下。

（1）询问（ask）：有系统了解吸烟者吸烟情况，并记录在病历上。

（2）忠告（advise）：给予吸烟者与其相关的明确指导，譬如“你只在生病时少抽烟，这样是不够的”。

（3）评估（assess）：评估吸烟患者处在戒烟行为改变阶段的何种阶段，以了解其意愿。

（4）协助（assist）：给予个案专业的协助，包括药物的开立及行为咨询，重点摆在了解患者过去吸烟的情形及戒烟的障碍。

（5）安排（arrange）：安排后续的复诊或电话回访追踪。研究显示，戒烟患者有被追踪者比没有被追踪者的戒烟率高出3倍。

成功的戒烟治疗策略有3个重要的因素，一是社会支持网络，二是药物治疗，三是技能训练或问题解决技巧。在评估采取何种治疗方式时，病患的

偏好和健康信念是最重要的考虑。并非每位接受劝告的吸烟患者都想戒烟,但要在每次门诊中确认个案吸烟的状况和戒烟的动机。研究显示医生劝患者戒烟最大的效果,是提升那些三心二意的个案增强戒烟的动机,而非协助已有戒烟意愿的个案不吸烟。

2. 下列有关借助实证医学评估各种戒烟方法成效的结果正确的是

A. 经由同伴的支持来戒烟是有效的

B. 利用厌恶法(短时间不断吸烟直到厌烦为止)对戒烟是有效的

C. 利用护理人员进行戒烟工作是有效的

D. 利用运动来戒烟是有效的

E. 公共场所禁烟

[答案]　CE

【评析】 Cochrane Library 借实证医学文献的回顾评估各种戒烟的方法,摘要如下:①对戒烟是有效的:由医生劝导戒烟、由护理人员进行戒烟工作、医师通过电话咨询帮助戒烟、对住院患者进行戒烟、群体行为咨询戒烟疗法、以个别行为咨询戒烟疗法、利用尼古丁替代疗法戒烟、利用小区介入预防青少年吸烟、公共场所禁烟。②对戒烟是无效的:自助式戒烟、针灸、厌恶法戒烟、同伴的支持来戒烟、催眠、训练健康戒烟专业人员帮助戒烟工作。③尚无定论:利用运动来戒烟、利用大众传播媒体预防青少年吸烟、利用镇定剂戒烟。

3. 下列何者是戒烟的用药

A. Benzodiazepines

B. Nicotine Replacement Therapy

C. Bupropion

D. Varenicline

E. Tricyclic Antidepressant

[答案]　BCDE

【评析】 了解戒烟药物的种类。

【知识点】 最早的戒烟药物是非正式使用的三环抗抑郁药(Tricyclic Antidepressant)。

1960 年,首先将尼古丁与树脂结合,成为控制烟瘾的尼古丁口嚼锭,进而可作为戒烟的药物,也就是尼古丁替代疗法(Nicotine Replacement Therapy)。如今,各种不同途径的尼古丁替代疗法问世,包括经皮贴片、鼻喷剂、口腔吸入剂、舌下锭与口含锭等,各有其优缺点。尼古丁替代疗法是三种第一线的戒烟药物中唯一需要或可根据平时吸烟的量来进行剂量调整的戒烟药物。

在非尼古丁药物部分,一是 Bupropion,为一非典型的抗抑郁药(atypical antidepressant),Bupropion 协助患者戒烟的机制尚未清楚,目前推测是由于 Bupropion 可抑制 dopamine 与 noradrenaline 的再吸收。Varenicline 是另一种非尼古丁药物,是专为戒烟治疗而研发的药物。其机制主要是与大脑内尼古丁 $\alpha_4\beta_2$ 乙烯胆胺接受体(nicotine acetylcholine receptor,nAChRs)有关,是尼古丁 $\alpha_4\beta_2$ 乙烯胆胺受体的部分激动剂(partial agonist),故能刺激大脑释放少量多巴胺,戒烟的过程中能减少对尼古丁的渴求与戒断症状。但 Varenicline 亦同时为尼古丁 $\alpha_4\beta_2$ 乙烯胆胺受体的部分拮抗剂(partial antagonist),消弭吸烟的满足感而降低了吸烟的正向增强成果。

4. 关于戒烟的好处,下列叙述何者正确

A. 戒烟后的 48 小时,血压及脉搏会下降至正常

B. 戒烟后的 20 分钟,手脚温度增高至正常

C. 戒烟后 10 年,心血管疾病的风险减少为吸烟者的一半

D. 戒烟 12 小时后血中一氧化碳及氧气浓度恢复正常

E. 戒烟后 15 年,心血管疾病的危险和非吸烟者相同

[答案]　D

【评析】 了解戒烟的好处,有助于行为改变时,能有效劝戒患者戒烟。根据美国心脏协会于 1996 年公布的"cancer facts and figure",戒烟 20 分钟后,血压与脉搏就能下降至正常,手脚温度也上升至正常。8 小时后血中一氧化碳及氧气浓度恢复正常。48 小时后,神经末梢就会新生,嗅觉及味觉变好;戒烟 1 年后心血管疾病的风险降至吸烟者的一半。15 年后,心血管疾病的风险和非吸烟者相同。

【知识点】 吸烟者若能在 35 岁前戒烟,可以和非吸烟者有同样的生命期望值,也就是说,罹患吸烟有关疾病的风险和非吸烟者相同。日本一项研究显示,即便在 60—69 岁戒烟,仍能因此降低肺癌的病死率。英国的一项研究也显示,60 岁戒烟,较持续吸烟者多活 3 年;50 岁戒烟,则多 6 年;40 岁戒烟,则多活 9 年;30 岁戒烟,则多活 10 年,病死率亦与非吸烟者接近。

戒烟 2 周至 3 个月,肺功能可增加 30%,1～9 个月,呼吸道症状如咳嗽、鼻窦充血、疲劳、呼吸不顺等均会减轻,肺部纤毛再生,增加了排痰功能,5

年后肺癌病死率是每天一包烟的吸烟者的一半，10年后则与不吸烟者相同。

心血管疾病的风险会较肺癌的风险下降得更明显。戒烟1年后心血管疾病的风险降至吸烟者的一半。15年后，心血管疾病的风险和非吸烟者相同。甚至比传统药物治疗心血管疾病更能降低死亡风险。

对于罹患肺癌的患者，戒烟虽无法延长生命，但却能改善身体的功能，对于已经罹癌的患者，戒烟在症状控制上有其效果，故除了癌症末期的患者，均应鼓励戒烟。

对于其他癌症，于戒烟后，头颈部癌症与食管癌的风险于5年后下降一半，10年后，膀胱癌、肾癌与胰腺癌的风险也会降低。

若不是戒烟而是减少吸烟量，是否对于降低死亡率也有帮助，根据Godtfredsen的研究，并无明显减少。原因在于减少吸烟量的同时，吸烟者会增加吸入深度及停留肺部的时间，来增加尼古丁的吸收。

三、案例分析题

每个案例至少有3个提问，每个提问有6～12个备选答案，其中正确答案有1个或多个，每选择一个正确答案得1个得分点，每选择一个错误答案扣1个得分点，扣至本问得分点为0。

（一）患者，林先生，54岁，自高中时即因好奇心而开始吸烟，于当兵时曾因部队要求而戒烟，后因注意力不集中及体重增加且精神不济而再度吸烟。后于贸易公司工作，现为贸易公司副董事长。近日由于父亲罹患肺癌过世，所以太太软硬兼施，要求林先生至戒烟门诊求诊。他目前每日吸烟1包，早上起床后第一件事就是上厕所吸烟，这是他一日当中最重要的事，大部分吸烟亦是在早上，生病住院时仍会偷偷在医院旁吸烟，否则会焦虑，同时会有睡眠障碍。林先生过去曾罹患抑郁症，于精神专科医院治疗过两年。目前的药物史为每日一颗综合维生素，还有不定期的因便秘所服用的软便药。已婚，育有一子一女，分别为18岁与14岁。

1. 依林先生描述，他的尼古丁依赖情形为

A. 轻度依赖

B. 中度依赖

C. 重度依赖

D. 难以判别

E. 假性成瘾

F. 非成瘾

［答案］ C

【评析】 依FTND的表格换算，早晨起床就上厕所吸烟，为5分钟内动作，可有3分，第一支烟品最重要，再加1分，每日吸烟一包，加1分，生病时仍吸烟再加1分，早上吸烟最多，再加1分，总分为7分。属于重度依赖。

2. 下列哪些戒断症候群不是林先生具有的

A. 体重增加

B. 便秘

C. 注意力不集中

D. 焦虑

E. 睡眠障碍

F. 精神不济

［答案］ B

3. 何种戒烟药物较不适合林先生

A. 尼古丁口嚼锭

B. 尼古丁贴片

C. Bupropion

D. Varenicline

E. 尼古丁鼻喷剂

F. 尼古丁口溶锭

［答案］ D

【评析】 了解Varenicline的不良反应及需注意的事项。

【知识点】 此问题重点在，虽然Varenicline为戒烟的首选药物，但仍须了解Varenicline的禁忌证。Varenicline上市后，在欧美有少数用药后发生情绪严重违常之个案报道，包括情绪低落、忧郁，严重者出现自杀意念或企图，确实曾引起注意，但由于戒烟过程中，尼古丁戒断症状亦可能有类似状况发生。依目前分析结果，在所通报个案中并未能建立起用药与上述严重精神情绪异常间之因果关系，但为求慎重起见，医生在处方时必须注意并严密监测治疗者之情绪与精神状况，故对于有抑郁症病史或有抑郁的戒断症候群患者，Varenicline为较不适合之用药。

4. 林先生对于戒烟的成效有些质疑，且觉得目前身体状况还好，请问他处在行为改变的何种阶段

A. 沉思前期

B. 沉思期

C. 准备期

D. 行动期

E. 维持期

F. 复发期

［答案］ A

5. 在此阶段的处置原则，何者正确

A. 鼓励林先生拟订戒烟计划

B. 告知吸烟是不对的行为，以加强戒烟的意愿

C. 建议林先生以运动代替戒烟

D. 告知林先生孩子还小，若吸烟致病，会对家庭带来很大的冲击

E. 直接给予戒烟药物使用

F. 隔离疗法

[答案]　D

【评析】　此题强调在不同的行为改变阶段，会有不同的处置原则。

【知识点】　行为改变的各个阶段处置。

(1)沉思前期：吸烟者不认为吸烟存在问题，没有动机，改变行为的机会低，咨询的目的在于使个案产生疑问，增加个案对目前问题及危险性的认知，可用“5R”的原则增强患者思考戒烟的动机。

(2)沉思期：对吸烟问题的了解不多，希望吸烟导致的问题不会出现，或会自然解决，改变的意识抬头，会进行自我重新评估，此时也会陷入有意愿却无法行动，称为慢性沉思(chronic contemplation)或行为延宕。此时要向吸烟者强调吸烟的坏处，鼓励吸烟者考虑设计戒烟计划，并教导吸烟者戒烟的重点原则，提供相关的戒烟信息，同时给予心理上的支持。

(3)准备期：有动机戒烟，且已准备好，甚至已有小的改变，如减少吸烟量，但想改变更多。

(4)行动期：一旦进入行动期，会比其他期的人更努力而且更加坚持戒烟的行为，并会选择让自己尽量处在支持戒烟的环境下活动。这时期的患者会再度自我重新评估，自我解放，去省思自己的改变，做损益评估，了解戒烟行为所带来的正向的益处，自我回馈，来强化戒烟的行为，并避免容易诱发吸烟的刺激。

(5)维持期：最后进入维持期时，会有自信能维持不吸烟的行为改变。

6. 下列增强动机的方式何者有误

A. 让患者了解有癌症的家族史，故得肺癌的风险会升高

B. 在家吸烟，对家人健康有危害

C. 鼓励患者就先自行逐渐减少吸烟支数来戒烟

D. 鼓励林先生戒烟后可节省许多买烟钱和卫生健康付出的医药费

E. 吸烟会造成空气污染、环境的破坏

F. 指导戒断症候群的克服方法

[答案]　C

【评析】　了解如何增强病患戒烟的动机，并了解逐渐减少吸烟支数的成效。事实上，Fiore 等于 2000 年分析资料发现，逐渐减少吸烟量与吸烟频率，此效果并不比未治疗好。

【知识点】　增加行为改变的技巧，可以运用“5R”的原则增强病患思考戒烟的动机，内容如下。

(1)Relevance：与自己有关的戒烟的理由，让个案自行阐述他个人应该戒烟的理由。

(2)Risk：与吸烟者讨论吸烟的危险性，包括急性的身体危害，如呼吸困难、久咳不愈，还有慢性的身体疾病，如高血压、心肌梗死、卒中、癌症、不孕症；还有对旁人和环境的危害，如二手烟导致周遭的人罹患气喘、肺癌；还有形象不佳，如老烟枪、没有女人缘等。

(3)Reward：强调戒烟的好处，如身体能保持健康、做子女的好榜样、省钱、性功能保持良好、没有烟味、不再咳嗽等。

(4)Roadblock：讨论戒烟过程中的困境，承认戒烟的困难度很高，十戒九败，烟瘾很容易复发，失败再吸烟后烟量会增加，费用很高，容易发胖等。

(5)Repetition：重复进行劝导。

7. 半年后，林先生再度前来戒烟门诊，因为在 1 周前，他发生了急性心肌梗死，心脏科医生告诉他，吸烟是导致他心肌梗死发生的一个重要因素，所以他下定决心戒烟。下列何种药物绝对不适合林先生

A. Nortryptaline

B. Bupropion SR

C. 尼古丁贴片

D. Bupropion

E. Varenicline

F. 以上皆不适合

[答案]　C

【评析】　尼古丁替代疗法的禁忌证为不稳定型心绞痛、最近 1 个月内发生的心肌梗死、严重心律不齐、对尼古丁过敏者。

【知识点】　心血管疾病患者，包括高血压、动脉硬化性疾病、肾功能不全、脑血管疾病患者，戒烟是有其必要的。正常血压的吸烟者，吸第一根烟时收缩压会上升 20 mmHg，之后再吸烟时的血压平均会增加 6 mmHg，原因主要为尼古丁造成的血管

收缩现象。

然而，研究显示尼古丁贴片对于血压与心跳的增加并不明显，所以对轻度高血压的患者是安全的，对于稳定型心绞痛的患者，发生心血管疾病的风险也没有比对照组高，故除了有尼古丁替代疗法的禁忌证的个案外，可以使用尼古丁替代疗法。使用尼古丁贴片同时吸烟者，发生心悸、胸痛及心血管事件的危险性并没有明显增加。在缺血性心脏病患者进行心肌铊核子医学影像检查，显示使用尼古丁贴片戒烟可以减少缺氧所产生的影像缺损，此外，使用尼古丁替代疗法又同时吸烟者，并不会增加运动所引发的心肌缺氧现象，但即便如此，仍应该要求有高血压或其他心血管疾病的患者在使用尼古丁替代疗法治疗的期间务必戒烟。

至于 Bupropion，虽然可能导致血压升高，并增加发生直立性低血压的风险，但实验显示，Bupropion 对于心跳及血压的变化及直立性低血压的发生并不明显。

8. 林先生后来因为工作忙碌，加上工作压力大，还有应酬，所以放弃戒烟。1 年后，由于发现有心房扑动，合并心力衰竭，下定决心再度戒烟。经过询问药物史，林先生服用有：每日 1 颗阿司匹林（Aspirin，100 mg）、每日两颗地尔硫䓬（Diltiazem，30 mg）、每日一颗华法林（Warfarin，5 mg）、每日一颗呋塞米（Furosemide，40 mg）、每日一颗替米沙坦（Telmisartan，40 mg）。在戒烟期间，何种药物须调整剂量

A. Aspirin

B. Diltiazem

C. Warfarin

D. Furosemide

E. Telmisartan

F. 均不需调整

［答案］ C

【评析】 戒烟会使肝 cytochrome P450 酵素，尤其是 CYP1A2 的作用变慢，导致经由 CYP1A2 代谢的药物浓度增加，产生药效过强。除了监测其药物不良反应的发生外，必要时必须减少该药物的剂量。经由 CYP1A2 代谢的常见心血管疾病的用药有 Propranolol、Verapamil、Warfarin、Mexiletine、Flecainide 及 Lidocaine。

9. 这次，林先生希望能用尼古丁口嚼锭来治疗，此时该选择何种剂型的尼古丁口嚼锭

A. 尼古丁口嚼锭 1 mg

B. 尼古丁口嚼锭 2 mg

C. 尼古丁口嚼锭 3 mg

D. 尼古丁口嚼锭 4 mg

E. 尼古丁口嚼锭 5 mg

F. 尼古丁口嚼锭 6 mg

［答案］ D

【评析】 了解尼古丁口嚼锭该如何使用。

【知识点 1】 尼古丁口嚼锭剂量有两种，2 mg 和 4 mg。戒烟者如果每日吸烟量＜25 支，使用 2 mg 剂型。若每日吸烟量＞25 支，或者烟瘾成瘾度高者（早上起床 5 分钟内即需吸第 1 支烟者）则使用 4 mg 剂型。

【知识点 2】 一支香烟所含的尼古丁量约为 10 mg，但不论市售香烟包装上标示含有多少尼古丁，人所能摄取的尼古丁量约为 1 mg。吸烟者则借由自我调节吸烟量频率、吸入量及吸入深度而达到自己所需的固定血中尼古丁浓度。

尼古丁口嚼锭，是最早通过用于辅助戒烟治疗的药物，1982 年于欧洲上市，并于 1984 年由美国核准。尼古丁口嚼锭释出的尼古丁经由口腔黏膜吸收，20～30 分钟达到最高血中浓度，但作用维持时间短，约 2 小时，一天需多次投与。尼古丁口嚼锭属于一种速效型制剂，主要的优点在于使用者可以依据个人实际需求，自我调整用药的剂量与时机。尼古丁重度依赖者或所需治疗剂量较大的人，可以弹性投与较多的药量，也允许对药物出现不良反应者自行减低药量。此外，使用者还能自我掌控用药时机，则是此类药物的另一特色，当治疗期间遭遇到一些特殊情境，产生强烈的吸烟欲念或威胁时，如工作上产生巨大压力，赋予戒治者可以适时自我用药。由于安全性甚高，在许多国家已列为非处方用药，但由于咀嚼的辛辣味不易获得接受，故多开发为不同口味的口嚼锭。在剂量上有 2 mg 与 4 mg 两种剂型，各约提供 0.9 mg 与 1.2 mg 的尼古丁。每颗 2 mg 口嚼锭可取代两支烟（达到吸两支烟所吸收尼古丁量的一半），每颗 4 mg 口嚼锭可取代 3～4 支烟（达到吸 3～4 支烟所吸收尼古丁量的一半）。戒治者于前4～6 周应每隔 1～2 小时咀嚼一锭，之后 2～3 周再减至 4～8 小时一锭，戒治者如有急性需求，必要时可于固定用药时程之间，另投与一锭。使用 4 mg 的高度烟瘾成瘾者或每日吸烟量大于 25 支者，初期应每日使用 10～15 锭，使用2～4 周后可改用 2 mg 口嚼锭，并逐步减少使用锭数。

（二）患者，张小姐，37 岁，平日吸烟 10～15 支，

每日起床半小时内会吸第1支烟。去年结婚后，现在已经妊娠8周。有感于自己是高龄产妇，加上听说吸烟会对胎儿不好，流产或生下畸形儿的风险会更高，所以决定戒烟。张小姐没有任何过敏史，目前的用药记录是因为胃溃疡服用每日1粒质子泵抑制药。

1. 请问首选治疗为何

A. 心理-社会治疗

B. 尼古丁贴片

C. Bupropion SR

D. Varenicline

E. Nortryptaline

F. 尼古丁鼻喷剂

［答案］ A

【评析】 根据美国2008年PHS(public health service)guideline的建议，孕妇戒烟应优先使用面对面的心理-社会治疗，并超越单纯忠告的强度，且证据等级为A。

【知识点】 孕妇在妊娠初期戒烟有最大的效益，然而，妊娠期间任何时候戒烟都会有益处，所以医生在妇女准备妊娠至生产后，都须进行戒烟介入。

药物使用部分，Bupropion SR在动物研究中并没有致畸作用，人体研究资料也相当有限。在一个1213例婴儿的研究中，和其他抗抑郁药比较，也没有明显的致畸作用。不过，另一个136例孕妇的研究中，Bupropion SR有较高的概率发生自然流产。此外，虽然在戒烟的临床研究中，Bupropion SR发生抽筋的概率很低，但如果发生在孕妇身上是非常危险的，所以Bupropion SR在妊娠药物分级中，从最初较安全的B级被降为C级，属于孕妇的禁忌用药。

Varenicline在动物实验中并没有发现致畸胎作用，然而却会减轻胎儿的体重，其药物分级为C级，仍是孕妇的禁忌用药。

尼古丁会通过胎盘，造成脐带血管收缩、胎盘缺氧及退化，对胎儿神经系统也有影响，其妊娠用药分级为D级。过往，专家建议使用行为治疗无效的孕妇可以使用尼古丁替代疗法，是因为若妊娠却仍继续吸烟，会暴露在更多有毒物质及一氧化碳中，而尼古丁替代疗法的制剂只含有尼古丁，在两害相权取其轻的情况下，使用尼古丁制剂似乎是合理的。

由于孕妇代谢尼古丁的速度较一般人快，依从性也较差，所以临床研究显示尼古丁替代疗法用于孕妇戒烟效果并不理想。但2000年Wisborg的研究显示，虽然孕妇有无使用尼古丁替代疗法戒烟在1年后的戒除率并无统计学上的差异，但有使用尼古丁替代疗法的孕妇，其所出生的婴儿平均体重大于未使用尼古丁替代疗法的孕妇所生的婴儿，并有统计学意义。结论是孕妇使用尼古丁替代疗法虽没能有效戒烟，但对胎儿的生长发育可能有益处。2008年Oncken等的研究也显示，使用尼古丁口嚼锭的吸烟孕妇，无法有效降低吸烟率，只能减少吸烟量，降低尼古丁代谢物cotinine血中浓度及增加婴儿出生体重。

2007年Kathryn等的研究，比较单纯使用认知行为疗法或认知行为疗法合并尼古丁替代疗法，发现并用尼古丁替代疗法戒烟的妇女有较高的戒烟成功率。然而，此组的孕妇也有较高的概率发生早产，此组的孕妇血中cotinine浓度也较高。由于此研究中早产多在35～37周，对胎儿并无明显不良影响，而且此组的孕妇也有较多的孕妇有早产病史，在校正早产病史后，早产风险并无明显增加。然而，此研究发表后，显示孕妇使用尼古丁制剂并不如以往想象中安全。

所以，2000年PHS的治疗指引建议，当心理-社会治疗无效，而且药物治疗的好处胜过风险的时候，可以考虑药物治疗，然而并无严谨的研究证据，其证据等级为C。由于有新的证据显示药物治疗对孕妇有其风险，这样的建议在2008年更新的时候已经将药物治疗的建议删除。不再建议孕妇接受药物治疗。

建议的心理-社会治疗内容包括医生面对面的咨商加上录像带教学、针对孕妇设计的自助手册加上10分钟的专业咨商、90分钟的咨商加上电话追踪等。虽然一般认为单纯的提供自助手册无助于戒烟，但对孕妇而言，提供自助手册是有效的。与一般的治疗或小于3分钟的介入相比，心理-社会治疗有1.8倍的戒烟成功率。

2. 张小姐在努力戒烟后，虽然不吸烟了，但体重逐渐增加，食欲也变得很好，造成很大的困扰，加上还是会有很强的想吸烟的念头。在衡量已生产完，目前在哺乳阶段，希望借由戒烟药物来让自己顺利克服渴望吸烟的念头，并避免发胖，她需要

A. 心理-社会治疗

B. 尼古丁贴片

C. Bupropion SR

D. Varenicline

E. Nortryptaline

F. 尼古丁吸入剂

[答案]　A

【评析】　了解哺乳妇女戒烟的注意事项，不建议哺乳女性使用任何戒烟辅助药物。

尼古丁从肠胃道吸收的作用与从肺部吸收不同，经过肝以后，大部分尼古丁被代谢，婴儿哺乳吸收的尼古丁是微量的，一般认为不会对婴儿造成伤害。相反的，如果母亲继续吸烟，所产生的二手烟比哺乳还严重，故哺乳妇女使用尼古丁制剂戒烟似乎是可以接受的，然而目前并无相关实证研究，PHS guideline 也不建议哺乳女性使用尼古丁制剂。

至于长期监测服用 Bupropion SR 治疗抑郁症的母亲，其哺乳婴儿血中测不出 Bupropion SR 及其代谢物，然而曾有疑似哺乳导致婴儿抽筋之个案报道，故大部分专家主张服用 Bupropion SR 的妇女不应授乳。

Varenicline 目前没有使用于哺乳妇女的报告，所以所有临床指引皆不建议哺乳妇女使用 Varenicline。

3. 三年后，张小姐再度吸烟，但顾虑小孩可能会有气喘，再度下定决心戒烟，下列何种尼古丁替代疗法不适合使用

A. 尼古丁贴片

B. 尼古丁口嚼锭

C. 尼古丁吸入剂

D. 尼古丁鼻喷剂

E. 尼古丁口含锭

F. 电子烟

[答案]　B

【评析】　尼古丁口嚼锭常见的不良反应主要是因咀嚼太快，将含多量尼古丁的唾液吞入胃肠，不仅会引起恶心与消化不良，而且尼古丁亦会被胃酸破坏。

尼古丁口嚼锭与一般口香糖不同，正确使用时应缓慢地咀嚼(约每分钟嚼 1～2 次)以释出口嚼锭内的尼古丁，此时口腔会出现辛辣味，之后需暂停咀嚼而将之停置于脸颊内侧，以利尼古丁由口腔黏膜吸收，待味道变淡时才再度咀嚼，一片口嚼锭在反复的“咀嚼一停置”(chew & park)下，建议使用 30 分钟，不良反应有口腔酸痛、打嗝、胃部不适、下颌疼痛，通常症状轻微，可随正确的咀嚼而改善。

【知识点】　尼古丁贴片，为 24 小时使用之尼古丁制剂，可提供一稳定之剂量，药物血中浓度在 4～8 小时达到最高，高度烟品依赖者可于睡觉前使用。以贴片治疗时只需每日更换 1 次，位置可贴在颈部至膝部之间无毛发、脂肪层较厚的地方，上臂及大腿最适合，但每天须贴在不同的部位。游泳或淋浴时，可借由皮肤胶带固定贴片后，仍可继续使用。通常第 1 个月使用大剂量的贴片，之后逐步降低剂量。贴片可以降低平常对尼古丁的需求，但对于突然的刺激所诱发的急性渴求，单靠贴片无法获得有效的防护，此时需结合速效型的尼古丁制剂才能克服对烟品的突发需求。用药时参考个案 FTND 问卷测试的依赖程度，轻度依赖者可从较小剂量贴片开始，中重度依赖者建议从 21 mg 贴片用起。一般建议 21 mg 贴片应使用 4 周，之后使用 14 mg 贴片 2 周，最后再改为 7 mg 贴片 2 周。30%～50% 使用尼古丁贴片者会在皮肤的黏贴部位出现轻微的刺激或红疹，然而大多数的病患可借由轮流贴于身体不同部位而获得改善，少部分患者会出现失眠的症状，此时只要睡前将贴片撕去即可改善。

尼古丁口含锭，与前述口嚼锭相同，分为 2 mg 与 4 mg 两种剂型，也同样为速效型尼古丁制剂。用药时将口含锭置于脸颊黏膜内侧，每隔几分钟轮流置于对侧，通常 20～30 分钟可完全溶化而吸收进体内。口含锭不可咀嚼或吞咽，否则不仅降低有效治疗浓度，还可导致肠胃不适，如烧灼感、打嗝与恶心，使用时也需避免同时饮食或喝水。咖啡、果汁与碳酸饮料等均属于弱酸性食物，会大幅降低口含锭的吸收，在预计使用口含锭的前 15 分钟内需避免饮用。由于口含锭不需咀嚼，所以使用上较口嚼锭来得便利，若能完全溶解于口腔内，且不似口嚼锭使用后仍有残留未释放出的尼古丁，在同等剂量下，口含锭应能提供较高浓度的尼古丁。目前建议每天早上起床后 30 分钟内就吸第一支烟的患者，宜由 4 mg 开始用起。若每天早上起床后 30 分钟后才吸第一支烟的患者，则可由 2 mg 开始用起，前 6 周的治疗每 1～2 小时使用一锭，第 7～9 周每 2～4 小时使用一锭，第 10～12 周每 4～8 小时使用一锭，每日勿超过 20 锭。

尼古丁口腔吸入剂亦属于一种速效型制剂，因所吸入的尼古丁含量低，在口腔黏膜即被吸收进入体内，并无法到达肺部，因此称为口腔吸入剂。此制剂包括一个重复使用的吸入器与每次更换的尼古丁药液匣，吸入剂可以如烟品般将尼古丁蒸汽阵阵吸入口中，因此除可以替代烟品中的尼古丁外，比起其他尼古丁制剂，具有取代吸烟行为的效果，但目前尚未获得充分证据支持。尼古丁口腔吸入

剂每一药液匣含有 4 mg 尼古丁，为能使体内达到足够的尼古丁浓度，使用者应每小时吸 20 分钟，经过每 3 次 20 分钟的吸入使用后应更换新的药液匣，使用时间中有 2 mg 被吸收，接受治疗者平均每天应至少使用 6 个药液匣。使用前与使用中宜避免饮料，同时气温低于 10 ℃时不利于口腔吸入剂之投药。常见不良反应有口腔与咽喉局部刺激感、咳嗽与鼻炎，但症状多数轻微，且随着时间而改善。

4. 张小姐还是很在乎戒烟所导致的发胖问题，请问下列何种处置是错的

A. 鼓励她饮食控制

B. 用尼古丁贴片合并尼古丁吸入剂

C. 用尼古丁贴片合并 Bupropion SR

D. 用尼古丁贴片合并 Varenicline

E. 鼓励她运动控制

F. 鼓励她饮食、运动控制

[答案] D

【评析】 此题是强调戒烟药物中哪些是可以并用的(combine therapy)。

【知识点】 所谓并用治疗，是以速效型尼古丁替代疗法制剂，包括口嚼锭、口含锭或口腔吸入剂，合并长效型，也就是贴片使用。通常用于高度尼古丁依赖的个案，或者仅使用一种尼古丁替代疗法制剂却无法有效降低戒断症候群或停止吸烟的个案，若并用两种尼古丁替代疗法制剂，使个案戒断症状得以较好控制，进而改善戒烟的成效，应是一个合理的治疗方式。原理是使用一种长效型药物，如尼古丁贴片，提供固定剂量的尼古丁，使戒治的个案血中保有一定基本浓度的尼古丁，再加上另一种可以自行调节剂量的速效型药物，如口嚼锭、口含锭或口腔吸入剂，在急性期缓解突发的烟瘾。就现有的研究显示，相较于单一种尼古丁替代疗法制剂治疗烟瘾，并用一长效型尼古丁替代疗法制剂及一短效型尼古丁替代疗法制剂，可以稍微提高戒烟成功率，且无安全顾虑，虽然美国 FDA 尚未核准任何一种戒烟药物之并用治疗。

另外有研究显示，并用 Bupropion SR 与尼古丁替代疗法制剂的效果高于仅使用 Bupropion SR。至于 Varenicline，则不建议与其他戒烟辅助药物合并使用。

使用尼古丁替代疗法治疗期间，通常建议不超过 3 个月，多数接受治疗的个案也不会超过此一期限，但确实有少数长期使用尼古丁替代疗法制剂的个案。通常尼古丁依赖程度越高者，会使用较久的尼古丁替代疗法制剂，提早停用反而容易导致再度吸烟。此外，长期使用尼古丁替代疗法制剂也并未发现重大安全问题。至于 Bupropion SR，美国 FDA 已核准可以因需要而长期使用。

第二节 酒精成瘾

本节提示

1. 认识酒精成瘾的定义及诊断标准。
2. 了解酒精戒断症候群的症状急诊断。
3. 熟悉酒精戒断症候群的治疗处置。

一、单选题(每题1个得分点)

以下每题有 5 个备选答案，请从中选择 1 个正确答案。

1. 下列关于酒精成瘾的叙述哪项错误

A. 酒精成瘾涵盖了酒精滥用及酒精依赖。酒精成瘾会使行为失控

B. 当产生酒精戒断症候群，就达到酒精依赖的程度

C. 酒精成瘾属于一种心理行为疾病

D. 酒精滥用及酒精依赖的诊断，需症状持续达 12 个月

E. 酒精成瘾使大脑在接受成瘾物质一段时间后有了结构性的改变

[答案] C

【评析】 酒精成瘾涵盖了酒精滥用及酒精依赖。一般而言，如果一个人过度使用酒精而无法自我节制，导致认知上、行为上、身体上、社会功能或人际关系上的障碍或损伤，且明知故犯，无法克制，就达到酒精滥用的程度。若进一步恶化，把饮酒看成比任何其他事都重要，必须花许多时间或精力去

喝酒或戒酒，或必须喝酒才感到舒服（心理依赖），或必须增加酒精摄取才能达到预期效果（耐受性），或产生酒精戒断症候群，就达到酒精依赖的程度。酒精成瘾在现代医学概念中属于一种生物行为疾病，患者的行为控制出现问题，其问题来自于大脑在接受成瘾物质一段时间后有了结构性的改变，所产生的成瘾反应会进一步使得行为更难控制，因而一再造成生理、心理、社会及法律各方面的问题。

【知识点】 酒精成瘾又有酒精依赖及酒精滥用之分。

酒精依赖的诊断准则：连续12个月当中，因为不良的饮酒形态，以下7个症状出现3个以上。①产生耐受性：酒量必须大幅增加才能达到预期酒醉的效果，或者持续饮用相同数量的酒，但酒醉效果明显降低。②产生戒断症状：出现特定的酒精戒断症状，或者要借着喝酒来消除或逃避戒断症状。③饮酒的数量与时间往往超出本身意愿。④想要戒酒，但屡戒屡败，屡戒屡喝。⑤为了买酒或饮酒或促使酒醒，经常要耗费很多时间。⑥因为饮酒而放弃重要的社交、职业与休闲活动。⑦明知继续饮酒会造成生理或心理的问题，但仍继续买醉。

酒精滥用的诊断准则：连续12个月当中，随时会因为不合宜的饮酒形态而出现下列任何1个或1个以上的症状：①常常饮酒而无法履行在职场、学校或家庭所扮演的角色（如上班迟到、早退、请假、工作效率低；无法上课、休学、被退学；无法照料小孩或无法料理家务）。②在生理状态处于窘迫的情况下，仍然不停饮酒（如醉醺醺地操作机械）。③屡屡因为饮酒而触犯法律（如酒醉驾驶）。④明知自己已因饮酒影响社交及人际关系，但还是照样喝。

2. 下列有关酒精的生理代谢哪项正确

A. 属于中枢神经兴奋剂

B. 被吸收后的酒精50%由肝代谢

C. 在代谢过程中，若体内的ALDH不足则会造成乙醛蓄积

D. 吸收快速，于喝下去40分钟即可达最高血中浓度，服用后会在小肠被迅速吸收

E. 出现恶心、呕吐、血管扩张、血压升高及脸红等症状

［答案］ C

【评析】 酒精化学成分为乙醇（C_2H_5OH），属于中枢神经抑制剂，吸收快速，于喝下去40分钟后即可达最高血中浓度，服用后会在小肠及胃部被迅速吸收，被吸收后的酒精90%由肝代谢，5%～10%由呼吸、尿液及汗水排出体外，经去氢酶（ADH）变成乙醛，再经由乙醛去氢酶（ALDH）变成醋酸盐类，再进入TCA循环代谢成二氧化碳及水。在代谢过程中，若体内的ALDH不足则会造成乙醛蓄积，出现恶心、呕吐、血管扩张、血压降低及脸红等症状。

3. 下列有关酒精的药理作用，哪项正确

A. 酒精主要的作用为增加GABA于GABA-α神经接收器的效果，使得整个大脑的兴奋性增强

B. 长期喝酒的个案，其脑中之GABA-α神经接收器对GABA的反应会增加，这也是个案对酒精产生耐受性的证据

C. 酒精会抑制NMDA神经接收器，而长期喝酒的个案会使得NMDA神经接收器代偿性减少

D. 若突然停止喝酒，本来被酒精所抑制的NMDA神经接收器变得不再受抑制，大脑也就会变得过度兴奋

E. 若突然停止喝酒，临床上就会产生嗜睡与颤抖等症状

［答案］ D

【评析】 人脑中主要的抑制性神经传导物质为γ-aminobutyric acid（GABA），酒精即作用于GABA-α神经接收器；人脑中主要的兴奋性神经传导物质之一为glutamate，其作用于N-methyl-D-aspartate（NMDA）神经接收器。酒精主要的作用为增加GABA于GABA-α神经接收器的效果，使得整个大脑的兴奋性下降。长期喝酒的个案，其脑中之GABA-α神经接收器对GABA的反应会下降，这也是个案对酒精产生耐受性的证据。此外，酒精会抑制NMDA神经接收器，而长期喝酒的个案会使得NMDA神经接收器代偿性增加，也因此，若突然停止喝酒，本来被酒精所抑制的NMDA神经接收器变得不再受抑制，大脑也就会变得过度兴奋（autonomic hyperactivity），临床上就会产生焦虑、易怒、激躁与颤抖等症状，若更严重则会产生酒精戒断癫痫与震颤性谵妄。

4. 对于出现戒断症候群症状的酒精成瘾患者的一般处置，下列哪项正确

A. 应先给予体液与电解质补充，以预防高体温及呕吐所引发的脱水及电解质不平衡

B. 硫酸镁不须广泛用在所有酒精戒断的个案

C. 可预防性地给予叶酸补充在所有酒精戒断的个案

D. 房间需明亮，以免患者在步伐不稳时因视线不清而产生意外

E. 应提供个案安静的环境，为避免个案紧张，让其独处

［答案］ B

【评析】 为个案矫正其体液、电解质与营养的异常是必要的。如个案有严重的酒精戒断症状，其高体温(hyperthermia)、流汗、呕吐等症状皆会造成体液大量流失，故须以静脉补充体液。但静脉补充体液与电解质不需广泛用在所有酒精戒断的个案，因在较轻微的酒精戒断的个案可能会造成体液过载(overhydrated)的情形。

在同时有贫血的个案，尤其是大球性贫血者，可补充叶酸。

硫酸镁补充只需用在低血镁的个案上，不须广泛用在所有酒精戒断的个案，因无证据表明其可改善酒精戒断症状。

在环境设置部分，应提供个案安静的环境、较微弱的光线、预防跌倒、给予正确的定向感、熟悉的成员陪在其身旁、心理-社会支持、减少非必要的会客(因对光、声音与活动较敏感)、减少个案对戒断症状的害怕与增加其病识感。

二、多选题(每题1个得分点)

以下每题有5个备选答案，其中正确答案为2个或2个以上，多选、少选、错选均不得分。

1. 对于酒精的戒断症候群，药物的选择何者为非

A. Barbiturate仍是首选药物

B. 若使用Benzodiazepine，选用短效Benzodiazepine以快速控制戒断症候群

C. 可加上Atenolol以减少震颤、心搏过速与激躁的症状

D. 可先用Haloperidol，与Benzodiazepine相比，可减少酒精戒断所引起之谵妄的时间与致死率

E. Dilantin无法用在治疗酒精戒断癫痫

［答案］ ABD

【知识点】 该采用何种或哪些药物治疗，应以个案的个别状况(年龄、肝功能、酒精戒断症状严重度、是否有药物滥用可能性、有无过度镇静的危险性等)作考虑。

使用Benzodiazepine与Barbiturate治疗酒精戒断的病生理机制为其与酒精有交互耐受性之特质，但因Barbiturate类药物不良反应较多且治疗区间(therapeutic window)较窄，故目前第一线药物为Benzodiazepine。其不仅安全且有效，在治疗与预防酒精戒断症状、酒精戒断癫痫或震颤性谵妄方面更有理想的效果。

该选择何种Benzodiazepine，则应视该药物之药物动力学(pharmacokinetics)与适合个案的给予形式(静脉给予、口服、肌内注射)作决定。Diazepam(Valium)与Chordiazepoxide(Librium)为长效之Benzodiazepine，用于治疗酒精戒断症状有良好的效果，不仅可使戒断过程较为平顺，也较不会产生药物反弹(rebound)的效果与癫痫发作。Lorazepam(Ativan)与Oxazepam(Serax)为中长效之Benzodiazepine，较不易产生过度镇静(oversedation)的不良反应，对于严重肺病、肥胖或代谢药物较慢的个案(如老人或肝衰竭个案)为首选用药。速效型(quick onset)的Benzodiazepine被滥用的可能性则较迟效型(slow onset)者为高。

在极少数的状况下，可能会使用到极大量的Benzodiazepine治疗酒精戒断症状，过去曾有个案报道用到1天2000 mg的Diazepam。然而，临床医生常不愿意给予酒精戒断个案大量的药物，所以酒精戒断个案常有治疗不足(under-treatment)的情形。

许多的药物可用作酒精戒断的辅助治疗，但这些药物不宜作为单一治疗(monotherapy)，仍应搭配Benzodiazepine使用。抗精神病药如Haloperidol(Hadol)，可用于治疗个案的激躁与幻觉的症状，但大多研究指出其与Benzodiazepine相比并无法减少酒精戒断所引起之谵妄的时间与致死率。然而，仍有文献指出Haloperidol为治疗谵妄的第一线药物，包含酒精戒断谵妄。需注意的是，抗精神病药物并无减少自主神经活性的效果，也有降低癫痫阈值与诱发心律不齐的可能性，在使用时需格外谨慎。

在β交感神经阻断剂部分，相较于单独使用Oxazepam，Oxazepam合并Atenolol(Tenormin)可使个案的生命迹象较快恢复稳定，也较不会有酒精渴求的情形。亦有研究指出，Atenolol除可减少震颤、心搏过速与激躁，与Benzodiazepine并用更可减少Benzodiazepine的用量与缩短住院天数。

但当个案有冠状动脉疾病时，使用β交感神经阻断剂必须格外小心，其他如气喘、心力衰竭及糖尿病等禁忌证亦须留意。

α交感神经阻断药，如 Clonidine(Catapres)可改善酒精戒断时，交感神经过度兴奋所引起之症状。在抗癫痫药物部分，有研究指出虽然抗癫痫药物可减少某些酒精戒断症状，但对于酒精戒断癫痫与震颤性谵妄则无明显帮助，故仍应搭配 Benzodiazepine 使用。

在 2005 年亦有大型文献回顾指出，抗癫痫药物用于治疗酒精戒断仍有争议，虽其在预防癫痫上与 Benzodiazepine 效果相同，但不良反应较多，也没有预防酒精戒断病程进展至震颤性谵妄的效果。Phenytoin(Dilantin)虽无法用于治疗酒精戒断癫痫，但对本身就有癫痫的个案仍可作为辅助治疗。Gabapentin(与 GABA 结构类似)在一研究中发现与 Phenobarbital 有相当效果，但还需要其他大规模研究证实。也有研究报告指出，对于轻度到中度酒精戒断的个案，Carbamazepine(Tegretol)可取代 Benzodiazepine 作为酒精戒断之药物，其首日剂量为 800 mg，之后逐日调降并在第 5 天降至 200 mg，除具降低点火效应及使个案于酒精戒断期间减少酒精渴求的效果外，亦较少有嗜睡的不良反应及药物滥用的可能性，然而其用于预防酒精戒断癫痫或震颤性谵妄的效果仍待进一步研究。

Topiramate(Topamax)作为酒精依赖个案的辅助治疗，对于减少饮酒量及增加完全不喝酒(abstinence)的时间有一定效果。Baclofen 为 GABA-β 接收器拮抗药，在几个小规模的研究中，其可治疗中度至重度的酒精戒断症候群，且较 Benzodiazepine 少有不良反应及成瘾的可能性。过去曾有几例以静脉注射乙醇(IV ethanol)治疗与预防酒精戒断症状的个案报告，其作者们表示此方法较 Benzodiazepine 不易产生镇静的不良反应，但由于其药物动力学较不稳定、治疗范围较窄、对肝代谢的影响及与其他药物交互作用的考虑，目前仍无确切证据支持此疗法。

2. 关于酒精戒断药物的给予，下列何者错误

A. 重度的酒精戒断，可采用起始大量给予，迅速控制

B. 固定时间表的药物给予，须避免因尚有戒断症状而给予额外剂量，产生非固定给予控制

C. 依症状而定之方案的缺点是治疗所需的总药量较高、总时间较长

D. 依症状而定之方案所需的平均总 Chordiazepoxide 药量为 100 mg，平均治疗时间为 9 小时

E. 依症状而定之方案必须是有经过特别训练的医疗专业人员方可进行

[答案] BC

【知识点】 药物可以起始大量给予(front loading)、固定时间表(fixed schedule)或依症状而定之方案(symptom-triggered regimen)给予。起始大量给予指的是一开始给予连续较大剂量之长效 Benzodiazepine，直到 CIWA-Ar 分数下降或过度镇静为止，此方式通常用在较严重之酒精戒断；固定时间表指的是 Benzodiazepine 以特定的时间间隔给予，而是否须给予额外剂量则要按照戒断症状的严重度而定，此方式通常用在中度酒精戒断；依症状而定之方案则是指 CIWA-Ar 分数＞8 分时才给予治疗，此方式通常用在较轻微之酒精戒断。依症状而定之方案的优点有治疗所需的总药量较低、总时间较短、住院天数较短、较不会给予个案过多或过少的药物及不良反应较少等。有研究指出，依症状而定之方案所需的平均总 Chordiazepoxide 药量为 100 mg，平均治疗时间为 9 小时，而依固定时间表则须 425 mg、68 小时。然而，使用依症状而定之方案必须有经过特别训练的医疗专业人员方可进行，否则仍建议使用固定时间表之治疗方式。

三、共同题干单选题(每个提问 1 个得分点)

以下每题有 2～6 个提问，每个提问有 5 个备选答案，请选择 1 个最佳答案。

患者，吴先生，63 岁。今天清晨约 5 时因摔倒在路上被警方送至急诊，于急诊时，全身充满酒味，无法握笔，无法正确说明身份，口齿不清，步伐不稳，但意识清楚。

1. 请问，推测吴先生血中酒精浓度应为

A. 30～80 mg/dl

B. 80～200 mg/dl

C. 200～300 mg/dl

D. 300～500 mg/dl

E. 500～600 mg/dl

F. 600 mg/dl 以上

[答案] C

【评析】 血液酒精浓度与精神功能障碍的关系，见表 18-5。

表 18-5 血液酒精浓度与精神功能障碍的关系

血液酒精浓度(mg/dl)	可能引起的生理与精神功能障碍
20～30	注意力不能集中,思考能力下降
30～80	动作困难,认知功能下降
80～200	协调动作产生困难,判断力失常,知觉功能扭曲与混沌
200～300	步伐失调,口齿不清,立体空间距离等判断严重障碍
＞300	意识昏迷,生命中枢被抑制,可能死亡

2. 吴先生的家属在警方的通知下,很快赶到,据家属的描述,吴先生昨天中午在家喝个烂醉,之后就不见人影。依此叙述,下列何种酒精戒断症候群还不会出现

A. 焦躁不安、心悸

B. 癫痫发作

C. 看到许多昆虫在墙上爬

D. 怀疑有人要迫害他

E. 血压升高

F. 肌肉紧绷

[答案] D

【评析】 轻度的戒断症状,如胃肠不适、呕吐、心跳加速、血压升高、肌肉紧绷、坐立难安、失眠、焦虑等现象,自减少或停止饮酒 6～12 小时开始发生,通常在有无治疗的 24～48 小时缓解;酒精性幻觉症 12～24 小时开始发生,且通常于 48 小时内缓解;酒精戒断癫痫 24～48 小时开始发生,但亦有于 2 小时后及血中仍测得出酒精时即发生的案例;酒精戒断谵妄 48～72 小时开始发生,且症状通常于第 5 天达到顶峰。

【知识点】 酒精戒断症状可视为一随时间变化之光谱,大部分个案每次酒精戒断的症状光谱皆类似。

(1)轻度的戒断症状:主要为轻微的交感神经过度兴奋所引起,如失眠、鲜明的梦、轻微焦虑、心搏过速、血压稍高、急躁、易怒、颤抖、胃肠道不适、恶心、呕吐、头痛、流汗、对光与声音敏感、部分定向感缺失、难以专心、心悸等,可在个案体内仍有可测得之酒精浓度时发生。颤抖为初期酒精戒断症候群的标志(hallmark),通常在安静的环境会改善,在双臂伸展或活动时会较明显。

(2)酒精性幻觉症(alcohol hallucinosis):则是指个案在意识清楚下有视幻觉、听幻觉或触幻觉的情形。其在住院的酒瘾个案的发生率为 10%～25%,较年轻的酒瘾者与重度酒精饮用者较易发生。

(3)酒精戒断癫痫:多发生在已有多次解毒经验的个案,其形式为全身性僵直阵挛型发作(generalized tonic clonic seizure;grand mal),其发作每次通常持续数秒至数分钟,3～4 小时可能发作 2～6 次。若个案癫痫发作＞6 次、为局部抽搐且＞8 小时、长时间连续抽搐、无最近突然停止喝酒、离最后一次喝酒 48 小时后仍有癫痫发作、有发热或头部外伤史或个案发生谵妄后才产生之癫痫等非典型性酒精戒断癫痫时,则必须考虑其他原因所引起之癫痫发作。

(4)酒精戒断谵妄:或称震颤性谵妄,则是以意识模糊(clouding of consciousness)为主要表现,合并有加剧的颤抖、激躁、幻觉(主要为视幻觉)、严重定向感缺失与注意力缺失、轻微发,心跳、血压、呼吸、脉搏与流汗增加等症状。其死亡率为 1%～5%,若不治疗可高达 20%,死因多是因为心血管(如心律失常)、代谢或感染等并发症,因这些个案常合并其他的心脏疾病或有电解质不平衡的情形。其发生的危险因子包含先前大量饮酒、长期饮酒、酒精依赖,同时有内外科疾病(如肝硬化)、老年、过去有酒精戒断癫痫与震颤性谵妄、肝功能异常及发生震颤性谵妄前有其他严重的酒精戒断症状等。

3. 接下来要做的工作哪个不是必须的

A. 仔细的病史搜集与理学检查是最重要的

B. CIWA-Ar 的评估

C. CAGE 的评估

D. 实验室检查

E. 全血细胞计数

F. 血液、尿液药物筛检

[答案] C

【评析】 CAGE questionnaire 为酗酒筛检问卷,临床上发展出的一些酒瘾相关问卷,其中的四个问题:①你是否想停止饮酒?(Cut)②你是否因别人责怪你的饮酒而觉得困扰?(Annoyed)③你是否因饮酒而觉得有罪恶感?(Guility)④你是否于早晨醒来一张开眼睛就想饮酒?(Eye-opener)

【知识点】 仔细的病史搜集与理学检查是最

重要的，也可确立诊断及评估症状的严重度。在病史搜集部分，包括总饮酒时期、每天饮酒量、最后一次喝酒的时间、之前有无酒精戒断史、目前有无内外科疾病或精神疾病、是否有其他物质或药物使用等。在理学检查部分，除了酒精戒断症状外，亦须检查是否有其他内外科问题，如心律失常、淤血性心力衰竭、冠状动脉疾病、胃肠道出血、感染、肝疾病、神经系统损伤及胰腺炎等。

基本的实验室检查则必须包括全血细胞计数、肝功能、血液和尿液药物筛检、血清电解质及酒精浓度等。γ-谷氨酰转移酶(gamma-glutamyl transferase，γ-GT)升高可能代表个案近 30 日内天天饮酒，对于酒精滥用则有 30%～40%的敏感度；平均血细胞压积(mean corpuscular volume，MCV)在大量饮酒后的 4～8 周会升高，可能代表个案叶酸缺乏。此外，bilirubin、cholesterol、GOT 与 GPT(GOT 大于 GPT2 倍以上为较常之发现)、LDH、碱性磷酸酵素(alkalinephosphatase，ALK-P)、缺糖型运铁蛋白(carbohydratedeficient transferrin，CDT)也可能升高。

目前评估酒精戒断严重度常用的有效量表为 Clinical Institute Withdrawal Assessment for Alcohol Scale，Revised(CIWA-Ar)。其为包含十个评估面向之量表，除了可以量化酒精戒断严重度外，亦可用于监测个案于酒精戒断期的症状变化以提供介入参考及评估药物治疗的效果。≤8 分代表轻度戒断，9～15 分代表中度戒断，15 分以上则为重度戒断(发生酒精戒断癫痫与震颤性谵妄的危险性大增)。在使用 CIWA-Ar 量表时，要注意其分数可能会受内外科疾病、精神疾病或个案目前所服用之药物的影响。

酒精戒断症候群可能会与其他的疾病有类似的症状表现，如甲状腺功能亢进、抗胆碱药物中毒、安非他命或古柯碱中毒等皆可能会造成交感神经亢奋与意识改变；中枢神经系统感染或出血可能引起癫痫与意识改变；镇静安眠类药物戒断亦会产生与酒精戒断症候群相似之症状。其他如脑血管疾病、加护病房症候群(ICU psychosis)、低血氧、日落症候群(sundown syndrome)等亦须注意。

表 18-6　评估酒精戒断严重度量表

项目	问句	观察
恶心与呕吐 问句：你会觉得肚子不舒服吗？ 有呕吐吗？ 观察： 0 无恶心与呕吐 1 2 3 4 间歇性恶心与干呕 5 6 7 持续性恶心，经常干呕与呕吐	激躁 观察： 0 活力正常 1 较正常活力增加一些 2 3 4 中度坐立难安 5 6 7 会谈时多数时间都在前后踱步或持续扭动	头痛与头胀感 问句：你的头有没有觉得有什么不一样呢？ 会不会觉得好像有带子绑住你的头呢？ 不包含头晕或头重脚轻 0 无 1 非常轻微 2 轻微 3 中度 4 中度严重 5 严重 6 非常严重 7 极度严重
发抖：要求个案伸展手臂并且张开手指 观察： 0 无发抖 1 看不到发抖，但个案可感觉指尖发抖 2 3 4 当伸展手臂时有中度发抖 5 6 7 即使手臂未伸展亦有严重发抖	触觉干扰 问句：你有任何痒、针刺、烫、麻，或虫子在皮肤上或下爬行的感觉吗？ 观察： 0 无 1 非常轻微的痒、针刺、烫、麻感 2 轻微的痒、针刺、烫、麻感 3 中度的痒、针刺、烫、麻感 4 中度严重的幻觉 5 严重的幻觉 6 极度严重的幻觉 7 持续的幻觉	定向感与意识模糊 问句：今天是几年几月几日星期几？ 你现在在哪里？ 我是谁？ 观察： 0 定向感良好且可作连续加法 1 不能作连续加法或不确定日期 2 日期错误但误差在二日内 3 日期错误且误差大于二日 4 对于人与地的定向感丧失

（续　表）

项目	问句	观察
突发性流汗 观察： 0 看不到流汗 1 几乎感觉不到流汗，但手掌潮湿 2 3 4 额头上可观察到汗珠 5 6 7 全身流汗且湿透	听觉干扰 问句：你会觉得身旁有更多的声音吗？这些声音会很尖锐吗？会让你感到害怕吗？你会听到任何干扰你的声音吗？你会听到一些“不存在”的声音吗？ 0 无 1 非常轻微的尖锐声或害怕感 2 轻微的尖锐声或害怕感 3 中度的尖锐声或害怕感 4 中度严重的尖锐声或害怕感 5 严重的尖锐声或害怕感 6 极度严重的尖锐声或害怕感 7 持续的幻觉	总分：（最大为 67 分）
焦虑 问句：你会感到紧张吗？ 观察： 0 不紧张（很轻松） 1 轻微焦虑 2 3 4 中度焦虑或警戒状态（可推论其焦虑） 5 6 7 与恐慌发作强度相当，就像发生于严重的谵妄或急性精神分裂性反应一般	视觉干扰 问句：光会不会太亮？颜色有没有不同？会不会伤害到眼睛？有没有看到任何干扰你的东西？你会看到一些“不存在”的东西吗？ 0 无 1 非常轻微的敏感 2 轻微的敏感 3 中度的敏感 4 中度严重的幻觉 5 严重的幻觉 6 极度严重的幻觉 7 持续的幻觉	

Clinical Institute Withdrawal Assessment for Alcohol Scale，Revised（CIWA-Ar）

4. 据家属描述，这是患者第一次有酒精戒断症候群，经评估后为中度酒精戒断症候群，有糖尿病及心力衰竭病史，目前控制良好，请问他需要何种照护

A. 给治疗戒断症候群药物后即可返家，3 天后回诊观察

B. 可门诊治疗，但须天天就诊

C. 住院治疗

D. 转至内科加护病房

E. 增加糖尿病治疗用药

F. 增加血压用药

［答案］ A

【评析】 就大部分轻度到中度酒精戒断的个案而言，若其有稳定的生活支持、没有共患严重的内外科疾病或精神科疾病，则可以持续观察或于门诊治疗，且门诊解毒（detoxification）治疗即可安全且有效地处理其戒断症状，花费亦较住院便宜许多。然而，有些个案不论其酒精戒断症状严重与否，皆须考虑住院治疗，如过去曾有严重的酒精戒断症状、过去曾发生酒精戒断癫痫或震颤性谵妄、之前已解毒过多次，同时有内外科疾病或精神疾病、最近摄入大量酒精、妊娠或缺乏可靠的社会支持系统（如无家属）等。

某些年龄较大、血压不稳定、持续高体温（>39 ℃）、严重的电解质或酸碱不平衡、合并中重度的心、肺、肾疾病或感染、横纹肌溶解、之前有酒精戒断癫痫与震颤性谵妄的个案，需要考虑安排至加护病房观察与治疗。如果选择门诊治疗，个案必须每日接受评估，且个案与家属皆须被宣教如何使用治疗戒断的药物、药物的不良反应、服药后仍可能会发生的酒精戒断症状与万一酒精戒断症状恶化该如何处理（如迅速至急诊求诊）等。在药物方

面，每次门诊不宜给予太大量的治疗药物（避免个案误食或自行调整量），且须同时补充多种维生素及维生素 B_1。因门诊治疗不能算是“密集”监测个案的戒断情形的场所，故仍应采取固定时间表之治疗方式。

5. 家属提到患者最近食欲不佳，步伐不稳，也有抱怨视力变差。推测应为长期饮酒导致的维生素缺乏，所缺的是

A. 维生素 B_1

B. 维生素 B_6

C. 维生素 B_{12}

D. 维生素 B-complex

E. 叶酸

F. 维生素 C

［答案］ A

【评析】 酒瘾者常有食欲差、营养失调、饮酒引起 Thiamine 缺乏导致周边神经病变，造成记忆丧失甚或不可逆的脑部伤害而出现认知缺陷、人格改变的问题，产生柯沙科夫症候群（Korsakoff psychosis）。另外亦可能有小脑及周围神经的急性脑病变，临床表现包括步态不稳、经常容易跌倒及眼球震颤、视物模糊甚至意识混乱等的温尼克病（Wernicke encophalopathy）。

6. 经深入了解，吴先生最早饮酒是因为长期失眠，所以靠喝酒解决失眠问题，且因有效，故长期服用，关于喝酒助眠，下列叙述何者有误

A. 长期喝酒，会压抑 REM，但仅限长期且固定剂量的酒精使用

B. REM 期在停酒后 3 天会反弹性增加

C. 此反弹现象会持续数日

D. 急性戒断期睡眠时慢波期也会减少

E. 给予睡眠行为治疗

F. 给予放松训练

［答案］ A

【评析】 对过度紧张的人，睡前喝些酒往往能够松弛身心而协助入睡，有些医疗报告也推荐睡前一杯酒对失眠的疗效。酒精因对中枢神经有抑制作用而能助眠，但是经常喝酒除会造成伤肝、胃炎、精神不振等问题外，它的助眠效果也会越来越差，其睡眠质量也不佳，因而并不合适作为助眠剂。

有研究将酒精短期给予动物与健康志愿者，以探讨酒精对睡眠的影响。结果显示初用酒精之后，受试者的睡眠准备期减少，受试者也自觉易于入睡，但脑波显示代表作梦的 REM 期（快速动眼期）也会减少，尤其对前半夜的影响更为显著。使用酒精越多，该现象越明显，即使在睡前数小时喝酒，也会造成这些影响。当受试者睡前固定使用酒精一段时期后，REM 压抑作用消失，使得后半夜 REM 期更密集出现，受试者常会抱怨浅眠多梦而半夜醒来，因而总睡眠时数与未饮酒时一样，反而抵消了易于睡着的好处。饮酒助眠数周后睡眠准备期又逐渐延长，换句话说，又开始睡不着了。

饮酒一段时间后，当受试者突然停酒时都会产生轻重不一的戒断现象，他们常比用酒助眠前更难以入睡，而且中途常醒来，总睡眠时数因此大幅减少，可说得不偿失。该现象要三四天才过去。而 REM 期在停酒后第 3 天起会反弹增加甚多并持续数日，因而患者在戒断期常觉得一睡着即开始做梦，醒来仍无恢复感，这种 REM 反弹现象可以持续几个月之久。有学者认为酒瘾戒断症候群出现的幻觉，即患者在清醒状态下被 REM 期突然插入而形成。甚至有学者主张，酒精性戒断谵妄是一种梦，然而这些说法始终未能得到证实。与正常睡眠相比，急性戒断期睡眠时慢波期也会减少，因而感觉睡不深。即使在急性戒断期过去后，患者仍常抱怨持续一两个月的焦虑、睡眠困难、自主神经障碍及心情低落。

临床上常见到失眠患者喝酒以助眠，却因安眠作用的逐渐降低而逐渐增加酒量，停酒又有难受的戒断症状及 REM 反弹现象，导致更严重的失眠。他们不得不继续饮酒甚至增加酒量以助眠，一些意志薄弱的人因而染上了酒瘾，此时喝酒已不是因为失眠，而是因为身体心理依赖的缘故了。

（张焕祯）

参考文献

[1] 邱泰源.门诊戒烟治疗医师训练计划教育课程基本教材.行政院贵生署国民健康局 2010.

[2] 赖志冠.戒烟辅助药物之新进展.临床医学，2008，62：248-256.

[3] 颜铭汉，等译.容易忽略的并发症－酒精戒断症候群.台湾医界，2011，54（11）：8-14.

第19章

高血压

本章提示

1. 熟悉高血压的流行病学进展。
2. 掌握高血压的诊断与评估方法。
3. 掌握高血压的治疗原则。
4. 掌握社区高血压分级管理方法。
5. 了解高血压健康档案书写规范。

一、单选题(每题1个得分点)

以下每题有5个备选答案,请从中选择1个正确答案。

1. 关于我国2002年全国营养调查高血压的知晓率、治疗率和控制率,叙述正确的是

A. 知晓率80.5%、治疗率70.2%,控制率50.1%

B. 知晓率55.6%,治疗率48.9%,控制率33.8%

C. 知晓率30.2%,治疗率24.7%,控制率6.1%

D. 知晓率27.4%,治疗率20.7%,控制率8.9%

E. 知晓率22.1%,治疗率18.9%,控制率5.0%

[答案] C

【评析】 根据《中国高血压诊治指南(2010)》,我国高血压患病率呈增长趋势,每10个成人中就有2人患高血压,估计目前已经超过2亿。但高血压的知晓率、治疗率和控制率却较低,2002年全国营养调查的数据显示其分别为30.2%、24.7%和6.1%。

【知识点】 高血压的知晓率治疗率和控制率。

(1)高血压的知晓率:知道自己患有高血压的人数/辖区高血压人数×100%

(2)高血压治疗率:已经接受治疗的高血压人数/辖区高血压人数×100%

(3)高血压控制率:血压达标患者数/辖区高血压人数×100%

2. 关于高血压的临床诊断标准,正确的答案是

A. 诊室血压≥140/90 mmHg,24小时动态血压≥130/80 mmHg,家庭自测血压≥135/85 mmHg

B. 诊室血压≥140/90 mmHg,24小时动态血压≥135/80 mmHg,家庭自测血压≥130/80 mmHg

C. 诊室血压≥140/90 mmHg,24小时动态血压≥130/85 mmHg,家庭自测血压≥135/80 mmHg

D. 诊室血压≥145/90 mmHg,24小时动态血压≥140/90 mmHg,家庭自测血压≥135/85 mmHg

E. 诊室血压≥150/90 mmHg,24 小时动态血压≥135/80 mmHg,家庭自测血压≥135/85 mmHg

[答案] A

【知识点】 高血压诊断标准(表 19-1)。

(1)根据《中国高血压诊治指南(2010)》,诊室血压测量仪器用水银柱血压计或上臂袖带式电子血压计。诊断标准:未服药情况下,非同日 3 次测量血压收缩压(SBP)≥140 mmHg 和(或)舒张压(DBP)≥90 mmHg;如果患有高血压并且正在服药治疗,虽然测量血压低于上述标准,仍可以诊断高血压。

(2)24 小时动态血压测量仪器用动态血压监测仪,诊断标准:24 小时≥130/80 mmHg,或日间≥135/85 mmHg 并且夜间≥120/70 mmHg。

(3)家庭自测血压用上臂袖带式电子血压计,诊断标准:血压≥135/85 mmHg。

表 19-1 血压测量方法与临床意义

血压测量方法	诊室	动态血压	自测血压
仪器	水银柱血压计 电子血压计	动态血压监测仪	上臂式电子血压计
验证标准	BHS、AAMI 和 ESH		
诊断高血压标准(mmHg)	≥140/90(注)	24 小时≥130/80;白天≥135/85;夜间≥120/70	≥135/85
临床意义	诊断高血压及其分级的标准方法主要依据	①诊断评估高血压;②诊断白大衣性高血压;③发现隐匿性高血压;④查找难治性高血压原因;⑤评估高血压升高程度短时变异和昼夜节律	①长期监测日常血压;②避免白大衣效应;③辅助降压疗效评价;④不建议用于精神高度焦虑患者

注:提倡患者家庭自测血压;使用经过国际标准(ESH,BHS,AAMI)认证的上臂袖带式电子血压计;推广使用 24 小时动态血压监测

3. 高血压患者心血管风险水平分层依据哪几类指标

A. 血压分级,血脂紊乱,蛋白尿,伴随临床疾病

B. 血压分级,心血管危险因素,靶器官损害,伴随临床疾病

C. 脉压,心血管家族史,心肌肥厚,肾功能受损

D. 脉压,心血管危险因素,靶器官损伤,糖尿病

E. 血压分级,心血管危险因素,糖尿病,肾功能受损

[答案] B

【评析】 高血压患者心血管风险分层根据其血压分级、心血管危险因素、靶器官损害、伴随临床疾病分为低危、中危、高危和很高危 4 个层次。高血压(1～3 级)并临床伴随疾病、3 级高血压伴 1 项以上危险因素或靶器官损伤即属于很高危患者。

【知识点】 根据《中国高血压防治指南(2010)》,血压分级标准见表 19-2。心血管危险因素、靶器官损害、伴随临床疾病的内容见表 19-3。高血压患者心血管风险分层依据见表 19-4。由于基础卫生医疗机构条件的限制,下述检查项目有的无法完成。根据《中国高血压防治指南(2009 年基层版)》规定,高血压患者危险分层的检查指标分为“基本要求”和“常规要求”,前者为必须完成的项目(经询问病史和简单体检可以获得的项目),包括血压、BMI、年龄、是否正在吸烟、已知血脂异常、早发心血管病家族史、脑血管病和心血管病史、周围血管病、糖尿病、肾病。

表 19-2 血压分级标准

分级	收缩压(mmHg)	舒张压(mmHg)
1 级高血压(轻度)	140～159 和(或)	90～90
2 级高血压(中度)	160～179 和(或)	100～109
3 级高血压(重度)	≥180 和(或)	≥110

表 19-3 影响高血压患者心血管预后的重要因素

心血管危险因素	靶器官损害(TOD)	伴临床疾患
·高血压(1～3级) ·男性>55岁;女性>65岁 ·吸烟 ·糖耐量受损(2小时血糖7.8～11.0 mmol/L)和(或)空腹血糖异常(6.1～6.9 mmol/L) ·血脂异常:TC≥5.7 mmol/L(220 mg/dL)或LDL-C>3.3 mmol/L(130 mg/dL)或HDL-C<1.0 mmol/L(40 mg/dL) ·早发心血管病家族史(一级亲属发病年龄<50岁) ·腹型肥胖(腰围:男性≥90 cm;女性≥85 cm)或肥胖(BMI≥28 kg/m²) ·高同型半胱氨酸≥10 μmol/L	·左心室肥厚 心电图:Sokolow-Lyons>38mV或Cornell>2440 mm·mms;超声心动图LVMI:男≥125 g/m²,女≥120 g/m² ·颈动脉超声IMT≥0.9 mm或动脉粥样斑块 ·颈-股动脉脉搏波速度≥12 m/s(选择使用) ·踝/臂血压指数<0.9(选择使用) ·估算的肾小球滤过率降低[eGFR<60 ml/(min·1.73m²)]或血清肌酐轻度升高:男性115～133 μmol/L(1.3～1.5 mg/dL),女性107～124 μmol/L(1.2～1.4 mg/dL) ·微量白蛋白尿:30～300 mg/小时或白蛋白/肌酐化:≥30 mg/g(3.5 mg/mmol)	脑血管病:脑出血、缺血性脑卒中、短暂性脑缺血发作 ·心脏疾病:心肌梗死史、心绞痛、冠状动脉血供重建史、慢性心力衰竭 ·肾脏疾病:糖尿病肾病、肾功能受损 血肌酐:男性>133 μmol/L(1.5 mg/dL),女性>124 μmol/L(1.4 mg/dL);蛋白尿(>300 mg/24小时) 外周血管疾病 ·视网膜病变:出血或渗出,视盘水肿 ·糖尿病 空腹血糖:≥7.0 mmol/L(126 mg/dL); 餐后血糖:≥11.1 mmol/L(200 mg/dL) 糖化血红蛋白:(HbA1c)≥6.5%

TC. 总胆固醇;LDL-C. 低密度脂蛋白胆固醇;HDL-C. 高密度脂蛋白胆固醇;LVMI.左心室质量指数;IMT. 颈动脉内膜中层厚度;BMI. 体质指数

表 19-4 高血压患者心血管风险分层依据

其他危险因素和病史	血压(mmHg)		
	1级高血压 SBP140～159 或DBP90～99	2级高血压 SBP160～179 或DBP100～109	3级高血压 SBP≥180或 DBP≥110
无	低危	中危	高危
1～2个其他危险因素	中危	中危	很高危
≥3个其他危险因素,或靶器官损害	高危	高危	很高危
临床并发症或合并糖尿病	很高危	很高危	很高危

二、多选题(每题1个得分点)

以下每题有5个备选答案,其中正确答案为2个或者2个以上,多选、少选、错选均不得分。

1. 高血压伴糖尿病患者控制血糖目标值

A. 空腹血糖≤6.1 mmol/L,HbA1c≤6.5%

B. 空腹血糖≤6.5 mmol/L,HbA1c≤7.5%

C. 老年患者:空腹血糖≤7.0 mmo/L或HbA1c≤7.0%,餐后血糖≤10.0 mmol/L

D. 老年患者:空腹血糖≤6.5 mmo/L或HbA1c≤7.0%,餐后血糖≤8.1 mmol/L

E. 中青年患者:空腹≤6.1 mmol/L,餐后2小时≤8.10 mmol/L,HbA1c≤6.5%

[答案] ACE

【知识点】《中国高血压防治指南(2010)》有关高血压伴糖尿病患者的血糖控制目标论述如下。

(1)治疗糖尿病的理想目标是空腹血糖≤6.1 mmol/L或HbA1c≤6.5%。

(2)对于老年人,尤其是独立生活的、病程长、并发症多、自我管理能力较差的糖尿病患者,血糖控制不宜过于严格,空腹血糖≤7.0 mmo/L或HbA1c≤7.0%,餐后血糖≤10.0 mmol/L即可。

(3)对于中青年糖尿病患者,血糖应控制在正常水平,即空腹≤6.1 mmol/L,餐后2小时≤8.10 mmol/L,HbA1c≤6.5%。

2. 高血压合并血脂异常患者控制血脂目标值

A. 中危患者,TC<5.2 mmol/L,LDL<

3.4 mmol/L

B. 高危患者，TC＜4.1 mmol/L，LDL＜2.6 mmol/L

C. 高危患者，TC＜4.5 mmol/L，LDL＜3.0 mmol/L

D. 很危患者，TC＜3.1 mmol/L，LDL＜2.1 mmol/L

E. 所有患者首先均应强调治疗性生活方式改变

［答案］ ABDE

【知识点】 首先所有高血压合并血脂紊乱患者均应强调治疗性生活方式改变，当严格实施治疗性生活方式3～4个月，血脂水平不能达到目标值，则考虑药物治疗，首选他汀类药物见表19-5。他汀类药物应用过程中应注意肝功能异常和肌肉疼痛等不良反应，需定期检测血常规、转氨酶（ALT和AST）和肌酸磷酸激酶（CK）。血脂控制目标值见表19-5。

表19-5　高血压合并血脂异常患者开始调脂治疗的TC和LDL-C值及其目标值

危险等级	药物治疗开始值[mmol/L(mg/dl)]	治疗目标值[mmol/L(mg/dl)]
中危：伴其他危险≥1项	TC≥6.2(240)，LDL-C≥4.1(160)	TC＜5.2(200)，LDL-C＜3.4(130)
高危：CHD或CHD危症等	TC≥4.1(160)，LDL-C≥2.6(100)	TC＜4.1(160)，LDL-C＜2.6(100)
很高危：急性冠状动脉综合征或缺血性心血管病合并糖尿病	TC≥4.1(160)，LDL-C≥2.1(80)	TC＜3.1(120)，LDL-C＜2.1(80)

CHD. 冠心病；TC. 总胆固醇；LDC-C. 低密度脂蛋白胆固醇。危险度分层标准见2007年版中国成人血脂异常防治指南

3. 高血压分级随访管理的内容

A. 低危患者，一级管理，随测血压3周1次，稳定后3个月1次。

B. 中危患者，二级管理，随测血压2周1次，稳定后2个月1次

C. 高危患者，三级管理，随测血压每周1次，稳定后每个月1次

D. 很高危患者，三级管理，随测血压每周1次，稳定后每个月1次

E. 所有患者均应立即建立健康档案，立即开始非药物治疗

［答案］ ABCDE

【知识点】 社区高血压患者分级管理的内容见表19-6。

表19-6　社区高血压患者分级管理的内容

项目	一级管理	二级管理	三级管理
管理对象	低危患者	中危患者	高危、很高危患者
建立健康档案	立即	立即	立即
非药物治疗	立即开始	立即开始	立即开始
药物治疗（初诊者）	可随访观察3个月，血压仍≥140/90 mmHg即开始药物治疗	随访观察1个月，血压仍≥140/90 mmHg即开始药物治疗	立即开始药物治疗
血压未达标或不稳定，随访测血压	3周1次	2周1次	1周1次
血压达标且稳定后，常规随访测血压	3个月1次	2个月1次	1个月1次
测BMI、腰围	2年1次	1年1次	6个月1次
检测血脂	4年1次	2年1次	1年1次
检测血糖	4年1次	2年1次	1年1次
检测尿常规	4年1次	2年1次	1年1次
检测肾功能	4年1次	2年1次	1年1次
心电图检查	4年1次	2年1次	1年1次
眼底检查	选做	选做	选做
超声心动图检查	选做	选做	选做
转诊	必要时	必要时	必要时

随访监测记录说明：①血压监测，医院、社区站（中心）测量或患者自测血压均可；血压不稳定者增加随访和测压次数；鼓励患者自测血压。②其他检测项目：社区站（中心）或医院检测均可；③辅助检测的频率为基本要求，根据需要可增加监测次数

4. 高血压患者的转诊原则与转诊指征

A. 初诊患者，发现合并严重的临床情况或靶器官损伤

B. 初诊患者，妊娠和哺乳期妇女

C. 随诊患者，经治疗血压不达标或波动大难以控制

D. 随诊患者，本人要求转诊

E. 所有患者，药物治疗有明显的不良反应或出现高血压危象时均应转诊

［答案］ ABCE

【知识点】 转诊原则：经规范降压治疗血压仍未达标；药物治疗有明显的不良反应；出现高血压危象；出现新的疾病。转诊指征如下。

(1)初诊患者：①合并严重的临床情况或靶器官损伤；②患者年龄<30岁且血压水平达到3级；③疑似继发性高血压；④妊娠和哺乳期妇女；⑤需要进一步明确诊断。

(2)随诊患者：①按治疗方案用药2～3个月，血压仍不达标者；②血压控制平稳的患者，再度出现血压升高并难以控制者；③血压波动较大，临床处理有困难者；④随访过程中出现新的严重临床疾病或靶器官损害者；⑤患者服降压药后出现不能解释或难以处理的不良反应或合并症；⑥高血压伴发多重危险因素或靶器官损害而处理困难者。

三、共用题干单选题(每个提问1个得分点)

以下每题有2～6个提问，每个提问有5个备选答案，请选择1个最佳答案。

患者，男性，85岁，因头晕头痛初诊，血压176/60 mmHg，同时患冠心病，血脂紊乱，BMI 28.5。给予服用缬沙坦80 mg，1次/日；酒石酸美托洛尔12.5 mg，2次/日。用药后血压(120～130)/(50～54) mmHg，但头晕、胸痛、气短发作加重，心电图缺血加重。复诊测卧位血压170/58 mmHg，转立位2分钟测血压126/50 mmHg。换用氨氯地平2.5 mg，1次/日，血压维持于(146～156)/(56～60) mmHg，症状缓解，心电图缺血改善。

1. 患者的诊断

A. 老年单纯收缩期高血压，高血压2级

B. 直立性低血压

C. 冠心病，不稳定性心绞痛

D. 血脂紊乱，肥胖

E. A+B+C+D

［答案］ E

【知识点】 老年单纯收缩期高血压与直立性低血压。

(1)老年单纯收缩期高血压(ISH)：若收缩压≥140 mmHg，舒张压<90 mmHg，则定义为ISH。老年ISH占高血压的60%。随着年龄增长ISH的发生率增加，同时脑卒中的发生率急剧升高。老年人脉压与总死亡率和心血管事件呈显著正相关。

(2)直立性低血压：在改变体位为直立位的3分钟内，收缩压下降>20 mmHg或舒张压下降>10 mmHg，同时伴有低灌注的症状，如头晕或晕厥。老年ISH伴有糖尿病、低血容量者，或老年高血压应用利尿药、扩血管药或精神类药物者容易发生直立性低血压。

2. 此高龄患者治疗方案的选择

A. 低盐低脂饮食，适量运动，减重

B. 辛伐他汀20 mg，1次/日；氨氯地平2.5 mg，1次/日；阿司匹林肠溶片0.1 g，1次/日

C. 缓慢体位变动，防止突然直立

D. 血压控制目标：收缩压130～160 mmHg，舒张压不继续降低

E. A+B+C+D

［答案］ E

【评析】 患者高龄，单纯收缩期高血压，高血压2级，直立性低血压；冠心病，不稳定性心绞痛；血脂紊乱，肥胖。治疗方案应综合考虑，需要包括生活方式改善、防止跌倒、服用他汀类药物、抗血小板药物、降压药物和治疗冠心病药物等。

85岁高龄患者必须谨慎降压，初诊时头痛、血压高，服用缬沙坦联合酒石酸美托洛尔后血压明显下降，仅(120～130)/(50～54) mmHg，血压过低引起心脑等重要脏器灌注不足，导致头晕、胸痛、气短、心电图缺血改变。因此需要慎重选择药物，仔细观察个体化血压控制水平，换用氨氯地平(CCB)每日半片，血压(146～156)/(56～60) mmHg，症状缓解，心电图缺血改善，说明这个血压范围合适。选择CCB有降压和扩冠的双重作用。

【知识点】 应如何处理单纯收缩期高血压患者舒张压<60 mmHg。

《中国高血压防治指南(2010)》指出：收缩压高而舒张压不高甚至低的ISH患者，治疗有一定难度。如何处理目前没有明确的证据。建议：①当舒张压<60 mmHg，而收缩压<150 mmHg，宜观察，可不用药物治疗；②如收缩压150～179 mmHg，可谨慎用小剂量降压药治疗；③如收缩压≥180 mm-

Hg，则用小剂量降压药治疗。降压药可用小剂量利尿药、CCB、ACEI 或 ARB 等。用药中应密切观察病情变化。

四、案例分析题

每个案例至少有 3 个提问，每个提问有 6～12 个备选答案，其中正确答案有 1 个或多个，每选择一个正确答案得 1 个得分点，每选择一个错误答案扣 1 个得分点，扣至本问得分点为 0。

患者，男性，40 岁，出租车司机，发作性头晕头痛 1 年，多次在社区卫生所测得血压(162～178)/(84～100) mmHg，最高 178/108 mmHg。糖尿病 5 年，UCG 示左心室肥厚，ECG 示窦性心动过缓，HR 50 次/分，颈动脉超声示多个粥样斑块。血 TC 6.5 mmol/L，血肌酐 108 μmol/L。吸烟 40 支/天，15 年。喜食腌肉，腰围 98 cm。祖母及父母均有高血压，父亲 50 岁因脑出血去世。

1. 患者发病可能与哪些高危因素有关

A. 家族遗传

B. 吸烟

C. 糖尿病

D. 高盐摄入

E. 腹型肥胖

F. 精神紧张

G. 年龄

H. 左心室肥厚

[答案]　ABCDE

【评析】　该患者的家族史、高盐饮食、肥胖、精神紧张类型的工作、糖尿病、吸烟均属于我国高血压发病的重要危险因素。年龄也是重要的发病因素，但患者 40 岁，根据表 19-3 “心血管危险因素”中“男＞55 岁，女＞65 岁”属于高危因素，因此该患者年龄应不属主要发病危险因素。左心室肥厚属于高血压的靶器官损伤(表 19-3)，应不属于发病高危因素。

【知识点】　我国人群高血压发病的重要危险因素。

(1)高钠、低钾膳食：我国 14 组人群研究表明，膳食钠盐摄入量平均每天增加 2 g，收缩压和舒张压分别增高 2.0 mmHg 和 1.2 mmHg。我国大部分地区，人均每天盐摄入量 12～15 g 以上。反映膳食钠/钾量的 24 小时尿钠/钾比值，我国人群在 6 以上，而西方人群仅为 2～3。

(2)超重和肥胖：人群中体质指数(BMI)与血压水平呈正相关。BMI 每增加 3 kg/m^2，4 年内发生高血压的风险，男性增加 50%，女性增加 57%。BMI≥24 kg/m^2 者发生高血压的风险是体重正常者的 3～4 倍。腰围男性≥90 cm 或女性≥85 cm，发生高血压的风险是腰围正常者的 4 倍以上。我国城市中年人群超重者的比例已达到 25%～30%。

(3)过量饮酒：过量饮酒也是高血压发病的危险因素，长期少量饮酒可使血压轻度升高；过量饮酒则使血压明显升高。如果每天平均饮酒＞3 个标准杯(1 个标准杯相当于 12 g 酒精，约合 360 g 啤酒，或 100 g 葡萄酒，或 30 g 白酒)，收缩压与舒张压分别平均升高 3.5 mmHg 与 2.1 mmHg，且血压上升幅度随着饮酒量增加而增大。饮酒会降低降压治疗的疗效，过量饮酒可诱发急性脑出血或心肌梗死。

(4)精神紧张：长期精神过度紧张也是高血压发病的危险因素，长期从事高度精神紧张工作的人群高血压患病率增加。

(5)其他危险因素：包括年龄、高血压家族史、缺乏体力活动、吸烟、血脂异常、糖尿病、肥胖等。

2. 患者心血管风险水平分层为“很高危”，请指出下述中正确的依据

A. 年龄

B. 颈动脉粥样斑块

C. 血脂异常

D. 糖尿病

E. 早发心血管家族史

F. 血肌酐增高

G. 高血压 3 级

[答案]　D

【评析】　患者吸烟、血脂异常(TC6.5 mmol/L)、腹型肥胖(腹围 98 cm)，有 3 项心血管危险因素；靶器官损伤有 2 项，即左心室肥厚和颈动脉粥样斑块；伴随临床疾病有糖尿病。年龄(男性)＜55 岁尚不属危险因素，血肌酐＜115 μmmol/L 尚不属靶器官损伤。血压尚属 2 级。虽然患者有 3 项危险因素、2 项靶器官损伤指标，但是对于 2 级高血压患者，判断为“很高危”的依据主要是糖尿病。因此答案为 D。

3. 患者降压治疗药物选择，以下哪种方案可以选用

A. ACEI＋CCB

B. ARB＋CCB

C. ACEI＋BB

D. ARB＋BB

E. ACEI＋D

F. ARB＋D

G. CCB＋D

H. CCB＋BB

注：ACEI. 转换酶抑制药；ARB. 血管紧张素受体拮抗药；CCB. 非二氢吡啶类钙拮抗药；BB. β受体阻滞药；D. 利尿药。

［答案］ ABEFG

【评析】 患者为高血压2级，很高危，因此起始用药以联合用药为主。选择单药或联合降压治疗的原则与流程见图19-1。患者的用药方案以选择A，B，E，F为宜，也可选G。由于患者有窦性心动过缓，心电图显示心率50次/分，没有冠心病，不宜选用β受体阻滞药，因此选项中C、D、H方案均不合适。常用五类降压药的适应证及不同临床情况下选用降压药物的原则分别见表19-5、表19-6。

【知识点1】 联合应用降压药物的适应证、原则方法与方案。

(1)适应证：①血压≥160/100 mmHg；②高于目标血压20/10 mmHg；③高危及以上高血压患者。

(2)方法：机制互补，疗效相加，减少不良反应。如在应用ACEI或ARB基础上加用小剂量噻嗪类利尿药，降压效果可以达到甚至超过将原有的ACEI或ARB剂量翻倍的降压幅度。同样加用二氢吡啶类CCB也有相似效果。

(3)方案：①ACEI或ARB加噻嗪类利尿药：利尿药的不良反应是激活肾素-血管紧张素-醛固酮系统，而与ACEI或ARB合用则抵消此不利因素；ACEI和ARB可使血钾水平略有上升，从而能防止噻嗪类利尿药长期应用所致的低血钾等不良反应；ARB或ACEI加噻嗪类利尿药疗效有协同作用，有利于改善降压效果。②二氢吡啶类CCB加ACEI或ARB：前者具有直接扩张动脉的作用，后者通过阻断肾素-血管紧张素-醛固酮系统，既扩张动脉，又扩张静脉，故两药有协同降压作用。二氢吡啶类CCB常见产生踝部水肿，可被ACEI或ARB消除。③二氢吡啶类CCB加噻嗪类利尿药：我国FEVER研究证实，二氢吡啶类CCB加噻嗪类利尿药治疗，可降低高血压患者脑卒中发生风险。④二氢吡啶类CCB加β受体阻滞药：前者具有的扩张血管和轻度增加心率的作用，可抵消β受体阻滞药的缩血管及减慢心率的作用。两药联合可使不良反应减轻。

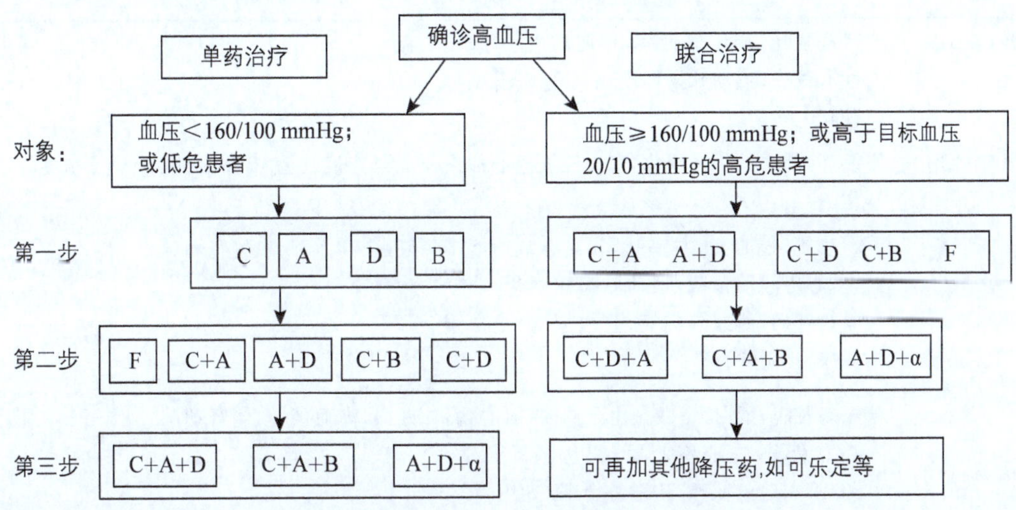

图19-1 选择单药或联合降压治疗的流程

A. ACEI或ARB；B. β受体阻滞药；C. 二氢吡啶类钙通道阻滞药；D. 噻嗪类利尿药；α. α受体阻滞药；ACEI. 血管紧张素转换酶抑制药；ARB. 血管紧张素Ⅱ受体阻滞药；F. 低剂量固定复方制剂

第一步均为小剂量开始，药物治疗后血压未达标者，可在原药基础上加量或另加一种降压药，如血压达标，则维持用药；第二步也是如此

【知识点 2】 常用五类降压药的适应证。

表 19-7　常用五类降压药的适应证

适应证	CCB	ACEI	ARB	D	β受体阻滞剂
左心室肥厚	+	+	+	±	±
稳定性冠心病	+	+[a]	+[a]	−	+
心肌梗死后	−[b]	+	+	+[c]	+
心力衰竭	−	+	+	+	+
心房颤动预防	−	+	+	−	−
脑血管病	+	+	+	+	±
颈动脉内中膜增厚	+	±	±	−	−
蛋白尿/微量白蛋白尿	−	+	+	−	−
肾功能不全	±	+	+	+[d]	−
老年人	+	+	+	+	±
糖尿病	±	+	+	±	−
血脂异常	±	+	+	−	−

CCB. 二氢吡啶类钙通道阻滞药；ACEI. 血管紧张素转换酶抑制药；ARB. 血管紧张素Ⅱ受体阻滞药；D. 噻嗪类利尿药；+. 适用；−. 证据不足或不适用；±. 可能适用；[a]. 冠心病二级预防；[b]. 对伴心肌梗死病史者可用长效 CCB 控制高血压；[c]螺内酯；[d]. 襻利尿药

【知识点 3】 不同临床情况下选用降压药物的原则，见表 19-8。

表 19-8　不同临床情况下选用降压药物的原则

分类	适应证	禁忌证	
		绝对禁忌证	相对禁忌证
二氢吡啶类 CCB	老年高血压，周围血管病，单纯高血压，稳定性心绞痛，颈动脉粥样硬化，冠状动脉粥样硬化	无	快速型心律失常，心力衰竭
非二氢吡啶类 CCB	心绞痛，颈动脉粥样硬化，室上性快速心律失常	二至三度房室传导阻滞，心力衰竭	
ACEI	心力衰竭，冠心病，左室肥厚，左心室功能不全，心房颤动预防，颈动脉粥样硬化，非糖尿病肾病，糖尿病肾病，蛋白尿/微量白蛋白尿，代谢综合征	妊娠，高血钾，双侧肾动脉狭窄	
ARB	糖尿病肾病，蛋白尿/微量白蛋白尿，冠心病，心力衰竭，左心室肥厚，心房颤动预防，ACEI 引起的咳嗽，代谢综合征	妊娠，高血钾，双侧肾动脉窄	
噻嗪类利尿药	心力衰竭，老年高血压，高龄老年高血压，单纯收缩期高血压	痛风	妊娠
襻利尿剂	肾功能不全，心力衰竭		
醛固酮拮抗药	心力衰竭，心肌梗死后	肾衰竭，高血钾	
β受体阻滞药	心绞痛，心肌梗死后，快速性心律失常，慢性心力衰竭	二至三度房室传导阻滞，哮喘	慢性阻塞性肺疾病，糖耐量低减，运动员
α受体阻滞药	前列腺增生，高血脂	体位性低血压	心力衰竭

ACEI. 血管紧张素转换酶抑制药；ARB. 血管紧张素Ⅱ受体阻滞药

4. 患者系高血压2级很高危，请问其综合治疗方案如何选择

A. a +d +c +f +h

B. a +b +c +d +e

C. a +c +d +e +f +g +h

D. a +b +d +e +f +g +h

E. a +b +c +d +e+ f +g

注：a. 控制血压达标（诊室＜140/90 mmHg；家庭自测＜135/85 mmHg）；b. 食疗（低盐、低脂、低糖）；c. 改换职业；d. 控制血脂达标（TC＜3.1 mmol/L，LDL-C＜2.1 mmol/L）；e. 小剂量阿司匹林（75～100 mg/d）；f. 戒烟；g. 减轻体重达标（BMI 18～24）；h. 控制血糖达标（FGL＜6.1 mmol/L，HbA1c＜6.5%）

［答案］ D

【评析】 高血压属于心血管综合征，本患者有3种心血管高危因素，2种靶器官损伤，1种伴随疾病，因此必须综合治疗。其综合干预的措施应包括改善生活方式（食疗、戒烟、运动减重）、降压、调脂、控制血糖、小剂量阿司匹林等。改换职业在本患者并非必须，因此正确答案为D。

【知识点】 需要使用抗血小板药物的高血压患者及注意事项。

（1）需要应用抗血小板药的高血压患者：①高血压合并稳定型冠心病、心肌梗死、缺血性脑卒中或TIA史，以及合并周围动脉粥样硬化疾病患者，需应用小剂量阿司匹林（100 mg/d）进行二级预防。②合并血栓症急性发作如急性冠状动脉综合征、缺血性脑卒中或TIA、闭塞性周围动脉粥样硬化症时，应按相关指南的推荐使用阿司匹林，通常在急性期可给予负荷剂量（300 mg/d），而后应用小剂量（100 mg/d）作为二级预防。③高血压伴糖尿病、心血管高风险者（10年预期心血管风险≥10%）可用小剂量阿司匹林（75～100 mg/d）进行一级预防。④阿司匹林不能耐受者可以应用抗血小板药物氯吡格雷（75 mg/d）代替。

（2）高血压患者长期应用阿司匹林注意事项：①需在血压控制稳定（＜150/90 mmHg）后开始应用，未达良好控制的高血压患者，阿司匹林可能增加脑出血风险。②服用前应筛查有无发生消化道出血的高危因素，如消化道疾病（溃疡病及其并发症史）、65岁以上、同时服用皮质类固醇或其他抗凝药或非甾体类抗炎药等。③如果有高危因素应采取预防措施，包括筛查与治疗幽门螺杆菌感染，预防性应用质子泵抑制药，以及采用合理联合抗栓药物的方案等。④合并活动性胃溃疡、严重肝病、出血性疾病者需慎用或停用阿司匹林。

（李小鹰）

参考文献

[1] 中国高血压防治指南修订委员会. 2010年中国高血压防治指南. 中国医学前沿杂志，2011，3(5)：42-93.

第20章

糖尿病

本章提示

1. 了解糖尿病的分类，1型、2型糖尿病的病因和发病机制。
2. 熟悉糖尿病的临床表现，熟悉非酮症高渗性昏迷的诊断。
3. 掌握糖尿病的诊断标准、治疗，掌握酮症酸中毒的诊断及治疗。

一、单选题(每题1个得分点)

以下每道试题有5个备选答案，请从中选择1个正确答案。

1. 以下对糖尿病检验结果的解释正确的是

A. 尿糖阴性可以排除糖尿病

B. 尿糖阳性可以诊断为糖尿病

C. 尿酮体阳性仅见于糖尿病

D. 空腹血糖正常可以排除糖尿病

E. 餐后2小时血糖正常可以是糖尿病

[答案] E

【评析】 糖尿病的诊断标准是：症状＋随机血糖≥11.1 mmol/L，或空腹血糖≥7.0 mmol/L，或OGTT中2小时血浆葡萄糖≥11.1 mmol/L。因此血糖升高是诊断糖尿病的依据，尿糖阴性和阳性并不能排除或诊断糖尿病。长期饥饿状态、剧烈频繁呕吐时也可出现尿酮体阳性，因此尿酮体阳性和糖尿病没有相关关系。若患者餐后2小时血糖正常而空腹血糖升高超过诊断标准，也应诊断为糖尿病。故选E。

【知识点】 糖尿病诊断标准：我国目前采用WHO(1999年)糖尿病诊断标准(表20-1)。

表20-1 糖尿病诊断标准

检测标准	静脉血浆葡萄糖水平(mmol/L)
(1)糖尿病症状(高血糖所导致的多饮、多食、多尿、体重下降、皮肤瘙痒、视物模糊等急性代谢紊乱表现)加随机血糖	≥11.1
(2)空腹血糖(FPG)	≥7.0
(3)葡萄糖负荷后2小时血糖(无糖尿病症状者，需改日重复检测)	≥11.1

空腹状态指至少8小时没有进食热量，随机血糖指不考虑上次用餐时间，一天中任意时间的血糖，不能用来诊断空腹血糖受损(IFG)或糖耐量异常(IGT)

2. 以下哪些情况属于糖尿病微血管病变

A. 脑卒中

B. 肾动脉狭窄

C. 糖尿病肾病

D. 冠心病

E. 下肢动脉粥样硬化

[答案] C

【评析】 糖尿病微血管病变是糖尿病的特征性病理改变，是糖尿病慢性并发症的共同危险因素。微血管是指微小动脉和微小静脉之间，管腔直径在 100 μm 以下的毛细血管网。微血管障碍、微血管瘤形成和微血管基底膜增厚是糖尿病微血管病变的典型改变。糖尿病微血管病变常伴有微循环异常，可导致多脏器病变，病变分布非常广泛，尤以肾小球、眼底、神经、心肌、肌肉等微血管为主，引起肾小球病变、视网膜病变、神经病变、心肌及肌肉病变，成为决定患者预后的主要因素。糖尿病微血管病变包括糖尿病性视网膜病变、糖尿病肾病、糖尿病性神经系统病变和糖尿病性心肌病等。肾脏微血管基底膜增厚引起弥漫性及结节性肾小球硬化，或完全性玻璃样改变，导致肾病、肾衰竭，可因尿毒症而死亡，故选 C。

3. 诊断早期糖尿病肾病较有意义的检查是

A. 尿常规检查

B. 尿微量白蛋白测定

C. 尿渗透压测定

D. 双肾 B 超

E. 肌酐清除率

[答案] B

【评析】 早期糖尿病肾病的诊断：早期糖尿病肾病，尿常规、尿渗透压及肌酐清除率多无异常，影像学也无明显异常，但可出现微量白蛋白尿。因此对于诊断早期糖尿病肾病较有意义的检查是尿微量白蛋白测定。故选 B。

4. 2 型糖尿病患者最基础的治疗措施是

A. α-葡萄糖苷酶抑制药

B. 饮食治疗

C. 双胍类降血糖药

D. 胰岛素

E. 磺脲类降血糖药

[答案] B

【评析】 在糖尿病的治疗原则中，饮食治疗是重要的基础治疗措施。对 2 型糖尿病患者来说，合适的饮食治疗有助于减轻体重、改善高血糖、脂代谢紊乱和高血压等情况，有利于改善患者的预后。任何药物治疗都必须在饮食控制的基础上进行，故选 B。

【知识点】 生活方式干预是 2 型糖尿病的基础治疗措施，应该贯穿于糖尿病治疗的始终，其中的饮食治疗是糖尿病非药物治疗中最重要的部分。2 型糖尿病的非药物治疗包括患者教育、饮食处方、运动处方和戒烟。

(1)健康教育：包括开设教育课程，建立糖尿病管理团队。由执业医师、糖尿病教员、营养师、运动康复师、患者及其家属共同参与，进行糖尿病的健康宣教，宣教内容包括疾病基本病程及其危害，使患者全面认识糖尿病，并建议患者进行自我监测，包括糖化血红蛋白、空腹及餐后血糖。

(2)饮食处方：①建议患者维持合理体重[计算理想体重(kg)＝身高(cm)－105]；②每日摄入总热卡以休息时每千克理想体重 25～30kcal，轻体力劳动 30～35kcal，中体力劳动 35～40kcal，重体力劳动 40kcal 以上；③脂肪：供能不超过总热卡的 30%，饱和脂肪酸不超过总热卡的 10%，胆固醇每日摄入量少于 300 mg；④糖类：供能不超过总热量的 50%～60%，每日定时进三餐，糖类均匀分配，可适量摄入糖醇和非营养性甜味剂；⑤蛋白质：供能占总热量的 10%～15%，显性蛋白尿者，限制每日蛋白 0.8 g/kg，自 GFR 下降起，给予低蛋白饮食，限制每日蛋白 0.6 g/kg，并注意补充复方 α-酮酸制剂；⑥饮酒：糖尿病患者不推荐饮酒，如饮酒需将热量计入摄入总热卡；⑦膳食纤维：豆类、富含纤维的谷物类(每份食物＝5 g 纤维)、水果、蔬菜和全麦食品均为膳食纤维的良好来源，推荐膳食纤维每日摄入量为 14 g/kcal；⑧盐：每日食盐摄入量＜6 g。

(3)建议患者每周运动时间≥150 分钟。根据年龄、体力及病情选择适合自身的运动方式，如散步、快走、骑自行车，游泳、慢跑等。如患者血糖＞14～16 mmol/L，明显的低血糖或血糖幅度波动较大，有糖尿病急性代谢并发症，以及各种心肾等器官严重慢性并发症者，则不建议过量运动。

(4)戒烟：建议每一个吸烟的糖尿病患者均应戒烟。

5. α-葡萄糖苷酶抑制药常见不良反应是

A. 肝功能损伤

B. 腹胀和腹泻

C. 低血糖症

D. 乳酸性酸中毒

E. 充血性心力衰竭

[答案] B

【评析】 α-葡萄糖苷酶抑制药的作用原理是抑制小肠上段的葡萄糖苷酶，阻断糖类分解成单个的葡萄糖，未分解的糖类到达小肠的中下段，再被缓慢吸收到血液中，因此，血糖不会集中在小肠的上端吸收而使血糖急剧增加，能改善餐后血糖的高峰。此药可用于新诊断 2 型的糖尿病患者；肥胖超重者、高胰岛素血症者；应用磺脲类或双胍类口服降糖药治疗疗效不满意，尤其是餐后血糖控制不佳时；1 型糖尿病患者作为胰岛素的辅助治疗用药；如果有严重消化道疾病、妊娠或哺乳妇女不宜用葡萄糖苷酶抑制药控制血糖。最常见的是胃肠道的不良反应，如腹部不适、胀气、排气等，腹泻较少见。一般随治疗的延长，不良反应会逐渐消失。单用 α-葡萄糖苷酶抑制药较少出现低血糖。故选 B。

6. 较易引起严重低血糖的口服降糖药是

A. 胰岛素增敏剂

B. 双胍类口服降糖药

C. α-葡萄糖苷酶抑制药

D. 餐时血糖调节剂

E. 磺脲类口服降糖药

［答案］ E

【评析】 磺脲类药物主要作用于胰岛 B 细胞表面的磺脲类受体，促进胰岛素分泌，适用于胰岛 B 细胞尚有功能，而无严重肝、肾功能障碍的糖尿病患者，是目前许多国家和国际组织制订的糖尿病指南中推荐的控制 2 型糖尿病患者高血糖的主要用药。磺脲类药物如果使用不当可以导致低血糖，特别是在老年患者和肝、肾功能不全者，可能与该类药物的半衰期较长有关。其次，长期使用磺脲类口服降糖药刺激胰岛素分泌可引起高胰岛素血症，并有使体重增加的倾向。此外还有恶心、呕吐、消化不良、肝功能损害、粒细胞减少、皮疹等。故选 E。

【知识点】 磺脲类药物，包括甲苯磺丁脲、格列齐特、格列吡嗪、格列喹酮、格列苯脲等，其降糖机制在于促进胰腺 B 细胞分泌胰岛素，适用于 B 细胞功能残存的 2 型糖尿病患者，可用于非肥胖的 2 型糖尿病患者的一线治疗。适用于肥胖患者应用双胍类药物效果不理想或不耐受不良反应者，胰岛素不敏感者也可加用磺脲类药物。常见的不良反应包括低血糖、消化不良、恶心、胆汁淤积、黄疸和肝功能损害，也可发生造血系统和皮肤损害（瘙痒和皮疹）等。

7. 双胍类降血糖药物的降糖作用机制是

A. 抑制肝糖原的分解

B. 增加基础胰岛素的分泌量

C. 改变餐时胰岛素的分泌模式

D. 延缓肠道糖类的吸收

E. 激活过氧化物酶增殖体活化因子受体

［答案］ A

【评析】 双胍类降血糖药物的降糖作用机制为促进外周组织利用葡萄糖，抑制糖异生和糖原分解。磺脲类药物的降糖作用机制为增加基础胰岛素的分泌量。新的专家共识建议：将二甲双胍列入 2 型糖尿病患者的第一步治疗中，即在生活方式干预的同时接受二甲双胍治疗，这也就意味着，除非患者有禁忌证的存在，否则一旦确诊均应接受二甲双胍治疗。双胍类药物主要表现为消化道反应，如厌食、恶心、腹痛、腹泻等。如果用药指征把握不当或者大剂量服用有可能诱发乳酸酸中毒。另外，长期使用本品还可能降低人体对维生素 B_{12} 的吸收。故选 A。

【知识点】 双胍类药物：常用药物为二甲双胍。作用机制为：促进外周组织对葡萄糖的利用，减少肝葡萄糖的输出，改善胰岛素抵抗。适合于超重或肥胖的 2 型糖尿病患者、磺脲类效果不佳者、原发性肥胖症、伴有多囊卵巢综合征的女性肥胖者。常见不良反应为：食欲下降、口中金属味、恶心、腹痛、腹胀、腹泻、乳酸性酸中毒等。

8. 糖尿病的诊断是糖尿病症状加上随机血糖

A. ≥7.1 mmol/L

B. ≥9.1 mmol/L

C. ≥10.1 mmol/L

D. ≥11.1 mmol/L

E. ≥12.1 mmol/L

【评析】 糖尿病的诊断标准是：糖尿病症状加上随机血糖≥11.1 mmol/L，或糖尿病症状加上空腹血糖≥7.0 mmol/L。无症状患者随机血糖≥11.1 mmoL/L，或空腹血糖≥7.0 mmoL/L，重复测定一次仍达以上数值。故选 D。

9. 1 型糖尿病的临床特征是

A. 早期不需要胰岛素的治疗

B. 易发生酮症酸中毒

C. 与免疫介导的胰岛 B 细胞增生有关

D. 多见于 60 岁以上的老年人

E. 多数患者表现胰岛素抵抗

［答案］ B

【解析】 1 型糖尿病多见于青少年，又叫青年发病型糖尿病，这是因为它常在 35 岁以前发病，占糖尿病的 10％以下。其发病机制为胰岛 B 细胞破坏，引起胰岛素绝对缺乏，在体内胰岛素绝对缺乏的情况下，就会引起血糖水平持续升高，出现糖尿病。患者临床上表现为“三多一少”，易发生糖尿病酮症酸中毒，需要终生使用胰岛素治疗。故选 B。

【知识点】 1 型糖尿病和 2 型糖尿病的区别。

1 型糖尿病：病因和发病机制尚不清楚；其显著

的病理生理学和病理学特征是胰岛B细胞数量显著减少和消失所导致的胰岛素分泌显著下降或消失；起病较急，症状明显；有明显的体重下降、多饮多尿症状；常见酮症；胰岛素细胞抗体、谷氨酸脱羧酶抗体、人胰岛细胞抗原-2抗体阳性；并存相关自身免疫性疾病概率较高；需胰岛素治疗。

2型糖尿病：病因和发病机制目前亦不明确；其显著的病理生理学特征为胰岛B细胞功能缺陷所导致的胰岛素分泌减少（或相对减少）或胰岛素抵抗所导致的胰岛素在机体内调控葡萄糖代谢能力下降或两者共同存在；起病缓慢，症状不显著；肥胖者多见；多有2型糖尿病家族史；酮症酸中毒发生率低；胰岛素细胞抗体、谷氨酸脱羧酶抗体、人胰岛细胞抗原-2抗体多为阴性；并存自身免疫性疾病较少；以生活方式调整、口服降糖药、胰岛素为主要治疗方案。

10. 确定Somogyi现象应做什么检查

A. 测定餐后血糖

B. 测定空腹血糖

C. 测定夜间血糖

D. 测定糖化血红蛋白水平

E. 口服葡萄糖耐量试验

［答案］ C

【评析】 Somogyi效应指夜间有低血糖发生，导致体内升血糖激素分泌增多，继而发生低血糖后的反跳性高血糖。夜间多次测血糖有助于鉴别早晨低血糖原因。测定空腹血糖、餐后血糖、口服葡萄糖耐量试验均为糖尿病的诊断检查。故选C。

11. 糖尿病酮症酸中毒的酮体是指

A. 乙酰乙酸、β-羟丁酸、丙酮、游离脂肪酸

B. 乙酰乙酸、β-羟丁酸、游离脂肪酸

C. 游离脂肪酸、β-羟丁酸、丙酮

D. 乙酰乙酸、游离脂肪酸、丙酮

E. 乙酰乙酸、β-羟丁酸、丙酮

［答案］ E

【评析】 酮体包括：乙酰乙酸、β-羟丁酸、丙酮。故选E。

12. α-葡萄糖苷酶抑制药应该什么时候服用最佳

A. 餐后半小时

B. 晨起空腹时

C. 进餐同时

D. 任何时间

E. 睡前

［答案］ C

【评析】 α-葡萄糖苷酶抑制药的作用机制为抑制小肠黏膜的α-葡萄糖苷酶，延缓糖的吸收。故应与进餐同时服用。故选C。

【知识点】 α-葡萄糖苷酶抑制药以阿卡波糖为代表药物。其主要机制为：抑制小肠上部α-葡萄糖苷酶的活性，抑制小肠对糖类的消化吸收，降低餐后高血糖，可用于1、2型糖尿病，常见不良反应为腹胀、腹痛、腹泻，低血糖较少见，但一旦发生应立即口服葡萄糖，不要服用其他糖类或糖类食物。

13. 糖尿病最常见的精神症状是

A. 焦虑症状

B. 幻觉

C. 抑郁情绪

D. 偏执状态

E. 意识障碍

［答案］ C

【评析】 糖尿病很难治愈，对人的生活、工作、学习产生很大的影响。尤其是饮食方面，不能多吃，而且好多食物不能吃或只能吃很少的量。每天都要应用药物控制，而且血糖还经常波动。这些对人的精神会产生很大的打击，多表现为抑郁。故选C。

14. 糖化血红蛋白测定可反映取血前血糖情况的时间是

A. 1～10天

B. 4～8周

C. 8～12周

D. 半年左右

E. 一年左右

［答案］ C

【评析】 糖化血红蛋白是己糖（主要是葡萄糖）与血红蛋白结合形成的，这个反应在红细胞生存的120天内始终进行，且不受血糖浓度的影响，因此，糖化血红蛋白可以反映出检测前120天内的平均血糖水平，而与抽血时间、患者是否空腹、是否使用胰岛素等因素无关，因此被认为是判定糖尿病长期控制的良好指标，美国国家糖尿病协会明确建议糖尿病患者应定期检测糖化血红蛋白。故选C。

15. 糖尿病是一种内分泌代谢病，其主要标志是

A. 多食、乏力

B. 多饮、多尿、体重下降

C. 血糖升高
D. 尿糖增高
E. 消瘦
［答案］ C

【解析】 糖尿病是一组以慢性血葡萄糖水平增高为特征的代谢性疾病。其症状多表现为：多尿、多饮、多食、消瘦等，但临床上多数糖尿病患者症状不典型。尿糖阳性提示血糖值超过肾糖阈，不是糖尿病的诊断标准。糖尿病的诊断标准是：症状＋随机血糖≥11.1 mmol/L，或空腹血糖≥7.0 mmol/L，或 OGTT 中 2HPG（2 小时血浆葡萄糖）≥11.1 mmol/L。因此血糖升高是诊断糖尿病的依据，故选 C。

16. 1 型糖尿病与 2 型糖尿病的区别在于
A. 症状的严重程度不同
B. 发生酮症酸中毒的倾向不同
C. 血糖稳定性不同
D. 胰岛素的基础水平不同
E. 对胰岛素的敏感性不同
［答案］ D

【评析】 1 型糖尿病是自身免疫性疾病，其发生机制为胰岛 B 细胞破坏，导致胰岛素绝对缺乏。2 型糖尿病是遗传和环境因素共同作用的结果，胰岛素抵抗和胰岛素分泌缺陷，为胰岛素相对缺乏。1 型糖尿病“三多一少”症状较为明显，更易发生酮症酸中毒，需用胰岛素治疗，对胰岛素的敏感。但两者最重要的区别应该从发病机制上考虑，1 型糖尿病胰岛素水平低于正常，葡萄糖刺激后胰岛素分泌曲线低平。故选 D。

17. 糖尿病性血管病变主要表现为
A. 微血管病变
B. 冠心病
C. 脑血管病变
D. 下肢坏疽
E. 合并高血压
［答案］ A

【评析】 微血管是指微小动脉和微小静脉之间，管腔直径在 100μm 以下的毛细血管和微细血管网。微血管病变是糖尿病的重要并发症，主要表现在视网膜、肾、神经和心肌组织，以糖尿病肾病和糖尿病视网膜病变为重要。故选 A。

18. 碳酸氢钠处理糖尿病酮症酸中毒的指征为
A. 治疗酸中毒的起初 2 小时
B. 血钾＞5.0
C. 血 pH≥6.9
D. 血 pH≥7.0
E. 血 pH≥7.3
［答案］ D

【评析】 糖尿病酮症酸中毒纠酸原则：一般情况下，胰岛素治疗后酮体的产生被抑制，酸中毒可纠正，但动脉血 pH≤7.0 时可用小剂量碳酸氢钠，补碱后监测动脉血气，直到 pH 上升至 7.0 以上。

19. 成年人糖尿病酮症酸中毒胰岛素治疗采用
A. 每小时静脉注射 10U 胰岛素
B. 每小时静脉滴注 1～2 U 胰岛素
C. 每小时静脉滴注 6～9 U 胰岛素
D. 每小时静脉滴注 4～6 U 胰岛素
E. 每小时静脉滴注 3～4 U 胰岛素
［答案］ D

【评析】 糖尿病酮症酸中毒患者胰岛素应用的原则为：生理盐水加小剂量普通胰岛素静脉滴注，常用量为每小时 4～6 U 或 0.1 U/kg，如第 1 个小时内血糖下降幅度小于治疗前血糖水平的 30%，胰岛素剂量可加倍，当血糖下降到 13.9 mmol/L 时可改为 5%葡萄糖加胰岛素继续输注。

二、多选题（每题 1 个得分点）

以下每题有 5 个备选答案，其中正确答案为 2 个或者 2 个以上，多选、少选、错选均不得分。

1. 糖尿病患者的饮食控制包括
A. 维持合理体重，计算理想体重（kg）＝身高（cm）－105
B. 每日摄入总热量，休息时每千克理想体重 15～20kcal，轻体力劳动 20～25kcal，中体力劳动 25～30kcal，重体力劳动 30kcal 以上
C. 脂肪供能不超过总热卡的 30%
D. 糖类：供能不超过总热量的 60%～80%
E. 盐：每日食盐摄入量＜6 g
［答案］ ACE

【评析】 每日摄入总热卡以休息时每公斤理想体重 25～30kcal，轻体力劳动 30～35kcal，中体力劳动 35～40kcal，重体力劳动 40kcal 以上，所以 B 错误。糖类：供能不超过总热量的 50%～60%，所以 D 错误，故选 ACE。

【知识点】 糖尿病患者饮食控制的原则。

（1）维持合理体重，计算理想体重（kg）＝身高（cm）-105。

(2)每日摄入总热卡以休息时每千克理想体重25～30kcal,轻体力劳动30～35kcal,中体力劳动35～40kcal,重体力劳动40kcal以上。

(3)脂肪:供能不超过总热卡的30%,饱和脂肪酸不超过总热卡的10%,胆固醇摄入量少于300 mg/d。

(4)糖类:供能不超过总热量的50%～60%,每日定时进三餐,糖类均匀分配,可适量摄入糖醇和非营养性甜味剂。

(5)蛋白质:供能占总热量的10%～15%,显性蛋白尿者,限制每日蛋白0.8 g/kg,自GFR下降起,给予低蛋白饮食,限制每日蛋白0.6 g/kg,并注意补充复方α-酮酸制剂。

(6)饮酒:糖尿病患者不推荐饮酒,如饮酒需将热量计入摄入总热卡;每日不超过1～2份标准量(一份标准量为啤酒285 ml,清淡啤酒375 ml,红酒200 ml或白酒30 ml,各约含酒精10 g)。

(7)膳食纤维:豆类、富含纤维的谷物类(每份食物=5 g纤维)、水果、蔬菜和全麦食品均为膳食纤维的良好来源,推荐膳食纤维每日摄入量为14 g/kcal。

(8)盐:每日食盐摄入量<6 g。

2. 以下关于糖化血红蛋白,正确的是

A. 可以了解取血前2～3个月平均血糖控制情况

B. 是目前判断糖尿病血糖控制水平的最好指标之一

C. 是葡萄糖与血红蛋白β链N端非酶糖化而成,是可逆反应

D. 目前还没有作为糖尿病的诊断标准

E. OGTT正常但糖化血红蛋白高于正常者,更应该定期复查血糖

[答案] ABDE

【评析】 糖化血红蛋白是葡萄糖与血红蛋白β链N端非酶糖化而成,是不可逆反应,半衰期与红细胞相近,反映2～3个月血糖变化,目前还未用于诊断糖尿病,OGTT重复性还不令人十分满意,对糖化血红蛋白高者更应该注意复查。

3. 治疗高渗性非酮症型糖尿病昏迷,正确的是

A. 如发生休克,宜首先输入生理盐水或胶体溶液,迅速纠正休克

B. 无休克或休克已经纠正后,自胃肠道补充水分或输入0.45%氯化钠注射液,待渗透压至330 mmol/L为止

C. 应用小剂量胰岛素静脉滴注

D. 血糖降至14 mmol/L左右输入5%葡萄糖加中和量胰岛素,若每小时尿量在40 ml以上可同时补钾

E. 立即输入碳酸氢钠

[答案] ABCD

【评析】 糖尿病非酮症型高渗性昏迷的治疗原则为补液、纠正休克、低渗盐水补充、纠正高血糖,不需补充碳酸氢钠。故选ABCD。

【知识点】 糖尿病非酮症性高渗综合征:多见于老年2型糖尿病患者、急性胰腺炎严重肾脏疾病、感染、手术应激、脑血管意外、急性胃肠炎、透析、水摄入不足、大量摄入含糖饮料、大量输注葡萄糖、某些药物(如糖皮质激素、免疫抑制药)等。

(1)诊断:①临床表现:脱水症状及神志改变、昏迷等。②辅助检查:血糖明显升高,多数≥33.3 mmol/L,血酮体阴性或弱阳性,肾功能异常,血浆渗透压≥320 mmol/L,一般大于350 mmol/L。

(2)治疗方案:包括补液、小剂量胰岛素维持、纠正电解质紊乱、补钾等。

①补液:立即补液纠正脱水状态,如血钠≤150 mmol/L,则用生理盐水;若血钠≥150 mmol/L且无低血压,补充0.45%氯化钠注射液。补液总量一般按体重的10%～12%计算。②胰岛素:生理盐水加小剂量普通胰岛素静脉滴注,常用量为每小时4～6U或0.1U/kg,血糖不宜降的过快。③注意监护:监测血糖、电解质、肾功能、血气分析、心电图等。④补钾:在开始胰岛素及补液治疗后,患者的尿量正常,血钾低于5.5 mmol/L,即可静脉补钾。治疗前已有低钾血症,尿量每小时>40 ml时,在胰岛素及补液治疗同时必须补钾。严重低钾血症者应立即补钾,当血钾升至3.5 mmol/L时,再开始胰岛素治疗。⑤去除诱因,防止感染,防治并发症。

对于中老年患者,发生类似症状,应及早行相关检查,一旦明确诊断,即可转诊。

4. 以下哪些情况不是糖尿病患者死亡的主要原因

A. 酮症酸中毒

B. 糖尿病肾病尿毒症

C. 心脑血管病变

D. 高渗性非酮症糖尿病昏迷

E. 并发重度感染

[答案] ABDE

【评析】 随着对糖尿病研究的不断深入，人们已逐渐认识到糖尿病的本质是血管病变。目前糖尿病已被认为是一种心血管疾病，大血管病变是糖尿病患者死亡的主要原因。在糖尿病大血管病变形成过程中，胰岛素抵抗、内皮功能紊乱和局部RAS激活等起重要作用。因此糖尿病患者死亡的主要原因是心脑血管病变。所以选ABDE。

5. 以下关于WHO推荐的葡萄糖耐量试验，错误的是

A. 口服葡萄糖100 g

B. 糖尿量减退即可诊断糖尿病

C. 口服糖耐量试验前3天，每日糖类摄入量应少于250 g

D. 空腹血糖低于7 mmol/L，不必做此检查

E. 同步查尿糖，可大致判断肾糖阈

［答案］ ABCD

【评析】 正常人肾小管可将肾小球滤液中的葡萄糖绝大部分重吸收回血液中，尿中只有极微量葡萄糖，尿糖检测为阴性。当血中的葡萄糖浓度超过8.96～10.08 mmol/L时，部分近端小管上皮细胞对葡萄糖的吸收已达极限，葡萄糖就不能被全部重吸收，随尿排出而出现糖尿，尿中开始出现葡萄糖时的最低血糖浓度称为肾糖阈。因此E是正确的。

【知识点】 葡萄糖耐量试验的方法。

(1)做OGTT试验前3天，停止胰岛素治疗，每天饮食中糖类含量不应低于150 g(但要控制在250～300 g范围)，维持正常活动。

(2)次日晨空腹抽取血液2 ml，测定血浆葡萄糖，此为空腹血糖。

(3)口服溶于300 ml水内的无水葡萄糖粉75 g，喝糖水后30分钟、1小时、2小时分别静脉取血1次。整个试验中不可吸烟、喝咖啡、喝茶或进食，应安静地坐在椅子上。

(4)测定血糖浓度，并绘制耐糖曲线：将各次所测得的血糖浓度与对应的时间作图，绘制糖耐量曲线。

根据WHO(1999年)标准，空腹血糖≥7.0 mmoL/L或随机血糖≥11.1 mmoL/L可诊断为糖尿病，空腹血糖＜6.1 mmoL/L为正常；空腹血糖≥6.1 mmoL/L但＜7.0 mmoL/L，可诊断为空腹血糖受损，需进行OGTT；OGTT2小时血糖≥11.1 mmoL/L可诊断为糖尿病，≥7.8 mmoL/L但＜11.1 mmoL/L为糖耐量减退，＜7.8 mmoL/L为正常。

5. 关于糖尿病的饮食治疗，下列哪些说法是错误的

A. 血糖升高不明显者可以不用饮食治疗

B. 有并发症者不用饮食治疗

C. 药物治疗的患者可不用饮食治疗

D. 不论病情轻重都需饮食治疗

E. 胰岛素治疗的患者可以不用饮食治疗

［答案］ ABCE

【评析】 饮食治疗是糖尿病治疗的基本措施，无论是轻型的还是重型的，无论用胰岛素还是用其他口服药物，都必须通过饮食控制以减轻胰岛B细胞的负担，改善症状。治疗目标是维持理想体重，避免肥胖和消瘦。

6. 以下哪些情况应该考虑起始胰岛素治疗

A. 1型糖尿病

B. 新发糖尿病，与1型糖尿病难以鉴别

C. 糖尿病治疗过程中体重明显下降

D. 2型糖尿病在生活方式改善和口服降糖药治疗基础上血糖控制不理想

E. 糖尿病患者出现酮症、高渗性昏迷等急性并发症

［答案］ ABCDE

【评析】 胰岛素起始治疗注意事项如下。

(1)1型糖尿病在发病后即应进行胰岛素治疗，并持续终生。

(2)对于新发的糖尿病且与1型糖尿病难以鉴别时，应以胰岛素为一线治疗方案。

(3)在糖尿病治疗过程中，出现无明显诱因的体重显著下降时，应及早启动胰岛素治疗。

(4)2型糖尿病患者在生活方式和口服降糖药联合治疗的基础上，如果血糖仍然未达到控制目标，即可开始口服药物和胰岛素的联合治疗。一般经过较大剂量口服多种药物联合治疗后HbAlc仍大于7.0%时，就可以考虑启动胰岛素治疗。

(5)糖尿病患者一旦出现酮症、高渗性昏迷等急性并发症应立即启动胰岛素治疗。

三、共用题干选择题(每个提问1个得分点)

以下每题有2～6个提问，每个提问有5个备选答案，请选择1个最佳答案。

(一)患者，男性，68岁，清晨起床时突然晕厥而送急诊治疗。患者有糖尿病病史，口服格列齐特治疗，以往曾有多次清晨不易唤醒及行为异常的情

况，进食甜食后可缓解。查体：体型肥胖，呼之不应，心率90次/分，双肺呼吸音清，腹部无压痛。

1. 该患者晕厥最可能的原因是

A. 急性肾功能不全

B. 肝功能异常

C. 低血糖

D. 电解质紊乱

E. 肝性脑病

[答案] C

【评析】 该患者有糖尿病史，且服用降糖药，以往有类似晕厥史，口服含糖食物后好转，这些情况都提示患者低血糖的可能，故选C。

2. 最有效的急救措施为

A. 谷氨酸钠静脉滴注

B. 静脉推注高渗葡萄糖

C. 支链氨基酸静脉滴注

D. 呋塞米静脉推注

E. 5%葡萄糖静脉滴注

[答案] B

【评析】 低血糖的处理方法：患者意识清楚，可口服15～20 g葡萄糖或其他糖类；如意识不清，则50%高渗葡萄糖60 ml静脉推注。该患者应给予高渗葡萄糖立即静脉推注，故选B。

3. 该患者治疗后30分钟仍然意识不清，并出现大汗淋漓，应该如何处理

A. 谷氨酸钠静脉滴注

B. 静脉推注高渗葡萄糖

C. 支链氨基酸静脉滴注

D. 密切监护，予以转诊

E. 5%葡萄糖静脉滴注

[答案] D

【评析】 患者对补充葡萄糖无明显反应者可能为长期低血糖、低血糖伴有发热或内分泌功能减退，需由专科医生进行进一步处理。

【知识点】 糖尿病低血糖是指糖尿病患者在药物治疗过程中发生的血糖过低现象，接受药物治疗的糖尿病患者只要血糖水平≤3.9 mmol/L就属于低血糖范畴。可表现为交感神经兴奋(如心悸、焦虑、出汗、饥饿感等)和中枢神经症状(如神志改变、认知障碍、抽搐和昏迷)。

低血糖的处理流程：若怀疑低血糖时应立即测定血糖水平，明确诊断。如患者意识清楚，可口服15～20 g葡萄糖或其他糖类，如意识不清，则应用50%高渗葡萄糖60 ml静脉推注。15分钟后检测血糖，血糖低于3.9 mmol/L，再次口服15 g葡萄糖；若血糖大于3.9 mmol/L，距离下次进食时间大于1小时者，给予含淀粉或蛋白类食物；如血糖低于3.0 mmol/L，再次给予50%高渗葡萄糖60 ml静脉推注。

低血糖的治疗原则为：①明确低血糖病因，调整用药；②注意低血糖诱发的心脑血管疾病；③加强糖尿病教育及自我血糖监测。

对于意识不清的低血糖患者，予以静脉推注高渗糖水，15分钟后仍意识不清或血糖仍≤3.9 mmol/L，应在给予相应处理的基础上及时转诊。

(二)患者，女性，76岁，2型糖尿病史26年，双足对称性麻木感2年，近1个月呈阵发性针刺样感，近半年感双下肢无力。查体：神清，两肺呼吸音清，未及啰音，腹软，无压痛，双下肢肌肉萎缩，足背动脉搏动正常。

1. 以上情况提示患者最可能存在什么疾病

A. 脑血管意外

B. 腰椎病

C. 糖尿病神经病变

D. 老年性退行性骨关节病

E. 糖尿病足

[答案] C

【评析】 该患者主要表现为双足对称性麻木，针刺样感，符合糖尿病周围神经病变的特征。糖尿病神经病变是糖尿病的慢性并发症之一，多表现为远端对称性多发性神经病变，主要表现为肢端感觉异常，常呈手套、袜套样分布。因此该患者应考虑糖尿病周围神经病变的可能，所以选C。

2. 关于此病变下列说法不正确的是

A. 是截肢、致残的主要原因

B. 是大血管病变的一种表现

C. 检查可发现早期腱反射减弱或消失

D. 在临床症状出现前，电生理检查就可发现异常

E. 最常累及周围运动神经和感觉神经

[答案] B

【评析】 糖尿病周围神经病变是最常见的慢性并发症之一，为主要致残因素，并可导致其他严重并发症，严重影响患者生活和生存质量。目前认为，单凭症状、体征，诊断糖尿病周围神经病变的重复性很差，主张电生理检查早期诊断。糖尿病周围神经病变是在糖尿病患者中存在的因周围神经功能障碍而引起的症状和体征，与大血管病变无关，

因此选 B。

3. 关于该病变的处理，下列哪项**不正确**

A. 控制血糖，纠正血脂异常，控制高血压

B. 甲钴胺营养神经

C. 非甾体类抗炎药治疗

D. 抗惊厥药，如卡马西平、加巴喷丁等

E. 定期对患者进行病情评估

［答案］ C

【评析】 糖尿病周围神经病变的治疗：血糖控制是治疗糖尿病神经病变的关键和基础。其次，抗血小板、营养神经、控制血脂血压、改善循环，不包括非甾体类抗炎药，因此选 C。

【知识点】 糖尿病周围神经病变是排除其他原因以后，在糖尿病患者中存在的因周围神经功能障碍而引起的症状和体征，至少有两项异常（症状、体征、神经传导速度异常、定量感觉试验测定异常或半定量的其他试验），其最为常见的症状是远端对称性多发性神经病变，主要表现为肢端感觉异常，常呈手套、袜套样分布。糖尿病神经病变的治疗如下。

（1）一般治疗：控制血糖，纠正血脂异常，控制血压。

（2）定期进行筛查及病情评价：确诊为糖尿病后至少每年筛查一次糖尿病周围神经病变，对于糖尿病病程较长，或合并有眼底病变、肾病等微血管并发症的患者，应该每隔 3～6 个月进行复查。

（3）加强足部护理。

（4）对因治疗：①降糖治疗；②神经修复，常用药物如甲钴胺等；③抗氧化应激：常用药物如硫辛酸等；④改善循环药：常用药物如前列腺素类似物（前列地尔和贝前列素钠）、西洛他唑、己酮可可碱、山莨菪碱、钙拮抗药和活血化瘀类中药等；⑤改善代谢紊乱，常用药物如醛糖还原酶抑制药依帕斯他等。

（5）对症治疗：通常采用以下顺序治疗糖尿病周围神经病变患者的疼痛症状：甲钴胺和硫辛酸、抗惊厥药（丙戊酸钠和卡马西、普瑞巴林和加巴喷丁等）、三环类抗抑郁药（阿米替林、丙咪嗪和新选择性 5-羟色胺再摄取抑制药西酞普兰等）。

（三）患者，女性，36 岁，近 2 周常感口干，饮用大量含糖饮料每日 2000～3500 ml，伴尿量增多，每日 3000～4000 ml，体重下降约 4 kg，一天前出现发热、嗜睡。查体：体温 36.7 ℃，皮肤弹性差，两肺呼吸音清，未及啰音，血压 85/50 mmHg，随机血糖 38 mmol/L，二氧化碳结合力 12 mmol/L。

1. 为明确诊断，患者应立即做哪些检查

A. 血胺检查

B. 血糖、血气分析、尿酮体

C. 血培养

D. OGTT 试验

E. 血淀粉酶检测

［答案］ B

【评析】 根据患者的临床表现，有多饮、多尿、多食、体重下降等临床表现，有感染诱因，突然出现意识改变，血糖明显升高，二氧化碳结合力下降，提示可能出现代谢性酸中毒。因此应首先考虑糖尿病酮症酸中毒的可能。为明确诊断，应做血糖、酮体、动脉血气分析等检查。故选 B。

2. 患者首要的抢救措施为

A. 胰岛素皮下注射

B. 纠正电解质紊乱

C. 补充碳酸氢钠

D. 补液

E. 使用脱水药治疗脑水肿

［答案］ D

【评析】 糖尿病酮症酸中毒是糖尿病比较多见的急性并发症。治疗方案主要为：小剂量胰岛素加生理盐水静脉滴注、检测血糖、补液、纠正酸中毒、治疗原发病等，其中补液是最重要的治疗方案。故选 D。

3. 患者入院后急查血钾为 4.0 mmol/L，患者暂时无尿，此时应

A. 补钾治疗

B. 暂不补钾，待血钾降至正常以下时补钾

C. 暂不补钾，待每小时尿量大于 40 ml 时开始补钾治疗

D. 应给予利尿药治疗

E. 无须补钾治疗

［答案］ C

【评析】 酮症酸中毒补钾的原则：在开始胰岛素及补液治疗后，患者的尿量正常，血钾低于 5.5 mmol/L，即可静脉补钾。治疗前已有低钾血症，每小时尿量＞40 ml 时，在胰岛素及补液治疗同时必须补钾。严重低钾血症（＜3.3 mmol/L）可危及生命，此时应立即补钾，当血钾升至 3.5 mmol/L 时，再开始胰岛素治疗。如患者有肾功能不全、血钾过高（＞6.0 mmol/L）或无尿时则暂缓补钾。该患者血钾为 4.0 mmol/L，但无尿，因此暂不补钾。

【知识点】 糖尿病酮症酸中毒，是指糖尿病患者在各种诱因的作用下，体内胰岛素缺乏引起的以高血糖、高酮血症和代谢性酸中毒为主要改变的临床综合征，常见于1型糖尿病，2型糖尿病亦可发生。常见诱因为急性感染、胰岛素不适当减量、饮食不当、胃肠疾病、脑卒中、心肌梗死、创伤、手术、妊娠、分娩等。

(1)诊断：包括患者临床表现和血糖、酮体等检测。①临床表现：口渴、多尿症状加重，口舌干燥，呼气时有酮味(烂苹果味)，心动过速，重者可神志淡漠或昏迷。②辅助检查：可有血糖明显升高，尿糖、尿酮体强阳性，血 pH<7.35 等。

(2)治疗。①胰岛素：生理盐水加小剂量普通胰岛素静脉滴注，常用量为每小时 4～6U 或 0.1U/kg，如第1个小时内血糖下降幅度小于治疗前血糖水平的30%，胰岛素剂量可加倍，当血糖下降到 13.9 mmol/L 时可改为5%葡萄糖加胰岛素继续输注。②监测：每2小时监测血糖1次，测定尿糖和血尿酮体，注意电解质和血气变化并做肝肾功能、心电图等检查，以便及时调整治疗方案。③补液：立即补充生理盐水，纠正脱水。④补钾：在开始胰岛素及补液治疗后，患者的尿量正常，血钾低于 5.5 mmol/L，即可静脉补钾。治疗前已有低钾血症，每小时尿量>40 ml 时，在胰岛素及补液治疗同时必须补钾。严重低钾血症(<3.3 mmol/L)可危及生命，此时应立即补钾，当血钾升至 3.5 mmol/L 时，再开始胰岛素治疗。如患者有肾功能不全、血钾过高(>6.0 mmol/L)或无尿时则暂缓补钾。⑤纠正酸中毒：一般情况下，胰岛素治疗后酮体的产生被抑制，酸中毒可纠正，但动脉血 pH≤7.0 时可用小剂量碳酸氢钠，补碱后监测动脉血气，直到 pH 上升至 7.0 以上。⑥积极对伴发病及诱因进行治疗，消除诱因。

(四)患者，女性，85岁，2型糖尿病17年，近半年间断眼睑及双下肢水肿，血压 160/90 mmHg，尿蛋白(+)，尿糖(++)。

1. 患者最可能诊断为
   A. 慢性肾小球肾炎
   B. 肾动脉硬化
   C. 慢性肾盂肾炎
   D. 狼疮性肾炎
   E. 糖尿病肾病

[答案] E

【评析】 对于已经确诊的糖尿病患者，应密切关注尿蛋白尤其是尿微量白蛋白、肾功能等，如病程中逐渐出现微量白蛋白尿、蛋白尿、肾功能减退，应考虑糖尿病肾病的诊断，对于疑难病例应进行肾穿刺病理检查以明确诊断。患者糖尿病病史多年，出现蛋白尿和下肢水肿，因此首先考虑糖尿病肾病。故选 E。

2. 关于患者目前的治疗正确的是
   A. 选用保肾的中药
   B. 患者血压应控制在 130/80 mmHg
   C. 使用利尿药降压、消除水肿治疗
   D. 因肾漏出蛋白增多，应增加蛋白质摄入量
   E. 因 ACEI 类降压药可能使血肌酐升高，此时不宜使用

[答案] B

【评析】 糖尿病肾病的治疗方案包括：生活方式干预、饮食控制、控制血糖血压、纠正血脂紊乱、控制蛋白尿等，必要时行透析治疗。大于18岁的非妊娠患者血压控制目标<130/80 mmHg，降压药首选血管紧张素转换酶抑制药(ACEI)或血管紧张素受体阻滞药(ARB)类药物。故选 B。

【知识点】 糖尿病肾病的筛查及治疗。

(1)筛查：糖尿病患者在确诊糖尿病后每年都应做糖尿病肾病的筛查。①定期随访尿常规，检查有无尿蛋白；②尿白蛋白与肌酐的比值：对于初诊患者，有条件即可检测尿中的微量白蛋白，如结果异常，则应在3个月内重复检测以明确诊断，此后每年复查；③每年检测血清肌酐浓度，并计算 GFR。

对于上述检查异常者，应及时转诊专科医院，明确诊断。

(2)治疗：①生活方式干预，如糖尿病饮食、控制体重、戒烟及适当运动等。②优质低蛋白饮食，如患者出现显性蛋白尿，即临床糖尿病肾病期时应实施优质低蛋白饮食治疗，肾功能正常者蛋白质摄入量每日为 0.8 g/kg。如蛋白每日摄入量<0.6 g/kg，应适当补充复方 α-酮酸制剂。③控制血糖：尽量选择从肾排泄较少的降糖药，严重肾功能不全者应予以胰岛素治疗，宜选用短效胰岛素，以减少低血糖的发生。④控制血压：>18岁的非妊娠患者血压控制目标为<130/80 mmHg，降压药首选血管紧张素转换酶抑制药(ACEI)或血管紧张素受体阻滞药(ARB)类药物。⑤纠正血脂紊乱。⑥控制蛋白尿：自微量白蛋白尿期(肾病变早期阶段)，无论

有无高血压，首选 ACEI 或 ARB 类药物减少尿白蛋白。开始应用药物前 1～2 周应定期测定血肌酐和血钾浓度。不推荐在血肌酐＞265 μmol/L 的肾病患者中使用。⑦透析治疗和移植：一般 GFR 降至每分钟 15～20 ml 或血清肌酐水平超过 442 μmol/L 时应准备透析治疗，有条件的糖尿病患者可行肾移植或胰肾联合移植。

（五）患者，女性，58 岁。近半年前自觉口渴，饮水量增加，每天约 2500 ml。患者身高 1.53 cm，体重 76 kg，患者空腹血糖 9.6 mmol/L，餐后血糖 13.7 mmol/L。该患者既往无糖尿病史，有胆固醇升高和高血压史。

1. 根据患者的目前情况，建议的治疗方案为

A. 双胍类降糖药
B. 磺脲类降糖药
C. α-葡萄糖苷酶抑制药
D. 胰岛素
E. 饮食及生活方式调整

［答案］ E

【评析】 该患者为新发现的 2 型糖尿病，空腹和餐后血糖均升高。生活方式调整是糖尿病的基础治疗方案，因此，该患者首先考虑采用非药物治疗，包括对其进行糖尿病的自我管理教育、医学营养治疗、适当运动并进行血糖检测，同时应适当减肥，检测血压、血脂，对可能出现的高血压、血脂紊乱进行干预。

2. 患者按照以上建议治疗 1 个月后复查血糖，空腹血糖为 8.5 mmol/L，餐后血糖为 12.2 mmol/L，建议的治疗方案为

A. 双胍类降糖药
B. 磺脲类降糖药
C. 胰岛素治疗
D. α-葡萄糖苷酶抑制药
E. 噻唑烷二酮类药物

［答案］ A

【评析】 如非药物治疗 1 个月后，血糖仍然不达标，则建议药物治疗。该患者 1 个月后复查血糖仍然升高，且体型肥胖，双胍类药物适合超重或肥胖的 2 型糖尿病患者，因此首选双胍类药物治疗，用药后继续随访，故选 A。

3. 患者有胆囊结石病史，一天前出现胆道感染，肝功能异常伴黄疸，建议的治疗方案为

A. 加用磺脲类药物
B. 双胍类药物加量
C. 磺脲类、双胍类和 α-葡萄糖苷酶抑制药联合应用
D. 胰岛素治疗
E. 改为磺脲类药物治疗

［答案］ D

【评析】 该患者出现急性感染、肝功能异常，因此，应停用药物治疗，改为胰岛素调整血糖，因此应该选 D。

【知识点】 2 型糖尿病治疗流程：无论是否采用药物治疗，生活方式干预应当贯穿于 2 型糖尿病的整个治疗过程。若血糖控制不达标，HbAlc≥7%，就采用一线药物治疗：首选双胍类药物；其次为胰岛素促分泌药或 α-葡萄糖苷酶抑制药。若一线药物治疗后血糖控制仍然不达标，HbAlc≥7%，则采用二线药物治疗：首选胰岛素促分泌药或 α-葡萄糖苷酶抑制药；其次为噻唑烷二酮类药物或 DPP-4 抑制药。若治疗后仍然不达标，且 HbAlc≥7%，则采用三线药物治疗，即基础胰岛素或每日 1～2 次的预混胰岛素；胰岛素促分泌药或 α-葡萄糖苷酶抑制药或噻唑烷二酮类药物或 DPP-4 抑制药；GLP-1 激动药。若仍然不达标，则采用四线药物治疗，包括基础胰岛素加餐时胰岛素或每日 3 次预混胰岛素类似物。

（六）患者，女性，57 岁。发现 2 型糖尿病 20 余年，长期每日口服格列苯脲 10 mg/天。查体：血压 150/95 mmHg，双肺未及啰音，双下肢无水肿。眼底检查提示视网膜Ⅲ期。患者空腹血糖 7.0 mmol/L，餐后血糖 11.2 mmol/L，血肌酐 98.7 mmol/L，尿蛋白阴性。

1. 为排除糖尿病肾病，应做哪项检查

A. 肌酐清除率
B. 尿微量白蛋白
C. 24 小时尿蛋白定量
D. 肾动脉超声
E. 尿相差显微镜检查

［答案］ B

【评析】 对于已经确诊的糖尿病患者，应密切关注尿蛋白尤其是尿微量白蛋白、肾功能和血压等，如病程中逐渐出现微量白蛋白尿、蛋白尿、肾功能减退症，则糖尿病肾病的诊断并不困难。糖尿病病史数年出现持续性微量白蛋白尿应疑诊“早期糖尿病肾病”，因此该患者应做尿微量白蛋白检测以判断是否存在糖尿病肾病。故选 B。

2. 经检查，患者被诊断为糖尿病肾病，应首选

哪类药物治疗

A. 利尿药

B. α 受体阻滞药

C. β 受体阻滞药

D. 钙离子拮抗药

E. 血管紧张素转换酶抑制药

［答案］ E

【评析】 ACEI/ARB 类制剂不仅可以控制糖尿病肾病患者的高血压，还有降低蛋白尿及防止肾小球硬化的作用。为此 ACEI/ARB 不仅用于治疗糖尿病肾病高血压，对于不伴高血压的糖尿病肾病患者，ACEI/ARB 同样可用于降低蛋白尿和保护肾功能。目前多主张在出现微量白蛋白尿时开始使用 ACEI/ARB。在使用 ACEI/ARB 的早期，会有血清肌酐的轻度升高，但一般两周左右会自动调节，恢复到用药前水平。因此选 E。

3. 该患者血压控制的目标值为

A. 150/95 mmHg

B. 140/90 mmHg

C. 130/80 mmHg

D. 120/75 mmHg

E. 100/75 mmHg

［答案］ C

【评析】 该患者血压升高，应考虑降压治疗，糖尿病肾病患者降压目标值一般认为应小于 130/80 mmHg。因此选 C。

【知识点】 糖尿病肾病是糖尿病全身性微血管并发症，是糖尿病的主要并发症和死亡原因，亦是导致慢性肾衰竭的主要原因之一。糖尿病肾病治疗的关键在于早期诊断及防治。一旦进入临床蛋白尿期，肾损害则难以逆转。目前通过饮食治疗、强化血糖控制、加强血压控制、纠正脂代谢紊乱、抗氧化应激等治疗，可延缓糖尿病肾病的进展。因此糖尿病的治疗已越来越强调控制和延缓并发症的发展。目前认为，在糖尿患者群中糖尿病肾病发病率为 20%～40%。

（七）患者，男性，43 岁，从事文案工作。体检发现空腹血糖 6.4 mmol/L，患者身高 170 cm，体重 80 kg。

1. 为明确诊断是否患有糖尿病，应做什么检查

A. 复查空腹血糖

B. 检查糖化血红蛋白

C. OGTT

D. 空腹加三餐后血糖

E. 餐后 2 小时血糖

［答案］ C

【评析】 该患者首次发现空腹血糖升高。空腹血糖或餐后 2 小时血糖正常，均不能排除糖尿病；糖化血红蛋白反应患者近 3 个月血糖控制情况。应进一步明确是否存在糖尿病，应做 OGTT 试验。故选 C。

2. 经检查后，该患者诊断为 2 型糖尿病，饮食控制的方案为

A. 总热量 25kcal/标准千克体重，糖类占 650%，蛋白质 1.5 g/标准千克体重，脂肪占 20%～40%

B. 总热量 20kcal/标准千克体重，糖类占 55%，蛋白质 1 g/标准千克体重，脂肪占 20%～30%

C. 总热量 35kcal/标准千克体重，糖类占 65%，蛋白质 0.6 g/标准千克体重，脂肪占 20%～40%

D. 总热量 20kcal/标准千克体重，糖类占 40%，蛋白质 0.6 g/标准千克体重，脂肪占 30%～40%

E. 总热量 30kcal/标准千克体重，糖类占 55%，蛋白质 1 g/标准千克体重，脂肪占 25%～30%

［答案］ E

【评析】 患者为轻体力劳动者，按饮食控制的标准，摄入热量 30～35kcal/标准千克体重，糖尿病饮食中，脂肪不超过总热量 30%，糖类不超过总热量的 50%～60%，因此选择 E。

【知识点】 糖尿病患者应维持合理体重，理想体重(kg)＝身高(cm)－105

每日摄入总热量以休息时每千克理想体重 25～30kcal，轻体力劳动 30～35kcal，中体力劳动 35～40kcal，重体力劳动 40kcal 以上。

脂肪：供能不超过总热量的 30%，饱和脂肪酸不超过总热卡的 10%，胆固醇摄入量少于 300 mg/d。

糖类：供能不超过总热量的 50%～60%，每日定时进三餐，糖类均匀分配，可适量摄入糖醇和非营养性甜味剂。

蛋白质：供能占总热量的 10%～15%，显性蛋白尿者，限制每日蛋白 0.8 g/kg，自 GFR 下降起，予低蛋白饮食，限制每日蛋白 0.6 g/kg，并注意补充复方 α-酮酸制剂。

饮酒：糖尿病患者不推荐饮酒，如饮酒需将热量计入摄入总热量；每日不超过 1～2 份标准量（一份标准量为啤酒 285 ml，清淡啤酒 375 ml，红酒 200 ml 或白酒 30 ml，各约含酒精 10 g）。

膳食纤维：豆类。富含纤维的谷物类（每份食物＝5 g 纤维）。水果、蔬菜和全麦食品均为膳食纤维的良好来源，推荐膳食纤维每日摄入量为 14 g/kcal。

盐：每日食盐摄入量＜6 g。

四、案例分析题

每个案例至少有 3 个提问，每个提问有 5～12 个备选答案，其中正确答案有 1 个或多个，每选择一个正确答案得 1 个得分点，每选择一个错误答案扣 1 个得分点，扣至本问得分点为 0。

患者，男性，36 岁，因“多饮、多食伴消瘦 3 个月”来院治疗，3 个月内体重减轻 10 kg，无明显的口渴、多尿、心悸、发热等症状。

1. 该患者可能是下列哪种（或哪几种）疾病

A. 食管癌

B. 胃癌

C. 重症肝炎

D. 糖尿病

E. 甲状腺功能亢进

［答案］ DE

【评析】 患者多饮、多食伴消瘦考虑内分泌疾病可能性大，消化系统疾病包括消化道肿瘤、肝炎等多数胃纳减少，应首选糖尿病和甲状腺功能亢进，故选 DE。

2. 所做检查：FT_3、FT_4 和 TSH 正常，胸部 X 线片未见明显异常，生化提示，空腹血糖 8.3 mmol/L，下列检查有哪个（或哪些）对于疾病的诊断、病情评估和指导治疗是有必要的

A. 肝功能

B. 尿微量白蛋白

C. 足背动脉搏动

D. 眼底检查

E. 肌电图检查

［答案］ BCDE

【评析】 患者甲状腺功能正常，因此考虑糖尿病的诊断，因此，应该检测尿微量白蛋白、下肢血管超声、眼底、神经电生理。故选 BCDE。

【知识点】 糖尿病患者接诊要点。

（1）问诊：一般情况，包括年龄、饮食、营养状况等；病程特点，包括有无三多一少症状、以往治疗方案、有无慢性并发症等；询问有无高血压、血脂紊乱、代谢综合征等合并症。

（2）体格检查：包括身高、体重、腰围、臀围、血压、眼底检查等，足部检查包括膝反射、动脉搏动、足部溃疡、痛觉、温度觉等。

（3）辅助检查：包括血糖、糖化血红蛋白、血脂、肝肾功能、尿微量白蛋白/尿肌酐、心电图、视力、眼底、肌电图等检查。

3. 如果患者身高 160 cm，体重 75 kg，空腹血糖 8.3 mmol/L，早餐后 2 小时血糖 11.9 mmol/L，尿微量白蛋白排泄率为每分钟 15 μg，下列哪种（或哪几种）治疗方案可以考虑选用

A. 单用饮食治疗

B. 联用饮食和运动治疗

C. 在饮食运动的基础上联用磺脲类和双胍类药物

D. 在饮食运动的基础上单用磺脲类药物

E. 在饮食运动的基础上单用双胍类药物

［答案］ BE

【评析】 饮食和运动治疗是糖尿病治疗的基础，必须贯穿糖尿病治疗的整个过程。患者体型肥胖，双胍类药物应作为超重和肥胖 2 型糖尿病患者的首选用药。因此选择 BE。

4. 以下哪个（或哪几个）指标或检查有必要每年复查 1 次

A. 高密度脂蛋白胆固醇

B. 低密度脂蛋白胆固醇

C. 中密度脂蛋白胆固醇

D. 总胆固醇

E. 甘油三酯

F. 尿微量白蛋白/尿肌酐

G. 眼底检查

H. OGTT

［答案］ ABDEFG

【评析】 糖尿病患者必须每年随访的项目，包括体重、身高、血压、空腹/餐后血糖、尿常规、胆固醇/高、低密度脂蛋白胆固醇/甘油三酯、尿白蛋白/尿肌酐、血肌酐/尿素氮、肝功能、心电图、视力及眼底、足背动脉搏动、神经病变的相关检查。因此选 ABDEFG。

（方宁远）

第21章

支气管哮喘

本章提示

1. 熟悉支气管哮喘的流行病学进展。
2. 掌握支气管哮喘的诊断与鉴别诊断。
3. 掌握支气管哮喘的评估方法。
4. 掌握支气管哮喘的社区处理。
5. 熟悉支气管哮喘的社区预防。

一、单选题(每题1个得分点)

以下每题有5个备选答案，请从中选择1个正确答案。

1. 支气管哮喘的定义是

A. 表现为发热、咳嗽、气喘的一组疾病

B. 气道慢性炎症性疾病

C. 肺部感染性疾病

D. 一种风湿免疫性疾病

E. 急性气道炎症

[答案] B

【评析】 2016年版《支气管哮喘防治指南》中指出支气管哮喘的定义：哮喘是由多种细胞包括嗜酸粒细胞、肥大细胞、T淋巴细胞、中性粒细胞、平滑肌细胞、气道上皮细胞等及细胞组分参与的气道慢性炎症性疾病。

指南中提出，支气管哮喘的临床表现为反复发作的喘息、气急、胸闷或咳嗽等症状，常在夜间及凌晨发作或加重，多数患者可自行缓解或经治疗后缓解，同时伴有可变的气流受限和气道高反应性，随着病程的延长可导致一系列气道结构的改变，即气道重塑。

2016版GINA延续了2014版GINA中对哮喘的定义：哮喘为一种以慢性气道炎症为特点的异质性疾病。主要特点包括多变的呼吸道症状(如喘息、气促、胸闷及咳嗽)和可变的呼气气流受限。2016版GINA突出了哮喘是一种异质性疾病，发病机制复杂多样，存在多种哮喘亚型，其中列举了常见的5种亚型：过敏性哮喘、非过敏性哮喘、迟发型哮喘、伴固定气流受限的哮喘及肥胖型哮喘，但目前对哮喘的表型认识仍不充分。

2. 每年哪一天是“世界哮喘日”

A. 5月10日

B. 5月6日

C. 6月6日

D. 5月30日

E. 10月6日

[答案] B

【评析】 每年的5月6日是“世界哮喘日”，在这一天世界各地均有各种形式的宣传、教育和咨询、义诊活动。

【知识点】 目前，全球至少有3亿哮喘患者，中国哮喘患者约3000万。且近年来全球哮喘患病率呈逐年增长的趋势。2010年在我国8个省市进行的“全国支气管哮喘患病情况及相关危险因素流行病学调查”(CARE研究)，结果显示我国14岁以上人群哮喘患病率为1.24%。哮喘已经成为严重威胁着我国人民身心健康的呼吸系统疾病之一。

3. 支气管哮喘的临床特征之一，叙述正确的是

A. 发作时在双肺可闻及散在或弥漫性湿啰音，呼气相延长

B. 发作时在一侧肺可闻及局限性干啰音，以吸气相为主

C. 发作时在双肺可闻及散在或弥漫性，以呼气相为主的哮鸣音

D. 发作时在两上肺可闻及以吸气相为主的哮鸣音

E. 发作时在两下肺可闻及湿啰音

［答案］ C

【评析】 以呼气相为主的哮鸣音是哮喘发作时常见的特征性临床表现之一。我国2016年《支气管哮喘防治指南》中提出的诊断标准是：

(1)典型哮喘的临床症状和体征：①反复发作喘息、气急，伴或不伴胸闷或咳嗽，夜间及晨间多发，常与接触变应原、冷空气、物理、化学性刺激以及上呼吸道感染、运动等有关；②发作时双肺可闻及散在或弥漫性哮鸣音，呼气相延长；③上述症状和体征可经治疗缓解或自行缓解。

(2)可变气流受限的客观检查：①支气管舒张试验阳性（吸入支气管舒张剂后，FEV_1 增加>12%，且 FEV_1 绝对值增加>200 ml)；②支气管激发试验阳性；③呼气流量峰值（peak expiratory flow，PEF）平均每日昼夜变异率（连续7 d，每日PEF昼夜变异率之和/7)>10%，或PEF周变异率{(2周内最高PEF值－最低PEF值)/[(2周内最高PEF值＋最低PEF)×1/2]×100%}>20%。符合上述症状和体征，同时具备气流受限客观检查中的任一条，并除外其他疾病所引起的喘息、气急、胸闷及咳嗽，可以诊断为哮喘。

【知识点】 哮喘的病史特点是反复发作性喘息、气急、胸闷或咳嗽，患者既往常有类似发作病史，发病多与接触变应原、冷空气、物理、化学性刺激，以及病毒性上呼吸道感染、运动等有关。气喘多呈季节性加重，尤以春秋季多发。家族性哮喘或过敏性湿疹、鼻炎等特应症史也有助于哮喘的诊断。哮喘症状常间歇发生，夜间症状较为明显，缓解期可完全没有症状。因此根据哮喘的临床表现及病史一般可迅速做出诊断。哮喘症状是可变的，因此呼吸系统体检有时可能是正常的。听诊时两肺闻及哮鸣音可确定存在气流阻塞，但有些哮喘患者可能会出现有明显气流阻塞却听不到哮鸣音或只有在用力呼气时才能听到哮鸣音等情况，因此须迅速及时做出判断。注意在严重哮喘病情恶化时，由于患者气流和通气的严重降低，也可听不到喘鸣音。但此时，患者表现出呼吸急促、发绀、意识障碍、不能说话、心动过速、胸廓过度充气、三凹征等辅助呼吸肌过度收缩等体征，可反映出哮喘病情的严重程度。

4. 哮喘的临床缓解期是指

A. 哮喘经过治疗或未经治疗症状明显好转，偶有轻度咳嗽和气喘，肺功能基本恢复，并维持1年以上

B. 哮喘经过治疗或未经治疗症状、体征消失，肺功能有所好转，并维持2个月以上

C. 哮喘经过治疗或未经治疗症状、体征消失，肺功能恢复到急性发作前水平，并维持1年以上

D. 哮喘经过治疗后缓解，近1个月无咳嗽、咳痰和气喘，肺功能基本正常

E. 哮喘经过治疗或未经治疗症状缓解，肺功能基本正常

［答案］ C

【评析】 根据临床表现，哮喘可分为急性发作期、慢性持续期和临床缓解期(表21-1)。

表21-1　支气管哮喘临床分期

期别	主要特点
急性发作期	①喘息、气急、咳嗽、胸闷等症状突然发生，或原有症状急剧加重；②常有呼吸困难；③呼气流量降低；④常有接触变应原、刺激物或呼吸道感染等诱因
慢性持续期	每周均有不同频度和(或)不同程度地出现喘息、气急、胸闷、咳嗽等症状
临床缓解期	①患者无喘息、气息、胸闷、咳嗽等症状；②维持1年以上

5. 一名哮喘患者，表现为焦虑、烦躁不安、呼吸频率加快，虽能正确回答问题，但只能说单字，听诊双肺满布哮鸣音，其诊断为

A. 哮喘急性发作(轻度)

B. 哮喘急性发作(中度)

C. 哮喘急性发作(重度)

D. 哮喘急性发作(危重)

E. 慢性哮喘发作(重度)

[答案]　C

【评析】　根据《支气管哮喘防治指南》中哮喘急性发作时病情严重程度的分级，该患者呼吸急促，焦虑、烦躁不安，因呼吸困难致讲话不能连续成句，双肺满布哮鸣音，可以判断哮喘为重度。

【知识点】　哮喘急性发作，可在数天内逐渐加重，也可能在数小时内急剧加重，偶尔可在数分钟内即危及生命，故应对病情做出正确评估，以便给予及时有效的治疗。《支气管哮喘防治指南》中哮喘急性发作时病情严重程度的分级见表21-2。

表21-2　哮喘急性发作时病情严重程度的分级

临床特点	轻度	中度	重度	危重
气短	步行、上楼时	稍事活动	休息时	
体位	可平卧	喜坐位	端坐呼吸	
讲话方式	连续成句	单词	单字	不能讲话
精神状态	可有焦虑，尚安静	时有焦虑或烦躁	常有焦虑、烦躁	嗜睡或意识模糊
出汗	无	有	大汗淋漓	
呼吸频率	轻度增加	增加	常>30次/分	
辅助呼吸肌活动及三凹征	常无	可有	常有	胸腹矛盾运动
哮鸣音	散在，呼吸末期	响亮、弥漫	响亮、弥漫	减弱、乃至无
心率(次/分)	<100	100～120	>120	脉率变慢或不规则
奇脉	无，<10 mm Hg	可有，10～25 mmHg	常有，>25 mm Hg(成人)	无，提示呼吸肌疲劳
最初支气管扩张药治疗后PEF占预计值或个人最佳值%	>80%	60%～80%	<60%或<100 L/min或作用持续时间<2小时	
PaO_2(吸空气，mm Hg)	正常	≥60	<60	<60
$PaCO_2$(mm Hg)	<45	≤45	>45	>45
SaO_2(吸空气，%)	>95	91～95	≤90	≤90
pH				降低

6. 一名年轻女性，近期出现咳嗽、常感胸闷，夜间自己常可听到气道有喘鸣音，不发热。临床考虑为哮喘，以下哪项肺功能检查结果可帮助诊断

A. 吸入支气管扩张药后，FEV_1增加15%，且FEV_1绝对值增加210 ml

B. 呼气流量峰值(PEF)日内(或2周)变异率达15%

C. 吸入支气管扩张药后，FEV_1增加10%，且FEV_1绝对值增加100 ml

D. 呼气流量峰值(PEF)日内(或2周)变异率<20%。

E. 吸入支气管扩张药后，FEV_1无变化

[答案]　A

【评析】　支气管哮喘的诊断标准是：具有典型哮喘的临床症状和体征，或临床表现不典型者(如无明显喘息或体征)，同时具备气流受限客观检查中的任一条，并除外其他疾病所引起的喘息、气急、胸闷及咳嗽，可以诊断为哮喘。而气流受限的客观检查主要有：①支气管舒张试验阳性(吸入支气管舒张剂后，FEV_1增加>12%，且FEV_1绝对值增加

＞200 ml)；②支气管激发试验阳性；③呼气流量峰值(peak expiratory flow,PEF)平均每日昼夜变异率(连续7天，每日PEF昼夜变异率之和/7)＞10%，或PEF周变异率{(2周内最高PEF值－最低PEF值)/[(2周内最高PEF值＋最低PEF)×1/2]×100%}＞20%。

【知识点】 诊断支气管哮喘通常根据其病史及临床特征，但是测定肺功能，证明患者气流阻塞的可逆性，可大大增加哮喘诊断的可靠程度。肺功能的测定可较为客观地评价气流阻塞的严重程度、可逆性及易变性，有助于哮喘的确诊。支气管激发试验、支气管舒张试验或呼气流量峰值(PEF)是临床常用于诊断哮喘的肺功能检测方法。

(1)支气管舒张试验：是通过测定患者吸入支气管扩张药前后 FEV_1 的变化来判断气道阻塞的可逆性，临床上主要用于诊断支气管哮喘。舒张试验阳性诊断标准：吸入支气管扩张药20分钟后 FEV_1 增加＞12%以上，且绝对值超过200 ml为支气管舒张试验阳性。支气管舒张试验阳性有助于哮喘的诊断。

(2)呼气流量峰值(PEF)：是指用力肺活量测定过程中，呼气流速最快时的瞬间流速，主要反应呼吸肌的力量及气道有无阻塞。正常人一日内不同时间点的PEF值可有差异，称为每日昼夜变异率。可用微型峰测量。测定方法：受试者取立位，口含紧简易峰流速仪，先平静呼吸数次，后深吸气到肺总量位，然后立即以最大的力气和最快的速度用力呼气到残气位。记录指针刻度显示的PEF值，间隔5～10 min后重复1次，至少测3次，取最大PEF值为每次测定值。每日清晨及睡前定时测定PEF，至少连续监测1周后，计算每日PEF变异率。平均每日昼夜变异率(连续7天，每日PEF昼夜变异率之和/7)＞10%，或PEF周变异率{(2周最高PEF值－最低PEF值)/[(2周内最高PEF值＋最低PEF)×1/2]×100%}＞20%。对支气管哮喘有诊断意义。因该法操作简便，常作为哮喘患者病情检测的指标，若日变异率明显增大，提示病情加重，需做相应治疗。

PEF日内变异率＝(日内最高PEF－日内最低PEF)×2/(同日内最高PEF＋最低PEF)×100%。

7. 哮喘重度发作时，治疗措施除吸氧外还应包括下列哪些

A. 及时找出过敏原，去除诱因或进行抗原脱敏疗法

B. 采用拟交感神经药、抗生素和促肾上腺皮质激素

C. 应用免疫抑制药、色甘酸钠或用菌苗疗法

D. 积极改善通气、解除支气管痉挛、去除诱因、适时使用糖皮质激素

E. 使用大剂量广谱抗生素并进行抗原脱敏疗法

[答案] D

【评析】 哮喘急性发作是指患者突然发生喘息、气促、咳嗽、胸闷和呼吸困难等症状，或原有症状急剧加重，常因接触过敏原(即变应原)、刺激性物质或呼吸道感染而诱发。由于支气管平滑肌收缩、气道黏膜水肿、腔内分泌物的增多使气道内直径明显减少，使得气道气流和通气严重降低，此时，患者可表现极度呼吸困难、三凹征明显、口唇明显发绀、神志模糊、说话不连句、心动过速等，提示患者的病情严重。因此，积极救治的目的就是要解除支气管痉挛和低氧血症、积极改善通气，同时控制感染或过敏等诱因。寻找过敏原、进行抗原脱敏疗法不宜在哮喘急性发作时进行。

【知识点】 脱敏疗法又称减敏治疗或变应原特异性免疫疗法(allergen specific immuno therapy,AIT)：是将不能避免的并经皮肤试验或其他方法证实或怀疑的主要变应原(过敏原)物质，制成一定浓度的浸出液，从低浓度开始，以逐渐递增剂量及浓度的方法反复给患者皮下注射，促使体内产生相应的抗体，而达到脱敏目的。适用于变应原(过敏原)明确且在严格的环境控制和药物治疗后仍控制不良的哮喘患者。部分患者经治疗可减轻哮喘症状和降低气道高反应性，但其远期疗效和安全性尚待进一步研究与评价。因为是将变应原(过敏原)物质，制成一定浓度的浸出液，以逐渐递增剂量及浓度的方法进行注射，故减敏疗法需要很长时间，约两年或更长。减敏疗法是将过敏原注射进患者体内使产生耐受力，因此可能会有全身反应，加重哮喘，应在医师指导下进行，禁止在哮喘急性发作时进行。患者注射后半小时应该留在医院观察，以便有紧急情况如呼吸急促、皮肤红肿发痒能尽快处理。舌下给药(SLIT)较皮下注射简便，过敏反应发生率较低，但长期疗效尚待进一步验证(证据等级A)。

8. 长期治疗哮喘的首选药物是

A. 坚持口服糖皮质激素
B. 吸入型糖皮质激素(ICS)
C. 口服抗生素
D. 白三烯受体拮抗药孟鲁司特
E. 抗 IgE 单克隆抗体

[答案]　B

【评析】　支气管哮喘是慢性气道炎症性疾病，吸入型糖皮质激素(ICS)被推荐作为长期治疗持续性哮喘的首选药物。

【知识点】　支气管哮喘是慢性气道炎症性疾病，表现为反复发作性的喘息、气急、胸闷或咳嗽等症状，目前尚不能根治，因此目前的观点是，治疗哮喘应坚持以抑制炎症为主的规范治疗，应用最少的药物达到哮喘的最佳临床控制，并长期维持。激素是最有效的控制气道炎症的药物。吸入型糖皮质激素(ICS)被推荐作为长期治疗持续性哮喘的首选药物。吸入激素的局部抗炎作用强，由于药物直接作用于呼吸道，所需剂量较小。通过消化道和呼吸道进入血液药物的大部分被肝脏灭活，因此全身性不良反应较少。ICS 可有效控制气道炎症、降低气道高反应性、减轻哮喘症状、改善肺功能、提高生活质量、减少哮喘发作的频率和减轻发作时的严重程度，降低病死率。其他治疗药物和治疗方案如 ICS/长效 β2 受体激动药(LABA)复合制剂(证据等级 A)，ICS/福莫特罗复合制剂用于维持或缓解治疗方案(证据等级 A)，均可明显提高治疗效果。对那些需要使用大剂量 ICS 来控制症状或预防急性发作的患者，仍应特别关注 ICS 相关的不良反应。口服糖皮质激素仅适用于中度哮喘发作、慢性持续哮喘吸入大剂量吸入激素联合 LABA 仍不能控制的持续性哮喘和激素依赖型哮喘，和作为静脉应用激素治疗后的序贯治疗。可以在吸入治疗基础上叠加小剂量口服激素维持治疗。长期口服激素会引起较多全身副作用，因此必须严格掌握适应证。白三烯受体拮抗剂是通过对气道平滑肌和其他细胞表面白三烯受体的拮抗来抑制肥大细胞和嗜酸粒细胞释放的半胱氨酰白三烯的致喘和致炎作用，本品可减轻哮喘症状、改善肺功能、减少哮喘的恶化。但其作用不如吸入激素，也不能取代激素。可作为联合治疗中的一种药物，减少中至重度哮喘患者每天吸入激素的剂量，并可提高吸入激素治疗的临床疗效。抗 IgE 单克隆抗体一般可应用于血清 IgE 水平增高的哮喘患者。目前它主要用于经过吸入糖皮质激素和 LABA 联合治疗后症状仍未控制的严重哮喘患者。其远期疗效与安全性有待进一步观察。

9. 吸入型糖皮质激素(ICS)是长期治疗哮喘的首选药物，其主要优点是

A. 局部抗炎作用强、所需剂量较小、全身性不良反应较少
B. 所需剂量较小、可以反复多次吸入，没有全身性不良反应
C. 吸入后症状迅速控制，不需再用其他药物
D. 局部抗炎作用强、不会通过消化道和呼吸道进入血液
E. 吸烟不会降低吸入型糖皮质激素的效果

[答案]　A

【评析】　吸入型糖皮质激素(ICS)是目前控制哮喘最有效的药物，被推荐作为长期治疗持续性哮喘的首选药物。ICS 通过吸气过程给药，药物直接作用于呼吸道，局部抗炎作用强，而所需剂量较小。通过消化道和呼吸道进入血液的药物大部分被肝灭活，因此全身性不良反应较少。

【知识点】吸入型糖皮质激素应用。

(1)研究结果已证明吸入糖皮质激素可以有效减轻哮喘症状、改善患者的肺功能，从而降低气道高反应性，并控制气道炎症，可减少患者哮喘发作的频率和减轻其发作的严重程度，提高患者生活质量和降低病死率。

(2)多数哮喘患者吸入小剂量激素即可使哮喘得到较好控制，但有少部分患者需吸入较大剂量糖皮质激素才能控制症状。因此需在医生的指导下调节吸入激素剂量，不能盲目过多增加吸入激素剂量。

(3)有认为吸烟可以降低吸入糖皮质激素的效果，因此吸烟患者应戒烟并给予较高剂量的吸入糖皮质激素。

(4)吸入糖皮质激素的剂量与预防哮喘严重急性发作的作用之间有非常明确的相关性，所以，严重哮喘患者长期大剂量吸入激素是有益的。

(5)吸入激素的局部不良反应有声音嘶哑、咽部不适和念珠菌感染。吸药后及时用清水漱口，或选用干粉吸入剂或加用储雾器可减少这些不良反应。

(6)吸入糖皮质激素的全身不良反应较小。但长期高剂量吸入糖皮质激素后有可能出现的全身不良反应主要有皮肤瘀斑、肾上腺功能抑制和骨密度降低等。也有研究表明吸入糖皮质激素可能与

白内障和青光眼的发生有关。

(7)目前没有证据表明吸入糖皮质激素可能会增加肺部感染(包括肺结核)的发生率,伴有活动性肺结核的哮喘患者可以在抗结核治疗的同时给予吸入激素治疗。

(8)目前市场常用的吸入型糖皮质激素主要有丙酸氟替卡松、布地奈德和二丙酸倍氯米松,全身不良反应较少。

10. 应用茶碱治疗哮喘时,尤其是静脉给药,在有条件情况下应监测其血药浓度,安全的血药浓度范围应在

A. 6～15 mg/L
B. 15～25 mg/L
C. 10～20 mg/L
D. 16～26 mg/L
E. 6～26 mg/L

[答案]　A

【评析】　茶碱的作用在于其有舒张支气管平滑肌作用,且有强心、利尿、扩张冠状动脉、兴奋呼吸中枢和呼吸肌等作用。但由于茶碱的"治疗窗"窄,且茶碱代谢存在较大的个体差异,有可能引起心律失常、血压下降甚至死亡,因此在有条件的情况下应监测其血药浓度,及时调整浓度和滴速。茶碱有效、安全的血药浓度范围应在 6～15 mg/L。许多因素会影响茶碱代谢,如发热性疾病、妊娠,抗结核治疗可以降低茶碱的血药浓度;而肝疾病、充血性心力衰竭及合用西咪替丁、喹诺酮类或大环内酯类等药物可影响茶碱代谢而使其排泄减慢,增加茶碱的毒性作用,应引起重视,并酌情调整剂量。

11. 关于支气管哮喘的治疗,下列哪项是错误的

A. 找出过敏原,去除诱因
B. 进行抗原脱敏疗法
C. 长期口服肾上腺糖皮质激素
D. 使用孟鲁司特
E. 使用色甘酸钠

[答案]　C

【评析】　激素是最有效的控制气道炎症的药物,ICS 是经典的哮喘控制药物。口服糖皮质激素仅适用于中度哮喘发作、慢性持续哮喘吸入大剂量吸入性激素联合治疗无效的患者和作为静脉应用激素治疗后的序贯治疗。长期口服激素会引起较多全身不良反应,如骨质疏松症、高血压、糖尿病、下丘脑-垂体-肾上腺轴的抑制、肥胖症、白内障、青光眼、皮肤菲薄导致皮纹和瘀斑、肌无力等。对于伴有结核病、寄生虫感染、骨质疏松、青光眼及糖尿病、严重抑郁或消化性溃疡的哮喘患者,全身给予激素治疗时应慎重并应密切随访。长期甚至短期全身使用激素的哮喘患者可能感染致命的疱疹病毒,应引起重视,尽量避免这些患者暴露于疱疹病毒。因此口服糖皮质激素必须严格掌握适应证。

【知识点】　2014 版 GINA 报告根据新的临床研究证据,更新了 5 级哮喘药物阶梯,要点包括:①控制药物明确分为首选和备选;②强调 ICS 和 ICS＋长效 β_2 受体激动药(LABA)在哮喘治疗中的地位;③推荐 ICS＋福莫特罗作为缓解药物。ICS 是经典的哮喘控制药物,低剂量的 ICS 能够减轻症状,改善肺功能,提高生活质量,降低急性加重、住院及死亡风险。白三烯受体拮抗药(如孟鲁司特)和缓释茶碱被列为备选控制药物。

2016 版 GINA 延续了 2014 版 GINA 对阶梯治疗方案的更新,明确了不同阶梯的首选及备选治疗药物,提升了 ICS 的地位,仍推荐 ICS/福莫特罗作为缓解药物。每日规律使用低剂量 ICS 的治疗方法,可高度有效地减轻哮喘症状,降低相关哮喘发作、住院和死亡等风险。

12. 抢救重度支气管哮喘,下列哪一项措施一般**不用**

A. 静脉滴注氨茶碱
B. 静脉滴注糖皮质激素
C. 氧气吸入
D. 注射强心药
E. 静脉补充液体

[答案]　D

二、多选题(每题 1 个得分点)

以下每题有 5 个备选答案,其中正确答案为 2 个或者 2 个以上,多选、少选、错选均不得分。

1. 关于支气管哮喘,以下那些叙述正确

A. 反复发作喘息、胸闷、咳嗽等症状,常在夜间和(或)清晨发作、加剧
B. 双肺可闻及散在或弥漫性哮鸣音,以呼气相为主
C. 喘息、胸闷、咳嗽等症状可经治疗缓解或自行缓解
D. 需除外其他疾病所引起的喘息、气急、胸闷和咳嗽
E. 没有咳嗽、咳痰,只表现为气喘

[答案]　ABCD

【评析】　支气管哮喘是常见的慢性气道炎症性疾病，其主要临床表现即为反复发作喘息、气急、胸闷、咳嗽等症状，多以在夜间和(或)清晨发作、加剧。体检双肺可闻及以呼气相为主的散在或弥漫性哮鸣音，且大多数患者可经药物治疗得到控制，部分可自行缓解。但有些疾病也会表现为气喘、咳嗽、胸闷、喘鸣和肺部哮鸣音，如心源性哮喘(左心功能不全)、喘息性支气管炎和慢性阻塞性肺疾病、中央型肺癌、气管支气管结核、复发性多软骨炎或气管吸入异物等，因此需详细了解病史，进行细致的体格检查和必要的辅助检查，加以诊断和鉴别诊断(表21-3)。

【知识点】　支气管哮喘的诊断：①典型的支气管哮喘病例根据“三性”，即喘息症状的反复发作性、发病时肺部哮鸣音的弥漫性和气道阻塞的可逆性，可做出诊断。②不典型哮喘可以表现为顽固性咳嗽或阵发性胸闷，只咳不喘，以咳嗽为唯一症状的哮喘称之为咳嗽变异性哮喘。不典型哮喘的咳嗽或胸闷症状常常呈季节性，部分患者患有其他变态反应性疾病或有家族过敏史。气道反应性测定、支气管激发试验或支气管舒张试验有助于不典型哮喘的诊断。给予平喘和抗过敏治疗后症状明显缓解。

表21-3　支气管哮喘与其他疾病鉴别要点

	哮喘	左心功能不全	慢性阻塞性肺疾病	上气道阻塞性病变
呼吸困难特点	发作性、阵发性、呼气性	阵发性、端坐	喘息和劳力性	吸气性
其他症状	干咳、胸闷等	心悸、粉红色泡沫痰	慢性咳嗽、咳痰	根据阻塞原因不同而不同
体征	哮鸣音为主	哮鸣音、广泛湿啰音	干湿啰音并存	吸气性喘鸣
病史	过敏原接触、部分有家族史	高血压或心脏病史	长期吸烟、有害气体接触等	可有异物吸入史
影像学	无特殊	肺淤血、肺水肿、心影扩大	肺纹理增多、粗乱；肺气肿征	上气道异物、肿瘤表现
支气管扩张药治疗反应	可迅速缓解	可暂时或无明显缓解	有一定缓解	无明显缓解
其他	无	无	无	气管镜下可见异物、肿物

2. 支气管哮喘的诊断除了病史和体格检查外，下列哪些辅助检查可帮助诊断

A. 气道反应性测定

B. 过敏原(特异性变应原)检测

C. 支气管舒张试验

D. 痰培养加药物敏感试验

E. 呼气峰流速(PEF)

[答案]　ABCE

【评析】　支气管哮喘的诊断除了病史和体格检查外，一些辅助检查可帮助诊断和鉴别诊断，并有助于病情严重程度的判断。

(1)呼吸功能测定：①气道反应性测定(支气管激发试验)；②支气管舒张试验；③呼气峰流速(PEF)。呼吸功能测定有助于确诊哮喘，也是评估哮喘控制程度的重要依据之一。对于有哮喘症状但肺功能正常的患者，测定气道反应性和PEF日内变异率有助于确诊哮喘。

(2)气道炎症的无创性标志物：①呼出气成分NO分压(FeNO)测定；②痰嗜酸性粒细胞或中性粒细胞计数。

(3)变态反应状态评估：①过敏原(特异性变应原)检测；②总IgE(TIgE)和嗜酸阳离子蛋白(ECP)。

【知识点】　2014GINA在支气管哮喘诊断方面提出的要点主要有：①强调了肺功能测定的重要性，要求尽可能在治疗前进行肺功能测定，而不是依靠“典型症状”诊断哮喘。②除常规舒张试验、激发试验、PEF变异率外，“4周抗炎治疗后肺功能明显改善”和“不同次就诊测定肺功能显著差异”可以作为“可逆性气流阻塞”的证据。2016版GINA同

样认为哮喘的诊断应根据特有的症状类型和可变性气流受限证据，通过支气管舒张可逆性试验或其他试验加以证实。若可能，在开始控制性治疗前提供哮喘的诊断依据。通常治疗后再证实哮喘很难。

3. 支气管哮喘急性发作期的主要特点有

A. 喘息、咳嗽等突然发生，或原有症状急剧加重

B. 常有呼吸困难

C. 常咳出粉红色泡沫痰

D. 常有接触变应原、刺激物或呼吸道感染等诱因

E. 呼气流量降低

［答案］　ABDE

【评析】《支气管哮喘防治指南》2016 版与 2013 版中均指出，哮喘急性发作期的主要特点是指喘息、气急、咳嗽、胸闷等症状突然发生，或原有症状急剧加重，常有呼吸困难，以呼气流量降低为其特征，常因接触变应原、刺激物或呼吸道感染诱发。咳粉红色泡沫痰常是左心衰竭的表现，此类患者多有高血压、冠状动脉粥样硬化性心脏病、风湿性心脏病等病史，体检两肺可闻及较多的湿啰音和少许哮鸣音，左心增大，心前区奔马律及病理性杂音，影像学检查可显示肺水肿、肺淤血，左心增大。

【知识点】《支气管哮喘防治指南》2016 版提出的哮喘分期如下。

(1)急性发作期：是指喘息、气急、咳嗽、胸闷等症状突然发生，或原有症状急剧加重，并呼气流量降低为其特征，常因接触变应原、刺激物或呼吸道感染诱发。

(2)慢性持续期：是指患者每周均不同频度和(或)不同程度地出现喘息、气急、胸闷、咳嗽等症状。

(3)临床缓解期：指患者无喘息、气急、胸闷、咳嗽等症状，并维持 1 年以上。

(注：2016GINA 未见有哮喘分期)

4. 诊断支气管哮喘主要须与下列哪些疾病鉴别

A. 左心衰竭(心源性哮喘)

B. 变应性支气管肺曲霉病(ABPA)

C. 慢性阻塞性肺疾病(COPD)

D. 上气道阻塞性病变

E. 支气管扩张

［答案］　ABCDE

【评析】　许多疾病都会表现气喘、咳嗽、胸闷、喘鸣和肺部哮鸣音，如心源性哮喘(左心功能不全)、慢性阻塞性肺疾病、中央型肺癌或气管吸入异物等，因此需详细了解病史，进行细致的体格检查和必要的辅助检查，加以诊断和鉴别诊断(表 21-4)。

【知识点】　2016 GINA 列出了成人、青少年和 6～11 岁儿童年哮喘的鉴别诊断(表 21-4)。

表 21-4　成人、青少年和 6－11 岁儿童年哮喘的鉴别诊断

年龄(岁)	疾病	症状
6～11	①慢性上呼吸道咳嗽综合征；②吸入异物；③支气管扩张；④原发性纤毛运动障碍；⑤先天性心脏疾病；⑥支气管、肺发育不良；⑦囊性纤维化	①打喷嚏，鼻痒、鼻塞，经常要清嗓子；②突然发病，一侧局部哮鸣音；③反复感染，咳嗽、咳痰；④反复感染，咳嗽、咳痰，鼻窦炎；⑤心脏杂音；⑥早产，自出生后就有症状；⑦反复咳嗽和大量黏液，胃肠道症状
12～39	①慢性上呼吸道咳嗽综合征；②声带功能障碍；③过度换气，呼吸功能障碍；④支气管扩张；⑤囊性纤维化；⑥先天性心脏疾病；⑦α_1-抗胰蛋白酶缺乏症；⑧吸入异物	①打喷嚏，鼻痒、鼻塞，经常要清嗓子；②呼吸困难，吸气喘息(喘鸣)；③头晕，感觉异常，叹息；④咳嗽、咳痰，反复感染；⑤反复咳嗽和大量黏液；⑥心脏杂音；⑦气短，早期肺气肿家族病史；⑧突然发病
≥40	①声带功能障碍；②过度换气，呼吸功能障碍；③COPD；④支气管扩张；⑤心力衰竭；⑥药物相关的咳嗽；⑦肺实质疾病；⑧肺栓塞；⑨大气道阻塞	①呼吸困难，吸气喘息(喘鸣)；②头晕，感觉异常，叹息；③咳嗽，咳痰，劳力性呼吸困难，吸烟或有害物暴露史；④咳嗽、咳痰，反复感染；⑤劳力性呼吸困难，夜间阵发性呼吸困难；⑥使用血管紧张素转换酶(ACE)抑制药治疗；⑦劳力性呼吸困难，咳嗽，少痰，杵状指；⑧突然发生呼吸困难，胸痛；⑨呼吸困难，对支气管扩张药无反应

5. 如何评估哮喘病情已得到完全控制

A. 白天无症状(或≤2 次/周)

B. 无哮喘发作,活动不受限

C. 无夜间症状/憋醒等情况

D. 肺功能(PEF 或 FEV_1)正常

E. 需要口服激素治疗

[答案]　ABCD

【评析】　哮喘病情是否得到控制,可根据临床表现、用药频率及肺功能(PEF 或 FEV_1)等分为 3 个等级:良好控制,部分控制,未控制。

【知识点】　根据表 21-5 或表 21-6 的方法,临床医师较易掌握如何判断哮喘病情是否得到控制,有助于指导临床治疗。

表 21-5　哮喘控制水平的分级(2013 中国支气管哮喘防治指南基层版)

	完全控制(满足以下所有条件)	部分控制(在任何 1 周内出现以下 1-2 项特征)	未控制(在任何 1 周内出现以下≥3 项特征)
日间症状	无(或≤2 次/周)	＞2 次/周	＞2 次/周
活动受限	无	有	有
夜间症状/憋醒	无	有	有
需要使用缓解药的次数	无(或≤2 次/周)	＞2 次/周	＞2 次/周
肺功能(PEF 或 FEV1)	正常或≥正常预计值/本人最佳值的 80%	＜正常预计值(或本人最佳值)的 80%	＜正常预计值(或本人最佳值)的 80%
急性发作	无	≥每年 1 次	在任何 1 周内出现 1 次

表 21-6　成人、青少年和 6－11 岁儿童哮喘控制评估(2014GINA 和 2016 年版中国支气管哮喘防治指南)

过去 4 周,患者存在			良好控制	部分控制	未控制
日间哮喘症状每周＞2 次	是	否	无	存在 1～2 项	存在 3～4 项
夜间因哮喘憋醒	是	否			
使用缓解药次数每周＞2 次	是	否			
哮喘引起的活动受限	是	否			

6. 哮喘长期维持治疗目标是

A. 维持正常的活动水平

B. 达到并维持症状控制

C. 防止哮喘急性发作

D. 防止哮喘药物治疗的不良反应

E. 避免哮喘死亡

[答案]　ABCDE

【评析】　哮喘是常见的威胁人们身心健康的慢性呼吸系统疾病之一,它对患者及其家庭和社会都有明显影响。哮喘目前虽然尚不能根治,但以抑制炎症为主的规范治疗能够控制哮喘临床症状,可使患者维持正常的生活和工作。因此哮喘的治疗应以患者的病情严重程度为基础,根据其控制水平选择适当的治疗方案。选择哮喘药物既要考虑药物的疗效及其安全性,也要考虑患者的实际状况。为每个患者制订哮喘防治计划,定期随访、监测,改善患者的依从性,并根据患者病情变化及时修订治疗方案。应该可以达到症状控制、防止哮喘急性发作、避免哮喘死亡的目的。

【知识点】　2016 年版中国支气管哮喘防治指南提出哮喘管理的长期目标是:①达到良好的症状控制并维持正常活动水平;②最大程度降低急性发作、固定性气流受限和不良反应的未来风险(证据等级 A)。在与患者制定哮喘管理的共同目标时,要考虑到不同的医疗制度、药物的可及性、文化差异和个人喜好等因素(证据等级 A)。

7. 具有哮喘相关死亡高危因素的患者包括

A. 在过去 1 年中曾因哮喘而住院或看急诊

B. 正在使用或最近刚刚停用口服激素

C. 过分依赖速效 β_2受体激动药,每月使用沙丁胺醇超过 1 支者

D. 目前未使用吸入激素

E. 有心理疾病或社会-心理问题

［答案］ ABCDE

【评析】 哮喘是一种慢性气道炎症性疾病，临床表现即为反复发作的喘息、气急、胸闷、咳嗽等症状，常在夜间和(或)清晨发作、加剧，大多数患者可经药物治疗得到控制。但有些患者会因环境和(或)个人体质等变化病情加重或控制不良，对于这类患者需要给予高度重视，让患者尽早到医院就诊。

【知识点】 高危患者包括：①曾经有过气管插管和机械通气的濒于致死性哮喘的病史；②在过去1年中因为哮喘而住院或看急诊；③正在使用或最近刚刚停用口服激素；④目前未使用吸入激素；⑤过分依赖速效 $β_2$-受体激动药，特别是每月使用沙丁胺醇(或等效药物)超过1支的患者；⑥有心理疾病或社会-心理问题，包括使用镇静药；⑦有对哮喘治疗计划不依从的历史；⑧有食物过敏史。

8. 哮喘患者长期治疗方案包括

A. 环境因素控制

B. 哮喘教育

C. 按需使用短效 $β_2$受体激动药

D. 控制性药物［如吸入性糖皮质激素(ICS)、缓释茶碱等］

E. 长期使用抗菌药物

［答案］ ABCD

9. 治疗哮喘的药物分为控制药物和缓解药物两大类，其中控制药物包括

A. 吸入性糖皮质激素(ICS)

B. 白三烯调节药

C. 缓释茶碱

D. 色苷酸钠

E. 长效 $β_2$受体激动药(须与吸入激素联合应用)

［答案］ ABCDE

【评析】 治疗哮喘的药物分为：①控制药物，是指需要长期每天使用的药物。这些药物主要通过抗炎作用使哮喘达到和维持临床控制。②缓解药物，是指按需使用的药物。这些药物通过迅速解除支气管痉挛而缓解哮喘症状

【知识点】 支气管哮喘常用治疗药物分类(表21-7)。

表21-7　常用治疗药物分类

缓解药物	控制药物
速效吸入 $β_2$-受体激动药	吸入糖皮质激素
全身用激素	全身用激素
吸入性抗胆碱能药物	白三烯调节药
短效茶碱	长效 $β_2$受体激动药(LABA，须与吸入激素联合应用)
短效口服 $β_2$受体激动药	缓释茶碱
	色苷酸钠
	抗IgE抗体

10. 常用治疗支气管哮喘的药物包括下列几种

A. β2受体激动药

B. 白三烯调节药

C. 吸入性糖皮质激素(ICS)

D. 色苷酸钠

E. 抗菌药物

［答案］ ABCD

【评析】 常用的治疗哮喘的药物一般分为：①控制药物，如吸入性糖皮质激素、白三烯调节药、长效 $β_2$受体激动药和色苷酸钠等。②缓解药物，如速效吸入 $β_2$受体激动药和短效口服 $β_2$受体激动药等。治疗哮喘不建议常规使用抗菌药物，因为大多数哮喘急性发作并非由细菌感染引起，要严格控制抗菌药物的使用指征，除非有细菌感染的证据，或属于重度或危重哮喘急性发作。

【知识点】 常用治疗哮喘药物(表21-8)。

表 21-8　常用治疗哮喘药物一览表

药物类别	药理作用	药物名称	用法和用量	注意事项
1. 糖皮质激素				局部抗炎作用强，全身不良反应较小，需要长期使用，可能引起咽部不适、声音嘶哑和念珠菌感染；大剂量应用可加重骨质疏松症、高血压、糖尿病、下丘脑-垂体-肾上腺轴的抑制、肥胖症、白内障、青光眼、皮肤瘀斑。对于伴有活动性结核病、骨质疏松、青光眼、糖尿病、严重抑郁或消化性溃疡的患者应慎用
(1)吸入激素	抑制气道炎症的多个环节，减少微血管渗漏，降低气道高反应性	二丙酸倍氯米松 布地奈德 丙酸氟替卡松 环索奈德	每日 200～1000 μg 每日 200～800 μg 每日 125～500 μg 每日 80～120 μg	
(2)全身用激素				上述全身不良反应比吸入激素多而严重
口服激素		泼尼松 甲泼尼龙	每日 30～40 mg，5～10 天 每日 24～32 mg	
静脉用激素		琥珀酸氢化可的松	每次 100～200 mg，静脉滴注，必要时 4～6 小时重复 1 次	
		甲泼尼龙琥珀酸钠	每次 40～80 mg，静脉滴注，必要时 4～12 小时重复 1 次	
		地塞米松	每次 5～10 mg，静脉滴注或推注	对垂体和肾上腺的抑制作用强而持久
2. β_2受体激动药	通过对气道平滑肌和肥大细胞等细胞膜表面的 β_2 受体的作用，舒张气道平滑肌、减少肥大细胞和嗜碱性粒细胞脱颗粒和介质的释放、降低微血管的通透性、增加气道上皮纤毛的摆动等，缓解哮喘症状			不宜长期规律单独使用
(1)速效-短效 (2)速效-长效 (3)慢效-短效 (4)慢效-长效 (5)透皮吸收剂型		沙丁胺醇气雾剂 特布他林气雾剂 福莫特罗干粉吸入剂 沙丁胺醇片剂 沙美特罗干粉吸入剂 妥洛特罗贴剂	每次 1～2 喷，按需给药 每次 1～2 喷，按需给药 每次 1～2 吸，每日不超过 8 吸 每次 1～2 片，每日 3～4 次 每次 1 吸，每日 2 次 每日贴 1 次(0.5～2 mg)	
3. 茶碱	具有舒张支气管平滑肌和强心、利尿等作用			有效血药浓度与中毒浓度接近，且影响茶碱代谢的因素较多(如同时应用西咪替丁、喹诺酮类或大环内酯类抗菌药物等可影响茶碱代谢而使其排泄减慢，增加其毒性)

（续　表）

药物类别	药理作用	药物名称	用法和用量	注意事项
(1)口服				
普通剂型茶碱		氨茶碱	每次0.1～0.2 g,每日3次	
		多索茶碱	每次0.1～0.2 g,每日2次	
缓(控)释剂型茶碱		茶碱缓释片	每次0.2～0.4 g,每日2次	
(2)静脉滴注		氨茶碱	首次负荷剂量4～6 mg/kg,维持剂量每小时0.5～0.8 g/kg	
		多索茶碱	每次0.3 g,每日1次	
4. 抗但碱药物	与气道平滑肌上的M受体结合,舒张支气管			可引起口干等症状。早期妊娠妇女和患有青光眼或前列腺肥大的患者应慎用
(1)短效		异丙托溴铵气雾剂	每次20～60 μg(2～3喷),每日3～4次	
		异丙托溴铵雾化溶液	每次0.25～0.5 mg(1～2 ml),每日3～4次	
(2)长效		噻托溴铵干粉吸入剂	每次18 μg(1吸),每日1次	
5. 白三烯调节药	抑制肥大细胞和嗜酸性粒细胞释放半胱氨酰白三烯的致喘和致炎作用	孟鲁司特片	每次10 mg,每日1次	

11. 吸入性糖皮质激素(ICS)的局部不良反应主要是

A. 声音嘶哑

B. 念珠菌感染

C. 消化道出血

D. 咽部不适

E. 骨质疏松

[答案]　ABD

【评析】　糖皮质激素是目前最有效的控制哮喘气道炎症的药物,吸入型糖皮质激素(ICS)被推荐作为长期治疗持续性哮喘的首选药物。吸入激素的局部抗炎作用强,由于药物直接作用于呼吸道,所需剂量较小。通过消化道和呼吸道进入血液药物的大部分被肝灭活,因此全身性不良反应较少。吸入激素的不良反应主要有声音嘶哑、咽部不适和念珠菌感染。吸药后及时用清水漱口,选用干粉吸入剂或加用储雾器可减少上述不良反应。

【知识点】　吸入型糖皮质激素是抑制气道黏膜炎症最有效的药物,激素吸入后可迅速直接到达炎症部位局部,直接抑制与哮喘有关的炎症细胞,降低炎症细胞释放炎症介质,减轻黏膜水肿,抑制气道黏膜腺体过度分泌,降低气管高反应性。吸入用药可使激素雾化为直径5um左右的微粒,迅速、直接地作用于气道靶位。吸入激素由于是局部给药,常规剂量下对下丘脑-垂体-肾上腺(HPA)轴无明显抑制作用,具有局部药物(肺内沉积)浓度高、气道内药物活性大、疗效好和全身不良反应少等特点。吸入型糖皮质激素适用于不同年龄、不同哮喘严重程度的患者,是目前最为安全有效的治疗方法。不过,长期大剂量使用吸入型糖皮质激素可能会加重骨质疏松、高血压、糖尿病及肥胖、青光眼、白内障、皮肤瘀斑、下丘脑-垂体-肾上腺抑制等,因此对伴有活动性肺结核、严重抑郁和消化性溃疡患者及上述疾病患者大剂量使用要慎重。

12. 口服糖皮质激素应注意下列哪些情况

A. 一般用于中度哮喘发作

B. 可用于慢性持续哮喘吸入大剂量吸入性激素联合治疗无效的患者

C. 可作为静脉应用激素治疗后的序贯治疗

D. 一般使用半衰期较短的激素

E. 地塞米松可长期使用

［答案］　ABCD

【评析】　全身使用激素，一般推荐使用口服泼尼松龙，每日30～50 mg，5～10日。哮喘指南中指出，口服给药适用于中度哮喘发作、慢性持续哮喘吸入大剂量吸入性激素联合治疗无效的患者和作为静脉应用激素治疗后的序贯治疗。一般使用半衰期较短的激素(如泼尼松、泼尼松龙或甲泼尼龙等)。虽然全身使用激素在治疗哮喘中不推荐为首选，但是对于严重的急性哮喘是需要的，因为它可以预防哮喘的恶化、减少因哮喘而急诊或住院的机会、降低病死率。具体使用要根据患者病情的严重程度，当哮喘症状缓解或其肺功能已经达到个人最佳值，可以考虑停药或减量。地塞米松因对垂体-肾上腺的抑制作用大，不推荐长期使用。

【知识点】　糖皮质激素(glucocorticoid，GCS)是由肾上腺皮质中束状带分泌的一类甾体激素，主要为皮质醇(cortisol)，具有调节糖、脂肪和蛋白质的生物合成和代谢的作用，还具有抑制免疫应答、抗炎、抗毒、抗休克作用。在临床工作中，中激素因具有较强的抗炎、抗变态反应作用故而被广泛应用于支气管哮喘治疗中。但长期大量应用糖皮质激素会引起许多不良反应：如皮质功能亢进综合征、诱发或加重感染、诱发或加重溃疡病、诱发高血压和动脉硬化、引起骨质疏松、肌肉萎缩、伤口愈合延缓、诱发精神病和癫痫、抑制儿童生长发育，以及高血糖倾向、股骨头坏死。

长期大量应用糖皮质激素还不能贸然快速停药，否则会引起停药反应。如肾上腺皮质萎缩或功能不全，甚至引发肾上腺危象发生、反跳现象和停药症状等。因此使用糖皮质激素一定要慎重，尤其是全身使用时。

13. 哮喘急性发作的处理原则

A. 去除诱因

B. 解痉平喘

C. 纠正缺氧

D. 适时、足量全身使用糖皮质激素

E. 强心利尿

［答案］　ABCD

【评析】　哮喘急性发作的常见诱因有接触变应原、吸入冷空气、物理、化学性刺激及上呼吸道感染、运动等。因此去除诱因，可以减轻诱因对呼吸道的持续刺激，有利于控制病情。吸氧，根据病情使用β_2受体激动药、抗胆碱药物、茶碱及全身用糖皮质激素，以迅速解除呼吸道痉挛和气道水肿，缓解症状，改善缺氧，控制气道炎症。

【知识点】　2016GINA提出对于哮喘恶化加重期的管理需做到以下几点。

(1)应辨认出具哮喘死亡相关危险因素的患者，并安排更多复诊以减低危险。应为患者提供适宜的哮喘治疗书面计划，包括何时和如何使用缓解用药和控制用药，使用口服激素，以及对治疗无反应时如何得到帮助。应建议哮喘迅速恶化的患者马上就诊。根据症状或呼气峰值流量(PEFR)的变化制订哮喘治疗计划。

(2)初级医疗机构或急救机构应据呼吸困难程度、呼吸频率、脉率、血氧饱和度、肺功能水平评估急性加重的严重程度，同时予SABA和氧疗。若有严重恶化表现，应马上将患者转送急救机构。若患者出现昏睡、神志不清或出现“寂静肺”，应马上转到重症监护病房(ICU)，在转运患者时及时予SABA，控制性给氧，全身应用糖皮质激素。治疗开始时可重复予SABA，早期应用口服激素，若可能，应控制氧流量。

(3)开始治疗1小时后重复观察治疗后症状变化、血液氧合状态及肺功能。抗胆碱能药物仅被推荐用于严重恶化病例。严重恶化患者对起始治疗无反应时，可考虑静脉应用硫酸镁制剂。对这类患者不推荐常规行胸部X线检查。应据临床状况、肺功能、对治疗反应及最近和既往加重病史、居家管理能力决定是否收住院。患者回家前应继续治疗，包括开始控制性治疗或在2～4周将已开始的控制性药物剂量升级，减少缓解性药物剂量乃至达到按需使用水平。哮喘恶化时不必常规使用抗生素。

(4)哮喘加重后应尽早安排随访。内容包括了解症状控制水平和未来恶化的危险因素。对多数患者应予规律性控制治疗以减少未来发作风险，可在2～4周不断增加控制性用药剂量，复核吸入用药技术和依从性。

14. 哮喘需转院指征

A. 轻或中度哮喘急性发作在经积极治疗24小时后，效果不佳或病情加重者

B. 哮喘中度急性发作，来势急，尤其是具有哮喘相关死亡高危因素者

C. 哮喘病情评估属重度和危重度急性发

作者

D. 轻度哮喘急性发作经治疗后病情缓解

E. 气喘经休息后自行缓解

［答案］ ABC

【评析】 上述ABC是《支气管哮喘防治指南》2013——基层版中提出的转院指征。实际上，在基层医院临床中，当患者哮喘发作时，如初步治疗效果不佳，即应尽快转院。

【知识点】 2016GINA提出初级医疗机构或急救机构对于哮喘恶化加重期的患者应据呼吸困难程度、呼吸频率、脉率、血氧饱和度、肺功能水平评估急性加重的严重程度，同时给予SABA和氧疗。若有严重恶化表现，应马上将患者转送急救机构。若患者出现昏睡、神志不清或出现“寂静肺”，应马上转到重症监护病房(ICU)，在转运患者时及时予SABA，控制性给氧，全身应用糖皮质激素。

15. 对患者的哮喘教育内容包括

A. 坚持长期规范治疗能够有效控制哮喘，增强信心

B. 避免接触危险因子及避免的方法

C. 哮喘长期治疗方法，包括“缓解药物”和“控制药物”的区别

D. 哮喘发作的先兆、征象及应采取的措施

E. 何时及如何寻求医疗帮助

［答案］ ABCDE

三、共用题干单选题(每个提问1个得分点)

以下每题有6个提问，每个提问有5个备选答案，请选择1个最佳答案。

患者，女性，28岁，自幼曾有咳嗽、咳痰、喘息，多为受凉后发作。13—20岁无明显发作，21岁时有1次气喘发作，当时气急、大汗、口唇发绀，端坐不能平卧，肺部可闻及哮鸣音，静脉用“氨茶碱”“地塞米松”后完全缓解。近3年来夜间常有轻微喘息，每周发作3次以上。查体：心率89次/分，双肺听诊未闻及干湿啰音。

1. 对此患者诊断有价值的检查是

A. 胸部CT

B. 血气分析

C. 痰培养加药敏

D. PEF变异率或支气管舒张试验

E. 血常规

［答案］ D

【评析】 根据患者自幼曾有咳嗽、咳痰、喘息史，21岁时有1次气喘重度发作，经平喘抗炎(氨茶碱、激素)治疗后缓解，近3年来夜间常有轻微喘息的病史，可初步考虑为支气管哮喘。诊断支气管哮喘的标准中，有价值的辅助检查是呼吸功能测定，包括①支气管激发试验或运动激发试验阳性；②支气管舒张试验阳性，FEV_1增加≥12%，且FEV_1增加绝对值≥200 ml；③呼气流量峰值(PEF)日内(或2周)变异率≥20%。

血常规检查如外周血白细胞总数增多、中性粒细胞比值增高或核左移，常提示合并细菌感染，而嗜酸性粒细胞比值增高，常提示可能有过敏性疾病，如支气管哮喘等。胸部影像学检查可帮助鉴别诊断，除外其他疾病所引起的喘息、气急、胸闷和咳嗽，如肺部感染、支气管扩张、肺部占位等疾病。痰培养加药敏有助于了解呼吸道感染的病原学和选择敏感抗菌药物。血气分析可以有助于判断病情严重程度，但不能据ABCE诊断哮喘。

【知识点】 支气管哮喘的诊断除了病史和体格检查外，一些辅助检查可帮助诊断和鉴别诊断，并有助于病情严重程度的判断。

(1)呼吸功能测定：对于有哮喘症状但肺功能正常的患者，测定气道反应性和PEF日内变异率有助于确诊哮喘。

①气道反应性测定：一般使用支气管激发试验。测定气道对醋甲胆碱、组胺、甘露醇或运动激发的反应性，有助于确诊哮喘。适用于通气功能在正常预计值的70%以上的患者。如FEV_1下降≥20%，可诊断为激发试验阳性。试验结果用使FEV_1降低20%所需激发因子的浓度或剂量表示，可对气道反应性增高的程度作出定量判断。

②支气管舒张试验：是通过测定患者吸入支气管扩张药前后FEV_1的变化来判断气道阻塞的可逆性，临床上主要用于诊断支气管哮喘。舒张试验阳性诊断标准：吸入支气管扩张药20分钟后FEV_1增加≥12%以上，且绝对值超过200 ml为支气管舒张试验阳性。支气管舒张实验阳性有助于哮喘的诊断，但结果阴性则不能否定哮喘的诊断。常用吸入支气管扩张药有沙丁胺醇、特布他林及异丙托溴铵等。

③呼气峰流速(PEF)：是指用力肺活量测定过程中，呼气流速最快时的瞬间流速，主要反映呼吸肌的力量及气道有无阻塞。正常人一日内不同时间点的PEF值可有差异，称为日内变异率。可用微型峰流速仪于每日清晨及下午测定PEF，连续测

一周后计算：PEF日内变异率＝（日内最高PEF－日内最低PEF）×2/（同日内最高PEF＋最低PEF）×100%。正常一般<20%，≥20%对支气管哮喘有诊断意义。因该法操作简便，常作为哮喘患者病情检测的指标，若日变异率明显增大，提示病情加重，需做相应治疗。

临床上诊断支气管哮喘常开展的呼吸功能主要是支气管舒张试验和PEF日内变异率。因支气管激发试验方法有一定危险性，可能会诱发哮喘发作，且操作较烦琐，一般不作为常规检查。支气管舒张试验较激发试验方法简单，相对安全，但多数哮喘患者不是每次测定都能显示出气道的可逆性，特别是正在接受治疗的患者，因此，该试验缺乏敏感性。使用峰速仪来测定PEF具有能随时随地监测、价格便宜、使用方便等优点，尤其适用于家庭或社区医院，对于诊断及评估哮喘病情、指导治疗也有重要意义。但是，PEF可能低估气流受限的程度，特别是气流受限和气体限闭加重时。因此，PEF测定值不能完全代替其他肺功能（如FEV_1）指标。

（2）气道炎症的无创性标志物。①呼出气一氧化氮（fractional concentration of exhaled nitric oxide，FeNO）：一氧化氮是一种气体分子，可由气道表面多种固有细胞和炎症细胞在一氧化氮合成酶氧化作用下产生。正常人呼出气中的一氧化氮（FeNO）含量极低（一般低于25ppb，ppb：Parts Per Billion，10亿分之25单位），普通技术手段无法检测到。美国胸科学会推荐FeNO的正常参考值：健康儿童5～20 ppb，成人4～25 ppb。在气道炎症早期，气道黏膜上皮细胞会产生大量的一氧化氮分子，明显高于健康人，而且其含量和炎症的严重程度正相关。哮喘未控制时一氧化氮升高，糖皮质激素治疗后降低。因此，对于气道炎症性疾病的患者，特别是哮喘患者，测定其FeNO，不仅有助于早期诊断，对于监测炎症程度、指导临床用药和预测发作等均有重要的应用价值。但这种FeNO改变并非哮喘特异性的。FeNO诊断的敏感度和特异度差别较大，连续测定、动态观察FeNO变化的临床价值更大。②痰嗜酸粒细胞计数：大多数哮喘患者诱导痰液中的嗜酸粒细胞计数是增高的（>2.5%），且与哮喘的症状相关。抗炎治疗后痰嗜酸粒细胞计数可降低。诱导痰嗜酸粒细胞计数可作为评价哮喘气道炎性的指标之一，也可作为评估糖皮质激素治疗反应性的敏感指标。

（3）变态反应状态评估

1）过敏原（特异性变应原）检测：多数哮喘患者伴有过敏体质，检测其过敏原并结合病史有助于患者的病因诊断（了解过敏物质）、治疗和脱离致敏因素的接触（表21-9）。

2）总IgE（TIgE）：总IgE为临床常用检查。如果患者总IgE升高，提示患者症状可能由过敏因素引起。但如果患者有选择性IgA缺乏症、感染（寄生虫、真菌、病毒），某些肿瘤（骨髓瘤、霍奇金病、支气管肿瘤）和其他情况（输血、川崎病、肾病综合征、肝疾病）也可以引起总IgE升高，故要结合具体情况进行分析。

表21-9 过敏原（特异性变应原）检测

项目	检测意义	优缺点
体外检测		
特异性IgE抗体	血清或血浆中的过敏原（变应原）特异性IgE抗体定性或定量检测。升高提示患者对所测过敏原过敏	①优点：安全、痛苦小、特异性高、操作简便；②缺点：价格较贵，检测周期长
在体检测		
皮肤过敏原测试	用过敏原点刺液或皮试液进行点刺或皮试。出现阳性反应提示对所测过敏原过敏。反应强度与过敏强度呈正比	①优点：特异性高，假阳性率低，简单、准确、经济。②缺点：需停用抗组胺药及糖皮质激素等3天以上；试验部位有皮肤病变、5岁以下不能进行
吸入过敏原测试	以少量可疑致敏原引起一次较轻的变态反应发作，用以确定变应原的试验	①优点：特异性高，相关性较强；②缺点：过敏原制作较为困难，有一定的危险性

2. 患者检查 PEF 变异率为 29%，请问最可能的诊断是

A. 支气管哮喘急性发作期

B. 支气管哮喘慢性持续期

C. 先天性心脏病急性左心衰竭

D. 肺源性心脏病失代偿期

E. 慢性支气管炎急性发作

[答案] B

【评析】 哮喘指南中，有价值的辅助检查之一是呼气流量峰值（PEF）日内（或 2 周）变异率≥20%。该患者 PEF 变异率为 29%，结合其临床表现可以诊断为支气管哮喘。患者近 3 余年来夜间常有轻微喘息，每周发作 3 次以上。查体时双肺听诊未闻及干湿啰音。说明检查时患者未处于哮喘急性发作状态，但患者每周都有 3 次以上发作，说明其处于哮喘慢性持续期。

【知识点】 哮喘指南中对支气管哮喘的分期如下。

（1）急性发作期：是指喘息、气促、咳嗽、胸闷等症状突然发生，或原有症状急剧加重并以呼气流量降低为其特征，常因接触变应原、刺激物或呼吸道感染诱发。

（2）慢性持续期：是指患者每周均不同频度和（或）不同程度地出现喘息、气急、胸闷、咳嗽等症状。

（3）临床缓解期：指患者无喘息、气急、胸闷、咳嗽等症状，并维持 1 年以上。

3. 该患者目前病情严重程度分级考虑为

A. 第 1 级：间歇状态

B. 第 2 级：轻度持续

C. 第 3 级：中度持续

D. 第 4 级：重度持续

E. 急性发作期

[答案] B

【评析】 患者每周夜间发作喘息 3 次以上，PEF 变异率为 29%，因此考虑其病情处于第 2 级轻度持续。

【知识点】 哮喘病情严重程度分级（表 21-10）。

表 21-10　哮喘病情严重程度分级

特点 \ 级别	第 1 级：间歇状态	第 2 级：轻度持续	第 3 级：中度持续	第 4 级：重度持续
症状	症状少于每周 1 次；发作短暂；夜间哮喘症状≤每月 2 次	症状≥每周 1 次，但＜每日 1 次；可能影响活动和睡眠；夜间哮喘症状＞每月 2 次，但＜每周 1 次	每日有症状；影响活动和睡眠；夜间哮喘症状≥每周 1 次	每日有症状；频繁发作；经常出现夜间哮喘症状；体力活动受限
肺功能	FEV_1 占预计值%≥80% 或 PEF≥80% 个人最佳值，PEF 变异率＜20%	FEV_1 占预计值%≥80%或 PEF≥80%个人最佳值，PEF 变异率为 20%～30%	FEV_1 占预计值%为 60%～79%或 PEF 为 60%～79%个人最佳值，PEF 变异率＞30%	FEV_1 占预计值%＜60%或 PEF＜60%个人最佳值，PEF 变异率＞30%

4. 该患者 21 岁时有 1 次气喘发作，最主要需与下列哪一疾病相鉴别

A. 慢性咽炎

B. 社区获得性肺炎

C. 急性左侧心力衰竭

D. 肺结核

E. 急性胃肠炎

[答案] C

【评析】 患者 21 岁时有 1 次气喘发作，当时气急、大汗、口唇发绀，端坐不能平卧，肺部可闻及哮鸣音，需与急性左侧心力衰竭相鉴别。左侧心力衰竭引起的呼吸困难又称“心源性哮喘”。也可表现气喘、端坐不能平卧，肺部也可闻及哮鸣音。

【知识点】 哮喘与急性左侧心力衰竭的鉴别要可见表 21-11。

表 21-11　支气管哮喘与左侧心力衰竭引起的呼吸困难(心源性哮喘)鉴别

	支气管哮喘	左侧心力衰竭引起的呼吸困难(心源性哮喘)
病史	有哮喘发作史,个人或家族过敏病史	多有高血压、冠状动脉粥样硬化性心脏病、风湿性心脏病等病史
发病年龄	多见于青少年	多见于中老年
发病季节	好发于春秋季节	发病无明显季节性
症状体征	反复发作喘息、胸闷或咳嗽,多与接触变应原及刺激物等有关	阵发性咳嗽,常咳出粉红色泡沫痰
肺	以呼气相为主的哮鸣音,呼气相延长	两肺可闻及较多的湿啰音和少许哮鸣音
心	无心脏病基础者正常	左心增大,奔马律及病理性杂音
胸部影像学检查	肺野清晰或透亮度增高	肺淤血,左心增大

5. 根据患者诊断及病情选择下列哪种治疗方案

A. 每日静脉滴注氨茶碱和 β_2 受体激动药

B. 每日静脉滴注头孢菌素

C. 每日口服抗菌药物

D. 每日吸入糖皮质激素＋吸入 β_2 受体激动药

E. 每日口服糖皮质激素＋静脉滴注 β_2 受体激动药

[答案]　D

【评析】 根据该患者表现,病情严重程度的分级处于第2级轻度持续,因此可选用低剂量的ICS(如布地奈德每日200～400 μg,或丙酸氟替卡松每日100～250 μg),同时应按需使用缓解药物(如短效 β_2 受体激动药),以迅速缓解症状。如果使用含有福莫特罗和布地奈德单一吸入装置进行联合治疗时,可作为控制和缓解药物应用。如果该治疗方案不能够使患者哮喘得到控制,应该升级选用低剂量的ICS加LABA[如氟替卡松＋/沙美特罗制剂(舒利迭),或布地奈德＋福莫特罗制剂(信必可)],或中高剂量的ICS,或加用白三烯调节药或缓释茶碱,直至达到哮喘控制为止。当哮喘得到控制并维持至少3个月以后,治疗方案方可考虑降级。并定期进行回访。

【知识点】 2016 GINA 指出哮喘管理的长期目标是达到良好症状控制并将未来哮喘发作的风险、发生固定气流受限和治疗的不良反应降到最低。有效的哮喘管理需要患者个人(或父母/照料者)及保健护理人员共同参与。在控制症状和减少未来发作风险过程中不断调整治疗。对于每例患者而言,治疗决策还应考虑到其特点和表型。这些可能预示患者对治疗的反应。同时还应考虑患者的选择偏好和实际应用问题及患者的消费水平。

治疗第一阶段可按需单独应用短效 β_2 受体激动药(SABA)。现已发现即使不常发作或近期有哮喘症状的患者仍存在慢性气道炎症。每天规律应用低剂量ICS对于减少哮喘症状、相关哮喘发作风险、住院及死亡均高度有效。对于吸入低剂量ICS仍持续存在症状和(或)恶化者,应考虑升级治疗。

对于成年人和青少年患者,优选升级治疗为联用ICS/长效 β_2 受体激动药(LABA)。对于已采用其他治疗措施仍有恶化的成年人或青少年患者,与维持控制性治疗加上按需应用SABA相比,联用低剂量ICS/福莫特罗作为维持治疗和缓解用药,可减少未来发作风险。

6. 为了有效控制病情,规范治疗,减少复发,对患者的教育内容之一是

A. 到医院静脉输注抗生素

B. ICS等哮喘防治药物知识

C. 抗感染药治疗可根治哮喘

D. 哮喘患者不发作不能使用激素

E. 哮喘者需长期口服糖皮质激素

[答案]　B

【评析】 根据GINA推荐,每天规律应用低剂量ICS对于减少哮喘症状、相关哮喘发作风险、住院及死亡均高度有效。因此需教育患者有关吸入型糖皮质激素的类型、作用机制、使用方法和注意事项等。ACDE均不符合哮喘的规范治疗,方法是错误的。

【知识点】 为了有效做好哮喘管理,建立医患之间的合作关系是首要措施。其中对患者进行哮喘教育是最重要的基本环节。教育内容包括①通过长期规范治疗能够有效控制哮喘;②避免触发、诱发因素方法;③哮喘的本质、发病机制;④哮喘长

期治疗方法；⑤药物吸入装置及使用方法；⑥自我监测：如何测定、记录、解释哮喘日记内容，症状评分、应用药物、PEF，哮喘控制测试（ACT）变化；⑦哮喘先兆、哮喘发作征象和相应自我处理方法，如何、何时就医；⑧哮喘防治药物知识；⑨如何根据自我监测结果判定控制水平，选择治疗；⑩心理因素在哮喘发病中的作用。

四、案例分析题

每个案例至少有 3 个提问，每个提问有 6～12 个备选答案，其中正确答案有 1 个或多个，每选择一个正确答案得 1 个得分点，每选择一个错误答案扣 1 个得分点，扣至本问得分点为 0。

患者，男性，22 岁。发作性干咳 3 个月，伴胸闷，咳嗽以晚间尤为明显，每周发作 3～4 次，时影响睡眠。无发热、咯血、胸痛，多次摄胸 X 线片未发现异常，用过“阿莫西林、阿奇霉素等消炎药”未见明显好转。去年春季（同此次发病季节）曾有同样症状发作，服用“氨茶碱”后完全缓解。查体：体温 37.2 ℃，脉搏 95 次/分，呼吸 18 次/分，血压 120/75 mmHg，双肺未闻及哮鸣音及湿啰音。

1. 该患者最可能的诊断是

A. 肺结核
B. 社区获得性肺炎
C. 支气管肺癌
D. 支气管哮喘
E. 慢性支气管炎
F. 上呼吸道感染

［答案］ D

【评析】 根据患者病史，①年轻男性，发作性咳嗽、胸闷，晚间明显；②多次摄胸部 X 线片未发现异常；③抗感染治疗无明显效果；④发病有一定季节性（春季）；⑤使用平喘药物治疗可完全缓解。可以初步诊断为支气管哮喘。肺结核常表现低热、乏力、咳嗽、咳痰、咯血或痰中带血，胸部影像学检查可见以两肺上中部为多见的浸润阴影；社区获得性肺炎多表现为发热、咳嗽、咳脓痰，血常规检查示外周血白细胞计数增多、中性粒细胞比值增高或核左移，胸部影像学检查可见肺部有斑片状模糊阴影，提示炎症；支气管肺癌可有咳嗽、痰中带血，当肿块压迫气道时可有气喘和局部哮鸣音，但胸部影像学检查可发现肺部占位性病变，痰检时可找到肿瘤细胞；慢性支气管炎多见于老年人，有慢性咳嗽、咳痰病史多年，多冬季发病，抗感染治疗有效。

2. 为明确诊断首选的检查是

A. 心电图
B. 血常规
C. 支气管舒张试验或 PEF 变异率
D. 胸部 X 线片
E. 超声心动图
F. 肝肾功能

［答案］ C

【评析】 肺功能测定（包括支气管激发试验、支气管舒张试验和 PEF 变异率）是协助确诊哮喘，评估哮喘控制程度的重要依据之一。

【知识点】 2016GINA 强调了肺功能测定的重要性，要求尽可能在治疗前进行肺功能测定，而不是仅仅依靠“典型症状”诊断哮喘。除常规舒张实验、激发试验、PEF 变异率外，“4 周抗炎治疗后肺功能明显改善”和“不同次就诊测定肺功能显著差异”可以作为“可逆性气流阻塞”的证据。

肺功能测定支持哮喘：获得可逆性气流受限的证据（以下一项或多项阳性）。

（1）支气管舒张试验阳性（停用 SABA 4 小时以上、LABA 15 小时以上），成年人改善 FEV_1＞12%、200 ml，儿童＞12%。

（2）两周 PEF 日变异率成人＞10%、儿童＞13%。

（3）经 4 周抗炎治疗肺功能显著改善（成年人 FEV_1 较基线值改善＞12%、绝对值增加 200 ml，或 PEF 改善超过 20%）。

（4）运动诱发试验阳性（成年人 FEV_1 较基线降低 10%、绝对值增加 200 ml，儿童 FEV_1 降低 12%以上，或 PEF 降低超过 15%）。

（5）支气管激发试验阳性（仅用于成年人）

（6）不同次就诊之间肺功能测定差异巨大：成年人 FEV_1 差异＞12%、绝对值增加 200 ml，儿童 FEV1 差别 12%以上或 PEF 差异超过 15%。

3. 患者肺功能示：基础 1 秒钟用力呼气容积（FEV_1）占预计值 82%，吸入 200 μg 沙丁胺醇后 FEV_1 改善率为 15%，FEV_1 绝对值增加 220 ml。该患者病情分级为

A. 慢性持续期
B. 第 2 级：轻度持续
C. 第 3 级：中度持续
D. 第 4 级：重度持续
E. 第 1 级：间歇状态
F. 缓解期

［答案］ AB

【评析】 根据患者肺功能结果，结合临床表现，符合哮喘指南中的诊断标准，即“支气管舒张试验阳性 FEV_1 增加≥12%，且 FEV_1 绝对值增加≥200 ml”。患者发作性干咳 3 个月，伴胸闷，咳嗽以晚间尤为明显，每周发作 3～4 次，提示其处于哮喘慢性持续期[哮喘慢性持续期是指患者每周均不同频度和(或)不同程度地出现症状(喘息、气急、胸闷、咳嗽等)]。根据哮喘指南中病情严重程度的分级，患者应处于第 2 级：轻度持续。

【知识点】 轻度持续(第 2 级)的临床特点是：①症状≥每周 1 次，但＜每日 1 次；②可能影响活动和睡眠；③夜间哮喘症状＞每月 2 次，但＜每周 1 次；④FEV_1 占预计值%≥80%或 PEF≥80%个人最佳值，PEF 或 FEV_1 变异率 20%～30%。

4. 若诊断明确，目前最主要的治疗措施是

A. 按需间断吸入沙丁胺醇

B. 吸入低剂量的 ICS 或口服白三烯调节药

C. 每日口服糖皮质激素

D. 每日口服抗菌药物

E. 抗 IgE 治疗

F. 使用抗生素

[答案] AB

【评析】 根据临床表现和肺功能检查，判定该患者处于哮喘慢性持续期，病情分级为 2 级。因此，可予吸入低剂量的 ICS 或口服白三烯调节药，并按需间断吸入沙丁胺醇。如果该治疗措施不能够使患者病情得到有效控制，治疗方案可以升级直至患者哮喘控制为止。

【知识点】 哮喘患者长期(阶梯式)治疗方案(表 21-12)。

表 21-12　哮喘患者长期(阶梯式)治疗方案

第 1 级	第 2 级	第 3 级	第 4 级	第 5 级
哮喘教育				
环境因素控制				
按需使用短效 $β_2$ 受体激动药	按需使用短效 $β_2$ 受体激动药			
控制性药物首选方案	方案 1	方案 2	增加 1 种或 1 种以上	增加 1 种或 1 种以上
	低剂量 ICS	低剂量 ICS＋长效 $β_2$ 受体激动药	中高剂量 ICS＋长效 $β_2$ 受体激动药	口服糖皮质激素(最低剂量)
	白三烯调节药	＜6 岁儿童中剂量 ICS	白三烯调节药和(或)缓释茶碱	抗 IgE 治疗

2016 年中国《支气管哮喘防治指南》中详细说明了各级治疗方案。其中第 2 级治疗：低剂量控制性药物加按需使用缓解药物。①推荐治疗方案：低剂量 ICS 加按需使用缓解药物。②其他治疗方案：LTRA 可用于不能够或不愿意接受 ICS 治疗、对 ICS 不良反应不能耐受，或合并过敏性鼻炎、咳嗽变异性哮喘、运动性哮喘、阿司匹林以及药物诱发哮喘的初始治疗(证据等级 B)，但其作用比 ICS 弱(证据等级 A)。

5. 吸入激素(ICS)需要注意在口咽部局部的不良反应有

A. 声音嘶哑

B. 念珠菌感染

C. 咽部不适

D. 消化性溃疡

E. 急性扁桃体炎

F. 口角疱疹

[答案] ABC

【评析】 ICS 是目前最有效的哮喘控制药物，被推荐作为长期治疗持续性哮喘的首选药物。吸入激素的局部抗炎作用强，由于药物直接作用于呼吸道，所需剂量较小，且通过消化道和呼吸道进入血液的药物大部分被肝灭活，因此全身性不良反应较少。吸入激素的不良反应主要有声音嘶哑、咽部不适和念珠菌感染。吸药后及时用清水漱口，选用干粉吸入剂或加用储雾器可减少上述不良反应。

【知识点】 吸入激素在口咽局部的不良反应包括声音嘶哑、咽部不适和念珠菌感染。吸药后应及时用清水含漱口咽部，选用干粉吸入剂或加用储雾器可减少上述不良反应。吸入激素全身不良反

应的大小与药物剂量、药物的生物利用度、在肠道的吸收、肝首关代谢率及全身吸收药物的半衰期等因素有关。目前有证据表明成年人哮喘患者每天吸入低至中等剂量激素，不会出现明显的全身不良反应。长期高剂量吸入激素后可能出现的全身不良反应包括皮肤瘀斑、肾上腺功能抑制和骨密度降低等。已有研究表明吸入激素可能与白内障和青光眼的发生有关。伴有活动性肺结核的哮喘患者可以在抗结核治疗的同时给予吸入激素治疗。

临床上常用的吸入激素(表 21-13)包括丙酸倍氯米松、布地奈德、丙酸氟替卡松等。

表 21-13 [成人和青少年(12 岁以上)]常用吸入型糖皮质激素的每天剂量与互换关系

药物	每日剂量(μg)		
	低剂量	中剂量	高剂量
丙酸倍氯米松(CFC)	200～500	500～1000	>1000
丙酸倍氯米松(HFA)	100～200	200～400	>400
布地奈德(DPI)	200～400	400～800	>800
环索奈德(HFA)	80～160	160～320	>320
丙酸氟替卡松(DPI)	100～250	250～500	>500
丙酸氟替卡松(HFA)	100～250	250～500	>500
糠酸莫米松	110～220	220～440	>440
曲安奈德	400～1000	1000～2000	>2000

CFC. 氯氟烃推进剂；DPI. 干粉吸入器；HFA. 氢氟烃推进剂

(周亚夫 王 彤)

参考文献

[1] 祝墡珠.全科医生临床实践.北京:人民卫生出版社,2013.

[2] 杜雪平.全科医生基层实践.北京:人民卫生出版社,2013.

[3] 2010－2015 年中国抗哮喘药物市场运行态势与发展前景预测报告.中国市场报告网(360baogao.com).

[4] 中华医学会呼吸病学分会哮喘学组支气管哮喘防治指南(2016 年版).中华结核和呼吸杂志,2016;39(9):075-097

[5] 中华医学会呼吸病学分会哮喘学组,中华医学会全科医学分会.中国支气管哮喘防治指南(基层版).中华结核和呼吸杂志,2013,36(5):331-336.

[6] 陆再英,钟南山.内科学.7 版.北京:人民卫生出版社,2008.

[7] 殷凯生.呼吸疾病诊断流程与治疗策略.北京:科学出版社,2008.

[8] 何权瀛.2014 年全球哮喘防治创议(GINA)简介.中国医学论坛报,2014,9.

[9] 柯鹏,刘先胜.2014 全球哮喘处理和预防策略解读.临床内科杂志,2014,31(12):863-866.

[10] GINA Global Strategy for Asthma Management and Prevention.2014(update),http://www.ginasthma.com.

[11] Global Initiative for Asthma,National Heart,Lung,and Blood Institute.Pocket guide for asthma management and prevention:a pocket guide for physicians and nurses.National Institutes of Health, National Heart, Lung, and Blood Institute.2011.

[12] GINA Global Strategy for Asthma Management and Prevention.2016(update),http://www.Ginasthma.com.

第22章

慢性阻塞性肺疾病(COPD)

本章提示

1. 熟悉COPD的流行病学进展。
2. 掌握COPD的诊断与鉴别诊断。
3. 掌握COPD评估方法。
4. 掌握COPD的社区处理。
5. 了解COPD的社区预防。

一、单选题(每题1个得分点)

以下每题有5个备选答案,请从中选择1个正确答案。

1. 关于慢性阻塞性肺疾病的临床诊断,叙述正确的是

A. 有呼吸困难、慢性咳嗽、咳痰的患者应考虑诊断为COPD
B. 有慢性咳嗽、咳痰并且有危险因素暴露史的患者应考虑诊断为COPD
C. 有慢性咳嗽、咳痰和(或)有危险因素暴露史的患者应考虑诊断为COPD
D. 有呼吸困难、慢性咳嗽、咳痰并且有危险因素暴露史的患者应考虑诊断为COPD
E. 有呼吸困难、慢性咳嗽、咳痰和(或)有危险因素暴露史的患者应考虑诊断为COPD

[答案] D

【评析】 2013GOLD版将有呼吸困难、慢性咳嗽、咳痰并且有危险因素暴露史的患者应考虑诊断为COPD,理由是使用"和(或)"会将部分哮喘患者误诊为COPD,并且除了部分由哮喘发展成的COPD外,没有暴露史的COPD患者罕见。

2. 关于COPD的发病率,叙述正确的是

A. 非吸烟者COPD发病率大于吸烟者
B. 女性COPD发病率大于男性
C. 40岁以下COPD发病率大于40岁以上
D. COPD在我国的发病率被低估
E. 我国COPD治疗率高

[答案] D

【评析】 慢性阻塞性肺疾病是一种重要的慢性呼吸系统疾病,患患者数多,病死率高,已成为一个重要的公共卫生问题。慢性阻塞性肺疾病全球创议(Global Initiative for Chronic Obstructive Lung Disease,GOLD)指出,COPD居目前全球因疾病死亡原因的第4位。预计至2020年,COPD将位居世界疾病经济负担的第5位,全球致死原因第3位。在我国,2002年中华医学会呼吸病分会主持的COPD流行病学调查历时4年,在广东、北京、上海、重庆、辽宁、天津、陕西等省市的调查结果显示,40岁以上人群COPD的总患病率为8.2%,其中男性患病率12.4%,女性患病率5.1%;在该流行病学调查人群中,严重程度为Ⅰ级和Ⅱ级(轻度和中度)的COPD患者所占比例高达70.7%。然而这些患者几乎无气促(包括活动后气促),或仅有慢性咳嗽、咳痰等症状,患者容易忽视上述轻微症状,因此,只有35.1%的患者被诊断为COPD,其诊断率远远低于患病率。此外,在所有患者中,仅有

不到25%的患者曾主动就诊，这造成我国COPD的诊断率较低，治疗率也远低于实际患病率。城市患病率8.8%，农村患病率7.8%。吸烟者COPD的发病率约为不吸烟者的两倍。COPD发病率呈现随年龄增大而增加的趋势，男性高于女性。2005年，我国呼吸系统疾病（主要是COPD）在城市居民主要死亡构成中占12.6%，居第4位.

3. 患者，男性，42岁，因“慢性咳嗽、咳痰史8年，咳少量黏痰，活动后气急4年”来诊。家族史：患者父、兄均患有肺气肿和慢性阻塞性肺疾病，查体：口唇无发绀，桶状胸，两肺呼吸音清，无干、湿啰音。胸部X线片：肺透亮度增加，肺纹理稀少，心影狭长。该患者发病最可能与哪种因素有关。

A. 吸烟
B. 大气污染
C. 粉尘吸入
D. 自主神经功能紊乱
E. α_1-抗胰蛋白酶缺乏

［答案］ E

【评析】 中年男性，有慢性咳嗽咳痰史，胸部X线片提示肺气肿征象，有肺气肿家族史，最可能的因素为α_1-抗胰蛋白酶缺乏。

【知识点】 COPD危险因素：COPD发病是遗传与环境致病因素共同作用的结果。

（1）遗传因素。某些遗传因素可增加COPD发病的危险性。已知的遗传因素为α_1-抗胰蛋白酶缺乏。欧美研究显示，重度α_1-抗胰蛋白酶缺乏与肺气肿形成有关。我国人群中α_1-抗胰蛋白酶缺乏在肺气肿发病中的作用尚待明确。基因多态性在COPD的发病中有一定作用。

（2）环境因素。①吸烟：吸烟是发生COPD最常见的危险因素。吸烟者呼吸道症状、肺功能受损程度及患病后病死率均明显高于非吸烟者。被动吸烟亦可引起COPD的发生。②职业性粉尘和化学物质：当吸入职业性粉尘，有机、无机粉尘，化学剂和其他有害烟雾的浓度过大或接触时间过长，可引起COPD的发生。③室内、室外空气污染：在通风欠佳的居所中采用生物燃料烹饪和取暖所致的室内空气污染是COPD发生的危险因素之一。室外空气污染与COPD发病的关系尚待明确。④感染：儿童期严重的呼吸道感染与成年后肺功能的下降及呼吸道症状有关。既往肺结核病史与40岁以上成人气流受限相关。⑤社会经济状况：COPD发病与社会经济状况相关。这可能与低社会经济阶层存在室内、室外空气污染暴露，居住环境拥挤、营养不良等状况有关。

4. 患者为老年男性，有慢性咳嗽、咳痰史，行肺功能检查（图22-1），其肺功能诊断为

A. 轻度阻塞性通气功能障碍
B. 轻度限制性通气功能障碍
C. 中度阻塞性通气功能障碍
D. 中度限制性通气功能障碍
E. 中度混合性通气功能障碍

［答案］ D

【评析】 患者肺功能测定结果：肺活量中度降低，1秒率正常，肺功能诊断：中度限制性通气功能障碍。

【知识点】 阻塞性和限制性通气功能障碍的主要肺功能特点如表22-1所示。

表22-1 阻塞性和限制性通气功能障碍的主要肺功能特点

项目	阻塞性	限制性
VC	正常或降低	降低
RV	增加	降低
TLC	正常或增加	降低
RV/TLC	明显增加	正常或略增
FEV_1/FVC	降低	正常或增加
MMFR	降低	正常或降低

VC.肺活量；RV.残气量；TLC.肺总量；FEV_1.第一秒用力呼气量；FVC，用力肺活量；MMFR.最大呼气中期流速；

二、多选题（每题1个得分点）

以下每题有5个备选答案，其中正确答案为2个或者2个以上，多选、少选、错选均不得分。

1. 关于COPD，叙述正确的是

A. 部分COPD患者可仅有呼吸困难，而无慢性咳嗽、咳痰症状
B. COPD患者都有呼吸困难、慢性咳嗽、咳痰症状
C. 没有咳嗽、咳痰病史，但是有吸烟史的患者也应考虑是否有COPD
D. COPD患者早期气流轻度受限时可有症状
E. COPD患者气流受限时都有症状

［答案］ ACD

【评析】 慢性咳嗽和咳痰可先于气流受限多年而存在，然而有些患者也可以无慢性咳嗽和咳痰

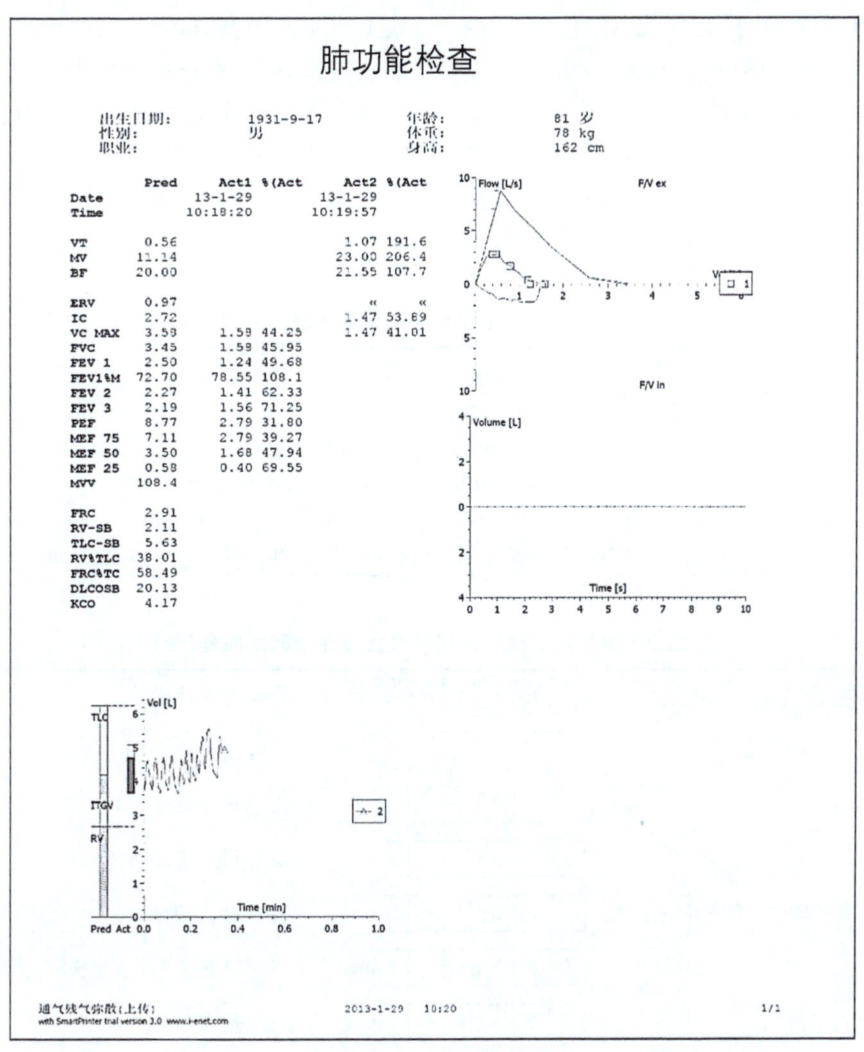

肺功能检查

出生日期：1931-9-17　　年龄：81 岁
性别：男　　体重：78 kg
职业：　　身高：162 cm

	Pred	Act1	%(Act	Act2	%(Act
Date		13-1-29		13-1-29	
Time		10:18:20		10:19:57	
VT	0.56			1.07	191.6
MV	11.14			23.00	206.4
BF	20.00			21.55	107.7
ERV	0.97			«	«
IC	2.72			1.47	53.89
VC MAX	3.58	1.58	44.25	1.47	41.01
FVC	3.45	1.58	45.95		
FEV 1	2.50	1.24	49.68		
FEV1%M	72.70	78.55	108.1		
FEV 2	2.27	1.41	62.33		
FEV 3	2.19	1.56	71.25		
PEF	8.77	2.79	31.80		
MEF 75	7.11	2.79	39.27		
MEF 50	3.50	1.68	47.94		
MEF 25	0.58	0.40	69.55		
MVV	108.4				
FRC	2.91				
RV-SB	2.11				
TLC-SB	5.63				
RV%TLC	38.01				
FRC%TC	58.49				
DLCOSB	20.13				
KCO	4.17				

通气残气弥散(上传)　　2013-1-29　10:20　　1/1
with SmartPrinter trial version 3.0 www.i-enet.com

图 22-1　肺功能检查结果

的症状。有吸烟史的 40 岁以上患者均应行肺功能检查。

2. 慢性阻塞性肺疾病的综合评估包括

A. 患者的年龄

B. 患者的临床症状

C. 急性加重风险

D. 肺功能

E. 并发症

[答案]　BCDE

【评析】　慢性阻塞性肺疾病的综合评估包括：患者的临床症状、急性加重风险、肺功能、并发症。

【知识点】　慢性阻塞性肺疾病的评估是根据患者的临床症状、急性加重风险、肺功能异常的严重程度及并发症进行综合评估，其目的是确定疾病的严重程度，包括气流受限的严重程度、患者的健康状况和未来急性加重的风险程度，最终目的是指导治疗。

(1)症状评估：采用改良版英国医学研究委员会呼吸问卷(breathlessness measurement using the modified British Medical Reseach Council，mMRC)对呼吸困难严重程度进行评估(表 22-2)，或采用慢性阻塞性肺疾病患者自我评估测试(COPD assessment test，CAT)(表 22-3)问卷进行评估。

(2)肺功能评估：应用气流受限的程度进行肺功能评估，即以 FEV1 占预计值%为分级标准。慢性阻塞性肺疾病的肺功能分级分为 4 级。

(3)急性加重风险评估：上一年发生 2 次或以上的急性加重史者，或上一年因急性加重住院 1 次，预示以后频繁发生急性的风险大。

(4)慢性阻塞性肺疾病的综合评估：临床医生要了解慢性阻塞性肺疾病对患者的影响，应综合症状评估、肺功能分级和急性加重的风险，综合评估(图 22-2，表 22-4)的目的是改善慢性阻塞性肺疾病的疾病管理。目前临床上采用 mMRC 分级或 CAT 评分作为症状评估方法，mMRC 分级≥2 级或 CAT 评分≥10 分表明症状较重，通常没有必要同时使用 2 种评估方法。临床上评估慢性阻塞性肺疾病急性加重风险也有 2 种方法：①常用的是应用气流受限分级的肺功能评估法，气流受限分级Ⅲ级或Ⅳ级表明具有高风险；②根据患者急性加重的病史进行判断，在过去 1 年中急性加重次数或上一年因急性加重住院 1 次，表明具有高风险。当肺功能评估得出的风险分类与急性加重史获得的结果不一致时，应以评估得到的风险最高结果为准，即就高不就低。

表 22-2　改良版英国医学研究委员会呼吸问卷(mMRC)

呼吸困难评价等级	呼吸困难严重程度
0 级	只有在剧烈活动时出现呼吸困难
1 级	在平地快步行走或步行爬小坡时出现气短
2 级	由于气短，平地行走时比同龄人慢或者需要停下来休息
3 级	在平地行走 100 米左右或数分钟后需要停下来喘气
4 级	因为严重呼吸困难而不能离开家，或在穿脱衣服时出现呼吸困难

表 22-3　慢性阻塞性肺疾病患者自我评估测试问卷(分)

我从不咳嗽	1	2	3	4	5	6	我总是在咳嗽
我一点痰也没有	1	2	3	4	5	6	我有很多很多痰
我没有任何胸闷的感觉	1	2	3	4	5	6	我总是在咳嗽
我一点痰也没有	1	2	3	4	5	6	我有很严重的胸闷感觉
当我爬坡或上 1 层楼梯时，没有气喘的感觉	1	2	3	4	5	6	我总是在咳嗽
我一点痰也没有	1	2	3	4	5	6	当我爬坡或上 1 层楼梯时，感觉严重喘不过气来
我在家里能够做任何事情	1	2	3	4	5	6	我总是在咳嗽
我一点痰也没有	1	2	3	4	5	6	我在激励做任何事情都很受影响
尽管我有肺部疾病，但对外出很有信心	1	2	3	4	5	6	我总是在咳嗽
我一点痰也没有	1	2	3	4	5	6	由于我有肺部疾病，对离开家一点信心都没有
我的睡眠非常好	1	2	3	4	5	6	我总是在咳嗽
我一点痰也没有	1	2	3	4	5	6	由于我有肺部疾病，睡眠相当差
我精力旺盛	1	2	3	4	5	6	我总是在咳嗽
我一点痰也没有	1	2	3	4	5	6	我一点精力都没有

数字 0～5 表示严重程度，请标记最能反映你当前情况的选项，在数字上打×，每个问题只能标记 1 个选项

表 22-4　慢性阻塞性肺疾病的综合评估

组别	特征		肺功能分级(级)	急性加重(次/年)	呼吸困难分级(级)	CAT 评分(分)
	风险	症状				
A 组	低	少	Ⅰ～Ⅱ	<2	<2	<10
B 组	低	多	Ⅰ～Ⅱ	<2	≥2	≥10
C 组	高	少	Ⅲ～Ⅳ	≥2	<2	<10
D 组	高	多	Ⅲ～Ⅳ	≥2	≥2	≥10

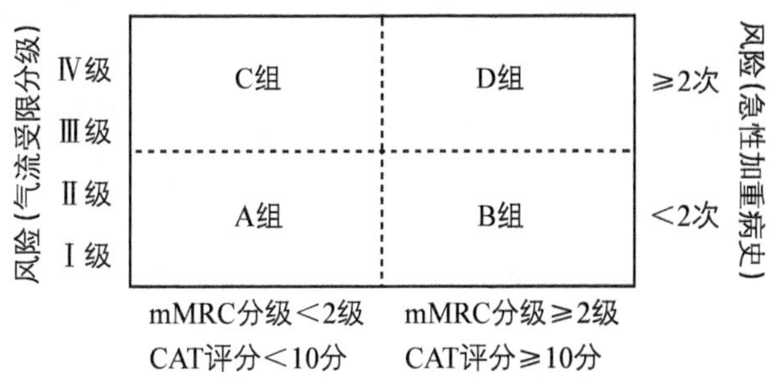

图 22-2　慢性阻塞性肺疾病综合评估

mMRC. 英国医学研究委员会呼吸问卷;CAT. 慢阻肺评估测试

3. 下列慢性阻塞性肺疾病的治疗药物中,属于长效支气管扩张药的有

A. 异丙托溴铵气雾剂

B. 噻托溴铵吸入剂

C. 沙丁胺醇气雾剂

D. 氟地卡松/沙美特罗

[答案]　BDE

【评析】　噻托溴铵吸入剂为长效抗胆碱能药,氟地卡松/沙美特罗为联合吸入糖皮质激素和长效 β_2 受体激动药,缓释茶碱属于长效甲基黄嘌呤类药物。

【知识点 1】　慢性阻塞性肺疾病的常用治疗药物的用法用量(表 22-5)。

表 22-5　慢性阻塞性肺病的常用治疗药物的用法、用量及不良反应

类别	特点	药物名称	用法用量	不良反应
抗胆碱药	短效抗胆碱能药	异丙托溴铵气雾剂	疗效持续 6～8 小时,每次 40～80 μg,每日 3～4 次,24 小时内不超过 8～12 喷	青光眼、尿潴留、头痛、口干、恶心
	长效抗胆碱能药	噻托溴铵吸入剂	长达 24 小时以上,每次吸入剂量 18 μg,每日 1 次	青光眼、尿潴留、口干
β_2 受体激动药	短效 β_2 受体激动药	沙丁胺醇、特布他林气雾剂	数分钟内起效,疗效持续 4～5 小时,每次 100～200 μg(1～2 喷),24 小时内不超过 8～12 喷	骨骼肌震颤、恶心、心率增快或心搏异常强烈
	长效 β_2 受体激动药	沙美特罗、福莫特罗	持续 12 小时以上,每日吸入 2 次	头痛、恶心、呕吐倦怠不适、肌痉挛
甲基黄嘌呤类药物	短效剂型	氨茶碱	每次 100～200 mg,每日 3 次	恶心、胃部不适、呕吐、食欲缺乏
	长效剂型	缓释茶碱	每次 200～300 mg,每 12 小时 1 次	恶心、呕吐、易激动、失眠
联合吸入糖皮质激素和长效 β_2 受体激动药	长效剂型	布地奈德/福莫特罗、氟地卡松/沙美特罗	氟地卡松/沙美特罗、布地奈德/福莫特罗,每 12 小时 1 次	口咽念珠菌感染、声音嘶哑或呼吸道不适、心律失常、震颤
全身用糖皮质激素	口服制剂	泼尼松、泼尼松龙、氢化可的松、地塞米松、甲泼尼龙	如泼尼松龙每日 30～40 mg,	并发感染、过敏反应、医源性库欣综合征、精神症状
	静脉用制剂	氢化可的松、地塞米松、甲泼尼龙		并发感染

【知识点2】　治疗慢性阻塞性肺疾病的其他药物。

(1)祛痰药:常用药物有盐酸氨溴索、乙酰半胱氨酸、羧甲司坦、标准桃金娘油等,有利于气道痰液引流、改善通气。

(2)抗氧化剂:部分研究表明,抗氧化剂如羧甲司坦、乙酰半胱氨酸等可降低疾病急性加重次数。

(3)免疫调节剂:如卡介苗素、核酪注射液、胸腺素等,对减少上呼吸道感染和COPD急性发作次数可能有一定疗效。但因尚缺乏循证医学的研究证据,故不推荐常规应用于COPD的治疗。

(4)疫苗:主要指流感疫苗和肺炎疫苗。接种流感疫苗可预防流感,避免流感引发的急性加重,适用于各级临床严重程度的COPD患者。对于年龄超过65岁,或年龄虽小于65岁但FEV_1<40%预计值的患者,建议接种肺炎链球菌多糖疫苗等以预防呼吸道细菌感染。

(5)中医治疗:某些中药具有调理机体状况的作用,可给予辨证施治。COPD发病多表现为咳、痰、喘、胀、肿、紫(发绀)等主要症状,属于中医学"咳嗽""哮证""喘证""肺胀"等病范畴。

4. 对慢性阻塞性肺疾病(COPD)的健康宣教,需使患者了解的内容有

A. 了解COPD的病因如吸烟等

B. 了解COPD的发病机制

C. 熟悉COPD急性期发作先兆表现

D. 了解常用气雾剂的正确使用方式

E. 指导呼吸肌锻炼

[答案]　ABCD

【评析】　慢性阻塞性肺疾病(COPD)的宣教包括使患者了解COPD的病因、临床表现及常用吸入药物的使用方法。

【知识点】　教育管理具体内容:①让患者了解COPD的相关知识,防控COPD的社会经济意义;②使患者相信通过长期规范的治疗能够有效控制其症状,不同程度地减缓病情进展速度;③了解COPD的病因,特别是吸烟的危害,以及大气污染、反复发生上呼吸道感染等因素的作用;④了解COPD的主要临床表现;⑤根据我国制定的COPD防治指南,结合患者的病程和病情,医患双方制订出初步的治疗方案,包括如何合理规范使用药物,如何根据病情变化及治疗反应(包括肺功能测定指标)不断调整和完善,并制订出相应的随访计划。

三、共用题干单选题(每个提问1个得分点)

以下每题有6个提问,每个提问有5个备选答案,请选择1个最佳答案。

患者,男性,73岁,因"慢性咳嗽、咳痰15年,加重5天"来诊。患者每年秋冬季节发作2～3个月,近2年来劳累时有气急,5天前受凉后咳嗽咳痰加重。吸烟史40余年。查体:意识清,口唇无发绀,桶状胸,两肺呼吸音减弱,肺下界下移,双肺底少许湿啰音。心率76次/分,心律齐。

1. 对诊断最有确诊价值的检查是

A. 血常规

B. 血气分析

C. 胸片

D. 肺功能

E. 胸部CT

[答案]　D

【评析】　对诊断慢性阻塞性肺疾病最有确诊价值的检查是肺功能,吸入支气管舒张药后FEV_1/FVC<70%,提示为不能完全可逆的气流受限,常作为诊断COPD的基本条件。血常规检查外周血白细胞总数增多、中性粒细胞所占比例增高或核左移,提示合并细菌感染。血气分析可据以诊断低氧血症、高碳酸血症、酸碱平衡失调、呼吸衰竭及其类型提示是否有呼吸衰竭。胸部X线片、胸部CT可以排除肺炎、支气管扩张、肺部占位等疾病,但不能确诊COPD。

【知识点1】　慢性阻塞性肺疾病必要的常规辅助检查。

(1)肺功能检查:是判断气流受限的客观指标,重复性好,对COPD的诊断、严重程度评价、疾病进展、预后及治疗反应等均有重要意义。

①第1秒用力呼气量占用力肺活量百分比(FEV_1/FVC%):是评价气流受限的一项敏感指标,可检出轻度气流受限。第1秒用力呼气量占预计值百分比(FEV_1%预计值)常用于COPD病情严重程度的分级评估,其变异性小,易于操作,应作为COPD肺功能检查的基本项目。吸入支气管舒张药后FEV_1/FVC<70%,提示为不能完全可逆的气流受限,常作为诊断COPD的基本条件。

②残气量占肺总量百分比(RV/TLC):肺总量(TLC)、功能残气量(FRC)、残气量(RV)增高和肺活量(VC)降低,提示肺过度充气。由于TLC增加不及RV增加程度明显,故RV/TLC增高(一般以RV/TLC≥40%)可作为阻塞性肺气肿的诊断指标之一。

③肺一氧化碳弥散量(DLCO)及 DLCO 与肺泡通气量(VA)比值(DLCO/VA):两者下降,表明肺弥散功能受损,提示肺泡间隔的破坏及肺毛细血管床的丧失,后者比单纯 DLCO 更敏感。

④深吸气量(IC)是潮气量与补吸气量之和:IC/TLC 是反映肺过度膨胀的指标,它在反映 COPD 呼吸困难程度及 COPD 生存率上具有意义。

⑤呼气流量峰值(PEF)及最大呼气流量-容积曲线(MEFV):也可作为气流受限的参考指标,但 COPD 时 PEF 与 FEV1 的相关性不够强,PEF 有可能低估气流阻塞的程度。

(2)胸部 X 线检查:发病早期胸部 X 线片可无异常,以后随着病情的加重,可出现肺纹理增多、紊乱等非特异性改变;肺气肿时的相关表现主要有肺容积增大、胸廓前后径增宽、肋骨走向变平、肋间隙增宽、膈面低平、肺野透亮度增高、心脏悬垂狭长、外周肺野纹理纤细稀少等,有时可见肺大疱形成。并发肺动脉高压和肺源性心脏病时,除右心增大的 X 线征象外,还可有肺动脉圆锥膨隆、肺门血管影扩大、右下肺动脉增宽等。胸部 X 线检查对确定是否存在肺部并发症及与其他肺部疾病(如气胸、肺大疱、肺炎、肺结核、肺癌、肺间质纤维化等)鉴别有重要意义。

(3)胸部 CT 检查:高分辨 CT(HRCT)对辨别小叶中央型或全小叶型肺气肿及确定肺大疱的大小和数量有很高的敏感性和特异性,对预计肺大疱切除或外科减容手术等的效果有一定价值。对 COPD 与其他疾病的鉴别诊断有较大帮助。

(4)血气分析检查:可据以诊断低氧血症、高碳酸血症、酸碱平衡失调、呼吸衰竭及其类型。呼吸衰竭的血气诊断标准为在海平面、静息状态、呼吸空气条件下,动脉血氧分压(PaO_2)＜60 mmHg(1 mmHg=0.133 kPa),伴或不伴动脉血二氧化碳分压($PaCO_2$)增高＞50 mmHg。

【知识点 2】　慢性阻塞性肺疾病的其他辅助检查。

(1)外周血象:COPD 急性加重期,如果外周血白细胞总数增多、中性粒细胞所占比例增高或核左移,提示合并细菌感染,需要应用抗感染药物。部分患者虽合并感染,临床病情很重,外周血象仍可正常。

(2)痰涂片和痰培养:可帮助诊断细菌、真菌等病原微生物感染;并发感染时痰涂片镜检可见大量的中性粒细胞;合格的痰液标本中培养出病原菌,其药敏试验结果有助于抗生素的选择。COPD 急性加重期(AECOPD)常见病原菌为流感嗜血杆菌、肺炎链球菌、卡他莫拉菌和肺炎克雷伯杆菌等。

2. 患者行肺功能检查结果见图 22-3,其肺功能诊断为

A. 轻度阻塞性通气功能障碍
B. 轻度限制性通气功能障碍
C. 中度阻塞性通气功能障碍
D. 中度限制性通气功能障碍
E. 中度混合性通气功能障碍

[答案]　C

【评析】　患者肺功能测定结果(吸入支气管扩张药后):肺活量轻度降低,第 1 秒用力呼气容积中度降低,一秒率降低,残气容积/肺总量增高,一氧化碳弥散量中度降低。肺功能诊断:中度阻塞性通气功能障碍,一氧化碳弥散量中度降低。

3. 该患者的诊断是

A. 大叶性肺炎
B. 慢性阻塞性肺疾病
C. 胸腔积液
D. 支气管哮喘
E. 急性左心衰竭

[答案]　B

【评析】　患者为老年男性,有长期吸烟史,慢性咳嗽、咳痰 15 年,每年秋冬季节发作 2～3 个月,劳累时有气急,5 天前受凉后咳嗽咳痰加重。体格检查可见桶状胸,两肺呼吸音减弱、肺下界下移均为肺气肿体征,结合肺功能检查结果考虑慢性阻塞性肺疾病。

【知识点】　慢性阻塞性肺疾病诊断程序。

(1)详细的病史询问

1)病史特征。a. 吸烟史:COPD 患者多有长期大量吸烟史,包括主动吸烟和被动吸烟史。b. 职业性或环境有害物质接触史:如长期粉尘、烟雾、有害颗粒或有害气体接触史。c. 家族史:COPD 有家族聚集倾向。d. 发病年龄及好发季节:COPD 患者多于中年以后发病,多发于秋冬寒冷季节,常有反复呼吸道感染及急性加重史。e. 慢性肺源性心脏病史:COPD 后期出现低氧血症和(或)高碳酸血症,可并发慢性肺源性心脏病和右侧心力衰竭。

2)症状。a. 慢性咳嗽:患者患病初始主要为间断性咳嗽,早晨较重,以后发展为早晚或整日咳嗽,但夜间咳嗽常不明显。少数患者咳嗽轻微而有逐渐加重的呼吸困难。b. 咳痰:咳少量黏液性痰,以

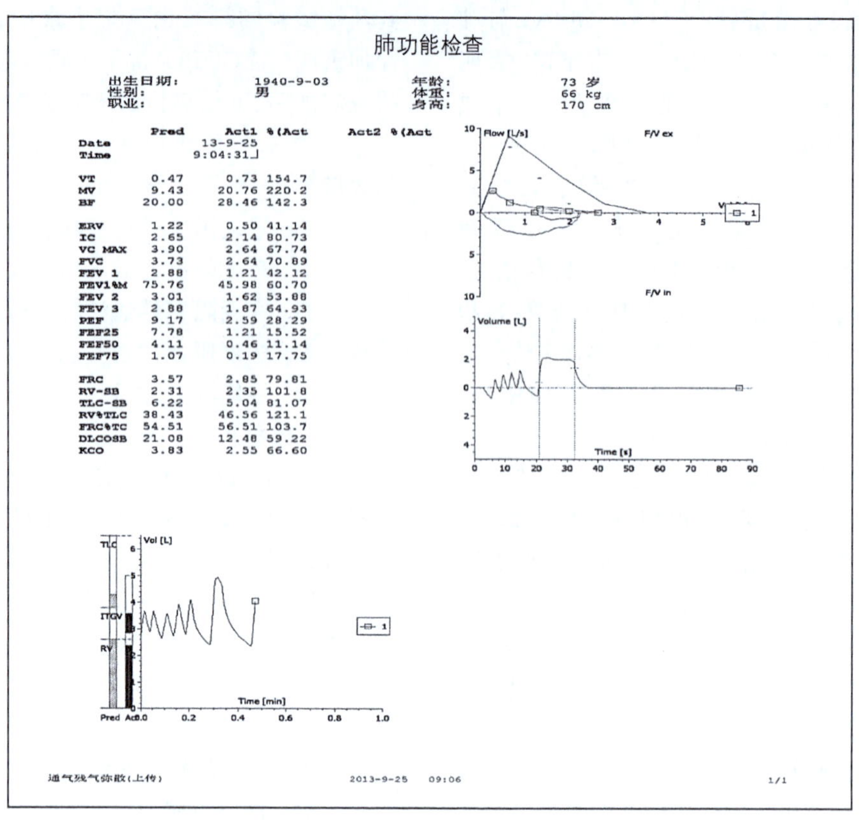

肺功能检查

出生日期：1940-9-03　　年龄：73 岁
性别：男　　体重：66 kg
职业：　　身高：170 cm

	Pred	Act1	%(Act	Act2	%(Act
Date		13-9-25			
Time		9:04:31			
VT	0.47	0.73	154.7		
MV	9.43	20.76	220.2		
BF	20.00	28.46	142.3		
ERV	1.22	0.50	41.14		
IC	2.65	2.14	80.73		
VC MAX	3.90	2.64	67.74		
FVC	3.73	2.64	70.89		
FEV 1	2.88	1.21	42.12		
FEV1%M	75.76	45.98	60.70		
FEV 2	3.01	1.62	53.88		
FEV 3	2.88	1.87	64.93		
PEF	9.17	2.59	28.29		
FEF25	7.78	1.21	15.52		
FEF50	4.11	0.46	11.14		
FEF75	1.07	0.19	17.75		
FRC	3.57	2.85	79.81		
RV-SB	2.31	2.35	101.8		
TLC-SB	6.22	5.04	81.07		
RV%TLC	38.43	46.56	121.1		
FRC%TC	54.51	56.51	103.7		
DLCOSB	21.08	12.48	59.22		
KCO	3.83	2.55	66.60		

通气残气弥散(上传)　　2013-9-25　09:06　　1/1

图 22-3

白色黏液或浆液泡沫痰为主，部分患者主要表现清晨痰较多。合并感染时痰量增多，可有脓性痰。c. 气短或呼吸困难：是 COPD 的典型表现。早期仅于活动后出现，后发展为日常活动甚至休息时也感气短，呈慢性进行性加重过程。d. 喘息和胸闷：见于部分较重的 COPD 患者。e. 全身性症状：随着病情加重，部分患者可出现体重下降、食欲减退、外周肌肉萎缩和功能障碍、精神抑郁和(或)焦虑等全身症状。

(2)细致的体格检查

1)呼吸系统早期 COPD 患者体征可不明显。随疾病进展，逐渐出现典型的肺气肿体征：a. 望诊及触诊：胸廓前后径增大、呈桶状，肋间隙增宽、剑突下胸骨下角(腹上角)增宽及腹部膨凸等；呼吸变浅变快，辅助呼吸肌如斜角肌及胸锁乳突肌参加呼吸运动，重症可见胸腹矛盾运动；患者不时采用缩唇呼吸以增加呼出气量。b. 叩诊：肺叩诊呈过度清音，心浊音界缩小，肝相对浊音界降低，均由于肺过度充气所致。c. 听诊：两肺呼吸音可减弱，呼气相延长，部分患者平静呼吸时可闻及干性啰音，两肺底或其他肺野可闻湿啰音，咳嗽后减少或消失；心音遥远，剑突部心音较清晰响亮。

2)其他表现：呼吸困难加重时患者常喜前倾坐位；可有球结膜水肿，低氧血症者可出现黏膜及皮肤发绀，伴右心衰竭者可见下肢水肿、肝增大。颈静脉充盈或怒张，肝颈静脉反流征阳性，出现腹水时移动性浊音可为阳性。长期低氧患者可见杵状指/趾。

(3)COPD 的诊断标准：根据咳嗽、咳痰、气短和(或)呼吸困难等临床症状和危险因素接触史(吸烟和职业性接触史)、体征及实验室检查资料综合分析确定。存在不完全可逆性气流受限是诊断 COPD 的必备条件。肺功能指标(应用支气管舒张药后 $FEV_1/FVC<70\%$)是诊断 COPD 的金标准。COPD 早期轻度气流受限时可以不出现咳嗽、咳痰、气短和(或)呼吸困难等临床症状。

慢性阻塞性肺疾病和其他疾病的鉴别要点，见表 22-6。

表 22-6 慢性阻塞性肺疾病与其他疾病的鉴别

诊断	鉴别诊断要点
COPD	中年发病;症状缓慢进展;长期吸烟史;活动后气促;大部分为不可逆性气流受限
支气管哮喘	青少年发病;每日症状变化大,多数呈季节性;夜间和清晨症状明显;常有过敏性鼻炎和(或)湿疹史;多数有哮喘家族史或其他过敏疾病史;气流受限可逆
支气管扩张症	大量脓痰;常伴有细菌感染;可伴咯血;听诊闻及粗湿啰音,可有杵状指;X 线胸片或 CT 显示囊状和(或)柱状支气管扩张
肺结核	所有年龄均可发病;X 线胸片或 CT 显示肺浸润性病灶或结节状空洞样改变;细菌学检查(痰结核菌涂片和培养阳性)可确诊
闭塞性细支气管炎	发病年龄较轻;一般无吸烟史;可能有类风湿关节炎病史或烟雾接触史;CT 片在呼气相显示低密度影
弥漫性泛细支气管炎	大多数为男性非吸烟者;几乎所有患者均伴有慢性鼻窦炎;X 线胸片和高分辨 CT 示弥漫性小叶中央型结节影和过度充气征
充血性心力衰竭	听诊两肺基底部可闻及细湿啰音;胸部 X 线示心脏扩大、肺水肿;肺功能测定示限制性通气功能障碍

4. 该患者目前 COPD 临床严重程度分级考虑为

A. 正常

B. Ⅰ级(轻度)

C. Ⅱ级(中度)

D. Ⅲ级(重度)

E. Ⅳ级(极重度)

[答案] C

【评析】 患者肺功能测定结果:$FEV_1/FVC<70\%$,$50\%\leqslant FEV_1<80\%$预计值,常伴有慢性咳嗽、咳痰、活动后呼吸困难症状,因此 COPD 临床严重程度分级为中度。

【知识点】 COPD 临床严重度分级。COPD 严重程度评估根据:①患者的症状;②肺功能异常;③是否存在并发症(呼吸衰竭、心力衰竭)等。其中反映气流受限程度的 FEV1 下降有重要参考意义。根据肺功能可将 COPD 严重程度分为 4 级(表 22-7)。

表 22-7 COPD 的临床严重程度分级

分级	临床特征
Ⅰ级(轻度)	$FEV_1/FVC<70\%$;$FEV_1\geqslant 80\%$预计值;伴或不伴有慢性咳嗽、咳痰、呼吸困难症状
Ⅱ级(中度)	$FEV_1/FVC<70\%$;$50\%\leqslant FEV_1<80\%$预计值;常伴有慢性咳嗽、咳痰,活动后呼吸困难症状
Ⅲ级(重度)	$FEV_1/FVC<70\%$;$30\%\leqslant FEV_1<50\%$预计值;多伴有慢性咳嗽、咳痰、呼吸困难症状,反复出现急性加重
Ⅳ级(极重度)	$FEV_1/FVC<70\%$;$FEV_1<30\%$预计值;或 $FEV_1<50\%$预计值伴慢性呼吸衰竭,合并肺源性心脏病及右心功能不全或衰竭

5. 该疾病急性发作的主要病原菌是

A. 肺炎克雷伯杆菌

B. 流感嗜血杆菌

C. 大肠埃希菌

D. 变形杆菌

E. 铜绿假单胞菌

[答案] B

【评析】 该患者属于Ⅱ级 COPD 急性加重期,可能的病原菌为流感嗜血杆菌、肺炎链球菌、卡他莫拉菌,故选择流感嗜血杆菌。

【知识点】 不同分级的 COPD 急性加重期致病菌及抗菌药物应用见表 22-8。

表 22-8　COPD 急性加重期抗菌药物应用参考

病情	可能的病原菌	宜选用的抗生素
Ⅰ级和Ⅱ级 COPD 急性加重	流感嗜血杆菌、肺炎链球菌、卡他莫拉菌	青霉素、β-内酰胺酶抑制药(阿莫西林/克拉维酸等)、大环内酯类(阿奇霉素、克拉霉素、罗红霉素等)、第 1 代或第 2 代头孢菌素(头孢呋辛、头孢克洛等)、多西环素、左氧氟沙星等,一般可口服
Ⅲ级及Ⅳ级 COPD 急性加重(无铜绿假单胞菌感染危险因素)	流感嗜血杆菌、肺炎链球菌、卡他莫拉菌、肺炎克雷伯菌、大肠埃希菌、肠杆菌属等	β-内酰胺酶抑制药、第 2 代头孢菌素(头孢呋辛等)、氟喹诺酮类(左氧氟沙星、莫西沙星、加替沙星等)、第 3 代头孢菌素(头孢曲松、头孢噻肟等)
Ⅲ级及Ⅳ级 COPD 急性加重(有铜绿假单胞菌感染危险因素)	以上细菌及铜绿假单胞菌	第3 代头孢菌素(头孢他啶)、头孢哌酮/舒巴坦、哌拉西林/他唑巴坦、亚胺培南、美罗培南等;也可联合应用氨基糖苷类、喹诺酮类(环丙沙星等)

6. 患者血白细胞 12.0×10^9/L,分叶粒细胞 0.78,淋巴细胞 0.20,嗜酸性粒细胞 0.01,单核细胞 0.01,抗生素治疗首选

A. 头孢克洛

B. 头孢曲松

C. 头孢他定

D. 万古霉素

E. 美罗培南

[答案]　A

【评析】 该患者属于Ⅱ级 COPD 急性加重,常见的病原菌为流感嗜血杆菌、肺炎链球菌、卡他莫拉菌,故首选抗生素为青霉素、β-内酰胺酶抑制药(阿莫西林/克拉维酸等)、大环内酯类(阿奇霉素、克拉霉素、罗红霉素等)、第 1 代或第 2 代头孢菌素(头孢呋辛、头孢克洛等)、多西环素、左氧氟沙星等。答案中头孢曲松和头孢他定为第 3 代头孢,万古霉素属于糖肽类,美罗培南属于碳青霉烯类,选择答 A。

【知识点】 COPD 急性加重期抗菌药物应用参考,见表 22-8。

四、案例分析题

每个案例至少有 3 个提问,每个提问有 6～12 个备选答案,其中正确答案有 1 个或多个,每选择一个正确答案得 1 个得分点,每选择一个错误答案扣 1 个得分点,扣至本问得分点为 0。

患者,男性,63 岁。因"反复咳嗽、咳痰 4 年,气喘 6 个月,加重 1 周"来诊。患者多于秋冬季发病,每年持续 2～3 个月,近 6 个月来发作时常伴呼吸困难。1 周前受凉后出现畏寒、发热、咳脓痰,无尿少、双下肢水肿。既往有"气管炎"病史,吸烟史 30 年。查体:体温 37.9 ℃,意识清,口唇无发绀,气管居中,桶状胸,双肺散在哮鸣音,肺底部有湿啰音。心率 83 次/分,心律齐,未及病理性杂音,腹软无殊,双下肢无水肿。血常规:红细胞 4.8×10^{12}/L,白细胞 14×10^9/L,中性粒细胞 0.86。血电解质及血气:血钠 137 mmol/L;血钾 3.7 mmol/L;血氯 108 mmol/L;二氧化碳分压 41 mmHg。空腹血糖 5.2 mmol/L。肝、肾功能:尿酸 420 μmol/L;BUN 23 mmol/L;血肌酐 75 μmol/L,谷丙转氨酶 32U/L,谷草转氨酶 32 U/L。肺功能测定:一秒钟用力呼气容积/用力肺活量为 65%,FEV_1%为 63%,残气容积/肺总量为 45%,支气管扩张试验(—)。胸部 X 线片(图 22-4)。

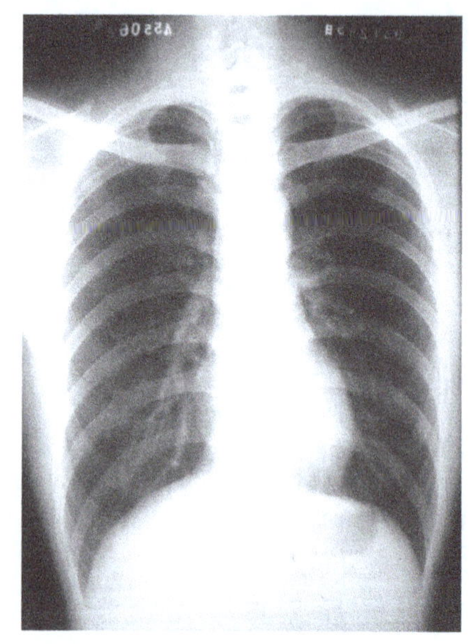

图 22-4　胸部 X 线检查

1. 该患者最应该考虑的诊断是

A. 支气管扩张

B. 慢性阻塞性肺疾病

C. 慢性支气管炎

D. 支气管哮喘

E. 肺炎

F. 急性左侧心力衰竭

[答案]　B

【评析】　老年男性，慢性咳嗽、咳痰病史 4 年，每年发作“气管炎”2～3 个月，胸部 X 线片符合肺气肿表现，肺功能显示中度阻塞性通气功能障碍、并且不能完全可逆，诊断为 COPD。如患者只有“慢性支气管炎”和(或)“肺气肿”，而无气流受限，则不能诊为 COPD。

2. 该患者胸部 X 线片的主要特征为

A. 肺容积增大

B. 胸廓前后径长

C. 肺野透亮度增高

D. 横隔位置低平

E. 外周肺纹理纤细、稀少

F. 右下肺可见囊状支气管扩张

[答案]　ABCDE

【评析】　胸片的肺气肿相关表现：肺容积增大，胸廓前后径增长，肋骨走向变平，肺野透亮度增高，横膈位置低平，心脏悬垂狭长，外周肺野纹理纤细稀少等。

3. 该患者目前最主要的治疗措施是

A. 使用抗生素治疗感染

B. 给予解痉平喘药

C. 给予止咳祛痰药

D. 低浓度持续吸氧

E. 应用利尿药消肿

F. 考虑手术治疗

[答案]　A

【评析】　此例属于慢性阻塞性肺疾病急性加重期，最主要的治疗措施是控制肺部感染。

【知识点 1】　COPD 分期。

(1)急性加重期：指患者短期内咳嗽、咳痰、气短和(或)喘息加重，痰量增多，呈脓性或黏脓性，可伴发热等炎症明显加重的表现，并需改变基础 COPD 的常规用药者。

(2)稳定期：指在较长时间内患者咳嗽、咳痰、气短等症状稳定或症状轻微。

【知识点 2】　COPD 急性期治疗。

(1)确定 COPD 急性加重的原因：引起 COPD 急性加重的最常见原因是呼吸道感染，以病毒和细菌感染最为多见。部分患者急性加重的原因难以确定，环境理化因素改变亦可能参与其中。对引发 COPD 急性加重的因素应尽可能加以避免、去除或控制。

(2)COPD 急性加重严重程度的评估：与患者急性加重前病史、症状、体征、肺功能测定、动脉血气分析和其他实验室检查指标进行比较，可据以判断本次急性加重的严重程度。①肺功能测定：FEV_1<1L 提示严重发作。但加重期患者常难以配合肺功能检查。②动脉血气分析：PaO_2<50 mmHg，$PaCO_2$>70 mmHg，pH<7.30 提示病情危重，需进行严密监护并给予呼吸支持治疗。若有条件，应转入内科或呼吸重症监护治疗病房(MICU 或 RICU)。③胸部影像学、心电图(ECG)检查：胸部影像学检查有助于鉴别 COPD 加重与其他具有类似症状的疾病。若出现低血压或高流量吸氧后 PaO_2 不能升至 60 mmHg 以上的情况，要警惕肺血栓栓塞症的可能，宜安排 CT 肺动脉造影(CTPA)等相关检查。ECG 有助于心律失常、心肌缺血及右心增大和(或)肥厚的诊断。④其他实验室检查：血常规(血白细胞、红细胞计数、血小板计数等)、血液生化指标等检查及病原学检测等均有助于判断 COPD 急性加重的病情，指导诊疗。

(3)COPD 急性加重的治疗：对于病情相对较轻的急性加重患者可在院外治疗，但需注意严密观察病情变化，及时决定是否需送医院治疗。

1)支气管舒张药：COPD 急性加重患者的门诊治疗包括适当增加以往所用支气管舒张药的剂量及次数。若未曾使用抗胆碱能药物，可以加用。对更严重的病例，可以给予数天较大剂量的雾化治疗，如沙丁胺醇、异丙托溴铵，或沙丁胺醇联合异丙托溴铵雾化吸入。支气管舒张药亦可与糖皮质激素联合雾化吸入治疗。

2)糖皮质激素：全身使用糖皮质激素对急性加重期患者病情缓解和肺功能改善有益。如患者的基础 FEV_1<50%预计值，除应用支气管舒张药外，可考虑口服糖皮质激素，如泼尼松龙每日 30～40 mg，连用 7～10 日。

3)抗菌药物：COPD 症状加重、痰量增加特别是呈脓性时应给予抗菌药物治疗。应根据病情严重程度，结合当地常见致病菌类型、耐药趋势和药敏情况尽早选择敏感抗菌药物(参见表 22-5)。

4. 患者就诊过程中需要转诊至上一级医院的情况有

A. 胸闷、气促加重伴下肢水肿

B. 出现新的心律失常

C. 同时有糖尿病、高血压、脑梗死病史

D. 伴有肾功能不全

E. 治疗一周后效果不佳

F. 出现明显精神症状

[答案] ABCDEF

【评析】 高龄、胸闷、气促加重伴下肢水肿，同时有糖尿病、高血压、脑梗死病史，伴有肾功能不全，治疗1周后效果不佳，出现明显精神症状，均是COPD转诊指征。

【知识点】 COPD的社区转诊原则：①患者症状明显加重，如短期出现的静息状况下呼吸困难等；②出现新的体征或原有体征加重，如发绀、外周水肿等；③新近发生的心律失常；④有严重的伴随疾病；⑤初始治疗方案失败；⑥高龄AECOPD患者；⑦诊断不明确；⑧治疗效果不佳。

5. 经急性期抗生素及平喘治疗后患者病情缓解出院，请问稳定期可建议患者长期使用的药物是

A. 抗生素

B. 氟地卡松/沙美特罗

C. 噻托溴铵

D. 布地奈德/福莫特罗

E. 布地奈德

F. 沙美特罗

[答案] C

【评析】 该患者属于Ⅱ级(中度)慢性阻塞性肺疾病稳定期，应规律使用一种或多种长效支气管舒张药。抗生素用于急性期控制感染，稳定期不建议长期使用。中度慢性阻塞性肺疾病不建议长期使用吸入激素，氟地卡松/沙美特罗、布地奈德/福莫特罗为联合吸入性糖皮质激素和长效 β_2 受体激动药，布地奈德是吸入性糖皮质激素，故不选用。

6. 患者COPD稳定期的治疗措施有

A. 无须用药

B. 接种流感疫苗

C. 沙丁胺醇气雾剂

D. 异丙托溴铵气雾剂

E. 布地奈德

F. 倍氯米松

G. 长期口服糖皮质激素

H. 长期口服抗生素

I. 康复治疗

[答案] BCDI

【评析】 该患者属于Ⅱ级(中度)慢性阻塞性肺疾病稳定期，治疗方案为：①避免危险因素，接种流感疫苗；②按需使用短效支气管舒张药；③规律应用一种或多种长效支气管舒张药；辅以康复治疗。

【知识点】 COPD稳定期的治疗。

(1)治疗目的：COPD的治疗目的如下。①减轻症状，阻止病情发展；②缓解或阻止肺功能下降；③改善活动能力，提高生活质量；④降低病死率。

(2)教育与管理：①教育与督导吸烟患者戒烟，并避免暴露于二手烟。戒烟已被明确证明可有效延缓肺功能的进行性下降。②叮嘱患者尽量避免或防止粉尘、烟雾及有害气体吸入。③使患者了解COPD的基础知识，学会自我控制疾病的要点和方法。④使患者知晓何时应往医院就诊。⑤与社区医生保持联系，社区医生定期进行随访管理。

(3)药物治疗：目的在于预防和控制症状，减少急性加重的频率和严重程度，提高运动耐力和生活质量。根据疾病的严重程度逐步增加治疗，如果没有出现明显的药物不良反应或病情的恶化，应在同一水平维持长期的规律治疗，并根据患者对治疗的反应及时调整治疗方案。

(4)非药物治疗

1)氧疗：长期家庭氧疗(LTOT)是指COPD稳定期患者在家经鼻导管吸入低流量(1～2L/分)氧气，每日吸氧时间在15小时以上。LTOT的目的是使COPD患者在静息状态下，$PaO_2 \geq 60$ mmHg和(或)使 SaO_2 升至90%以上，以维持身体重要脏器的功能。长期氧疗对COPD合并慢性呼吸衰竭患者的血流动力学、呼吸生理、运动耐力和精神状态都有益处，可以改善患者生活质量，提高生存率。提倡在医生指导下施行长期家庭氧疗(LTOT)。

氧疗指征(具有以下任何一项)：a. 静息时，$PaO_2 \leq 55$ mmHg或 $SaO_2 < 88\%$，有或无高碳酸血症。b. 56 mmHg $\leq PaO_2 < 60$ mmHg，$SaO_2 < 89\%$，伴下述之一：继发红细胞增多(血细胞比容>55%)；肺动脉高压(平均肺动脉压≥25 mmHg)；右心功能不全导致水肿。

2)康复治疗：康复治疗适用于中度以上COPD患者。a. 呼吸生理治疗：包括正确咳嗽、排痰方法和缩唇呼吸等；b. 肌肉训练：包括全身性运动及呼吸肌锻炼，如步行、踏车、腹式呼吸锻炼等；c. 营养

支持:科学营养支持亦为康复治疗的重要方面。要求达到理想的体重,同时避免摄入过多的糖类饮食和过多热卡,以免产生过多的二氧化碳。

3)外科手术治疗:如肺大疱切除术、肺减容术和肺移植术,可参见相关指南。

总之,应当根据 COPD 的临床严重程度采取相应的分级治疗,见表 22-9。

表 22-9　稳定期 COPD 的分级治疗方案

Ⅰ级(轻度)	Ⅱ级(中度)	Ⅲ级(重度)	Ⅳ级(极重度)
避免危险因素,接种流感疫苗;按需使用短效支气管舒张药→			
	规律应用一种或多种长效支气管舒张药;辅以康复治疗→		
		反复急性加重,可吸入糖皮质激素→	
			出现呼吸衰竭,应长期氧疗;可考虑外科手术治疗

7. 如考虑给该患者应用噻托溴铵吸入剂,则需补充询问的病史有

A. 高血压

B. 糖尿病

C. 前列腺增生

D. 青光眼

E. 窦性心动过速

F. 骨质疏松

[答案] CD

【评析】 噻托溴铵不良反应为青光眼、尿潴留,有青光眼和前列腺增生的患者慎用。

【知识点】 COPD 常用药物的不良反应参见表 22-6。

(沈　瑶　潘志刚)

参考文献

[1] 祝墡珠.全科医生临床实践.北京:人民卫生出版社,2013.

[2] 杜雪平.全科医生基层实践.北京:人民卫生出版社,2013.

[3] 中华医学会呼吸病学分会慢性阻塞性肺疾病学组.慢性阻塞性肺疾病诊治指南(2013 年修订版).中华结核和呼吸杂志,2013,36(4):1-10.

[4] 陈文彬,潘祥林.诊断学.7 版.北京:人民卫生出版社,2008.

[5] 陆再英,钟南山.内科学.7 版.北京:人民卫生出版社,2009.

[6] 陈灏珠.实用内科学.12 版.北京:人民卫生出版社,2005.

第23章

脑血管疾病

第一节　短暂性脑缺血发作

本节提示

1. 熟悉TIA的病因及发病机制。
2. 掌握TIA的诊断与鉴别诊断。
3. 掌握TIA的治疗。

一、单选题(每题1个得分点)

以下每题有5个备选答案，请从中选择1个正确答案。

1. 下列关于短暂性脑缺血发作(transient ischemia attack，TIA)的说法除以下哪一项外均是正确的

A. 好发于中老年人
B. 常反复发作
C. 症状持续常超过24小时
D. 不留后遗症状
E. 反复TIA发作患者极易发生脑卒中

［答案］ C

【评析】 TIA症状最长不超过24小时。

【知识点】 TIA概述：TIA是由于局部脑或视网膜缺血引起的短暂性神经功能缺损，临床症状一般不超过1小时，最长不超过24小时，不留后遗症状，无责任病灶证据。TIA好发于中老年人，男性多于女性，患者多伴有高血压、动脉粥样硬化、糖尿病或高血脂等脑血管病危险因素。TIA常有反复发作，每次发作表现相似。TIA是严重的、需紧急干预的卒中预警事件，是最为重要的急症，同时也是二级预防的最佳时机，必须重视。

2. 颈内动脉系统TIA的表现不包括下列哪一项

A. 对侧肢体单瘫
B. 空间定向障碍
C. 眼动脉交叉瘫
D. 跌倒发作
E. 失语

［答案］ D

【评析】 跌倒发作是椎-基底动脉系统TIA的特殊表现。

【知识点】 颈内动脉系统TIA的临床表现：大脑中动脉供血区TIA可出现缺血对侧肢体单瘫、轻偏瘫、面瘫、舌瘫，可伴有偏身感觉障碍和对侧同向偏盲，优势半球受累可出现失语和失用，非优势半球受损可出现空间定向障碍。大脑前动脉供血区缺血可出现人格和情感障碍、对侧下肢无力等。颈内动脉主干TIA主要表现为眼动脉交叉瘫［病变侧单眼一过性黑朦、失明和(或)对侧偏瘫及感觉障碍］和Horner交叉瘫(病变侧Horner征、对侧偏瘫)。

二、多选题(每题1个得分点)

以下每题有5个备选答案，其中正确答案为2个或者2个以上，多选、少选、错选均不得分。

1. TIA发病与下列哪些因素相关

A. 动脉粥样硬化

B. 动脉狭窄

C. 血液成分改变

D. 血流动力学改变

E. 心脏病

［答案］ ABCDE

【评析】 上述五项均为与TIA发病相关的病因。

【知识点】 TIA的病因及发病机制：TIA发病与动脉粥样硬化、动脉狭窄、心脏病、血液成分改变及血流动力学变化等多种病因有关。主要的发病机制如下。①血流动力学改变：在各种原因所致颈内动脉系统或椎-基底动脉系统的动脉严重狭窄基础上，血压急剧波动导致原来靠侧支循环维持的脑区发生一过性缺血。血流动力型TIA临床症状比较刻板，发作频率密集，每次发作持续时间短暂，一般不超过10分钟。②微栓塞：微栓子主要来源于动脉粥样硬化的不稳定斑块或附壁血栓的破碎脱落、瓣膜性或非瓣膜性心源性栓子及胆固醇结晶等。微栓子阻塞小动脉导致其供血区域出现缺血，当栓子破碎移向远端或自发溶解时，血流恢复，症状缓解。微栓塞型TIA临床症状多变，发作频率稀疏，每次发作持续时间相对较长，如果持续时间超过30分钟，提示微栓子较大，可能来源于心脏。

2. 椎-基底动脉系统TIA的表现包括下列哪几项

A. 眩晕

B. 跌倒发作

C. 短时间记忆丧失

D. 复视

E. 失语症

［答案］ ABCD

【评析】 失语症是颈内动脉系统TIA的临床表现。

【知识点】 椎-基底动脉系统TIA的临床表现：最常见的是眩晕、平衡障碍、眼球运动异常和复视。可有单侧或双侧面部、口周麻木，单独出现或伴有对侧肢体瘫痪、感觉障碍，呈典型或不典型的脑干缺血综合征。椎-基底动脉系统TIA可出现几种特殊表现的临床综合征。

(1)跌倒发作：表现患者转头或仰头时，下肢突然失去张力而跌倒，无意识丧失，常可很快自行站起，为脑干下部网状结构缺血所致。

(2)短暂性全面遗忘症：发作时出现短时间记忆丧失，发作时对时间、地点定向障碍，但谈话、书写和计算能力保持正常，一般症状可持续数小时，然后完全好转，不遗留记忆损害。部分发病可能是大脑后动脉颞支缺血，累及边缘系统的颞叶海马、海马旁回和穹隆所致。

(3)双眼视力障碍发作：双侧大脑后动脉距状支缺血而致枕叶视皮层受累，引起暂时性皮质盲。

此外，椎-基底动脉系统TIA患者很少出现孤立的眩晕、耳鸣、恶心、晕厥、头痛、大小便失禁、嗜睡或癫痫等症状，往往合并有其他脑干或大脑后动脉供血区缺血的症状体征。

三、共用题干单选题(每个提问1个得分点)

以下每题有2～6个提问，每个提问有5个备选答案，请选择1个最佳答案。

患者，女性，53岁，有高脂血症病史。2个月来出现3次发作性不能言语伴右侧肢体无力，每次持续约10分钟后症状消失。今日再次出现类似发作来院就诊，现神经系统检查正常。

1. 最可能的诊断是

A. 颈椎病

B. 部分性癫痫发作

C. 短暂性脑缺血发作

D. 自主神经功能不全

E. 颅内肿瘤

［答案］ C

【评析】 患者为中年女性(53岁)，有脑血管病危险因素(高脂血症)，突发局灶性脑功能损害表现(失语伴右肢无力)，短暂反复发作(2个月内3次，每次10分钟左右)，很快恢复正常，根据其临床特点首先考虑TIA诊断。

【知识点】 TIA的诊断和鉴别诊断：大多数TIA患者就诊时临床症状已消失，故诊断主要依靠病史。中老年患者突然出现局灶性脑功能损害症状，符合颈内动脉或椎-基底动脉系统及其分支缺血表现，并在短时间内症状完全恢复(大多数不超过1小时)，必须高度怀疑TIA。MRI弥散加权成像(DWI)、CT灌注成像(CTP)和单光子发射计算机断层(SPECT)检查有助于TIA的诊断。鉴别诊断需要考虑以下疾病。

(1)癫痫部分性发作：特别是单纯部分性发作，常表现持续数秒至数分钟的肢体抽搐或麻木针刺感，从躯体一处开始向周围扩展，脑电图可异常，CT或MRI可能发现脑内局灶性病变。

(2)梅尼埃病：发作性眩晕、恶心、呕吐与椎-基底动脉 TIA 相似，但每次发作持续时间大多超过 24 小时，伴耳鸣、耳阻塞感，反复发作后听力减退等，除眼球震颤外，无其他神经系统定位体征。发病年龄多在 50 岁以下。

（3）心脏病：阿-斯综合征、严重心律失常等，可因阵发性脑供血不足而导致头晕、昏倒和意识丧失，但一般无神经系统局灶性症状和体征，动态心电图、超声心动图检查多有异常发现。

（4）其他：颅内肿瘤、脓肿、慢性硬膜下血肿、脑内寄生虫等可出现类似 TIA 的发作症状。原发性或继发性自主神经功能不全可因血压或心率的急剧变化出现短暂性全脑供血不足，出现发作性意识障碍。基底动脉型偏头痛常有后循环缺血发作，需注意鉴别。

2. 对明确诊断更有价值的辅助检查是

A. 脑电图检查

B. 经颅多普勒超声（TCD）

C. 脑 CT 平扫

D. MRI 弥散加权成像（DWI）

E. 神经心理学检查

［答案］ D

【评析】 DWI 可早期诊断超急性脑梗死，发病 2 小时内即可显示缺血病变。在有条件的医院，建议尽可能采用 DWI 作为主要诊断技术手段，如未发现脑急性梗死证据，即可诊断为影像学确诊 TIA。

【知识点】 TIA 的辅助检查。

对无急诊 DWI 检查的医院，应尽快采用其他结构影像学检查，对于 24 小时内发现脑相应部位急性梗死证据者，诊断为脑梗死，未发现者诊断为临床确诊 TIA。其他辅助检查：常规 CT 或 MRI 检查多无异常发现；CT 血管成像（CTA）、磁共振血管成像（MRA）、数字减影血管造影（DSA）检查有时可见血管狭窄、动脉粥样硬化改变；经颅多普勒超声（TCD）可探查脑内动脉狭窄，可进行血流状况评估和微栓子监测；血常规和生化检查是常规必要的；神经心理学检查也可能发现轻微的脑功能损害。

3. 如该患者临床诊断为 TIA，应先进行

A. 紧急风险评估

B. 抗凝治疗

C. 抗血小板治疗

D. 溶栓治疗

E. 外科治疗

［答案］ A

【评析】 对临床诊断 TIA 的患者首先需进行紧急风险评估（$ABCD^2$ 评分），在此基础上进一步选择治疗方案。

【知识点】 TIA 的治疗：TIA 发病后 2～7 天为卒中的高风险期，对患者进行紧急评估和干预可以减少卒中发生。TIA 短期卒中风险评估常用的危险分层工具是 $ABCD^2$ 评分，见表 23-1。症状发作在 72 小时内并存以下情况者，建议入院治疗：① $ABCD^2$ 评分≥3 分；② $ABCD^2$ 评分 0～2 分，但门诊不能在 2 天内完成 TIA 系统检查；③ $ABCD^2$ 评分 0～2 分，并有其他证据提示症状由于缺血造成，如 DWI 显示相应小片状缺血灶。

表 23-1　TIA 的 $ABCD^2$ 评分

项目	TIA 的临床特征	得分
年龄（A）	≥60 岁	1
血压（B）	收缩压＞140 mmHg 或舒张压＞90 mmHg	1
临床症状（C）	单侧无力	2
	不伴无力的言语障碍	1
症状持续时间（D）	＞60 分钟	2
	10～59 分钟	1
糖尿病（D）	有	1

（1）TIA 的药物治疗。①抗血小板治疗：非心源性栓塞性 TIA 推荐抗血小板治疗，常用药物有阿司匹林、氯吡格雷和双嘧达莫。②抗凝治疗：心源性栓塞性 TIA 可采用抗凝治疗，主要包括肝素、低分子肝素和华法林。③扩容治疗：纠正低灌注，适用于血流动力型 TIA。④溶栓治疗：对于新近发生符合传统 TIA 定义（只要临床症状在 24 小时内消失，不遗留神经系统体征，而不管是否存在责任病灶）的患者，虽然神经影像学检查发现有明确的脑梗死责任病灶，但目前不作为溶栓治疗的禁忌

证。在临床症状再次发作时，如临床已明确诊断为脑梗死，不应等待，应按照卒中指南积极进行溶栓治疗。⑤其他：降纤酶可用于有高纤维蛋白原血症的 TIA 患者。活血化瘀性中药制剂对 TIA 患者也可能有一定疗效。

(2)TIA 的外科治疗：①对于过去 6 个月内发生过 TIA 的患者，如果同侧无创性成像显示颈内动脉狭窄>70%或导管血管造影显示狭窄>50%，且围术期并发症和死亡风险估计<6%，可推荐行颈动脉内膜切除术或颈动脉血管成形和支架植入术治疗。②若患者在接受最佳药物治疗期间仍出现症状，可考虑对椎动脉颅外段狭窄患者行血管内治疗和手术治疗。③主要颅内动脉狭窄所致的 TIA 不推荐行颅外-颅内血管旁路移植术。

(3)TIA 的危险因素控制和预防：调控血压、血糖、血脂及生活方式干预等。

第二节 脑梗死

本节提示

1. 熟悉脑梗死的病因及发病机制。
2. 掌握脑梗死的诊断与鉴别诊断。
3. 掌握脑梗死的治疗。
4. 熟悉脑卒中的预防。

一、单选题(每题 1 个得分点)

以下每题有 5 个备选答案，请从中选择 1 个正确答案。

1. 除以下哪一项外，均为脑梗死的 OCSP(牛津郡社区卒中研究分型)临床分型

A. 完全前循环梗死

B. 部分前循环梗死

C. 后循环梗死

D. 部分后循环梗死

E. 腔隙性梗死

[答案] D

【评析】 OCSP 临床分型中无“部分后循环梗死”。

【知识点】 脑梗死的 OCSP 临床分型。脑梗死的临床表现取决于梗死灶的大小和部位，主要为局灶性神经功能缺损的症状和体征，如偏瘫、偏身感觉障碍、失语、共济失调等，部分可有头痛、呕吐、昏迷等全脑症状。脑的局限性神经症状变异较大，与血管闭塞的程度、闭塞血管大小、部位和侧支循环的好坏相关。为了早期诊断病变部位，常采用 OCSP(牛津郡社区卒中研究分型)法进行脑梗死的临床分型。OCSP 临床分型标准如下。

(1)完全前循环梗死(total anterior circulation infarction，TACI)：表现为三联征，即完全大脑中动脉(middle cerebral artery，MCA)综合征的表现，大脑较高级神经活动障碍(意识障碍、失语、失算、空间定向力障碍等)；同向偏盲；对侧 3 个部位(面、上肢和下肢)较严重的运动和(或)感觉障碍。多为 MCA 近段主干，少数为颈内动脉虹吸段闭塞引起的大片脑梗死。

(2)部分前循环梗死(partial anterior circulation infarction，PACI)：有以上三联征中的两个，或只有高级神经活动障碍，或感觉运动缺损较 TACI 局限。提示是 MCA 远段主干、各级分支或大脑前动脉(anterior cerebral artery，ACA)及分支闭塞引起的中、小梗死。

(3)后循环梗死(posterior circulation infarction，POCI)：表现为各种不同程度的椎-基底动脉综合征，可表现为同侧脑神经瘫痪及对侧感觉运动障碍；双侧感觉运动障碍；双眼协同活动及小脑功能障碍，无长束征或视野缺损等。为椎-基底动脉及分支闭塞引起的大小不等的脑干、小脑梗死。

(4)腔隙性脑梗死(lacunar infarction，LACI)：表现为腔隙综合征，如纯运动性轻偏瘫、纯感觉性脑卒中、共济失调性轻偏瘫、手笨拙-构音不良综合征等。大多是基底核或脑桥小穿通支病变引起的小腔隙灶。

2. 心源性脑栓塞的最常见原因是

A. 心肌梗死

B. 心脏瓣膜病

C. 心房颤动

D. 先天性心脏病

E. 心房黏液瘤

［答案］ C

【评析】 心房颤动是心源性脑栓塞最常见的原因。

【知识点】 脑栓塞的病因和发病机制。脑栓塞约占所有脑梗死的1/3。脑栓塞临床上主要是指心源性脑栓塞。根据栓子来源，脑栓塞可分为心源性、非心源性和来源不明性三种。

（1）心源性：占脑栓塞的60%～75%，栓子在心内膜和瓣膜产生，脱落入脑后致病，主要见于下列疾病。①心房颤动：是心源性脑栓塞最常见的原因。心房颤动时左心房收缩性降低，血流缓慢淤滞，易导致附壁血栓，栓子脱落引起脑栓塞。②心脏瓣膜病：指先天性发育异常或后天疾病引起的心脏瓣膜病变，可影响血流动力学，累及心房或心室内膜即可导致附壁血栓的形成。③心肌梗死：面积较大或合并慢性心力衰竭，即可导致血循环淤滞形成附壁血栓。④其他：心房黏液瘤、二尖瓣脱垂、心内膜纤维变性、先天性心脏病或瓣膜手术均可形成附壁血栓。

（2）非心源性：指源于心脏以外的栓子随着血流进入脑内造成栓塞。常见原因有：①动脉粥样硬化斑块脱落性血栓栓塞：主动脉弓或颈动脉粥样硬化斑块破裂继发血栓形成，血栓脱落形成栓子，沿颈内动脉或椎-基底动脉入脑。②脂肪栓塞：见于长骨骨折或手术后。③空气栓塞：主要见于静脉穿刺、潜水减压、人工气胸。④癌栓塞：浸润性生长的恶性肿瘤可以破坏血管，瘤细胞入血形成癌栓。⑤其他：少见的感染性脓栓、寄生虫栓和异物栓等也可引起脑栓塞。

（3）来源不明性：少数病例查不到栓子来源。

二、多选题(每题1个得分点)

以下每题有5个备选答案，其中正确答案为2个或者2个以上，多选、少选、错选均不得分。

1. 脑卒中的二级预防包括

A. 积极干预危险因素

B. 根据首次脑卒中的病因实施针对性治疗

C. 大动脉粥样硬化性脑卒中的非药物治疗

D. 心源性栓塞的抗栓治疗

E. 非心源性栓塞的抗血小板治疗

［答案］ ABCDE

【评析】 上述五项均为脑卒中二级预防的重点。

【知识点】 脑卒中的二级预防。脑卒中的复发很常见，首次脑卒中后6个月内是高发期，复发会加重病情，二级预防应尽早开始。二级预防主要包括TIA的早期治疗、预防或降低再次卒中的危险。

（1）TIA干预：TIA患者都有发生脑卒中的危险，可能在初次发病后1周内发生，应积极祛除并干预危险因素，早期依据患者病因给予抗血小板或抗凝治疗。

（2）正确评估首次脑卒中病因，根据病因实施针对性治疗。

（3）脑卒中后干预危险因素，减少脑卒中复发。①高血压：根据患者情况选择适当的治疗方案，血压平均降低10/5 mmHg，即可降低脑卒中的发病风险。②糖尿病：是脑卒中发生及再发的独立危险因素，建议糖化血红蛋白控制<7.0%，但要避免低血糖的发生；血压<130/80 mmHg，以血管紧张素转换酶抑制药、血管紧张素Ⅱ受体拮抗药在降低心脑血管事件方面获益明显。③血脂异常：建议使用他汀类药物，低密度脂蛋白胆固醇（LDL-C）目标值<2.6 mmol/L或LDL-C下降幅度达到30%～50%；由大动脉粥样硬化性狭窄导致的缺血性脑卒中和TIA患者，LDL-C目标值<1.8 mmol/L或LDL-C下降幅度≥50%；高密度脂蛋白胆固醇（HDL-C）偏低者可考虑接受烟酸或吉非贝齐治疗。对于脑出血或脑出血高风险人群应权衡风险和获益，谨慎使用他汀类药物。④吸烟：建议戒烟并避免被动吸烟，可能有效的戒烟手段包括劝告、尼古丁替代产品或口服戒烟药物。⑤睡眠呼吸暂停：阻塞性睡眠呼吸暂停是脑卒中的危险因素。鼓励有条件的医疗单位对脑卒中患者进行睡眠呼吸监测，持续正压通气（CPAP）可以改善合并睡眠呼吸暂停的脑卒中患者的预后。⑥高同型半胱氨酸血症：高同型半胱氨酸血症可增加脑卒中风险。对近期发生脑卒中且血同型半胱氨酸轻到中度升高的患者，补充叶酸、维生素 B_6 及维生素 B_{12} 可降低同型半胱氨酸水平。

（4）大动脉粥样硬化性脑卒中：①新发缺血性脑卒中或TIA发病在6个月内、同侧颈动脉狭窄70%～99%的患者，推荐实施外科颈动脉内膜剥脱术（CEA）；新发缺血性脑卒中或TIA、同侧颈动脉狭窄50%～69%的患者，根据患者具体情况、年龄、性别、伴发疾病和发作时症状严重程度等决定是否实施 CEA。②建议在最近一次缺血事件发生后 2 周内施行 CEA。③对于需要治疗但不能耐受内膜剥脱术的患者，可考虑颈动脉血管成形及支架置入术。

(5)心源性栓塞：合并心房颤动、急性心肌梗死、左心房附壁血栓、瓣膜病变、心肌病及心力衰竭时，建议抗栓治疗(阿司匹林或华法林)。

(6)非心源性栓塞：特别是动脉粥样硬化性、腔隙性或原因不明的栓塞，建议使用抗血小板药物阿司匹林(每日 75～150 mg)或氯吡格雷(每日 75 mg)。

(7)其他原因如动脉夹层、未破裂动脉瘤等根据不同疾病予以相应治疗。

2. 脑栓塞的临床表现中下列哪些是正确的

A. 青壮年多见

B. 急骤起病

C. 无前驱症状

D. 局灶性神经体征常在 1～2 日达到高峰

E. 常伴有心脏病、严重骨折等病史

[答案]　ABCE

【评析】　脑栓塞的局灶性神经体征在数秒至数分钟达到高峰。其余选项正确。

【知识点】　脑栓塞的临床表现：脑栓塞可发生于任何年龄，以青壮年多见。多在活动中急骤发病，无前驱症状，局灶性神经体征在数秒至数分钟达到高峰，多表现为完全性卒中。大多数患者伴有风湿性心脏病、冠心病和严重心律失常等，或存在心脏手术、长骨骨折、血管内介入治疗等栓子来源病史。有些患者同时并发肺栓塞、肾栓塞、肠系膜栓塞和皮肤栓塞等疾病表现。意识障碍有无取决于栓塞血管的大小和梗死的面积。与脑血栓形成相比，脑栓塞容易复发和出血。病情波动较大，病初较重，但因为血管的再通，部分病例临床症状可迅速缓解；有时因并发出血，临床症状可急剧恶化；有时因栓塞再发，稳定或一度好转的局灶性体征可再次加重。

三、共用题干单选题(每个提问 1 个得分点)

以下每题有 2～6 个提问，每个提问有 5 个备选答案，请选择 1 个最佳答案。

患者，男性，70 岁。有冠心病、心房颤动病史 5 年，平日服用阿司匹林。因突发右侧肢体无力伴言语含糊 6 小时来院就诊，无明显头痛、呕吐、视物模糊等。查体：血压 150/90 mmHg，神志清，双瞳等大等圆，直径 2.5 mm，光反射(+)，左侧偏盲，右鼻唇沟变浅，右口角下斜，颈软无抵抗，右侧肢体肌力 2 级，肌张力正常，右侧肢体皮肤感觉障碍；听诊心房颤动心律，未及病理性杂音。

1. 最可能的诊断是

A. 脑血栓形成

B. 脑栓塞

C. 脑出血

D. 蛛网膜下腔出血

E. 短暂性脑缺血发作

[答案]　B

【评析】　根据患者突发起病，出现右肢偏瘫、言语含糊的局灶性神经功能缺损，有心房颤动病史为心源性脑栓塞的最常见病因，平日患者仅服用阿司匹林而未抗凝治疗，临床诊断首先考虑脑栓塞可能性大。

【知识点】　脑栓塞的诊断与鉴别诊断。根据急骤起病，数秒或数分钟达到高峰，出现偏瘫、失语等局灶性神经功能缺损，既往有栓子来源的基础疾病如心脏病、严重骨折等病史，可初步做出临床诊断。CT 和 MRI 检查可确定脑栓塞部位、数目及是否伴发出血，有助于明确诊断。鉴别诊断要注意与脑出血和脑血栓形成相鉴别，极迅速的起病过程和栓子来源可提供脑栓塞的诊断证据。

2. 经急诊 CT 检查排除脑出血，根据患者的神经系统体征，考虑脑血管闭塞定位于

A. 大脑前动脉

B. 大脑中动脉

C. 大脑后动脉

D. 椎动脉

E. 基底动脉

[答案]　B

【评析】　根据患者右侧面瘫、右肢偏瘫及感觉障碍、左侧偏盲、言语困难的临床特点符合完全前循环梗死即完全大脑中动脉综合征的表现，故定位于大脑中动脉闭塞。脑栓塞中大脑中动脉栓塞最为常见。

【知识点】　完全前循环梗死(TACI)：表现为三联征，即完全大脑中动脉(MCA)综合征的表现，大脑较高级神经活动障碍(意识障碍、失语、失算、空间定向力障碍等)；同向偏盲；对侧 3 个部位(面、上肢和下肢)较严重的运动和(或)感觉障碍。多为 MCA 近段主干，少数为颈内动脉虹吸段闭塞引起的大片脑梗死。

3. 患者入院第 2 天复查脑 CT 提示左侧基底

节区低密度病灶，其中可见小片状高密度影，应立即停用下列何种药物

A. 甘油果糖
B. 呋塞米
C. 奥美拉唑
D. 低分子肝素
E. 胰岛素

［答案］ D

【评析】 脑 CT 见低密度区中出现高密度影，提示出血性梗死，高度支持脑栓塞诊断。在合并出血性梗死时，应暂停溶栓、抗凝和抗血小板药物，防止出血加重，故选择立即停用低分子肝素。其余药物为脑梗死急性期的一般对症支持治疗药物。

【知识点】 脑梗死急性期的一般治疗：一般治疗主要为对症支持处理，维持生命体征和处理并发症，主要针对下列情况进行处理。

(1)血压：急性脑梗死高血压的调控应遵循个体化、慎重、适度原则。准备溶栓者，血压应控制在收缩压＜180 mmHg、舒张压＜110 mmHg。缺血性脑卒中后 24 h 内血压升高的患者应先处理紧张焦虑、疼痛、恶心呕吐及颅内压增高等情况，如血压持续升高，收缩压≥200 mmHg 或舒张压≥110 mmHg，或伴有严重心功能不全、主动脉夹层、高血压脑病的患者，可予降压治疗，并严密观察血压变化。可选用拉贝洛尔、尼卡地平等静脉药物，避免使用引起血压急剧下降的药物。卒中后若病情稳定，血压持续≥140/90 mmHg，无禁忌证，可于起病数天后恢复使用发病前服用的降压药物或开始启动降压治疗。卒中后低血压的患者应积极寻找和处理原因，必要时可采用扩容升压措施。

(2)吸氧及通气支持：轻症、无低氧血症的卒中患者无须常规吸氧，对于脑干卒中、大面积梗死等危重患者，需要气道支持和辅助通气。

(3)血糖：脑卒中急性期高血糖常见，可以是原有糖尿病的表现或应激反应。当超过 10 mmol/L 时应给予胰岛素治疗，将血糖控制在 7.7～10 mmol/L，注意避免低血糖。

(4)脑水肿：多见于大面积脑梗死，治疗目标是降低颅内压、维持足够脑灌注和预防脑疝发生。可使用脱水药或利尿药，但量不宜过大，时间不宜过长，以防脱水过度导致血容量不足和电解质紊乱等，必要时可请脑外科会诊考虑是否行减压术。

(5)感染：脑卒中患者尤其是有意识障碍者急性期易发生呼吸道、泌尿系等感染。患者采用适当体位，经常翻身叩背及防止误吸是预防肺炎的重要措施，必要时应用抗生素治疗；尽可能避免插导尿管和留置导尿，间歇导尿和碱化尿液可减少尿路感染，一旦发生应及时根据细菌培养和药敏试验应用抗生素。

(6)上消化道出血：高龄和重症脑卒中患者急性期易发生应激性溃疡，建议常规应用抗溃疡药。

(7)发热：对中枢性发热患者，应以物理降温为主，必要时予以人工亚冬眠。

(8)深静脉血栓形成：高龄、严重瘫痪和心房颤动均可增加深静脉血栓形成的危险性，而深静脉血栓形成增加了发生肺栓塞的风险。应鼓励患者尽早活动，抬高下肢，避免下肢静脉输液。对有发生深静脉血栓形成和肺栓塞风险的患者可给予低剂量抗凝药物治疗，首选低分子肝素。

(9)其他：常规进行水电解质监测并及时纠正水电解质平衡紊乱。脑卒中合并的心脏损伤是脑心综合征的表现之一。急性期应密切观察心脏情况，及时发现心脏损伤并及时治疗。脑卒中两周后如果发生癫痫，应进行长期抗癫痫治疗以防复发。此外，对于急性缺血性卒中患者早期不推荐抗凝治疗。对于非溶栓的急性缺血性卒中患者，应尽早使用阿司匹林。对于接受溶栓的患者，应在溶栓后 24 小时开始使用阿司匹林。

四、案例分析题

每个案例至少有 3 个提问，每个提问有 6～12 个备选答案，其中正确答案有 1 个或多个，每选择一个正确答案得 1 个得分点，每选择一个错误答案扣 1 个得分点，扣至本问得分点为 0。

患者，女性，67 岁。因晨起时发现右侧肢体麻木无力伴言语困难 3 小时来院就诊，期间无明显头痛、恶心、呕吐、发热等。既往有高血压史 10 余年，有高血脂史 5 年。体检：体温 37 ℃，呼吸 15 次/分，心率 85 次/分，血压 150/90 mmHg。神志清，言语含糊，双瞳等大等圆，直径 2.5 mm，光反射(+)，左侧偏盲，右鼻唇沟变浅，右口角下斜，颈软无抵抗，Kernig 征(-)，Brudzinski 征(-)，右侧肢体肌力 1 级，肌张力正常，右侧肢体皮肤感觉障碍。听诊心律齐，未及病理性杂音。辅助检查：入院后即刻脑 CT，未发现高密度影或明显低密度影。心电图正常。血常规、凝血常规、肝肾功能、血糖示正常。

1. 该患者最可能的诊断是

A. 脑血栓形成

B. 脑栓塞

C. 脑出血

D. 蛛网膜下腔出血

E. 颅内肿瘤

F. 脑膜炎

[答案] A

【评析】 根据患者为老年女性、有高血压和高血脂病史(危险因素),出现局灶性脑损害的症状(右侧肢体麻木乏力伴言语含糊)和体征(左侧偏盲,右鼻唇沟变浅,右口角下斜,右侧肢体肌力1级,右侧肢体皮肤感觉障碍),脑CT排除脑出血(未发现高密度影),心电图正常,无栓子来源的基础疾病史,故临床诊断首先考虑脑血栓形成。

【知识点】 脑血栓形成的诊断和鉴别诊断。中年以上的高血压及动脉硬化患者,静息状态下或睡眠中急性起病,迅速出现局灶性脑损害的症状和体征,并能用某一动脉供血区功能损伤解释,临床应考虑急性脑梗死可能。CT或MRI检查发现梗死灶可确诊。

鉴别诊断:①脑出血。脑梗死有时与小量脑出血的临床表现相似,但活动中起病、病情进展快、发病当时血压明显升高常提示脑出血,CT检查发现出血灶可确诊。②脑栓塞。起病急骤,局灶性体征在数秒至数分钟达到高峰,常有栓子来源的基础疾病如心源性(心房颤动、风湿性心脏病、冠心病等)、非心源性(颅内外动脉粥样硬化斑块脱落、空气、脂肪滴等)。③颅内占位病变。颅内肿瘤、硬膜下血肿和脑脓肿可呈卒中样发病,出现偏瘫等局灶性体征,颅内压增高征象不明显时易与脑梗死混淆,CT或MRI检查有助于确诊。

2. 为早期明确诊断,应首选下列哪项检查

A. 常规MRI

B. DSA

C. 腰椎穿刺

D. TCD

E. DWI

F. 超声心动图

[答案] E

【评析】 MRI弥散加权成像(DWI)可早期显示缺血病变(发病2小时内),对超急性脑梗死的诊断价值优于CT和常规MRI。

【知识点】 脑梗死的辅助检查。

(1)血液和心电图检查:血常规、凝血常规、血生化等,有助于发现危险因素,对鉴别诊断也有价值。

(2)影像学检查:①脑CT是最常用的检查,对排除脑出血极其重要,但对超早期缺血性病变和皮质或皮质下小的梗死灶不敏感,特别是颅后窝的脑干和小脑梗死较难检出。②脑MRI:常规MRI(T_1、T_2和质子相)对发病几个小时内的脑梗死不敏感。弥散加权成像(DWI)可以早期显示缺血病变,甚至可显示皮质下、脑干和小脑的小梗死灶,早期梗死的诊断敏感性达到88%～100%,特异性达到95%～100%。灌注加权成像(PWI)改变的区域较DWI范围大,目前认为弥散-灌注不匹配区域为半暗带。③DSA、CTA和MRA:可以发现血管狭窄、闭塞和其他血管病变,可以为卒中的血管内治疗提供依据,但对于脑梗死的诊断没有必要常规进行。④TCD:对判断颅内外血管狭窄或闭塞、血管痉挛、侧支循环建立程度有帮助,也有用于溶栓治疗监测。

(3)腰穿检查:仅在无条件进行CT检查,临床又难以区别脑梗死和脑出血时才考虑进行,对脑梗死的诊断价值较小。

(4)超声心动图:可发现心脏附壁血栓、心房黏液瘤和二尖瓣脱垂,对脑梗死不同类型间鉴别诊断有一定意义。

3. 患者自发病开始到入院后完成必要检查未超过4小时,首选下列哪项治疗

A. 抗凝治疗

B. 抗血小板治疗

C. 溶栓治疗

D. 外科手术治疗

E. 降压治疗

F. 抗感染治疗

[答案] C

【评析】 溶栓治疗是目前最重要的恢复血流措施,该患者满足溶栓治疗的适应证条件,故首选溶栓治疗。对于急性缺血性卒中患者早期不推荐抗凝治疗。对于非溶栓的急性缺血性卒中患者,应尽早使用阿司匹林;对于接受溶栓的患者,应在溶栓后24小时开始使用阿司匹林。对于早期脑梗死需要改善缺血脑组织的灌注,因此维持较高的血压是非常重要的,该患者入院时血压略高于正常,无须降压治疗。对于大面积脑梗死伴严重脑水肿、占位效应和脑疝形成征象者或小脑梗死使脑干受压时,可考虑减压术挽救生命,患者临床表现与此不符,不考虑外科治疗。

【知识点】 静脉溶栓治疗：对缺血性脑卒中发病3 h内和3～4.5 h的患者，应根据适应证和禁忌证严格筛选患者，尽快静脉给予rtPA溶栓治疗。使用方法：rtPA 0.9 mg/kg（最大剂量为90 mg）静脉滴注，其中10%在最初1 min内静脉推注，其余持续滴注1h，用药期间及用药24 h内应严密监护患者。如没有条件使用rtPA，且发病在6 h内，可严格选择患者考虑静脉给予尿激酶。使用方法：尿激酶100万～150万IU，溶于生理盐水100～200 ml，持续静脉滴注30 min，用药期间应严密监护患者。3 h内和3～4.5 h内rtPA静脉溶栓的适应证：①缺血性卒中导致的神经功能缺损；②症状出现<3 h或症状持续3～4.5 h；③年龄≥18岁；④患者或家属签署知情同意书。6 h内尿激酶静脉溶栓的适应证：①有缺血性卒中导致的神经功能缺损症状；②症状出现<6 h；③年龄18～80岁；④意识清楚或嗜睡；⑤脑CT无明显早期脑梗死低密度改变；⑥患者或家属签署知情同意书。

4. 下列选项中是溶栓治疗禁忌证的有

A. 既往有颅内出血

B. 陈旧腔隙性梗死无后遗症

C. 收缩压160～180 mmHg

D. 血糖2.7～3.9 mmol/L

E. 有活动性内出血证据

F. 妊娠

［答案］ AEF

【评析】 陈旧腔隙性梗死无后遗症不是溶栓治疗的禁忌证；收缩压>180 mmHg，血糖<2.7 mmol/L是禁忌证。

【知识点】 溶栓治疗的禁忌证：①近3个月有重大头颅外伤史或卒中史；②可疑蛛网膜下腔出血；③近1周内有在不易压迫止血部位的动脉穿刺；④既往有颅内出血；⑤颅内肿瘤，动静脉畸形，动脉瘤；⑥近期有颅内或椎管内手术；⑦血压升高：收缩压≥180 mmHg，或舒张压≥100 mmHg；⑧活动性内出血；⑨急性出血倾向，包括血小板计数低于100×10^9/L或其他情况；⑩48 h内接受过肝素治疗（APTT超出正常范围上限）；⑪已口服抗凝剂者INR > 1.7或PT > 15s；⑫目前正在使用凝血酶抑制剂或Xa因子抑制剂，各种敏感的实验室检查异常（如APTT，INR，血小板计数、ECT；TT或恰当的Xa因子活性测定等）；⑬血糖<2.7 mmol/L；⑭CT提示多脑叶梗死（低密度影> 1/3大脑半球）。

第三节　脑出血

本节提示

1. 熟悉脑出血的病因及发病机制。
2. 掌握脑出血的诊断与鉴别诊断。
3. 掌握脑出血的治疗。

一、单选题（每题1个得分点）

以下每题有5个备选答案，请从中选择1个正确答案。

1. 脑出血的最常见病因是

A. 脑淀粉样血管病变

B. 动静脉畸形

C. 颅内动脉瘤

D. 动脉粥样硬化

E. 高血压合并细小动脉硬化

［答案］ E

【评析】 高血压合并细小动脉硬化是脑出血的最常见病因。颅内动脉瘤是蛛网膜下腔出血的最常见病因。动脉粥样硬化是脑血栓形成的根本病因。

【知识点】 脑出血的病因及发病机制。脑出血是指非外伤性脑实质内出血，最常见病因是高血压合并细小动脉硬化，其他病因包括动静脉畸形、脑淀粉样血管病变、血液病（如白血病、再生障碍性贫血、血小板减少性紫癜、血友病等）、抗凝或溶栓治疗等。高血压性脑出血的主要发病机制是脑内细小动脉在长期高血压作用下发生慢性病变，如玻璃样变性、纤维素样坏死，甚至形成微动脉瘤或夹层动脉瘤，在此基础上血压骤升导致血管破裂出血。

2. 脑出血和脑梗死最有鉴别价值的辅助检查是

A. 腰穿检查
B. 脑 CT
C. TCD
D. DSA
E. MRA
［答案］ B

【评析】 脑 CT 是诊断脑出血安全有效快捷的首选方法，可准确清楚地显示脑出血的部位、出血量、占位效应、是否破入脑室或蛛网膜下腔及周围脑组织受损的情况。脑出血 CT 扫描显示血肿灶为高密度影；脑梗死超早期 CT 扫描不能显示病灶，脑梗死发病 24 小时后逐渐显示低密度梗死灶，因此脑 CT 检查可快速排除或明确脑出血。

【知识点】 脑出血的辅助检查。

(1)影像学检查：①脑 CT，是诊断脑出血的首选方法，显示血肿灶为高密度影，血肿吸收后呈低密度或囊性变。②脑 MRI 和 MRA，对急性期脑出血的诊断不如 CT，但因出血后的不同时期出血灶的 MRI 表现不同，因此 MRI 能更准确地显示血肿演变过程，有助于某些脑出血患者的病因探讨。MRA 可以发现脑血管畸形、血管瘤等病变。③DSA，中青年非高血压性脑出血，或 CT 和 MRI 检查怀疑有血管异常时，应进行脑血管造影检查。脑血管造影可以清楚地显示异常血管及显示出造影剂外漏的破裂血管和部位。

(2)腰穿检查：脑出血患者一般无须进行腰椎穿刺检查，以免诱发脑疝形成，如需排除颅内感染和蛛网膜下腔出血时，可谨慎进行。

(3)其他检查：血常规、凝血常规、血生化、心电图和胸部 X 线检查等，外周血白细胞可暂时升高，血糖和尿素氮水平也可暂时升高。

(4)血量估计：可采用简便易行的多田公式，根据 CT 影像估算出血量：出血量＝0.5×最大面积长轴(cm)×最大面积短轴(cm)×层面数。

二、多选题(每题 1 个得分点)

以下每题有 5 个备选答案，其中正确答案为 2 个或者 2 个以上，多选、少选、错选均不得分。

1. 脑出血的临床特点中下列哪些是错误的

A. 常见于 20－40 岁的青壮年
B. 常于安静时发病
C. 常有头痛、呕吐和意识障碍
D. 多有血压明显升高
E. 可表现去大脑性强直与抽搐
［答案］ AB

【评析】 脑出血常见于 50 岁以上患者，多在情绪激动或活动中发病。动脉粥样硬化性脑血栓形成多见于中老年，常在安静或睡眠中发病。脑栓塞可发生于任何年龄，青壮年多见，常在活动中急骤发病。蛛网膜下腔出血以中青年发病居多，多数患者发病前有明显诱因，如剧烈运动、过度疲劳、用力排便、情绪激动等。

【知识点】 脑出血的临床特点。

(1)常见于 50 岁以上患者，多在情绪激动或活动中发病。

(2)突发出现局灶性神经功能缺损症状，常伴有头痛、呕吐和不同程度的意识障碍，多有血压明显升高。

(3)全脑表现和症状。①意识障碍：轻者躁动不安、意识模糊，严重者多在半小时内进入昏迷状态，眼球固定于正中位，面色潮红或苍白，鼾声大作，大汗，尿失禁或尿潴留等。②头痛和呕吐：神志清楚或轻度意识障碍者可述头痛，以病灶侧为重；意识混浊或浅昏迷者可见患者用健侧手触摸病灶侧头部，病灶侧颞部有明显叩击痛，也可见向病灶侧强迫性头位。呕吐常见，多为喷射性，呕吐物为胃内容物，多为咖啡色，呃逆也相当常见。③去大脑性强直与抽搐：如果出血量大，破入脑室和影响脑干上部功能时，可出现阵发性去皮质性强直发作(两上肢屈曲，两下肢伸直，持续几秒钟或几分钟不等)或去脑强直性发作(四肢伸直性强直)。少数患者可出现全身性或部分性痉挛性癫痫发作。④呼吸与血压：患者呼吸一般较快，病重者呼吸深而慢，病情恶化时转为快而不规则，或呈潮式呼吸、叹息样呼吸、双吸气等。出血早期血压多突然升高，可达 200/120 mmHg 以上。血压高低不稳和逐渐下降是循环中枢功能衰竭征象。⑤脑膜刺激征：见于脑出血已破入脑室或蛛网膜下腔时。若有颈强直或强迫头位而 Kernig 征不明显时，要考虑颅内高压引起枕骨大孔疝的可能。

2. 关于脑出血患者的血压调控，下列说法中正确的是

A. 迅速降低血压至正常范围
B. 先降颅内压，再考虑降血压
C. 收缩压＜160 mmHg 时可不降血压
D. 收缩压＞180 mmHg 时可考虑降血压
E. 常用舌下含服硝苯地平降血压

［答案］ BCD

【评析】 脑出血患者不可急于降血压，降压幅度也不可过大，否则可能造成脑低灌注。降压药物应首选容易静脉滴注和对脑血管影响小的药物，而应避免舌下含服短效钙离子拮抗药如硝苯地平。

【知识点】 脑出血急性期的血压调控，一般可遵循以下原则。

(1)不要急于降低血压，因为脑出血后的血压升高是对颅内压升高的一种反射性自我调节，应先降低颅内压后，再根据血压情况决定是否进行降血压治疗。

(2)当急性脑出血患者收缩压＞220 mmHg 时，应积极使用静脉降压药物降低血压；当收缩压＞180 mmHg 时，可使用静脉降压药物控制血压，根据患者临床表现调整降压速度，160/90 mmHg 可作为参考的降压目标值。在降压治疗期间应严密观察血压水平变化，每隔 5～15 min 进行 1 次血压监测。

(3)血压过低者应升压治疗，以保持脑灌注压。

三、共用题干单选题(每个提问 1 个得分点)

以下每题有 2～6 个提问，每个提问有 5 个备选答案，请选择 1 个最佳答案。

患者，男性，57 岁。有高血压病史 10 余年，平日不规则服用珍菊降压片。做家务时突发后头部疼痛、呕吐、眩晕伴步态不稳 2 小时。查体：血压 180/100 mmHg。神志清，双瞳等大等圆，直径 2.5 mm，光反射(＋)。颈强直，Kernig 征、Brudzinski 征均阴性，左侧肢体共济失调，眼球震颤，构音障碍。四肢肌力 5 级，肌张力减退。

1. 最可能的诊断是

A. 脑血栓形成

B. 壳核出血

C. 小脑出血

D. 脑叶出血

E. 短暂性脑缺血发作

［答案］ C

【评析】 患者年龄大于 50 岁，有多年高血压病史且不规则服药，极可能存在血压控制不佳的情况，活动时突发起病，出现头痛、呕吐、眩晕伴行者不稳，查体血压明显升高，颈强直，一侧肢体共济失调，眼震，构音障碍，符合小脑出血的典型临床特点。短暂性脑缺血发作的症状一般多在 1 小时内完全恢复。脑血栓形成多在安静或睡眠中起病。

【知识点】 各部位脑出血的临床诊断要点。

(1)壳核出血：是最常见的脑出血，占 50%～60%，出血常波及内囊。对侧肢体偏瘫，优势半球出血常出现失语；对侧肢体感觉障碍，主要是痛温觉减退；对侧偏盲；凝视麻痹，呈双眼持续性向出血侧凝视；尚可出现失用、体像障碍、记忆力和计算力障碍、意识障碍等。

(2)丘脑出血：约占 20%。①丘脑性感觉障碍：对侧半身深浅感觉减退，感觉过敏或自发性疼痛。②运动障碍：出血侵及内囊可出现对侧肢体瘫痪，多为下肢重于上肢。③丘脑性失语：言语缓慢而不清、重复言语、发音困难、复述差，朗读正常。④丘脑性痴呆：记忆力减退、计算力下降、情感障碍、人格改变。⑤眼球运动障碍：眼球向上注视麻痹，常向内下方凝视。

(3)脑干出血：约占 10%，绝大多数为脑桥出血，偶见中脑出血，延髓出血极为罕见。①中脑出血：突然复视、眼睑下垂；一侧或两侧瞳孔扩大、眼球不同轴、水平或垂直眼震、同侧肢体共济失调，也可表现为 Weber 或 Benedikt 综合征；严重者很快出现意识障碍、去大脑强直。②脑桥出血：突然头痛、呕吐、眩晕、复视、眼球不同轴、交叉性瘫痪或偏瘫、四肢瘫等；出血量较大时，患者很快进入意识障碍、针尖样瞳孔、去大脑强直、呼吸障碍，多迅速死亡，并可伴有高热、大汗、应激性溃疡等；出血量较少时可表现为一些典型的综合征，如 Foville、Millard-Gubler 和闭锁综合征等。③延髓出血：突然意识障碍，血压下降，呼吸节律不规则，心律失常，继而死亡；轻者可表现为不典型的 Wallenberg 综合征。

(4)小脑出血：约占 10%。突发眩晕、呕吐、后头部疼痛，无偏瘫；有眼震、站立和步态不稳、肢体共济失调、肌张力降低及颈强直，脑 CT 扫描示小脑半球或蚓部高密度影及四脑室、脑干受压。

(5)脑叶出血：占 5%～10%。①额叶出血：前额痛、呕吐、痫性发作较多见；对侧偏瘫、共同偏视、精神障碍；优势半球出血时可出现运动性失语。②顶叶出血：偏瘫较轻，而偏侧感觉障碍显著；对侧下象限盲；优势半球出血时可出现混合性失语。③颞叶出血：对侧中枢性面舌瘫及上肢为主的瘫痪；对侧上象限盲；优势半球出血时可出现感觉性失语或混合性失语；可有颞叶癫痫、幻嗅、幻视。④枕叶出血：对侧同向性偏盲，并有黄斑回避现象，可有一过性黑矇和视物变形；多无肢体瘫痪。

(6)脑室出血：占 3%～5%。突然头痛、呕吐，迅速进入昏迷或昏迷逐渐加深；双侧瞳孔缩小，四肢肌张力增高，病理反射阳性，早期出现去大脑强直，脑膜刺激征阳性；常出现丘脑下部受损的症状和体征，如上消化道出血、中枢性高热、大汗、应激性溃疡、急性肺水肿、血糖升高、尿崩症等；脑脊液压力增高，呈血性；轻者仅表现头痛、呕吐、脑膜刺激征阳性，无局限性神经体征，临床上易误诊为蛛网膜下腔出血，需通过头颅 CT 扫描来确定诊断。

2. 为明确诊断，首选的辅助检查是

A. 腰穿检查

B. 头颅 CT

C. TCD

D. DSA

E. MRA

［答案］ B

【评析】 脑 CT 检查是诊断脑出血的首选方法，急性出血灶为高密度影，可快速排除或明确脑出血。脑 MRI 和 MRA 对急性期脑出血的诊断不如 CT。中青年非高血压性脑出血，或 CT 和 MRI 检查怀疑有血管异常时，应进行 DSA 检查。脑出血患者一般无须进行腰穿检查，以免诱发脑疝形成，如需排除颅内感染和蛛网膜下腔出血时，可谨慎进行。TCD 对评估颅内外血管狭窄、闭塞、痉挛或血管侧支循环建立情况有所帮助，不作为脑出血的常规辅助检查项目。

【知识点】 诊断脑出血的首选方法。脑 CT 是诊断脑出血安全有效快捷的首选方法，可准确清楚地显示脑出血的部位、出血量、占位效应、是否破入脑室或蛛网膜下腔及周围脑组织受损的情况。病灶多呈圆形或卵圆形均匀高密度区，边界清楚，脑室大量积血时多呈高密度铸型，脑室扩大。1 周后血肿周围出现环形增强，血肿吸收后呈低密度或囊性变。脑室积血多在 2～3 周完全吸收，较大的脑实质内血肿一般需要 6～7 周才可彻底消散。

3. 若经脑 CT 检查确诊为小脑出血，估算出血量约 15 ml，目前考虑下列何种治疗更合适

A. 立即降血压治疗

B. 外科手术治疗

C. 止血药物治疗

D. 亚低温治疗

E. 康复治疗

［答案］ B

【评析】 小脑出血≥10 ml 需考虑早期手术治疗。脑出血患者不可急于降血压。止血药物如氨基己酸、氨甲苯酸等对高血压动脉硬化性脑出血的作用不大，一般不用，如有凝血功能障碍，可短期应用。患者未出现中枢性高热等情况，暂不考虑亚低温治疗。康复治疗应在脑出血后患者生命体征稳定、病情不再进展后开展。

【知识点】 脑出血外科治疗的适应证。脑出血患者手术治疗的目的主要是尽快清除血肿、降低颅内压、挽救生命，其次是尽可能早期减少血肿对周围脑组织的压迫，减少致残率。主要采用的方法有：去骨瓣减压术、小骨窗开颅血肿清除术、钻孔穿刺血肿碎吸术、内镜血肿清除术、微创血肿清除术、脑室穿刺引流术等。目前对于外科手术适应证、方法和时机选择尚无一致性意见，主要应根据出血部位、病因、出血量及患者年龄、意识状态、全身状况决定。一般认为手术宜在早期（发病后 6～24 小时）进行。通常下列情况需要考虑手术治疗：①基底核区中等量以上出血（壳核出血≥30 ml，丘脑出血≥15 ml）；②小脑出血≥10 ml 或出血灶直径≥3 cm，或合并明显脑积水；③重症脑室出血（脑室铸型）；④合并脑血管畸形、动脉瘤等血管病变。

四、案例分析题

每个案例至少有 3 个提问，每个提问有 6～12 个备选答案，其中正确答案有 1 个或多个，每选择一个正确答案得 1 个得分点，每选择一个错误答案扣 1 个得分点，扣至本问得分点为 0。

患者，男性，53 岁。因突发剧烈头痛、喷射性呕吐伴左侧肢体无力 1 小时来院就诊，发病时在家中看球赛。既往有高血压史 10 年。

体检：体温 37 ℃，呼吸 25 次/分，心率 80 次/分，血压 190/100 mmHg。意识模糊，躁动不安，双瞳等大等圆，直径 2.5 mm，对光反射（+），口角右偏，左侧鼻唇沟浅，颈强直，Kernig 征、Brudzinski 征均阴性，左侧肢体偏瘫。双肺呼吸音粗，未及明显干湿啰音。听诊心律齐，未及病理性杂音。辅助检查：急诊脑 CT 检查示右侧基底核壳核区高密度影。血常规：红细胞 4.8×10^{12}/L，白细胞 12×10^{9}/L，中性粒细胞 0.75。电解质：血钠 130 mmol/L，血钾 3.0 mmol/L，血氯 106 mmol/L。肝肾功能、血糖：正常。心电图：正常。

1. 该患者的诊断是

A. 脑血栓形成

B. 脑栓塞

C. 脑出血

D. 蛛网膜下腔出血

E. 颅内肿瘤

F. 脑膜炎

［答案］ C

【评析】 中年患者(53岁),有多年高血压病史(病因可能),情绪激动时(看球赛)突然发病,迅速出现局灶性神经功能缺损症状(左肢偏瘫)和头痛、呕吐等颅高压症状及血压明显升高,符合急性脑出血的临床特点,CT示脑实质内高密度影,脑出血诊断可明确。

【知识点】 脑出血的诊断与鉴别诊断。中老年患者在活动中或情绪激动时突然发病,迅速出现局灶性神经功能缺损症状及头痛、呕吐等颅高压症状应考虑脑出血可能,结合头颅CT结果,可明确诊断。鉴别诊断如下。

(1)其他类型脑血管疾病。①脑血栓形成:有时与小量脑出血的临床表现相似,但活动中起病、病情进展快、发病当时血压明显升高常提示脑出血,CT检查发现出血灶可确诊。②脑栓塞:起病急骤,局灶性体征在数秒至数分钟达到高峰,常有栓子来源的基础疾病如心源性(心房颤动、风湿性心脏病、冠心病等)、非心源性(颅内外动脉粥样硬化斑块脱落、空气、脂肪滴等)。③蛛网膜下腔出血:突发持续性剧烈头痛、呕吐、脑膜刺激征阳性,伴或不伴意识障碍,无局灶性神经系统体征,CT证实脑池和蛛网膜下腔高密度征象或腰穿提示压力增高和血性脑脊液可确诊。脑出血多有局灶性体征如偏瘫、失语等。

(2)颅内占位病变。颅内肿瘤、硬膜下血肿和脑脓肿可呈卒中样发病,出现偏瘫等局灶性体征及颅内压增高征象,CT或MRI检查有助于确诊。

(3)颅内感染。病毒性、细菌性和真菌性脑膜炎等均可有头痛、呕吐及脑膜刺激征阳性,多数发热在先,发病早期CT检查可正常,腰穿脑脊液检查可鉴别。

(4)其他。对发病突然、迅速昏迷且局灶性体征不明显者,应注意与引起昏迷的全身性疾病如中毒(酒精中毒、镇静催眠药物中毒、一氧化碳中毒)及代谢性疾病(低血糖、肝性脑病、肺性脑病和尿毒症等)鉴别。

2. 结合患者临床表现和辅助检查及CT估算脑出血量约20 ml,急性期应采取下列哪些措施

A. 卧床休息

B. 纠正水电解质紊乱

C. 适当应用镇静镇痛药

D. 迅速降血压治疗

E. 立即降颅内压治疗

F. 尽快手术治疗

［答案］ ABCE

【评析】 脑出血急性期应卧床休息2～4周。患者有呕吐,检查发现低钠、低钾血症,故应纠正水电解质紊乱。患者有剧烈头痛、躁动不安,可适当应用镇静镇痛药。脑出血急性期不可急于降低血压,因为脑出血后的血压升高是对颅内压升高的一种反射性自我调节,应先降低颅内压后,再根据血压情况决定是否进行降血压治疗。颅内压升高是脑出血患者死亡的主要原因,因此降低颅内压为治疗脑出血的重要任务。基底核区中等量以上出血(壳核出血≥30 ml)可考虑手术治疗,患者目前出血量20 ml,可先行内科治疗。

【知识点】 脑出血的急性期治疗。治疗原则:安静卧床、脱水降颅压、调整血压、防治继续出血、加强护理防治并发症,挽救生命,降低病死率、残疾率和减少复发。

(1)内科治疗。①一般处理:卧床休息2～4周,保持安静,避免情绪激动和血压升高。有意识障碍、消化道出血者宜禁食24～48小时,必要时排空胃内容物。注意水、电解质、酸碱平衡,预防吸入性肺炎和早期积极控制感染。明显头痛、过度烦躁不安者,可酌情给予镇静止痛药物,便秘者可给予缓泻剂。②降低颅内压:积极控制脑水肿、降低颅内压是脑出血急性期治疗的重要环节。③调整血压:首先以脱水降颅压治疗为基础,再根据血压情况决定是否进行降血压治疗。降血压不能过快,要加强监测,防止因血压下降过快引起脑低灌注。④止血治疗:止血药物如氨基己酸、氨甲苯酸等对高血压动脉硬化性脑出血的作用不大,一般不用,如有凝血功能障碍,可短期应用。⑤亚低温治疗:出现中枢性高热等情况,可考虑亚低温治疗作为脑出血的辅助治疗方法。

(2)外科治疗。严重脑出血危及患者生命时内科治疗通常无效,外科治疗则有可能挽救生命;但如果患者预期幸存,外科手术治疗较内科治疗通常增加严重残疾风险。

3. 患者经治疗后病情好转,恢复期的治疗包括

A. 避免情绪激动

B. 积极降血压治疗

C. 功能锻炼

D. 促神经代谢药物治疗

E. 理疗

F. 针灸

[答案]　ABCDEF

【评析】　脑出血恢复期治疗的目的是促进瘫痪肢体和语言障碍的功能恢复，改善脑功能，减少后遗症，预防复发。避免情绪激动、控制血压、功能锻炼、促神经代谢药物应用及理疗和针灸均有助于脑功能的恢复。

【知识点】　脑出血的恢复期治疗。脑出血后，只要患者的生命体征平稳、病情不再进展，宜尽早进行康复治疗。早期分阶段综合康复治疗对恢复患者的神经功能、提高生活质量有益。主要包括：避免情绪激动，生活规律，饮食适度，保持排便通畅；积极控制血压，尽量将血压控制在正常范围；轻度脑出血或重症者病情好转后应及时开始功能锻炼；可选用促神经代谢药物如吡拉西坦、胞磷胆碱等改善脑功能；理疗、针灸等也有助于脑功能的恢复。

第四节　蛛网膜下腔出血

本节提示

1. 熟悉蛛网膜下腔出血(SAH)的病因及发病机制。
2. 掌握 SAH 的诊断与鉴别诊断。
3. 掌握 SAH 的治疗。

一、单选题(每题 1 个得分点)

以下每题有 5 个备选答案，请从中选择 1 个正确答案。

1. 引起蛛网膜下腔出血(subarachnoid hemorrhage，SAH)最常见的病因是

A. 颅内肿瘤

B. 白血病

C. 脑膜炎

D. 颅内动脉瘤

E. 脑动静脉畸形

[答案]　D

【评析】　颅内动脉瘤是 SAH 最常见的病因。

【知识点】　SAH 的病因：①颅内动脉瘤，占 SAH 病因的 50%～80%，是最常见的病因，其中先天性粟粒样动脉瘤约占 75%，还可见高血压、动脉粥样硬化所致的梭形动脉瘤和感染所致的真菌性动脉瘤等。②血管畸形，约占 SAH 病因的 10%，其中动静脉畸形占血管畸形的 80%。多见于青年人，90%以上位于幕上，常见于大脑中动脉分布区。③其他，如 moyamoya 病(占儿童 SAH 的 20%)、颅内肿瘤、垂体卒中、血液系统疾病、颅内静脉系统血栓和抗凝治疗并发症等。④还有约 10%患者病因不明。

2. 头痛、呕吐伴脑膜刺激征可见于

A. 蛛网膜下腔出血

B. 丛集性头痛

C. 偏头痛

D. 青光眼

E. 三叉神经痛

[答案]　A

【评析】　头痛、呕吐伴脑膜刺激征阳性可见于 SAH。丛集性头痛、偏头痛、青光眼也可表现头痛、呕吐，但脑膜刺激征阴性。三叉神经痛主要表现为短暂的反复发作性剧痛，无脑膜刺激征阳性表现。

【知识点】　SAH 的一般症状。SAH 发病以中青年居多，起病突然，发病前多有诱因如剧烈运动、过度疲劳、用力排便、情绪激动等。一般症状主要如下。

(1)头痛：动脉瘤性 SAH 的典型表现是突发异常剧烈全头痛，头痛不能缓解或呈进行性加重，多伴发一过性意识障碍和恶心、呕吐。

(2)脑膜刺激征：患者出现颈强直、Kernig 征和 Brudzinski 征等脑膜刺激征阳性，颈强直最多见。

(3)眼部症状：20%患者眼底可见玻璃体下片状出血，发病 1 小时内即可出现，是急性颅内压增高和眼静脉回流受阻所致。

(4)精神症状：约 25%的患者可出现欣快、谵妄和幻觉等精神症状，常于起病后 2～3 周自行消失。

(5)其他：部分患者可出现脑心综合征、消化道出血、急性肺水肿和局限性神经功能缺损症状等。

二、多选题(每题1个得分点)

以下每题有5个备选答案，其中正确答案为2个或者2个以上，多选、少选、错选均不得分。

1. SAH的并发症包括

A. 再出血
B. 脑血管痉挛
C. 脑积水
D. 癫痫发作
E. 低钠血症

[答案]　ABCDE

【评析】　以上5项均为SAH的常见并发症，其中再出血、脑血管痉挛、脑积水是主要的严重并发症。

【知识点】　SAH常见并发症。

(1)再出血：是SAH主要的急性并发症，指病情稳定后再次发生剧烈头痛、呕吐、痫性发作、昏迷甚至去脑强直发作，颈强直、Kernig征加重，复查脑脊液为鲜红色。20%动脉瘤患者病后10～14日可发生再出血，病死率可增加约1倍。动静脉畸形急性期再出血者少见。

(2)脑血管痉挛：发生于蛛网膜下腔中血凝块环绕的血管，痉挛严重程度与出血量相关，可导致约1/3以上病例脑实质缺血。临床症状取决于发生痉挛的血管，常表现为波动性的轻偏瘫或失语，有时症状还受侧支循环和脑灌注压的影响，对载瘤动脉无定位价值，是死亡和致残的重要原因。病后3～5日开始发生，5～14日为迟发性血管痉挛高峰期，2～4周逐渐消失。TCD或DSA有助于确诊。

(3)急性或亚急性脑积水：起病1周内15%～20%患者发生急性脑积水，是由于血液进入脑室系统和蛛网膜下腔形成血凝块阻碍脑脊液循环通路所致。轻者出现嗜睡、思维缓慢、短时记忆受损、上视受限、展神经麻痹、下肢腱反射亢进等体征，严重者可造成颅内高压甚至脑疝。亚急性脑积水发生于起病数周后，表现为隐匿出现的痴呆、步态异常和尿失禁。

(4)其他：5%～10%患者发生癫痫发作，不少患者发生低钠血症。

2. 关于SAH急性期的治疗，下列哪些是错误的

A. 密切监测生命体征变化
B. 卧床休息2周后可下床活动
C. 必须将收缩压控制在140 mmHg以下
D. 对破裂动脉瘤行手术或血管内治疗
E. 早期使用尼莫地平

[答案]　BC

【评析】　为了预防SAH再出血，绝对卧床休息的时间要达到4～6周。防止血压过高导致SAH再出血的同时要注意维持脑灌注压，一般将收缩压控制在160 mmHg以下。

【知识点】　SAH急性期的治疗。治疗目的是防治再出血，降低颅内压，防止继发性脑血管痉挛，减少并发症，寻找出血原因、治疗原发病和预防复发。具体措施如下。

(1)一般处理。①保持生命体征稳定：加强监护，有条件应收入重症监护室，维持稳定的呼吸、循环功能；②降低高颅压：主要适用甘露醇、呋塞米、甘油果糖等脱水剂，也可考虑使用白蛋白；③避免用力及情绪波动，保持排便通畅，必要时镇静镇痛处理，注意慎用可能影响凝血功能的非甾体类消炎镇痛药物或吗啡、哌替啶等可能影响呼吸功能的药物；④其他对症支持处理：维持水、电解质平衡，给予高纤维、高能量食物，加强护理，预防尿路感染和吸入性肺炎等。

(2)预防再出血：①绝对卧床休息4～6周；②调控血压：防止血压过高导致再出血的同时要注意维持脑灌注压，一般将收缩压控制在160 mmHg以下，最好不要使用硝普钠，因其有升高颅内压的不良反应，可选用尼卡地平、拉贝洛尔等药物；③抗纤溶药物：可适当使用止血药物如氨基已酸、氨甲苯酸和酚磺乙胺等；④破裂动脉瘤的外科和血管内治疗：动脉瘤夹闭或血管内治疗是预防SAH再出血最有效的治疗方法。

(3)脑血管痉挛防治：口服尼莫地平能有效减少SAH引发的不良结局，推荐早期口服或静脉使用尼莫地平改善患者预后。

(4)脑积水处理：SAH急性期合并症状性脑积水应行脑脊液分流术治疗。对于SAH后合并慢性症状性脑积水者，推荐行永久的脑脊液分流术。

(5)癫痫防治：有明确癫痫发作的患者必须用药治疗，但是不主张预防性应用，且不推荐长期使用。

(6)低钠血症和低血容量处理：避免给予大剂量低张液体和过度使用利尿药，可用等张液体来纠正低血容量，使用醋酸氟氢可的松和高张盐水纠正低钠血症。

(7)放脑脊液疗法：每次放脑脊液10～20 ml，每周2次，可以促进血液吸收和缓解头痛，也可能

减少脑血管痉挛和脑积水发生，但需警惕脑疝、颅内感染和再出血的风险。

(8)预防：控制高血压、吸烟、酗酒、吸毒等危险因素；对于破裂动脉瘤患者进行远期影像学随访有一定意义；预防性处理未破裂动脉瘤目前存在争议。

三、共用题干单选题(每个提问 1 个得分点)

以下每题有 2～6 个提问，每个提问有 5 个备选答案，请选择 1 个最佳答案。

患者，男性，40 岁，突发剧烈头痛伴恶心、呕吐、一过性昏迷，无发热，脑膜刺激征阳性，血压正常，四肢自主活动。既往无高血压、心脏病史。

1. 最可能的诊断是

A. 急性脑膜炎

B. 蛛网膜下腔出血

C. 偏头痛

D. 青光眼

E. 高血压脑病

[答案] B

【评析】 根据患者为中年男性，既往无高血压、心脏病史，突发剧烈头痛伴恶心、呕吐和一过性意识障碍，脑膜刺激征阳性，符合 SAH 的临床特点，故首先考虑该诊断。急性脑膜炎一般先出现发热症状，该患者无发热，故不考虑该诊断。偏头痛和青光眼发病时无脑膜刺激征阳性表现。患者血压正常，既往无高血压病史，不符合高血压脑病表现。

【知识点】 SAH 的诊断和鉴别诊断。

(1)诊断。突发的持续性剧烈头痛、呕吐、脑膜刺激征阳性，伴或不伴意识障碍，检查无局灶性神经系统体征，须高度怀疑 SAH。同时 CT 证实脑池和蛛网膜下腔高密度征象或腰穿检查压力增高和血性脑脊液等可临床确诊。

(2)鉴别诊断。①高血压性脑出血：也可出现血性脑脊液，但此时应有明显局灶性体征如偏瘫、失语等，如果脑出血与 SAH 临床表现上难以鉴别时，CT 和 DSA 有助于鉴别，脑出血的脑 CT 显示脑实质内高密度病灶，SAH 的头颅 CT 显示脑池、脑室和蛛网膜下腔高密度出血征。②颅内感染：细菌性、真菌性、结核性和病毒性脑膜炎等均可有头痛、呕吐及脑膜刺激征，但颅内感染是先有发热症状，而 SAH 起病时无发热，且头颅 CT 可鉴别。③脑肿瘤：小部分脑肿瘤可发生瘤卒中，形成瘤内或瘤旁血肿合并 SAH；癌瘤颅内转移、脑膜癌病或中枢神经系统白血病也可见血性脑脊液，但根据详细病史、脑脊液检出瘤和(或)癌细胞及脑 CT 可鉴别。④一些老年患者头痛、呕吐不明显，而以突发精神障碍为主，需予以重视。

2. 为尽快明确诊断，应首选下列哪项检查

A. MRA

B. CTA

C. DSA

D. 脑 CT

E. TCD

[答案] D

【评析】 临床疑诊 SAH 首选脑 CT 检查。

【知识点】 SAH 的辅助检查。

(1)脑 CT：临床疑诊 SAH 首选脑 CT 平扫检查，出血早期敏感性高，可检出 90%以上的 SAH，显示大脑外侧裂池、前纵裂池、鞍上池、脑桥小脑脚池、环池和后纵裂池高密度出血征象。

(2)脑 MRI：SAH 发病后数天 CT 的敏感性下降，此时 MRI 可发挥较大作用，对于亚急性期出血，MRI 比 CT 敏感。

(3)CTA 和 MRA：主要用于有动脉瘤家族史或破裂先兆者的筛查，动脉瘤患者的随访，及 DSA 不能进行及时检查时的替代方法。

(4)DSA：条件具备、病情许可的情况下可争取早期行全脑 DSA 检查，以明确有无动脉瘤、出血原因、决定治疗方法和判断预后。

(5)腰椎穿刺：如果 CT 扫描结果阴性，强烈建议行腰穿脑脊液检查。通常 CT 检查已明确诊断者，腰穿不作为临床常规检查。均匀血性脑脊液是 SAH 的特征性表现。

(6)TCD：可作为非侵入性技术检测 SAH 后脑血管痉挛情况。

(7)其他：血常规、凝血功能和肝功能等检查有助于寻找其他出血原因；心电图可显示 T 波高尖或明显倒置、PR 间期缩短和出现高 U 波等异常。

3. 如果头颅 CT 平扫结果阴性，则强烈建议行

A. 腰穿脑脊液检查

B. TCD

C. DSA

D. MRA

E. CTA

[答案] A

【评析】 如果 CT 扫描结果阴性，强烈建议行腰穿脑脊液检查，均匀血性脑脊液是 SAH 的特征

性表现。

【知识点】 SAH 的腰椎穿刺检查特点。如果临床疑诊 SAH，而 CT 扫描结果阴性，则强烈建议行腰穿脑脊液检查。通常 CT 检查已明确诊断者，腰穿不作为临床常规检查。均匀血性脑脊液是 SAH 的特征性表现。腰穿误伤血管所致的血性脑脊液，其颜色从第 1～3 管逐渐变淡。血性脑脊液离心后上清液发生黄变，或发现吞噬了红细胞、含铁血黄素或胆红素结晶的吞噬细胞，这些均提示脑脊液中红细胞已存在一段时间，支持 SAH 的诊断。

（黄黎亚　陈书艳）

■ 参考文献

[1] 祝墡珠.全科医生临床实践.北京：人民卫生出版社，2013.

[2] 杜雪平，席彪.全科医生基层实践.北京：人民卫生出版社，2013.

[3] 贾建平，陈生弟.神经病学.7 版.北京：人民卫生出版社，2013.

[4] 万学红，卢雪峰.诊断学.8 版.北京：人民卫生出版社，2013.

[5] 中华医学会神经病学分会，中华医学会神经病学分会脑血管病学组. 中国缺血性脑卒中和短暂性脑缺血发作二级预防指南 2014. 中华神经科杂志，2015，48(4)：258-273.

[6] 短暂性脑缺血发作中国专家共识组. 短暂性脑缺血发作的中国专家共识更新版(2011 年). 中华内科杂志，2011，50(6)：530-533.

[7] 中华医学会神经病学分会，中华医学会神经病学分会脑血管病学组. 中国急性缺血性脑卒中诊治指南 2014. 中华神经科杂志，2015，48(4)：246-257.

[8] 中华医学会神经病学分会，中华医学会神经病学分会脑血管病学组. 中国脑出血诊治指南(2014). 中华神经科杂志，2015，48(6)：435-444.

[9] 中华医学会神经病学分会，中华医学会神经病学分会脑血管病学组. 中国蛛网膜下腔出血诊治指南 2015. 中华神经科杂志，2016，49(3)：182-191.

第 24 章

消化系统疾病

第一节 急、慢性胃炎

本节提示

1. 掌握急性胃炎、慢性胃炎临床表现及诊断、治疗和幽门螺杆菌(Hp)感染的诊断与治疗。
2. 熟悉急慢性胃炎的常见病因、慢性胃炎的分类、两种慢性胃炎的鉴别诊断。
3. 了解慢性胃炎的病理学表现、Hp 感染的致病机制及实验室检查。

一、单选题(每题 1 个得分点)

以下每题有 5 个备选答案,请从中选择 1 个正确答案。

1. 下列哪个是急性胃炎的临床表现

A. 黄疸
B. 粪隐血多呈阴性
C. 头晕
D. 上腹痛、恶心、呕吐
E. 呼吸困难

[答案] D

【评析】 急性胃炎临床表现:急性发病,临床上常表现为腹胀、隐痛、食欲差、恶心、呕吐等。

【知识点】 急性胃炎的临床表现。

①上腹痛:正中偏左或脐周压痛呈阵发性加重或持续性钝痛,伴腹部饱胀不适,少数患者出现剧痛。

②恶心呕吐:呕吐物为未消化的食物,吐后感觉舒服,也有严重的患者呕吐出黄色胆汁或胃酸。

③腹泻:伴发肠炎者出现腹泻,随胃部症状好转而停止,可为稀便和水样便。

④脱水:由于反复呕吐和腹泻,失水过多,引起皮肤弹性差,眼球下陷、口渴、尿少等症状,严重者血压下降、四肢发凉。

⑤呕血与便血:少数患者呕吐物中带血丝或呈咖啡色,排便发黑或粪隐血试验阳性,说明胃黏膜有出血情况。

2. 慢性胃炎最主要的病因是

A. 饮食和环境因素
B. 服用 NSAID
C. Hp 感染
D. 自身免疫
E. 酗酒及其他刺激性食物

[答案] C

【评析】 澳大利亚学者 Marshall 和 Warren 在 1983 首次报道从人胃黏膜中培养出幽门螺杆菌(Helicobacter pylori,简称 Hp),并注意到这一细菌与慢性活动性胃炎和消化性溃疡相关。Hp 是一种单极、多鞭毛、末端钝圆、螺旋形弯曲的细菌,长 2.5～4.0μm,宽 0.5～1.0μm,在胃黏膜上皮细胞表面常呈典型的螺旋状或弧形。幽门螺杆菌是微需氧菌,环境氧要求 5%～8%,在大气或绝对厌氧环境下不能生长。Hp 可经口(呕吐物、唾液)-口和(或)粪(粪便、水)-口途经在人与人之间传播。Hp 感染是慢性胃炎的最主要病因;除 Hp 感染外,还包括自身免疫因素、饮食和环境因素、其他因素包括服用药物等、酗酒、某些刺激性食物、幽门括约肌功能不全等。

【知识点】 2012年第四次中国幽门螺杆菌感染处理共识报告上指出：Hp感染是慢性活动性胃炎的主要病因。Hp感染与慢性活动性胃炎的关系符合Koch提出的确定病原体为疾病病因的4项基本法则(Koch postulates)：80%～95%的慢性活动性胃炎患者胃黏膜中有Hp感染，5%～20%的Hp阴性率反映了慢性胃炎病因的多样性；Hp相关性胃炎患者Hp的胃内分布与炎症一致；根除Hp可使胃黏膜炎症消退，一般中性粒细胞消退较快，淋巴细胞、浆细胞消退需较长时间；志愿者和动物模型已证实Hp感染可引起慢性胃炎。

3. 男性，45岁。体检时做胃镜检查：胃窦皱襞平坦，黏膜粗糙无光泽，黏膜下血管透见，此病例考虑诊断为

A. 消化性溃疡

B. 胃黏膜脱垂

C. 慢性浅表性胃炎

D. 胃癌

E. 慢性萎缩性胃炎

[答案] E

【评析】 内镜下将慢性胃炎分为慢性非萎缩性胃炎(即旧称的慢性浅表性胃炎)和慢性萎缩性胃炎两大基本类型。该患者胃镜下可见胃窦皱襞平坦，黏膜粗糙无光泽，黏膜下血管透见，应诊断为慢性萎缩性胃炎。

【知识点】 两种胃炎的内镜下所见。①慢性非萎缩性胃炎：内镜下可见黏膜红斑、黏膜出血点或斑块、黏膜粗糙伴或不伴水肿、充血渗出等基本表现。其中糜烂性胃炎分为两种类型，即平坦型和隆起型，前者表现为胃黏膜有单个或多个糜烂灶，其大小从针尖样到直径数厘米不等；后者可见单个或多个疣状、膨大皱襞状或丘疹样隆起，直径5～10 mm，顶端可见黏膜缺损或脐样凹陷，中央有糜烂。②慢性萎缩性胃炎：内镜所见为黏膜红白相间，以白为主，呈颗粒状，皱襞变平甚至消失，部分黏膜血管显露；可伴有黏膜颗粒或结节状等表现。

二、多选题(每题1个得分点)

以下每题有5个备选答案，其中正确答案为2个或者2个以上，多选、少选、错选均不得分。

1. 引起急性糜烂性胃炎的常见病因有

A. 阿司匹林

B. 饮酒

C. 烧伤

D. 中枢神经系统严重创伤

E. 吲哚美辛

[答案] ABCDE

【评析】 阿司匹林和吲哚美辛都是传统的非甾体抗炎药(NSAID)可以直接损伤胃黏膜引起糜烂性胃炎；饮酒也可直接破坏胃黏膜导致糜烂性胃炎；烧伤可导致Curling溃疡，中枢神经系统病变可致Cushing溃疡，均属于急性糜烂性胃炎。上述原因都可引起急性糜烂性胃炎。

【知识点】 引起急性糜烂性胃炎的常见病因。①药物：常见的有非甾体抗炎药(NSAID)如阿司匹林、吲哚美辛等，某些抗肿瘤药、口服氯化钾或铁剂等。这些药物通过直接损伤胃黏膜细胞或削弱胃黏膜的屏障功能致病。②应激：严重创伤、大手术、大面积烧伤、颅内病变、败血症及其他严重脏器病变或多器官功能衰竭等均可引起胃黏膜糜烂、出血，严重者发生急性溃疡并大量出血，如烧伤可导致Curling溃疡，中枢神经系统病变可致Cushing溃疡。③乙醇：乙醇具亲酯性和溶脂能力，高浓度乙醇可直接破坏胃黏膜屏障。

2. 下列哪些检查方法有利于慢性萎缩性胃炎的分型

A. 上消化道造影

B. 纤维胃镜及胃黏膜活检

C. 胃液分析

D. 血清胃泌素鉴定

E. 血清抗壁细胞抗体检查

[答案] BCDE

【评析】 慢性萎缩性胃炎是指胃黏膜已发生了萎缩性改变的慢性胃炎。

2012年全国慢性胃炎诊治共识会议将慢性胃炎分为慢性萎缩性胃炎、慢性非萎缩性胃炎(原称慢性浅表性胃炎)和特殊类型胃炎3大类。萎缩性胃炎又分为多灶萎缩性胃炎(萎缩以胃窦为主，也称为B型萎缩性胃炎)和自身免疫性萎缩性胃炎(胃体为主，也称为A型萎缩性胃炎)。

萎缩性胃炎A型和B型在胃酸分泌、胃泌素、抗壁细胞抗体、胃镜及活组织检查等方面有所不同，故备选答案BCDE对慢性萎缩胃炎的分型有意义，而上消化道造影对慢性胃炎的分型不能提供可靠的依据。

【知识点】 A、B型胃炎的鉴别诊断(表24-1)。

表 24-1　A 型胃炎和 B 型胃炎鉴别诊断

项目	自身免疫性胃炎	多灶萎缩性胃炎
别称	慢性胃体炎、A 型胃炎	慢性胃窦炎、B 型胃炎
累及部位	胃体、胃底	胃窦
基本病理变化	胃黏膜萎缩、腺体减少	胃黏膜萎缩、腺体减少
发病率	少见	很常见
病因	多由自身免疫性反应引起 20%并甲状腺炎、白斑病、Addison 病	Hp 感染所致(90%)胆汁反流、非甾体抗炎药、嗜烟酒
贫血	常伴有,甚至恶性贫血	无
血清维生素 B_{12}	↓↓(恶性贫血时吸收障碍)	正常
抗内因子抗体 IFA	+(占 75%)	无
抗壁细胞抗体 PCA	+(占 90%)	+(占 30%)
胃酸	↓↓	多 N/↑,晚期胃窦 G 细胞损害时↓
血清胃泌素	↑↑(恶性贫血时更高)	↓

3. Hp 的临床根除标准是指

A. 抗 Hp 治疗结束后复查 Hp 病理组织学染色阴性

B. 抗 Hp 治疗结束后 Hp 尿素酶试验阴性

C. 抗 Hp 治疗结束至少停药 4 周后复查 ^{13}C 或 ^{14}C-尿素呼气试验(一)

D. 抗 Hp 治疗结束停药 2 周复查尿素酶试验(一)

E. 抗 Hp 治疗结束至少停药 4 周后复查 Hp 病理组织学染色阴性

[答案]　CE

【评析】　Hp 感染是否被根除,是指在 Hp 根除治疗方案结束至少 4 周后进行 ^{13}C 或 ^{14}C-尿素呼气试验或组织切片染色检查,当 ^{13}C 或 ^{14}C-尿素呼气试验(一)与 Hp 病理组织学染色阴性可以判断 Hp 已经根除,所以选 CE 是对的。

【知识点】　Hp 感染根除治疗后的判断。应在根除治疗结束至少 4 周后进行,首选快速尿素酶试验(UBT)。符合下述三项之一者可判断为 Hp 根除:①^{13}C 或 ^{14}C 尿素呼气试验(UBT)阴性;②粪便 Hp 抗原检测(HpSA 检测)阴性;③基于胃窦、胃体两个部位取材的 RUT 均阴性。

三、共用题干单选题(每题 1 个得分点)

以下每题有 3 个以上提问,每个提问有 5 个备选答案,请选择 1 个最佳答案。

患者,女性,27 岁,因痛经自行服用吲哚美辛 6 片后呕吐咖啡样物,约为 250 ml,急送入院。既往无胃病史、肝病史。

1. 导致患者出血的原因可能是

A. 十二指肠球部溃疡

B. 胃溃疡出血

C. 食管-胃底静脉曲张破裂出血

D. 慢性胃炎

E. 急性出血性胃炎

[答案]　E

【评析】　患者既往无胃病、肝病史,此次因消化道出血入院,发病前有服用非甾体类消炎药史。NSAID 可引起急性胃糜烂性出血,故患者出血原因考虑急性胃炎。

【知识点】　吲哚美辛等大多数非甾体类抗炎药在抑制 COX-2 的同时,也对 COX-1 产生抑制作用,因而长期用药易出现不良反应。NSAID 引起胃黏膜损害导致胃黏膜糜烂,损害作用包括局部作用和系统作用两方面,主要是通过抑制环氧合酶(COX)而引起作用。COX 是花生四烯酸合成前列腺素的关键限速酶,COX 有两种异构体,即结构型 COX-1 和诱生型 COX-2。COX-1 在组织细胞中衡量表达,催化生理性前列腺素合成而参与机体生理功能调节;COX-2 主要在病理情况下由炎症刺激诱导产生,促进炎症部位前列腺素的合成。大多数非甾体类抗炎药在抑制 COX-2 的同时也对 COX-1 产生抑制作用,导致胃肠黏膜生理性前列腺素 E 合成不足,而前列腺素 E 可以通过增加黏膜和碳酸氢盐的分泌、促进黏膜血流增加、细胞保护等作用,在维持黏膜防御和修复功能中起重要作用。

2. 患者此次所患疾病分类属于

A. 急性幽门螺杆菌感染性胃炎

B. 急性非幽门螺杆菌感染性胃炎

C. 急性糜烂出血性胃炎

D. 应激性溃疡

E. 慢性非萎缩性胃炎

[答案] C

【评析】 经上题分析,患者此次考虑急性胃炎,结合其明确服用NSAID病史,考虑急性糜烂出血性胃炎。

【知识点】 急性胃炎的分类。

(1)急性糜烂出血性胃炎(acute erosive-hemorrhagic gastritis):由各种病因引起的,以胃黏膜多发性糜烂为特征的急性胃黏膜病变,常伴有胃黏膜出血,可伴有一过性浅溃疡形成。因为本病胃黏膜炎症很轻或缺如,因此严格来说应称为急性糜烂出血性胃病(acute erosive-hemorrhagic gastropathy)。

(2)急性幽门螺杆菌(Helicobacter pylori,Hp)感染引起的急性胃炎:临床上很难诊断幽门螺杆菌感染引起的急性胃炎,因为一过性的上腹部症状多不为患者注意,亦极少需要胃镜检查,加之可能多数患者症状很轻或无症状。感染幽门螺杆菌后如不给予治疗,幽门螺杆菌感染可长期存在并发展为慢性胃炎。

(3)除幽门螺杆菌之外的病原体感染及(或)其毒素对胃黏膜损害引起的急性胃炎:进食被微生物及(或)其毒素污染的不洁食物所引起的急性胃肠炎,以肠道炎症为主。由于胃酸的强力抑菌作用,除幽门螺杆菌之外的细菌很难在胃内存活而感染胃黏膜,因此一般人很少患除幽门螺杆菌之外的感染性胃炎。但当机体免疫力下降时,可发生各种细菌、真菌、病毒所引起的急性感染性胃炎。

3. 急性糜烂出血性胃炎确诊有赖于

A. 紧急胃液分析

B. 紧急粪隐血试验

C. 出血24小时后胃镜检查

D. 出血后24~48小时胃镜检查

E. 出血停止后24~48小时胃镜检查

[答案] D

【评析】 根据题干可诊断为急性糜烂出血性胃炎,胃液分析和粪隐血实验都不能作为该疾病的确诊检查。急性糜烂出血性胃炎确诊有赖于急诊胃镜,多于出血后24~48小时进行。

【知识点】 糜烂出血性胃炎确诊有赖于急诊胃镜,多于出血后24~48小时进行。超过48小时由于胃黏膜上皮的修复,胃镜检查发现急性胃黏膜出血糜烂率低。

4. 该患者急性出血停止,目前最应选择的药物治疗是

A. 枸橼酸铋钾

B. 奥美拉唑

C. 西咪替丁

D. 生长抑素

E. 前列腺素

[答案] B

【评析】 急性糜烂出血性胃炎首先需要积极治疗引起胃黏膜糜烂出血的原因,去除致病因素。对于胃镜下糜烂出血的患者可服用H_2受体阻断药物(替丁类);对胃黏膜糜烂出血重引起上消化道出血的患者需要应用更强的抑酸治疗剂如质子泵抑制药(拉唑类)。

【知识点】 质子泵抑制药(proton pump inhibitors,PPI)能阻断H^+、胃泌素和胆碱介导的胃黏膜分泌酸,通过抑制H^+/K^+ ATPase的最后通路来抑制胃酸分泌,用于酸相关性疾病。与H_2受体拮抗药相比较,作用位点不同,夜间抑酸作用更好,起效快、抑酸作用强且时间长、服用方便。

四、案例分析题

本案例至少有3个提问,每个提问有6~12个备选答案,其中正确答案有1个或多个,每选择一个正确答案得1个得分点,每选择一个错误答案扣1个得分点,扣至本问得分点为0。

患者,男性,40岁,上腹部不适、腹胀、腹痛、反酸2年,加重伴早饱、食欲缺乏10天。既往史:健康,否认肝炎、结核病史,无偏食。查体:一般情况可,巩膜无黄染,左锁骨上淋巴结未触及,心肺无异常,腹平软,上腹部有压痛,无反跳痛及肌紧张,胆囊区无压痛,未触及包块,肝脾未及。移动性浊音阴性,双下肢不肿。

1. 根据上述临床特点,考虑患者的初步诊断有哪些

A. 慢性胃炎

B. 消化性溃疡

C. 反流性食管炎

D. 急性胃炎

E. 消化道肿瘤

F. 功能性消化不良

H. 肠易激综合征

[答案] ABEF

【评析】 根据患者有上腹部不适、腹胀、腹痛、反酸、早饱等症状及查体上腹部有压痛,需要考虑为慢性胃炎。消化性溃疡上腹痛有明显的周期性和节律性,该患者上腹痛描述不详细,故不能排除。

患者属中年男性，上腹痛及腹胀2年，需考虑消化道的肿瘤可能性；功能性消化不良表现为餐后饱胀、早饱感、上腹痛、上腹灼热感常见，常以某1个或某1组症状为主，诊断前症状出现至少6个月，故不能排除。肠易激综合征属功能性胃肠病，是一组持续或间歇发作，以腹痛、腹胀、排便习惯和(或)粪便性状改变为临床表现，而缺乏胃肠道结构和生化异常的肠道功能紊乱性疾病，症状不符合可排除；该患者的临床表现与急性胃炎和反流性食管炎的临床表现不相符，故可排除。

【知识点】 慢性胃炎鉴别诊断。

(1)胃癌：慢性胃炎的症状如食欲缺乏、上腹不适、贫血等少数胃窦胃炎的X线征与胃癌颇相似，需特别注意鉴别。绝大多数患者纤维胃镜检查及活检有助于鉴别。

(2)消化性溃疡：两者均有慢性上腹痛，但消化性溃疡以上腹部规律性、周期性疼痛为主，而慢性胃炎疼痛很少有规律性并以消化不良为主。鉴别依靠X线钡剂透视及胃镜检查。

(3)慢性胆道疾病：如慢性胆囊炎、胆石症常有慢性右上腹、腹胀、嗳气等消化不良的症状，易误诊为慢性胃炎。但该病胃肠检查无异常发现，胆囊造影及B超异常可最后确诊。

(4)其他：如肝炎、肝癌及胰腺疾病亦可因出现食欲缺乏、消化不良等症状而延误诊治，全面细微的查体及有关检查可防止误诊。

2. 为进一步明确诊断，应做哪些检查

A. 粪常规及隐血

B. 肿瘤标志物

C. 脑CT

D. 胃镜检查

E. 胃液分析

F. 幽门螺杆菌检测

[答案] ABDEF

【评析】 根据患者的临床表现首先考虑胃、十二指肠疾病，脑CT可暂时不做。粪常规及隐血可提示有无上消化道出血；胃镜检查可明确胃、十二指肠疾病的诊断；肿瘤标志物检测有助于排除患者消化道肿瘤；胃液分析了解患者胃酸的分泌功能，以帮助临床诊断，十二指肠溃疡胃酸增高，胃溃疡胃酸偏低，慢性非萎缩性胃炎胃酸正常，慢性萎缩性胃炎胃酸可正常也可偏低，个别无胃酸分泌。幽门螺杆菌检查可了解患者上述症状是否与Hp感染有关。

【知识点】 消化系统疾病实验室研究及其他检查。

(1)化验检查：粪隐血试验及尿三胆试验均为简单而有价值的检验方法。胃液分析及十二指肠引流对于胃及胆道疾病可提供诊断的依据。肝功能检查项目多，意义各异，应适当选择。细胞学检查对食管、胃及结肠癌的诊断颇有帮助。肿瘤标志物的检查，如AFP、CEA及CA199都有一定价值。自身抗体检查如抗线粒体抗体等对消化系自身免疫性疾病的诊断有一定帮助。

(2)超声波检查：可显示肝、脾、胆囊的大小和轮廓，有助于肝癌和肝脓肿的鉴别，还能显示胆囊结石、脾门静脉内径，胆管扩张，以及肝、胰囊肿和腹内其他包块，检查方法安全易行，对诊断颇有帮助。

(3)内镜检查：可直接观察病变，由于亮度大，视野清晰，盲区少，操作灵便，用途日益扩大。纤维胃镜对胃癌早期诊断帮助甚大，由于胃镜检查的应用，30%以上的胃癌可能在早期(指癌组织尚未侵犯肌层者)得到确诊。ERCP对肝、胆、胰疾病的诊断有很大的帮助。纤维结肠镜可插入回肠，而纤维腹腔镜可帮助诊断肝、胰和腹内包块，确定腹水原因。

(4)X线检查：消化道钡剂和钡灌肠检查有助于了解整个胃肠道动力状态，对肿瘤、溃疡、憩室的诊断有一定帮助，近来应用气钡双重造影已提高了阳性率。胆管胆囊造影有助于了解胆囊浓缩功能，判断有无结石；经皮肝胆管造影可区别梗阻性黄疸的原因。选择性腹腔动脉造影对肝及其他肿瘤、消化道出血等都有诊断价值。CT和MRI已用于腹内肿瘤的诊断，患者乐于接受。肝静脉及下腔静脉测压及造影、血流量和耗氧量测定有助于综合征及肝癌的诊断。

(5)放射性核素检查：项目日益增多，肝扫描沿用已久，ECT对肝癌等占位性病变可提供诊断依据。近来有人研制用抗肿瘤单克隆抗体标记核素作影像诊断，可帮助诊断肝、胰腺的肿瘤。此外应用放射免疫测定(RIA)还可检测肿瘤标志物或消化道激素，对于消化系统的一些肿瘤和疾病的诊断具有很重要的价值。

(6)食管压力与活力及胆道压力测定：测定食管下端腔内压力，对诊断反流性食管炎很有价值。了解食管各段的活力，对诊断和鉴别食管运动性疾病如食管贲门失弛缓症等很有帮助。通过内镜插管胆道测压，对胆道不全梗阻，硬化性胆管炎、胆道闭锁、乳头括约肌功能障碍等的诊断均有帮助。

(7)活体组织检查：肝穿刺活组织检查，对慢性肝病的确诊是最有价值的方法之一。目前多采用细针抽吸法,极少引起出血的危险。小肠活组织检查,经口腔将小肠活检器送至空肠或回肠(可经内镜引导通过幽门),采取黏膜组织进行病理检查,对腹泻和小肠吸收不良很有诊断价值。检查时应严格掌握适应证。此外,内镜直视下活组织检查、在B型超声引导下进行实质性肿块的细针经皮穿刺活体组织细胞学检查及外科手术活组织检查等,均可做出病理诊断。

3. 患者胃镜检查见胃黏膜血管显露,色泽灰暗,伴糜烂,以胃窦病变为主。考虑该患者的诊断为

A. 恶性贫血

B. 慢性非萎缩性胃炎

C. 自身免疫性胃炎

D. 慢性萎缩性胃炎伴糜烂

E. A型胃炎

F. 缺铁性贫血

G. 慢性萎缩性胃炎B型

[答案]　DG

【评析】　患者胃镜表现为慢性萎缩性胃炎,以胃窦为主伴有少量糜烂,可诊断为慢性萎缩性胃炎伴糜烂或慢性萎缩胃炎B型,慢性萎缩胃炎B型以胃窦部黏膜萎缩为主,可由幽门螺杆菌感染所致。

【知识点】　中华医学会消化病学分会将慢性胃炎分为两大基本类型即慢性非萎缩性胃炎(旧称慢性浅表性胃炎)与慢性萎缩性胃炎。诊断标准主要是临床专家结合临床、病理和内镜进行的临床分类。

(1)内镜下分慢性非萎缩性胃炎(慢性浅表性胃炎)和慢性萎缩性胃炎。如同时存在平坦糜烂、隆起糜烂或胆汁反流,则诊断为慢性非萎缩胃炎或慢性萎缩性胃炎伴糜烂或伴胆汁反流。

(2)病变的分布及范围包括胃窦、胃体、全胃。

(3)内镜下慢性胃炎的诊断依据红斑(点、片状、条状),黏膜粗糙不平,出血点/斑。萎缩性胃炎则可为黏膜呈颗粒状,黏膜血管显露,色泽灰暗,皱襞细小。

4. 若该患者黏膜活检呈高级别上皮内瘤变,首先应给予的治疗是

A. 抑酸药＋胃肠动力药

B. 抗Hp治疗

C. 胃镜下黏膜切除术

D. 保护胃黏膜药物

E. 避免刺激性食物和药物,合理饮食

[答案]　C

【评析】　上皮内瘤变是胃癌的癌前病变,应给予高度重视。对低级别除给予的积极治疗外,关键在于定期随访。对高级别上皮内瘤变,则宜给予预防性手术,目前多采用内镜下胃黏膜切除术。

【知识点】　2012年全国慢性胃炎诊治共识意见中指出慢性胃炎的确诊主要依赖内镜检查和胃黏膜活组织学检查,尤其是后者的诊断价值更大。

慢性胃炎的病理:慢性胃炎的过程是胃黏膜损伤与修复的慢性过程,主要组织病理学特征是炎症、萎缩和肠化生。

(1)炎症:表现为黏膜层以淋巴细胞和浆细胞为主的慢性炎症细胞浸润,幽门螺杆菌引起的慢性胃炎常见淋巴滤泡形成。当见有中性粒细胞浸润时显示有活动性炎症,称为慢性活动性胃炎,多提示存在幽门螺杆菌感染。

(2)萎缩:慢性炎症过程中出现胃黏膜萎缩,主要表现为胃黏膜固有腺体(幽门腺或泌酸腺)数量减少甚至消失,组织学上有两种萎缩类型。①非化生性萎缩:胃黏膜固有腺体被纤维组织或纤维肌性组织代替或炎症细胞浸润引起固有腺体数量减少。②化生性萎缩:胃黏膜固有腺体被肠化生或假幽门腺化生所替代。萎缩常伴有肠化生,表现为胃固有腺体为肠腺样腺体所代替(AB-PAS和HID黏液染色可将肠化生分成小肠型和大肠型;完全型和不完全型)。慢性胃炎进一步发展,胃上皮或化生的肠上皮在再生的过程中发生发育异常,可形成异型增生(近年来改为上皮内瘤变),表现为细胞异型性和腺体结构的紊乱,上皮内瘤变是胃癌的癌前病变。由于大多数慢性胃炎由幽门螺杆菌感染引起,因此病理组织学检查多可发现幽门螺杆菌,幽门螺杆菌主要见于黏液层和胃黏膜上皮表面及小凹间。

在不同类型胃炎上述病理改变在胃内的分布不同。幽门螺杆菌引起的慢性胃炎,炎症弥漫性分布,但以胃窦为重。在多灶萎缩性胃炎,萎缩和肠化生呈多灶性分布,多起始于胃角小弯侧,逐渐波及胃窦,继而胃体灶性病变亦逐渐融合。自身免疫性胃炎,萎缩和肠化生主要局限在胃体。

为了区分慢性胃炎的类型并了解其严重程度,要求判明病变所累及的部位,并对主要的形态学变化(幽门螺杆菌活动性、慢性炎症、萎缩、肠化生)按无、轻、中、重进行分级。有上皮内瘤变时要注明低级别或高级别,其中低级别相当于轻至中度非典型增生,高级别相当于重度非典型增生或异型增生或原位癌;异型增生分轻度、中度、重度。

5. 为明确该患者有无幽门螺杆菌感染，下列属于非侵入性方法且方便实用的是

A. 粪便幽门螺杆菌抗原检测

B. ^{13}C或^{14}C尿素呼气试验

C. 血清 Hp 抗体检测

D. 快速尿素酶试验

E. 分离培养法

［答案］ B

【评析】 ^{13}C或^{14}C-尿素包括侵入性和非侵入性两类。①侵入性方法指胃镜下胃黏膜活检，包括快速尿素酶试验（RUT）、胃黏膜直接涂片染色镜检、胃黏膜组织切片染色。②非侵入性检测方法包括^{13}C或^{14}C尿素呼气试验（UBT）、粪便 Hp 抗原检测（HpSA）和血清 Hp 抗体检测等。其中^{14}C检测准确性高，易于操作，可反映全胃 Hp 感染状况，为非侵入性抗 Hp 治疗后检测的首选方法。

【知识点】 各种检测方法的特点。

（1）快速尿素酶试验（RUT）：本方法检测快速、方便；应用良好试剂检测，准确性高。患者接受胃镜检查时，建议常规行 RUT。

（2）组织学检测：检测 Hp 的同时，可对胃黏膜病变进行诊断（HE 染色），费用高；HE 染色可同时做病理诊断。

（3）细菌培养：复杂、耗时，需一定实验室条件，标本转送培养需专门的转送液并保持低温。培养检测特异性高，可进行药敏试验和细菌学研究。

（4）UBT：检测准确性高，易于操作；可反映全胃 Hp 感染状况。非侵入性，为抗 HP 治疗后检测的首选方法。

（5）粪便抗原检测：经过验证的单克隆抗体法检测具有较好的敏感性和特异性；可用于 Hp 治疗前诊断和治疗后复查；操作安全、简便；不需要口服任何试剂，适用于所有年龄和类型的患者。国际共识认为该方法的准确性可与呼气试验媲美，但国内目前尚缺乏相应的试剂。

（6）血清抗体检测：检测的抗体是 IgG，反映一段时间内 Hp 感染情况，本方法主要适用于流行病学调查，在消化性溃疡出血或胃 MALT 淋巴瘤等可作为现症感染的诊断手段

6. 该患者经胃镜检查诊断为慢性萎缩性胃炎，黏膜活检标本送病理学检查发现 Hp（＋＋），该患者是否需要根除 Hp 治疗

A. 暂时不治疗

B. 按照抗幽门螺杆菌根除方案治疗

C. 服用阿莫西林治疗

D. 先治好慢性胃炎再抗 Hp 治疗

E. 只治疗慢性胃炎，不治疗 Hp

F. 只有抗酸药物治疗

［答案］ B

【评析】 幽门螺杆菌感染几乎都会引起胃黏膜活动性炎症反应，长期感染者可发生胃黏膜萎缩和肠化，Hp 相关性胃炎患者 Hp 的胃内分布与炎症反应一致，根除 Hp 可使胃黏膜炎性反应消退。该患者患慢性萎缩性胃炎伴胃黏膜糜烂，有抗 Hp 指征。根治 Hp 后胃黏膜炎症、糜烂好转，所以慢性胃炎的患者有幽门螺杆菌感染必须立即抗 Hp 治疗。

【知识点】 2012 年中华医学会消化病学分会幽门螺杆菌学组第 4 次幽门螺杆菌感染处理共识报告指出下列情况需要根除 Hp 治疗（表 24-2）

表 24-2 推荐的根除幽门螺杆菌（Hp）适应证和推荐强度

Hp 阳性疾病	强烈推荐	推荐
消化性溃疡（不论是否活动或有无并发症）	√	
胃黏膜相关淋巴组织淋巴瘤	√	
慢性胃炎伴功能性消化不良		√
慢性胃炎伴胃黏膜萎缩、糜烂		√
早期胃肿瘤已行内镜下切除或手术胃次全切		√
长期服用质子泵抑制药		√
有胃癌家族史		√
计划长期使用非甾体消炎药包括低剂量阿司匹林		√
不明原因的缺铁性贫血		√
特发性血小板减少性紫癜		√
其他 Hp 相关性疾病（淋巴细胞性胃炎、增生性胃息肉、Menetrier 病）		√
个人要求治疗		√

7. 若经 PPI＋阿莫西林＋甲硝唑方案治疗失败，再次治疗可选择下列哪种方案

A. 阿莫西林(羟氨苄青霉素)加甲硝唑

B. PPI 加铋剂加阿莫西林加克拉霉素

C. 铋剂加 PPI＋阿莫西林＋呋喃唑酮

D. 铋剂加替硝唑

E. PPI 加铋剂加阿莫西林加甲硝唑

F. PPI 加克拉霉素

[答案]　BCE

【评析】 该患者使用的是标准三联疗法(PPI＋克拉霉素＋阿莫西林或 PPI＋克拉霉素＋甲硝唑)非铋剂方案治疗方案，根除率最高、使用方便，不良反应少。但是随着 Hp 耐药率上升，标准三联疗法根除率已低于或远低于 80%。在 Hp 高耐药率背景下，面对抗菌药物耐药率上升的挑战，铋剂四联疗法再次受到重视。经典的铋剂四联方案(铋剂＋ PPI＋两种抗生素)的疗效再次得到确认，该患者经治疗后失败，如患者无铋剂禁忌者应该选用正规的四联根除方案，即铋剂＋ PPI＋2 种抗菌药物(阿莫西林＋呋喃唑酮或克拉霉素＋甲硝唑)，故本题应该选 BCE。

【知识点】 2012 年第 4 次全国幽门螺杆菌感染处理共识会上提出的幽门螺杆菌感染处理。

(1)流行病学和耐药率调查：流行病学调查表明，我国 Hp 感染率总体上仍然很高，成人中感染率达到 40%～60%。推荐的用于根除治疗的 6 种抗菌药物中，甲硝唑耐药率达到 60%～70%，克拉霉素达到 20%～38%，左氧氟沙星达到 30%～38%，耐药显著影响根除率；阿莫西林、呋喃唑酮和四环素的耐药率仍很低(1%～5%)。

(2)标准三联疗法的根除率：标准三联疗法(PPI＋克拉霉素＋阿莫西林或 PPI＋克拉霉素＋甲硝唑)，根除率最高，使用方便，不良反应少。但是随着 Hp 耐药率上升，标准三联疗法根除率已低于或远低于 80%。标准三联疗法的疗程从 7 天延长至 10 天或 14 天，根除率仅能提高约 5%。

(3)在 Hp 高耐药率背景下，面对抗菌药物耐药率上升的挑战，铋剂四联疗法再次受到重视。经典的铋剂四联方案(铋剂＋ PPI＋四环素＋甲硝唑)的疗效再次得到确认，我国仍可普遍获得铋剂，要充分利用这一优势。

(4)根除 Hp 抗菌药物的选择：在根除 Hp 治疗的 6 种抗菌药物中，阿莫西林、呋喃唑酮和四环素的耐药率仍很低，治疗失败后不容易产生耐药(可重复应用)；而克拉霉素、甲硝唑和氟喹诺酮类药物的耐药率高，治疗失败后易产生耐药(原则上不可重复应用)。铋剂、PPI 与抗菌药物联合应用可在较大程度上克服 Hp 对甲硝唑、克拉霉素耐药。

(5)经典铋剂四联方案的拓展：除上述经典铋剂四联方案外，还可将铋剂加入①PPI＋阿莫西林＋克拉霉素，或②PPI＋阿莫西林＋呋喃唑酮，或③PPI＋阿莫西林＋氟喹诺酮类药物组成四联方案。①、②方案有不加铋剂的直接对照研究，加入铋剂后可使根除率提高 8%～14%，铋剂＋PPI＋克拉霉素＋阿莫西林 2 周疗程的方案可在较大程度上克服克拉霉素耐药。但 PPI＋阿莫西林＋氟喹诺酮类药物＋铋剂四联方案作为补救治疗，已在多项研究中显示安全、有效。

(6)根除方案组成：推荐铋剂＋ PPI＋2 种抗菌药物组成的四联疗法。抗菌药物组成方案有 4 种：①阿莫西林＋克拉霉素；②阿莫西林＋左氧氟沙星；③阿莫西林＋呋喃唑酮；④四环素＋甲硝唑或呋喃唑酮。这 4 种抗菌药物组成的方案中，3 种治疗失败后易产生耐药的抗菌药物(甲硝唑、克拉霉素和左氧氟沙星)分在不同方案中，仅不易耐药的阿莫西林、呋喃唑酮有重复。这些方案的优点是：均有相对较高的根除率；任何一种方案治疗失败后，不行药敏试验也可再选择其他一种方案治疗。方案③和④疗效稳定、廉价，潜在的不良反应率可能稍高；方案①不良反应率低，费用取决于选择的克拉霉素；方案②费用和不良反应率取决于选择的左氧氟沙星。

青霉素过敏者推荐的抗菌药物组成方案为：①克拉霉素＋左氧氟沙星；②克拉霉素＋呋喃唑酮；③四环素＋甲硝唑或呋喃唑酮；④克拉霉素＋甲硝唑。方案中抗菌药物的剂量和用法同含有阿莫西林的方案(表 24-3)。需注意的是，青霉素过敏者初次治疗失败后，抗菌药物选择余地小，应尽可能提高初次治疗根除率。

对铋剂有禁忌者或证实 Hp 耐药率仍较低的地区，也可选用非铋剂方案，包括标准三联方案、序贯疗法或伴同疗法。

表 24-3　推荐的四联方案中抗菌药物的剂量和用法

方案	抗菌药物 1	抗菌药物 2
1	每次阿莫西林 1000 mg,每日 2 次	每次克拉霉素 500 mg,每日 2 次
2	每次阿莫西林 1000 mg,每日 2 次	每次左氧氟沙星 500 mg,每日 1 次;每次 200 mg,每日 2 次
3	每次阿莫西林 1000 mg,每日 2 次	每次呋喃唑酮 200 mg,每日 2 次
4A	每次四环素 750 mg,每日 2 次	每次甲硝唑 400 mg,每日 2 次或 3 次
4B	每次四环素 750 mg,每日 2 次	每次呋喃唑酮 200 mg,每日 2 次

推荐的四联方案为:标准剂量 PPI+标准剂量铋剂(每日均为 2 次,餐前半小时服)+2 种抗菌药物(餐后即服)。标准剂量 PPI:埃索美拉唑 20 mg、雷贝拉唑 10 mg(Maastricht 共识推荐 20 mg)、奥美拉唑 20 mg、兰索拉唑 30 mg、泮托拉唑 40 mg,2 次/天;标准剂量铋剂:枸橼酸铋钾每次 220 mg,每日 2 次

(赵光斌　王钧慷)

第二节　消化性溃疡

本节提示

1. 掌握胃溃疡、十二指肠溃疡的临床表现、诊断、鉴别诊断、治疗、健康教育、并发症类型及相应处理。

2. 熟悉消化性溃疡的辅助检查。

3. 了解消化性溃疡的病因和发病机制、特殊类型的消化性溃疡。

一、单选题(每题 1 个得分点)

以下每题有 5 个备选答案,请从中选择 1 个正确答案。

1. 消化性溃疡的典型症状是

A. 反酸、胃灼热

B. 恶心呕吐

C. 上腹胀

D. 节律性上腹痛

E. 嗳气

[答案] D

【评析】 上腹胀、恶心呕吐、嗳气和反酸及胃灼热是慢性胃炎和消化溃疡共有的症状,只有节律性上腹痛是消化性溃疡的典型症状。胃溃疡疼痛的节律是进食-疼痛-缓解;十二指肠溃疡疼痛表现为"空腹痛""夜间痛。"其疼痛的节律为进食—舒适—疼痛。

【知识点】 消化性溃疡。消化性溃疡(peptic ulcer,PU)指胃肠道黏膜被胃酸和胃蛋白酶消化而发生的溃疡,,好发于胃和十二指肠,亦可发生于食管下段、胃空肠吻合口周围及含有异位胃黏膜的美克尔(MECKEL)憩室。因溃疡形成与胃酸和胃蛋白酶的消化作用有关,故称消化性溃疡。

典型的消化性溃疡临床表现及特点:①慢性过程,病程可达数年至数十年。②周期性发作,发作与自发缓解相交替,发作期可为数周或数月,缓解期亦长短不一;发作常有季节性,多在秋冬或冬春之交发病。可因精神情绪不良或过劳而诱发。③发作时上腹痛呈规律性为主要症状,性质多为灼痛、胀痛、剧痛或饥饿样不适感。

2. 下列特殊类型消化性溃疡中,最容易发生出血的是

A. 巨大溃疡

B. 幽门管溃疡

C. 球后溃疡

D. 老年性消化性溃疡

E. 复合溃疡

[答案] C

【评析】 特殊类型的消化性溃疡主要有①复合溃疡:胃十二指肠同时发生的溃疡;②幽门管溃疡:上腹痛节律性不强,易发生幽门梗阻、出血、穿孔等;③球后溃疡:疼痛较为剧烈,易发生出血;④巨大溃疡:直径大于 2 cm 的溃疡;⑤老年人

消化性溃疡；⑥无症状性溃疡；⑦应激性溃疡；⑧难治性溃疡；⑨食管溃疡等。故正确选项为C。

二、多选题(每题1个得分点)

以下每题有5个备选答案，其中正确答案为2个或者2个以上，多选、少选、错选均不得分。

1. 形成消化性溃疡常见的两个病因是

A. 幽门螺杆菌感染

B. 胃酸/胃蛋白酶

C. NASID

D. 吸烟

E. 遗传

［答案］ AC

【评析】 消化性溃疡是一种多因素疾病，其中Hp感染和服用NSAID是主要病因。以下为多种病因及其导致溃疡的机制。

(1)幽门螺杆菌(Hp)：大量研究已证明Hp感染是引起消化性溃疡的重要病因。其发病机制尚未完全阐明，目前有以下几种假设：①胃泌素-胃酸学说；②屋漏顶学说；③十二指肠、胃上皮化生学说。

(2)非甾体抗炎药(NSAID)：是引起消化性溃疡的另一个常见的病因。NSAID患者中10%～25%可发现胃或十二指肠溃疡，有1%～4%患者发生出血、穿孔等并发症。NSAID引起的溃疡以GU较DU多见。NSAID通过削弱黏膜的防御和修复功能而导致消化性溃疡发病，损害作用包括局部作用和系统作用两方面，主要是通过抑制环氧合酶(COX)而引起作用。

(3)胃酸和胃蛋白酶：胃酸与胃蛋白酶自身消化是形成消化性溃疡的原因之一。因胃蛋白酶活性是pH依赖性的，在pH＞4时便失去活性，因此在探讨消化性溃疡发病机制和治疗措施时主要考虑胃酸。胃酸在溃疡形成过程中的决定性作用是溃疡形成的直接原因。

(4)其他因素：下列因素与消化性溃疡发病有不同程度的关系。①吸烟：吸烟影响溃疡愈合和促进溃疡复发，增加胃酸分泌，减少十二指肠及胰腺碳酸氢盐分泌，影响十二指肠协调运动，黏膜损害性氧自由基增加等。②遗传：胃上皮细胞表面表达更多黏附受体而有利于幽门螺杆菌定植。③急性应激：可引起应激性溃疡已是共识。临床观察，长期精神紧张、过劳易使溃疡发作或加重。因此情绪应激可能主要起诱因作用，可能通过神经内分泌途径影响胃及十二指肠分泌、运动和黏膜血流的调节。④胃、十二指肠运动异常：研究发现部分十二指肠溃疡(duodenalulcer，DU)患者胃排空增快，这可使十二指肠球部酸负荷增大；部分胃溃疡(gastriculcer，GU)患者有胃排空延迟，这可增加十二指肠液反流入胃，加重胃黏膜屏障损害。

2. 下列哪些是消化性溃疡的并发症

A. 出血

B. 穿孔

C. 幽门梗阻

D. 反流性食管炎

E. 癌变

［答案］ ABCE

【评析】 消化道溃疡并发症。

(1)出血：是消化性溃疡最常见的并发症，也是上消化道大出血的最常见原因。

(2)穿孔：溃疡深达浆膜层时可并发穿孔，内容物溢入腹腔，导致急性弥漫性腹膜炎。

(3)幽门梗阻：幽门溃疡可致暂时幽门梗阻。在溃疡愈合后，可引起持久性的器质性幽门狭窄。

(4)恶变：少数GU可发生癌变，DU发生癌变较少。长期慢性GU病史，年龄在45岁以上，溃疡顽固不愈者应提高警惕。

三、共用题干单选题(每题1个得分点)

以下每题有3个以上提问，每个提问有5个备选答案，请选择1个最佳答案。

患者，男性，45岁。有胃病史10余年，反复上腹隐痛，疼痛于进餐后1小时加重，7天前上述症状加重并伴有腹胀，食欲缺乏明显。

1. 该患者的初步诊断考虑是

A. 十二指肠溃疡

B. 反流性食管炎

C. 球后溃疡

D. 胃溃疡

E. 胃癌

［答案］ D

【评析】 根据患者病史及临床表现提示可诊断为胃溃疡，胃溃疡疼痛特点为进餐后疼痛，具有进食—疼痛—缓解的节律，故本题应选择D。

【知识点】 消化性溃疡的诊断与鉴别诊断。

(1)消化性溃疡疼痛有节律性的特点：溃疡疼痛与饮食之间的关系具有明显的相关性和节律性。在一天中，清晨3点至早餐的一段时间，胃酸分泌最低，故在此时间内很少发生疼痛。

十二指肠溃疡的疼痛好在两餐之间发生，持续不减直至下餐进食或服制酸药物后缓解。一部分十二指肠溃疡患者由于夜间的胃酸较高，尤其在睡前曾进餐者，可发生半夜疼痛。

胃溃疡疼痛的发生较不规则，常在餐后1小时内发生，经1～2小时逐渐缓解，直至下餐进食后再复出现进食—疼痛—缓解的节律。

(2)十二指肠溃疡与胃溃疡的鉴别诊断

①原因不同：目前认为胃溃疡的形成因素较多着重于胃黏膜屏障的削弱和胃泌素分泌的增加，而十二指肠溃疡的形成因素则较多着重于壁细胞总体的增多。

②位置不同：胃溃疡多发生在胃小弯和幽门部，以后壁为多，直径一般为5～25 mm，十二指肠溃疡多发生在十二指肠球部，以前壁为多，直径一般为2～15 mm。溃疡多为单发，但也有多发性溃疡。形态多呈圆形或椭圆形，溃疡深达黏膜肌层，边缘整齐，有炎症、水肿、细胞浸润和纤维组织增生等病变，当溃疡侵及较大的血管时，能引起大量的出血。若溃疡穿透肌层及浆膜层，常引起穿孔。

③疼痛性质不同：性质常为隐痛、灼痛、胀痛、饥饿痛或剧痛，以阵发性中等程度钝痛为主，亦有持续性隐痛，能被碱性药物和食物暂时缓解。胃溃疡的疼痛部位常位于剑突下或偏左，多发生于餐后0.5～2小时，再经1～2小时的胃排空后疼痛能自行缓解，在下次餐前自行消失；十二指肠溃疡的疼痛部位在剑突下偏右，表现为“空腹痛”与“夜间痛。”其疼痛规律为进食—舒适—疼痛。

④发病年龄不同：一般十二指肠溃疡好发于中青年，而胃溃疡则发病年龄较大，多发于中壮年。临床上十二指肠溃疡明显多于胃溃疡，两者之比约为3∶1，均以男性居多。

⑤胃液分析：胃溃疡患者胃酸分泌正常或稍低于正常；十二指肠溃疡则常有胃酸分泌过高。

⑥发病季节不同：胃溃疡无季节性发病倾向，而十二指肠溃疡有季节性发病倾向，好发于秋末冬初。

⑦治疗方法不完全相同：因十二指肠溃疡癌变率极低，除并发急性大出血需急症手术外，一般以内科治疗为主；胃溃疡癌变率较高，对久治不愈的顽固性胃溃疡，应警惕癌变的发生，要定期做胃镜检查(半年1次)，监视其动态变化，必要时行外科手术治疗。

⑧愈后症状不同：少数胃溃疡患者可发生癌变，若有长期慢性胃溃疡病史，年龄在45岁以上，症状顽固而经严格的8周内科治疗无效，且粪隐血持续阳性者，应考虑癌变可能，应高度警惕并进一步检查。十二指肠溃疡则极少发生癌变。

2. 确诊该消化性溃疡类型的首选检查方法是

A. 粪常规＋隐血

B. ^{14}C呼气试验

C. 胃镜检查及胃黏膜活组织检查

D. 腹部CT

E. X线钡餐

［答案］ C

【评析】 消化性溃疡的辅助检查。

(1)内镜检查：胃镜检查是确诊消化性溃疡的首选检查方法，不仅可对胃十二指肠黏膜直接观察、摄像，还可以在直视下取活组织做病理学检查及幽门螺杆菌检测。

(2)X线钡餐检查：适用于对胃镜有禁忌或不愿意接受胃镜检查者。

(3)Hp感染的检测。

(4)胃液分析：由于各种胃病的胃液分析结果中，胃酸幅度与正常人有重叠，对溃疡病的诊断仅作参考。

3. 经胃镜检查，提示胃溃疡，为明确该患者是良性溃疡还是恶性溃疡，最主要鉴别方法是

A. 根据疼痛程度

B. 根据全身情况

C. 根据粪隐血持续阳性

D. 更具内科治疗疗效

E. 根据胃镜、胃黏膜活检与X线剂餐检查

［答案］ E

【评析】 疼痛性质改变，消瘦、粪隐血持续阳性，内科治疗无效虽对溃疡恶变诊断有一定参考作用，但是最后鉴别良、恶性溃疡主要靠胃镜检查和胃黏膜活检(表24-4)。

4. 关于本病的治疗，正确的说法是

A. 需长期应用黏膜保护剂以降低溃疡的复发率

B. 为降低复发率，需长期服用PPI制剂

C. 根除Hp可以降低溃疡复发

D. 只要内镜证实溃疡已经愈合，就不会复发

E. 有消化道出血的患者必须外科手术治疗

［答案］ C

表 24-4　良性溃疡与恶性溃疡的鉴别

临床表现	良性溃疡	恶性溃疡
年龄	以青中年居多	多见于中年以上
病史	周期性间歇性发作	进行性持续性发展
病程	较长，多以年计，呈周期性	较短，多以月计，进行性加重
全身表现	轻	多明显，消瘦显著
制酸药	可缓解溃疡	效果不佳
胃镜检查	溃疡圆呈椭圆形，底平滑，边光滑，白或灰白苔，溃疡周围黏膜柔软，可见皱襞向溃疡集中。溃疡边缘可见糜烂出血	溃疡形状不规则，底凸凹不平，边缘结节隆起，污秽苔，溃疡周围因癌性浸润而增厚，皱襞中断，可有结节、糜烂，易出血
胃壁蠕动	柔软，有蠕动波	僵硬，无蠕动波
X 线检查	多＜2.0 cm，常呈圆形或椭圆形，光滑，黏膜纹粗细一致、柔软。位于胃腔外，龛影四周有炎症性水肿引起的密度较低透明带，溃疡口部显示 1～2 mm 的透亮细影，即 Hampton 线	多＞2.5 cm，常呈三角形或不规则形，不整齐位于胃腔内，胃癌性浸润隆起或结节状或息肉状，黏膜变厚而不规则、僵硬，皱襞中断，断端棒状，变尖，边缘毛棱，龛影无透亮区，也无 Hampton 线
粪隐血	活动期可阳性，治疗后转阴	多持续阳性
胃液分析	胃酸正常或偏低，无真性缺酸	缺酸者较多

【评析】 对消化性溃疡 Hp 阳性者，无论是溃疡初发或复发、活动或静止、有无并发症都应行 Hp 感染的治疗。根除 Hp 感染后，溃疡的复发率明显降低。其他各项没有证据表示能够降低溃疡复发率。

【知识点】 消化性溃疡确诊后一般应采取综合性治疗措施，治疗目的在于缓解临床症状，促进溃疡愈合，防止溃疡复发，减少并发症。

(1)内科基本治疗：生活上避免紧张劳累，饮食宜少食多餐，戒烟限酒，避免刺激辛辣食物，伴有焦虑患者可适量服用镇静药，慎用可诱发溃疡的药物(NSAID、糖皮质激素、利血平等)。

(2)常用药物治疗：降低胃酸药物(碱性制酸药、H_2RA、PPI)；胃黏膜保护药：胶体铋、硫糖铝、前列腺素等；胃肠动力药。

(3)外科治疗主要适用于：①大量出血经内科治疗无效；②急性溃疡穿孔；③伴发幽门梗阻；④胃溃疡不能排除癌变者；⑤顽固性或难治性溃疡。

5. 该患者 Hp 检测为阳性，给予 PPI＋阿莫西林(羟氨苄青霉素)＋甲硝唑方案抗 Hp，根除 Hp 疗程及继续服用 PPI 或铋剂的时间分别为

A. 7 天，继续服用 PPI 2～4 周或继续服用铋剂 4～6 周

B. 7 天，继续服用 PPI 4～6 周或继续服用铋剂周 2～4 周

C. 10 天，继续服用 PPI 4～6 周或继续服用铋剂周 2～4 周

D. 10 天，继续服用 PPI 2～4 周或继续服用铋剂 4～6 周

E. 14 天，继续服用 PPI 4～6 周或继续服用铋剂周 6～8 周

[答案] D

【评析】 标准三联疗法国内多采用 7 天疗程，但国外报道 10 天疗程优于 7 天，14 天又优于 10 天。幽门螺杆菌 2012 中国专家共识推荐的疗程为 10 天或 14 天，放弃 7 天方案。

在根除 Hp 治疗结束后，需继续给予常规疗程的抗溃疡治疗，DU 患者给予 PPI 常规剂量，总疗程 2～4 周，胶体铋剂 4～6 周，或 H_2RA4～6 周；GU 患者给予 PPI 常规剂量，总疗程 4～6 周，胶体铋剂 6～8 周。或 H_2RA6～8 周．故本题应选择 D。

6. 消化性溃疡除抗酸、抗 Hp 治疗，还要注意哪些事项

A. 生活要有规律，注意休息

B. 避免刺激性食物及饮料

C. 戒烟、戒酒

D. 胃黏膜保护剂宜在饭后服用

E. 季节变化注意保暖

[答案] ABCE

【评析】 生活无规律，劳累、吃刺激性食物，饮酒、抽烟和季节变化都是消化性溃疡的诱发因素，

所以消化性溃疡除抗 Hp、抗酸治疗外，注意日常生活要有规律，不吃刺激性食物，戒酒戒烟也很重要。胃黏膜保护剂应该在饭前服用。

四、案例分析题

每个案例至少有3个提问，每个提问有6～12个备选答案，其中正确答案有1个或多个，每选择一个正确答案得1个得分点，每选择一个错误答案扣1个得分点，扣至本问得分点为0。

患者，男性，30岁。以"反复上腹隐痛6年，加重1周，晕厥半小时。患者6年前出现上腹部隐痛，半夜加重，伴有饱胀感，反酸、胃灼热，每年秋冬季发作频繁。于外院诊断慢性胃炎(具体不详)。近1周上腹痛加重，半小时前突然自觉上腹部疼痛缓解，但出现头晕、乏力，起身时突然晕倒在地，并出现面色苍白、周身冷汗，无大小便失禁，神志清。既往无类似情况发生。

查体：心率120次/分，血压80/55 mmHg，神志清，贫血貌，四肢湿冷，浅表淋巴结未触及肿大。双肺(一)，心律齐，未闻及病理性杂音，腹平软，剑突下轻度压痛，无反跳痛及肌紧张，肝脾肋下未触及，移动性浊音阴性。肠鸣音10次/分。

1. 根据病史及体格检查，需考虑哪些诊断

A. 休克

B. 胃溃疡

C. 十二指肠溃疡

D. 消化性溃疡急性穿孔

E. 上消化道出血

F. 急性胃黏膜病变

[答案] ABCE

【评析】

(1)休克：该患者起身时突然晕倒，心率120次/分，血压：80/55 mmHg，神志清，贫血貌，四肢湿冷，最有可能为消化性溃疡伴大出血导致休克(感染性休克、失血性休克)。

(2)胃溃疡：患者有长期上腹痛，伴有饱胀感，反酸、胃灼热，病程长，既往曾诊断胃炎，此次需考虑胃溃疡。

(3)十二指肠溃疡：反复上腹隐痛6年，半夜加重，每年秋冬季发作频繁，诊断DU。

(4)消化性溃疡急性穿孔引起腹痛加剧，出现腹肌紧张和板状腹，有明显地压痛和反跳痛。此患者诊断不支持溃疡急性穿孔。

(5)上消化道出血：患者有长期上腹痛、反酸、胃烧灼症状，夜间腹痛加重，DU可能性大。近一周腹痛加剧，入院前有突然头晕、乏力，查体心率快，贫血貌，剑突下压痛，需考虑PU所致上消化道出血。

2. 假设患者为消化道溃疡并发穿孔，其急性穿孔最好发的两个部位是

A. 幽门部

B. 十二指肠球后壁

C. 十二指肠球前壁

D. 胃前壁

E. 胃后壁

F. 胃底

[答案] CD

【评析】 溃疡穿透肌层和浆膜层可导致溃疡急性穿孔，穿孔部位多为十二指肠前壁或者胃前壁。溃疡慢性穿孔或穿透性溃疡是由于十二指肠后壁或胃后壁溃疡穿透至浆膜层，在局部形成包裹。亚急性穿孔是指后壁穿孔或穿孔较小者只引起局限性腹膜炎。

3. 患者入院后呕吐咖啡样胃内容物1000 ml，排柏油样便500 g，目前如何处理

A. 生命体征平稳后胃镜检查

B. 腹部增强CT

C. 上消化道造影

D. 补充血容量，抗休克治疗

E. 脑CT

F. 活动性出血停止后行胃镜检查

G. 止血、抗酸

H. 必要时急诊手术

[答案] ADGH

【评析】 患者目前出现呕血、便血症状，呕吐物为咖啡色胃内容物，排柏油样便而非鲜血便，故消化道出血诊断明确，DU引起上消化道大出血伴有失血性休克。为明确出血部位和出血的原因，在患者生命体征平稳的情况下，做急诊胃镜检查，必要时可行内镜下止血。急诊胃镜一般在出血后24～48小时进行，超过48小时出血停止后，做胃镜检查可能无法确定出血原因及出血部位。患者出血量大，内科积极治疗仍有大量出血危及患者生命时，需考虑外科手术治疗。

腹部CT及脑CT暂时没有立刻进行检查的意义。

【知识点】 上消化道出血首先要确定出血量，根据出血量的大小采取治疗措施。

(1)上消化道出血量评估：①粪隐血试验阳性提示每日出血量5 ml以上，出现柏油样便提示出

血量 50～70 ml；②胃内积血量达 250～300 ml 时可引起呕血；③一次出血量不超过 400 ml，一般不引起全身症状，出血量超过 400～500 ml 时，可出现全身症状，如头晕、乏力、心悸、出汗等；④短时间内出血量大于 1000 ml 或为全血量 20%时，可出现循环衰竭表现，如收缩压在 80～90 mmHg 或较基础压下降 25%，心率大于每分钟 120 次。

(2)上消化道出血急救治疗原则

①一般急救措施：患者应卧位休息，保持呼吸道通畅，避免呕血时血液吸入引起窒息，必要时吸氧。活动性出血期间禁食。严密监测患者生命体征，如心率、血压、呼吸、尿量及神志变化；观察呕血与黑粪情况；定期复查血红蛋白浓度、红细胞计数、血细胞比容与血尿素氮；必要时行中心静脉压测定；对老年患者根据情况进行心电监护。②积极补充血容量，维持生命体征平稳。③抑制胃酸分泌、止血治疗。

④手术和介入治疗：内科积极治疗仍有大量出血危及患者生命时需考虑外科手术治疗。

4. 经积极抢救，患者生命体征稳定，立刻行急诊胃镜检查，提示十二指肠球部溃疡，活动期，不支持该诊断的病史为

A. 病史长达 6 年

B. 腹痛为餐后疼痛

C. 进餐－疼痛－缓解规律

D. 有疼痛－进餐－缓解规律

E. 疼痛无规律

F. 间断排黑粪

G. 疼痛与体位有关

H. 应用抗酸药物疼痛缓解

I. 幽门螺杆菌感染阳性

[答案]　BCEG

【评析】　本题根据患者发病年龄轻，反复上腹部疼痛，夜间疼痛，查体示剑突下轻压痛，胃镜提示十二指肠球部溃疡，明确诊断十二指肠球部溃疡。

十二指肠球部溃疡临床特点：慢性病程，有季节性，疼痛部位在剑突下偏右，后壁穿透性溃疡疼痛可放射至背部 7～12 胸椎区，常于饭后 2～4 小时发作，持续至下次进食后才缓解，进食后疼痛可减轻或缓解，故叫“空腹痛”，有疼痛－进餐－缓解的规律性。也可在夜间出现疼痛，又叫“夜间痛”。

应用抑酸药物或抗酸药疼痛可以缓解。疼痛与体位无关，溃疡活动期可出现消化道出血，可表现为呕血、黑粪。出血后疼痛可以缓解，绝大部分十二指肠溃疡患者存在幽门螺杆菌感染。

第三节　炎症性肠病

本 节 提 示

1. 掌握炎症性肠病临床表现及分型。
2. 掌握炎症性肠病诊断与鉴别诊断。
3. 熟悉炎症性肠病治疗原则。
4. 了解炎症性肠病发病机制。

一、单选题(每题 1 个得分点)

以下每题有 5 个备选答案，请从中选择 1 个正确答案。

1. 关于炎症性肠病的定义叙述正确的是

A. 是细菌感染引起的急性肠炎

B. 是病毒感染引起的急性肠炎

C. 是一种病因不明的慢性非特异性肠道炎症性疾病

D. 是肠结核

E. 是肠道寄生虫病

[答案]　C

【评析】炎症性肠病(inflammatory bowl disease，IBD)是一种病因不明的慢性非特异性肠道炎症性疾病，包括溃疡性结肠炎(ulcerative colitis，UC)和克罗恩病(Crohn's disease，CD)。

【知识点】　炎症性肠病包括溃疡性结肠炎和克罗恩病，溃疡性结肠炎是结肠黏膜层和黏膜下层连续性炎症，通常先累及直肠，逐渐向全结肠蔓延。克罗恩病为可累及全消化道的肉芽肿性炎症，非连续性，最常累及部位为末端回肠、结肠和肛周。

目前认为IBD的发病机制可能是环境因素作用于遗传易感者，在肠腔内菌丛或食物等抗原参与下，启动了肠道的免疫系统，引起肠道免疫炎症反应过度亢进且持续发展。UC和CD是同一疾病的不同亚型，均为免疫调节紊乱引起肠黏膜难以自限的炎症反应，由于致病因素和参与免疫的炎症因子不同，最终导致不同的组织损伤。

2. 患者，女性，38岁，间断发作下腹部疼痛伴腹泻3年，每日排便4～5次，脓血便，排便后疼痛可缓解。近日食欲缺乏，乏力，体重明显减轻。结肠镜检查见水肿、充血、质脆，病变处可见弥漫性、多发糜烂和浅表溃疡，此患者最可能的诊断是

A. 细菌性痢疾

B. 肠道菌群失调

C. 肠易激综合征

D. 溃疡性结肠炎

E. 克罗恩病

［答案］ D

【评析】 溃疡性结肠炎病变主要限于大肠黏膜与黏膜下层。临床表现有腹泻、黏液脓血便、腹痛，并有疼痛－便意－便后缓解的规律，结肠镜检查可见充血、糜烂及浅溃疡，与本例患者较为符合，诊断为溃疡性结肠炎的可能性较大。

【知识点】 溃疡性结肠炎缺乏诊断的金标准，主要结合临床、内镜和组织病理学表现进行综合分析，在排除感染性和其他非感染性结肠炎的基础上做出诊断。临床表现为持续或反复发作的腹泻、黏液、脓血便伴腹痛、里急后重和不同程度的全身症状，病程多在4～6周及以上；可有皮肤、黏膜、关节、眼、肝胆等肠外表现。

结肠镜检查UC病变多从直肠开始，呈连续性、弥漫性分布，表现为血管纹理模糊、充血、质脆、自发性或接触性出血和脓性分泌物附着；亦常见黏膜粗糙及弥漫性、多发性糜烂或溃疡。

基层医疗机构无条件行结肠镜检查时，可行钡剂灌肠。检查可见：①黏膜粗乱和颗粒改变；②肠管边缘呈锯齿状或毛刺样改变，肠壁有多发性小充盈缺损；③肠管短缩，袋囊消失呈铅管样。

二、多选题（每题1个得分点）

以下每题有5个备选答案，其中正确答案为2个或者2个以上，多选、少选、错选均不得分。

1. 关于克罗恩病，叙述正确的是

A. 腹泻、腹痛，可有血便，多为糊状或水样

B. 发热、疲劳、食欲不振、体重减轻、贫血等

C. 多见于年轻人，发病高峰为18～35岁

D. 可有肛周病变

E. 常有黏液和脓血便

［答案］ ABCD

【评析】 本题重点是考克罗恩病诊断与溃疡性结肠炎的鉴别诊断。经常有黏液和脓血便多见于溃疡性结肠炎。

【知识点】 克罗恩病诊断缺乏金标准，诊断需结合临床、内镜、影像学和组织病理学表现进行综合分析并随访观察。腹泻、腹痛、体重减轻是CD常见的症状，如有这些症状出现，特别是年轻患者，应考虑本病的可能。如伴有肠外皮肤、黏膜、关节、眼、肝胆等损害和（或）肛周病变则高度疑为本病。肛周脓肿和肛周瘘管可为少部分CD患者的首诊表现，应予以注意。

结肠镜检查可见结肠为节段性、非对称性各种黏膜炎症，特征性改变为纵行溃疡和卵石样改变、沟裂、瘘管、肠壁增厚和肠腔狭窄。X线检查所见为多发性、跳跃性病变，病变处见裂隙状溃疡、卵石样改变、假性息肉、肠腔狭窄、僵硬和瘘管。腹部超声检查对发现瘘管、脓肿和炎症性包块有一定价值。结肠克罗恩病与溃疡性结肠炎鉴别诊断要点，见表24-5。

表 24-5　结肠克罗恩病与溃疡性结肠炎鉴别诊断要点

项目	结肠克罗恩病（CD）	溃疡性结肠炎（UC）
症状	有腹泻但脓血便少见	脓血便多见
病变分布	呈节段性	病变连续
直肠受累	少见	绝大多数受累
末端回肠受累	多见	罕见
肠腔狭窄	多见、偏心性	少见，中心性
瘘管形成	多见	罕见
内镜表现	纵行或匍行溃疡、鹅卵石样改变，病变间黏膜正常	溃疡浅，黏膜弥漫性充血水肿、颗粒状，脆性增加
病理改变	节段性全壁炎，裂隙状溃疡、非干酪性肉芽肿等，黏膜下层淋巴细胞聚集	固有膜全层弥漫性炎症，有浅溃疡、隐窝脓肿、杯状细胞减少等

三、共用题干单选题(每个提问1个得分点)

以下每题有6个提问,每个提问有5个备选答案,请选择1个最佳答案。

患者,男性,45岁。反复发作性腹痛、腹泻8年,加重5个月。大便每日近8～10次,不成形,为黏液或脓血便。近来疲乏,食欲缺乏,体重减轻。粪隐血检查强阳性,镜检发现有较多红细胞及脓细胞,血红蛋白71 g/L,ESR 36 mm/小时。

1. 为确定患者诊断,最有价值的检查方法

A. 反复查粪常规

B. 结肠镜检查

C. 腹部CT

D. 肿瘤标记物检测

E. 血中抗体检测

[答案] B

【评析】 对炎症性肠病最有确诊价值的检查方法是结肠镜检查。结肠镜检查对炎症性肠病诊断非常重要,特别是溃疡性结肠炎,通过结肠镜检查和黏膜活检,基本就可确诊。粪常规、腹部CT、肿瘤标记物测定和血中抗体检测对溃疡性结肠炎诊断有一定的帮助,但都不是最有价值的检查。

【知识点】 溃疡性结肠炎必要的辅助检查。

(1)常规实验室检查:强调粪常规检查和培养不少于3次,根据流行病学特点,排除阿米巴肠病、血吸虫病。血常规检查主要进行外周血细胞分析。

(2)结肠镜检查:结肠镜检查并活检是UC诊断的主要依据。结肠镜下UC病变多从直肠开始,呈连续性,弥漫性分布,表现为:①黏膜血管纹理模糊,紊乱或消失、肠黏膜充血、水肿、质脆、自发性或接触性出血和脓性分泌物附着,黏膜可见粗糙,呈细颗粒;②病变处可见弥漫性、多发性糜烂或溃疡;③结肠袋变浅、变钝或消失及假性息肉、黏膜桥。

(3)重度活动期患者检查的特殊性:以常规腹部X线片了解结肠情况,缓行全结肠镜检查,以策安全。但为诊断和鉴别诊断,可行不做常规肠道准备的直肠、乙状结肠有限检查和活检,操作应轻柔,少注气。

2. 该患者最可能的诊断是

A. 慢性细菌性痢疾

B. 肠易激综合征

C. 溃疡性结肠炎

D. 结肠息肉病

E. 阿米巴肠病

[答案] C

【评析】 患者,男性45岁。反复发作性腹痛、腹泻8年,加重5个月。大便每日近8～10次,不成形,为黏液或脓血便。近来疲乏,食欲缺乏,体重减轻。粪隐血检查阳性,镜检发现有较多红细胞及脓细胞,血红蛋白71 g/L。故首先考虑溃疡性结肠炎。

【知识点】 溃疡性结肠炎诊断要点。

溃疡性结肠炎在排除急性感染性肠炎、阿米巴肠病、肠道血吸虫病、肠结核、真菌性肠炎等其他疾病的基础上,按下列要点诊断:①具有上述典型临床表现者为临床疑诊,安排进一步检查;②同时具备上述结肠镜和(或)放射影像学特征者可临床拟诊;③如再具备上述黏膜活检和(或)手术切除标本组织病理学特征者,可以确诊;④初发病例如临床表现、结肠镜及活检组织学改变不典型者,暂不确诊UC,应给予随诊。

3. 根据该患者的临床症状和辅助检查结果,该患者溃疡性结肠炎严重程度为

A. 正常

B. 轻度

C. 中度

D. 重度

E. 极重度

【评析】 患者腹泻每日8～10次,大便不成形,为黏液或脓血便。近来疲乏,食欲缺乏,体重减轻。粪隐血检查强阳性,镜检发现有较多红细胞及脓细胞,血红蛋白71 g/L,ESR 36 mm/小时。因此,病情属重度。

【知识点】 溃疡性结肠炎诊断成立后,需要进行疾病评估,以利于全面估计病情和预后,制订治疗方案。

(1)临床类型:可简单分为初发型和慢性复发型。初发型指无既往病史而首次发作;慢性复发型指临床缓解期再次出现症状,临床上最常见。

(2)病变范围:推荐采用蒙特利尔分型(表24-6)。该分型特别有助于癌变危险的估计和监测策略的制订,亦有助于治疗方案的选择。

表 24-6　UC 病变范围的蒙特利尔分型

分型	分布	结肠镜下所见炎症病变累及的最大范围
E_1	直肠	局限于直肠，未达乙状结肠
E_2	左半结肠	累及左半结肠（主要在结肠脾曲及其远端）
E_3	广泛结肠	广泛病变，由结肠远端逐渐累及结肠脾曲近端，乃至全结肠

（3）疾病活动的严重程度：UC 病情分为活动期和缓解期，活动期疾病按严重程度分轻、中、重度。改良 Truelove 和 Witts 疾病严重程度分型标准易于掌握，临床上常用（表 24-7）。

表 24-7　改良 Truelove 和 Witts 疾病严重程度分型

严重程度分型	排便（次/日）	便血	脉搏（次/分）	体温（℃）	血红蛋白	ESR（mm/1h）
轻度	<4	轻或无	正常	正常	正常	<20
重度	≥6	重	>90	>37.8	<75%正常值	>30

重度介于轻、重度之间

（4）肠外表现和并发症：①肠外表现，包括皮肤黏膜表现（如口腔溃疡、结节性红斑和坏疽性脓皮病）、关节损害（如外周关节炎、脊柱关节炎等）、眼部病变（如虹膜炎、巩膜炎、葡萄膜炎等）、肝胆疾病（如脂肪肝、原发性硬化性胆管炎、胆石症等）、血栓栓塞性疾病等。②并发症，包括中毒性巨结肠、肠穿孔、下消化道大出血、上皮内瘤变及癌变。

4. 溃疡性结肠炎主要治疗措施是什么

A. 使用抗生素治疗感染

B. 氨基水杨酸制剂或糖皮质激素

C. 补液、补充电解质

D. 低浓度持续吸氧

E. 益生菌

F. 考虑手术治疗

［答案］ B

【评析】 治疗溃疡性结肠炎主要药物是氨基水杨酸制剂或糖皮质激素。抗生素仅用于重度溃疡性结肠炎，尚无数据显示抗生素对 UC 有效。益生菌为肠道防御系统构建正常肠道菌群，但无确切证据支持对溃疡性结肠炎的疗效。重症溃疡性结肠炎可补充水和电解质，防治水、电解质、酸碱平衡紊乱。内科治疗疗效不佳和药物不良反应严重影响生活质量者可考虑外科手术。

【知识点】 UC 治疗目标：诱导并维持临床缓解及黏膜愈合，防治并发症，改善患者生活质量。治疗原则如下。

（1）活动期治疗：①轻度 UC：氨基水扬酸制剂，包括传统的柳氮磺吡啶（SASP）和其他各种不同类型的 5-氨基水扬酸（5-ASA）制剂；②中度 UC：氨基水杨酸制剂仍是主要药物，在足量氨基水杨酸制剂治疗后症状仍控制不佳者，尤其病变较广泛者及时改用激素。激素治疗无效或依赖者用硫嘌呤类药物，当激素和免疫抑制剂治疗无效或激素依赖或不能耐受上述药物治疗时可用英夫利西单抗。③重度 UC：首选激素治疗，激素无效可考虑转换治疗方案（见 CD 治疗原则）。

（2）缓解期维持治疗：激素不能作为维持治疗药物，维持治疗药物的选择视诱导缓解时用药情况而定。①氨基水杨酸制剂；②硫嘌呤类药物；③其他：肠道益生菌和中药。氨基水杨酸制剂维持治疗的疗程为 3～5 年或更长，对硫嘌呤类药物及英夫利西维持治疗的疗程未达成共识，视患者具体情况需定。

（3）外科手术治疗：①绝对指征：大出血、穿孔、癌变及高度疑为癌变。②相对指征：a. 积极内科治疗无效的重度 UC，合并中毒性巨结肠内科治疗无效者；b. 内科治疗疗效不佳和药物不良反应已严重影响生活质量者。

四、案例分析题

每个案例至少有 3 个提问，每个提问有 6～12 个备选答案，其中正确答案有 1 个或多个，每选择一个正确答案得 1 个得分点，每选择一个错误答案扣 1 个得分点，扣至本问得分点为 0。

患者，男性 25 岁。反复发作性腹痛、腹泻、发热 8 年，加重 2 个月。粪便每日近 2～6 次，不成形，糊状或水样便。近来疲乏，食欲减退，明显消瘦，腹痛加剧，肛门内隐痛，有时有脓性分泌物流出。查体：贫血貌，脐周及右下腹有明显压痛并扪及包块。血红蛋白 74 g/L,ESR 38 mm/小时。

1. 该患者的诊断最可能为

A. 结肠癌

B. 克罗恩病

C. 结肠息肉病

D. 溃疡性结肠炎

E. 肠结核

F. 肠道淋巴细胞瘤

G. 缺血性肠炎

[答案]　B

【评析】 本题重点是克罗恩病临床表现和辅助检查。克罗恩病最常发生于青年期,我国发病高峰年龄为 18－35 岁。男性多于女性(男∶女约为 1.5∶1)。

(1)临床表现:腹泻、腹痛,可有血便;体重减轻、发热、食欲缺乏、疲劳、贫血等;青少年患者可见生长发育迟缓;肠外皮肤、黏膜、关节、眼、肝胆等损害;可有瘘管、腹腔脓肿、肠狭窄和梗阻;肛周病变(肛周脓肿、肛周瘘管、皮赘、肛裂等);消化道出血、急性穿孔,病程长者会癌变等并发症。

(2)内镜检查:CD 内镜下改变为节段性、非对称性和各种黏膜炎症,其中具有特征性的表现为非连续性病变、纵行溃疡或阿弗他溃疡和卵石样外观,肠腔狭窄。

(3)影像检查:①CT 或 MR 肠道显像(CT/MR enterography,CTE/MRE)为肠壁明显增厚,肠黏膜明显强化伴有肠壁分层改变,黏膜内环和浆膜外环明显强化,呈"靶征"或"双晕征";肠系膜血管增多、扭曲,呈"木梳征";②钡剂灌肠和小肠钡剂造影的 X 线表现裂隙状溃疡、卵石样改变、假息肉、肠腔狭窄、僵硬,可见瘘管;③CD 腹部超声检查可发现瘘管、腹腔脓肿和炎性包块。

2. 要确定该患者诊断,要经过哪些诊断步骤

A. 病史和体检

B. 常规实验室检查

C. 诊断举例

D. 内镜和影像学检查

E. 手术治疗

F. 排除肠结核的相关检查

[答案]　ABDF

【评析】 该患者根据病史、临床症状和查体初步考虑克罗恩病。诊断克罗恩病主要靠病史、临床症状、体征、辅助检查和鉴别诊断。诊断举例和手术治疗不属于诊断步骤。

【知识点】 克罗恩病诊断步骤。

(1)病史和体检:详细的病史询问应包括从首发症状开始的各项细节,还应注意结核病史、食物耐受史、用药史(特别是 NSAID)、阑尾手术史、吸烟、家族史;口、皮肤、关节、眼等肠外表现和肛周情况。体检特别注意患者一般状况和营养状态,并进行细致的腹部检查、肛周和会阴检查及直肠指检;常规测体重;儿童应注意生长发育情况。

(2)常规实验室检查:粪常规和必要的病原学检查、血常规、血清白蛋白、电解质、ESR、自身免疫相关抗体等。

(3)内镜和影像学检查:结肠镜检查,应进入末端回肠。结肠镜检查必须活检是建立诊断的第一步。无论结肠镜检查结果如何(确诊 CD 或疑诊 CD),均需选择有关检查明确小肠和上消化道的累及情况。因此,应常规行 CTE 或 MRE 检查或小肠钡剂造影检查和胃镜检查。疑诊 CD,但结肠镜和小肠放射检查阴性者行胶囊内镜检查。发现局限在小肠的病变疑为 CD 者行 BAE 检查。有肛周瘘管行盆腔 MRI 检查,腹部超声检查可作为疑有腹腔脓肿、炎性包块或瘘管的初筛检查。

(4)排除肠结核的相关检查:胸部 X 线片、PPD 试验。

克罗恩病与肠结核鉴别诊断要点,见表 24-8。

表 24-8　克罗恩病与肠结核鉴别诊断要点

项目	克罗恩病	肠结核
年龄	20－50 岁	任何年龄
性别(男∶女)	1.5∶1	1∶3
梗阻症状	少见	常见
肛周病变/瘘管	常见	少见
溃疡/狭窄	长、深、多发	横向,<3 cm
肉芽肿	+	++
肉芽肿>200μm	－	++
干酪样变	－	++
融合	－	++
黏膜	+	+
黏膜下	－	+
肉芽组织	－	+
微小肉芽肿	+	－
不成比例的黏膜下炎症	+/－	+
抗酸杆菌	－	+
肠结核 DNA 分析	－	+

3. 克罗恩病按病变部位分为哪些类型

A. 回肠末端

B. 结肠

C. 回结肠

D. 溃疡型

E. 上消化道

F. 炎症型

G. 出血型

［答案］　ABCE

【评析】　本题重点是克罗恩病的疾病评估。CD诊断成立后，需要进行疾病评估，以利于全面评估病情和估计预后，制订治疗方案。克罗恩病有临床分型和按病变部位分型。按病变部位分型有回肠末端、结肠、回结肠和上消化道类型。

【知识点】　克罗恩病诊断需要结合临床症状、内镜、影像学和组织病理学等表现综合分析确定诊断。世界卫生组织（WHO）提出6个诊断要点的CD诊断标准（表24-9）。

（1）临床类型：推荐按蒙特利尔CD表分类法进行分型，见表24-10。

表24-9　WHO推荐的CD诊断标准

项　目	临床	放射影像学	内镜	活检	手术标本
①非连续性或节段性改变		＋	＋		＋
②卵石样外观或纵横溃疡		＋	＋		＋
③全壁性炎性反应改变	＋（腹块）	＋（狭窄）[a]	＋（狭窄）		＋
④非干酪样肉芽肿				＋	＋
⑤裂沟、瘘管	＋	＋			＋
⑥肛周病变	＋			＋	＋

具有①、②、③者为疑诊，再加上④、⑤、⑥三者之一可确诊；具备第④项者，只要加上①、②、③中的2项亦可确诊；应用现代技术CTE或MRE检查多可清楚显示全壁炎而不必仅局限于发现狭窄

表24-10　CD的蒙特利尔分型

确诊年龄（A）	A1	≤16岁	
	A2	17～40	
	A3	＞40岁	
病变部位（L）	L1	回肠末端	L1＋L4[b]
	L2	结肠	L2＋L4[b]
	L3	回结肠	L3＋L4[b]
	L4	上消化道	
疾病行为（B）	B1[a]	非狭窄非穿透	B1p[c]
	B2	狭窄	B2p[c]
	B3	穿透	B3p[c]

[a] 随着时间推移B1可发展为B2或B3；[b] L4可与L1、L2、L3同时存在；[c] p为肛周病变，可与B1、B2、B3同时存在

（2）疾病活动性的严重程度：临床上用克罗恩病活动指数（CDAI）评估疾病活动性的严重程度，进行疗效评价（表24-11）。

内镜下病变的严重程度和炎症标志物如血清C反应蛋白水平是疾病活动性评估的重要参考指标。内镜下病变的严重程度以溃疡的深浅、大小、范围及伴随狭窄情况来评估。高水平血清C反应蛋白提示疾病活动，是指导治疗和随访疗效的重要指标。

4. 治疗克罗恩病常用的药物是

表24-11　Best CDAI计算法

变量	权重
稀便次数（1周）	2
腹痛程度（1周总评，0～3分）	5
一般情况（1周总评，0～4分）	7
肠外表现与并发症（1项1分）	20
阿片类止泻药（0、1分）	30
腹部包块（可疑2分；肯定5分）	10
血细胞比容降低值（正常值a：男0.40，女0.37）	6
100×（1－体重/标准体重）	1

[a] 血细胞比容正常值按国人标准；总分＝各项分值之和，CDAI＜150分为缓解期，CDAI≥150分为活动期，150～220分为轻度，221～450分为中度，＞450分为重度

A. 氨基水杨酸制剂

B. 糖皮质激素

C. H_2受体阻滞药

D. 硫唑嘌呤

E. 甲氨蝶呤

F. 英夫利昔

G. 拉米夫定

［答案］ ABDEF

【评析】 治疗克罗恩病的常用药物有氨基水杨酸、糖皮质激素、硫唑嘌呤、甲氨蝶呤和英夫利昔。H_2受体阻滞药是胃酸分泌抑制药物，拉米夫定是抗乙肝病毒的核苷类药物。

【知识点】 治疗。

(1)治疗目标：诱导缓解和维持缓解，防治并发症，改善生存质量。

(2)活动期治疗：治疗方案的选择建立在对病情进行全面评估的基础上。开始治疗前应认真检查有无全身或局部感染，特别是使用全身作用的激素、免疫抑制剂或生物制剂者。治疗过程中应根据对治疗的反应和对药物耐受情况随时调整治疗方案。决定治疗方案前应向患者详细解释方案的效益和风险，在与患者充分交流并取得合作之后实施。

药物治疗方案：①轻度活动期CD的治疗。氨基水杨酸制剂；布地奈德。对上述治疗无效的轻度活动期CD患者视为中度活动期CD，按中度活动期治疗。②中度活动期CD治疗。激素是治疗的首选；激素与硫嘌呤类药物或甲氨蝶呤合用；生物制剂(英夫利西单抗IFX)。③重度活动期CD的治疗：重度患者病情严重、并发症多、手术率和病死率高，应及时采取积极有效的治疗措施。a. 确定是否存在并发症；b. 全身作用：激素，口服或静脉给药；c. 英夫利西单抗：在激素无效时应用，亦可开始应用；d. 手术治疗：激素治疗无效可考虑手术治疗；e. 综合治疗：合并感染者给予广谱抗菌药物，视病情给予输液、输血及输白蛋白。

(3)药物诱导缓解后的维持治疗：激素不应用于维持缓解。用于维持缓解的主要药物：①氨基水杨酸制剂；②硫嘌呤类药物或甲氨蝶呤(MTX)，硫唑嘌呤(AZA)是激素诱导缓解后用于维持缓解最常用的药物；③IFX使用，IFX诱导缓解后应以IFX维持治疗。

(4)外科手术治疗：尽管相当部分CD患者最终难以避免手术治疗，但因术后复发率高，CD的治疗仍以内科治疗为主。外科手术指征：①克罗恩病并发症，肠梗阻、腹腔脓肿、瘘管形成、急性穿孔、大出血和癌变。②内科治疗无效，激素治疗疗效不佳或药物不良反应已严重影响生活质量。

(5)疗效与标准

①与药物治疗相关的治疗评价：a. 将CDAI≥150分为疾病活动期。b. 临床缓解：CDAI＜150分作为临床缓解的标准。缓解期停用激素称为撤离激素的临床缓解。c. 有效：CDAI下降≥100分(亦有以≥70分为标准)。d. 复发：经药物治疗进入缓解期后，CD相关临床症状再次出现，并有实验室炎症指标、内镜检查和影像学检查的疾病活动证据。进行临床研究时，则建议以CDAI＞150分且较前升高100分(亦有以升高70分)为标准。早期复发和复发类型的定义：与对UC患者评定相同，详见UC诊断中之“疗效标准”部分。

②与激素治疗相关的特定疗效评价：激素无效和激素依赖的定义，与对UC患者评定相同，详见UC诊断中之“疗效标准”部分。

③与手术相关的疗效评价。a. 术后复发：手术切除后再次病理损害。b. 内镜下复发：在手术完全切除明显病变部位后，通过内镜发现肠道的新病损，但患者无明显临床症状。吻合口和回肠新末端处内镜下复发评估通常采用Rutgeerts评分：0级，没有病损；1级，≤5个阿弗他溃疡；2级，＞5个阿弗他溃疡，在各个病损之间仍有正常黏膜，或节段性大病损，或病损局限于回肠-结肠吻合口处(＜1 cm)；3级，弥漫性阿弗他回肠炎伴弥漫性黏膜炎症；4级，弥漫性黏膜炎症并大溃疡、结节和(或)狭窄。充血和水肿不能单独作为术后复发的表现。c. 临床复发：在手术完全切除明显病变部位后，CD症状复发伴内镜下复发。d. 黏膜愈合：近年提出黏膜愈合是CD药物治疗评价的客观指标，黏膜愈合与CD的临床复发率和手术率的减少相关。黏膜愈合目前尚无公认的内镜标准，多数研究以溃疡消失为标准，亦有以CDEIS评分为标准。

5. 社区医生对炎症性肠病进行慢病管理需使患者了解的内容有

A. 了解IBD的病因与饮食生活习惯等

B. 了解IBD的发病机制

C. 掌握IBD的临床表现及需要做的辅助检查

D. 掌握IBD诊断步骤、诊断要点、鉴别诊断和疾病评估

E. 熟悉 IBD 治疗目标、治疗原则和疗效标准

F. 了解 IBD 的预后

[答案]　ACD

【评析】　对炎性肠病患者进行管理，其目的是提高疾病缓解率和治愈率，减少复发率和手术治疗，提高患者生活质量。

【知识点】　慢病教育管理具体内容。

(1)让患者了解 IBD 的相关知识，防控 IBD 的社会经济意义。

(2)使患者相信通过长期规范的治疗能够有效控制其症状，不同程度地提高疾病减缓率。

(3)了解 IBD 的病因，特别是吸烟及饮酒对 IBD 不良影响。

(4)通过对患者的疾病知识教育，提高患者的遵医的依从性，定期服药，定期检查，减少疾病的并发症和药物的不良反应，促进疾病缓解，减少复发。

(5)根据我国制订的《炎症性肠病诊断与治疗的共识意见》，结合患者的病程和病情，医患双方制订出初步的治疗方案，包括如何合理规范使用药物，如何根据病情变化及治疗反应(包括内镜检查)不断调整和完善，并制订出相应的随访计划。

(赵光斌　王钧康)

第四节　功能性胃肠病

本节提示

1. 掌握肠易激综合征、功能性消化不良的诊断标准及临床表现。
2. 熟悉肠易激综合征与功能性消化不良的治疗，功能性胃肠病定义、分类。
3. 了解功能性胃肠病部分代表性疾病的病因及发病机制。

一、单选题(每题 1 个得分点)

以下每题有 5 个备选答案，请从中选择 1 个正确答案。

1. 关于功能性胃肠病的定义，以下理解错误的是

A. 慢性、反复发作，无明显形态学、生化异常的消化系统疾病。

B. 包括食管、胃、十二指肠、肠道、胆道和肛门等部位。

C. 是一种单一疾病。

D. 此病患者常伴精神因素。

E. 诊断需排除器质性疾病。

[答案]　C

【评析】　功能性胃肠病(functional gastrointestinal disorders，FGID)指的是表现为慢性或反复发作的胃肠道症状，而无法找到形态学或生化异常解释的一类消化系统疾病。这些症状因发生的主要部位和症状特征而有不同命名，涉及部位包括食管、胃和十二指肠、肠道、胆道、肛门等。目前认为，FGID 不是一种单一疾病，而是一组由生物、心理、社会因素共同作用而引起的胃肠感知动力障碍性疾病，是消化系统的常见病，通常需要在排除炎症、感染、肿瘤及其他结构性异常等器质性病变后根据症状作出诊断。故 C 选项不正确。

【知识点】　罗马Ⅲ标准的功能性胃肠病的分类(成人)。

A　功能性食管疾病
- A1　功能性胃灼热
- A2　推测来源于食管的功能性胸痛
- A3　功能性吞咽困难
- A4　癔球症

B　功能性胃、十二指肠疾病
- B1　功能性消化不良
  - Bla　餐后不适综合征
  - Blb　上腹痛综合征
- B2　嗳气疾病
  - B2a　吞气症
  - B2b　非特异性过度嗳气
- B3　恶心和呕吐疾病
  - B3a　慢性特发性恶心
  - B3b　功能性呕吐
  - B3c　周期性呕吐综合征
  - B41　成人反刍综合征

C　功能性肠疾病

C1　肠易激综合征

C2　功能性胀气

C3　功能性便秘

C4　功能性腹泻

C5　非特异性功能性肠疾病

D　功能性腹痛综合征

E　胆囊功能障碍和 Oddi 括约肌(SO)功能障碍

E1　功能性胆囊疾病

E2　功能性胆道 SO 疾病

E3　功能性胰腺 SO 疾病

F　功能性肛门直肠疾病

F1　功能性大便失禁

F2　功能性肛门直肠疼痛

F2a　慢性肛门痛

F2b　痉挛性肛部痛

F3　功能性排便障碍

F3a　不协调排便

F3b　排便推进力不足

2. 根据肠易激综合征罗马Ⅲ诊断标准，以下错误的是

A. 缺乏可解释的形态学改变和生化异常

B. 病程一年以上且近半年每个月均存在腹部不适或腹痛

C. 症状在排便后改善

D. 症状发生伴随排便次数改变

E. 症状发生伴随粪便性状改变

［答案］ B

【评析】 目前国际公认的肠易激综合征(IBS)罗马Ⅲ诊断标准。诊断前症状出现至少 6 个月，近 3 个月符合以下标准：反复发作的腹痛或不适(不适意味着感觉不舒服而非疼痛)，最近 3 个月内每个月至少有 3 天出现症状，合并以下 2 条或多条：①排便后症状缓解；②发作时伴有排便频率改变；③发作时伴有大便性状(外观)改变。

肠易激综合征的诊断标准以症状学为依据，诊断建立在排除器质性疾病的基础上，故诊断肠易激综合征的最关键的是除外器质性疾病。

二、多选题(每题 1 个得分点)

以下每题有 5 个备选答案，其中正确答案为 2 个或者 2 个以上，多选、少选、错选均不得分。

1. 功能性消化不良的主要症状包括

A. 上腹痛

B. 早饱感

C. 上腹灼热感

D. 排便后上腹不适可缓解

E. 餐后饱胀

［答案］ ABCE

【评析】 ABCE 项均为功能性消化不良的临床表现，但是排便后上腹部不适可缓解，这是肠易激综合征与功能性消化不良相鉴别的症状之一。

【知识点】 功能性消化不良的临床表现：餐后饱胀、早饱感、上腹痛、上腹灼热感常见，恶心呕吐并不常见，常以某 1 个或某 1 组症状为主，至少持续或累积 4 周/年以上，在病程中症状也可发生变化。起病多缓慢，病程长年累月，呈持续性或反复发作，不少患者由饮食、精神等因素诱发。

2. 肠易激综合征(IBS)常见临床表现包括以下哪几项

A. 腹痛于排便或排气后缓解

B. 几乎所有 IBS 患者都有不同程度的腹痛

C. 疼痛部位不固定

D. 腹胀、腹部不适

E. 夜间经常出现腹痛、腹泻

［答案］ ABCD

【评析】 由于并无器质性病变，IBS 腹痛、腹泻症状夜间休息时症状可不出现或者减轻。

【知识点】 肠易激综合征(IBS)是一组持续或间歇发作，以腹痛、腹胀、排便习惯和(或)大便性状改变为临床表现，而缺乏胃肠道结构和生化异常的肠道功能紊乱性疾病。肠易激综合征的临床表现如下。

(1)症状：根据主要症状分为腹泻主导型、便秘主导型、腹泻便秘交替型。精神、饮食、寒冷等因素可诱使症状复发或加重。①腹痛是肠易激综合征的主要症状，伴有排便次数或形状的异常，腹痛多于排便后缓解，部分患者易在进食后出现，腹痛可发生于腹部任何部位，局限性或弥漫性，疼痛性质多样。②腹泻呈持续性或间歇性，粪量少，呈糊状，含大量黏液；禁食 72 小时后症状消失；无夜间腹泻，部分患者可因进食诱发；患者可有腹泻与便秘交替现象。③便秘：排便困难，大便干结，量少，可带较多黏液，便秘可间断或与腹泻相交替，常伴排便不尽感。④腹胀：白天较重，尤其在午后，夜间睡眠后减轻。近半数患者有胃灼热、恶心、呕吐等上消化道症状，背痛、头痛、心悸、尿频、尿急、性功能障碍等胃肠外表现较器质性肠病显著多见，部分患者尚有不同程度的心理精神异常表现，如焦虑、抑郁、紧张等。

(2)体征:通常无阳性发现,部分患者有多汗、脉快、血压高等自主神经失调表现,有时可于腹部触及乙状结肠曲或痛性肠襻。

三、共用题干单选题(每题 1 个得分点)

以下每题有 3 个以上提问,每个提问有 5 个备选答案,请选择 1 个最佳答案。

患者,女性,30 岁。反复上腹痛 3 年,伴食后饱胀,嗳气,反酸,上述症状排便后不能缓解,无黑粪史,但间或有便秘腹泻交替出现。钡餐及两次胃镜检查均未发现异常,近来 B 超检查肝、胆、胰亦无异常。

1. 该患者最可能的疾病诊断是

A. 十二指肠球后溃疡

B. 胃高位溃疡

C. 功能性消化不良

D. 慢性胰腺炎

E. 慢性胃炎、十二指肠球炎

[答案]　C

【评析】　根据患者青年女性,有反复上腹痛、饱胀、反酸、嗳气表现,排除器质性病变后,考虑功能性肠病,该患者上述症状排便后不能缓解,可以排除肠易激综合征,故功能性消化不良的可能性较大。

【知识点】　功能性消化不良(FD)定义:是指由胃和十二指肠功能紊乱引起的症状,经检查排除引起这些症状的器质性疾病的一组临床综合征。

诊断标准:①有上腹痛、上腹胀、早饱、嗳气、恶心、呕吐等症状,至少持续 4 周或在一年中累计超过 12 周;②上述症状排便后不能缓解(排除症状由肠易激综合征所致);③排除可以解析的器质性疾病:内镜检查未发现胃及十二指肠溃疡、糜烂、肿瘤等器质性病变,未发现食管炎,也无上述病史;实验室、B 超、X 线检查排除肝胆胰疾病;④无糖尿病、肾病、结缔组织病及精神病等。

2. 如患者目前确实患有该病,治疗药物中,需慎用

A. 奥美拉唑

B. 西咪替丁

C. 吲哚美辛

D. 多潘立酮

E. 氢氧化铝

[答案]　C

【评析】　功能性消化不良的药物治疗目前无特效药,主要是经验治疗,但应避免服用非甾体类抗炎药,以防止引起消化道溃疡。

【知识点】　功能性消化不良的药物治疗。包括以下几种。

(1)抑制胃酸分泌药:一般用于以上腹痛、上腹灼热感为主要症状的患者,可选择性地用 H_2 受体拮抗药或质子泵抑制药。

(2)促胃肠动力药:一般适用于上腹胀、早饱、嗳气为主要症状患者。选择性地服用多潘立酮、伊托必利等。

(3)根除幽门螺杆菌治疗:对小部分有幽门螺杆菌感染的 FD 患者可能有效,对于症状严重者可试用。

(4)精神心理药物(抗抑郁药)上述治疗疗效欠佳而伴随精神症状明显者可试用,常用的有三环类抗抑郁药、选择性抑制 5-羟色胺再摄取剂、氟哌噻吨美利曲辛片等,宜从小剂量开始,注意药物的不良反应。建议在专科医师指导下服用。

(5)其他:可用黏膜保护剂,如氢氧化铝凝胶、铋剂、硫糖铝、麦滋林-S 等。

3. 作为一名全科医生,应给予患者的健康教育内容中,下列哪项不恰当

A. 戒烟戒酒

B. 无特殊食谱,想吃什么就可以吃什么

C. 建立良好的生活习惯

D. 避免压力过大、精神紧张

E. 必要时可服用镇静药物

[答案]　B

【评析】　对功能性消化不良的患者进行健康教育时应建议其建立良好的生活习惯,避免烟、酒及服用非甾体抗炎药;无特殊食谱但应避免个人生活经历中诱发症状的食物;注意根据自己的心理状态特点进行心理调节与治疗,失眠、焦虑者可适当予以镇静药。

4. 结合该病的病因和发病机制,其主要病理生理基础中错误的是

A. 胃肠动力障碍

B. 常有胃电异常

C. 胃感觉异常

D. 与精神应激因素有关

E. 主要与幽门螺杆菌有关

[答案]　E

【评析】　肠易激综合征的病因和发病机制至今尚不完全清楚,可能与多种因素有关。目前认为,上胃肠道动力障碍是主要的病理生理学基础,

精神因素和应激因素也一直被认为与其发病有密切关系，该病与胃酸分泌、内脏感觉异常、HP感染都可能有关。

流行病学无足够证据证实或排除其与HP感染存在因果关系，根除HP治疗后确实有一部分患者症状得到改善，该病可能与HP感染有关，但不是主要原因。故E选项是错误的。

四、案例分析题

本案例至少有3个提问，每个提问有6～12个备选答案，其中正确答案有1个或多个，每选择一个正确答案得1个得分点，每选择一个错误答案扣1个得分点，扣至本问得分点为0。

患者，男性，39岁。间断腹痛、腹泻2年。腹泻常为神经紧张所诱发，每天腹泻3～5次，大便呈稀糊状，有黏液，大便前有左下腹疼痛，便后即消失，无脓血便，无里急后重。发病以来无发热，饮食尚可，经常失眠，体重无明显下降。查体：结膜无苍白，甲状腺未触及异常，心肺查体无异常，腹平软，全腹未触及包块，左下腹压痛，无反跳痛，肝脾肋下未触及，肝区无叩痛，移动性浊音阴性。肠鸣音正常。

1. 该患者可能的诊断为

A. 克罗恩病
B. 肠结核
C. 大肠癌
D. 甲状腺功能亢进症
E. 溃疡性结肠炎
F. 肠易激综合征
G. 缺血性结肠炎

[答案]　ABEF

【评析】　该患者中年男性，病史2年，无消瘦贫血。无血便，腹部无肿块可初步排除恶性肿瘤。缺血性结肠炎多见于老年人，有腹痛及便血，病情变化快，多为一过性，可排除。甲状腺功能亢进症患者可有腹痛、腹泻等消化道症状，但往往伴随消瘦、心悸等，目前可除外。患者每天腹泻，有黏液，无脓血便，ABEF均不能排除，有赖于进一步检查以明确。

2. 该患者肠镜结果显示：结肠黏膜基本正常。胃肠道X线检查提示整个胃肠道的运动加速，结肠袋形加深，张力增强。血常规、血沉、甲状腺功能、粪常规及隐血未见异常，多次粪细菌培养均为阴性，该患者目前考虑诊断为

A. 克罗恩病
B. 肠结核
C. 大肠癌
D. 甲状腺功能亢进症
E. 溃疡性结肠炎
F. 肠易激综合征
G. 功能性消化不良

[答案]　F

【评析】　经进一步检查可排除器质性疾病，最应该考虑为功能性肠病，根据患者以腹痛、腹泻为主诉，常为神经紧张所诱发，每天腹泻3～5次，大便呈稀糊状，有黏液，大便前有左下腹疼痛，便后即消失，可排除功能性消化不良，故可初步诊断为肠易激综合征。

3. 全科医生对于该患者应该做哪些指导

A. 详细解释疾病的性质，以解除患者顾虑
B. 安慰和建立良好的医患关系，消除其紧张情绪
C. 建议其形成良好的生活习惯
D. 改善膳食结构，避免敏感食物，减少产气食
E. 定期进行健康宣教，提高患者对治疗的信心

[答案]　ABCDE

【评析】　全科医生对肠易激综合征患者的治疗目的是消除患者顾虑，改善症状，提高生活质量。

首先应做到一般治疗包括：告知患者并详细解释疾病的性质，以解除患者顾虑和提高对治疗的信心，这是治疗的最重要一步；调整饮食，详细了解患者的饮食习惯及其与症状的关系，避免敏感食物，减少产气食物(奶制品，大豆，扁豆等)，高纤维素食物(如麸糠)可刺激结肠运动，对改善便秘有明显效果。

4. 对于该患者可以给予哪些药物治疗

A. 蒙脱石散止泻
B. 抗生素治疗
C. 补充肠道益生菌
D. 抗胆碱能药物镇痛(山莨菪碱)
E. 地西泮帮助睡眠
F. 糖皮质激素
G. 抗结核药物
H. 5-羟色胺类药物

[答案]　ACDE

【评析】　对于该肠易激综合征的患者应遵循

根据主要症状类型进行对症治疗和根据症状严重程度进行分级治疗，注意治疗措施的个体化和综合运用的治疗原则，故可选用止泻、镇痛、解除精神紧张、改善胃肠道症状的药物。目前无任何应使用抗生素的指征，使用抗生素可能导致胃肠道菌群比例失调加重症状。

【知识点】 肠易激综合征的药物治疗(图 24-1)。

(1)胃肠解痉药：抗胆碱能药物最常用，尚可部分拮抗胃结肠反射和减少肠内产气，减轻餐后腹痛。钙通道阻滞药，如硝苯地平(硝苯吡啶)、匹维溴铵。

(2)止泻药物：腹泻型可选用洛哌丁胺等药物。

(3)胃肠道动力相关性药物：洛哌丁胺、多潘立酮(吗丁啉)、西沙必利等。

(4)泻药：通常避免使用，但对严重便秘者可短期使用，首选半纤维素或渗透性泻药，睡前服乳果糖 15～30 ml 效果亦较好，尤其适用于老年人。

(5)精神药物：对具有明显精神症状的患者，适当予以镇静药、抗抑郁药，抗焦虑药有一定帮助。

(6)消除胃肠道胀气：二甲硅油、药用炭(活性炭)具有消气去泡作用，临床常用。

(7)肠道益生菌：部分腹泻型患者可能有肠道菌群的紊乱，应用肠道益生菌类制剂有帮助。

(8)5-HT4 受体部分激动药替加色罗对便秘型 IBS 有效，并可明显改善患者的腹痛症状，5-HT3 受体拮抗药阿洛司琼对腹泻为主的 IBS 有效。

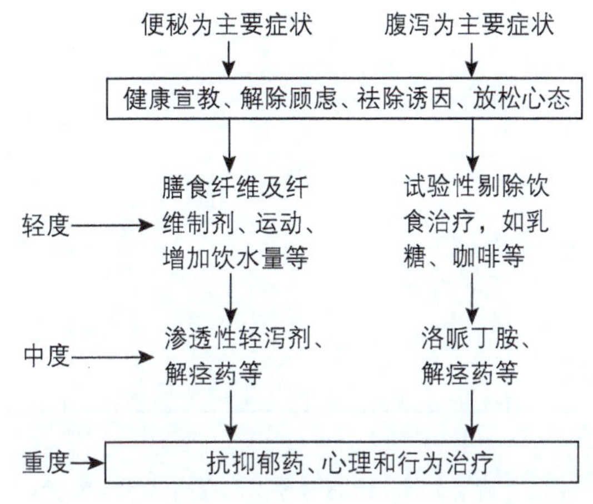

图 24-1　2007 年肠易激综合征诊断和治疗的共识意见(IBS 诊疗流程)

第五节　病毒性肝炎

本节提示

1. 掌握　主要肝功能及肝炎病毒检测指标的临床意义；病毒性肝炎诊断要点、治疗原则、预防原则；慢性乙肝社区转诊指征。

2. 熟悉　病毒性肝炎的分型、病原学、传播途径及各型临床表现。

3. 了解　病毒性肝炎预后。

一、单选题(每题 1 个得分点)

以下每题有 5 个备选答案，请从中选择 1 个正确答案。

1. 下列血清学检查结果提示乙型肝炎有较大的传染性的是

A. 抗-Hbe 阳性

B. HBsAg 阳性，HBeAg 阳性，抗-HBc 阳性

C. HBsAg 阳性，抗-Hbe 阴性

D. HBsAg 阳性，HbeAg 阴性，抗-HBc 阳性

E. 抗-HBs 阳性

【评析】 本题主要考核 HBV 血清学检查指标的意义。

传统乙型肝炎病毒标志物检测常为五项联合检测，俗称“乙肝两对半”检测，包括 HBsAg、抗-HBs、HBeAg、抗-HBe、抗-HBc。随着方法学发展，HBcAg 也被加入检测范围。乙肝病毒标志物常见临床意义，见表 24-12。

表 24-12　乙肝病毒标志物检测与分析

序号	HBsAg	抗-HBs	HBeAg	抗 HBe	抗 HBc	临床意义
1	+	－	+	－	+	俗称乙肝大三阳，说明患者是慢性乙肝，传染性强
2	+	－	－	+	+	俗称乙肝小三阳，乙肝已趋向恢复，属于慢性携带者，传染性弱。长时间持续这种状态有可能转变为肝癌
3	+	－	－	－	－	急性感染早期或者慢性乙肝病毒携带者，传染性弱
4	+	－	－	+	－	慢性乙肝病毒携带者，易转阴或者是急性感染趋向恢复
5	+	－	+	－	－	早期乙肝感染或者慢性乙肝病毒携带者，类似乙肝大三阳，传染性强
6	+	－	－	－	+	急性乙肝感染阶段或者是慢性乙肝病毒携带者，传染性弱些
7	+	+	+	－	+	不同亚型 HBV 再感染
8	－	+	－	+	+	急性乙肝恢复期，以前感染过乙肝
9	－	－	－	+	+	既往有乙肝感染，属于急性感染恢复期，但有少数人仍有传染性
10	－	－	－	－	+	过去有乙肝感染或现在正处于急性感染窗口期
11	－	+	－	－	+	既往感染过乙肝，现在仍有免疫力，属于不典型恢复期，也可能为急性乙肝感染期
12	－	+	－	－	－	既往接种过乙肝疫苗或感染过乙肝

2. 患者，女性，25 岁，孕 39 周+2 天，临产。查乙肝病毒标志物提示：HBsAg 阳性、HBeAg 阳性，其生下的新生儿预防处理，最好的方法是

A. 丙种球蛋白

B. 乙肝疫苗

C. 高效价乙肝免疫球蛋白

D. 乙肝疫苗+高效价乙肝免疫球蛋白

E. 乙肝疫苗+丙种球蛋白

[答案]　D

【评析】　该孕妇两对半提示：HBsAg 阳性、HBeAg 阳性，为急性 HBV 感染早期，HBV 复制活跃（传染性强），故新生儿出生后 24 小时内（最好在出生后 12 小时内）注射乙型肝炎免疫球蛋白（HBIG），同时在不同部位接种乙型肝炎疫苗，在 1 个月和 6 个月时分别接种第 2 和第 3 针乙型肝炎疫苗，可显著提高阻断母婴传播的效果。

【知识点】　病毒性肝炎的预防。

(1)控制传染源。肝炎患者和病毒携带者是本病的传染源。急性患者应隔离治疗至病毒消失。慢性患者和携带者，符合抗病毒治疗条件的尽可能予抗病毒治疗。现症感染者不能从事食品加工、饮食服务、托幼保育等工作。对献血员进行严格筛选。不合格者不得献血。

(2)切断传播途径。①甲型和戊型肝炎：搞好环境卫生和个人卫生，加强粪便、水源管理，做好食品卫生、食具消毒等工作，防止“病从口入”。②乙、丙、丁型肝炎：加强托幼保育单位及其他服务行业的监督管理，严格执行餐具、食具消毒制度。理发、美容、洗浴等用具应按规定进行消毒处理。养成良好的个人卫生习惯，接触患者后用肥皂和流动水洗手。提倡使用一次性注射用具，各种医疗器械及用具实行一用一消毒措施。对带血及体液污染物应严格消毒处理。加强血制品管理，每一个献血员和每一个单位血液都要经过最敏感方法检测 HBsAg 和抗 HCV，有条件时应同时检测 HBV-DNA 和 HCV-RNA。采取主动和被动免疫阻断母婴传播。

(3)保护易感人群。①甲型肝炎：目前，在国内使用的甲肝疫苗有甲肝纯化灭活疫苗和减毒活疫苗两种类型。接种对象为抗 HAV IgG 阴性者。在接种程序上，减毒活疫苗接种一针，灭活疫苗接种两针（0，6 个月）。于上臂三角肌处皮下注射，一次 1.0 ml。对近期有与甲型肝炎患者密切接触的易感者，可用人丙种球蛋白进行被动免疫预防注射，时间越早越好，免疫期 23 个月。②乙型肝炎：a. 接种乙型肝炎疫苗是预防 HBV 感染的最有效方法。乙型肝炎疫苗的接种对象主要是新生儿，其次为婴幼儿，15 岁以下未免疫人群和高危人群（如医务人员、经常接触血液的人员、托幼机构工作人员、器官移植患者、经常接受输血或血液制品者、免疫功能低下者、易发生外伤者、HBsAg 阳性者的家庭成员、男性同性恋或有多个性伴侣和静脉内注射毒品者等）。乙型肝炎疫苗全程需接种 3 针，按照 0、1、6 个月程序，即接种第 1 针疫苗后，间隔 1 个月及 6 个月注射第 2 及第 3 针疫苗。新生儿接种乙

型肝炎疫苗要求在出生后24小时内接种，越早越好。接种部位，新生儿为臀前部外侧肌肉内，儿童和成人为上臂三角肌中部肌内注射。b. HBIG属于被动免疫。从人血液中制备，主要用于HBV感染母亲的新生儿及暴露于HBV的易感者，应及早注射，保护期约3个月。③目前对丙、丁、戊型肝炎尚缺乏特异性免疫预防措施。

二、多选题(每题1个得分点)

以下试题有5个备选答案，其中正确答案为2个或者2个以上，多选、少选、错选均不得分。

下列哪种病毒性肝炎是主要通过消化道传播的

A. 甲型肝炎

B. 乙型肝炎

C. 丙型肝炎

D. 丁型肝炎

E. 戊型肝炎

【评析】 甲型、戊型肝炎主要是通过消化道传播。

【知识点】 各型病毒性肝炎的传播途径。

(1)甲型肝炎：主要经粪-口途径传播。通过注射或输血传播的机会很少。

(2)乙型肝炎：①输血及血制品及使用污染的注射器或针刺等；②母婴垂直传播(主要通过分娩时吸入羊水，产道血液，哺乳及密切接触，通过胎盘感染者约5%)；③生活上的密切接触；④性接触传播；⑤医源性传播。

此外，尚有经吸血昆虫(蚊、臭虫、虱等)叮咬传播的可能性。

(3)丙型肝炎：传播途径与乙型肝炎相同，而以输血及血制品传播为主，且母婴传播不如乙型肝炎多见。

(4)丁型肝炎：传播途径与乙型肝炎相同。

(5)戊型肝炎：通过粪-口途径传播，水源或食物被污染可引起暴发流行；也可经日常生活接触传播。

三、共用题干单项选择题(每题1个得分点)

以下试题有3个以上提问，每个提问有5个备选答案，其中正确答案为1个，多选、少选、错选均不得分。

(一)患者，男性，38岁，5年前检查发现HBsAg(+)，HBeAg(+)，近2年来数次出现ALT增高，经治疗可恢复，近2个月来出现乏力、食欲缺乏。住入社区医院。入院查体：巩膜重度黄染，无肝掌、蜘蛛痣，肝肋下1 cm，脾侧位可触及。辅查：急诊肝功能ALT 420 U/L，TBIL 120 μmol/L，HBsAg(+)。

1. 诊断考虑为

A. 急性黄疸型肝炎

B. 慢性乙型肝炎

C. 慢性乙型肝炎肝硬化

D. 亚急性重型肝炎

E. 慢性重型肝炎

[答案] B

【评析】 HBsAg(+)5年，ALT反复增高5年，无肝掌、蜘蛛痣等肝硬化体征，根据2010年《慢性乙型肝炎防治指南》诊断为HBeAg阳性慢性乙型性肝炎。

【知识点】 临床诊断：2010年《慢性乙型肝炎防治指南》指出，既往有乙型肝炎病史或HBsAg阳性超过6个月，现HBsAg和(或)HBV DNA仍为阳性者，可诊断为慢性HBV感染。

根据HBV感染者的血清学、病毒学、生物化学试验及其他临床和辅助检查结果，可将慢性HBV感染分为以下几种：

(1)慢性乙型肝炎。①HBeAg阳性慢性乙型肝炎：血清HBsAg、HBeAg阳性，抗-HBe阴性，HBV DNA阳性，ALT持续或反复升高，或肝组织学检查有肝炎病变。②HBeAg阴性慢性乙型肝炎：血清HBsAg阳性，HBeAg持续阴性，抗-HBe阳性或阴性，HBVD NA阳性，ALT持续或反复异常，或肝组织学检查有肝炎病变。

根据生化学试验、临床和辅助检查结果，上述两型慢性乙型肝炎可进一步分为轻度、中度和重度。

(2)乙型肝炎肝硬化。①代偿期肝硬化：一般属Child-Pugh A级。影像学、生物化学或血液学检查有肝细胞合成功能障碍或门静脉高压症(如脾功能亢进及食管-胃底静脉曲张)证据，或组织学符合肝硬化诊断，但无食管-胃底静脉曲张破裂出血、腹水或肝性脑病等严重并发症。②失代偿期肝硬化：一般属Child-Pugh B、C级。患者已发生食管-胃底静脉曲张破裂出血、肝性脑病、腹水等严重并发症。亦可将代偿期肝硬化和失代偿期肝硬化再分为活动期或静止期。

(3)HBV携带者。①慢性HBV携带者：多为处于免疫耐受期的HBsAg、HBeAg和HBV DNA阳性，1年内连续随访3次以上均显示血清ALT

和AST在正常范围，肝组织学检查无明显异常。②非活动性HBsAg携带者：血清HBsAg阳性，HBeAg阴性，抗-HBe阳性或阴性，HBV-DNA低于最低检测限，1年内连续随访3次以，ALT均在正常范围，肝组织学检查显示Knodell肝炎活动指数（HA）<4或根据其他的半定量计分系统病变轻微。

（4）隐匿性慢性乙型肝炎。血清HBsAg阴性，但血清和（或）肝组织中HBV DNA阳性，并有慢性乙型肝炎的临床表现。除HBV-DNA阳性外，患者可有血清抗-HBs、抗-HBe（或）抗-HBc阳性；但约20%隐匿性慢性乙型肝炎患者的血清学标志物均为阴性。诊断需排除其他病毒及非病毒因素引起的肝损伤。

2. 监测患者肝功能受损最常检测的血清酶学指标是。

A. AST

B. ALP

C. ALT

D. γ-GT

E. LDH

［答案］　C

【评析】　ALT在肝细胞损伤时释放入血，是目前临床上反映肝细胞功能的最常用指标。ALT对肝病诊断的特异性比AST高。急性肝炎时ALT明显升高，AST/ALT常小于1，黄疸出现后ALT开始下降。慢性肝炎和肝硬化时ALT轻度至中度升高或反复异常，AST/ALT常大于1。重型肝炎患者可出现ALT快速下降，胆红素不断升高的"胆酶分离"现象，提示肝细胞大量坏死。

【知识点】　慢性肝炎的实验室检查参考指标，见表24-13。

表24-13　慢性肝炎的实验室检查异常程度参考指标

项目	轻度	中度	重度
ALT和（或）AST（U/L）	≤正常3倍	>正常3倍	>正常3倍
胆红素（μmol/L）	≤正常2倍	正常2～5倍	>正常5倍
白蛋白（A）（g/L）	≥35	<32～35	≤32
A/G	≥1.4	1.0～1.4	≤1.0
电泳γ球蛋白（%）	≤21	21～26	≥26
凝血酶原活动度（PTA，%）	>70	60～70	40～60
胆碱酯酶（CHE，U/L）	>5400	4500～5400	≤4500

3. 对慢性乙型肝炎的治疗原则除外下列哪项

A. 生活规律、适当休息、加强营养

B. 可用保肝、降酶、退黄药物

C. 应用免疫调节药物

D. 抗病毒治疗

E. 注射乙肝疫苗

［答案］　E

【评析】　2010年《慢性乙型肝炎防治指南》指出慢性病毒性肝炎的治疗包括：①合理的休息和营养；②抗病毒治疗；③调节免疫；④改善和恢复肝功能；⑤抗纤维化和对症治疗，其中抗病毒治疗是关键。注射乙肝疫苗为预防措施，故除外E。

【知识点】　乙肝抗病毒治疗总体目标。最大限度地长期抑制HBV，减轻肝细胞炎症坏死及肝纤维化，延缓和减少肝失代偿、肝硬化、HCC及其并发症的发生，从而改善生活质量和延长存活时间。

乙肝抗病毒治疗指征和流程，见图24-2。

4. 患者的预后不会有下列哪种情况

A. 发展成肝囊肿

B. 慢加急性（亚急性）肝衰竭

C. 门静脉宽度（PVD）逐渐增宽

D. 肝性脑病

E. 肝硬化

［答案］　A

【评析】　在慢性肝病基础上，短期内发生急性肝功能失代偿的主要临床表现，又称慢性重型肝炎、慢加急性（亚急性）肝衰竭。随着患者病程进行性延长可发展为乙肝肝硬化，形态学改变可见肝逐渐增大增厚，肝表面凹凸不平，门静脉宽度（PVD）逐渐增宽。严重肝病可导致肝硬化腹水、门静脉高压、肝性脑病等。

慢性乙型肝炎病毒感染患者的疾病进展，见图24-3。

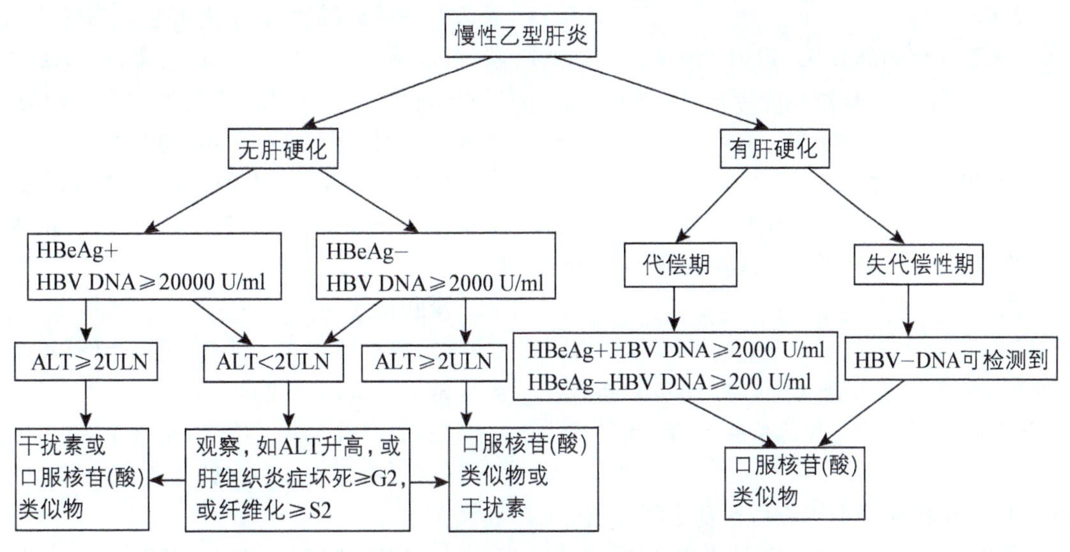

图 24-2　慢性乙型肝炎治疗流程

ULN. 正常值上限

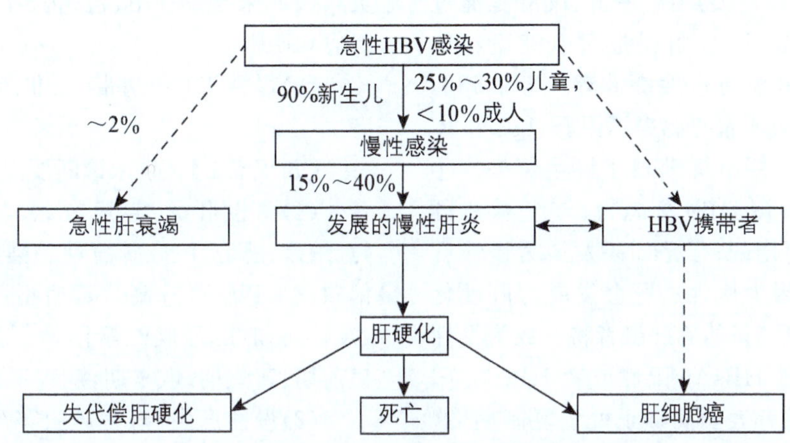

图 24-3　慢性乙型病毒感染患者的疾病进展

【知识点】　病毒性肝炎的预后。

(1)急性肝炎：多数患者在 3 个月内临床康复。甲型肝炎预后良好，病死率约为 0.01%；急性乙型肝炎 60%～90%可完全康复，10%～40%转为慢性或病毒携带；急性丙型肝炎易转为慢性或病毒携带；急性丁型肝炎重叠 HBV 感染时约 70%转为慢性；戊型肝炎病死率为 1%～5%，妊娠晚期合并戊型肝炎病死率 10%～40%。

(2)慢性肝炎：轻度慢性肝炎患者一般预后良好；重度慢性肝炎预后较差，约 80% 5 年内发展成肝硬化，少部分可转为肝细胞癌(HCC hepatocellular carcinoma)。中度慢性肝炎预后居于轻度和重度之间。慢性丙型肝炎预后较慢性乙型肝炎稍好。

(3)重型肝炎：预后不良，病死率 50%～70%。年龄较小，治疗及时，无并发症者病死率较低。急性重型肝炎(肝衰竭)存活者，远期预后较好，多不发展为慢性肝炎和肝硬化。亚急性重型肝炎(肝衰竭)存活者多数转为慢性肝炎或肝炎后肝硬化；慢性重型肝炎(慢加急性肝衰蝎)病死率最高，可达 80%以上，存活者病情可多次反复。

(4)淤胆型肝炎：急性者预后较好，一般都能康复。慢性者预后较差，容易发展成胆汁性肝硬化。

(5)肝炎肝硬化：静止性肝硬化可较长时间维持生命。活动性肝硬化预后不良。

5. 若经治疗无明显缓解，以下情况符合转诊指征，除外

A. 复查两对半提示 HBsAg(−)、抗 HBsAg(+)、HBeAg(−)、抗 HBe(+)、抗

HBc(＋)

B. ALT 升至 782 U/L，TBIL420 μmol/L，Alb 26 g/L。凝血功能异常，PT 明显延长，出现便血

C. 患者出现腹水

D. 患者出现谵妄，语言不清

E. 出现少尿、无尿，肌酐、尿素氮进行性升高

[答案] A

【评析】 本题重点考查病毒性肝炎转诊指征和实践要点。A 选项提示急性乙肝恢复期，无转诊指征。

【知识点】 病毒性肝炎转诊指征及诊断要点。

(1)病毒性肝炎转诊指征：急性黄疸型肝炎，中、重度慢性病毒性肝炎，失代偿期肝硬化，各种类型的肝衰竭和淤胆型肝炎。

(2)病毒性肝炎诊断要点：①甲肝、戊肝是通过粪-口途经传播的，乙、丙、丁肝是通过血液途经传播的。②甲肝和戊肝没有慢性携带者。③甲肝的患者 IgM 抗体阳性表明最近感染了甲肝，IgG 抗体阳性表明以前感染过甲肝并获得了终生免疫。④所有的黄疸患者都要测 HBV 标志物。⑤感染乙肝一般是无危险的，短期的；但是如果发展为慢性肝炎将会是致命的。因为慢性乙肝会发展为肝硬化和肝癌。⑥成年人近 5% 的乙肝患者将会成为慢性携带者。⑦可以通过 HBsAg 阳性或者 HBeAg 阳性来鉴别携带者，后者表明病毒正处于复制期，这种患者有很高的传染性。

(二)患者女，25 岁，妊娠 7 个月，以发热起病，体温 38 ℃，3 天后体温下降伴周身乏力，食欲缺乏，恶心呕吐，腹胀。近 2 天发现尿色深如豆油样，皮肤巩膜黄染，由家属急送入当地社区卫生中心。入院查体：巩膜及皮肤中等度黄疸，肝区轻度叩痛，肝肋下 1.0 cm 质软触及，脾侧卧未及，胆囊区无压痛。辅助检查：ALT 189 U/L，胆红素定量 80 μmol/L，抗 HBs(＋)，抗 HEV IgM(＋)。

1. 此患者肝炎的诊断应考虑

A. 病毒性肝炎，戊型，急性黄疸型

B. 病毒性肝炎，戊型，重型肝炎(急性)

C. 病毒性肝炎，戊型，重型肝炎(亚急性)

D. 病毒性肝炎，戊型，淤胆型肝炎

E. 胆囊炎伴肝损害

[答案] A

【评析】 患者病程 3 天，急性起病，流行病学资料尚不明确，但结合乏力、恶心、呕吐等消化道症状，黄疸体征，以及肝功能损害，抗 HBs(＋)，抗 HEV IgM(＋)的证据，诊断为病毒性肝炎；病原学类型为戊型肝炎；临床类型：急性黄疸型。

【知识点 1】 肝炎的诊断命名原则：病名＋病原学分型＋临床分型，肝组织病理学检查结果附后。

诊断格式举例如下。

(1)病毒性肝炎，甲型(或甲型和乙型同时感染)，急性无黄疸型或黄疸型。

(2)病毒性肝炎，乙型(或乙型和丁型重叠感染)，慢性(中度)G2 S 3(即炎症活动程度 2 纤维化程度 3)。

(3)病毒性肝炎，丙型，慢性重度，肝硬化失代偿期。

(4)急性黄疸型或无黄疸型肝炎(或慢性肝炎)，病原未定——甲、乙、丙、丁、戊五型肝炎病毒标志均阴性者。

(5)慢性 HBV 携带者、非活动性 HBsAg 携带者。

【知识点 2】 临床诊断要点。

(1)急性肝炎：起病较急，常有畏寒、发热、乏力、纳差、恶心、呕吐等急性感染症状。查体肝大质偏软，ALT 显著升高。黄疸型肝炎血清胆红素>17.1 μmol/L，尿胆红素阳性。黄疸型肝炎可有黄疸前期、黄疸期、恢复期，病程不超过 6 个月。

(2)慢性肝炎：病程超过半年或发病日期不明确而有慢性肝炎症状、体征、实验室检查改变者。常有乏力、厌油、肝区不适等症状，可有肝病面容、肝掌、蜘蛛痣、胸前毛细血管扩张，肝大、质偏硬，脾大等体征。根据病情轻重，实验室指标改变等综合评定轻、中、重度。

(3)重型肝炎(肝衰竭)：急性黄疸型肝炎病情迅速恶化，2 周内出现二度以上肝性脑病或其他重型肝炎表现者，为急性肝衰竭；15 天至 26 周出现上述表现者为亚急性肝衰竭；在慢性肝病基础上出现的急性肝功能失代偿为慢加急性(亚急性)肝衰竭。在慢性肝炎或肝硬化基础上出现的重型肝炎为慢性肝衰竭。

(4)淤胆型肝炎：起病类似急性黄疸型肝炎，黄疸持续时间长，症状轻，有肝内梗阻的表现。

(5)肝炎肝硬化：多有慢性肝炎病史。有乏力、腹胀、尿少、肝掌、蜘蛛痣、脾大、腹水、下肢水肿、胃底食管下段静脉曲张、白蛋白下降、A/G 倒置等肝

功能受损和门脉高压表现。

2. 本例患者肝炎的病原体基因型为

A. 单股正链 RNA

B. 环状双股 DNA

C. 单股环状闭合 RNA

D. 单股正链 DNA

E. 环状双股 RNA

［答案］ A

【评析】 本例肝炎患者病原体为 HEV，其基因组为单股正链 RNA，全长 7.5kb，分为结构区和非结构区。故选项为 A。五种类型肝炎病毒病原学对照，见表 24-14。

表 24-14　五型肝炎病毒病原学简要对照

	HAV	HBV	HCV	HDV	HEV
病毒属	微小 RNA 病毒科肝病毒属	嗜肝 DNA 病毒科正嗜肝 DNA 病毒属	黄病毒科丙型肝炎病毒属	未定论	未定论
基因组	单股正链 RNA	环状双股 DNA	单股正链 RNA	单股环状闭合 RNA	单股正链 RNA
血清学检测	抗 HAV-IgM 抗 HAV-IgG	HBV M	抗-HCV	HDAg 抗 HDV-IgM，抗 HDV-IgG	抗 HEV-IgM
病毒特点	只有一个血清型和抗原抗体系统		多变异	必被 HBsAg 包被	肝细胞内复制，由胆汁排出

3. 此患者目前最主要治疗措施

A. 加强保肝治疗

B. 卧床休息

C. 调节免疫功能治疗

D. 抗病毒治疗

E. 支持治疗

［答案］ B

【评析】 本例诊断病毒性肝炎，戊型，急性黄疸型，治疗以休息为主。戊型肝炎病程呈自限性，但老人和孕妇戊型肝炎病情较重，病死率较高。

【知识点】 病毒性肝炎目前还缺乏可靠的特效治疗方法，各型肝炎的治疗原则均以足够的休息、营养为主，辅以适当药物，避免饮酒、过劳和损害肝脏药物。各临床类型肝炎的治疗重点有所不同。

(1)急性肝炎：一般为自限性，多可完全康复，治疗以一般及支持疗法为主。急性期应进行隔离，症状明显及有黄疸者应卧床休息，恢复期可逐渐增加活动量，但要避免过度劳累。初感染的急性黄疸型肝炎患者，于隔离期(甲型肝炎至起病后 3 周，乙型肝炎至 HBV DNA 阴转，丙型肝炎至 HCV RNA 阴转，戊型肝炎至发病后 2 周)满，临床症状消失，血清总胆红素在 17.1 μmol/L 以下，ALT 在正常值 2 倍以下时可以出院。但出院后仍应休息 1～3 个月，恢复工作后应定期复查 1～3 年。

饮食宜清淡，热量足够。不强调高糖和低脂肪饮食。

乙肝和丙肝只要达到抗病毒标准就要积极地抗病毒治疗，急性丙型肝炎则例外，因急性丙型肝炎容易转为慢性。早期应用抗病毒治疗可降低转化为慢性的概率。可选用干扰素或聚乙二醇化干扰素，疗程 24 周，应同时服用利巴韦林。

(2)慢性肝炎：根据患者具体情况采用综合性治疗方案。

①一般治疗。a. 适当休息。b. 合理饮食：适当的高蛋白质、高热量、高维生素的易消化食物有利肝修复，不必过分强调高营养，以防发生脂肪肝，避免饮酒。c. 心理辅导：使患者有正确的疾病观，对肝炎治疗应有耐心和信心。切勿乱投医，以免延误治疗。

②药物治疗。a. 改善和恢复肝功能：非特异性护肝药；降酶药；退黄药物。应用皮质激素须慎重，症状较轻，肝内淤胆严重，其他退黄药物无效，无禁忌证时可选用。b. 免疫调节。c. 抗肝纤维化。d. 抗病毒治疗：目的是抑制病毒复制，减少传染性；改善肝功能；减轻肝组织病变；提高生活质量；减少或延缓肝硬化、肝衰竭和 HCC 的发生。符合适应证者应尽可能进行抗病毒治疗。

(3)重型肝炎：原则是以支持和对症疗法为基础的综合性治疗，促进肝细胞再生，预防和治疗各种并发症。有条件时可采用人工肝支持系统，争取行肝移植治疗。

重型肝炎的抗病毒治疗：重型肝炎患者 HBV 复制活跃，可抗病毒治疗；抗病毒治疗药物选择以核苷类药物为主，一般不主张使用干扰素；

(4)淤胆型肝炎：早期治疗同急性黄疸型肝炎，黄疸持续不退时，可试用激素，逐步减量。如不显效应停药作进一步检查以除外梗阻性黄疸。

(5)肝炎后肝硬化：参照慢性肝炎和重型肝炎的治疗，有脾功能亢进或门脉高压明显时可选用手术或介入治疗。

(6)慢性乙型和丙型肝炎病毒携带者：可照常工作，但应定期检查，随访观察，可进行肝穿刺活检，以便进一步确诊和治疗。

4. 病程第 9 天出现躁动，神志不清，出现重度黄疸，皮肤瘀斑，肝界缩小，查血氨 97 μmol/L，ALT 172 U/L，TBlL 402 μmol/L，考虑诊断为急性重型肝炎，最有诊断意义的临床表现是

A. 黄疸加深

B. 肾功能障碍

C. 出血倾向明显

D. 腹水出现

E. 两周内出现中枢神经系统症状（肝性脑病）

[答案]　E

【评析】 患者病程 9 天，妊娠 7 个月，有 HEV 急性感染，目前出现躁动，神志不清，黄疸进行性加深，并出现出血倾向，查体肝界缩小，血氨升高，胆酶分离，有肝性脑病表现，故诊断急性重型肝炎，其中发病后 2 周内出现的肝性脑病这种中枢神经系统症状为特征性临床表现，其他选项均可由其他疾病引起。

【知识点】 重型肝炎（肝衰竭）临床表现：病因及诱因复杂，包括重叠感染（如乙型肝炎重叠戊型肝炎）、机体免疫状况、妊娠、HBV 前 C 区突变、过度疲劳、精神刺激、饮酒、应用肝损药物、合并细菌感染、伴有其他疾病（如甲状腺功能亢进、糖尿病）等。表现一系列肝衰竭表现：极度乏力，严重消化道症状、神经、精神症状（嗜睡、性格改变、烦躁不安、昏迷等），有明显出血现象。凝血酶原时间(PT)显著延长及凝血酶原活动度(PTA＜40%)。黄疸进行性加深，血总胆红素(TBlL)每天上升≥17.1 μmol/L 或大于正常值 10 倍。可出现中毒性鼓肠、肝臭、肝肾综合征等。可见扑翼样震颤及病理反射。肝浊音界进行性缩小。胆酶分离，血氨升高等。

（赵光斌　王均糠　卢　萍）

参考文献

[1] 陈灏珠.实用内科学.14 版.北京：人民卫生出版社，2013.

[2] 葛均波，徐永健.内科学.第 8 版.北京：人民卫生出版社，2013.

[3] 中华医学会消化病学分会.全国慢性胃炎诊治共识(2012 年).现代消化及介入诊疗，2013，18(2)：110-123.

[4] 中华医学会消化病学分会幽门螺杆菌学组.第 4 次全国幽门螺杆菌感染处理共识.胃肠病学，2012，17(10)：618-622.

[5] 王家骥，等.全科医学习题精选(2013).北京：人民卫生出版社，2012.

[6] 林连捷，郑长青，等.消化内科学习题精选.北京：人民卫生出版，2013.

[7] 中华消化杂志编委会.消化性溃疡病诊断与治疗规范建议(2008，黄山).中华消化杂志，2008，28(7)：447-450.

[8] 中华医学会消化病学分会炎症性肠病学组．炎症性肠病诊断与治疗的共识意见(2012·广州).胃肠病学，2012，17：763-780.

[9] 柯美云，等.《罗马Ⅲ：功能性胃肠病(解读)》.北京：科学出版社，2012.

[10] 中华医学会消化病学分会胃肠动力学组.中国肠易激综合征诊断和治疗的共识意见(2007，长沙).中华全科医师杂志，2008，7：298-300.

[11] 杨绍基，等.传染病学.7 版.北京：人民卫生出版社，2008：23-51.

[12] 中华医学会肝病学分会.中华医学会感染病学分会.慢性乙型肝炎防治指南(2010).中华肝脏病杂志，2011，19(1)：13-21.

第25章

骨、关节疾病

第一节　骨质疏松

一、单选题(每题1个得分点)

以下每题有5个备选答案，请从中选择1个正确答案。

1. Ⅰ型骨质疏松症特指

A. 老年性骨质疏松症

B. 绝经后骨质疏松症

C. 青少年骨质疏松症

D. 原发性骨质疏松症

E. 继发性骨质疏松症

［答案］ B

【评析】 骨质疏松症的分类，见表25-1。

表25-1　骨质疏松症的分类

第一类　原发性骨质疏松症
Ⅰ型：绝经后骨质疏松
Ⅱ型：老年性骨质疏松
第二类：继发性骨质疏松症
A. 内分泌疾病
B. 骨髓增生性疾病
C. 药物性骨量减少
D. 营养缺乏性疾病
E. 慢性疾病(明显的实质性器官疾病、结缔组织疾病)
F. 先天性疾病
G. 失用性骨丢失
H. 其他能引起骨质疏松的疾病和因素
第三类：特发性骨质疏松症
A. 青少年骨质疏松症
B. 青壮年成人骨质疏松症

2. WHO关于骨质疏松症的诊断标准：基于双能X线吸收法(DXA)测定，骨密度值低于同性别、同种族健康成人的骨峰值等于和大于多少个标准差为骨质疏松

A. 1.0

B. 1.5

C. 2.0

D. 2.5

E. 3.0

［答案］ D

【评析】 世界卫生组织(WHO)推荐的骨质疏松症诊断标准：基于双能X线吸收法(DXA)测定，骨密度值低于同性别、同种族健康成人的骨峰值不足1个标准差属正常；降低1～2.5个标准差为骨量低下；降低≥2.5个标准差为骨质疏松；骨密度降低的程度符合骨质疏松的诊断标准，同时伴有一处或多处骨折时为严重骨质疏松。现在通常用T-Score(T值)表示，即T值≥-1.0为正常，-2.5＜T值＜-1.0为骨量减少，T值≤-2.5为骨质疏松。

二、多选题(每题1个得分点)

以下每题有5个备选答案，其中正确答案为2个或者2个以上，多选、少选、错选均不得分。

1. 下列哪些关于骨质疏松症病因的观点是正确的

A. 雌激素缺乏使破骨细胞功能增强，骨丢失加速

B. 骨质疏松症的发生与遗传因素密切相关

C. 甲状旁腺激素(PTH)水平降低，增加破骨细胞的溶骨作用

D. 蛋白质摄入不足、营养不良和肌肉功能减退是老年性骨质疏松症的重要原因

E. 1,25-羟化维生素D_3减少，导致肠道钙

吸收降低

［答案］　ABDE

【评析】　骨质疏松症的病因，包括以下几方面

(1)遗传因素：骨质疏松症的发生与遗传因素密切相关。不仅骨量峰值50%～80%是由遗传因素决定，而且多种基因可能同时影响骨量的获得和骨转换的调控。

(2)内分泌因素

①雌激素缺乏：绝经后卵巢分泌的雌激素水平低落是引起绝经后妇女骨质疏松的主要原因。雌激素缺乏，可以引起1,25-羟化维生素 D_3 的生成和活性降低，减少肠道中钙质吸收；可以增强骨对PTH的敏感性，使骨吸收增多；可以直接抑制成骨细胞活性、增强破骨细胞功能，加速骨量丢失。

②甲状旁腺激素(PTH)水平增高：PTH有调节与维持血钙在正常水平的作用。老年人由肾脏合成的1,25-羟化维生素 D_3 减少，导致肠道钙吸收减少，血钙水平降低，从而刺激PTH分泌，促进破骨细胞功能，以保持血钙稳定。

③降钙素水平降低：降钙素的作用与PTH相拮抗，它使破骨细胞转入非活动状态，从而抑制骨的溶解破坏、促进成骨细胞生成新的骨组织，将钙储存于骨中。女性的降钙素水平比男性低，绝经后妇女的降钙素水平比绝经前低，因而认为血降钙素水平降低是女性容易发生骨质疏松的原因之一。

④1,25-羟化维生素 D_3 减少：老年人室外活动少、光照少、肾功能减退，血中1,25-羟化维生素 D_3 浓度降低，导致肠道钙吸收降低，血钙水平下降，并继发甲状旁腺功能亢进，PTH分泌增加，骨吸收增加致骨量减少。

(3)营养因素：饮食中蛋白质、维生素C、钙摄入不足，可促进骨质疏松的发生。

(4)失用因素：老年人活动减少及骨折后石膏固定、卒中后长期卧床、关节炎所致关节畸形等原因的失用，导致肌肉萎缩，骨形成减少，骨吸收增加，骨密度降低。

(5)其他：吸烟、酗酒、咖啡摄入过多、长期使用糖皮质激素等均可引起本病。

2. 有关OSTA的说法正确的是

A. 即亚洲人骨质疏松自我筛查工具

B. OSTA指数计算公式：(身高－年龄)×0.2

C. OSTA指数＞－1，风险级别为低

D. OSTA指数为－1～－4，风险级别为中

E. OSTA指数＜－4，风险级别为高

［答案］　ACDE

【评析】　OSTA(osteoporosis self-assessment tool for asians)即亚洲人骨质疏松自我筛查工具，是临床常用的骨质疏松风险评估方法。OSTA指数计算方法是：(体重－年龄)×0.2。指数＞－1，风险级别低；－4＜指数＜－1，风险级别中；指数＜－4，风险级别高。也可通过下图根据年龄和体重快速评估(图25-1)。

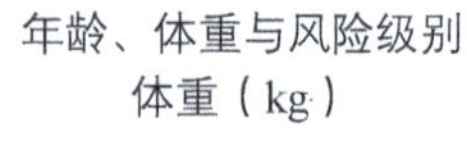

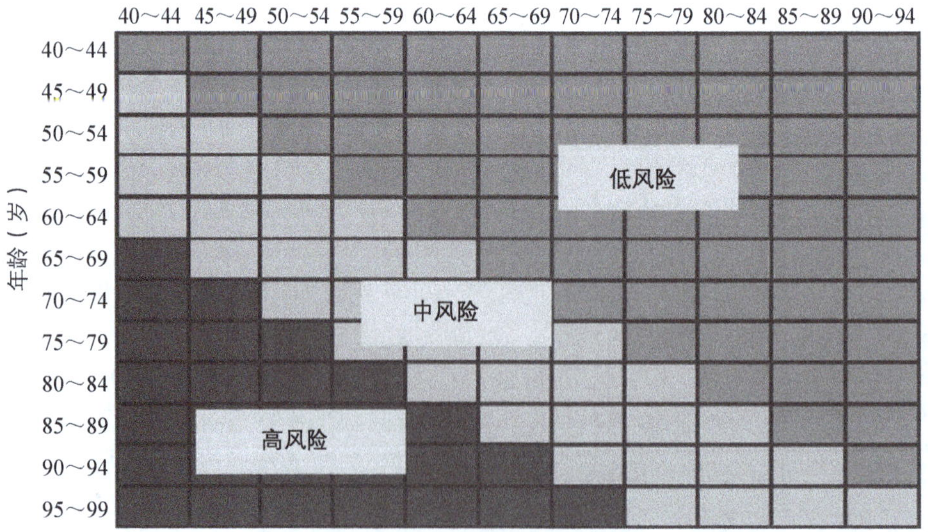

图25-1　年龄、体重与风险级别

3. 以下哪些药物可用于骨质疏松症的治疗

A. 碳酸钙

B. 雌激素受体拮抗药

C. 甲状旁腺激素(PTH)

D. 双膦酸盐

E. 骨化三醇

[答案] ABCDE

【评析】 骨质疏松症治疗药物按其不同作用机制可分成三大类,即促进骨矿物化类药物、促进骨形成药物和抑制骨吸收药物。具体代表药物见表 25-2。

表 25-2 骨质疏松症的药物治疗

项目/类别	促进骨矿化类	促进骨形成类	抑制骨吸收类
药物种类	钙剂、活性维生素 D_3 制剂、维生素 K_2	甲状旁腺激素(PTH1-34 片段)和维生素 K 制剂	双膦酸盐类药物、降钙素、雌激素及雌激素受体调节剂、维生素 K_2
作用	促进骨质的矿化进程,且活性维生素 D_3 还可增强肌力和神经肌肉协调性,避免跌倒、减少相关骨折发生率	促进成骨细胞活性,增加骨形成	抑制破骨细胞活性,减少骨吸收

4. 以下关于骨质疏松症康复治疗的原则中正确的是

A. 个体化原则

B. 不负重原则

C. 评定原则

D. 产生骨效应原则

E. 低负荷原则

[答案] ACD

【评析】 骨质疏松症的康复治疗原则,包括以下几个。①个体化原则:依据个体差异,选择适合自己的运动方式;②评定原则:生理状态包括营养、脏器功能等方面的评估,独立生活能力、生活质量等的评估,环境评估包括居住环境、居住区的地理状况等;③产生骨效应原则:负重、抗阻、超负荷和积累的运动可以产生骨效应。康复运动的方式包括快步走、哑铃操、举重、划船运动和蹬踏运动等。关于运动强度的首要原则是“超负荷”,即运动过程中加在骨上的负荷应不同于且大于日常活动中的负荷,通常认为高强度、低重复的运动可以提高效应骨的骨量。建议负重运动每周 4～5 次,抗阻运动每周 2～3 次。

三、案例分析题

每个案例至少有 3 个提问,每个提问有 6～12 个备选答案,其中正确答案有 1 个或多个,每选择一个正确答案得 1 个得分点,每选择一个错误答案扣 1 个得分点,扣至本问得分点为 0。

患者女性,73 岁。全身游走性骨骼疼痛 7 年,加重半年余就诊。骨痛为弥漫性,无固定部位。无发热、盗汗、体重下降等其他伴随症状。3 年前有腰椎压缩性骨折史,否认恶性肿瘤病史。查体:神志清,浅表淋巴结未及肿大,无贫血貌,口唇不发绀,胸廓未见串珠样改变,心肺听诊无殊,腹软,肝脾不大,双下肢不肿。胸段脊柱后突,全身骨骼无明显压痛点或压痛区。

1. 该患者最应该考虑的诊断是

A. 佝偻病

B. 骨结核

C. 强直性脊柱炎

D. 骨质疏松症

E. 转移性骨肿瘤

F. 多发性骨髓瘤

[答案] D

【评析】 佝偻病是由于维生素 D 缺乏,引起钙、磷代谢紊乱,骨骼钙化不全,通常见于儿童。骨结核以中青年期发病较多,起病隐匿,部分患者可能有肺结核的病史,可伴有低热、乏力、盗汗等慢性中毒症状。受累部位多数在负重大、活动多、容易发生劳损的骨或关,如脊柱、膝、髋、肘、踝等关节。主要临床表现是关节功能障碍、疼痛、肿胀和畸形。由于病变位置相对固定,因此不会出现游走性的全身骨骼疼痛。体检时,在病变区域也会出现压痛点。强直性脊柱炎主要累及青年男性,以脊柱关节和骶髂关节受累为特征,骨痛位置较为固定,可伴有反复发作的虹膜炎等关节外表现。转移性骨肿瘤通常有原发性恶性肿瘤的病史或症状,即使以骨转移引起的骨痛为首发症状就诊的恶性肿瘤患者,其症状出现到就诊的时间间隔也通常较短，因此与本例中的病程不符。多发性骨髓瘤是一种恶性浆细胞疾病，骨痛是其最常见的临床表现，但通常还伴有贫血、出血倾向、反复感染等其他情况，体检时胸廓肋骨连接处串珠样改变是其特征，部分患者伴有肝脾大。

【知识点】 骨质疏松症的临床表现。

(1)疼痛：骨质疏松轻者可无明显症状，或仅表现为腰背酸痛、周身酸痛，负荷增加时疼痛加重或活动受限，严重时翻身、坐起及行走有困难，并伴有下肢肌肉萎缩。

(2)脊柱变形：骨质疏松严重者可有脊柱椎体压缩性骨折。椎体前部楔形骨折导致脊柱后突，引起驼背；椎体旁侧压缩性骨折可致脊柱侧突，上述骨折严重时会导致胸廓畸形，腹部受压，影响心肺功能。

(3)骨折：骨质疏松症患者轻度外伤或日常活动即可发生骨折，称为脆性骨折。发生脆性骨折的常见部位为胸、腰椎、髋部、桡、尺骨远端和肱骨近端。其他部位亦可发生骨折。发生过一次脆性骨折后，再次发生骨折的风险明显增加。

2. 该患者确诊有赖于下面哪一项检查或化验

A. 血 Ca

B. HLA-B27

C. 血 PTH

D. 骨盆 X 线摄片

E. 骨密度测定

F. 核素骨扫描

G. 骨穿刺

[答案] E

【评析】 骨质疏松症相关的实验室检查包括血、尿常规，肝、肾功能，血糖、钙、磷、碱性磷酸酶、性激素、25(OH)D 和甲状旁腺激素等，辅助检查主要是 X 线摄片。常用的 X 线摄片部位包括椎体、髋部、腕部、掌骨、跟骨和管状骨等，通过 X 线片可观察骨的形态和结构，有利于与其他疾病鉴别。但 X 线摄片诊断骨质疏松症的敏感性和特异性较低，只有当骨量下降 30%才可在 X 线片中显现，故对早期诊断的意义不大。骨质疏松症的确诊有赖于骨密度的测定，双能 X 线吸收法(DXA)是目前公认的骨密度检查方法，其测定值作为骨质疏松症诊断的金标准。HLA-B27 是人类白细胞抗原 B27 位点，它的表达与强直性脊椎炎有高度相关性，超过 90%的强直性脊椎炎患者 HLA-B27 阳性，普通人群中仅 5%～10%为阳性；核素骨扫描用于诊断骨转移性肿瘤；骨穿刺若提示骨髓中浆细胞＞30%有助于多发性骨髓瘤的诊断。

3. 以下治疗方法中哪些适合该患者

A. 补充钙剂

B. 适当加强运动

C. 骨化三醇 0.25 μg，口服，每日 1 次

D. 柳氮磺吡啶片 1.0 g，口服，每日 2 次

E. 化疗

F. 异烟肼 0.3 g，口服，每日 1 次

G. 自身造血干细胞移植

H. 阿仑膦酸钠片 70 mg，口服，每周 1 次

I. 放疗

[答案] ABCH

【评析】 骨质疏松症的治疗包括一般治疗和药物治疗。一般治疗包括改善营养状况、适当加强运动、纠正不良生活习惯和行为偏差(如提倡低钠、高钾、高钙和高非饱和脂肪酸饮食，戒烟忌酒)、避免使用致骨质疏松症的药物(如苯妥英钠、苯巴比妥、丙戊酸、拉莫三嗪、氯硝西泮)等。药物治疗包括对症止痛治疗(非甾体类抗炎药)、钙剂、维生素 D、二膦酸盐、降钙素、甲状旁腺素、雌激素、选择性雌激素受体调节剂等。而柳氮磺吡啶片用于强直性脊柱炎的治疗，异烟肼用于结核的治疗，化疗和自身造血干细胞移植用于多发性骨髓瘤的治疗，放疗用于骨转移性肿瘤的治疗。

【知识点】 骨质疏松症的药物治疗。

(1)对症镇痛治疗：可适量给予非甾体类抗炎药，如吲哚美辛片，每次 25 mg，每日 3 次；或美洛昔康片 7.5 mg，口服，每日 1 次；或塞来昔布，每次 100～200 mg，每日 1 次。老年人使用应注意胃肠道和心血管副反应，必要时加用质子泵抑制药。

(2)补充钙剂和维生素 D：每日元素钙的总摄入量应达到 1000 mg，而我国老年人平均每日从饮食中摄取元素钙约 400 mg，故每日平均应补充元素钙量为 500～600 mg。可选择碳酸钙、葡萄糖酸钙、枸橼酸钙等制剂。同时每日应补充维生素 D 400～800U(10～20 μg)，常用骨化三醇或阿法骨化醇，剂量均为每日 0.25 μg。其中骨化三醇为维生素 D_3 经肝和肾羟化酶代谢后形成的 1,25-双羟代谢物，主要用于甲状旁腺功能低下症和血液透析患者的肾性骨营养不良，缺点是用药过程中易产生高钙血症；阿法骨化醇是骨化三醇类似物 1α-羟维生素 D，需要在肝羟化后方成为具有活性的 1,25-双

羟代谢物，主要用于慢性肾衰竭并骨质疏松症、甲状旁腺功能低下症和抗维生素 D 的佝偻病患者，特点是作用缓慢、持久，耐受性好。

(3)二膦酸盐：通过抑制破骨细胞的功能来抑制骨吸收，常用的如下。①依替膦酸二钠：每日 400 mg，清晨空腹时口服，服药 1 小时后方可进餐，一般连服 2～3 周，隔月 1 个疗程。②阿仑膦酸钠：10 mg/日连续服用，或每周口服 1 次，每次 70 mg。须在晨起第 1 次进食、饮水或应用其他药物治疗前至少 30 分钟，用清水送服，且在服药后至少 30 分钟之内和当天第 1 次进食前避免躺卧，以减少对食管的刺激。③帕米磷酸钠：注射前用水稀释成 3 mg/ml 浓度后加入生理盐水中缓慢静脉滴注，每次 15～60 mg，每月 1 次，可连用 3 次，此后每 3 个月注射 1 次或改口服制剂。以上药物用药期间均需补充钙剂。

(4)降钙素：通过抑制破骨细胞的活性、减少其数量来减少骨量丢失。降钙素类药物还能明显缓解骨痛，对骨质疏松骨折或骨骼变形所致的慢性疼痛有效。常用鲑鱼降钙素鼻喷剂每日 200 U；或每次注射剂 50 U，皮下或肌内注射，根据病情每周 2～7 次。

(5)甲状旁腺素：小剂量 PTH 可促进骨形成，增加骨量。现有注射制剂，一般剂量每日 20 μg，皮下注射。用药期间应监测血钙水平，防止高钙血症的发生。治疗时间不宜超过 2 年。

(6)雌激素和选择性雌激素受体调节剂：雌激素可抑制骨转换，阻止骨丢失。适用于 60 岁以前围绝经和绝经后妇女，特别是有绝经症状(如潮热、出汗等)及泌尿生殖道萎缩症状的妇女。使用过程中应坚持最低有效剂量原则，并坚持定期随访和安全性监测。雌激素依赖性肿瘤(如乳腺癌、子宫内膜癌)、血栓性疾病、不明原因阴道出血、活动性肝病、结缔组织病为绝对禁忌证。子宫肌瘤、子宫内膜异位症、乳腺癌家族史、胆囊疾病和垂体泌乳素瘤者慎用。常用药物有替勃龙片，每日 1.25～2.5 mg，口服；雷洛昔芬片，每日 60 mg，口服。

(7)维生素 K_2：可以促进骨形成，并有一定抑制骨吸收的作用。常用药物为四烯甲萘醌胶囊，每日 45 mg，分 3 次，饭后服。

第二节　关节炎

一、单选题(每题 1 个得分点)

以下每题有 5 个备选答案，请从中选择 1 个最佳答案。

1. 以下疾病中以软骨变性破坏为主要病理改变的是

A. 类风湿关节炎

B. 强直性脊柱炎

C. 风湿热关节受累

D. 骨关节炎

E. 急性痛风性关节炎

[答案]　D

【评析】　骨关节炎是一种退行性疾病，其病理特征是关节软骨退化损伤、关节边缘和软骨下骨反应性增生所导致的关节软骨完整性被破坏和骨赘形成，也称为退行性关节病、骨质增生、骨关节病，因此本题选 D。类风湿关节炎以关节滑膜慢性炎症为主要病理特征。强直性脊柱炎虽也可引起滑膜的非特异性炎症和软骨变性、破坏，但其主要病理改变是肌腱、韧带和关节囊等附着端的炎症、纤维化和逐渐骨化。风湿热是一种反复发作的全身性结缔组织炎症，主要累及心脏和关节，其在关节的病理改变是滑膜下结缔组织的黏液性变、纤维素样变及炎症细胞浸润所致的滑膜及周围组织水肿。急性痛风性关节炎是由尿酸盐结晶沉积所引起的急性炎症反应，可引起关节软骨、滑膜、关节周围组织等多部位的炎症，并不仅仅针对关节软骨。

【知识点】　关节痛的常见病因。关节痛根据起病形式和病程长短分为急性和慢性。急性关节痛病程在 6 周以内，与外伤、感染、晶体沉积等引起的关节及周围组织急性炎症反应有关，起病急，多为单关节受累。慢性关节痛持续时间超过 6 周，与退化性改变、变态反应等引起的滑膜慢性炎症、关节囊肥厚和骨质增生有关，起病隐匿，常影响多个关节，可反复发作而无明显缓解期。急性关节痛可以是某些慢性疾病的首发症状或急性发作状态，并可逐步转化为慢性关节痛。关节痛的常见病因，见表 25-3。

表 25-3　关节痛的常见病因

分类	代表疾病
外伤	扭伤、拉伤、骨折、脱位
感染	外伤、医源性操作后细菌侵入关节；周围组织炎症、脓肿侵入关节；继发于血流感染
晶体性关节病	痛风
退化性关节病	骨关节炎
恶性肿瘤	原发或转移性骨肿瘤；白血病
风湿病	类风湿关节炎；强直性脊柱炎；系统性红斑狼疮
其他	药物反应(如青霉素、巴比妥)

2. 以下关于 NSAID 治疗关节痛的使用原则中正确的是

A. 尽可能使用大剂量、长疗程

B. 尽量两种或以上的 NSAID 合用

C. 老年人选用半衰期短或小剂量的 NSAID

D. 心血管病高危患者宜用选择性 COX-2 抑制剂

E. 消化性溃疡病史者不推荐选择性 COX-2 抑制剂

［答案］ C

【评析】 NSAID 通过抑制环氧化酶(COX)活性，减少前列腺素合成而具有抗炎、镇痛、退热及减轻关节肿胀作用。其主要不良反应包括胃肠道症状、肝肾功能损害，以及可能增加的心血管不良事件。故《指南》推荐使用时应遵循以下原则：①注意 NSAID 种类、剂量和剂型的个体化；②尽可能使用最低有效量，短疗程；③先用一种，数日至一周无明显疗效时再换另一种，避免同时使用两种及以上 NSAID；④有消化性溃疡病史者，推荐选择性 COX-2 抑制剂或其他 NSAID 加质子泵抑制药；⑤老年人选用半衰期短或小剂量的 NSAID；⑥心血管病高危患者慎用 NSAID，尤其是选择性 COX-2 抑制剂；⑦肾功能不全者慎用 NSAID；⑧定期监测血常规和肝肾功能。

二、多选题(每题 1 个得分点)

以下每题有 5 个备选答案，其中正确答案为 2 个或者 2 个以上，多选、少选、错选均不得分。

1. 以下关于类风湿因子的描述，正确的是

A. 类风湿关节炎的患者都会出现

B. 正常人不会出现

C. 约 5%的正常人(尤其是老年人)会出现低滴度的类风湿因子阳性

D. 阴性可排除类风湿关节炎

E. 其他结缔组织疾病也会出现

［答案］ E

【评析】 类风湿因子(rheumatoid factor，RF)是抗人或动物 IgG 分子 Fc 片段上抗原决定簇的特异性抗体，常见于类风湿关节炎和干燥综合征。类风湿关节炎患者中约 70%会出现 RF 阳性，另有 5%的正常人(尤其是老年人)会出现低滴度的 RF 阳性。RF 阳性还可见于系统性红斑狼疮、混合性结缔组织病等其他风湿病，以及肝炎、结核、麻风、单核细胞增多症等感染性疾病。

【知识点】 类风湿关节炎的新型自身抗体。抗环瓜氨酸肽(CCP)抗体是近年来开始在临床上使用的类风湿关节炎检测指标，它是以 IgG 型为主的抗体。抗 CCP 抗体诊断类风湿关节炎的敏感度 77.3%、特异度 93.85%。与 RF 相比，抗 CCP 抗体对诊断早期类风湿关节炎更有帮助，且特异度更高。

三、共用题干单选题(每个提问 1 个得分点)

以下每题有 2～6 个提问，每个提问有 5 个备选答案，请选择 1 个最佳答案。

患者，女性，33 岁。近半年来常有双腕、掌指关节、近端指间关节疼痛，伴僵硬感，偶有低热。查体：无皮疹，心脏听诊无杂音，双手手指呈梭形改变，关节扪之灼热、压痛明显，活动度受限。曾查血常规 WBC 8.0×10^9/L、Hb 100 g/L，尿常规(—)，ASO 正常，ANA(—)，抗 dsDNA(—)。现来院就诊。

1. 患者最可能的诊断是

A. 风湿热关节受累

B. 系统性红斑狼疮

C. 骨关节炎

D. 类风湿关节炎

E. 化脓性关节炎

［答案］ D

【评析】 类风湿关节炎好发于中年女性，以对称性、持续性多关节炎为主要临床表现，尤以手部关节多发，可伴有发热等全身症状，RF 阳性有助于诊断，故本题选 D。风湿热关节受累患者多同时有

心脏受累的表现，如心脏增大、杂音、心包炎、心力衰竭等，且 ASO 升高可维持 6 个月。部分系统性红斑狼疮患者可以关节肿痛为首发症状，且部分 RF 阳性，但关节外的其他系统性症状如蝶形红斑、脱发、蛋白尿等较为突出，且血清 ANA、抗 dsDNA 等多种自身抗体阳性，有助鉴别。骨关节炎通常累及手、膝、髋关节，手部以远端指间关节最常见，通常不伴有发热，RF 多为阴性。化脓性关节炎多急性、单关节起病，血常规可提示感染证据。

【知识点】

(1)关节痛常见病因的识别：急、慢性关节痛常见病因的识别见表 25-4 和表 25-5。

表 25-4　引起急性关节痛常见病因的识别

	外伤性关节炎	化脓性关节炎	痛风
好发年龄	任何年龄	任何年龄	>40 岁
性别	男性多见	无性别差异	男性多见
诱因	外伤	外伤、操作、血流感染	暴饮暴食、局部损伤
部位	外伤关节	感染关节	第 1 跖趾、足弓、踝
特点	剧烈	单关节多见	剧烈，夜间痛醒
发作和持续时间	依据外伤情况	依据感染情况	数天至数周
伴随症状或体征	骨折、肌腱韧带损伤	发热，全身中毒症状	发热、头痛、恶心

表 25-5　引起慢性关节痛常见病因的识别

项目	骨关节炎	类风湿关节炎	强直性脊柱炎	系统性红斑狼疮
好发年龄	中老年	30—50 岁	15—30 岁	15—45 岁
性别	女性多见	女性多见	男性多见	女性多见
诱因	天气变化、过度使用	不明	有家族史	有家族史
部位	膝、脊柱、髋、远端指	近端指间、掌指、腕、肘	骶髂、脊柱、肩、髋	近端指间、腕、膝、踝
特点	轻到中度的隐痛，活动后加重	反复发作、对称性、多关节疼痛	难以定位的钝痛	反复发作、对称性、游走性疼痛
发作和持续时间	隐匿起病，早期间歇性，晚期持续性	持续性	开始为单侧、间歇性，逐步发展为双侧、持续性	依据狼疮活动程度变化
伴随症状或体征	晨僵(小于 30 分钟)、骨摩擦音	晨僵(>1 小时)、关节肿胀、畸形、发热、浆膜腔积液	急性虹膜炎	发热、蝶形红斑、口腔溃疡、光过敏、浆膜腔积液、泡沫尿

2. 除以上症状外，患者病程中还可能出现哪些表现

A. 肺间质病变
B. 心包炎
C. 腕管综合征
D. 关节隆突及受压部位的皮下结节
E. 肺间质病变、心包炎、腕管综合征、关节隆突及受压部位的皮下结节

[答案]　E

【评析】　类风湿关节炎除关节表现外，还可有突出的关节外表现。包括类风湿结节(易发生在肘关节鹰嘴突、足跟腱鞘、膝关节等关节隆突或经常受压部位，多见于病程晚期、有严重全身症状者)、肺部受累(间质性肺炎、肺间质纤维化、类风湿胸膜炎和类风湿尘肺)、心脏受累(心包炎、心肌炎、心内膜炎和心瓣膜炎)、神经系统受累(神经受压是常见原因，如正中神经在腕关节处受压出现腕管综合征、寰枢椎半脱位导致脊髓和神经根受压)等，故本题选 E。

3. 以下哪项检查对患者的诊断最有帮助

A. 血沉
B. C 反应蛋白
C. 类风湿因子
D. 尿酸
E. HLA-B27

[答案]　C

【评析】　血沉、C 反应蛋白无特异性，尿酸有助于痛风的诊断，HLA-B27 有助于强直性脊柱炎的诊断。仅有类风湿因子可提示类风湿关节炎。

【知识点】　关节痛的诊断思路。通过全面的

病史询问和体检可基本确定关节痛的病因，为与其他疾病鉴别，必要时需结合相应的辅助检查。

(1)病史询问要点：性别和年龄、诱因、部位、特点、发作形式、持续时间、加重及缓解因素、伴随症状、既往史

(2)体格检查要点：关节检查需注意以下几项。①肿胀：提示炎性关节病，渗出明显，浮髌试验阳性提示膝关节积液。②压痛：非特异症状，受主观因素影响。③活动度：关节病变越重，活动度缩小越快越持久；目前无疼痛的关节出现活动度减小，提示曾经有过炎性关节病。④关节不稳：关节松弛或半脱位是慢性关节病重要的机械物理特征。⑤骨性膨大：远端指间关节的 Heberden 结节和近端指间关节的 Bouchard 结节是骨关节炎的常见体征。⑥畸形：手指尺侧偏斜是类风湿关节炎的特征，天鹅颈畸形是关节慢性炎症的结果。全身检查需注意有无皮疹、心脏杂音、胸腔积液、心包积液、类风湿结节、痛风石等。

(3)必要的辅助检查：①血常规。慢性风湿病常伴有贫血，白细胞升高见于化脓性关节炎，减少见于系统性红斑狼疮。②血沉。升高程度和持续时间有助诊断和随访病情，如骨关节炎血沉仅轻度高，类风湿关节炎、系统性红斑狼疮活动期可明显升高。③血清学检查。炎症或风湿性疾病 C 反应蛋白明显升高；急性痛风发作时尿酸多升高，少数降低；类风湿关节炎活动期类风湿因子 70%阳性，但 5%正常人有低滴度阳性；抗核抗体、可提取性核抗原抗体谱、抗双链 DNA 抗体等自身抗体有助风湿病诊断。④关节液检查。常规检查包括颜色、透明度、黏性、黏蛋白凝集实验，白细胞＞200 个/mm^3 提示炎性反应，细菌培养阳性提示感染，偏振光显微镜见尿酸钠结晶可明确诊断痛风。⑤X 线检查。排除骨折，非对称性关节间隙变窄、软骨下骨硬化和(或)囊性变、骨赘形成在骨关节炎常见。⑥条件允许可行以下检查：抗环瓜氨酸肽抗体用于诊断类风湿关节炎敏感度、特异度高于类风湿因子，HLA-B27 用于有助诊断强直性脊柱炎，磁共振对关节积液敏感，有助早期发现病变。

4. 该患者的镇痛治疗首选

A. 糖皮质激素

B. NSAID

C. 阿片类药物

D. 局部封闭治疗

E. 手术治疗

［答案］ B

【评析】 类风湿关节炎患者镇痛治疗首选 NSAID，因其同时具备抗炎作用。

【知识点】 关节炎的药物治疗

(1)止痛治疗：急性关节痛患者治疗的关键在于早期、足量使用镇痛药物，并在症状缓解后及时减量。由重大外伤导致的剧烈疼痛需要使用阿片类药物，中到重度的急性关节痛宜选用非甾体类抗炎药(NSAID)，轻度疼痛用对乙酰氨基酚即可缓解。短期使用上述药物，发生不良反应的风险较低。慢性关节痛患者，建议通过逐渐增加剂量或更换不同种类的镇痛药物以达到镇痛目的。若长期使用各种镇痛药物，需注意不良反应的发生。常用镇痛药物见表 25-6。

(2)病因及辅助治疗：骨关节炎使用氨基葡萄糖和软骨素可修复软骨，延缓关节损伤。两者不良反应小，但起效慢。辣椒碱软膏通过阻断 P 物质起到止痛作用，但破损皮肤禁用。关节腔内注射激素、局部麻醉药可抑制炎症、减轻疼痛，前提是排除化脓性关节炎、周围组织蜂窝织炎和骨折。常见病因及辅助治疗方法见表 25-7。

5. 针对该患者的健康教育正确的是

A. 该病不会致残，不用担心

B. 关节肿胀、疼痛明显时，可加强关节活动

C. 该病患者即使在缓解期也应绝对休息，避免一切不必要的关节活动

D. 及早治疗，对避免关节畸形极为重要

E. 该病的治疗药物无不良反应，无须定期随访

［答案］ D

【评析】 类风湿关节炎是疾病致残的主要病因，及早治疗是保留关节功能、避免关节畸形的首要方法。对于急性期患者，关节肿胀、压痛明显，提示关节炎症，此时应休息，减轻关节负担。待病情缓解后，应尽早开始关节活动，以免关节内粘连和肌肉萎缩。类风湿关节炎患者通常需要使用 NSAID 和改善病情抗风湿药(DMARD)，前者对消化道黏膜有损伤作用，后者可能造成肝肾功能和造血功能受损，因此需要定期随访。

【知识点】 关节炎的非药物治疗。非药物治疗包括患者教育、运动及生活指导和物理治疗，见表 25-8。急性关节痛的物理治疗遵循“PRICE”原则，慢性关节痛更应强调患者教育和合理的肌肉锻炼。

表 25-6　常用镇痛药物

类别	药物名称	特点	用法用量	常见不良反应
解热镇痛药	对乙酰氨基酚	止痛作用弱，无抗炎作用	每次 0.3～0.6 g，每日 2～3 次，每日剂量不超过 4 g	偶致恶心、呕吐，少数发生过敏性皮炎、粒细胞缺乏、血小板减少、贫血、肝功能损害，很少引起胃肠道出血
NSAID	布洛芬	短效，半衰期 1.8 小时	每次 0.4～0.6 g，每日 3 次，每日剂量不超过 2.4	①胃肠：消化不良；胃、十二指肠溃疡；消化道出血 肾：水钠潴留；急性间质性肾炎；急性肾衰竭 肝：转氨酶升高 血液：血细胞减少 过敏：皮肤过敏、哮喘 循环：高血压
	双氯芬酸	镇痛效果强，抗炎效果弱	每次 25～50 mg，每日 3 次，每日剂量不超过 150 mg	
	吲哚美辛	有肛塞制剂	每次 25～50 mg，每日 3 次，每日剂量不超过 150 mg	
	美洛昔康	长效，半衰期 20 小时	每次 7.5～15 mg，每日 1 次，每日剂量不超过 15 mg	
	塞来昔布	选择性 COX-2 抑制剂	每次 0.1～0.2 mg，每日 2 次，每日剂量不超过 0.4 g	胃肠道不良反应少，可能增加心血管不良事件发生率，磺胺药过敏者禁用
弱阿片类	曲马朵	不抑制前列腺素合成，与非阿片类药物联用效果好	每次 50～100 mg，每日 2～3 次，每日剂量不超过 400 mg	偶见出汗、恶心、呕吐、食欲缺乏、头晕、无力、嗜睡，罕见皮疹、心悸、体位性低血压，无成瘾性，无呼吸抑制作用
阿片类	吗啡控释片	镇痛效果强，无剂量限制	从每次 10～20 mg，每 12 小时 1 次开始，根据镇痛效果增加剂量	有成瘾性；胃肠道反应常见，如便秘，建议同时处方导泻剂；老年人使用应注意呼吸抑制情况

表 25-7　关节痛常见病因及辅助治疗方法

常见病因及伴发情况	治疗
化脓性关节炎	抗生素
痛风	秋水仙碱，苯溴马隆，别嘌醇
肌肉痉挛	肌松药
伴发神经痛	辣椒碱软膏，抗抑郁药
伴发肌肉痛	外用 NSAID 药膏
类风湿关节炎	改善病情，抗风湿药(DMARD)，激素
骨关节炎	氨基葡萄糖、软骨素、玻璃酸钠

表 25-8　关节痛常用非药物治疗方法

	急性关节痛	慢性关节痛
患者教育	告知药物起效时间，若疼痛持续超过 6 周应及时就诊	了解疾病预后，消除思想负担；避免长久站立、跪位、蹲位、爬楼梯、不良姿势；了解药物用法和常见不良反应
运动及生活指导	保护受损关节的前提下适量运动以保持肌力；预防下肢静脉血栓	合理关节肌肉锻炼：非负重状态下锻炼，保持关节活动度；肌肉锻炼，增强肌力和关节稳定性；有氧运动：步行、游泳、骑自行车；肥胖者减轻体重以减少关节负担；减轻关节负荷：使用手杖、助步器

（续　表）

	急性关节痛	慢性关节痛
物理治疗	"PRICE"原则；Protection，使用护膝、护腿或棉垫保护关节；Rest，休息以减轻关节疼痛及肿胀；Icing，冰敷，每次 15 分钟，每天数次；Compressing，使用弹力绷带加压包扎；Elevation，抬高受累关节	按摩、热疗、水疗

6. 以下有关关节炎的转诊指征，正确的是

A. 任何关节炎均应转诊给专科医生

B. 关节功能严重受损，考虑行手术治疗，转诊给骨科医生

C. 关节炎伴多系统损害表现，转诊给康复科医生

D. 关节炎的病因诊断不明时，可继续在全科医生处随访

E. 足量、足疗程药物治疗效果不佳时，可继续在全科医生处随访

［答案］ B

【评析】 全科医生处理关节炎或关节痛患者时，应注意及时转诊。转诊指征包括：①关节痛的病因诊断不明；②药物治疗效果不佳，或出现药物不良反应；③多系统表现考虑风湿病，转诊给风湿科医生；④需进一步指导物理治疗和功能锻炼，转诊给康复科医生；⑤关节功能严重受损，考虑行手术治疗，转诊给骨科医生。

四、案例分析题

每个案例至少有 3 个提问，每个提问有 6～12 个备选答案，其中正确答案有 1 个或多个，每选择一个正确答案得 1 个得分点，每选择一个错误答案扣 1 个得分点，扣至本问得分点为 0。

患者，男性，48 岁，因突发右膝关节肿痛 10 小时就诊。半年前饮酒后有类似发作史，2 天后自行好转。有高血压史。查体：体温 36.5 ℃，右膝关节红肿明显伴压痛。血常规正常，血尿酸 476 μmol/L。

1. 以下检查项目中哪些可明确诊断

A. 血沉

B. C 反应蛋白

C. 尿常规

D. 24 小时尿尿酸测定

E. 关节液偏振光显微镜检查

F. 关节 X 线摄片

［答案］ E

【评析】 关节穿刺液或痛风石活检在偏振光显微镜下见到双折光的尿酸钠结晶，可确诊痛风，故本题选 E。血沉、C 反应蛋白在痛风急性发作时可升高，但无特异性。尿常规可出现红细胞和蛋白，提示尿路结石或肾受累。尿尿酸测定主要用于血尿酸升高原因的分析和降尿酸治疗的随访。早期急性关节炎时关节摄片除软组织肿胀外，关节显影正常，反复发作后才有关节面不规则、关节间隙狭窄、骨质凿孔样缺损，但都非金标准。

2. 该患者当前可选用的治疗药物包括

A. 别嘌醇

B. 青霉素

C. 秋水仙碱

D. NSAID

E. 苯溴马隆

F. 糖皮质激素

G. 甲氨蝶呤

H. 硫酸氨基葡萄糖

［答案］ CDF

【评析】 痛风急性发作时以抗炎、镇痛为首要目标，抑制尿酸生成和促进尿酸排泄的药物应待急性发作过后方才使用，以免引起血尿酸波动，延长发作时间或引起转移性痛风。秋水仙碱对痛风有特效，对诊断有困难的病例可进行试验性治疗，有助于鉴别诊断。NSAID 为非特异性抗炎药物，可缓解局部疼痛、减轻炎症。对病情严重，无法耐受秋水仙碱或使用 NSAID 有禁忌的患者，可选用糖皮质激素。急性痛风性关节炎为晶体性关节炎，非感染引起，无须使用抗生素。别嘌醇和苯溴马隆应在急性发作缓解后使用。甲氨蝶呤为治疗类风湿关节炎的改善病情抗风湿药。硫酸氨基葡萄糖为软骨基质中合成蛋白聚糖的必需成分，可改善软骨代谢，提高修复能力，主要用来治疗骨关节炎。故本题选 CDF。

3. 该患者今后治疗高血压应避免使用以下哪

些药物

A. 利尿药

B. CCB

C. β受体阻滞药

D. ACEI

E. ARB

F. 直接血管扩张药

G. α_1受体阻滞药

H. 利尿药与 ACEI 或 ARB 的复方制剂

［答案］ AH

【评析】 利尿药会影响尿酸排泄，导致血尿酸升高，合并痛风的高血压患者应避免使用。

第三节　颈肩痛

一、单选题(每题 1 个得分点)

以下每题有 5 个备选答案，请从中选择 1 个正确答案。

1. 下列关于颈椎病的非手术治疗方法中哪项是正确的

A. 颌枕带牵引适用于各型颈椎病

B. 推拿按摩适用于各型颈椎病

C. 颈托主要用以限制颈椎过度活动

D. 局部有范围较大且不固定的痛点时，可采用局部封闭治疗

E. 非甾体类抗炎药和肌松药宜长期使用

［答案］ C

【评析】 颌枕带牵引和推拿按摩均不适用于脊髓型颈椎病，局部封闭应在压痛点固定且范围较小时使用，非甾体类抗炎药和肌松药应短期、交替使用。

【知识点】 颈椎病的非手术治疗，包括颌枕带牵引、颈托和围领、推拿按摩、理疗、自我保健疗法和药物治疗。

(1)颌枕带牵引：适用于脊髓型以外的各型颈椎病，有助于解除肌肉痉挛、牵伸挛缩的关节囊和韧带、改善或恢复颈椎的正常生理弯曲、解除神经根的刺激和压迫、拉大椎间隙。坐、卧位均可牵引，牵引时间以项、背部肌肉能耐受为限，每日数次，每次 1 小时。如无不适可行持续性牵引，每日 6～8 小时，2 周为 1 个疗程。

(2)颈托和围领：主要用以限制颈椎过度活动，适用于各型颈椎病。

(3)推拿按摩：适用于除脊髓型以外的其他各型颈椎病的早期，有减轻肌肉痉挛、改善局部血流的作用，但应由经过专业培训的人员实施。

(4)理疗：包括直流电离子导入疗法、低频调制的中频电疗法、超短波疗法、超声波疗法和光疗等多种方法，有加速炎症水肿消退和松弛肌肉的作用。

(5)自我保健疗法：工作时定期改变姿势，避免长时间低头伏案。睡眠时宜用平板床，枕头高度适当，不让头部过伸或过屈。颈椎的运动治疗如米字操、棍操、哑铃操等，有利于颈肩部肌肉放松和改善血循环。

(6)药物治疗：非甾体类抗炎药、肌松药、镇静药均属对症治疗，且有一定不良反应，故宜在症状剧烈、严重影响生活及睡眠时短期、交替使用。当局部有固定且范围较小的压痛点时，可局部注射皮质类固醇。如有典型神经根痛者可行颈硬膜外注射。

二、多选题(每题 1 个得分点)

以下每题有 5 个备选答案，其中正确答案为 2 个或者 2 个以上，多选、少选、错选均不得分。

1. 下列哪些是颈椎病的病因

A. 颈椎间盘退行性变

B. 颈部肌肉痉挛

C. 损伤

D. 颈椎先天性椎管狭窄

E. 椎动脉粥样硬化

［答案］ ACD

【评析】 颈椎病的病因，包括以下几项。①颈椎间盘退行性变：最根本的原因。椎间盘退变使椎间隙狭窄，关节囊、韧带松弛，颈椎活动时稳定性下降，引起椎体、关节突关节、钩椎关节、前后纵韧带、黄韧带及项韧带变性、增生、钙化，导致脊髓、神经、血管受刺激或压迫。②损伤：急性和慢性损伤可使已退变的颈椎和椎间盘损害加重，但不包括暴力伤致颈椎骨折、脱位所并发的脊髓和神经根损伤。③颈椎先天性椎管狭窄：胚胎或发育过程中椎弓根过短，使椎管矢状径小于正常。在此基础上，即使较轻的退行性变也会导致压迫症状。颈部肌肉痉挛是颈椎病的临床表现之一，而不是其病因。椎动脉粥样硬化者更容易出现椎动脉型颈椎病，但不是其致病因素。

2. 下列哪些是椎动脉型颈椎病的临床表现

A. 眩晕

B. 头痛

C. 指端发麻

D. 视觉障碍

E. 猝倒

[答案]　ABDE

【评析】　椎动脉型颈椎病主要是由颈椎退变压迫椎动脉引起，临床表现为眩晕、头痛、视觉障碍、猝倒等，指端发麻则是神经根型颈椎病的主要临床表现。

【知识点】　颈椎病指颈椎间盘退行性变及其继发性椎间关节退行性变所致脊髓、神经、血管损害而表现的相应症状和体征。临床上根据脊髓、神经、血管受刺激或压迫而表现出的症状，将颈椎病分为四型。

(1)神经根型：发病率最高，占50%～60%。是由椎间盘向侧后方突出、钩椎关节或关节突关节增生、肥大，刺激或压迫神经根所致。开始多为颈肩痛，短期内加重，并向上肢放射。可有皮肤麻木、过敏，伴有上肢肌力下降、手指动作不灵活。头部或患肢特殊姿势或受到牵撞时可发生剧烈的闪电样锐痛。查体头多偏向患侧，肩部上耸，横突、斜方肌、肱二头肌等处有压痛，患肢上举、外展和后伸受限，上肢牵拉试验(＋)、压头试验(＋)。

(2)脊髓型：占10%～15%，多由颈椎椎间盘髓核向后突出、椎体后缘骨赘、黄韧带或后纵韧带肥厚、钙化所致。脊髓受压易发生在下颈段，临床表现自下而上，先有四肢乏力，步态不稳，其后表现为肌张力伸高，最后颈痛明显。

(3)交感神经型：本型的发病机制尚不清楚，主要表现如下。①交感神经兴奋症状：头痛、头晕或偏头痛，有时伴恶心、呕吐、视物模糊、心跳加快、血压升高、耳鸣；②交感神经抑制症状：头昏、眼花、流泪、鼻塞、心动过缓、血压下降及胃肠胀气。

(4)椎动脉型：病因可能与以下因素有关。颈椎横突孔增生狭窄、上关节突增生肥大可刺激或压迫椎动脉；颈椎退变致活动时稳定性降低，椎间关节过度移动牵拉椎动脉；颈交感神经兴奋，反射性引起椎动脉痉挛。主要表现为：①眩晕，为本型主要症状，头部活动时诱发或加重；②头痛，由椎基底动脉供血不足而侧支循环血管代偿性扩张引起，多为发作性胀痛，可在枕部、顶枕部，也可放射到颞部；③视觉障碍，由大脑后动脉及脑干内3、4、5脑神经核缺血所致，表现为突发性弱视或失明、复视；④猝倒，头部突然旋转或屈伸，致椎动脉受刺激后痉挛引起猝倒；⑤其他，不同程度的感觉障碍、运动障碍及精神症状。

颈椎病的上棕4种类型可以两种或多种同时出现，也称复合型，但通常这类患者的临床表现仍以某型为主，伴有其他类型的部分表现。

3. 下列哪些是神经根型颈椎病的体征

A. 浮髌试验(＋)

B. 上肢牵拉试验(＋)

C. 拾物试验(＋)

D. 直腿抬高试验(＋)

E. 压头试验(＋)

[答案]　BE

【评析】　上肢牵拉试验和压头试验阳性是神经根型颈椎病的常见体征。浮髌试验用于检查膝关节，阳性提示膝关节有中等量(50 ml)以上的关节积液；拾物试验阳性多见于腰椎间盘脱出、腰肌外伤及炎症患者，拾物时患者先以一手扶膝蹲下，再腰部挺直地用手接近物体，与正常人两膝伸直、腰部自然弯曲捡拾物品不同；直腿抬高试验阳性见于腰椎间盘突出症，也可见于单纯性坐骨神经痛。

三、共用题干单选题(每个提问1个得分点)

以下每题有6个提问，每个提问有5个备选答案，请选择1个最佳答案。

男，62岁。颈肩痛4个月余，向右上肢放射，伴右上肢肌力下降，手指动作不灵活，近1周有加重。无发作性眩晕，步态不稳。查体：颈椎棘突间有压痛，右手拇指感觉减弱，上肢牵拉试验及压头试验(＋)。

1. 以下有关上肢牵拉试验的说法正确的是

A. 又称为臂丛神经牵拉试验

B. 阳性常见于椎动脉型颈椎病

C. 检查时需要牵拉健侧手腕

D. 检查时需在患者头顶加压

E. 阳性者会出现健侧上肢的疼痛

[答案]　A

【评析】　上肢牵拉试验又称为臂丛神经牵拉试验(Eaton试验)，检查时病者取坐位，头向健侧偏，检查者一手扶患侧颈部，一手握患腕，向相反方向牵拉。因臂丛神经被牵张，刺激已受压的神经根而出现放射痛或麻木等感觉，即为上肢牵拉试验阳性。常见于神经根型颈椎病患者。

2. 在社区，以下哪项可作为该患者辅助检查的

首选

A. 经颅彩色多普勒(TCD)

B. 颈椎X线摄片

C. 颈椎CT

D. 颈椎MRI

E. 脑内动脉MRA

[答案] B

【评析】 X线检查是颈椎损伤及颈椎病的重要手段,也是颈部最基本最常用的辅助检查技术,在社区方便开展。神经根型颈椎病的X线平片可显示颈椎生理前凸消失,椎间隙变窄,椎体前后缘骨质增生,钩椎关节、关节突关节增生及椎间孔狭窄等退行性改变。进一步的CT或MRI检查可见椎间盘突出、椎管及神经根管狭窄,严重者可有脊神经受压征象。

3. 患者最可能的颈椎病类型是

A. 脊髓型

B. 神经根型

C. 混合型

D. 椎动脉型

E. 交感神经型

[答案] B

【评析】 患者临床症状符合神经根受压表现,同时有上肢牵拉试验和压头试验阳性,应首先考虑神经根型颈椎病。

4. 患者的颈椎病类型最需要与下列哪个疾病鉴别

A. 梅尼埃病

B. TIA

C. 颈椎骨折

D. 冠状动脉供血不足

E. 胸廓出口综合征

[答案] E

【评析】 神经根型颈椎病需要与粘连性肩关节囊炎和腕管综合征、胸廓出口综合征、肌萎缩型侧索硬化症、颈神经根肿瘤鉴别。其中,胸廓出口综合征是由先天性畸形、外伤瘢痕、骨痂或肿瘤等压迫臂丛神经或锁骨下血管而表现的神经、血管症状。梅尼埃病、TIA等可引起眩晕的疾病需与椎动脉型颈椎病鉴别;颈椎骨折引起脊髓受压需要与脊髓型颈椎病鉴别;冠状动脉供血不足可有心前区痛、心律失常等表现,需要与交感神经型颈椎病鉴别。

5. 该患者目前首选的治疗方法是

A. 颈椎运动治疗(如米字操、棍操、哑铃操)

B. 颈硬膜外注射激素

C. 颌枕带牵引

D. 前路手术

E. 后路手术

[答案] C

【评析】 颌枕带牵引是治疗颈椎病最常用且有效的方法。颈椎的运动治疗指采用合适的运动方式对颈部等相关部位以至于全身进行锻炼,适用于各型颈椎病症状缓解期及术后恢复期的患者。颈硬膜外注射醋酸泼尼松龙适用于有典型神经根痛的患者,该方法有一定危险性,不作为首选方法。手术治疗适用于非手术治疗无效或反复发作者或脊髓型颈椎病诊断明确者。

6. 有关该患者的健康教育中正确的是

A. 侧卧时,枕头不要加高,以便使颈部处于侧屈位

B. 可以长期保持低头姿势

C. 仰卧时宜高枕,使颈部处于屈曲状态

D. 夏天注意避免风扇、空调直接吹向颈部;出汗后不要直接吹冷风,或用冷水冲洗头颈部,或在凉枕上睡觉

E. 颈椎病急性发作时应增加颈部运动量,以免关节功能退化

[答案] D

【评析】 颈椎病急性发作期或初次发作的患者,要适当注意休息,病情严重者更要卧床休息2~3周。平时要避免长时间低头姿势,因这种体位使颈部肌肉和韧带长时间处于牵拉位置,容易劳损,也易促使颈椎间盘退化。睡觉时,若仰卧,颈部垫高约10 cm较好,高枕卧位会使颈部处于屈曲状态,其结果与低头姿势相同;若侧卧,枕头要加高,以使颈部不出现侧屈。夏天也应注意颈部保暖,避免风扇、空调直接吹向颈部;出汗后不要直接吹冷风,或用冷水冲洗头颈部,或在凉枕上睡觉。

第四节 腰腿痛

一、单选题(每题1个得分点)

以下每题有5个备选答案,请从中选择1个正确答案。

1. 直腿抬高试验在多少度以内便产生坐骨神经痛,称为直腿抬高试验阳性

A. 10°

B. 20°

C. 30°

D. 60°

E. 90°

[答案] D

【评析】 直腿抬高试验时,患者仰卧,双下肢伸直,检查者一只手握住患者踝部,另一只手置于大腿伸侧,抬高患者下肢。正常人神经根有4mm活动度,下肢抬高到60°~70°始感腘窝不适。椎间盘突出症患者神经根受压或粘连使其活动度减少,抬高在60°以内即出现坐骨神经痛,称为直腿抬高试验阳性。在该试验阳性时,缓慢降低患肢高度,疼痛消失后再背曲患肢踝关节以牵拉坐骨神经,如再次出现放射痛称为加强试验阳性。

2. 关于腰椎间盘突出症,下列说法正确的是

A. 女性多见

B. 老年人发病率最高

C. 90%患者直腿抬高试验阳性

D. X线片可确诊

E. 首选手术治疗

[答案] C

【评析】 腰椎间盘突出症常见于20—50岁人群,男性患病是女性的4~6倍,老年人患病率最低,患者多有弯腰或久坐工作史。直腿抬高试验阳性率约90%。单纯X线片主要用于了解脊柱侧凸、椎体增生、椎间隙狭窄、结核、肿瘤等情况,并不能直接反映是否存在椎间盘突出。CT和MRI可以显示椎管形态、黄韧带是否增厚,以及椎间盘突出的大小、方向,对本病的诊断有重要价值。多数患者可经非手术治疗方法缓解或治愈,手术仅用于经严格非手术治疗无效或马尾神经受压者。

3. 以下有关腰肌劳损的说法中正确的是

A. 由腰椎间盘慢性损伤性炎症引起

B. 腰部无固定的压痛点

C. 可有直腿抬高加强试验阳性

D. 不会出现骶棘肌痉挛

E. 腰痛休息后可缓解,但卧床过久又感不适

[答案] E

【评析】 腰肌劳损与腰椎间盘突出症不同,是腰部肌肉及其附着点筋膜或骨膜的慢性损伤性炎症。无明显诱因的慢性腰痛是其主要症状,腰痛休息后可缓解,但卧床过久又感不适,略微活动后又减轻,活动过久疼痛再次加重。一般在疼痛区有固定压痛点,该点常在肌肉起止点附近。可有单侧或双侧骶棘棘痉挛。因病变不影响神经根,因此不会有直腿抬高试验及加强试验阳性。

二、多选题(每题1个得分点)

以下每题有5个备选答案,其中正确答案为2个或者2个以上,多选、少选、错选均不得分。

1. 腰腿痛的病因可分为

A. 外伤性

B. 炎症性

C. 退行性变

D. 先天性疾病

E. 肿瘤性疾病

[答案] ABCDE

【评析】 腰腿痛病因复杂多样,按病因可分为外伤性、炎症性、退行性变、先天性疾病和肿瘤5大类。

【知识点】 腰腿痛的病因分类。

(1)外伤性:急性损伤如各种暴力造成的腰椎骨折、脱位或腰肌软组织损伤,慢性损伤如长期不良体位、劳动姿势引起的慢性累积性损伤。

(2)炎症性:感染性可见于结核、化脓菌、伤寒对腰部软组织及骨骼的侵犯,无菌性炎症可见于寒冷、潮湿或变态反应引起的骨及软组织炎症。

(3)退行性变:如腰椎间间盘突出症。

(4)先天性疾病:常见的有隐性脊柱裂、腰椎骶化或骶椎腰化、漂浮棘突、发育性椎管狭窄和椎体畸形等。这类疾病年轻时常无症状,但为累积性损伤后出现腰腿痛提供了基础。

(5)肿瘤性疾病:原发性或转移性肿瘤对腰椎或周围软组织的侵犯。

2. 下列关于腰椎间盘突出症的病因中,说法正确的是

A. 腰椎间盘退行性变是基本因素

B. 积累伤力是椎间盘变性的主要原因，也是椎间盘突出的诱因

C. 与遗传因素有关

D. 妊娠期腰骶部承受更大重力，增加椎间盘损害机会

E. 已退变的椎间盘与无退变的椎间盘相比，可承受的压力无明显变化

［答案］ ABCD

【评析】 腰椎间盘突出症的病因。

(1)椎间盘退行性变：是腰椎间盘突出症的基本因素。随年龄增长，髓核失去弹性、张力下降，椎间盘变薄、结构松弛。已退变的椎间盘与无退变的椎间盘相比，可承受的压力仅为后者的约 1/20，容易破裂。

(2)损伤：积累伤力是椎间盘变性的主要原因，也是椎间盘突出的诱因。其中，反复弯腰、扭转动作最易引起椎间盘损伤。

(3)遗传因素：有色人种发病率低，＜20 岁的患者中约 32%有阳性家族史。

(4)妊娠：妊娠期盆腔、下腰部组织充血，各种结构相对松弛，腰骶部还要承受较平时更大的重量，因此增加了椎间盘损害的机会。

3. 以下哪些是腰椎间盘突出症会出现的临床表现

A. 低热

B. 腰痛

C. 血尿

D. 坐骨神经痛

E. 大小便障碍

［答案］ BDE

【评析】 腰椎间盘突出症可出现腰痛、坐骨神经痛和马尾神经受压的症状。若腰痛伴有低热要考虑脊柱结核，伴有血尿要考虑肾或输尿管结石。

【知识点】 腰椎间盘突出症的临床表现。

(1)腰痛：是多数患者最先出现的症状，由纤维环外层及后纵韧带受突出髓核的刺激，经窦椎神经而产生的下腰部感应痛。

(2)坐骨神经痛：多数患者为腰$_{4\sim5}$、腰$_5$ 至骶$_1$ 间隙椎间盘突出，因此坐骨神经痛常见，发生率达 97%。典型症状是从下腰部向臀部、大腿后方、小腿外侧直到足部的放射痛。在喷嚏、咳嗽时，由于腹压增加而使疼痛加剧。

(3)马尾神经受压：向正后方突出的髓核或脱垂、游离椎间盘组织可压迫马尾神经，引起大小便障碍。

三、共用题干单选题(每个提问 1 个得分点)

以下每题有 6 个提问，每个提问有 5 个备选答案，请选择 1 个最佳答案。

患者，男性，40 岁，腰痛伴右下肢放射痛 2 个月，反复发作，与劳累有关，咳嗽、用力排便时可加重疼痛。查体：右直腿抬高试验 40°阳性，加强试验阳性。X 线片示：$L_{4\sim5}$椎间隙变窄。

1. 该患者最有可能的诊断是

A. 急性腰扭伤

B. 腰椎间盘突出症

C. 腰椎管狭窄症

D. 腰 3 横突综合征

E. 梨状肌综合征

［答案］ B

【评析】 腰椎间盘突出症好发于中青年男性，坐骨神经痛是典型临床症状，可自下腰部放射到臀部、大腿后方、小腿外侧直到足部。在咳嗽、排便时腹压增高，加重对神经根的压迫，使疼痛加重。体检可有直腿抬高试验阳性，提示神经根受压；X 线片可见椎间隙狭窄。因此，可能性最大。急性腰扭伤多有外伤史，主要表现为腰痛和活动受限，直腿抬高试验有时可为阳性，但加强试验阴性。腰椎管狭窄症主要症状为腰骶部疼痛及间歇性跛行，X 线片提示椎管矢状径小。腰 3 横突综合征疼痛多局限在腰部，无坐骨神经损害症状。梨状肌综合征也可有坐骨神经受压症状，但多在髋关节外展、外旋位抗阻力时诱发症状。

【知识点】 腰椎间盘突出症的体征。

(1)腰椎侧凸：是一种为减轻突出的髓核对神经根的压迫以减轻疼痛的姿势性代偿畸形，具有辅助诊断价值。

(2)腰部活动受限：绝大多数患者均有腰部活动受限，主要表现为前屈受限，因为前屈位时髓核进一步向后移动加重对神经根的牵张。

(3)压痛和骶棘肌痉挛：多数患者在病变椎间隙的棘突间有压痛，1/3 患者骶棘肌痉挛，使腰部固定于强迫体位。

(4)直腿抬高试验及加强试验阳性：通常以 60°为正常和异常的区分点，直腿抬高小于 60°为阳性，腰椎间盘突出症患者中的阳性率可达 90%。为排除肌源性因素对直腿抬高试验的影响，可进一步行加强试验。

(5)神经系统表现：①感觉异常。4/5 患者有感觉异常，腰$_5$ 神经根受累影响小腿前外侧和足背内侧，骶$_1$ 神经根受累影响外踝及足外侧。②肌力下降。3/4 患者有肌力下降，腰$_5$ 神经根受累影响踝和趾的背伸力，骶$_1$ 神经根受累影响趾和足跖的屈曲。③反射异常。踝反射减弱或消失提示骶$_1$ 神经根受压，肛门括约肌张力下降或肛门反射减弱提示马尾神经受压。

2. 可完全排除的诊断是

A. 腰椎结核

B. 腰椎肿瘤

C. 腰椎管狭窄症

D. 腰肌劳损

E. 脊椎滑脱症

[答案]　D

【评析】　腰肌劳损是腰部肌肉及其附着点筋膜或骨膜的慢性损伤性炎症，临床上可有慢性腰痛、固定压痛点及骶棘肌痉挛，此与腰椎间盘突出症相似。但腰肌劳损不会出现坐骨神经压迫症状，也不会有直腿抬高试验及加强试验阳性。

3. 患者腰$_4$、腰$_5$ 椎间盘突出，其神经根压迫症状相应支配区域可能为

A. 小腿前外侧或足背内侧

B. 大腿前侧

C. 小腿后侧及足底

D. 小腿前内侧

E. 大腿外侧

[答案]　A

【评析】　腰椎间盘突出症压迫神经根可出现相应支配区域的感觉异常，最常见的是腰$_4$、腰$_5$ 及腰$_5$、骶$_1$ 椎间盘突出，分别压迫腰$_5$ 或骶$_1$ 神经根。该患者 X 线提示腰$_4$、腰$_5$ 椎间盘突出，引起小腿前外侧、足背内侧麻木或痛觉过敏等腰 5 神经根压迫症状。

4. 对定位定性诊断有重要帮助的检查是

A. X 线片

B. 骨扫描

C. MRI

D. 肌电图

E. 血管造影

[答案]　C

【评析】　CT、MRI 可以显示椎间盘突出的位置、大小和方向，对本病的诊断有重要价值。X 线片主要还是通过周边椎体和椎间隙的变化来推测椎间盘的病变，但并不能直接显示椎间盘病变。骨扫描主要用于转移性骨肿瘤的诊断。肌电图是通过描述神经肌肉活动的生物电流，来判断其功能状态，帮助区别病变属于肌原性或是神经原性。肌电图有助于神经根受压的诊断，但对椎间盘病变的定位和定性诊断帮助不大。血管造影的目的是血管显影，无法观察椎间盘的病变。

5. 关于该患者的治疗方法，正确的是

A. 无须卧床休息

B. 首选手术治疗

C. 持续牵引对减轻神经根的压迫有效

D. 非手术治疗通常疗效较差

E. 病程中若出现马尾神经受压症状，也应坚持非手术治疗

[答案]　C

【评析】　腰椎间盘突出症的非手术治疗：腰椎间盘突出症的大部分患者可以经过非手术治疗缓解或痊愈，其适应证包括：①年轻、初次发病、病程较短者；②休息后症状可自行缓解者；③X 线检查无椎管狭窄者。对于严格非手术治疗无效，或有马尾神经受压者可考虑手术治疗。

(1)绝对卧床休息：初次发作时应立即卧床休息，3 个周后戴腰围起床活动，3 个月内不做弯腰持物动作。

(2)持续牵引：骨盆牵引可使椎间隙增宽、减少椎间盘内压、扩大椎管容量，从而减轻对神经根的刺激和压迫。牵引质量 7～15 kg，持续 2 周。

(3)理疗、推拿和按摩：可使痉挛的肌肉松弛，进一步减轻椎间盘压力。但应由专业人员施行，以避免暴力推拿。

(4)皮质激素硬膜外注射：长效糖皮质激素加 2%利多卡因硬膜外注射，每 7～10 天 1 次，3 次为 1 个疗程，间隔 2～4 周后可再用 1 个疗程。

(5)髓核化学溶解法：将胶原酶注入椎间盘内或硬脊膜与突出的髓核之间，这种酶可选择性溶解纤维环和髓核，而基本不损坏神经根。

6. 该患者的以下健康教育中，正确的是

A. 减少积累伤对预防腰椎间盘突出症无效

B. 长期坐位工作者，要定期更换姿势

C. 不建议使用腰围来预防腰椎间盘突出症

D. 弯腰取物时，避免屈髋、屈膝下蹲

E. 长期使用腰围可使腰背肌得到训练，增强脊柱的稳定性

[答案]　B

【评析】 腰椎间盘突出症的预防非常重要。应告知患者退行性改变基础上受到积累伤力是本病的主要原因，因此应尽量减少积累伤。长期坐位工作者应注意座椅高度，定期改变姿势。常弯腰劳动者，应间断伸腰、挺胸，并使用腰围。加强腰背肌训练，可增加脊柱的稳定性。尤其对于长期佩戴腰围的患者，应更强调腰背肌的锻炼，以免失用性萎缩。若弯腰拾物，应采用屈髋、屈膝下蹲方式，减少腰部弯曲，减轻对椎间盘后方的压力。

（祝墡珠）

参考文献

[1] 中华医学会骨质疏松和骨矿盐疾病分会.原发性骨质疏松症诊治指南(2011年).中华骨质疏松和骨矿盐疾病杂志，2011，04(1)：2-17.

[2] 陆再英，钟南山.内科学.7版.北京：人民卫生出版社，2009.

[3] 陈灏珠.实用内科学.12版.北京：人民卫生出版社，2005.

[4] 祝墡珠.全科医生临床实践.北京：人民卫生出版社，2013.

[5] 杜雪平，席彪.全科医生基层实践.北京：人民卫生出版社，2013.

[6] 中华医学会风湿病学分会.原发性痛风诊断和治疗指南.中华风湿病学杂志，2011，15(6)：410-413.

[7] 中华医学会骨科学分会.骨关节炎诊治指南(2007年版).中华骨科杂志，2007，27(10)：793-796.

[8] 中华医学会风湿病学分会.类风湿关节炎诊断及治疗指南.中华风湿病学杂志，2010，14(4)：265-270.

[9] 蒋明，DAVID YU，林孝义，朱立平.中华风湿病学.北京：华夏出版社，2004.

[10] 陈文彬，潘祥林.诊断学.7版.北京：人民卫生出版社，2008.

[11] 吴在德，吴肇汉.外科学.7版.北京：人民卫生出版社，2008.

[12] 中国康复医学会颈椎病专业委员会.颈椎病诊治与康复指南(2010版).中国康复医学会，2010.

[13] 胥少汀，葛宝丰，徐印钦.实用骨科学.4版.北京：人民军医出版社，2012.

第 26 章

慢性肾病

第一节 流行病学现状

本节提示

1. 了解CKD流行病学观念。
2. 了解慢性肾脏病的起始病因。
3. 了解慢性肾病的危险因子及辨别高危险群。

一、单选题(每题1个得分点)

以下每题有5个备选答案,请从中选择1个正确答案。

1. 末期肾脏疾病的高发生率与高盛行率是政府与医界必须重视的问题,关于慢性肾脏病的叙述下列何者错误

A. 早期的慢性肾病,其盛行率远高于末期肾疾病

B. 慢性肾病非但会增加病患整体与心脏血管疾病死亡率,更会增加医疗支出与负担,因此目前已成为世界各国防治的重要疾病

C. 肾疾病的高发生率与高盛行率与不健康的饮食习惯息息相关

D. 肾疾病的盛行率高低与地域变化和城市农村差异无关

E. 以上叙述皆正确

[答案] D

【评析】 本题在考查对慢性肾病的流行病学观念。

【知识点】 世界各国的ESRD人口正以惊人的7%年成长率增加,台湾慢性肾病盛行率达11.9%,而世界各国的盛行率在10%~14%,因此慢性肾病防治已成为国际间重要的健康防治计划。目前有关慢性肾病在中国的流行病学调查,至今还没有代表性的调查结果。但根据北大医院肾内科王海燕教授及张路霞教授2012发表在Lancet的研究指出,中国成年人群中慢性肾病的患病率为10.8%,据此估计中国现有成年慢性肾病患者1.2亿,而慢性肾病的知晓率仅为12.5%。该调查还发现经济快速发展的农村地区居民有较高的慢性肾病发生率,推测与高血压、糖尿病等代谢性疾病的激增及医疗保健欠完善有关。

2. 关于慢性肾病的致病起始病因,下列何者正确

A. 糖尿病及高血压

B. 尿路结石引发尿路感染

C. 红斑性狼疮

D. 长期使用镇痛药

E. 以上皆是

[答案] E

【评析】 本题在考查对慢性肾病起始病因的了解。

【知识点】 凡是会造成肾实质损害并损及肾小球滤过率的疾病,皆为慢性肾病起始病因。以机转区分慢性肾病的起始病因可分成免疫性、代谢性疾病、肾毒性物质、肾感染等因素。

(1)免疫性:如红斑性狼疮、自体免疫相关疾病。

(2)代谢性疾病：如糖尿病、高血压等、高尿酸血症等。

(3)肾毒性物质：非类固醇抗发炎药物、NSAID、锂盐。

(4)肾脏感染：尿路结石、尿路阻塞等造成尿路感染。

3. 下列何者不是慢性肾病的高危险人群

A. 罹患糖尿病20年的72岁女性

B. 有高血压病史30年，规则服药的80岁男性

C. 长期偏头痛，自行在药局买镇痛药已有3年时间的40岁女性

D. 担任印刷排版工作每日长时间坐在计算机桌前，最近两个月出现阵发性腰痛与腰酸的25岁女性

85岁女性，无高血压或糖尿病病史，在成年人健康体检时发现血中胆固醇为230 mg/dl，低密度脂蛋白为160 mg/dl，尿蛋白卌

[答案]　D

【评析】　本题重点考查是否了解慢性肾病的高危险人群。

【知识点】　慢性肾病(CKD)的高危险人群，如糖尿病、高血压、有肾病家族史、老年人、心血管疾病、自体免疫疾病、服用肾毒性药物、代谢症候群等，均为CKD的高危险人群，应加强定期接受筛检。

(1)糖尿病：血糖过高造成血管病变，影响肾的血流量，进而影响肾功能。

(2)高血压：血压过高影响肾排泄废物及平衡水分的功能。

(3)痛风：血液的尿酸浓度过高时，尿酸会沉积在肾组织，影响肾功能。

(4)55岁以上老年人：因身体器官较易退化，需格外注意。

(5)长期滥用镇痛消炎药或标示不清的草药或偏方，都会影响肾的功能。

(6)有家族肾病者：家族中若有人患肾病，则患肾病的概率较高。

4. 造成肾功能恶化的危险因子以下何者正确：①收缩压≥130 mmHg；②低蛋白饮食；③肥胖；④血脂异常；⑤吸烟；⑥亚裔种族

A. ①②③④

B. ②④⑤⑥

C. ③④⑤⑥

D. ①③④⑤

E. ②③④⑥

[答案]　D

【评析】　本题在考查是否了解造成肾功能恶化的危险因子。

【知识点】　造成肾功能恶化的危险因子有：肾元数目降低的疾病或状况、蛋白尿、收缩压＞130 mmHg、高蛋白饮食、肥胖、贫血、血脂异常、吸烟、肾毒性物质、心脏血管疾病、非洲裔种族等。

5. 关于CKD的相关叙述，以下何者为非

A. 贫血及蛋白尿是两种常见造成CKD患者肾功能恶化的重要启动因子与加重因子

B. 随着年龄的自然老化，人体的肾功能自然就会退化，因此老年人的肾元数目也会随着年纪增加而减少

C. 非类固醇性止痛药（NSAID，如voltaren)、抗生素(氨基配醣体，如gentamycin)与显影剂(如心导管显影剂)既是造成CKD患者肾功能恶化的启动因子，也是加重因子

D. 只要有感冒喉咙痛的症状，就可以要求诊所医师先使用抗生素，如高剂量gentamycin肌内注射两个星期以上来缓解病情，这对肾不会造成损害

E. 对于年轻的职场工作者，应提醒每日适量饮水1000～2000 ml并且不要憋尿，以减少尿路结石与肾感染发生机会

[答案]　D

【评析】　本题在考查是否了解造成肾功能恶化的危险因了。

【知识点】　请参考单选题3。

二、多选题(每题1个得分点)

以下每题有5个备选答案，其中正确答案为2个或者2个以上，多选、少选、错选均不得分。

1. 王医师是一位全科医师，某日门诊有以下5位患者就诊，请问哪几位是王医生必须考虑可能有CKD风险的患者

A. 因感冒来就诊的85岁老人

B. 35岁的高血压患者

C. 25岁罹患系统性红斑狼疮的年轻女性

D. 因最近1周头痛来开立镇痛药的40岁女性

E. 有多囊肾家族史的18岁男性

[答案]　ABCE

【知识点】 在门诊时针对CKD高危险群必须能辨别出来，适时予以筛检。CKD高危险请参考单选题3。

2. 林先生是一位49岁糖尿病患者，BMI为31，长期在门诊追踪，但服药依从性不佳，且饮食控制状况不好，尤其喜欢吃东坡肉。针对此患者，下列叙述何者正确

A. 林先生为CKD高危险人群
B. 除了血糖，应该同时追踪林先生的血压、血脂及蛋白尿
C. 可能造成林先生肾功能恶化的危险因子包括肥胖、高血脂、高血压及年龄
D. 糖尿病患者一年至少应该追踪一次尿蛋白，以了解肾脏状况
E. 以上皆正确

[答案] ABD

【知识点】 控制不佳的糖尿病患者在临床上有许多相关代谢疾病，如高血压、高血脂，这些都是慢性肾病的致病起始病因，因此对于糖尿病患者须定期追踪其尿蛋白及肾功能，以早期发现CKD。此外对于造成肾功能恶化的危险因子，如肥胖及饮食习惯等也需要积极介入。肾元数目会随着年纪增加而减少，年龄>55岁者为危险因子之一。

3. 关于慢性肾病的流行病学，下列叙述何者正确

A. CKD的发生率逐年升高，主要和高血压、糖尿病等慢性病盛行率节节升高有关
B. 在初期CKD早期介入，最重要的意义在于减少末期CKD的发生率，同时可减少因为末期肾脏病造成医疗资源耗用与保险支出
C. 经济发展，饮食趋于精致，高脂、高蛋白的饮食习惯也是造成CKD增加的原因之一，因此CKD的发生率在城市远高于乡村
D. 经济地位与CKD的发生率无关
E. 以上皆是

[答案] AB

【知识点】 请参考单选题1的说明。依据CKD相关研究，经济地位与CKD的发生有关，可能影响生活与饮食水平。医疗提供的状况也关系相关慢性病的治疗与控制，因此在较富裕但医疗资源较不丰富的乡村反而可能有较高的CKD发生率。

三、共用题干单选题(每个提问1个得分点)

以下每题有4个提问，每个提问有5个备选答案，请选择1个最佳答案。

患者，女性，55岁，最近因双脚水肿前来看诊。

1. 如果你是患者的主治医师，以下哪些是你必须了解的

A. 患者是否有疾病史
B. 患者最近药物的使用状况
C. 双脚水肿症状的加重因子及缓解因子
D. 患者的血压、身高、体重
E. 以上皆是

[答案] E

【评析】 详细的病史询问及身体检查是看诊的基础。

2. 询问病史后，患者表示有高血压病史15年，最近1个月自觉控制良好所以自行停药，这两天水肿得比较厉害，偶尔觉得喘。如果你要为陈老太太安排初步检查，以下何者最不适宜

A. 验尿
B. 检测肾功能
C. 心电图
D. 胸部X线
E. B超

[答案] E

【知识点】 由于陈老太太55岁且有高血压病史15年，水肿问题要同时考虑心肺或肾疾病，在此肾B超并不适宜作为初步检查的选项。

3. 初步问诊及检查后，发现患者血压150/98 mmHg，身高153 cm，体重70 kg，心电图及胸部X线无明显异常，但尿液检查发现蛋白尿，血液肌苷酸偏高。这半年吃了邻居提供的瘦身中药，但不清楚是什么药。请问就本题所述，下列叙述何者正确

A. 患者是CKD高危险群，可能造成她肾功能恶化的危险因子有3项
B. 患者是CKD高危险群，可能造成她肾功能恶化的危险因子有4项
C. 患者可以诊断为CKD患者，可能造成她肾功能恶化的危险因子有3项
D. 患者可以诊断为CKD患者，可能造成她肾功能恶化的危险因子有4项
E. 以上无正确选项

[答案] B

【知识点】 依题目提供的讯息，无法计算eG-

FR，亦无法确认是暂时性蛋白尿或是持续 3 个月以上的蛋白尿，所以无法诊断为 CKD，但陈老太太有高血压病史 15 年，属于 CKD 高危险群，可能造成她肾功能恶化的危险因子有高血压、肥胖、蛋白尿及服用不知名药物 4 项。

4. 经过进一步了解陈老太太服用的中药成分，发现有黄芪、红枣、马兜铃、白术，请问以下叙述何者正确

A. 中药中的白术有肾毒性，可能造成肾衰竭
B. 中药中的马兜铃有肾毒性，可能造成肾衰竭
C. 中药中的黄芪长期食用有肾毒性，可能造成肾衰竭
D. 这四种中药都是安全的，但混用可能影响陈老太太的肾功能
E. 这四种中药都是安全的，不会影响陈老太太的肾功能

［答案］ B

【知识点】 马兜铃、广防己及木防己等中药都含有马兜铃酸，大量马兜铃酸已经被证实会造成肾衰竭。

四、案例分析题

以下案例有 3 个提问，每个提问有 6～8 个备选答案，其中正确答案有 1 个或多个，每选择一个正确答案得 1 个得分点，每选择一个错误答案扣 1 个得分点，扣至本问得分点为 0。

患者，女性，45 岁，是上班族，BMI 30，40 岁时被诊断为糖尿病并持续用药治疗追踪，最近回诊追踪的数值为：血压 145/98 mmHg，糖化血红蛋白 8.5。患者表示，由于家族有肾病病史，她很担心自己也会罹患肾病，因此常自行服用药物保养肾。有反复性泌尿道感染病史，上周因泌尿道感染吃了抗生素，现在已经痊愈。

1. 由以上叙述，请问王小姐罹患 CKD 的危险因子有哪些

A. 年龄 45 岁
B. 糖尿病
C. 血压 145/98 mmHg
D. 家族有肾病病史
E. 肥胖 BMI 30
F. 反复性泌尿道感染
G. 自行服用药物

［答案］ BCDEFG

【知识点】 请参考单选题 3.4. 的说明

2. 患者经过检查之后，目前无 CKD，请问以下哪些建议可以减少王小姐罹患 CKD 的风险

A. 控制血糖
B. 减重
C. 饮食中多吃高蛋白食物以保护肾
D. 维持理想血压
E. 一年至少应该追踪一次尿蛋白
F. 血脂控制与心血管疾病相关性高，但与 CKD 相关性低

［答案］ ABDE

【知识点】 请参考单选题 3.4. 的说明。

3. 关于 CKD 流行病学，下列何者正确

A. CKD 在各国的盛行率大致介于 10%～15%
B. 在中国由于农村地区营养较差，所以 CKD 的盛行率高
C. 在中国贫穷且医疗资源较贫乏的农村 CKD 的盛行率最高
D. 饮食趋于精致，高脂、高蛋白的饮食习惯是造成 CKD 盛行的原因
E. 末期肾病的盛行率高远高于初期肾病
F. 肾病的盛行率高低与地域变化和城市、农村差异无关
G. 在初期 CKD 早期介入，最重要的意义在于减少末期 CKD 的发生率

［答案］ ADG

【知识点】 请参考单选题 1 的说明。

第二节　诊断与评估

本节提示

1. 熟悉 CKD 的定义、诊断标准与 CKD 的分期。
2. 了解 CKD 的筛检原则。
3. 熟悉 CKD 的治疗目标与监测。

一、单选题(每题1个得分点)

以下每题有5个备选答案,请从中选择1个正确答案。

1. 关于慢性肾病,下列观念何者为是

A. CKD防治的核心价值在于早期发现、早期治疗,以期恢复肾功能

B. CKD诊断以尿蛋白阳性为主

C. 新的美国国家肾基金会临床准则(K-DOQI Guideline)对CKD的定义与分级以血清肌酐的高低作为基础

D. 一般生理上肾小球滤过率(estimate Glomerular Filtration Rate,eGFR)会因年龄增加而逐渐下降

E. CKD的诊断以肾小球滤过率为主

[答案] D

【评析】 本题在考查对CKD的基本观念。

【知识点】 CKD防治的核心价值在于早期发现、早期治疗及避免肾功能的恶化,而非恢复肾功能。过去肾功能的判定常以血清肌酐(SCr)为指标,但血清肌酐对早期肾功能的变化反应并不敏感,有效性与敏感性皆不足。如图26-1。

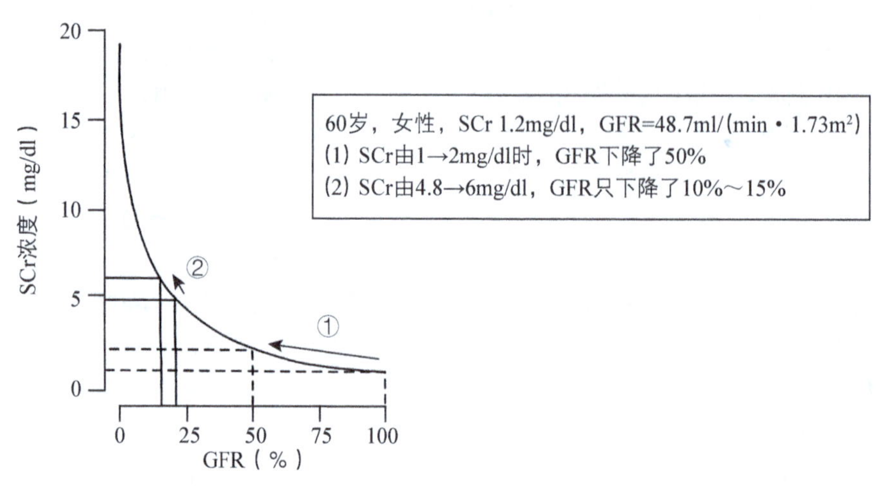

图26-1　SCr与GFR变化

因此目前最佳的肾功能指标为肾小球过滤率(eGFR),以eGFR取代过去用血清肌酐(SCr),为近年来早期发现CKD上最重要的改变。新的K-DOQI guideline对CKD的定义与分级亦以eGFR作为基础,以方便临床的筛检与诊治。由于一般生理上eGFR会因年龄增加而逐渐下降,因此除了以eGFR作为分级基础外,在防治慢性肾病上还需要了解相关的病因、机制及加速肾功能恶化的危险因子。

2. 在以Simplified MDRD公式计算eGFR时,下列哪一变项不需纳入考虑

A. 血清肌酐(SCr)

B. 年龄

C. 性别

D. 体重

E. 种族

[答案] D

【评析】 本题在考查对eGFR的基本观念。

【知识点】 eGFR常用的计算公式有Cockroft-Gault公式:

eGFR=(140-年龄)× 体重(千克)/(72 × 血清肌酐浓度)× 0.85(女性)

此公式虽然简单计算,却仍有估计误差的问题,加上需要受测者的体重,因此并不十分方便。

后来又有学者研究出MDRD及简化版的MDRD(simplified MDRD),简化版MDRD公式如下:

eGFR=186.3×血清肌酐$^{-1.154}$×年龄$^{-0.203}$×0.742(女性)× 1.212(非洲裔)

以MDRD 4-变项公式估算肾小球滤过率时,因国人皆不是非洲裔,而年龄与性别极易自个人资料取得,因此只要检查血清肌酐,并以计算机程序套入后,便可计算出eGFR。

3. 下列哪项符合CKD的定义

A. 连续2个月的蛋白尿

B. 半年前发现肾萎缩,但eGFR为95

C. 计算 eGFR 为 65，未合并其他肾结构或功能异常

D. 健康检查发现肌酐过高

E. 以上皆是

[答案]　B

【评析】　本题在考查对于 CKD 定义的熟悉度。CKD 的定义为“肾构造或功能异常，持续 3 个月以上”。蛋白尿与血清肌苷酸过高虽然都是肾构造受损的表现之一，但追踪时间未达 3 个月，故不符合 CKD 诊断标准。肾功能以肾小球滤过率(GFR)为指标，当 GFR＜60 ml/(min·1.73 m^2)则视为 CKD，但若有肾结构异常持续 3 个月以上，则不论 GFR 值高低，皆定义为 CKD。因此选项 B 符合 CKD 的定义。

【知识点】　根据 2012 美国 KDIGO 指南对慢性肾病的定义为：

①肾小球滤过率＞60 ml/(min·1.73 m^2)，但临床上有蛋白尿、血尿、影像学或病理学等肾实质损害证据，且病程达 3 个月以上。②不论是否有肾实质损害的证据，只要肾小球滤过率＜60 ml/(min·1.73 m^2)，且 G 病程达 3 个月以上

E. 女性患者，UACR 150 mg/g，可诊断微白蛋白尿

4. 下列有关 CKD 的临床分期与诊断标准，何为正确

A. 慢性肾病分期的唯一依据为 eGFR，临床分期为第 1～5 期

B. 王先生 eGFR 为 85，合并蛋白尿，为 CKD 第 1 期

C. 35 岁男性患者，因误食不明药物造成高血钾接受洗肾治疗，为 CKD 第 5 期

D. 60 岁女性糖尿病患者，eGFR 45，为 CKD 第 3 期，属于中度慢性肾功能障碍

E. 以上皆是

[答案]　D

【评析】　本题在考查 CKD 的分期，慢性肾病分期依 eGFR 与有无肾损害分为第 1～5 期。急性重症透析的肾功能有可能恢复，不属于 CKD 的范畴。

【知识点】　根据 2012 美国 KDIGO 指南对慢性肾病的分期定义，见表 26-1。

表 26-1　CKD 的 GFR 分期

病程	类型	eGFR[ml/(min·1.73m^2)]
第 1 期	肾功能正常但有肾实质损害，例如微量蛋白尿者	≥90
第 2 期	轻度慢性肾功能障碍且有肾实质损害，例如微量蛋白尿者	60～89
第 3 期	中度慢性肾功能障碍	30～59
3A		45～59
3B		30～44
第 4 期	重度慢性肾衰竭	15～29
第 5 期	末期肾疾病	＜15

5. 关于以蛋白尿筛检 CKD，下列何者错误

A. 最普遍方法是采用尿液试纸，但敏感度不足以侦测尿液白蛋白浓度低于 300 mg/L(或 30 mg/dl)的检体

B. 测定白蛋白尿(albuminuria)方法(EIA、HPLC、RIA)已被认定采用，敏感度提高可测定到微白蛋白尿(microalbuminuria)

C. 微白蛋白尿(microalbuminuria)的定义为尿液白蛋白流失 30～300 mg/24 小时或单次尿液白蛋白浓度 20～200 mg/L

D. 以单次尿液白蛋白/尿液肌酐酸比例(UACR)测定蛋白尿，标准为＞200 mg/g

[答案]　D

【评析】　蛋白尿检测是筛检 CKD 最简便及经济的方式，本题在考查对各项蛋白尿检测的定义是否熟悉。

【知识点】　蛋白尿筛检最普遍方法是采用尿液试纸，但此法只能算是半定量，其敏感度不足以侦测尿液白蛋白浓度低于 300 mg/L(或 30 mg/dl)的检体，近年来发展以抗体为基础测定白蛋白尿(albuminuria)方法(EIA、HPLC、RIA)已被认定采

用，敏感度提高可测定到微白蛋白尿(microalbuminuria)范围，而微白蛋白尿的定义有各种单位呈现形式：①尿液白蛋白流失 30～300 mg/24 小时；②单次尿液白蛋白浓度 20～200 mg/L；③单次尿液白蛋白/尿液肌酸酐比例(urine albumin to creatinine ratio，UACR)，男性：30～300 mg/g；女性 20～200 mg/g。

6. 以下关于 CKD 的诊断与评估，何者正确？

A. 早期表现以尿液形态异常为主(如蛋白尿、血尿、多尿或少尿)

B. 蛋白尿的评估，不一定需要收集 24 小时尿液，可使用单次尿液总蛋白质(或白蛋白)/肌酸酐比值来代替

C. 对于 CKD 患者的诊断及评估，可包括尿液沉渣及影像学检查

D. 肾切片检查为一种相当安全的侵入性检查，可提供正确病因诊断，规划治疗方式及推测预后。

E. 以上皆是

[答案]　E

【评析】　本题在考查对 CKD 诊断与评估工具的熟悉。

【知识点】　CKD 患者的临床表现，包括临床症状、血液检查异常、尿液检查异常及影像学检查异常四大部分。CKD 初期可能没有明显临床症状，早期表现以尿液形态异常为主(如蛋白尿、血尿、多尿或少尿)，但若是肾病引发的 CKD，患者可能会出现水肿、血压或电解质不平衡等异常，或影像学出现水肾、两侧肾脏大小不一等异常。诊断方面，配合患者病史、理学检查、实验室检查及影像学检查，视疾病状况在必要时佐以肾切片检查，更可达到正确诊断。

7. 关于 CKD 分期与预防保健目标，何者为非

A. eGFR＞90 ml/(min·1.73 m^2)时，首要目标是筛检高危险群

B. eGFR ＝ 60～89 ml/(min·1.73 m^2)时，首要目标是评估及控制病程发展，应每 6 个月定期追踪

C. eGFR ＝ 30～59 ml/(min·1.73 m^2)时，首要目标是预防并发症，只要患者经济许可，可以允许同时服用未经证实的健康食品、止痛药物与民间偏方

D. eGFR ＝ 15～29 ml/(min·1.73 m^2)时，首要目标是准备肾替代疗法，应介绍患者预先建立透析瘘管的重要性

E. eGFR＜15 ml/(min·1.73 m^2)时，首要目标是开始肾替代疗法，对于有尿毒症状患者提醒各种并发症的发生，如代谢性酸中毒与尿毒性脑病变的征象

[答案]　C

【评析】　针对不同期别的 CKD 患者，有不同的处理重点。但无论是何种期别的 CKD，严禁服用来路不明的药物与民间偏方、未经证实的健康食品、镇痛药物等。

【知识点】　CKD 各分期的治疗策略与目标，见表 26-2。

表 26-2　分期的治疗

期别(eGFR)ml/(min·1.73m^2)	治疗策略	治疗目标
第 1 期 (＞90)	诊断及治疗 治疗合并症 延缓肾功能恶化 减少心血管疾病危机	①生活形态的改变(如戒烟、避免肥胖、控制蛋白质与盐分摄取、减少饮酒、规律运动等)；②有关肾毒性药物的教育：小心使用 NSAID、显影剂、中草药；③血压控制目标为＜130/80 mmHg；④血糖控制目标 HbA1c＜7%；⑤血脂控制目标：总胆固醇≤200 mg/dl、甘油三酯≤160 mg/dl、HDL≥40 mg/dl、LDL＜130 mg/dl；⑥CKD stage 3B-5 建议转诊照会肾脏专科医师
第 2 期 (60～89)	预估肾衰退情形	
第 3 期 (30～59)	评估及治疗并发症	
第 4 期 (15～29)	准备肾脏替代疗法	
第 5 期(＜15 或肾衰竭)	尿毒症出现时开始替代疗法	

8. 以下关于慢性肾病(CKD)的临床表现(clinical presentations),何者错误

A. 当 eGFR>60 ml/(min・1.73 m^2)(1、2 期),通常无症状

B. 当 eGFR 在 15 ~ 59 ml/(min・1.73 m^2)(3,4 期),可能出现贫血及钙、磷代谢异常

C. 当 eGFR>30 ml/(min・1.73 m^2)(5 期),开始有尿毒症相关症状

D. 无症状尿液异常(蛋白尿、血尿、脓尿及其他异常)也是 CKD 的临床表现

E. 无症状表现,但影像学检查可能出现水肾、肾盂或集尿管扩大

[答案] C

【评析】 本题在考查对慢性肾病临床表现症状的熟悉度。开始有尿毒症相关症状大多是在 eGFR 小于 15 ml/(min・1.73 m^2)(5 期)。

【知识点】 CKD 患者会因肾功能恶化程度和潜在病因的不同,有各式各样临床表现,熟悉患者各种临床表现所代表的意义,为照顾 CKD 患者必备的基本知识。与慢性肾病潜在病因相关的临床表现,见表 26-3。

表 26-3 肾病临床表现

肾脏疾病	临床表现
(1)肾小球过滤率(GFR)下降	
GFR:60 ml/(min・1.73m^2)(Ⅰ、Ⅱ期)	通常无症状或表现出潜在病因相关的病征
GFR:15~59 ml/(min・1.73m^2)(Ⅲ、Ⅳ期)	贫血、高血压、钙磷代谢异常、早期肾骨病变、整体生活质量下降
GFR:15 ml/(min・1.73m^2)(Ⅴ期)	尿毒症相关症状
(2)肾炎症候群(nephritic syndrome)	通常每日蛋白尿>1.5 g,且有血尿或 RBC 圆柱体(RBC cast)、高血压及水肿
(3)肾病症候群(nephrotic syndrome)	每日蛋白尿>3.5 g,有或是没有血尿及 RBC 圆柱体,有水肿、低白蛋白血症(hypoalbuminemia)及高脂血症(hyperlipidemia)
(4)无症状尿液异常(蛋白尿、血尿、脓尿以及其他异常)	通常 GFR>90 ml/min ,每天蛋白尿<3.5 g,尿液沉渣可能有 RBC、RBC 圆柱体、WBC、WBC 圆柱体或肾小管细胞等,患者并无临床症状
(5)无症状性影像检查异常	通常 GFR>90 ml/min ,无蛋白尿、尿液沉渣正常,而影像学检查常出现水肾(hydronephrosis)、肾盂或集尿管扩大(IVU 检查)、肾水泡或两侧肾脏大小不一等
(6)肾病相关高血压	有可能伴随蛋白尿及尿液沉渣异常,部分患者会有难控制的高血压或恶性高血压

9. 关于"泡、水、高、贫、倦"这五大准尿毒状态的征象,下列何者正确

A. 泡是指泡泡尿,亦即蛋白尿,通常指小便起泡后 3 分钟以上不会消散

B. 水是指水肿,若看到下肢水肿可自行服用青草药来利尿,对肾功能不会有影响

C. 高是指高血压,建议 CKD 患者有单泡尿蛋白质/肌酸酐>500 时,合理的血压控制目标为低于 125/75 mmHg

D. 贫是指贫血,通常肾功能变差会影响肾细胞分泌红细胞生成素(EPO),造成缺铁性贫血

E. 倦是指疲倦,通常指没来由的倦怠感,由于 CKD 患者低蛋白饮食造成营养不良及贫血的缘故,在 CKD 第 5 期的患者尤其常见

【评析】 本题在考查对慢性肾病尿毒临床表现症状的了解。

【知识点】 "泡、水、高、贫、倦"指五大准尿毒状态。

(1)泡:是指泡泡尿,亦即蛋白尿,通常指小便起泡后 10 分钟以上不会消散。

(2)水是指水肿,CKD 严禁服用来路不明的药物与民间偏方。

(3)高是指高血压,建议 CKD 患者血压控制<

130/80 mmHg但若是单泡尿蛋白质/肌酸酐＞500～1000 mg/g,血压标准要再低一些,到＜125/75 mmHg。

(4)贫是指贫血,通常肾功能变差会影响肾细胞分泌促红细胞生成素(EPO),造成肾性贫血。

(5)倦是指疲倦,通常指没来由的倦怠感,由于CKD患者尿毒累积过多及贫血的缘故,在CKD第5期的患者尤其常见。

10. 对于新诊断CKD的患者,下列处置何者错误

A. 需审视造成CKD相关的危险因子及疾病并予以控制

B. 需重新审视患者的药物清单,依患者的肾功能调整剂量、改换其他不具肾毒性的药物,并注意药物间的交互作用

C. 需对患者进行饮食卫生教育,鼓励以生活型态的改变减缓肾功能退步的速度

D. CKD是进行式的疾病,目标不在治愈,而在于如何减缓肾功能退化的速度,因此对于找出造成CKD的病因并不重要

E. 以上叙述皆正确

[答案]　D

【知识点】　关于CKD患者的评估与治疗重点。

(1)确定CKD期别及严重度。

(2)评估造成CKD的病因并针对病因做治疗。

(3)评估患者其他相关疾病并予以治疗。

(4)评估造成肾功能恶化的危险因子并控制,避免肾功能持续恶化。

(5)评估造成心血管疾病的危险因子并预防心血管疾病的发生。

(6)需重新审视患者的药物清单,对有肾毒性的药物依据患者肾功能作剂量调整或换药,同时需注意药物间的交互作用。

二、多选题(每题1个得分点)

以下每题有5个备选答案,其中正确答案为2个或者2个以上,多选、少选、错选均不得分。

1. 下列关于CKD的筛检方法与标准,何者正确

A. 血清肌酐值不应再作为单独的筛检与诊断工具

B. 以血清肌酐估算肾小球滤过率(eGFR)为可行筛检工具

C. 血中尿素氮(BUN)配合血清肌酐(Creatinine)为可行筛检工具

D. 尿液白蛋白与肌酸酐比值或尿液全蛋白与肌酸酐比值为可行筛检工具

E. 尿液微蛋白尿及超声检查为可行筛检工具

[答案]　ABDE

【评析】　许多潜在无症状的慢性肾病会造成患者延迟诊断,因此应针对一般民众及高危险人群以更敏感更精确的筛检方法早期确立CKD诊断,早期治疗并防止肾功能恶化。以血清肌酐值的高低评定肾功能好坏因敏感性与有效性皆不足,不应再作为单独的筛检与诊断工具。

【知识点】　筛检CKD高危险群患者有赖于方便有效且便宜的检查,目前K-DOQI准则推荐下列方法:①以血清肌酐测定估算肾小球滤过率;②随机尿液筛检微蛋白尿(microalbuminuria);③影像学检查如超声。

此外,测量尿液总蛋白与肌酸酐比值(urine total protein to creatinine ratio,UPCR)费用低,对于已是明显蛋白尿者,可测定UPCR,并做长期追踪。

2. 关于CKD的观念,何者正确

A. 肾功能包含两部分,看得见的部分是制造尿液,看不见的部分是肾可以分泌促红细胞生成素刺激骨髓造血和调节电解质

B. CKD 2期的患者很多在临床上没有症状

C. 在门诊患者只有血中肌酸酐而无体重资料时,可以用MDRD公式来预估其肾小球滤过率,若同时有血中肌酸酐及体重资料时,可以用Cockcroft-Gaut公式来估算肾功能

D. MDRD,其肾小球滤过率为eGFR[ml/(min·1.73 m^2)]=186×[血中肌酸酐]－1.154×年龄－0.203×1(男性)[×0.742(女性)]

E. CKD stage 2可造成代偿性的肾小球滤过率上升

[答案]　ABCD

【知识点】　请参考单选题2的说明。肾除了浓缩尿液外还有分泌促红细胞生成素刺激骨髓造血和调节电解质等功能。初期CKD患者很多临床上没有症状,越后期的CKD表现出的临床症状越多,包括贫血、骨病变及钙、磷离子异常等。CKD

并不会造成代偿性的肾小球滤过率上升。

3. 有一个外国人到中国旅游，因尿多来做检查，发现尿液中 WBC 20～25/HPF，RBC 15～20/HPF，蛋白尿＋1，血清肌酐 335 μmol/L，两年前检查血清肌酐 221 μmol/L，他说常常吃止痛复方（aspirin＋phenacetin＋acetaminophen）已有 15 年以上，若要做初步处置，请问下列何者正确

A. 患者的症状和镇痛药可能有关

B. 应该安排患者接受肾切片检查

C. 此患者可能是 CKD 患者

D. 应该为患者安排肾超声检查

E. 应该建议患者马上停用此镇痛复方药物

［答案］ ACDE

【知识点】 在含 phenacetin-阿司匹林综合镇痛药未被全世界禁用前，在美国，镇痛药肾病变占末期肾病变的 1%～3%。澳洲、比利时、瑞典，镇痛药肾病变占末期肾病变高达 3%～20%。但在含 phenacetin-阿司匹林综合镇痛药被禁用后 10～15 年，欧美国家镇痛药肾病变大幅下降，占末期肾病变＜1%。因为 phenacetin 代谢后会产生普拿疼（acetaminophen），故普拿疼合并阿司匹林制剂仍会有严重肾毒性，可能造成镇痛药肾病变、尿毒症及肾泌尿系统恶性肿瘤。肾切片检查属于侵入性检查，初步处置较不适宜安排。

4. 关于对糖尿病患者筛检慢性肾病（CKD）的叙述，下列何者正确

A. 1 型糖尿病患者在确定诊断后 3 年必须开始每年筛检是否有 CKD

B. 2 型糖尿病患者在确定诊断后必须开始每年筛检是否 CKD

C. 筛检方式建议使用 UACR

D. 必须检测血清肌酐并计算 eGFR

E. 必须安排肾脏超声

［答案］ BCD

【知识点】 根据 K-DOQI 临床指引，糖尿病患者筛检 CKD 的原则如下。

（1）1 型糖尿病患者在确定诊断后五年必须开始每年筛检是否有 CKD

（2）2 型糖尿病患者在确定诊断后必须开始每年筛检是否 CKD

（3）筛检方式建议检测蛋白尿（如 UACR）及血清肌酐以计算 eGFR

5. 以下关于肾疾病临床的表现（clinical presentations），何者错误

A. 肾炎症候群（nephritic syndrome）的临床症状包括蛋白尿＞1.5 g，且有血尿或红细胞圆柱体（RBC cast）、高血压及水肿

B. 肾病症候群（nephrotic syndrome）的临床症状包括水肿、低血清白蛋白血症以及高脂血症

C. 难以控制的高血压也是 CKD 可能的症状

D. CKD 2 期可能出现贫血及钙磷代谢异常

E. 以上选项皆正确

［答案］ DE

【知识点】 请参考单选题 8. 的说明。

三、共用题干单选题（每个提问 1 个得分点）

以下试题有 3 个提问，每个提问有 5 个备选答案，请选择 1 个最佳答案。

患者陈先生 60 岁，糖尿病合并 CKD 5 期，但未规律就诊追踪，近日陈先生常感到疲倦，容易头晕，你怀疑陈先生可能有尿毒症状。

1. 下列哪些症状为五大尿毒状态？①蛋白尿，小便起泡后 3 分钟以上不消散；②下肢水肿；③难以控制的高血压；④疲倦；⑤腹痛；⑥贫血；⑦腹泻

A. (1)(2)(3)(4)(6)

B. (1)(3)(4)(5)(6)

C. (2)(3)(4)(5)(6)

D. (2)(4)(5)(6)(7)

E. (1)(3)(5)(6)(7)

［答案］ A

【知识点】 请参考单选题 9. 的说明。

2. CKD 5 期最重要的治疗策略下列何者正确

A. 延缓肾功能恶化

B. 改变患者的生活形态

C. 减少心血管疾病危机

D. 在尿毒症出现时开始替代疗法

E. 控制血压及血糖

［答案］ D

【知识点】 请参考单选题 7. 的说明。

3. 关于 CKD，以下叙述者正确

A. CKD 防治的核心价值在于恢复肾功能

B. CKD 5 期的定义是 eGFR＜30

C. 肾功能正常且无实质肾损伤，eGFR＞60 为正常

D. 24 小时尿液收集检测蛋白尿是筛检

CKD 最方便的方式

E. CKD 2～5 期建议转诊照会肾科

[答案]　C

【评析】　本题在考察是否了解 CKD 的相关知识。CKD 防治的核心价值早期发现、早期治疗并避免肾功能恶化。CKD 5 期的定义是 eGFR＜15。单次尿液白蛋白检测是筛检 CKD 最方便的方式。CKD 3B 至 5 建议转诊照会肾科。

四、案例分析题

以下案例有 4 个提问，每个提问有 6 个备选答案，其中正确答案有 1 个或多个，每选择一个正确答案得 1 个得分点，每选择一个错误答案扣 1 个得分点，扣至本问得分点为 0。

患者，王先生 45 岁，自述过去无慢性病史。某次健康检查发现尿液蛋白尿＞1＋，血压 148/98 mmHg，空腹血糖 6.2 mmol/L(130 mg/dl)，总胆固醇 5.46 mmol/L(210 mg/dl)，嗜肉，并有肥胖问题。

1. 关于蛋白尿，后续处置以下何者较适宜

A. 可建议患者 3 个月内再以尿液试纸复检确认 1 次

B. 可以安排尿液总蛋白与肌酸酐比值(UPCR)复检蛋白尿

C. 可以安排尿液白蛋白与肌酸酐比值(UACR)复检蛋白尿

D. 可以安排患者收集 24 小时尿液测定尿液总蛋白量

E. 因为王先生自述过去无慢性病史，所以不必复检确认

F. 安排肾超声检查

[答案]　ABC

【评析】　本题在考查是否了解在健康检查发现蛋白尿后续处理。

【知识点】　根据 NAF KDOQI 临床指引。

(1)当受检者本身无引起慢性肾病的危险因子，其尿液试纸定性检验(urine dipstick test)发现蛋白尿时，可以在 3 个月内重做试纸定性检验，如果蛋白尿仍≥1＋，就要做尿液蛋白质-肌酸酐比值测定(UPCR)，若再复检 UPCR＞200 mg/g，且在临床上无法解释蛋白尿的原因时，则需要转入肾专科做进一步鉴别诊断。

(2)如果受测者本身是慢性肾病的危险人群，一旦检测到蛋白尿，在 3～6 个月建议检测尿中白蛋白与肌酐酸比值测定(UACR)来复检，若 UACR 30～300 mg/g 定义为微白蛋白尿(microalbuminuria)，若＞300 mg/g 则为巨白蛋白尿(macroalbuminuria)。此检测必须在 3～6 个月内追踪至少 2～3 次以确定诊断。

此外，收集 24 小时尿液测定尿液总蛋白量在临床上较不易执行，对于未确定 CKD 的患者并不适合作为筛检工具，且 UPCR 或 UACR 来确定蛋白尿的诊断，其结果和 24 小时尿液尿蛋白定量检查具良好的吻合度。

2. 医师请王先生自我监测并记录血压，并回诊复检血糖及蛋白尿，根据王先生的血压纪录，诊断王先生为 1 期高血压并建议开始药物治疗，未达糖尿病诊断但为糖尿病前期，eGFR 为 89，追踪 3 个月后 UPCR 为 250 mg/g。请问以下叙述何者正确

A. 王先生为 CKD 1 期，建议使用的血压药为钙离子阻断药

B. 王先生为 CKD 1 期，建议使用的血压药为利尿药

C. 王先生为 CKD 2 期，建议使用的血压药为 ACEI/ARB

D. 王先生为 CKD 2 期，建议使用的血压药为钙离子阻断药

E. 王先生为 CKD 3 期，建议使用的血压药为 ACEI/ARB

F. 王先生为 CKD 3 期，建议使用的血压药为利尿药

[答案]　C

【知识点】　eGFR 为 89，持续 3 个月以上的肾损伤(蛋白尿)，依 CKD 分期为 2 期。对于有蛋白尿的高血压患者，ACEI/ARB 可同时减缓蛋白尿，为首选药物。

3. 根据王先生的 CKD 分期，在治疗及预防保健目标部分，以下何者正确

A. 首要目标是筛检高危险群，改变生活形态，每 6 个月定期追踪肾功能变化

B. 首要目标是评估及控制病程发展，每 6 个月定期追踪肾功能变化

C. 首要目标是预防 CKD 并发症，每 6 个月定期追踪肾功能变化

D. 首要目标是准备肾脏替代疗法，应介绍患者了解各种透析的方法

E. 首要目标是开始肾替代疗法

F. 建议转诊照会肾专科医师

[答案]　B

【知识点】 请参考单选题 7. 的说明。

4. 经过多年治疗，由于王先生在药物治疗及饮食控制上配合度不佳，最近一次追踪发现 HbA1C 为 7.8、CHOL 为 250 mg/dl、LDL 为147 mg/dl、血压控制在(140～145)/(90～95) mmHg，BMI 为 31、eGFR 为 55。请问下列叙述何者正确

A. 需药物治疗血糖，控制在 HbA1C＜7
B. 需调整血压用药，控制目标 130/80 mmHg
C. 需药物治疗血脂肪，控制目标 LDL＜130 mg/dl
D. 须每 3 个月追踪肾功能
E. 须减重
F. 须戒烟

[答案] ABDEF

【知识点】 请参考单选题 7. 的说明。由于王先生已是糖尿病患者，LDL 的控制目标较严格，控制目标 LDL＜100 mg/dl。目前 eGFR 为 55、CKD 3 期，建议每 3 个月追踪肾功能。

第三节 小区管理

本 节 提 示

1. 慢性肾病合并症(co-morbidity)的处理。
2. 慢性肾病并发症(complication)的处理。
3. 慢性肾病护理与营养照护。
4. 掌握需转入肾专科医师的时机。

一、单选题(每题 1 个得分点)

以下每题有 5 个备选答案，请从中选择 1 个正确答案。

1. 以下哪个是慢性肾病患者身上常见的合并症及并发症？①高血压；②糖尿病；③贫血；④高血磷；⑤高血钙；⑥肾性神经病变

A. (1)(2)(4)(5)
B. (1)(2)(3)(4)
C. (3)(4)(5)(6)
D. (1)(2)(3)(5)
E. (1)(2)(5)(6)

[答案] B

【评析】 本题考查对 CKD 相关的合并症及并发症的熟悉度。CKD 照护的目标为延缓肾功能的恶化，同时必须能处理相关合并症及并发症。

【知识点】 临床上 CKD 较常见的合并症及并发症如下。

(1)合并症：高血压、高血脂、糖尿病、痛风等。

(2)并发症：肾性贫血、肾性骨病变(如高血磷及低血钙)、肾性神经病变等。

2. 下列关于糖尿病肾病预防及治疗何者错误

A. 积极控制糖化血红蛋白在 7%左右，可以降低糖尿病肾病危险
B. 糖尿病患者其血压应控制在 130/80 mmHg 以下，应优先选用钙离子阻断药
C. 不论 1 型或 2 型糖尿病肾病，和非吸烟者相比，吸烟者的肾功能以 2 倍速度下降
D. 肥胖会造成肾功能逐渐恶化，减重有其必要
E. 2 型糖尿病患在诊断时即应做尿液检测，若有蛋白尿反应，即应做总量测定；若无，即应做微量白蛋白尿检查

[答案] B

【评析】 本题在考查对糖尿病肾病紧张治疗目标与方式的熟悉度。糖尿病合并 CKD 患者其血压控制首选药物为血管紧张素转换酶抑制药/血管紧张素受体拮抗药(ACEI/ARB)，可同时控制血压及蛋白尿。

【知识点】 糖尿病引起的肾病(Diabetic Nephropathy)已成为末期肾衰竭的首要原因，因此对糖尿病患者早期的介入治疗，可大幅减少及延缓糖尿病肾病的发生及恶化。减缓肾病建议治疗目标及方式，见表 26-4。

表 26-4　减缓肾病变追踪项目及治疗

追踪项目	治疗目标及方式
控制高血压<130/80 mmHg	①血管紧张素转换酶抑制药/血管紧张素受体拮抗药(ACEI/ARB);②钙离子阻断药;③ACEI/ARB 合并其他药物治疗
积极控制血糖	糖化血红蛋白在 7%左右
抑制 renin-angiotensin system	使每日尿蛋白<300 mg
限制蛋白质摄取量	每日 0.6～0.8 g/kg
改善血脂	降低 LDL<2.6 mmol/L
调适生活方式	①减重;②减少盐的摄取;③少喝酒;④多运动

3. 下列状况建议要严格控制患者血压到 130/80 mmHg,何者为非

A. 每日蛋白尿流失 3.8 的肾病症候群患者

B. 1 型糖尿病患者有 15 年病史,检查发现蛋白尿,3 个月后以单次尿液 ACR(albumin/creatinine ratio)复检为 360 mg/g

C. 慢性肾病第 3 期患者

D. 45 岁男性在最近一次体检发现 BMI = 27 kg/m^2,血中胆固醇为 205 mg/dl,TG 400 mg/dl,LDL 120 mg/dl,HDL 36 mg/dl,血压为 150/100 mmHg

E. 74 岁女性因为高血压长期服用降血压药物,最近半年的尿液检查发现有蛋白尿卌,检查 24 小时尿蛋白为 1.0 mg

[答案]　D

【评析】　本题在考查是否能由患者的病史及检验数据发现 CKD 人群并给予合适的高血压治疗目标。以上 5 位患者只有 D 不是 CKD 患者。

【知识点】　由于初期无症状或症状不明显,很多慢性肾病的患者并不知道自己已经罹病,因此在平常看诊中需留心患者的病史及检验数据,针对高危险族群予以筛检,对于已经罹病的患者给予适当处置与追踪。CKD 人群属心血管疾病的最高危险因子(highest-risk group of CVD),有高血压就必须用药物治疗,治疗目标为<130/80 mmHg。

4. 关于慢性肾病患者使用血管紧张素转换酶抑制药(angiotension angiotensin converting concerting enzyme inhibitor,ACEI)与血管紧张素受体拮抗药(antiogension angiotensin II receptor blocker,ARB)的注意事项,何者错误

A. 常见不良反应为低钠血症与肾功能恶化

B. CKD 患者使用 ACEI 或 ARB 药物 1 个月后,肌酸由 114 μmol/L 升到 228 μmol/L,此时应该停用药物两周再追踪肾功能(肌酸)变化

C. 体液不足、老年人、多囊肾、使用非类固醇性止痛药与环孢菌素(cyclosporine)患者特别要注意肾功能恶化的状况

D. 当患者血钾浓度为 6.0 mmol/L,应建议暂停 ACEI 或 ARB 药物使用并给与钾离子肠道吸附药(如 Kayxalate)治疗

E. ACEI 与 ARB 是目前西药中证实可以同时降血压与降蛋白尿的有效药物,在低剂量使用时不能明显降低血压,但已有降蛋白尿的效果

[答案]　A

【评析】　本题在考查对 ACEI 与 ARB 常见的不良反应的了解。ACEI 与 ARB 常见的不良反应为高血钾症及肾功能恶化。

【知识点】　ACEI 及 ARB 可被安全使用在大部分慢性肾病的患者,使用的原则如下。

(1)临床上 ACEI 及 ARB 应使用中高剂量。

(2)ACEI 及 ARB 可合并使用来降低血压及蛋白尿。

(3)病患接受 ACEI 及 ARB 的治疗,应监测低血压、高血钾及肾小球滤过率。

(4)追踪血压、血钾及肾小球滤过率的间隔应视患者基准状况而定。

(5)在大部分的病患,若符合以下状况,ACEI 及 ARB 可被继续使用。①肾小球滤过率在 2～3 个月降低<30%(有些文献定义 2～4 周,但必须追踪 2～3 个月才算稳定)。②血钾≤5.5 mmol/L。

(6)ACEI 及 ARB 在特殊情况下应该停用,如妊娠妇女。

5. 慢性肾病本身是心血管疾病的独立危险因子,以下叙述何者错误

A. 慢性肾病患者的心血管疾病发生率是

一般人的 2 倍

B. 运动缺乏、吸烟、血脂异常等为慢性肾病患者心血管疾病危险因子

C. 高半胱氨酸值、高 A 型脂蛋白(lipoprotein A)等在慢性肾病形成心血管疾病过程中扮演重要的角色

D. 心血管疾病为慢性肾病患者的第 2 大死因

E. 治疗及降低危险因子需在肾病早期介入以达到更好的预后

［答案］ B

【评析】 本题在考查对慢性肾病与心血管疾病相关的了解。心血管疾病为慢性肾病患者的第一大死因。

【知识点】 慢性肾病患者的心血管疾病危险因子(表 26-5)。

表 26-5　慢性肾病患者的危险因子

传统性危险因子	非传统性(慢性肾病相关)危险因子
不可修正的危险因子:①年龄;②性别 可修正的危险因子:①高血压;②糖尿病;③血脂异常;④吸烟;⑤运动缺乏;⑥冠状动脉血管疾病的家族史	(1)高半胱氨酸值(hyperhomocysteinemia) (2)低白蛋白血症 (3)发炎(CRP,IL-6) (4)贫血 (5)过高的氧化压力 (6)副甲状腺功能亢进 (7)钙、磷不平衡 (8)高 A 型脂蛋白(lipoprotein A) (9)高纤维素原(Fibrinogen) (10)高 Apo 型脂蛋白(apolipoprotein A)

6. 根据美国国家肾脏基金会临床准则(K-DOQI Guideline)的建议,血红蛋白(Hb)最低应维持多少以上可以提升慢性肾病患者的健康相关生活质量

A. Hb＞70 g/L

B. Hb＞90 g/L

C. Hb＞110 g/L

D. Hb＞130 g/L

E. Hb＞150 g/L

［答案］ C

【评析】 本题考查是否了解慢性肾病患者的血红蛋白控制目标。

【知识点】 请参考第 7 题说明。

7. 关于肾性贫血,下列叙述何者正确

A. 超过 50%以上的第 4 期 CKD 患者和高达 80%刚开始接受透析治疗的患者,合并有肾性贫血

B. 糖尿病肾病的患者比一般 CKD 患者较不容易发生贫血

C. 肾性贫血最主要的成因是铁质缺乏

D. 末期 CKD 患者血氧需求量较一般人高,治疗贫血的目标是血红蛋白在 130 g/L

E. 对后期 CKD 的严重贫血,主要治疗方式是铁剂

［答案］ A

【评析】 本题在考查对于肾性贫血的理解与治疗。

【知识点】 肾性贫血。

(1)肾性贫血的成因:①超过 50%以上的第 4 期 CKD 患者和高达 80%刚开始接受透析治疗的患者,合并有肾性贫血;②糖尿病肾病患者比一般 CKD 患者更早且更常发生贫血;③肾性贫血最主要的成因是促红细胞生成素(erythropoietin,EPO)产量减少。

(2)肾性贫血的症状与诊断:①慢性肾病患者发生贫血时,检查的项目除了一般血液常规以外,还应该包括网织红细胞数量、体内铁质的含量及粪便的隐血反应;②诊断铁质缺乏常用的指标,有血清铁、总铁结合力、运铁蛋白饱和度和血清储铁蛋白。

(3)肾性贫血的治疗:①CKD 患者发生贫血时,不能只是想到促红细胞生成素,应该先仔细鉴别诊断贫血的原因。②治疗 CKD 患者贫血的目标

是血比容33%～36%或保持Hb至少在110～120 g/L。治疗的方法包括注射合成促红细胞生成素、补充铁剂和输血等。③缺铁者补充铁剂，但对后期CKD的严重贫血，肾科医师会以注射合成促红细胞生成素为治疗方式。

8. 关于肾性骨病变，以下何者错误

A. 肾性骨病变形成的原因包括活性维生素D减少、高血磷、低血钙

B. 骨组织对甲状旁腺素产生抗性，也是肾性骨病变的原因

C. 肾性骨病变常见的临床症状，包括皮肤痒、骨骼酸痛、肌肉无力、骨折和异位性软组织钙化

D. 传统放射线X线摄影对于肾性骨病变的诊断很重要

E. CKD患者应该定期检查血清钙、磷值和iPTH值

[答案] D

【评析】 本题在考查对于肾性骨病变的理解与治疗。

【知识点】 肾性骨病变。

(1)肾性骨病变的成因：肾性骨病变形成的原因包括活性维生素D减少、高血磷、低血钙和骨组织对甲状旁腺素产生抗性增加等因素。

(2)肾性骨病变的症状与诊断：①常见的临床症状，包括皮肤痒、骨骼酸痛、肌肉无力、骨折和异位性软组织钙化等；②临床上常常会出现很高的钙磷乘积值和很高浓度的副甲状腺荷尔蒙；③肾性骨病变的监测与治疗：①CKD患者应该定期检查血清钙、磷值和iPTH值。

②肾骨病变的治疗，必须同时控制甲状泉腺素、血钙值与血磷值。

③传统放射线X线摄影对于肾性骨病变的诊断帮助有限；骨切片检查是决定肾性骨病变分类最准确的检查方法

9. 62岁女性，罹患初期CKD同时有高血压病史，并无其他心脏疾病，以下关于她的血清磷离子浓度及心血管疾病风险的关系何者正确

A. 当血清磷离子浓度正常，则此病患无其他心血管疾病风险

B. 在初期CKD患者，血清磷离子浓度并不为心血管疾病风险的预测因子

C. 近期的研究显示，高血磷是一个弱的疾病风险因子，并不如过去观念所认为的重要

D. 即使是初期的CKD患者，血清磷离子浓度仍为预测心血管疾病风险的重要风险因子

E. 血清磷离子的影响在后期CKD比较重要

[答案] D

【知识点】 血清磷离子目前被认为在早期CKD是预测血管疾病的一个重要风险因子。血清磷离子越高，罹患心血管疾病的风险越大。

10. 对于慢性肾病的卫生教育重点及追踪时程，以下何者正确？

A. 肾功能正常但微量蛋白尿的患者：教导患者认识肾病危险因子及异常临床检验值的意义，每年追踪一次

B. 轻度慢性肾病的患者：肾性贫血、肾性骨病变、心血管疾病的预防及自我照顾

C. 中度慢性肾病的患者：应加强肾病日常生活保健及预防的知识、强调定期追踪重要性，每半年追踪一次

D. 重度慢性肾病的患者：感染的预防及处理方法、认识肾脏替代疗法，如血液透析、腹膜透析

E. 不论哪一期的CKD，卫生教育重点都相同

[答案] D

【评析】 本题在考查对于慢性肾病患者卫生教育目标的熟悉。

【知识点】 患者对疾病的认知、态度及主动自我照顾行为对疾病控制相当重要。因此医师应于早期发现疾病即实施卫生教育指导计划，但必须依据病程阶段给予不同的卫生教育指导内容。

(1)第1期(半年追踪1次)肾功能正常微量蛋白尿GFR≥90 ml/(min·1.73 m²)：加强肾病日常生活保健知识及定期追踪的重要性。

(2)第2期(半年追踪1次)轻度慢性肾衰竭GFR为60～89 ml/(min·1.73m²)：认识肾病危险因子如高血压、高血脂、糖尿病及其并发症及异常临床检验值的处理

(3)第3期(3个月追踪1次)中度慢性肾衰竭GFR为30～59 ml/(min·1.73m²)：认识肾性贫血、肾性骨病变、心血管疾病的预防及自我照顾。

(4)第4期(3个月追踪、次)重度慢性肾衰竭

GFR 为 15～29 ml/(min·1.73m²)：感染的预防及处理方法、认识肾脏替代疗法，如血液透析、腹膜透析。

(5)第 5 期(2～4 周追踪 1 次)末期肾脏病变 GFR 为<15 ml/(min·1.73m²)：了解紧急就医黄金时段，认识血管通路种类与自我照护，了解透析治疗合并并且能参与透析治疗的选择。

11. 对于 CKD 的患者，早期开始控制饮食中的哪两种营养素，可以保护肾残余功能，延缓肾衰竭的速度

A. 钠与钾

B. 蛋白质与脂肪

C. 糖类与氨基酸

D. 钙与磷

E. 蛋白质与磷

[答案] E

【评析】 本题在考查 CKD 饮食观念，过高的蛋白质及高磷饮食易加重肾负担。

【知识点】 慢性肾病患者在肾衰竭的不同阶段或使用不同的治疗方式时，饮食处方都将不同，一份可以适用于所有肾病的肾病饮食是不存在的。慢性肾病患者在肾衰竭的不同阶段，饮食处方都将不同，但在早期即注意蛋白质与磷摄取量将有助延缓肾衰竭的速度。

12. 慢性肾病患者饮食注意事项，以下何者正确

A. 限制热量是慢性肾病患者饮食中重要的部分

B. 饮食应特别强调低蛋白但含热量食物补充的必要性与重要性

C. 每日蛋白质摄取低于 0.75 g/kg 对慢性肾衰竭患者并没有益处

D. 每位患者都需要限制钾离子的摄取

E. 低蛋白饮食同时必须兼顾盐分的摄取，需严格限制低盐饮食

[答案] B

【评析】 本题在考查 CKD 饮食观念，慢性肾病患者建议低蛋白饮食，较容易造成热量摄取过低而营养不良，因此应该多摄取不含蛋白质或蛋白质含量极低但含有热量的食物，主要成分是糖类与脂质，如地瓜、冬粉、米粉等。

【知识点】 使用低蛋白饮食的患者，食物分量较少，饮食中可以有正常的调味，不需严格限制盐摄入。低蛋白饮食依据 CKD 期别不同每日摄取量在 0.6～0.75 g/kg，对于慢性肾衰竭患者有助延缓肾衰竭的速度。钾离子限制的部分，每日尿量<1000 ml 或血清钾离子浓度偏高时，才需要限制钾离子摄取。

13. 下列哪种调味品会增加尿毒症患者立即发生心律失常(如心室颤动)的危险性

A. 优酪乳

B. 酱油

C. 番茄酱

D. 低钠盐

E. 牛奶

[答案] D

【评析】 本题在考查 CKD 饮食观念，低钠盐要注意钾离子含量过高的问题。

【知识点】 市售的低盐酱油(薄盐酱油、淡食酱油)、低钠盐(代盐)是以钾代替钠，因含钾离子高，慢性肾衰竭患者不宜食用。

14. CKD 患者转入至肾专科医师的目的是让严重 CKD 的患者延缓进展，或提早做好血液透析准备以减少并发症或病死率，以下应转入患者至肾专科医师的时机，何者错误

A. 无法解释原因的 eGFR 快速下降

B. 无法诊断引起 CKD 的原因

C. eGFR<30 ml/(min·1.73m²)

D. CKD 3A 期以前(含 3A 期)

E. 难以控制的并发症

[答案] D

【评析】 本题在考查是否熟悉应将患者转入肾专科的时机。转介的目的是让较严重的 CKD 患者延缓进展，或提早做好血液透析准备以减少并发症或病死率。无法确定诊断病因或治疗也是转入的时机。

【知识点】 以下情况应转入给肾专科医师。

(1)CKD 3A 期 B-5。

(2)尿液总蛋白每天>1 g。

(3)无法解释原因的 eGFR 快速下降(4 个月下降超过 30%)。

(4)无法诊断引起 CKD 的原因。

(5)难以控制的高血压、高血钾或其他难以控制的并发症。

(6)<18 岁的 CKD 患者(应转入小儿肾科)。

二、多选题(每题 1 个得分点)

以下每题有 5 个备选答案，其中正确答案为 2 个或者 2 个以上，多选、少选、错选均不得分。

1. 关于慢性肾病高血压建议，以下叙述何者正确

A. 不论造成慢性肾病的原因为何，慢性肾病高血压的控制目标皆为小于130/80 mmHg

B. 不论造成慢性肾病的原因为何，慢性肾病高血压的首选药物皆为血管紧张素转换酶抑制药/血管紧张素受体拮抗药(ACEI/ARB)

C. 降血压治疗的目的除降低血压外，还有降低心血管疾病发生率及延缓肾衰竭的速度，不论病患是否有高血压

D. 仔细的初期评估及频繁的再评估是慢性肾病患高血压有效治疗所必需

E. 糖尿病肾病首选药物为利尿药，其他药物选择可降低心血管疾病危险因子并可达到标准血压

[答案] ACD

【评析】 本题在考查对于CKD合并高血压用药的观念与治疗目标。

【知识点】 CKD种类及治疗(表26-6)。

表26-6　肾病种类及治疗

肾病的种类	目标血压(mmHg)	慢性肾脏疾病首选药物	减少心血管疾病及达到理想血压的其他药物
糖尿病肾病	<130/80	ACEI或ARB	先用利尿药，之后是β受体阻滞剂及钙离子阻断药
非糖尿病肾病且单泡尿蛋白质/肌酸酐≥200 mg/g	<130/80	ACEI或ARB	先用利尿药，之后是β受体阻滞剂及钙离子阻断药
非糖尿病肾病且单泡尿蛋白质/肌酸酐<200 mg/g	<130/80	没有特别建议	先使用利尿药，之后是ACEI/ARB，乙型阻断药及钙离子阻断药
肾移植患者的肾病	<130/80	没有特别建议	乙型阻断药、钙离子阻断药、利尿药ACEI/ARB

2. 关于慢性肾病高血压及降压药使用的原则，下列何者正确

A. 评估降压药治疗的效果应监测尿蛋白及量血压

B. 所有慢性肾病患者应推行生活形态的修正，可以降低血压及减少心血管疾病的危险

C. 慢性肾病患者应推荐饮食观念来防治高血压

D. 无高血压的慢性肾病患者，不需给予降压药

E. 慢性肾病患者应被考虑为心血管疾病的危险人群，血压的目标适合所有的慢性肾病患者

[答案] ABCE

【评析】 本题考查对CKD合并高血压的处理观念。CKD人群属心血管疾病的最高危险因子(highest-risk group of CVD)，有高血压就需用药物治疗，治疗目标为<130/80 mmHg。

【知识点】 慢性肾病高血压及降压药使用的通则。

(1)以减缓肾病进行及降低心血管疾病的危险因素为目标。

(2)所有慢性肾病患者应推行生活形态的修正，可以降低血压及减少心血管疾病的危险。包括饮食控制与运动。

(3)所有慢性肾病患者应考虑药物治疗，甚至无高血压者仍应给予降血压药。

(4)慢性肾病患者应被考虑为心血管疾病的危险人群。血压的目标适合所有原因的慢性肾病患者。

(5)若血压高于理想血压20 mmHg以上，最好使用两种或以上的降血压药。

(6)评估降压药治疗的效果应监测尿蛋白及量血压。

慢性肾病降血压药使用的一般原则，见图26-2。

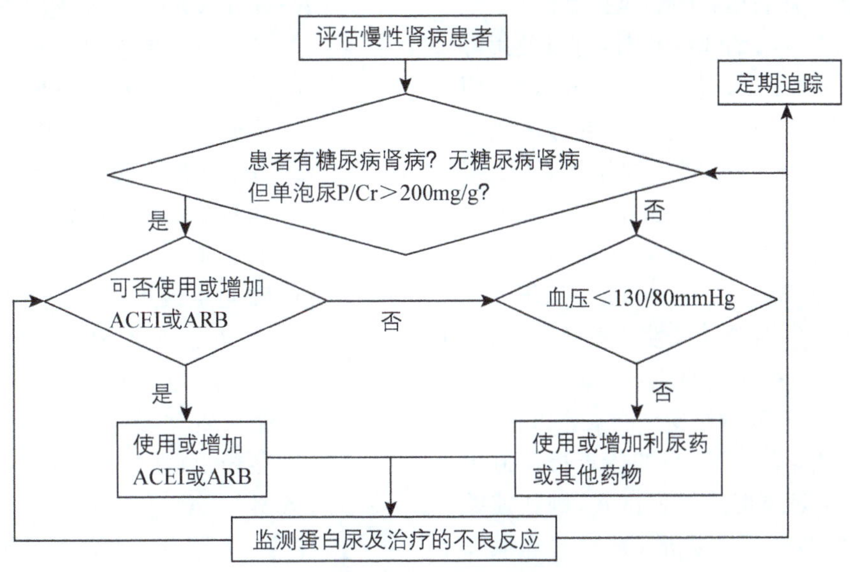

图 26-2　慢性肾病降压使用

3. 关于慢性肾病患者的血液电解质追踪建议，以下何者正确

A. 为避免慢性肾病患者的肾性骨病变，建议从初期 CKD 开始定期追踪血清钙及血清磷

B. 对于第四期 CKD 的患者，血清钙及血清磷，建议每 3 个月追踪 1 次

C. 甲状旁腺素不论期别，追踪频率为每年 1 次

D. 追踪发现血钙或血磷异常，应考虑转给肾专科医师评估治疗

E. 对于第 5 期 CKD 的患者，血清钙及血清磷，建议每 1 个月追踪 1 次

［答案］ BD

【评析】 本题在考查对慢性肾病患者的肾性骨病变的理解与追踪时程。

【知识点】 慢性肾病患者建议追踪检查的频率与目标值，见表 26-7。

表 26-7　慢性肾病患者追踪检查频率

	血钙检查频率及目标值（mmol/L）	血磷检查频率及目标值（mmol/L）	甲状旁腺素检查频率及目标值（pg/ml）
第 3 期	每年，8.4～10.2	每年，2.7～4.6	每年，35～70
第 4 期	每 3 个月，8.4～10.2	每 3 个月，2.7～4.6	每 3 个月，70～110
第 5 期(含透析)	每 3 个月，8.4～9.5	每 3 个月，3.5～5.5	每 3 个月，150～300

4. 林先生是 CKD 2 期合并糖尿病及高尿酸血症，最近痛风发作次数频繁，对于林先生，以下叙述何者正确

A. 痛风急性发作时可以使用非类固醇类消炎镇痛药（NSAID）、秋水仙素，甚至类固醇治疗

B. 每天至少喝 2000 ml 的水，维持每日尿量至少 1400 ml 以上，可以增加肾对尿酸的排出

C. 避免高脂饮食，过量脂肪有抑制尿盐排出的作用，并易促使痛风复发

D. 治疗的目标在维持血中尿酸值少于 35.7 μmol/L，如果要达到痛风石逐渐缓解的目的，则要将血中尿酸浓度降到 29.75 μmol/L 以下

E. 最近研究显示高尿酸血症可以导致高血压、心血管疾病和肾病的进展

［答案］ ABCDE

【评析】 本题在考者是否了解慢性肾病患者的尿酸处理知识。

【知识点】 慢性肾病患者的痛风控制。

(1)药物治疗:①没有痛风症状时,可以使用降尿酸的药物,如 Allopurinol 或 Benzbromarone,而使用低剂量 colchicine(秋水仙素)可预防痛风发作,建议使用至患者完全没有痛风发作达 1~2 年才停用。②治疗的目标在维持血中尿酸值少于 35.7 μmol/L,如果要达到痛风石逐渐缓解的目的,则要将血中尿酸浓度降到 29.75 μmol/L 以下。

(2)非药物治疗:①对于复发性或慢性痛风,要教导患者避免引起痛风发作的原因,每天至少喝 2000 ml 的水,维持每日尿量至少 1400 ml 以上,可以增加肾对尿酸的排出。②适当的体重控制避免身体过度肥胖,体重过重时应慢慢减重,因快速减肥可能会产生酮体抑制尿酸排泄,易引起痛风发作。③尽量避免食用含高嘌呤的食物,如动物的内脏、贝壳类的海产食物、过量的肉类和家禽类。避免高脂肪饮食,多量脂肪有抑制尿盐排出的作用,并易促使痛风复发。④避免过量饮酒,过量的乙醇造成体内乳酸堆积,使尿酸排泄受阻。

5. 对于蛋白质摄取对肾功能的影响以下何者正确

A. 高蛋白质饮食会增加肾小球滤过率与肾小球内的压力,可能加速肾衰竭进展

B. MDRD 研究显示限制蛋白质摄取显著降低慢性肾病患者蛋白尿的排出量

C. 低蛋白饮食要小心同时会增加磷与钠的摄取量

D. 降低蛋白质摄取能降低含氮废物的堆积与酸的产生

E. 慢性肾病患者饮食中蛋白质来源应尽量选用高生理价的蛋白质,如黄豆蛋白质

[答案] ABDE

【评析】 本题在考查是否了解慢性肾病患者的蛋白质摄取原则。

【知识点】 医学营养治疗是慢性肾病患者医疗照护中不可忽视的部分。尤其是蛋白质的摄取,低蛋白饮食可以降低肾小球滤过率与肾小球内的压力,减少蛋白尿的排出量,同时可减低磷与钠的摄取量,降低含氮废物的堆积与酸的产生。慢性肾病患者饮食中蛋白质来源应尽量选用高生理价的蛋白质,植物性蛋白质来源中,只有黄豆蛋白质是高生理价的蛋白质。

6. 陈先生为 CKD 4 期患者,对于营养治疗原则,下列建议何者正确

A. 对于 CKD stage 4 的患者,须掌握低蛋白、低磷、低钾的原则

B. 由于糙米饭富含各种维生素及矿物质,应鼓励陈先生多食用

C. 由于低蛋白饮食可能造成热量摄取不足而营养不良,可以考虑以煎、炒与油炸的烹调方式来增加油脂的摄取量

D. 陈先生最近一次血钾检查及排尿量正常,在饮食上不需要过度限制钾

E. 建议陈先生必须补充一些不含蛋白质或蛋白质含量极低但含有热量的食物,如冬粉、米粉与地瓜

[答案] ACDE

【评析】 本题在考查是否了解中、重度慢性肾病患者的饮食原则。以上选项中,由于糙米饭含高钾、高磷,并不适宜中、重度慢性肾病患者食用。

【知识点】 慢性肾衰竭患者透析前,医学营养治疗的临床营养卫生教育上应注意的事项如下。

(1)每日蛋白质的摄取量:1~3 期,0.75 g/kg,至少 50%需为高生理价蛋白质;4~5 期(未透析)为 0.6 g/kg,至少 50%需为高生理价蛋白质。

(2)如何摄取足够的热量:补充不含蛋白质或蛋白质含量极低但含有热量的食物,主要是糖类与脂质,以煎、炒与油炸的烹调方式来增加油脂的摄取量,或补充蛋白质含量低的糖类如冬粉、米粉与地瓜等。以维持适当体重为原则。

(3)钾的摄取:每日尿量<1000 ml 或血清钾离子浓度偏高时,才需要限制钾离子摄取。避免使用代盐与低盐酱油。

(4)盐分的摄取:钠的建议量为每日 1000~3000 mg。换算成每日可使用的盐量为 2~7 g。使用低蛋白饮食的患者,食物分量较少,饮食中可以有正常的调味。

(5)磷和钙的摄取:食用低蛋白饮食,磷的摄取量就可以限制在适当的范围。钙的建议摄取量为每日 1400~1600 mg。

(6)其他维生素与矿物质的需求:慢性肾病患者容易缺乏维生素 B_6、叶酸与维生素 C。

7. 下列关于 CKD 的叙述,何者正确

A. 非类固醇性镇痛药(NSAID,如 voltaren)、抗生素(氨基配糖体,如 gentamycin)与显影剂(如心导管显影剂)为常见的肾毒性药物

B. 贫血是很常见造成 CKD 患者肾功能恶

化的重要起动因子与加重因子

C. 对于有大量蛋白尿(每日>1 gm)的糖尿病患者将血压目标控制在 150/100 mmHg 就能够达到延缓肾功能恶化的目的

D. 年龄>65 岁以上的银发族常有体重过重的问题,应该将这个族群的老人视为 CKD 高危险群

E. 微白蛋白尿(microalbuminuria)可视为小区肾保健工作的重要筛检项目

[答案]　ABDE

【知识点】　NSAID 的作用,经由抑制 cyclooxygenase(COX)的活性,进而抑制前列腺素(prostaglandins)的生成,消炎镇痛的效果虽然优良,然而却可能造成肾血液流量及肾小球滤过率(eGFR)的下降而影响肾功能。抗生素的使用,务必该用才用,并且注意剂量与使用时间的长短。如 aminoglycoside 类抗生素,即容易造成患者急性肾小管坏死(ATN)的急性肾衰竭。慢性肾病起始的危险因子及促进肾功能恶化的危险因子请参考第一节。

三、共用题干单选题(每个提问 1 个得分点)

以下试题有 2 个提问,每个提问有 5 个备选答案,请选择 1 个最佳答案。

患者,45 岁,在今年的健康检查发现蛋白尿(+)(尿液试纸),BMI 为 29,血压 158/95 mmHg,过去没有慢性病史也没有药物使用史,但有烟瘾。

1. 针对蛋白尿(+),请问接下来处置的方法何者较不适宜

A. 可以安排肾超声以筛检是否有造成蛋白尿的肾病

B. 可以再以尿液试纸复检 1 次,若为阴性则可能是暂时性的良性蛋白尿

C. 可以用单次尿液总蛋白与肌酸酐比值(urine total protein to creatinine ratio, UPCR)来复检,若比值>200 mg/g 即可认定病患具有蛋白尿

D. 可以安排单次尿液微白蛋白(micro albumin)检测是否有蛋白尿

E. 可以用单次尿液白蛋白/尿液肌酸酐比例(urine albumin to creatinine ratio, UACR),若男性:30～300 mg/g;女性 20～200 mg/g 则为微蛋白尿

[答案]　A

【评析】　本题在考查对于 CKD 筛检及诊断的熟悉度。

【知识点】　由于很多非疾病因素会造成假阳性蛋白尿,对于在一般健康检查或在诊疗过程中意外发现蛋白尿的 CKD 高危险群患者,需复检以确认蛋白尿诊断。尿液试纸检查为半定量法,除了可以用尿液试纸复检外,也可以采用更准确的定量法,如检测单次尿液微白蛋白量、单次尿液总蛋白与肌酸酐比值(UPCR)以及单次尿液白蛋白/尿液肌酸酐比例(UACR)来确认诊断。单纯的蛋白尿异常并不适宜以肾超声做复检。

2. 经复检后,发现患者总蛋白与肌酸酐比值(UPCR)为 250 mg/g,eGFR 为 62 ml/(min・1.73 m^2),请问下列何者正确

A. 患者是 CKD 3a 期

B. 应予以饮食相关卫生教育,严格限制蛋白质饮食至每日 0.6 g/kg

C. 由于体检时血压偏高,应建议患者居家测血压,并考虑开始药物治疗

D. 患者应该每 3 个月复诊追踪肾功能

E. 以上皆是

[答案]　C

【评析】　本题在考查是否能掌握 CKD 的处置与追踪。

【知识点】　eGFR 为 62 ml/(min・1.73 m^2)合并蛋白尿为 CKD 2 期。CKD 1～3 期蛋白质的摄取约每日 0.75 g/kg,CKD 2 期 4～5 期(未透析)患者较需要严格限制蛋白质的摄取约每日0.6 g/kg。对于 CKD 1～2 期的患者,追踪时程为每半年 1 次。

四、案例分析题

以下案例有 3 个提问,每个提问有 6 个备选答案,其中正确答案有 1 个或多个,每选择一个正确答案得 1 个得分点,每选择一个错误答案扣 1 个得分点,扣至本问得分点为 0。

患者,男性,55 岁,有抽烟习惯、糖尿病病史,长期规律就诊,最近一次检验值 HbA1C 为 7.8%、总胆固醇 5.148 mmol/L、低密度脂蛋白胆固醇 2.8 mmol/L、BMI 为 28、尿蛋白质/肌肝酸为 270 mg/g,eGFR 为 48 ml/(min・1.73m^2)。居家血压量测低于 130/80 mmHg。

1. 此病患应属于 CKD 的分期的哪一期

A. 第 1 期

B. 第 2 期

C. 第 3a 期
D. 第 3b 期
E. 第 4 期
F. 第 5 期
［答案］ C

【评析】 本题在考查是否熟悉慢性肾病分期的定义。

【知识点】 请参考第二节单选题 4。

2. 承上题，目前造成此患者肾功能恶化的危险因子，下列何者正确

A. 肥胖
B. 糖尿病
C. 高血脂
D. 高血压
E. 蛋白尿
F. 吸烟
［答案］ ABCEF

【评析】 本题在考查是否熟悉肾功能恶化的危险因子。

【知识点】 肾功能恶化的危险因子：蛋白尿、收缩压＞130 mmHg、高蛋白饮食、肥胖、贫血、血脂异常、吸烟、肾毒性物质、心血管疾病等。

3. 关于此患者的疾病控制目标，以下相关叙述何者错误

A. 肥胖是造成糖尿病及慢性肾病恶化的危险因子，应鼓励患者适当减重
B. 糖尿病未达控制目标，应加强生活形态的改善或考虑调整药物
C. 总胆固醇未超过 5.2 mmol/L、低密度脂蛋白胆固醇未超过 3.38 mmol/L，暂时不需使用降血脂药物
D. 为监测病患的慢性肾病并发症，需定期每年监测血清钙离子及血清磷离子
E. 虽然患者血压正常，仍可考虑使用降血压药
F. 建议使用 ACEI 或 ARB 等
［答案］ ABDEF

【评析】 本题在考查对慢性肾病患者的疾病控制目标。

【知识点】 对于造成慢性肾病恶化的危险因子，在患者每次复诊时应予以审视并给予卫生教育改善。糖尿病合并慢性肾病的病患，HbA1C 控制目标应低于 7%，血脂 LDL 控制目标应低于 2.6 mmol/L。为避免慢性肾病并发肾性骨病变，CKD 第 3 期开始须每年监测血清钙离子及血清磷离子。已经发现蛋白尿的患者，即使血压正常，仍可考虑使用 ACEI 或 ARB 等降血压药来治疗蛋白尿。

（张焕祯）

参考文献

［1］ 慢性肾脏病防治手册.台湾肾脏医学会.2010.
［2］ 家庭医师临床手册增修.3 版.台湾家庭医学会.2013.
［3］ Kidney Disease: Improving Global Outcomes(KDIGO) CKD Work Group. KDIGO 2012 clinical practice guideline for the evaluation and management of chronic kidney disease.Kidney Int Suppl,2013,3:1-150.

第 27 章

泌尿系统感染

本章提示

1. 熟悉常见泌尿系感染的原因、感染途径、易患因素。
2. 掌握泌尿系感染的常见类型及临床特征。
3. 掌握泌尿系感染实验室检查及影像学检查方法。
4. 掌握泌尿系感染诊断流程及鉴别诊断方法。
5. 掌握泌尿系感染的治疗原则及具体措施。
6. 了解泌尿系感染的预防原则。

一、单选题(每题 1 个得分点)

以下每题有 5 个备选答案,请从中选择 1 个正确答案。

1. 下列有关泌尿系感染的叙述,哪项是正确的

A. 常为单一与多种细菌混合感染

B. 大肠埃希菌在复杂性尿路感染较单纯性更多见

C. 男性发病率稍高

D. 上行性感染和血源性感染均常见

E. 长期留置导尿可见多种细菌混合感染

[答案] E

【评析】 临床上尿路感染常常为单一细菌感染,主要为大肠埃希菌,女性发病率高,上行感染最常见,长期留置导尿可形成复杂性尿路感染,常为多种细菌混合感染。

【知识点】 泌尿系感染源及感染途径。

(1)病原微生物:尿路感染的病原微生物主要是细菌,大部分为革兰染色阴性肠杆菌,少部分为革兰染色阳性球菌,极少数为病毒、真菌、衣原体、支原体及滴虫等。

单纯性尿路感染病原谱中,大部分为大肠埃希菌,少部分为表皮葡萄球菌、克雷伯肠杆菌、异常假单胞菌及粪肠球菌。复杂性尿路感染的病原菌谱中,大肠埃希菌不足 50%,其余为葡萄球菌属、克雷伯菌属、假单胞菌属、沙雷菌属和肠杆菌属、变形杆菌属等。

临床上尿路感染常常为单一细菌感染,但长期使用抗生素或免疫抑制药治疗、长期留置导尿管或输尿管插管,以及机体抵抗力差、泌尿器械检查者,可见多种细菌混合感染、厌氧菌及真菌感染。其中真菌感染(主要为念珠菌属)多发生于留置导管、糖尿病、使用广谱抗生素或免疫抑制药的患者。

(2)感染途径

①上行感染:是指病原菌由尿道、膀胱、输尿管上行至肾盂而到达肾髓质引起感染性炎症,可累及单侧或双侧,占尿路感染 95%,尿路器械使用、性生活后、排尿终末时后尿道尿液的反流等因素有可能导致细菌进入膀胱,全身抵抗力低下及尿流不畅者更易发生。成年女性尿路感染的发生率为男性的 8~10 倍。

②血行感染:继发于全身败血症或菌血症,病原菌经血液循环到达肾,约占尿路感染 3%以下。多见于金黄色葡萄球菌、铜绿假单胞菌属、沙门菌属、白念珠菌属及结核分枝杆菌等。当肾结构或功能受损时,如尿路梗阻、瘢痕或肾小管内药物沉积

引起肾内梗阻、血管异常(肾血管收缩、高血压等)、钾缺乏、多囊肾、糖尿病、肾损伤等,则易感性明显增加。

(3)直接感染:很少见,当外伤或泌尿系统周围脏器的感染性炎症时,病原菌直接侵入引起的感染性炎症。

(4)淋巴道感染:罕见,下腹部和盆腔器官的淋巴管与肾毛细淋巴管有吻合支相连;相应器官感染的病原菌可经此通路感染肾。

2. 有关急性膀胱炎的临床表现及特点,下列哪项描述是错误的

A. 一般无 38.5 ℃以上发热、呕吐等

B. 尿细菌培养可阳性

C. 尿镜检可见白细胞管型

D. 尿频、尿痛、尿急症状

E. 一般无高血压和氮质血症

[答案] C

【评析】 急性膀胱炎通常有膀胱刺激征,常无全身症状,尿细菌培养可阳性,因属下尿路感染,所以一般无高血压和氮质血症,无白细胞管型。

【知识点】 常见尿路感染的临床特点,见表 27-1。

表 27-1　常见尿路感染的临床特点

常见类型	临床表现	辅助检查
膀胱炎	①通常有尿痛、尿频、尿急及下腹部疼痛等膀胱刺激症状;②尿液常浑浊、恶臭,部分可见血尿;③体检可有耻骨上区域压痛;④一般无 38.5 ℃以上发热、恶心、呕吐及全身感染表现	①尿常规检查可见尿白细胞、脓尿、血尿和细菌;②尿细菌培养阳性部分由衣原体、淋球菌、念珠菌和单纯疱疹病毒等;③一般无末梢血白细胞增多等
尿道炎	①发作性尿痛、脓尿;②一般起病缓慢、无血尿、无耻骨上疼痛	①尿常规检查可见尿白细胞;②中段尿细菌培养阴性或少量细菌生长;
急性肾盂肾炎	①全身感染症状明显,发热、寒战,体温升高达 38～40 ℃,伴有恶心、呕吐、腹泻等;②腰痛,多为钝痛或酸痛,少数有腹部绞痛,沿输尿管向膀胱方向放射;③尿痛、尿频、尿急及下腹部疼痛等膀胱炎的症状可有可无;④严重者可出现革兰阴性杆菌败血症表现;⑤体检时肋脊角区和季肋点压痛阳性,和(或)肾区叩痛阳性,输尿管压痛阳性	①尿白细胞阳性,可出现脓尿、血尿,可检测到细菌;②尿白细胞脂酶试验阳性;③尿细菌培养阳性;④尿中出现白细胞管型;⑤大部分患者末梢血白细胞显著升高;⑥超声检查:泌尿系基础病变表现;⑦腹部尿路 X 线片、必要时 CT 扫描或磁共振扫描,进一步行泌尿系基础病诊断
慢性肾盂肾炎	①半数以上患者可有急性肾盂肾炎病史。其后出现腰部酸痛不适、间歇性尿频、排尿不适,可伴有乏力、低热、食欲减退及体重减轻;②急性发作时出现急性肾盂肾炎的全身感染和膀胱炎症状;③反复发作、病情迁延可合并肾小管功能损伤,出现夜尿增多、低渗、低比重尿;④病情持续发展可导致尿毒症,出现相应症状。⑤少数患者可无任何临床症状,仅表现为尿检异常和尿细菌检查阳性	①尿白细胞阳性,可出现脓尿、血尿,可检测到细菌;②尿白细胞脂酶试验阳性;③尿细菌培养阳性;④尿中出现白细胞管型;⑤大部分患者末梢血白细胞显著升高;⑥肾小管功能异常;⑦超声检查:可有肾形态异常:肾盂畸形、瘢痕;肾表面不光滑、萎缩及双肾大小不一。同时评估泌尿系基础病变;⑧静脉肾盂造影、逆行肾盂造影及排尿时膀胱输尿管造影、必要时 CT 扫描或磁共振扫描。进一步评估泌尿系基础病变及肾病变
无症状性菌尿	①无任何临床症状;②症状性菌尿可持续存在、偶发或复发,多数患者可发展为症状性尿路感染;③常见于女性、老年、留置导尿、器械操作等	①不同日至少两次清洁尿细菌培养阳性,且为同一种细菌,菌落数为 10^4～10^5/ml;②长期无症状性菌尿亦会有肾功能损害

3. 患者，女性，30 岁，反复腰痛、尿频、尿急 3 年，再发 1 周，查体血压 160/100 mmHg，尿蛋白(＋)，沉渣红细胞 8～10 个/HP，白细胞 15～20 个/HP。肾盂造影示右肾缩小，肾盏扩张，最可能诊断是

A. 慢性肾炎

B. 慢性肾盂肾炎

C. 多囊肾

D. 肾结核

E. 肾盂积液

[答案] B

【评析】 患者有反复尿路感染症状多年，本次再发 1 周，辅助检查有肾缩小及肾盏变形，应考虑慢性肾盂肾炎。

【知识点】 判断是否是慢性肾盂肾炎的依据：①肾盂肾炎患者存在反复尿路感染病史；②合并肾小管功能损伤或肾脏形态异常之一者，可诊断为慢性肾盂肾炎。肾影像学检查提示包括：①肾盂形态异常；肾盂畸形、瘢痕；②肾表面不光滑、萎缩及双侧大小不一。

4. 患者，女，42 岁，发热、腰痛、尿频、尿急半个月，近 2 天尿频、尿急加重伴全身酸痛。体检：体温 39.5 ℃，血白细胞 13×10^9/L，中性粒细胞 0.86，尿白细胞(＋＋＋)，有白细胞管型，尿细菌培养大肠埃希菌阳性(未做药物敏感试验)，诊断为大肠埃希菌性尿路感染，泌尿系 B 超无明显异常。以下药物中应首选

A. 青霉素

B. 红霉素

C. 头孢唑啉

D. 头孢曲松

E. 林可霉素

[答案] D

【评析】 患者有发热、腰痛等全身症状伴膀胱刺激征，有尿白细胞及管型，泌尿系 B 超无明显异常，目前为急性非复杂性上尿路感染(属较重的肾盂肾炎)，宜静脉应用抗生素，尿培养大肠埃希菌为革兰阴性杆菌，应选用针对革兰阴性杆菌敏感的药物。故首选头孢曲松。获得尿细菌培养结果后，可参考药物敏感试验结果调整抗生素。

【知识点】 根据《国家抗微生物治疗指南》中泌尿系感染的抗菌药物经验，应用如下。

(1)急性非复杂性上尿路感染(急性肾盂肾炎)：轻症口服喹诺酮类或第二代头孢菌素 5～7 天；严重全身感染明显者可选静脉用喹诺酮类(如环丙沙星或氧氟沙星)或第二、第三代头孢菌素(如头孢曲松等)，联合或不联合氨基糖苷类，至全身感染症状消退、体温恢复正常后，口服喹诺酮类或复方新诺明 2 周。

(2)急性复杂性尿路感染：首选含 β-内酰胺酶抑制药的 β 内酰胺类抗生素 2～3 周静脉给药，备选喹诺酮类等。

二、多选题(每题 1 个得分点)

以下每题有 5 个备选答案，其中正确答案为 2 个或者 2 个以上，多选、少选、错选均不得分。

1. 下列哪些情况容易发生泌尿系感染

A. 尿路梗阻

B. 导尿

C. 糖尿病

D. 长期高血压

E. 高尿酸血症

[答案] ABCDE

【评析】 泌尿系感染有许多易感因素，尿路梗阻及导尿易使泌尿系局部细菌繁殖引起尿路感染，糖尿病使全身抵抗力减弱，高血压及高尿酸血症使肾间质损伤易发生尿路感染。

【知识点】 泌尿系感染的易感因素。

(1)尿路梗阻：引起尿路梗阻的各种原因，如肾及输尿管结石、尿道狭窄、泌尿道肿瘤、前列腺肥大等均可引起尿液潴留，使细菌容易繁殖而产生感染，是尿路感染的最易感因素。

膀胱输尿管反流、妊娠时增大子宫压迫引起的尿排泄不畅等也可引起尿路梗阻。

(2)泌尿系统畸形或功能异常：如肾发育不全、多囊肾、海绵肾、铁蹄肾、双肾盂或双输尿管畸形及巨大输尿管等易使局部组织对细菌抵抗力降低导致尿潴留和细菌感染。

(3)医疗器械操作：尿道插管及器械检查导尿、膀胱镜检查、泌尿道手术均可引起局部黏膜损伤，并把前尿道的致病菌带入膀胱或上尿路而致感染。需去除导管，否则尿路感染难以控制。

(4)女性尿路解剖生理特点：女性尿道口与肛门接近，尿道长度仅 3～5 cm，尿道括约肌作用较弱，故细菌易沿尿道口上升至膀胱。尿道周围的局部刺激、妇科疾病、性激素变化等均可导致阴道、尿道黏膜改变而利于致病菌入侵。成年女性尿感的发生率高于男性 8～10 倍。

(5)机体抵抗力低下：全身疾病如糖尿病、慢性肾病、慢性腹泻、免疫功能不全或长期使用肾上腺

皮质激素等使机体抵抗力下降，尿路感染的发生率较高。长期高血压、高尿酸血症等造成肾间质损伤及局部抵抗力低下者易发生尿路感染。

2. 以下为泌尿系感染并发症的是

A. 肾周围脓肿

B. 肾乳头坏死

C. 肾结石和尿路梗阻

D. 革兰阴性杆菌败血症

E. 肾功能不全伴大量蛋白尿

［答案］ ABCD

【评析】 泌尿系感染如治疗不当、复杂性尿路感染及机体抵抗力低下时，可出现多种并发症，如肾周围脓肿、肾乳头坏死、肾结石和尿路梗阻、革兰阴性杆菌败血症。

【知识点】 泌尿系感染的并发症。

(1)肾周围脓肿：多由肾盂肾炎直接扩展至肾周组织引起的化脓性炎症，小部分是血源性感染，常并发于糖尿病、尿路梗阻等。本病起病隐袭，数周后出现明显临床症状，表现为肾盂肾炎症状加重，有高热，常出现单侧明显腰痛和腰肋角压痛和叩痛，伴活动受限，可进行超声检查、腹部X线片、CT及磁共振检查，进一步明确诊断。

(2)肾乳头坏死：肾乳头坏死可波及整个锥体，由乳头尖端至肾皮质和髓质交界处，有大块坏死组织脱落，可引起尿路阻塞。常发生于患有糖尿病、痛风性肾病等基础疾病的尿路感染者；临床表现为肾盂肾炎症状加重，出现高热、剧烈腰痛和血尿，尿中有坏死物排出并阻塞输尿管等；可合并革兰阴性杆菌败血症和肾功能急剧下降。

(3)肾结石和尿路梗阻：由感染而形成，是一种特殊类型的结石，主要为变形杆菌等感染可产生尿素酶分解尿素，使尿液碱性化，尿中磷酸盐超饱和析出结晶，形成结石。反复尿路感染炎症形成的瘢痕和结石可引起尿路梗阻，加重肾功能损伤，易使肾盂肾炎变为慢性，甚至导致肾衰竭。

(4)革兰阴性杆菌败血症：多见于复杂性尿路感染患者，大多数患者可有寒战、高热、全身出冷汗及休克，病情急剧、凶猛，预后不良。

3. 患者，女性，26岁，突发寒战、高热，尿频、尿急，肋腰点压痛、肾区叩击痛。以下哪些项提示尿路感染

A. 尿菌落计数≥10^5/ml

B. 1小时尿沉渣计数白细胞＞3×10^5

C. 尿沉渣涂片染色，＞1/视野

D. 尿菌落计数≥10^2/ml

E. 球菌 10^3～10^4/ml

［答案］ ABCE

【评析】 本例中尿液检查中新鲜清洁中段尿细菌培养计数≥10^5/ml、尿白细胞排泄率艾迪斯计数尿中白细胞＞30×10^5/小时、新鲜中段非离心尿革兰染色后油镜观察＞1/视野，球菌 10^3～10^4/ml为尿路感染的依据。

【知识点】 泌尿系统感染的检查。

(1)泌尿系感染的尿液检查。①尿常规检查：是最简便而可靠的检测方法，宜留清晨第1次尿液待测。尿液外观可浑浊伴腐败味，尿比重低下，每个高倍视野下白细胞超过5个(＞5/HP)称为脓尿。白细胞脂酶试验阳性，即白细胞超过10/ml时呈阳性反应。尿常规检查中可有菌尿，可见白细胞管型和(或)上皮细胞管型，偶见颗粒管型。尿蛋白阴性或轻度，有肉眼和(或)镜下血尿。尿中红细胞呈均一正常形态。②尿沉渣白细胞计数：艾迪斯计数(Addis count)尿中白细胞＞3×10^5/小时为阳性，白细胞＜(2～3)×10^5/小时为正常，白细胞在(2～3)×10^5/小时为可疑。

(2)泌尿系感染的细菌学检查，最有价值的实验室检查。95%以上尿路感染由革兰阴性菌引起。①细菌定性检查：采用新鲜中段非离心尿革兰染色后油镜观察：＞1/视野，尿路感染诊断的阳性率90%，＞5/视野，阳性率可达99%。②细菌定量检查：有症状的患者新鲜清洁中段尿细菌培养计数≥10^5/ml；无症状者，两次连续的新鲜清洁中段尿液标本，细菌培养计数均≥10^5/ml，提示尿路感染。球菌 10^3～10^4/ml也有诊断意义。

4. 患者，女性33岁，主诉尿频尿急3天，无发热及腰痛，既往有反复发作泌尿道感染史3年。本次尿检白细胞(＋＋)，细菌(＋)，尿培养大肠埃希菌(与既往相同)。治疗方案正确的是

A. 根据血白细胞计数及分类结果给予抗生素治疗

B. 根据尿培养及细菌敏感试验报告结果，选用敏感抗生素

C. 症状控制后，即可停用抗生素

D. 抗生素治疗2～4周即停药

E. 症状控制后，改低剂量磺胺类或头孢菌素每晚口服1次，3～6个月

［答案］ BE

【评析】 患者为女性反复发作性泌尿道感染，

应根据尿细菌培养选择抗生素治疗；根据《国家抗微生物治疗指南》，症状控制后应选用低剂量磺胺类或头孢菌素口服3～6个月。

【知识点】 根据《国家抗微生物治疗指南》中泌尿系感染的抗菌药物经验作如下应用。

(1)无症状菌尿：一般不建议使用抗生素。

(2)急性单纯性下尿路感染(膀胱炎、尿道炎)：首选呋喃妥因合非那吡啶；备选环丙沙星或左氧氟沙星或SMZ/TMP3～7天。

(3)女性反复发作泌尿道感染：急性发作时治疗同急性膀胱炎；症状控制后改低剂量磺胺类或头孢菌素每晚口服1次，3～6个月。

三、共用题干单选题(每个提问1个得分点)

以下每道试题有6个提问，每个提问有5个备选答案，请选择1个最佳答案。

患者，男性，32岁，下腹隐痛伴进行性尿频尿急10天。无腰痛，无寒战高热。尿检查白细胞(+++)。血白细胞 8.9×10^9/L，中性0.75。既往无尿频、尿急史。查体：一般可，右肾区轻叩痛，肋脊点和肋腰点无压痛。

1. 目前首先要进行的检查为

A. 双肾及膀胱B超

B. 尿常规

C. 清洁中段尿细菌培养

D. 腹部X线片

E. 血常规

[答案] C

【评析】 患者有下腹隐痛伴进行性膀胱刺激症状，尿检查白细胞(卅)，右肾区轻叩痛，为明确是否存在感染，应首选进行清洁中段尿细菌培养和药敏试验，以尽早合理使用药物。

【知识点】 急性期尿路感染可有急性炎症表现，如下腹隐痛伴进行性尿频尿急，血白细胞数升高和中性粒细胞百分比增高，尿检查白细胞阳性，但清洁中段尿细菌培养是最有价值的实验室检查。通过尿细菌培养可明确感染的细菌并进行药敏试验，为诊断及治疗提供重要依据。

2. 根据患者的临床特点，下列哪个不是主要需鉴别的疾病

A. 急性肾盂肾炎

B. 膀胱炎

C. 前列腺炎

D. 非感染性尿道综合征

E. 泌尿系结核

[答案] D

【评析】 患者下腹隐痛伴进行性膀胱刺激症状，尿检查白细胞(卅)，右肾区轻叩痛，需考虑鉴别泌尿系感染性疾病，暂不考虑非感染性尿道综合征。

【知识点】 泌尿系统的鉴别诊断，见表27-2。

3. 对该患者的治疗，首先考虑选用哪一种药物

A. 取清洁中段尿和药敏试验作尿培养后，选择头孢拉啶口服

B. 取清洁中段尿和药敏试验作尿培养后，选择头孢氨苄口服

C. 取清洁中段尿和药敏试验作尿培养后，选择左氧氟沙星静脉滴注

D. 取清洁中段尿和药敏试验作尿培养后，选择左氧氟沙星口服

E. 取清洁中段尿和药敏试验作尿培养后，选择口服阿莫西林

[答案] D

【评析】 患者既往无尿频尿急史，有肾区叩痛，目前暂考虑为尿路感染，因无发热等全身症状(属轻症)，根据《国家抗微生物治疗指南》，可口服喹诺酮类。

【知识点】 泌尿系感染中绝大部分为大肠杆菌，为革兰阴性球菌，所以应选择革兰阴性埃希菌有效药物。病例首先考虑轻型急性尿路感染，根据《国家抗微生物治疗指南》，在培养尚未出结果时，可暂口服喹诺酮类或第2代头孢霉素。

4. 若该患者经治疗7天后症状无改善，尿频加重，又出现腰痛，午后低热，夜间盗汗，消瘦，血沉52mm/小时，尿白细胞(卅)，有脓尿，尿红细胞30～50/HP；要注意首先鉴别的疾病主要是

A. 肾盂肾炎

B. 泌尿系结核

C. 泌尿系肿瘤

D. 前列腺炎

E. 衣原体感染

[答案] B

【评析】 泌尿系感染治疗疗程结束时仍有膀胱刺激症状、尿白细胞增多，应考虑结核分枝杆菌感染、厌氧菌、支原体、衣原体及单纯疱疹病毒感染的可能。本例患者又出现午后低热，夜间盗汗，腰痛，消瘦、血沉增快，应首先排除泌尿系结核。

【知识点】 见本节共用题干单选题(本题)第2问知识点。

表 27-2　泌尿系感染的鉴别诊断

类别	常见疾病	主要临床特征
感染性病变	泌尿系结核	①青壮年男性多见，肾外结核病灶；②午后低热，夜间盗汗、消瘦；③明显的尿路刺激症状；④尿常规多为酸性尿，可有红细胞、白细胞；⑤一般抗生素治疗无效；⑥反复多次尿培养或镜检可发现结核分枝杆菌；⑦影像学可见肾盏改变（边缘不整、扩大、变形，甚至消失），肾盂、肾盏虫样缺损
	前列腺炎	①急性前列腺炎：发热、尿频、尿痛、下腹及会阴部不适；肛指可触及肿大的前列腺；尿常规有白细胞尿、脓细胞、血尿；挤压或按摩前列腺有分泌物，可见大量白细胞（>10/HP），可培养到细菌；B超示前列腺增大。②慢性前列腺炎：无明显症状，可有会阴部疼痛或梗阻症状，挤压或按摩前列腺有分泌物，可培养到细菌。B超示前列腺增大。③非细菌性前列腺炎：挤压或按摩前列腺分泌物有白细胞 1000/ml，尿细菌培养阴性。可能与支原体、衣原体有关
	感染性尿道综合征	①尿频、尿急、尿痛；有白细胞尿；②多次细菌、真菌、厌氧菌培养阴性；③支原体、衣原体培养阳性；④排除结核感染
	无菌性脓尿	①尿白细胞增多，反复尿培养阴性；②常见于衣原体、支原体感染、结核杆菌感染；③结石、解剖异常、膀胱输尿管反流、多囊肾等
	妇科疾病	①常见子宫内膜炎、输卵管炎、阴道炎等；②下腹坠痛、白带异常；③妇科检查有阳性体征；④部分可有白细胞尿，尿培养阴性
非感染性病变	非感染性尿道综合征	①中年女性，反复尿频、尿急、尿痛，无白细胞尿；②多次细菌、真菌、厌氧菌培养阴性；③尿沉渣无明显异常；④可能与神经焦虑、抑郁有关
	膀胱、尿道或邻近器官肿瘤	①肿瘤压迫或侵犯膀胱引起尿频、尿急；②有原发肿瘤相关临床表现；③辅助检查提示肿瘤相关表现
	结石或异物刺激	①反复尿频、尿急、尿痛；②多伴有排尿困难；③影像学检查提示结石或异物，部分膀胱镜检查可异常
	神经源性膀胱	①有神经系统或糖尿病史。②尿频、尿急明显，尿痛少见；常伴有排尿困难或尿潴留。③查体可触及充盈的膀胱，有神经系统体征。④未合并感染时，尿常规及尿培养阴性
	急性肾炎	①腰酸、乏力、眼睑水肿等。②蛋白尿、血尿；尿白细胞阳性，可有颗粒管型。②部分有肾功能异常。④B超可提示肾弥漫性改变

5. 尿液检查对以上首先考虑鉴别的疾病有诊断性意义的是

A. 血尿

B. 脓尿

C. 尿普通细菌培养

D. 尿结核杆菌培养

E. 尿细胞学检查

［答案］ D

【评析】 尿路感染抗生素治疗无好转，应考虑结核感染，应进行尿结核杆菌培养，确诊结核感染的诊断依据是结核杆菌培养阳性

【知识点】 泌尿系结核临床特点：本病多见于青壮年，男性稍多于女性。可有肾外结核病史。

（1）早期多无明显症状；出现的症状往往是尿频，逐渐加重，并可出现尿急、尿痛等症状。膀胱发生挛缩时，尿频严重而每次尿量极少（<50 ml）。血尿亦常见；发生肾盂积水、脓肾或肾周组织结核病变时可出现腰痛、腰部酸胀等局部症状。

（2）可有发热、盗汗、全身不适、消瘦等结核中毒症状；肾结核患者多数全身情况不受影响，体格检查亦无异常发现，仅部分患者可有肾区叩痛。

（3）实验室检查。①尿常规：呈酸性尿，24 小时尿沉渣找到抗酸杆菌。②尿结核分枝杆菌培养：取晨尿培养，因结核分枝杆菌间歇性向尿中排出，治疗前至少留 3 次晨尿作检查。③结核菌素试验：结核分枝杆菌纯蛋白衍生物（PPD）试验的阳性率为

88%～100%。④影像学检查包括X线片、静脉肾盂造影或肾盂逆行造影及CT与放射性核素扫描等检查，可确定病变部位与程度。肾盏改变（边缘不整、扩大、变形，甚至消失）是重要的诊断依据；至病变严重时可出现输尿管狭窄，呈“腊肠样”或“串珠样”改变；晚期可见多个肾盏不显影或呈大空洞。

6. 本病确定诊断后进一步治疗的主要措施是

A. 抗感染治疗加抗结核治疗

B. 抗结核治疗加手术治疗

C. 抗感染治疗加抗手术治疗

D. 及早给予抗结核药物治疗

E. 及早给予手术治疗

[答案] D

【评析】 本病例泌尿系结核明确诊断后，应及早抗结核药物治疗，结核活动性感染时，一般不考虑手术治疗。

【知识点】 泌尿系结核的治疗。

(1)抗结核药物治疗：泌尿系结核诊断一经确定，应及早给予抗结核药物治疗。

(2)手术治疗：有肾外结核呈活动性或双肾病变严重，如有手术指征，需待化疗至病情稳定或一侧肾显著好转后再行手术。手术治疗方法包括病灶清除、部分和全肾切除。

四、案例分析题

每个案例至少有3个提问，每个提问有6～12个备选答案，其中正确答案有1个或多个，每选择一个正确答案得1个得分点，每选择一个错误答案扣1个得分点，扣至本问得分点为0。

患者，女，57岁，寒战、发热、恶心呕吐2天伴腹痛及腰痛。患者2天前因疲劳后出现发热，有畏寒、寒战，最高体温达38.7 ℃，继之出现上腹外侧痛和腰痛，无咳嗽，无胸闷气急，无腹泻、无尿频，在当地医院就诊，检查尿常规：蛋白(+)，白细胞满视野，红细胞8～10/HP。考虑尿路感染，给予口服氧氟沙星0.2 g，每日3次；症状未见缓解，体温升高至39.5 ℃，伴恶心、呕吐1次，吐出胃内容物，腰痛加重，有尿频。转入上级医院诊治。

既往5年来有多次反复尿频、尿急伴腰痛，近2年来夜尿明显增多。有糖尿病史，未治疗。

体检：急性面容，体温39.2 ℃，血压145/85 mmHg，无皮疹，浅表淋巴结无肿大，巩膜无黄染，咽(—)。心肺听诊无明显异常，腹平软，无压痛，肝脾肋下未触及，双肾区叩痛(+)，下肢无浮肿。

辅助检查：血常规：血红蛋白130 g/L，白细胞11.2×10^9/L，中性0.90，淋巴0.10，血小板230×10^9/L；尿常规：蛋白(+)，白细胞满视野，红细胞5～6/HP，可见白细胞管型。粪便常规(—)。C反应蛋白56 mg/L，血糖7.2 mmol/L，血总胆固醇6.62 mmol/L，低密度脂蛋白3.6 mmol/L；血尿素氮7.0 mmol/L，肌酐96 μmol/L；肝功能无明显异常。

1. 作为全科医师，你认为该患者初步需进行以下哪些检查

A. 双肾B超

B. 尿细菌培养

C. 尿常规

D. 腹部平片

E. 腹部CTU

F. 空腹及餐后血糖

[答案] ABCDF

【评析】 患者存在肾盂肾炎，基础疾病为糖尿病，初步需进行的对确诊感染及易患因素有意义的、操作方便的检查，暂不考虑进行腹部CTU检查。

【知识点】 肾盂肾炎的表现有高热、寒战，常伴全身酸痛，腰痛多为钝痛或酸痛，程度不一。初步检查包括尿常规、尿培养、双肾B超、腹部X线片，有糖尿病者进行空腹及餐后血糖检查。进一步检查再考虑做腹部CTU。

2. B超结果提示为双肾表面不平，肾盂扩张、变形，肾盂及输尿管上端积液，此患者最可能的诊断为

A. 急性肾盂肾炎

B. 膀胱炎

C. 慢性肾盂肾炎

D. 感染性尿道综合征

E. 慢性肾盂肾炎急性发作

F. 慢性肾炎

[答案] E

【评析】 既往5年来有多次反复尿频、尿急伴腰痛，近2年来夜尿明显增多，有糖尿病史；本次发病有明显全身症状伴腹痛及腰痛，尿白细胞增多，可见白细胞管型，血白细胞明显增高，B超结果提示为双肾表面不平，肾盂扩张、变形。初步考虑为慢性肾盂肾炎急性发作。

【知识点】 泌尿系感染的诊断流程，见图27-1。

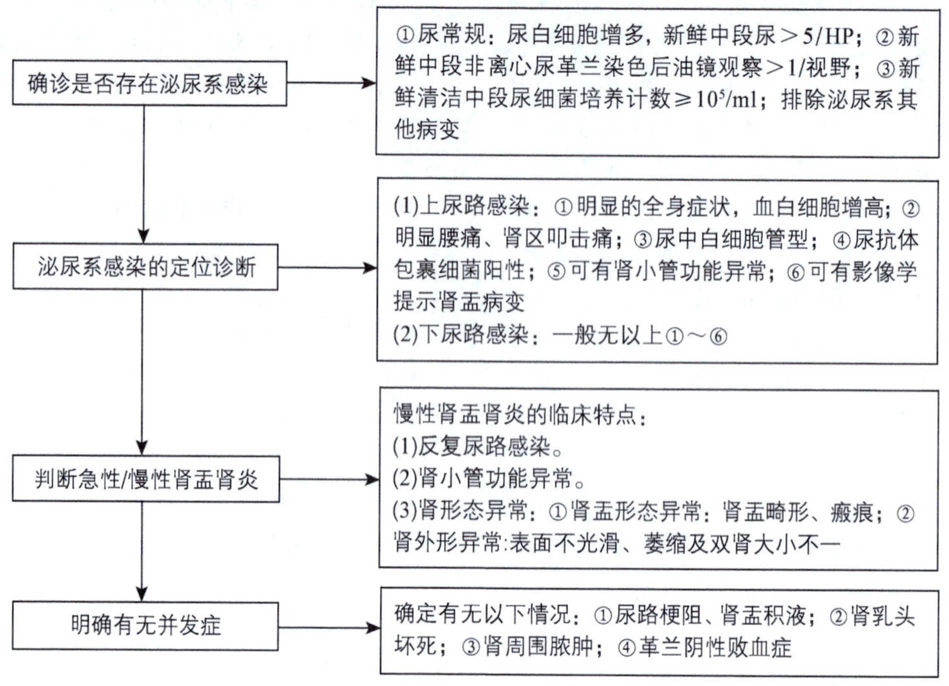

图 27-1　泌尿系感染的诊断流程

3. 为进一步了解患者肾脏情况，有价值的检查是

A. 复查泌尿系 B 超

B. 静脉肾盂造影

C. 逆行肾盂造影

D. 泌尿系 CTU

E. 泌尿系 MRI

F. 腹部 X 线片

［答案］　ABCDEF

【评析】　患者有肾形态改变伴泌尿系积液，有价值的是影像学相关检查。

【知识点】　泌尿系感染的辅助检查。

（1）以下情况需要进行影像学检查：①复杂性尿路感染；②尿路感染反复发作；③尿路感染治疗效果不佳时，为明确有无尿路感染的易患因素或并发症的存在。

（2）泌尿系感染的影像学检查。①超声检查：目前应用最广泛，最简便的方法，能较好地显示肾形态、轮廓、大小及内部结构，筛选肾结石、肾积水、输尿管扩张、肾结核、肾脓肿及周围脓肿、泌尿系发育不全、先天性畸形、多囊肾、肾动脉狭窄、泌尿系肿瘤及前列腺疾病等。②腹部尿路 X 线片、静脉肾盂造影和逆行肾盂造影：对慢性或久治不愈患者，视需要可分别进行腹部尿路 X 线片、静脉肾盂造影、逆行肾盂造影等检查，以检查有无梗阻、结石、输尿管狭窄或受压、肾下垂、泌尿系先天性畸形等。③计算机断层扫描（CT）和磁共振成像（MRI）：比超声检查图像更清晰，用于超声检查难以确诊的患者。放射性核素显像可反映肾盂肾炎皮质缺血及肾瘢痕形成情况，也可了解双肾功能、尿路梗阻、膀胱输尿管反流及膀胱残余尿情况。

4. 该病例的治疗原则

A. 多饮水、增加尿量

B. 尽可能纠正梗阻、结石等易感因素

C. 需进行尿细菌定量培养，根据药敏试验指导治疗

D. 尽量避免耐药菌群的产生，减少副作用

E. 治疗后应进行评估和随访

F. 治疗基础疾病，如高血糖

［答案］　ABCDEF

【评析】　泌尿系感染确定后要积极采取措施，治疗目的在于预防或治疗全身败血症，缓解症状，清除感染灶，消灭泌尿系病原体，预防复发和并发症。治疗中应尽量避免耐药菌群的产生，减少副作用，多饮水，增加尿量，尽可能纠正梗阻、结石等易感因素，需进行尿细菌定量培养，根据药敏试验指导治疗，治疗后应进行评估和随访，及时治疗基础疾病。

【知识点】 尿路感染的治疗应遵循的原则。

(1)多饮水、增加尿量,促进细菌和炎性分泌物排出;有发热等全身症状应注意休息。

(2)尽可能纠正梗阻、结石等易感因素;注意治疗基础疾病,如糖尿病等。

(3)除女性急性单纯性尿道炎、膀胱炎外,应进行尿细菌培养,并根据药敏试验指导治疗。

(4)一般而言,单纯性下尿路感染,短期治疗有效,而上尿路感染需要长期治疗。

(5)尽量避免耐药菌群的产生,减少不良反应。

(6)治疗方案完成后应进行评估和随访,观察及评估治疗效果。

5. 有关该病例的药物治疗,正确的是

A. 可按急性肾盂肾炎治疗

B. 需静脉运用抗生素

C. 抗生素常需联合应用,且疗程 2~3 周

D. 用药至症状消退、体温正常后即可停药

E. 应进一步全面检查,及时去除易感因素

F. 需明确此次再发是复发或重新感染

[答案] ABCEF

【评析】 慢性肾盂肾炎的治疗,按肾盂肾炎的不同阶段,选择相应的治疗方案。一般可按急性肾盂肾炎治疗,但抗生素常需联合应用,且疗程 2~3 周,对有复发性尿感,可采取长程低剂量抑菌疗法。

【知识点】 慢性肾盂肾炎的治疗。

(1)去除易感因素:如尿路梗阻、机体抵抗力减弱,全身疾病如糖尿病、高血压、慢性肾病、慢性腹泻,长期使用肾上腺皮质激素等。

(2)慢性肾盂肾炎急性发作:按急性肾盂肾炎治疗,抗生素需联合应用,严重及全身症状明显时应选择静脉给药治疗,可选用喹诺酮类,或第二代、第三代头孢菌素静脉用药,联合氨基糖苷类静脉滴注,疗程 2~3 周。

(3)慢性肾盂肾炎反复发作者:应通过尿细菌培养确定菌型,明确此次再发是复发或重新感染,确定是否为复杂性尿路感染并及时治疗(见本节单项选择题第 4 题知识点),同时尽快解决可能存在的易患因素如尿路梗阻、糖尿病等。

6. 该病例的预防措施

A. 多饮水,每 2~3 小时排尿 1 次

B. 保持会阴部清洁

C. 性生活后及时排尿

D. 积极治疗控制糖尿病

E. 适当运动,增加营养

F. 反复尿路感染,可长期小剂量抗生素预防

[答案] ABCDEF

【评析】 针对泌尿系感染者,需采用提高机体的防御能力、消除各种易感因素、治疗基础疾病等措施积极进行预防。

【知识点】 泌尿系感染的具体预防措施。

(1)多饮水,每 2~3 小时排尿 1 次,是最有效的预防措施。

(2)积极消除易感因素,如糖尿病、肾结石及尿路梗阻等。

(3)积极寻找并去除炎症病灶,如男性的前列腺炎,女性的尿道旁腺炎、阴道炎及宫颈炎。减少不必要的导尿及泌尿道器械操作,如必须保留导尿,需预防性应用抗菌药物。

(4)女性再发与性生活有关者,应于性生活后即排尿,并内服一剂 SMZ-TMP。怀孕期及月经期更应注意外阴清洁。

(5)保持会阴部清洁;尽可能避免使用尿路器械检查。

(6)对于留置导尿的患者,给予抗生素可以推迟尿路感染的发生。

(7)复发性尿路感染可在足量抗生素治疗之后,长期给予小剂量抗生素预防复发。

7. 该病例的社区转诊指征

A. 持续高热,反复寒战

B. 治疗 3~5 天,症状改善不明显

C. 出现明显肾功能异常

D. 有不明原因尿路梗阻情况

E. 糖尿病逐渐加重,联合用药不能控制

F. 出现并发症如肾周围脓肿

[答案] ABCDEF

【评析】 一般的泌尿系感染可在社区治疗,经治疗效果不佳或严重者需转诊到上级医院进一步诊治。

【知识点】 转诊的指征主要如下。

(1)病情严重:持续高热,反复寒战;治疗 3~5 天,症状改善不明显。

(2)诊断不明:有不明原因尿路梗阻情况,合并有其他系统病变,病情复杂。

(3)需要专科处理:如泌尿系结核、大肠埃希菌以外的其他细菌感染者。

(4)出现严重并发症者或肾功能不全:如肾周围脓肿、肾乳头坏死、肾结石和尿路梗阻、革兰阴性

杆菌败血症等。

(5)基础疾病复杂或严重,控制不佳,或需要手术治疗。

(方力争　朱文华)

参考文献

[1] 祝墡珠.全科医生临床实践.北京:人民卫生出版社,2013.

[2] 秦明照,左大鹏.常见临床症状的鉴别诊断与治疗.北京:北京大学医学出版社,2012.

[3] 王吉耀.内科学(下册).北京:人民卫生出版社,2006.

[4] 陈灏珠.实用内科学.13版.北京:人民卫生出版社,2009.

[5] 卫生部医政司.卫生部合理用药专家委员会.国家抗微生物治疗指南.北京:人民卫生出版社,2012.

第28章

良性前列腺增生(BPH)

本章提示

1. 了解BPH的病因。
2. 熟悉BPH的病理生理改变。
3. 掌握BPH的诊断及鉴别诊断。
4. 掌握BPH的社区处理。
5. 熟悉BPH的社区预防。
6. 了解BPH的转诊。
7. 了解BHP的随访。

一、单选题(每题1个得分点)

以下每题有5个备选答案,请从中选择1个正确答案。

1. 老年男性下尿路梗阻最常见的原因是

A. 尿道狭窄
B. 神经性膀胱功能障碍
C. 膀胱肿瘤
D. 前列腺增生
E. 前列腺癌

[答案] D

【评析】 尿道狭窄,一般好发于青年,有排尿不畅症状,多有尿道外伤史或冶游史。神经源性膀胱功能障碍,有排尿困难症状,尿流动力学障碍检查可明确诊断,任何年龄任何性别都可发生。膀胱肿瘤与前列腺癌虽也发生于老年,但发生率没有前列腺增生高。

【知识点】 泌尿系梗阻的原因很多,可以是机械性的,也可以是动力性的;可以是先天性的,也可以是后天性的,后者居多;可以是泌尿系统本身的病变所致,也可以是泌尿系以外邻近部位病变压迫;还可以是医源性的,如手术和器械检查损伤所致,以及盆腔肿瘤放疗后的反应等。

不同的年龄和性别其病因有一定区别,小儿以先天畸形多见,成年人以结石、损伤、肿瘤及结核多见。老年男性以前列腺增生最常见,而妇女以盆腔内疾病所致多见。

2. 良性前列腺增生症最重要的症状是

A. 尿频
B. 尿潴留
C. 会阴部胀痛
D. 进行性排尿困难
E. 血尿

[答案] D

【评析】 尿频是BPH较早的症状,会阴部胀痛在前列腺增生合并炎症时出现,尿潴留和充溢性尿失禁都是病情发展的结果,血尿多见于局部黏膜损伤及膀胱结石形成时,唯有进行性排尿困难反映了良性前列腺增生的基本特征,是诊断的重要线索,因而标准答案选D。

【知识点】 BPH的病程一般分为3个时期,逐步进展。①刺激期:表现为尿频,这是BPH最早的症状,尤以夜间为甚,可伴有尿急和排尿不尽感;早期尿频与前列腺充血刺激有关,随着梗阻加重,膀胱残余尿量增多,尿频逐渐加重。②代偿期:表现为进行性排尿困难，是BPH最重要的症状；发展缓慢，初为排尿迟缓、费力，逐渐为尿线细而无力、尿流断续、尿呈滴沥状。③失代偿期：以慢性尿潴留为特征，此期过多的残余尿使膀胱失去收缩力，导致尿潴留；在膀胱过度充胀时，少量尿液可从尿道口溢出，发生充溢性尿失禁（假性尿失禁）；各种诱因导致前列腺充血水肿加重时，可发生急性尿潴留。伴随症状合并膀胱炎时可有尿频、尿急、尿痛等膀胱刺激征；BPH因局部黏膜的充血、损伤或者有膀胱结石的形成，可出现血尿；晚期可出现肾积水、肾功能不全；长期排尿困难致腹压增高，可并发腹股沟疝、脱肛及内痔等。

3. 良性前列腺增生患者排尿困难的程度主要决定于

A. 患者年龄大小
B. 前列腺的体积大小
C. 前列腺增生的部位
D. 是否癌变
E. PSA是否升高

［答案］ C

【评析】 患者有无排尿困难及症状的严重程度，取决于尿道是否受压，尿液流出道是否受阻，从而不难理解前列腺增生的部位是与排尿困难的严重程度最相关的因素。

【知识点】 前列腺解剖及毗邻关系图（图28-1），前列腺的大小和形状与栗子相似，长约3 cm，紧密包绕在尿道的前列部周围。上方与膀胱颈相邻接，下方为紧贴会阴深隙中的尿道括约肌，前面为耻骨联合，与耻骨联合间隔有耻骨后间隙，后面为直肠前壁，其间为腹膜会阴筋膜。

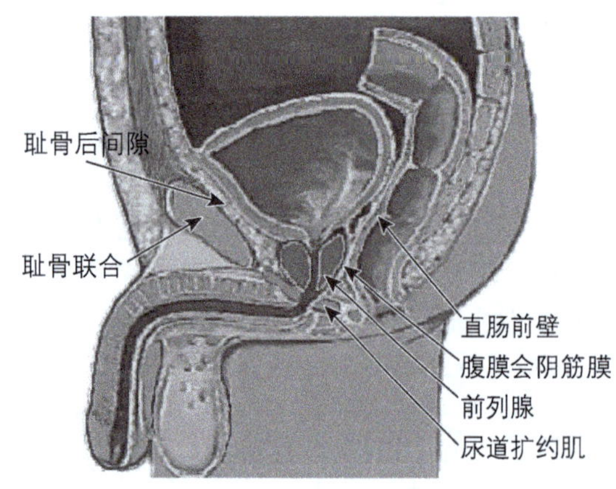

图28-1　前列腺解剖

McNeal将前列腺分为外周带、中央带、移行带和尿道周围腺体区。所有BPH结节发生于移行带和尿道周围腺体区。早期尿道周围腺体区的结节完全为间质成分，而早期移行带结节则主要表现为腺体组织的增生，并有间质数量的相对减少。间质组织中的平滑肌也是构成前列腺的重要成分，这些平滑肌及前列腺尿道周围组织受肾上腺素能神经、胆碱能神经或其他酶类递质神经支配，其中以肾上腺素能神经起主要作用。在前列腺和膀胱颈部有丰富的α受体，尤其是α_1受体，激活这种肾上腺素能受体可以明显提高前列腺尿道阻力。

前列腺增生导致后尿道延长、受压变形、狭窄和尿道阻力增加，引起膀胱高压并出现相关排尿期症状。随着膀胱压力的增加，出现膀胱逼尿肌代偿性肥厚、逼尿肌不稳定并引起相关储尿期症状。如梗阻长期未能解除，逼尿肌则失去代偿能力。继发于BPH的上尿路改变，如肾积水及肾功能损害的主要原因是膀胱高压所致尿潴留及输尿管反流。

4. 前列腺增生和神经性膀胱功能障碍的鉴别有赖于

A. B超
B. 静脉尿路造影
C. 尿流动力学检查
D. 放射性核素检查
E. 前列腺MRI

［答案］ C

【评析】 神经性膀胱功能障碍的临床表现与前列腺增生相似，都有排尿困难、残余尿量增多、肾积水和肾功能不全，但前列腺不大，为动力性梗阻。尿流动力学检查可做鉴别。

【知识点】 良性前列腺增生需要和下述疾病鉴别。

（1）膀胱颈纤维化增生：慢性炎症所致，年龄较轻，男女均可发生，症状类似BPH，但前列腺并不增大。

（2）前列腺癌：直肠指诊前列腺坚硬如石，呈结节状，血清前列腺特异性抗原（PSA）升高，可行活组织病检或针吸细胞学检查可明确诊断。

（3）膀胱癌：膀胱颈附近的癌肿，临床亦表现为尿道口内梗阻，有血尿，膀胱镜检易于鉴别。

（4）神经源性膀胱功能：有排尿困难和尿潴留，亦可继发感染、结石、肾积水和肾功能损害，尿流动力学障碍检查可明确诊断。

（5）尿道狭窄：多有尿道损伤或感染等病史。

5. 对于前列腺增生的药物治疗，下述哪一项是不恰当的。

A. α 受体阻滞药

B. 5α 还原酶抑制药

C. 中药

D. 植物药

E. 丙酸睾酮

[答案] E

【评析】 α 受体阻滞药、5α-还原酶抑制药、中药、植物药均属于前列腺增生治疗药物，丙酸睾酮在一些研究中发现，与前列腺增生的发生密切相关，故选择 E。

【知识点】 BPH 患者药物治疗的短期目标是缓解患者的下尿路症状，长期目标是延缓疾病的临床进展，预防合并症的发生。在减少药物治疗不良反应的同时保持患者较高的生活质量是 BPH 药物治疗的总体目标。

(1)α 受体阻滞药。①α-受体阻滞药的作用机制和尿路选择性：α 受体阻滞药是通过阻滞分布在前列腺和膀胱颈部平滑肌表面的肾上腺素能受体，松弛平滑肌，达到缓解膀胱出口动力性梗阻的作用。根据尿路选择性可将 α 受体阻滞药分为非选择性 α 受体阻滞药(酚苄明)、选择性 α_1 受体阻滞药(多沙唑嗪、阿夫唑嗪、特拉唑嗪)和高选择性 α_1 受体阻滞药(坦索罗辛，萘哌地尔)。②推荐意见：α 受体阻滞药适用于有下尿路症状的 BPH 患者。推荐坦索罗辛、多沙唑嗪、阿夫唑嗪和特拉唑嗪用于 BPH 的药物治疗，也可以选择萘哌地尔等应用于 BPH 的治疗。

(2)5α 还原酶抑制药。①作用机制：5α 还原酶抑制药通过抑制体内睾酮向双氢睾酮的转变，进而降低前列腺内双氢睾酮的含量，达到缩小前列腺体积、改善排尿困难的治疗目的。②推荐意见：5α 还原酶抑制药适用于治疗有前列腺体积增大伴下尿路症状的 BPH 患者。对于具有 BPH 临床进展高危性的患者，5α 还原酶抑制药可用于防止 BPH 的临床进展，如发生尿潴留或接受手术治疗。应该告知患者如果不接受治疗可能出现 BPH 临床进展的危险，同时也应充分考虑该类治疗带来的副作用和较长的疗程。

(3)联合治疗：联合治疗是指联合应用 α 受体阻滞药和 5α 还原酶抑制药治疗 BPH。推荐意见：联合治疗适用于前列腺体积增大、有下尿路症状的 BPH 患者。BPH 临床进展危险较大的患者更适合联合治疗。采用联合治疗前应充分考虑患者 BPH 临床进展的危险性、患者的意愿、经济状况、联合治疗带来的费用增长等。

(4)植物制剂：植物制剂如普适泰等适用于 BPH 及相关下尿路症状的治疗。有研究结果提示其疗效和 5α 还原酶抑制药及 α 受体阻断药相当，且没有明显不良反应。但是植物制剂的作用机制复杂，难以判断具体成分生物活性和疗效的相关性。以循证医学原理为基础的大规模随机对照的临床研究对进一步推动植物制剂在 BPH 治疗中的临床应用有着积极的意义。

(5)中药：中医药对我国医药卫生事业的发展及中华民族的健康具有不可磨灭的贡献。目前应用于 BPH 临床治疗的中药种类很多，如补中益气丸、逍遥丸、金匮肾气丸、桂枝茯苓丸，需辨证后根据病情用药。

6. 男，58 岁，间断性排尿中断 5 天，腹部平片提示膀胱区有直径 2.5 cm 椭圆形致密影，追问病史，有尿频伴排尿不畅 4 年，最有可能的诊断是

A. 膀胱结石

B. 前列腺增生

C. 尿道狭窄

D. 前列腺炎

E. 前列腺增生合并膀胱结石

[答案] E

【评析】 尿道狭窄，一般好发于青年，有排尿不畅症状，多有尿道外伤史或冶游史，或由于反复尿道感染引起尿道狭窄，排尿不畅，患者中老年，无相关病史提供，故不选择 C。排尿不畅，首先考虑前列腺增生。前列腺炎一般好发于中青年，有尿频、尿急、尿痛、排尿不畅、尿线分叉、尿后沥滴、夜尿次数增多，尿后或排便时尿道流出乳白色分泌物等。偶尔并发性功能障碍，包括性欲减退、早泄、射精痛、勃起减弱及阳痿，前列腺液检查可明确诊断，患者无明显尿痛等不适，故不选择 D。腹部 X 线片提示膀胱区有直径 2.5 cm 椭圆形致密影，考虑膀胱结石，故选择 E。

【知识点】 易引起泌尿道狭窄甚至梗阻的原因，根据部位分类如下。

(1)肾：结石、炎症、结核、肿瘤、肾盂输尿管连接部狭窄、异位血管、纤维索压迫、重度肾下垂等原因都可导致肾积水。

(2)输尿管：结石、炎症、结核、肿瘤、腹膜纤维化。先天性畸形如输尿管膨出、异位开口、腔静脉

后输尿管常有输尿管梗阻。输尿管邻近病变,如前列腺癌、结肠癌、子宫颈癌蔓延至输尿管下端、盆腔手术误扎输尿管、妊娠、盆内恶性肿瘤压迫、盆内肿瘤放疗后及动力性梗阻巨输尿管症等。膀胱溃疡性病变可破坏输尿管末端活瓣作用,造成尿液反流,其结果也是对输尿管的梗阻。

(3)膀胱:膀胱颈部肿瘤、纤维化,前列腺增生、膀胱结石及神经源性膀胱等。

(4)尿道:尿道狭窄、结石、结核、肿瘤、憩室及后尿道瓣膜等。

7. 有关前列腺增生,下述哪一项是恰当的

A. 男性老年患者如无排尿困难即可排除前列腺增生

B. 凡前列腺增生者,直肠指检都可触及增大的前列腺

C. 根据触得前列腺大小,即可判断梗阻程度

D. 残余尿量多少与梗阻程度成比例

E. 均需手术治疗

[答案] D

【评析】 前列腺增生症状是逐步进展的,刺激期可仅有尿频症状,代偿期表现为进行性排尿困难,失代偿期以慢性尿潴留为特征,故不选择 A。前列腺增生有时可能凸向膀胱,直肠指诊前列腺不大也不能除外前列腺增生,故 B 选项也不正确。患者有无排尿困难及症状的严重程度,取决于尿道是否受压,尿液流出道是否受阻,从而不难理解前列腺增生的部位是与排尿困难的严重程度最相关的因素,而不是前列腺的大小决定梗阻的程度,故 C 选项不正确。前列腺增生的治疗措施,包括观察等待、药物治疗、外科治疗,医生应根据下尿路症状及生活质量的下降程度、患者的意愿,选择适合的治疗方法,而不是一概手术治疗,故 E 选项不正确。

【知识点】 前列腺增生的早期由于代偿,症状不典型,随着下尿路梗阻加重,症状逐渐明显,临床症状包括储尿期症状、排尿期症状及排尿后症状。由于病程进展缓慢,难以确定起病时间。

(1)储尿期症状:①尿频、夜尿增多尿频为早期症状,先为夜尿次数增加,但每次尿量不多。膀胱逼尿肌失代偿后,发生慢性尿潴留,膀胱的有效容量因而减少,排尿间隔时间更为缩短。若伴有膀胱结石或感染,则尿频愈加明显,且伴有尿痛。②尿急、尿失禁下尿路梗阻时,50%～80%的患者有尿急或急迫性尿失禁。

(2)排尿期症状:排尿困难。随着腺体增大,机械性梗阻加重,排尿困难加重,下尿路梗阻的程度与腺体大小不成正比。由于尿道阻力增加,患者排尿起始延缓,排尿时间延长,射程不远,尿线细而无力。排尿分叉,有排尿不尽感觉。如梗阻进一步加重,患者必须增加腹压以帮助排尿。呼吸使腹压增减,出现尿流中断及淋漓。

(3)排尿后症状:尿不尽、残余尿增多。残余尿是膀胱逼尿肌失代偿的结果。当残余尿量很大,膀胱过度膨胀且压力很高,高于尿道阻力,尿便自行从尿道溢出,称充溢性尿失禁。有的患者平时残余尿不多,但在受凉、饮酒、憋尿,服用药物或有其他原因引起交感神经兴奋时,可突然发生急性尿潴留。患者尿潴留的症状可时好时坏。部分患者可以是急性尿潴留为首发症状。

(4)其他症状:①血尿。前列腺黏膜上毛细血管充血及小血管扩张并受到增大腺体的牵拉或与膀胱摩擦,当膀胱收缩时可以引起镜下或肉眼血尿,是老年男性常见的血尿原因之一。膀胱镜检查、金属导尿管导尿、急性尿潴留导尿时膀胱突然减压,均易引起严重血尿。②泌尿系感染。尿潴留常导致泌尿系感染,可出现尿急、尿频、排尿困难等症状,且伴有尿痛。当继发上尿路感染时,会出现发热、腰痛及全身中毒症状。平时患者虽无尿路感染症状,但尿中可有较多白细胞,或尿培养有细菌生长,手术前应治疗。③膀胱结石。下尿路梗阻,特别在有残余尿时,尿液在膀胱内停留时间延长,可逐渐形成结石。伴发膀胱结石时,可出现尿线中断,排尿末疼痛,改变体位后方可排尿等表现。④肾功能损害多由于输尿管反流,肾积水导致肾功能破坏,患者就诊时的主诉常为食欲不振、贫血、血压升高,或嗜睡和意识迟钝。因此,对男性老年人出现不明原因的肾功能不全症状,应首先排除前列腺增生。⑤长期下尿路梗阻可出现因膀胱憩室充盈所致的下腹部包块或肾积水引起的上腹部包块。长期依靠增加腹压帮助排尿可引起疝、痔和脱肛。

8. 前列腺增生尿潴留,膀胱膨胀,尿液自尿道口溢出,称为

A. 压力性尿失禁

B. 神经性尿失禁

C. 充溢性尿失禁

D. 痉挛性尿失禁

E. 松弛性尿失禁

[答案] C

【评析】 前列腺增生尿潴留患者,发现尿失禁原因为膀胱极度膨胀、充溢所致,故选择 C。

【知识点】 尿失禁是由于膀胱括约肌损伤或神经功能障碍而丧失排尿自控能力,使尿液不自主地流出。尿失禁按照症状可分为充溢性尿失禁、无阻力性尿失禁、反射性尿失禁、急迫性尿失禁及压力性尿失禁 5 类。

(1)充溢性尿失禁:尿液不断地自尿道中滴出,这类患者的膀胱呈膨胀状态,最常见的是 BPH 尿道狭窄和逼尿肌无力。

(2)无阻力性尿失禁:患者在站立时尿液全部由尿道流出,多见于外伤或医源性损伤所致的括约肌完全丧失。

(3)反射性尿失禁:患者不自主地间歇排尿(间歇性尿失禁),排尿没有感觉,反射性尿失禁是由完全的上运动神经元病变引起,排尿依靠脊髓反射,患者不自主地排尿。

(4)急迫性尿失禁:患者有十分严重的尿频、尿急症状,由于强烈的逼尿肌无抑制性收缩而发生尿失禁,是膀胱过度活动症最常见并最严重的症状。

(5)压力性尿失禁:是当腹压增加时(如咳嗽,打喷嚏,上楼梯或跑步时)即有尿液自尿道流出,引起这类尿失禁的病因很复杂,需要做详细检查。

9. 前列腺增生最早出现的症状是

A. 血尿

B. 排尿困难

C. 尿频

D. 尿潴留

E. 尿痛

[答案] C

【评析】 尿频是较早的症状,排尿困难是代偿期的症状,也是 BPH 最重要的症状,尿潴留是病情发展、失代偿期的症状,血尿多见于局部黏膜损伤及膀胱结石形成时,尿痛多出现于合并泌尿系统感染时,故选择 C。

【知识点】 BPH 的病程一般分为 3 个时期,逐步进展。

(1)刺激期:表现为尿频,这是 BPH 最早的症状,尤以夜间为甚。

(2)代偿期:表现为进行性排尿困难,是 BPH 最重要的症状。

(3)失代偿期:以慢性尿潴留为特征。

10. 患者,男性,71 岁,排尿困难伴尿急、尿痛 3 年,1 年前洗澡时发现右侧腹股沟区出现可回纳性包块,近 1 个月患者排尿滴沥,夜尿 7～8 次。查体:下腹部叩诊浊音,右腹股沟区见可回纳性包块,首先应进行的检查是

A. B 超

B. CT

C. 膀胱镜

D. 直肠指诊

E. PSA 检查

[答案] D

【评析】 该患者老年男性,出现排尿困难症状,首先考虑前列腺增生,其后患者出现右腹股沟可复性疝,考虑因慢性前列腺增生腹内压增高导致右腹股沟区可回纳性包块形成,故患者前列腺增生诊断明确,有效治疗可缓解右腹股沟可复性疝的症状,而诊断前列腺增生最简单实用的方法就是指诊,故该患者首先考虑直肠指诊检查。

【知识点】 前列腺增生症常见的伴随症状包括:合并膀胱炎时可有尿频、尿急、尿痛等膀胱刺激征;BPH 因局部黏膜的充血、损伤或者有膀胱结石的形成,可出现血尿;晚期可出现肾积水、肾功能不全;长期排尿困难致腹压增高,可并发腹股沟疝、脱肛及内痔等。

11. 患者,男性,68 岁,排尿困难伴尿急、尿痛 4 年。查体:直肠指检前列腺增大,质软,中央沟消失。尿常规示白细胞(+)、红细胞(—),膀胱区 X 线片未见异常。首先考虑的诊断是

A. 膀胱结石

B. 前列腺癌

C. 前列腺增生

D. 膀胱癌

E. 急性肾盂肾炎

[答案] C

【评析】 前列腺癌指诊时坚硬如石,膀胱结石可通过膀胱区 X 线片排除,无血尿可初步排除膀胱癌,急性肾盂肾炎无排尿困难症状,通过排除其他下尿路梗阻性疾患后可首先诊断前列腺增生。

【知识点】 良性前列腺增生需要和下述疾病鉴别。

(1)前列腺癌:直肠指诊前列腺坚硬如石,呈结节状,血清前列腺特异性抗原(PSA)升高,可行活组织病检或针吸细胞学检查可明确诊断。

(2)膀胱癌:膀胱颈附近的癌肿,临床亦表现为尿道口内梗阻,有血尿,膀胱镜检易于鉴别。

(3)神经源性膀胱功能:有排尿困难和尿潴留,

亦可继发感染、结石、肾积水和肾功能损害，尿流动力学障碍检查可明确诊断。

(4)尿道狭窄：多有尿道损伤或感染等病史。

12. 良性前列腺增生患者下列哪种情况无须转诊专科医师

A. 5α还原酶抑制药治疗无效或拒绝接受药物治疗

B. BPH导致反复尿潴留、血尿、泌尿系感染、膀胱结石及继发性双肾积水等并发症

C. BPH患者合并膀胱大憩室、腹股沟疝、严重的痔疮或脱肛，临床判断不解除下尿路梗阻难以达到治疗效果者

D. BPH患者合并膀胱大憩室、腹股沟疝、严重的痔疮或脱肛，临床判断不解除下尿路梗阻难以达到治疗效果者。

E. 5α还原酶抑制药治疗有效

[答案] E

【评析】 ABCD选项均属于转诊指征，而口服药物治疗有效的患者，建议继续社区门诊配药治疗，定期随访。

【知识点】 BPH转诊原则，以下情况应转诊给专科医生。

(1)5α-还原酶抑制药治疗无效或拒绝接受药物治疗。

(2)BPH导致反复尿潴留、血尿、泌尿系感染、膀胱结石及继发性双肾积水等并发症。

(3)BPH患者合并膀胱大憩室、腹股沟疝、严重的痔疮或脱肛，临床判断不解除下尿路梗阻难以达到治疗效果者。

(4)急性尿潴留需手术行膀胱造瘘术时。

二、多选题(每题1个得分点)

以下每题有5个备选答案，其中正确答案为2个或者2个以上，多选、少选、错选均不得分。

1. 前列腺增生症引起临床症状，常见于前列腺哪些部分增生所致

A. 前叶

B. 中叶

C. 后叶

D. 两侧叶

E. 颈下叶

[答案] BD

【评析】 前列腺肥大可起源于尿道腺或前列腺体，起源于前列腺体者，多发生于中叶及侧叶，极少发生于前叶，无发生于后叶者。肥大的腺体结节，可能大而软或小而硬，视腺组织与肌肉纤维之比例而定。肥大之腺体结节将周围正常腺组织压迫形成假性前列腺包膜(外科包膜)，此包膜甚厚，较为坚实，和肥大腺体结节之间有明显界限，易于手术剥离。

【知识点】 临床常见的肥大腺体结节类型有如下。

(1)两侧叶型：两侧叶腺体肥大突起，向中央对挤尿道，如两侧叶肥大对称，则使尿道弯曲不明显，排尿障碍主要由于两侧并挤之结果。

(2)中叶型：前列腺中叶肥大，在膀胱颈部后面向膀胱内突出，向前压迫尿道，并使之弯曲延长，极易产生排尿障碍。并在肥大腺体之后上膀胱内，形成一前列腺后凹，早期即可出现大量残余尿。

(3)侧叶及中叶型：兼有以上两种情况，排尿症状发生较早，影响较重，导尿管放入亦常较困难。

(4)侧叶中叶及前叶型：完全如类型(3)，由于前列腺体前叶有肥大，使肥大之腺组织融合成完整之环形；其中包括两侧叶、中叶及前叶，但由于前叶本身细小，肥大之腺组织亦甚有限，质块之绝大部分，仍系来自侧叶及中叶。

(5)颈下叶型：尿道腺体发生肥大，常呈较小结节，散在于膀胱颈部，可单独存在，亦可合并以上诸类型存在。腺体肥大结节组织学检查，对可见肥大结节内包含不同程度的增生腺体、纤维组织及肌肉组织的增生。腺体增生常为主要成分，腺体增大，腺管上皮增生呈乳头状向囊内突出，但腺体之间质组织只有少量增加。另外一种情况是肥大之腺体结节主要由纤维肌肉组织增生，此种质块常较小而硬。从其中所含各种组织之多少，可分为纤维腺样瘤型、纤维肌腺瘤型、平滑肌瘤型、间质型等。

2. 下列哪种情况需进行前列腺穿刺

A. PSA 18ng/ml，fPSA/tPSA0.05

B. PSA 5.8ng/ml，fPSA/tPSA0.3

C. PSA3.2ng/ml

D. 直肠指诊提示前列腺结节

E. 彩超提示前列腺低回声结节

[答案] ADE

【评析】 血清总PSA(tPSA)＞4.0ng/ml为异常，当血清tPSA介于4～10ng/ml时，fPSA水平与前列腺癌的发生率呈负相关。研究表明如患者tPSA在上述范围，fPSA/tPSA＜0.1，则该患者发生前列腺癌的可能性高达56%；相反，如fPSA/

tPSA＞0.25，发生前列腺癌的可能性只有 8%。国内推荐 fPSA/tPSA＞0.16 为正常参考值，故 BC 不选择。

【知识点】 前列腺穿刺指征：①直肠指诊发现结节，任何 PSA 值；②B 超发现前列腺低回声结节或 MRI 发现异常信号，任何 PSA 值；③PSA＞10ng/ml，任何 f/t PSA 和 PSAD 值；④PSA 4～10ng/ml，f/t PSA 异常或 PSAD 值异常。

注：PSA 4～10ng/ml，如 f/t PSA、PSAD 值、影像学正常，应严密随访。

3. 良性前列腺增生的常规手术方案有哪些

A. TURP

B. TUIP

C. 开放性前列腺摘除术

D. TUVP

E. TUPKP

[答案] ABCDE

【评析】 经典的外科手术方法有经尿道前列腺电切术（TURP），经尿道前列腺切开术（TUIP）以及开放性前列腺摘除术。目前 TURP 仍是 BPH 治疗的“金标准”。各种外科手术方法的治疗效果与 TURP 接近或相似，但适用范围和并发症有所差别。作为 TURP 或 TUIP 的替代治疗手段，经尿道前列腺电气化术（TUVP）和经尿道前列腺等离子双极电切术（TUPKP）目前也应用于外科治疗。所有上述各种治疗手段均能够改善 BPH 患者 70%以上的下尿路症状。

【知识点】 前列腺增生症的常用手术方案如下。

（1）TURP：主要适用于治疗前列腺体积在 80 ml 以下的 BPH 患者，技术熟练的术者可适当放宽对前列腺体积的限制。因冲洗液吸收过多导致的血容量扩张及稀释性低钠血症（经尿道电切综合征）发生率约 2%，危险因素有术中出血多、手术时间长和前列腺体积大等。TURP 手术时间延长，经尿道电切综合征的发生风险明显增加。需要输血的概率为 2%～5%。术后各种并发症的发生率：尿失禁约 1%～2.2%，逆行射精 65%～70%，膀胱颈挛缩约 4%，尿道狭窄约 3.8%。

（2）TUIP：适用于前列腺体积＜30 ml，且无中叶增生的患者。TUIP 治疗后患者下尿路症状的改善程度与 TURP 相似。与 TURP 相比，并发症更少，出血及需要输血危险性降低，逆行射精发生率低、手术时间及住院时间缩短，但远期复发率较 TURP 高。

（3）开放性前列腺摘除术：主要适用于前列腺体积＞80 ml 的患者，特别是合并膀胱结石或合并膀胱憩室需一并手术者。常用术式有耻骨上前列腺摘除术和耻骨后前列腺摘除术。术后各种并发症的发生率：尿失禁约 1%，逆行射精约 80%，膀胱颈挛缩约 1.8%，尿道狭窄约 2.6%。对勃起功能的影响可能与手术无关。

（4）TUVP：适用于凝血功能较差的和前列腺体积较小的 BPH 患者。是 TUIP 或 TURP 的另外一种选择，与 TURP 比较止血效果更好。远期并发症与 TURP 相似。

（5）TUPKP：是使用等离子双极电切系统，并以与单极 TURP 相似的方式进行经尿道前列腺切除手术。采用生理盐水为术中冲洗液。术中出血及 TURS 发生减少。

4. 下列哪些药物可用于治疗前列腺增生症

A. 非那雄胺

B. 特拉唑嗪

C. 度他雄胺

D. 逍遥丸

E. 多沙唑嗪片

[答案] ABCDE

【评析】 非那雄胺、度他雄胺属于 5α 还原酶抑制药，多沙唑嗪片、特拉唑嗪属于 α_1 受体阻滞药，逍遥丸属于疏肝解郁、健脾和胃药物，均可用于 BPH 治疗。

【知识点】 目前，BPH 标准的药物治疗包括：α_1 受体阻滞药、5α 还原酶抑制药，以及两者联合治疗。

（1）α_1 受体阻滞药是目前治疗 BPH 的一线用药。特拉唑嗪每日 2 mg 口服，能降低前列腺和尿道平滑肌的张力，从而缓解膀胱出口梗阻，改善症状和提高尿流率，但不影响前列腺体积，也不能显著控制疾病进展。使用 α_1 受体阻滞药 2～3 天，70%的患者能感受到症状改善。α_1 受体阻滞药的不良反应主要包括直立性低血压、眩晕、虚弱、嗜睡、头痛及射精障碍等，但发生率整体较低，绝大多数患者均能很好耐受。

（2）5α 还原酶抑制药：通过抑制 5α 还原酶的活性，减少前列腺内双氢睾酮的含量，以达到缩小前列腺体积的目的。然而，服用 5α 还原酶抑制药后，前列腺体积的缩小是缓慢的，症状的缓解至少需要 3～6 个月。因此，使用前需要告知患者需治疗 6 个月后，症状才能获得显著改善；治疗12个月后，前列腺特异抗原水平会下降50%。5α还原酶抑制药常见的不良反应包括勃起功能障碍、性欲减退、射精障碍和乳腺疼痛。目前市场上使用的5α还原酶抑制剂包括非那雄胺和度他雄胺，非那雄胺只抑制Ⅱ型5α还原酶，而度他雄胺能抑制Ⅰ型和Ⅱ型5α还原酶。

(3)α受体阻滞药和5α还原酶抑制药的联合治疗能显著降低BPH临床进展的危险，长期疗效优于单药治疗，主要用于BPH进展风险较高的患者，建议疗程不短于1年。

(4)中医中药治疗：根据传统中医理论将该病归属到"癃闭""精癃""淋症"的范畴，认为肾气虚是本病的发生基础，现代临床研究资料表明，中医药治疗BPH取得较好的疗效，具有一定优势(表28-1为治疗BPH常用的中成药)。

表28-1　治疗BPH常用的中成药

中成药	功效	适应证
补中益气丸	补中益气，升阳举陷	中气不足型前列腺增生症；表现为小腹坠胀，排尿不畅或量小，甚至尿失禁、食欲缺乏，气短而声低，舌质淡、舌苔薄、脉细弱
逍遥丸	疏肝解郁，健脾和胃	肝郁气滞型前列腺增生症；表现为小便不利，甚至不通，情志抑郁，头痛目眩，咽干舌燥，神疲食少，脉弦而虚
金匮肾气丸	温补肾阳	肾阳不足型前列腺增生症；表现为尿频、夜尿增多，小便不利，畏寒，下半身冷感，舌质胖淡，舌苔薄白
桂枝茯苓丸	活血化瘀、缓消癥块	尿路瘀阻型前列腺增生症；表现为小便滴沥，尿线细或有分叉，甚至小便不通，小腹胀满疼痛，舌质紫暗或有瘀点，脉涩

5. 前列腺增生引起下尿路梗阻后导致的病理改变包括

A. 膀胱壁肥厚

B. 输尿管反流

C. 肾积水

D. 肾功能损害

E. 膀胱憩室

［答案］ ABCDE

【评析】 下尿路梗阻可引起膀胱壁肥厚、输尿管反流、膀胱憩室的形成，甚至肾积水症状，长期梗阻更可导致肾后性的肾功能不全，故选择ABCDE。

【知识点】 下尿路梗阻时，膀胱欲维持正常的排尿速度，则需产生较强的膀胱逼尿肌收缩，使膀胱内压升高。继之膀胱逼尿肌逐渐增生，膀胱壁肥厚，并出现小梁、小房形成，严重时则有憩室形成。膀胱在代偿情况下，强有力的逼尿肌收缩而产生的膀胱内压增高可使尿液完全排空。如梗阻持续存在，可出现膀胱逼尿肌代偿功能不足而产生残余尿，最终使膀胱呈弛缓性扩大、输尿管反流、肾积水并导致两侧肾功能受损。

6. 前列腺增生症长期排尿困难，容易并发

A. 膀胱结石

B. 腹股沟疝

C. 泌尿系统感染

D. 肾积水

E. 脱肛、内痔

［答案］ ABCDE

【评析】 BPH的病程是逐步进展。前列腺增生晚期，可出现慢性尿潴留，尿液潴留于膀胱，容易并发膀胱炎、膀胱结石，晚期可出现肾积水、肾功能不全，长期排尿困难致腹压增高，可并发腹股沟疝、脱肛及内痔等。

【知识点】 前列腺增生的早期由于代偿，症状不典型，随着下尿路梗阻加重，症状逐渐明显，尿频、夜尿增多为早期症状，先为夜尿次数增加，但每次尿量不多。膀胱逼尿肌失代偿后，发生慢性尿潴留，膀胱的有效容量因而减少，排尿间隔时间更为缩短。若伴有膀胱结石或感染，则尿频愈加明显，且伴有尿痛。随着腺体增大，机械性梗阻加重，排尿困难加重，下尿路梗阻的程度与腺体大小不成正比。尿不尽、残余尿增多是膀胱逼尿肌失代偿的结果。泌尿系感染尿潴留常导致泌尿系感染，可出现尿急、尿频、排尿困难等症状，且伴有尿痛。当继发上尿路感染时，会出现发热、腰痛及全身中毒症状。膀胱结石下尿路梗阻，特别在有残余尿时，尿液在膀胱内停留时间延长，可逐渐形成结石。伴发膀胱

结石时，可出现尿线中断，排尿末疼痛，改变体位后方可排尿等表现。肾功能损害多由于输尿管反流，肾积水导致肾功能破坏，对男性老年人出现不明原因的肾功能不全症状，应首先排除前列腺增生。长期下尿路梗阻可出现因膀胱憩室充盈所致的下腹部包块或肾积水引起的上腹部包块。长期依靠增加腹压帮助排尿可引起疝、痔和脱肛。

7. 前列腺增生症的诊断依据为

A. 男性患者出现排尿困难

B. 直肠指诊发现增大的前列腺

C. 老年人无痛性血尿

D. 膀胱镜检查发现前列腺增大

E. 彩超提示前列腺增大

[答案]　BDE

【评析】　男性患者出现排尿困难，原因很多，如中青年需可能尿道狭窄、前列腺炎等，老年人需考虑前列腺增生、前列腺癌，排尿困难不能作为诊断依据。老年人无痛性血尿多出现在泌尿系统恶性肿瘤患者中，前列腺增生一般仅在局部黏膜损伤及膀胱结石形成时易出现，不选择 AC。

【知识点】　以下尿路症状为主诉就诊的 50 岁以上男性患者，首先应该考虑 BPH 的可能。为明确诊断，需作以下临床评估。

(1)病史询问(推荐)：①下尿路症状的特点、持续时间及其伴随症状；②手术史、外伤史，尤其是盆腔手术或外伤史；③既往史和性传播疾病、糖尿病、神经系统疾病；④药物史，可了解患者目前或近期是否服用了影响膀胱出口功能的药物；⑤患者的一般状况；⑥国际前列腺症状评分(I-PSS)；⑦生活质量评分(QOL)。

(2)体格检查(推荐)：①外生殖器检查，除外尿道外口狭窄或畸形所致的排尿障碍。②直肠指诊(digital rectal examination)：下尿路症状患者行直肠指诊非常重要，需在膀胱排空后进行。直肠指诊可以了解前列腺的大小、形态、质地、有无结节及压痛、中央沟是否变浅或消失及肛门括约肌张力情况。直肠指诊对前列腺体积的判断不够精确，目前经腹超声或经直肠超声检查可以更精确描述前列腺的形态和体积。直肠指诊还可以了解是否存在前列腺癌。国外学者临床研究证实，直肠指诊怀疑有异常的患者最后确诊为前列腺癌的有 26%～34%，而且其阳性率随着年龄的增加呈上升趋势。③局部神经系统检查(包括运动和感觉)。

(3)尿常规(推荐)：尿常规可以确定下尿路症状患者是否有血尿、蛋白尿、脓尿及尿糖等。

(4)血清 PSA(推荐)：前列腺癌、BPH、前列腺炎都可能使血清 PSA 升高。因此，血清 PSA 不是前列腺癌特有的。另外，泌尿系感染、前列腺穿刺、急性尿潴留、留置导尿、直肠指诊及前列腺按摩也可以影响血清 PSA 值。

血清 PSA 与年龄和种族有密切关系。一般 40 岁以后血清 PSA 会升高，不同种族的人群 PSA 水平也不相同。血清 PSA 值和前列腺体积相关。血清 PSA 升高可以作为前列腺癌穿刺活检的指征。一般临床将 PSA≥4ng/ml 作为分界点。血清 PSA 作为一项危险因素可以预测 BPH 的临床进展，从而指导治疗方法的选择。

(5)超声检查(推荐)：超声检查可以了解前列腺形态、大小、有无异常回声、突入膀胱的程度，以及残余尿量。经直肠超声还可以精确测定前列腺体积(计算公式为 0.52×前后径×左右径×上下径)。另外，经腹部超声检查可以了解泌尿系统(肾、输尿管)有无积水、扩张、结石或占位性病变。

(6)尿流率检查(推荐)：尿流率有最大尿流率(Q_{max})和平均尿流率(average flow rate，Qave)两项主要指标，其中最大尿流率更为重要。但是最大尿流率降低不能区分梗阻和逼尿肌收缩力减低，必要时行尿动力学等检查。最大尿流率存在个体差异和容量依赖性。因此，尿量在 150～200 ml 时进行检查较为准确，必要时可重复检查。

8. α 受体阻滞药的常见不良反应

A. 头晕、头痛

B. 直立性低血压

C. 逆行射精

D. 甲状腺功能亢进

E. 肺间质纤维化

[答案]　ABC

【评析】　α 受体阻滞药的常见不良反应包括头晕、头痛、无力、困倦、直立性低血压、逆行射精等，体位性低血压更容易发生在老年及高血压患者中。

【知识点】　α 受体阻滞药适用于有下尿路症状的 BPH 患者。α 受体阻滞药临床用于治疗 BPH 引起的下尿路症状始于 20 世纪 70 年代。α 受体阻滞药治疗后 48 小时即可出现症状改善，但采用 I-PSS 评估症状改善应在用药 4、6 周后进行。连续使用 α 受体阻滞药 1 个月无明显症状改善则不应继续使用。一项关于坦索罗辛治疗 BPH 长达 6 年的临床研究结果表明 α 受体阻滞药长期使用能够维持稳定的疗效。同时 MTOPS 研究也证实了单独使用 α 受体阻滞药的长期疗效。BPH 患者的基线前列腺体积和血清 PSA 水平不影响 α 受体阻滞药的疗效，同时 α 受体阻滞药也不影响前列腺体积和血清 PSA 水平。各种 α 受体阻滞药的临床疗效相近，不良反应有一定的不同。如坦索罗辛引起心血管系统副作用的发生率较低，但是逆行射精的发生率较高。临床研究的结果显示急性尿潴留 BPH 患者接受 α 受体阻滞药治疗后成功拔除尿管的机会明显高于安慰剂治疗。

三、共用题干单选题(每个提问 1 个得分点)

以下每题有 8 个提问，每个提问有 5 个备选答案，请选择 1 个最佳答案。

患者，男性，68 岁，排尿费力 10 年，昨日饮酒后一夜不能排尿，下腹胀痛。查体：膀胱膨胀达脐下 1 指，伴轻压痛。

1. 该患者最可能的病因是

A. 膀胱肿瘤

B. 前列腺增生

C. 尿路结石

D. 前列腺癌

E. 直肠癌

［答案］ B

【评析】 老年人由于饮酒而出现急性尿潴留，首先应考虑前列腺增生；前列腺癌病程相对短，膀胱癌、尿路结石、尿路狭窄都有各自的病史特点，直肠癌可有腹胀，但一般表现为停止排便，而不是停止排尿，故应选 B。

【知识点】 可以引起尿潴留的常见疾病

(1)前列腺癌：常表现为进行性排尿不畅，合并尿频、尿急、尿痛、尿不尽，部分患者伴肉眼血尿，可出现尿潴留，PSA 升高。肛诊前列腺质地硬，或可及质硬结节；前列腺癌易骨转移，若已出现骨转移，全身骨骼显像可及骨骼显像剂分布异常增高；部分患者超声可见低回声结节，MRI 可明确前列腺肿瘤有无转移及周围组织侵犯；前列腺穿刺活检送病理检查可明确诊断。

(2)前列腺增生：是中老年男性的常见病、多发病。40—79 岁期间，BPH 的发病率为 50%，80 岁以上的男性发病率则高达 80%。若增生组织明显压迫前列腺部尿道，可造成膀胱出口部梗阻而出现排尿困难的相关症状，临床上表现为尿频、尿急、夜间尿次增加和排尿费力，并导致急性尿潴留、泌尿道感染、膀胱憩室、结石、肾积水、肾衰竭等并发症，对老年男性的生活质量产生严重影响。

(3)前列腺肉瘤：临床表现为突发性排尿不畅伴尿线乏力；尿频、尿急，夜尿次数增多，严重的可出现尿潴留；好发于年轻人，肛指检查前列腺明显增大，质地明显软，呈特殊泥泞样触觉。

(4)尿管狭窄：一般有排尿不畅症状，多有尿管外伤史或冶游史，或由于反复尿管感染引起尿管狭窄，排尿不畅；尿管造影或膀胱镜检查可明确诊断。

(5)尿管结石：主要表现为排尿困难，排尿费力，可呈滴沥状，有时出现尿流中断及尿潴留。排尿有时有明显的疼痛，且放射至阴茎头部。后尿管结石有会阴和阴囊部疼痛。阴茎部结石在疼痛部位可摸到肿物，用力排尿时可将结石排出。完全梗阻则发生急性尿潴留。并发感染者尿管有脓性分泌物。女性尿管憩室结石主要为下尿路感染症状，有尿频、排尿痛、夜尿多、脓尿及血尿，性交痛为突出的症状，有时有尿管排脓。男性尿管憩室中结石除尿管有分泌物及尿痛外在阴茎下方还可出现一逐渐增大且较硬的肿物，有明显压痛但无排尿梗阻症状。

2. 有关前列腺直肠指诊，错误的是

A. 腺体大小、形态和质地可反映前列腺有无增生

B. 若前列腺不大，即可排除前列腺增生

C. 前列腺质硬、有结节，应怀疑前列腺癌

D. 应同时检查会阴部浅感觉

E. 需在膀胱排空后进行

［答案］ B

【评析】 前列腺增生有时可能凸向膀胱，直肠指诊前列腺不大也不能除外前列腺增生，故 B 项错误。

【知识点】 直肠指诊(digital rectal examination)：下尿路症状患者行直肠指诊非常重要，需在膀胱排空后进行。直肠指诊可以了解前列腺的大小、形态、质地、有无结节及压痛、中央沟是否变浅或消失及肛门括约肌张力情况。直肠指诊对前列腺体积的判断不够精确，目前经腹超声或经直肠超声检查可以更精确描述前列腺的形态和体积。直肠指诊还可以了解是否存在前列腺癌。国外学者临床研究证实，直肠指诊怀疑有异常的患者最后确诊为前列腺癌的有 26%～34%，而且其阳性率随着年龄的增加呈上升趋势。

3. 在前列腺增生症急诊处理过程中，不正确的做法是

A. 立即给予导尿引流尿液

B. 估计排尿功能一时难以恢复，应留置导尿管

C. 导尿管插入后应尽快放空膀胱内尿液，减轻患者痛苦

D. 导尿应注意严格无菌操作

E. 导尿失败，可在局部麻醉下行耻骨上膀胱穿刺排尿或耻骨上膀胱穿刺造口术

[答案] C

【评析】 急性尿潴留患者膀胱过度充盈，导尿时务必缓慢放尿，否则压力降低过快，不仅造成黏膜血管出血，而且还可能导致全身性低血压。故 C 项不正确。

【知识点】 BPH 患者尿潴留的处理。

(1) 急性尿潴留：BPH 患者发生急性尿潴留时，应及时引流尿液。首选置入导尿管，置入失败者可行耻骨上膀胱造瘘。一般留置导尿管 3～7 日，如同时服用 α 受体阻滞药，可提高拔管成功率。拔管成功者，可继续接受 BPH 药物治疗。拔管后再次发生尿潴留者，应择期进行外科治疗。

(2)慢性尿潴留：BPH 长期膀胱出口梗阻、慢性尿潴留可导致输尿管扩张、肾积水及肾功能损害。如肾功能正常，可行手术治疗；如出现肾功能不全，应先行引流膀胱尿液，待肾功能恢复到正常或接近正常，病情平稳，全身状况明显改善后再择期手术。

4. 前列腺增生症，下列哪种情况无须手术治疗

A. 反复血尿，5α 还原酶抑制药治疗无效

B. 曾有尿潴留病史，拔除导尿管恢复排尿

C. 反复泌尿系感染

D. 继发性上尿路积水(伴或不伴肾功能损害)

E. 膀胱结石

[答案] B

【评析】 反复尿潴留(大于 2 次)是前列腺增生症手术治疗指征，偶有 1 次尿潴留拔管后能恢复排尿，不是手术指征，故选择 B。

【知识点】 外科治疗适应证。重度 BPH 患者或下尿路症状已明显影响患者生活质量者可选择手术治疗，尤其是药物治疗效果不佳或拒绝接受药物治疗的患者，可以考虑外科治疗。

当 BPH 导致以下并发症时，建议采用外科治疗：①反复尿潴留(至少在一次拔管后不能排尿或两次尿潴留)；②反复血尿，5α 还原酶抑制药治疗无效；③反复泌尿系感染；④膀胱结石；⑤继发性上尿路积水(伴或不伴肾功能损害)，BPH 患者合并膀胱大憩室、腹股沟疝、严重的痔疮或脱肛，临床判断不解除下尿路梗阻难以达到治疗效果者，应当考虑外科治疗。

残余尿量的测定对 BPH 所致下尿路梗阻程度具有一定的参考价值，但因其重复测量的不稳定性、个体间的差异及不能鉴别下尿路梗阻和膀胱收缩无力等因素，目前认为不能确定可以作为手术指征的残余尿量上限。但如果残余尿明显增多以致充溢性尿失禁的 BPH 患者应当考虑外科治疗。

5. 泌尿系梗阻最危险的是

A. 细菌直接进入血液循环

B. 肾血管受压，血流量减少

C. 肾小球滤过率降低

D. 尿浓缩功能下降

E. 肾积水

[答案] B

【评析】 肾血管受压、血流量减少、肾小球滤过率降低、尿浓缩功能和稀释功能下降、肾积水都是泌尿系统梗阻的病理和病理生理改变，但最危险的状况是细菌直接进入血液循环。

【知识点】 尿路梗阻的病理生理改变。

(1)上尿路梗阻的病理生理：尿液的形成以肾小球过滤作用为主。过滤作用依靠肾小球毛细胞血管内的血压与血浆胶体渗透压及球膜阻力之间的压差，即滤过压。任何部分的尿路梗阻均可使其近端压力增高，最终使球膜阻力增加而降低滤过压，导致尿液减少及肾盂扩张。由于肾盂内尿液可通过肾盏穹窿部静脉逆流、肾盂肾小管逆流，肾盂淋巴逆流及肾盂间质逆流等途径而重吸收，故尿液分泌并不停止。尿液的分泌和逆流的平衡失调促使肾积水的继续发展。肾实质的营养主要由肾小球输出小动脉及其分支直小动脉供应。这些血管的压力较肾小球毛细血管的血压为低[低于 8～9.3 kPa(60～70 mmHg)]。因此，如尿路梗阻持续存在，则肾小管内反压增高而压迫这些血管，导致肾实质发生缺血性萎缩，最终使肾功能严重亏损。

(2)下尿路梗阻的病理生理：下尿路梗阻时，膀胱欲维持正常的排尿速度，则需产生较强的膀胱逼尿肌收缩，使膀胱内压升高。继之膀胱逼尿肌逐渐增生，膀胱壁肥厚，并出现小梁、小房形成，严重时则有憩室形成。膀胱在代偿情况下，强有力的逼尿肌收缩而产生的膀胱内压增高可使尿液完全排空。

如梗阻持续存在，可出现膀胱逼尿肌代偿功能不足而产生残余尿，最终使膀胱呈弛缓性扩大并导致两侧肾功能受损。

(3)尿路梗阻所致的尿滞留是尿路感染的重要条件。在梗阻近端，由于尿液滞留，细菌较易生长。尿路梗阻降低机体抗感染能力，使尿路感染得以存在、发展和增剧。尿路梗阻引起的尿液滞留亦有利于尿路结石的形成而结石本身又可引起和加重尿路梗阻，两者互为因果。尿路梗阻有时可因肾实质缺血而并发高血压。这种患者在尿路梗阻解除后，高血压常能随之消退。

(4)泌尿系梗阻的病理过程：泌尿系梗阻的病理过程分为3个阶段。①梗阻受损阶段：尿路梗阻发生初期，梗阻近端的管腔即扩张，血循环受到影响而产生阻性充血，导致扩大的管腔出现微小的破损，在肾脏皮髓交界处及肾乳头表现尤为明显。临床上表现为轻度血尿。梗阻后8～14天，破损处逐渐修复。②管道肌层肥厚代偿阶段：由于尿路梗阻的存在，梗阻以上的管道肌层加强收缩而逐渐增厚并扩张。③代偿衰竭阶段：如尿路梗阻持续存在，管道肌层的增厚而增加的蠕动收缩力量不能克服梗阻时，近端管道继续扩张，管道肌层肌张力消失而出现肾输尿管积水，导致肾实质营养血管受压而致缺血性萎缩。膀胱功能出现代偿衰竭后，最终亦导致两侧肾积水及肾功能损害。

6. 患者I-PSS评分23分，患者症状分级是

A. 正常
B. 轻度症状
C. 中度症状
D. 重度症状
E. 极重度症状

［答案］ D

【评析】 患者I-PSS评分23分，归为重度症状，故选D。

【知识点】 临床常用前列腺评分表如下。

(1)国际前列腺症状评分(I-PSS，表28-2)：I-PSS评分标准是目前国际公认的判断BPH患者症状严重程度的最佳手段。I-PSS评分是BPH患者下尿路症状严重程度的主观反映，它与最大尿流率、残余尿量及前列腺体积无明显相关性。

I-PSS评分患者分类如下(总分0～35分)：轻度症状，0～7分；中度症状，8～19分；重度症状，20～35分。

(2)生活质量评分(QOL，表28-3)：QOL评分(0～6分)是了解患者对其目前下尿路症状水平伴随其一生的主观感受，其主要关心的是BPH患者受下尿路症状困扰的程度及是否能够忍受。因此，又叫困扰评分。

以上两种评分尽管不能完全概括下尿路症状对BPH患者生活质量的影响，但是它们提供了医生与患者之间交流的平台，能够使医生很好地了解患者的疾病状态。

表28-2 国际前列腺症状评分(I-PSS)

在最近1个月内，您是否有以下症状？	无	在5次中					症状评分
		少于一次	少于半数	大约半数	多于半数	几乎每次	
(1)是否经常有尿不尽感？	0	1	2	3	4	5	
(2)两次排尿间隔是否经常小于两小时？	0	1	2	3	4	5	
(3)是否曾经有间断性排尿？	0	1	2	3	4	5	
(4)是否有排尿不能等待现象？	0	1	2	3	4	5	
(5)是否有尿线变细现象？	0	1	2	3	4	5	
(6)是否需要用力及使劲才能开始排尿？	0	1	2	3	4	5	
(7)从入睡到早起一般需要起来排尿几次？	没有	1次	2次	3次	4次	5次	
	0	1	2	3	4	5	
症状总评分＝							

表 28-3　生活质量指数评分(QOL)

	高兴	满意	大致满意	还可以	不太满意	苦恼	很糟
如果在您今后的生活中始终伴有现在的排尿症状,您认为如何?	0	1	2	3	4	5	6
生活质量评分(QOL)=							

7. 如该患者其后又多次发生尿潴留,且追问病史,5 年前有急性心肌梗死病史,目前心脏情况比较稳定,目前应选择的治疗方案是

A. 药物治疗如 α 受体阻滞药

B. 导尿

C. 前列腺切除或经尿道电切前列腺

D. 膀胱造瘘

E. 抗生素

[答案]　C

【评析】　反复尿潴留(至少在一次拔管后不能排尿或两次尿潴留),存在手术指征,故选择 C。

【知识点】　手术仍为前列腺增生的重要治疗方法。

手术适应证为:①有下尿路梗阻症状,尿流动力学检查已明显改变,或残余尿在 60 ml 以上;②不稳定膀胱症状严重;③已引起上尿路梗阻及肾功能损害;④多次发作急性尿潴留、尿路感染、肉眼血尿;⑤并发膀胱结石者。对有长期尿路梗阻,肾功能已有明显损害,严重尿路感染或已发生急性尿潴留的患者,应先留置导尿管解除梗阻,待感染得到控制,肾功能恢复后再行手术。如插入导尿管困难或插管时间长已引起尿道炎时,可改行耻骨上膀胱穿刺造瘘。应严格掌握急诊前列腺切除手术的适应证。

8. 该患者行前列腺切除术后 1 个月,仍有尿频,尿常规:白细胞 3~5/HP,应如何处理

A. 药物治疗如 α 受体阻滞药

B. 导尿

C. 前列腺切除或经尿道电切前列腺

D. 膀胱造瘘

E. 抗生素

[答案]　E

【评析】　无尿路梗阻的症状,无须导尿、膀胱造瘘,故 DB 不选择。前列腺切除术后,不考虑前列腺增大所致排尿不畅,故无须药物治疗及手术治疗。患者术后出现尿频,尿常规可见白细胞,提示感染,故选择给予抗生素治疗。

【知识点】　经尿道前列腺切除术的术后合并症可分成早期并发症和晚期并发症两大类。

早期并发症有经尿道电切综合征,又称低钠血症、尿路感染、休克、弥散性血管内凝血等,因发生很少,又都会在住院期间得到治疗,就不详细叙述了。只是经尿道前列腺电切综合征为这种手术所特有,故稍加说明。经尿道前列腺电切术不是在直视下进行,为保持手术视野清晰和冲出切割下的组织,必须在电切割中不断进行冲洗,冲洗液就会源源不断地吸收入血。如果过多的水吸收入组织细胞,则会引起低钠血症和水中毒,即机体可能发生脑水肿、肺水肿和心力衰竭。因此,该手术必须严格控制手术时间和冲洗液量,防止综合征的发生。

术后晚期并发症是患者出院以后发生的,因此需要患者自己留心观察和发现。

(1)术后仍然排尿不畅甚至出现尿潴留。其原因:一为手术中增生腺体切除不全,解决办法为再次电切;二为患者原来就同时存在神经性缺陷使排尿困难,应该给予相应检查和治疗,并向患者解释清楚原因。

(2)排尿异常:术后有时见显微镜下血尿,脓尿持续数月。究其原因也有两个,一为创面愈合过程随坏死组织逐渐脱落引起,二为可能有肾脏病变。因此,应该做有关的详细检查以弄清原因并给予处理。

(3)附睾炎:因手术前后预防性抗生素的应用,附睾炎的术后发病率已大大降低,但仍有少数发生,若术后发生阴囊内肿痛应及时就诊。

(4)尿失禁:可能与手术有关,也可能为炎症、肿瘤、结石或者神经性因素引起,因此,应该做相应检查找出原因。

(5)尿道狭窄:应仔细找出狭窄部位,给予尿道扩张,或者再次电切处理。

(6)性功能障碍:术后约 1.4% 的患者发生阳痿。还有不少患者诉性交不满意,其原因可能与精神因素有关,应该给予心理疏导。由于电切术后可能引起尿道内括约肌关闭不全,导致逆行射精,即

精液不排出体外而进入膀胱。无生育问题者不必治疗，有生育要求者，可试用麻黄碱治疗，有时有效。

四、案例分析题

每个案例至少有3个提问，每个提问有6-12个备选答案，其中正确答案有1个或多个，每选择一个正确答案得1个得分点，每选择一个错误答案扣1个得分点，扣至本问得分点为0。

患者，男性，81岁。因"发现tPSA升高1年半余"。患者20余年前因排尿滴沥查泌尿系彩超提示前列腺增生，曾服用保列治等药物控制症状。2007年因慢性肾病V期开始规律血液透析治疗(1周3次)，目前完全无尿。患者于2012年6月开始tPSA升高(tPSA 10.38ng/ml，FPSA/TPSA 0.23)，此后1年来患者血清tPSA浓度有逐渐升高趋势，近2个月tPSA均在18ng/ml左右，fPSA/tPSA波动于0.25～0.30(具体数据见表28-4)。既往有高血压病3级、慢性支气管炎、骨质疏松症等病史。

辅助检查：白蛋白39 g/L，二氧化碳结合力20.3 mmol/L，肌酐1133 μmol/L，尿素氮24.02 mmol/L，电解质、血糖、血脂、CRP及凝血功能正常。血常规：WBC8.9×10^9/L，N31%，Hb103 g/L。肿瘤标记物：SCC 6.87ng/ml，PSA 18.25ng/ml。EKG：窦性心律，左前分支传导阻滞。腹部彩超：脂肪肝、左肾囊肿；前列腺MRI：前列腺增生考虑。

表28-4　患者TPSA及FPSA/TPSA比值变化

日期	tPSA(ng/ml)	fPSA/tPSA
2012年8月29日	8.30	0.23
2012年11月23日	13.27	0.25
2013年4月3日	18.37	0.24
2013年6月19日	10.22	0.26
2013年10月29日	18.07	0.25

1. 该患者最应该考虑的诊断是

A. 前列腺癌

B. 前列腺增生

C. 前列腺炎

D. 前列腺肉瘤

E. 肾衰竭所致PSA升高

F. 直肠癌

[答案]　B

【评析】　老年男性，有排尿困难症状，彩超及MRI提示前列腺增生，本次出现PSA进行升高，但FPSA/TPSA>0.16，不支持前列腺癌诊断。患者无明显尿频、尿急、尿痛、发热症状，不支持前列腺炎诊断。前列腺肉瘤一般好发于年轻人，肛指检查前列腺明显增大，质地明显软，呈特殊泥泞样触觉，该患者高龄老人，故不首先考虑。肾衰竭所致PSA升高，一般不大于10ng/ml，故不考虑患者PSA为肾衰竭所致。故首先考虑前列腺增生诊断。

【知识点】　前列腺增生的鉴别诊断。

(1)膀胱颈挛缩：即膀胱颈纤维化增生，其临床表现很像前列腺增生症，但直肠指诊前列腺大小常。一般认为膀胱颈挛缩继发于炎症病变，膀胱颈部平滑肌为结缔组织所代替，可伴炎 症。膀胱镜检时，膀胱颈后唇抬高，后尿道与膀胱三角区收缩变短。

(2)前列腺癌：前列腺增生和前列腺癌都发生于50岁以上的老年人，均可出现小便困难的临床症状，而增生与癌变亦往往同时并存。由于前列腺癌好发于前列腺的外周区，当癌肿在局部并未发展至很大的时候，小便困难的症状往往不甚明显。同时与癌肿多发生于外周区有关，当前列腺癌开始形成结节时肛诊比较易于触及和发现，因此，当男性老年人因排尿问题就诊时，必须十分强调常规肛门指检。当肛检发现前列腺有硬性结节、表面欠光滑时，应做进一步的检查以帮助确诊。前列腺特异性抗原(PSA)是目前公认的对前列腺癌特异的瘤标，正常情况下，血PSA<4ng/ml。当前列腺发生恶变时，多数患者的血PSA会增高。PSA为4～10ng/ml时，应警惕前列腺癌的可能，应做肛检触诊或B超、CT影像学检查。有可疑结节时，应做前列腺穿刺和病理活检。当血PSA为10～20ng/ml时，应高度怀疑前列腺癌的存在，需同时做游离PSA(FPSA)、总PSA(TPSA)及PSA密度(PSAD)检查并进行比较，若FFSA/TPSA或PSAD/TPSA之比<0.15时，对于帮助确诊有一定意义。血PSA>20ng/ml时，80%以上可能存在有前列腺癌并已发生骨转移。另外，慢性前列腺炎与前列腺增生症均会导致血PSA增高，但不如前列腺癌的PSA高，而且前列腺癌经定期复查，往往会发现血PSA持续升高。肛检触摸按压前列腺后会导致PSA的一过性增高，因此最好在肛检前抽血验PSA，已经肛检者最好于2～3周再验PSA比较准确，以免出现假阳性。B超、CT、MRI等影像检查对帮助鉴别前列腺增生症与前列腺癌有重要意义，除了能观察到腺体增大以外，前列腺内部不均质，有结节性密度或低回声区，或伴有小钙化，前列腺边缘不光滑，包膜不完整，甚至浸润膀胱或侵及侧韧带，盆腔髂血管旁有淋巴结肿大．除了梗阻尿道以外，很容易发生骨转移，所以临床上疑有前列腺癌患者，除了肛诊、验血 PSA、B 超、CT 检查及穿刺活检等帮助诊断前列腺病变外，同时做全身骨骼放射性核素扫描(ECT)有助于诊断是否合并远处骨转移，并指导临床分期和治疗。

(3)前列腺结石：有尿频、排尿困难等症状，但直肠指诊除前列腺增生外，常可摸到质地坚硬的结节，有结石摩擦感，B 超或腹部 X 线片(KUB)可进一步确诊。

(4)神经源性膀胱功能障碍：神经疾病可以通过对逼尿肌功能和(或)对尿道内、外括约肌功能的改变而影响正常的排尿功能，可引起尿频、尿急、排尿困难、急迫性尿失禁或尿留等症状。神经源性膀胱功能障碍可因损伤的部位与程度的不同而有不同的表现。通过对神经系统及尿动力学检查可鉴别。

(5)前列腺囊肿：前列腺囊肿少见，属先天性病变，不伴有其他生殖器畸形，临床发现较晚。可出现尿频、尿线细而无力；大的囊肿可将膀胱底部及尿道推向前方引起急性尿潴留，直肠指诊在前列腺底部正中扪及囊肿，超声检查、CT 或 MRI 均可显示囊肿特征。

(6)尿道狭窄：有尿道外伤、炎症病史，可出现脓尿和前列腺感染症状，尿道扩探障碍，应结合尿道造影加以鉴别。

(7)前列腺结核：前列腺囚结核感染而肿大，可压迫前列腺尿道引起排尿困难及尿潴留，但有血精、精液减少、射精疼痛等症状表现，甚则阴囊或会阴部结核窦道形成，肛检前列腺呈结节状表现，不规则，质地偏硬，轻度压痛，精液及前列腺液中的结核杆菌可明确鉴别。前列腺结核往往继发于泌尿系其他器官的结核性病变。

2. 为明确诊断，患者应首先进行下列哪项检查

A. B 超
B. 膀胱镜
C. 前列腺 CT
D. 直肠指诊
E. 骨 ECT
F. 前列腺活检

［答案］ D

【评析】 根据该患者临床表现可初步判定为前列腺增生，而诊断前列腺增生最简单实用的方法就是指诊。直肠指诊联合 PSA 检查是目前公认的早期发现前列腺癌最佳的初筛方法。最初可疑前列腺癌通常由直肠指诊或血清前列腺特异性抗原(PSA)检查后再决定是否进行前列腺活检。

【知识点】 前列腺增生患者由于多为老年患者，常合并有其他慢性疾病，故诊断时应重视患者全身情况，进行详细体检、化验，注意心、肺、肝、肾功能。排尿困难症状结合诸项检查，可明确诊断。

(1)直肠指诊：直肠指诊为简单而重要的诊断方法，在膀胱排空后进行。应注意前列腺的界限、大小、质地。前列腺增生时，腺体可在长度或宽度上增大，或二者均有增大。临床用不同方法描述前列腺增大的程度。

(2)I-PSS 评分：I-PSS 是目前国际公认的判断 BPH 患者症状严重程度的最佳手段，临床工作中可采取此评分体系协助诊疗。

(3)B 超检查：观察前列腺的大小、形态及结构。常用的方法有经直肠及经腹超声检查。前者较准确但设备要求高，后者简单可普及。

(4)尿流动力学检查：尿流动力学检查可较完整地对排尿功能做出客观评价。

(5)残余尿测定：一般认为残余尿量达 50～60 ml 即提示膀胱逼尿肌处于早期失代偿状态。

(6)泌尿系造影：前列腺增生时，膀胱底部可抬高、增宽，静脉尿路造影片上可见两侧输尿管口间距增大，输尿管下段呈钩形弯曲，如有肾和输尿管积水多为双侧性，但扩张程度也可能并不一致。膀胱区可见突出的充盈缺损，为前列腺突入所致。

(7)膀胱镜检查：正常人精阜至膀胱颈部的距离约 2 cm，颈部呈凹面，后唇平坦。前列腺增生时后尿道延长，颈部形态随各叶增生程度而改变，自凹面消失至腺叶凸出。尿道受压变为裂缝。膀胱底部下陷，输尿管口间距及与膀胱颈距离增宽。输尿管间嵴可肥厚，膀胱壁有小梁、小房或憩室形成。

(8)其他：磁共振成像对前列腺增生的诊断无特殊价值，但可协助鉴别早期前列腺癌。

临床中本症的诊断主要靠病史、直肠指诊及 B 超检查。膀胱镜检查在必要时可施行，并需进一步了解有无上尿路扩张及肾功能损害，有无神经性膀胱功能障碍、糖尿病所致的周围神经炎及心血管疾病，最后估计全身情况及决定治疗方案。

3. 该患者行直肠指诊：前列腺中度增大，质中，中央沟消失，未及结节。为明确诊断，首选检查

A. PSA 密度(PSAD)

B. PSA 速率(PSAV)

C. 前列腺穿刺活检

D. 经直肠超声检查(TRUS)

E. CT

F. 全身骨扫描(ECT)或 PETCT

[答案] C

【评析】 前列腺穿刺活检是诊断前列腺癌最可靠的检查，故选 C。

【知识点】 前列腺辅助检查。

(1)PSA 密度(PSA density，PSAD)：即血清总 PSA 值与前列腺体积的比值。前列腺体积是经直肠超声测定计算得出。PSAD 正常值<0.15，PSAD 有助于区分前列腺增生症和前列腺癌造成的 PSA 升高。当患者 PSA 在正常值高限或轻度增高时，用 PSAD 可指导医师决定是否进行活检或随访。

(2)PSA 速率(PSA velocity，简称 PSAV)：即连续观察血清 PSA 水平的变化，前列腺癌的 PSAV 显著高于前列腺增生和正常人。其正常值为每年<0.75ng/ml。如果每年 PSAV >0.75ng/ml，应怀疑前列腺癌的可能。PSAV 比较适用于 PSA 值较低的年轻患者。在 2 年内至少检测 3 次 PSA。PSAV 计算公式：[(PSA2 − PSA1) + (PSA3 − PSA2)]/2。

(3)经直肠超声检查(transrectal ultrasonography，TRUS)：在 TRUS 上典型的前列腺癌的征象是在外周带的低回声结节，而且通过超声可以初步判断肿瘤的体积大小。但 TRUS 对前列腺癌诊断特异性较低，发现一个前列腺低回声病灶要与正常前列腺、BPH、急性或慢性前列腺炎、前列腺梗死等鉴别，而且很多前列腺肿瘤表现为等回声，在超声上不能发现。目前 TRUS 最主要的作用是引导进行前列腺的系统性穿刺活检。

(4)前列腺穿刺活检：前列腺穿刺活检是诊断前列腺癌最可靠的检查。因此，推荐经直肠 B 超等引导下的前列腺系统穿刺，除特殊情况不建议随机穿刺。

前列腺穿刺指征：①直肠指诊发现结节，任何 PSA 值；②B 超发现前列腺低回声结节或 MRI 发现异常信号，任何 PSA 值；③PSA>10ng/ml，任何 f/t PSA 和 PSAD 值；④PSA 4～10ng/ml，f/t PSA 异常或 PSAD 值异常。

注：PSA 4～10ng/ml，如 f/t PSA、PSAD 值、影像学正常，应严密随访。

(5)计算机断层(CT)检查：CT 对早期前列腺癌诊断的敏感性低于磁共振(MRI)，前列腺癌患者进行 CT 检查的目的主要是协助临床医师进行肿瘤的临床分期。对于肿瘤邻近组织和器官的侵犯及盆腔内转移性淋巴结肿大，CT 的诊断敏感性与 MRI 相似。

(6)全身核素骨显像检查(骨 ECT)：前列腺癌的最常见远处转移部位是骨骼。骨 ECT 可比常规 X 线片提前 3～6 个月发现骨转移灶，敏感性较高，但特异性较差。一旦前列腺癌诊断成立，建议进行全身核素骨显像检查(特别是在 PSA>20，GS 评分>7 的病例)，有助于判断前列腺癌准确的临床分期。

(7)PET-CT(正电子发射断层显像/X 线计算机体层成像)：其功能是 PET(正电子发射计算机断层显像)和 CT(电子计算机 X 射线断层扫描技术)的两个功能的结合，形成优势互补。PET 可以显示病灶病理生理特征，更容易发现病灶，但对解剖结构的分辨不如 CT；CT 能精确定位病灶，显示病灶结构变化。PET-CT 其独有的融合图像可以同时反映病灶的病理生理变化及形态结构变化，明显提高了诊断的准确性。在肿瘤患者的诊断中，经过此项检查，有相当数量的患者可明确诊断，以及了解是否转移等，因而确定了明确的治疗方案，能准确评价癌症患者的疗效，避免无效治疗。通过对怀疑有前列腺癌的患者进行 PET-CT 检查，除了看到前列腺本身的结构和代谢情况外，更可以了解肺、骨骼、肠道等的代谢情况，有重要参考意义。

4. 如患者前列腺穿刺活检病理：前列腺腺体增生，间质(纤维组织、平滑肌)增生，细胞形态正常，腺腔内含上皮脱落细胞。给予查 PET-CT 提示前列腺增生症，伴慢性前列腺炎可能性大，恶性肿瘤不能排除。则该患者目前诊断需考虑

A. 前列腺增生，建议定期随访

B. 前列腺梗死

C. 前列腺癌

D. 前列腺炎

E. 前列腺肉瘤

F. 正常前列腺

[答案] A

【评析】 该病理描述符合前列腺增生表现，但

前列腺穿刺活检未发现恶性肿瘤细胞，并不能完全排除前列腺癌，可能因患者配合、医师技术等原因，肿瘤细胞未采集到，故考虑前列腺增生，建议患者定期随访，必要时复查前列腺穿刺。

【知识点】　研究结果表明，10 针以上穿刺的诊断阳性率明显高于 10 针以下，且不明显增加并发症。有人建议根据 PSA 水平和患者具体情况采取不同穿刺针数的个体化穿刺方案可能提高阳性率。重复穿刺：第一次前列腺穿刺阴性结果，在以下情况需要重复穿刺：

(1)第一次穿刺病理发现非典型性增生或高级别前列腺上皮细胞内瘤变。

(2)PSA＞10 ng/ml，任何 f/t PSA 或 PSAD(PSA 密度，即血清总 PSA 值与前列腺体积的比值)。

(3)PSA 4～10 ng/ml，复查 f/t PSA 或 PSAD 值异常，或直肠指诊或影像学异常。

(4)PSA 4～10 ng/ml，复查 f/t PSA、PSAD、直肠指诊、影像学均正常。

严密随访，每 3 个月复查 PSA。如 PSA 连续 2 次＞10 ng/ml 或 PSAV＞ 0.75ng/ml·年，应再穿刺。

5. 下列哪项与 BPH 发病有关

A. 性生活过度

B. 饮水过少

C. 长期酗酒

D. 慢性前列腺炎

E. 肥胖

F. 少量饮酒

[答案]　ACDE

【评析】　性生活过度、长期酗酒、慢性前列腺炎、肥胖与 BPH 发病有相关，故选 ACDE。

【知识点】　前列腺增生症的病因仍不十分明了。据调查显示，前列腺增生与 2 个因素紧密相关，年龄增长和具功能的睾丸，但是下列 4 种人群也易得此病。

(1)性生活过度者：性生活或手淫过度，会使性器官充血，前列腺组织因持久充血而增大，长此以往导致前列腺增生。

(2)慢性前列腺炎患者：长期患前列腺炎的患者是前列腺增生的危险人群，前列腺慢性炎症未彻底治愈是引起前列腺增生的原因之一，另外，尿道炎、膀胱炎等男性泌尿系统炎症也会使前列腺组织充血而增生。

(3)长期酗酒者：饮酒容易使前列腺充血，刺激前列腺，导致前列腺增生等前列腺疾病，另外，嗜食辛辣等刺激性食物，也会刺激前列腺增生。

(4)缺乏体育锻炼者：缺乏体育锻炼对人的身体素质有不良的影响，同时，缺乏体育锻炼使动脉易于硬化，导致前列腺局部的血液循环不良，易致前列腺增生。

6. 下列哪项属于 BPH 预防措施

A. 少饮酒、少食辛辣刺激食物，以避免前列腺充血水肿导致急性尿潴留

B. 避免劳累

C. 控制体重

D. 饮食方面应多吃清淡易消化的食物，多吃蔬菜，防止便秘，因大便干燥积存可加重排尿困难

E. 不要长时间憋尿，尽可能少骑自行车等

F. 多饮水

[答案]　ACDE

【评析】　ACDE 可以减少 BPH 的并发症，故选择。

【知识点】　BPH 目前还无法预防，但下列措施可预防 BPH 并发症的发生。

(1)饮酒、少食辛辣刺激食物，以避免前列腺充血水肿导致急性尿潴留。

(2)冬季注意防寒保暖，预防感冒。

(3)避免应用影响膀胱功能的药物，如阿托品、山莨菪碱等药物，以预防急性尿潴留发生。

(4)控制体重。

(5)饮食方面应多吃清淡易消化的食物，多吃蔬菜、防止便秘，因大便干燥积存可加重排尿困难。

(6)不要长时间憋尿，尽可能少骑自行车等。

7. 该患者目前该给予何种治疗是恰当的

A. 非那雄胺药物治疗

B. 多沙唑嗪药物治疗

C. 前列腺放疗

D. 外科手术治疗

E. 等待观察，3 个月后再行前列腺活检

F. 应用抗雄激素药物

[答案]　ABE

【评析】　该患者 PSA 升高，目前直肠指诊、MRI、前列腺穿刺活检结果支持 BPH 诊断，目前无前列腺癌依据，故无前列腺癌治疗指征，排除 CDF 选项，非那雄胺、多沙唑嗪片为 BPH 常规治疗药物，可缓解患者排尿困难症状，故选择。

【知识点】 观察等待是一种非药物、非手术的治疗措施，包括患者教育、生活方式指导、随访等。因为BPH是前列腺组织进行性的良性增生，其发展过程较难预测，经过长时间的随访，BPH患者中只有少数可能出现尿潴留、肾功能不全、膀胱结石等并发症。因此，对于大多数BPH患者来说，观察等待可以是一种合适的处理方式，特别是患者生活质量尚未受到下尿路症状明显影响的时候。

(1)推荐意见：轻度下尿路症状(I-PSS评分≤7)的患者，以及中度以上症状(I-PSS评分≥8)同时生活质量尚未受到明显影响的患者可以采用观察等待。

接受观察等待之前，患者应进行全面检查(初始评估的各项内容)以除外各种BPH相关合并症。

(2)临床疗效：接受观察等待的患者在随访至1年时85%保持病情稳定，5年时65%无临床进展。一项研究将556名有中度下尿路症状的BPH患者分为外科治疗和观察等待两组，随访到5年时观察等待组有36%的患者转入外科治疗组，64%保持稳定。

(3)观察等待的内容

①患者教育：应该向接受观察等待的患者提供BPH疾病相关知识，包括下尿路症状和BPH的临床进展，特别应该让患者了解观察等待的效果和预后。同时还应该提供前列腺癌的相关知识。BPH患者通常更关注前列腺癌发生的危险，研究结果显示有下尿路症状人群中前列腺癌的检出率与无症状的同龄人群无差别。

②生活方式的指导：适当限制饮水可以缓解尿频症状，如夜间和出席公共社交场合时限水。但每日水的摄入不应少于1500 ml。乙醇和咖啡具有利尿和刺激作用，可以引起尿量增多、尿频、尿急等症状，因此，应适当限制乙醇类和含咖啡因类饮料的摄入。指导排空膀胱的技巧，如重复排尿等。精神放松训练，把注意力从排尿的欲望中转移开。膀胱训练，鼓励患者适当憋尿，以增加膀胱容量和排尿间歇时间。

③合并用药的指导：BPH患者常因为合并其他全身性疾病同时使用多种药物，应了解和评价患者这些合并用药的情况，必要时在其他专科医师的指导下进行调整以减少合并用药对泌尿系统的影响。治疗同时存在的便秘。

(4)随访：随访是接受观察等待BPH患者的重要临床过程。观察等待开始后第6个月进行第1次随访，以后每年进行1次随访。随访的目的主要是了解患者的病情发展状况，是否出现临床进展以及BPH相关合并症和(或)绝对手术指征，并根据患者的愿望转为药物治疗或外科治疗。随访内容为初始评估的各项内容。

(梁兴伦　李　琛)

参考文献

[1] 祝墡珠.全科医生临床实践.北京：人民卫生出版社，2013.

[2] 张祥华，吴阶平.良性前列腺增生治疗指南(2011修改版).

[3] 陈文彬，潘祥林.诊断学.7版.北京：人民卫生出版社，2008.

[4] 陈孝平，汪建平.外科学.8版.北京：人民卫生出版社，2013.

[5] 李鸣.前列腺癌诊断治疗指南.

第 29 章

常见心理疾病

第一节　失眠症

本节提示

1. 掌握失眠症的临床表现。
2. 掌握失眠症的治疗方法。
3. 掌握失眠症的病因和发病机制。
4. 熟悉失眠症的诊断标准。
5. 了解睡眠障碍的类型。

一、单选题(每题 1 个得分点)

以下每题有 5 个备选答案,请从中选择 1 个正确答案。

1. 在失眠症患者中,以下哪种症状最多见

A. 入睡困难

B. 睡眠浅表

C. 早醒

D. 睡眠感觉缺乏

E. 白天困倦

[答案]　A

【评析】　本题考查的知识点是失眠的表现。在失眠者中,难以入睡最多见。其次是睡眠浅表和早醒,有些表现为睡眠感觉缺乏,通常以上情况并存。

【知识点】　在失眠者中,临床以难以入睡最多见,其次是睡眠浅表和早醒。

2. 失眠可导致下述哪些情况

A. 引起患者焦虑、抑郁或恐怖心理

B. 导致精神活动效率下降

C. 妨碍社会功能

D. 以上均包括

E. 以上都不是

[答案]　D

【评析】　本题考查失眠导致的结果。失眠会引起患者对失眠的恐惧、焦虑和对所致后果的过分担心,使失眠者常陷入一种恶性循环,就寝时,紧张、焦虑、担心更加明显。长期失眠会对人的社会功能有所损害,并可导致患者显著的苦恼,以致精神活动效率低下。

【知识点】　失眠会引起患者对失眠的恐惧、紧张、焦虑和担心,长期失眠会对人的社会功能有所损害,并导致精神活动效率低下。

3. 治疗失眠症有效且使用最多的药物是

A. 抗精神病药

B. 促脑代谢药

C. 抗抑郁药

D. 镇静催眠药

E. 情绪稳定药

[答案]　D

【评析】　对失眠的药物治疗一般选择半衰期短、不良反应少和成瘾性较小的抗焦虑药或者镇静催眠药,睡前服用,疗程以 1～2 周为宜。

【知识点】 药物治疗为治疗失眠的有效方法，但应注意避免药物依赖的形成。一般选择半衰期短、不良反应少和成瘾性较小的抗焦虑药或者镇静催眠药，睡前服用，疗程以1～2周为宜。对继发性失眠者以治疗原发病为主。

4. 以下关于失眠症的诊断标准，正确的是

A. 每周失眠2次，持续1个月以上

B. 每周失眠2次，持续2个月以上

C. 每周失眠3次，持续2个月以上

D. 每周失眠3次，持续1个月以上

E. 每周失眠3次，持续3个月以上

[答案] D

【评析】 本题是考查失眠症的诊断，主要根据患者自己的主诉、病程和社会功能受损状态。

【知识点】 失眠症的诊断主要根据患者自己的陈述，首先应排除躯体疾病或精神障碍导致的继发性失眠。偶尔失眠是一种普遍的现象，诊断不宜扩大化。失眠每周3次，持续1个月以上，且对社会功能有损害或失眠引起显著的苦恼或精神活动效率低下方可诊断为失眠症。

二、多选题(每题1个得分点)

以下每题有5个备选答案，其中正确答案为2个或者2个以上，多选、少选、错选均不得分。

1. 失眠症患者的主观感觉指标有

A. 主诉睡眠障碍

B. 白天疲劳、头胀、头昏

C. 睡眠质量不好，活动效率下降

D. 睡眠时间减少(不足6小时)

E. 觉醒时间增多(每夜超过30分钟)

[答案] ABC

【评析】 本题考查患者的主观感受。

【知识点】 失眠患者常对失眠的恐惧、焦虑和对所致后果的过分担心，自觉睡眠不好，内心苦恼，头昏、头胀、白天困倦和精神活动效率下降等。

2. 关于失眠症，以下哪几种说法是正确的

A. 急性应激是失眠的原因之一

B. 入睡困难，但醒后容易再入睡

C. 可由于失眠引起焦虑不安

D. 可用抗精神病药物治疗

E. 可用认知疗法

[答案] ACE

【评析】 本题考查失眠症的诊断和治疗的相关内容。

【知识点】 急性应激是失眠的主要原因，失眠的表现形式有难以入睡、睡眠不深、多梦、早醒，或醒后不易再睡，醒后不适感、疲乏或白天困倦等。对失眠的担心常常引起情绪沮丧，焦虑不安。治疗失眠的主要方法有认知疗法、行为疗法和药物治疗。

3. 失眠症的常见原因包括

A. 急性应激如近期居丧、躯体不适、睡眠环境改变或时差反应等

B. 药物的作用或不良反应

C. 心理因素

D. 精神疾病如躁狂症、抑郁症等

E. 中枢神经系统疾病

[答案] ABCD

【评析】 本题主要是考查引起失眠症的常见原因有哪些。

【知识点】 失眠症常见原因主要有以下4个方面。

(1)急性应激：是失眠的主要原因，常见的情况有过度兴奋、思虑、精神紧张、近期居丧、躯体不适，以及睡眠环境的改变、跨越时区的时差反应等均可能引起短期失眠。若得不到及时地调整，失眠持续1个月以上就转变为慢性失眠。

(2)某些药物引起的失眠：药物的兴奋作用可引起失眠，常见的有咖啡因、茶碱、甲状腺素、可卡因、皮质激素和抗震颤麻痹药；某些药物的不良反应对睡眠有干扰作用，如拟肾上腺素类药物常引起头痛、焦虑、震颤等；有镇静作用的药物可产生觉醒-睡眠节律失调；撤药反应则可引起反跳性失眠等。

(3)心理生理性失眠：是由于过度的睡眠防御性思维造成。常常是过分关注自己的入睡困难，担心失眠，以致思虑过度、兴奋不安或焦虑烦恼。在他们试图入睡或继续再睡时相应的沮丧、愤怒和焦虑使他们更清醒以致难以入眠，此类约占失眠总数的30%。

(4)精神疾病引起的失眠：精神疾病引起的失眠，如躁狂症因昼夜兴奋不安而少眠或不眠，以及抑郁症导致的早醒等。

4. 以下关于失眠症患者药物选择的原则，正确的是

A. 对伴有明显焦虑或抑郁者可使用抗焦虑或抗抑郁药物

B. 入睡困难者应服用见效快、作用时间短的短效药物

C. 睡眠不深又早醒者可服用起效缓慢、作用时间持久的长效药物

D. 入睡困难、睡眠不深和早醒兼而有之者可使用中效药物

E. 应长期维持治疗

［答案］ ABCD

【评析】 本题主要考查对于不同类型的失眠症状应采取不同的用药原则。

【知识点】 对伴有明显焦虑或抑郁者可使用抗焦虑或抗抑郁的药物，如帕罗西汀(赛乐特)、米氮平等；入睡困难者服用见效快、作用时间短的短效药物，如思诺思等；睡眠不深又有早醒者可服用起效缓慢、作用时间持久的长效药物，如氯硝西泮等；入睡困难、睡眠不深和早醒兼而有之者可使用中效药物，如艾司唑仑(舒乐安定)等。

三、共用题干单选题(每个提问1个得分点)

以下每题有2～6个提问，每个提问有5个备选答案，请选择1个最佳答案。

患者，女性，41岁，半年前因偶然一次失眠担心不已，继而形成习惯性失眠，查体后没有发现异常。精神科检查：神情憔悴，有轻度抑郁症状，无烦躁不安，无精神病性症状。实验室检查：脑MRI未见异常。既往健康，无阳性病史。

1. 此患者最可能的诊断是

A. 抑郁症

B. 躁狂发作

C. 精神分裂症

D. 失眠症

E. 强迫症

［答案］ D

【评析】 患者因偶然一次失眠担心不已，形成习惯性失眠，无精神病症状，脑MRI未见异常，无阳性病史，所以这是由于心理因素(过分担心)引起的失眠症。

【知识点】 心理-生理性失眠是由于过度的睡眠防御性思维造成。常是过分关注自己的入睡困难，担心失眠，以致思虑过度、兴奋不安或焦虑烦恼。在他们试图入睡或继续再睡时相应的沮丧、愤怒和焦虑使他们更清醒以致难以入眠。

2. 导致此患者失眠的原因主要是

A. 急性应激

B. 药物引起的失眠

C. 心理-生理性失眠

D. 精神疾病引起的失眠

E. 其他原因

［答案］ C

【评析】 患者因偶然一次失眠，担心不已，对失眠产生越来越多的恐惧和对失眠后果的过分担心，会使失眠者常陷入一种恶性循环，形成习惯性失眠，所以是由于心理因素过分担心引起的失眠症。

【知识点】 心理-生理性失眠：此类约占失眠总数的30%。

3. 此患者目前最佳处理方案是

A. 继续观察

B. 氟西汀治疗

C. 氟西汀＋认知疗法

D. 认知疗法

E. 镇静催眠药＋认知疗法

［答案］ E

【评析】 治疗失眠的主要方法，有认知疗法、行为治疗、药物治疗，认知疗法解决病因，镇静催眠药可以快速缓解症状。所以最佳疗法应该是镇静催眠药＋认知疗法。

【知识点】 治疗失眠的主要方法。

(1)认知疗法：不少患者对睡眠有较高期望，他们过分关注自己的睡眠，夸大地认为自己睡眠时间严重不足，致使脑力、体力无法充分恢复。许多患者常称自己通宵做梦，甚至噩梦不断，使大脑根本得不到休息，并认为失眠导致身体严重受损。大多数患者已经采取过一些防治措施，疗效欠佳，缺乏治疗信心。施行认知疗法可帮助患者对失眠引起的症状及苦恼有一个客观正确的认识以减少消极情绪。

(2)行为治疗：在患者对失眠有正确认识的基础上建立一套能促进良好睡眠的行为方式，包括正常的觉醒-睡眠节律，采取增强白日的精神和体力活动，按时起床，从事一切正常的日常活动，即使瞌睡难忍也要振奋精神等，这样才能使机体自然而然地在夜间处于休息状态有利于睡眠。另外，入睡前后使身体和心理充分放松，可采取睡前温水洗足，进食易消化的食物，避免过于兴奋的娱乐活动；可进行放松训练，采用深呼吸、想象等方式放松自己。

(3)药物治疗：比较有效、使用最多的药物是镇静催眠药。根据失眠的不同情况选用不同的药物，入睡困难者服用见效快、作用时间短的短效药物以避免晨醒后药物的持续效应。睡眠不实又伴早醒者可服用起效缓慢、作用时间持久的长效药物。入

睡困难、睡眠不实和早醒兼而有之者可使用长短疗效兼有的中效药物。对伴有明显焦虑或抑郁者可使用抗焦虑或抗抑郁的药物，常选用有助于催眠镇静作用的抗抑郁药。

4. 以下对失眠症患者选择药物的原则不正确的是

A. 对伴有明显焦虑或抑郁者可使用抗焦虑或抗抑郁的药物

B. 入睡困难者服用见效快、作用时间短的短效药物

C. 睡眠不深又早醒者可服用起效缓慢、作用时间持久的长效药物

D. 入睡困难、睡眠不深和早醒兼而有之者可使用中效药物

E. 应长期维持治疗

［答案］ E

【评析】 本题主要考查对于不同类型的失眠症状应采取不同的用药原则。

【知识点】 详见本节二、4 题。

四、案例分析题

每个案例至少有 3 个提问，每个提问有 6～12 个备选答案，其中正确答案有 1 个或多个，每选择一个正确答案得 1 个得分点，每选择一个错误答案扣 1 个得分点，扣至本问得分点为 0。

W 先生今年 33 岁，是某市一家公司的经理，负责销售工作，他性格外向、交际能力强、有责任心，受公司领导重视，业绩也很好。然而，没有人知道 W 先生的痛苦，每天很大的工作量压得他喘不过气来，巨大的压力让他夜不能寐，时间长了，W 先生就患上了失眠症，每天晚上躺在床上，翻来覆去地睡不着。好不容易睡着之后也是噩梦连连，往往睡了两个多小时就醒来，再也无法入睡，严重时甚至整夜不眠，但白天却想睡觉。长期的失眠让 W 先生痛苦不堪。随着时间的增长，W 先生甚至出现了头晕、胸闷、心悸、乏力的症状，这些症状严重影响了 W 先生的工作和生活。

1. 睡眠障碍中除了失眠症之外还包括

A. 睡行症

B. 梦魇

C. 嗜睡病

D. 睡眠-觉醒节律障碍

E. 夜惊

F. 睡眠呼吸暂停

G. 睡眠相位后移综合征

［答案］ D

【评析】 本题主要考查睡眠障碍的类型，一般包括失眠症、梦魇、夜惊、睡眠-觉醒节律障碍等。

【知识点】 睡眠障碍。

(1)失眠症(insomnia)是一种持续相当长时间的睡眠的质和量令人不满意的状况。

(2)梦魇(nightmare)指在睡眠中被噩梦惊醒，能清晰回忆梦中恐怖内容，出现强烈的恐惧体验。

(3)睡眠-觉醒节律障碍指睡眠-觉醒节律与常规不符而引起的睡眠紊乱。

(4)夜惊指一种常见于儿童的睡眠障碍，通常发生在睡眠前 1/3 阶段，发生于非眼球快速运动睡眠(NREM)时段。

2. 失眠症的临床表现一般有

A. 入睡困难

B. 睡眠浅表

C. 多梦易惊醒

D. 醒后难以入睡

E. 睡眠感觉缺乏

F. 早醒

［答案］ ABCDEF

【评析】 本题考查失眠的临床表现，主要包括入睡困难、睡眠浅表和早醒、多梦、易惊醒、醒后难以入睡、睡眠感觉缺乏等。

【知识点】 失眠的临床表现以入睡困难最多见，其次是睡眠浅表和早醒。常有多梦、易惊醒、醒后难以入睡、睡眠感觉缺乏等。通常以上情况并存。

3. 针对 W 先生的症状，可采取的治疗方法有

A. 明确导致失眠的原因及失眠的特点和规律

B. 调整改善睡眠环境，培养良好的生活习惯

C. 帮助其消除对于失眠的恐惧和焦虑

D. 生物反馈、放松训练改善睡眠前的紧张状态

E. 镇静催眠药

F. 帮助其妥善处理生活和工作中的矛盾

［答案］ ABCDEF

【评析】 治疗失眠的主要方法，有认知疗法、行为治疗、药物治疗。

【知识点】 失眠的治疗方法。

(1)认知疗法：通过解释、指导，使患者了解有关睡眠的基本知识，减少不必要的预期焦虑。

(2)行为治疗：生物反馈、放松训练等治疗方法可改善睡前的紧张状态。

(3)药物治疗：为治疗失眠的有效方法，但应注意避免药物依赖的形成。一般选择半衰期短，不良反应少和成瘾性较小的抗焦虑药或者镇静催眠药，睡前服用，疗程以 1～2 周为宜。对继发性失眠者以治疗原发病为主。

4. 失眠症的患病率为

A. 5%～15%

B. 20%～30%

C. 30%～40%

D. 40%～50%

E. 10%～20%

F. 25%～35%

[答案]　E

【评析】　本题考查的知识点是失眠的流行病学知识。

【知识点】　15%～20%的成年人和 10%～23%的青少年有不同程度的失眠，失眠的一般人群患病率为 10%～20%，男女患病率差别不大。

5. 苯二氮䓬类药物中毒，下列说法正确的是

A. 使用苯二氮䓬类药物已成为服药自杀的首因

B. 轻度中毒患者可出现嗜睡、乏力、倦怠等症状

C. 苯二氮䓬类药物不能与乙醇、吗啡等物质同时服用

D. 常有意识障碍和感觉障碍

E. 急性病程，一般几小时到十几小时

F. 门急诊处理常采用催吐或洗胃、输液和利尿等

[答案]　ABCDE

【评析】　本题重点考察苯二氮䓬类药物中毒的临床诊断和处理。

【知识点】　目前，使用苯二氮䓬类药物已成为服药自杀的首因。轻度中毒患者可出现嗜睡、乏力、倦怠、肌肉松弛、肌张力降低、眼球震颤和共济失调等症状，重者可出现昏迷、呼吸抑制等。急性病程，一般几小时到十几小时，临床常有意识障碍、感觉障碍，肌张力对称性降低，可能出现呼吸节律不规则，过快、中断、停止，可有血压降低、心率过快、心律失常，可有体温过低、外伤。治疗常采用催吐或洗胃、输液和利尿、住院等。

第二节　焦虑症

本节提示

1. 掌握焦虑症的表现及原因。
2. 掌握焦虑的功能及区分正常和非正常焦虑。
3. 掌握焦虑症的分类、临床表现及诊断标准。
4. 熟悉焦虑症的治疗方法。
5. 熟悉其他神经症性障碍的诊断标准。
6. 熟悉其他神经症性障碍的治疗方法。
7. 了解焦虑症和其他神经症性障碍的心理治疗方法。

一、单选题(每题 1 个得分点)

以下每题有 5 个备选答案，请从中选择 1 个正确答案。

1. 关于区分正常焦虑和异常焦虑的标准错误的是

A. 没有原因的焦虑属于异常焦虑

B. 一般人考试前的焦虑属于正常焦虑

C. 引起明显痛苦的焦虑属于异常焦虑

D. 明显影响工作、学习、生活和社交功能的焦虑属于异常焦虑

E. 由现实原因引起的焦虑属于异常焦虑

[答案]　E

【评析】　人们通常所说的焦虑是由现实原因引起的焦虑，属于正常焦虑，或者称为现实焦虑。所以答案 E 是错误的。

【知识点】　人容易焦虑，而且焦虑有正常和异

常之分。然而,要区分正常和异常焦虑颇为困难,因为正常焦虑和异常焦虑之间缺乏明确的分界。总体上,区分焦虑是正常还是异常可以从以下几方面考虑。

(1)没有原因的焦虑属于异常焦虑。如果个体感到焦虑,而又不知道为什么会焦虑,或者找不到焦虑的原因,这类焦虑一定是异常焦虑。需要注意,有些患者可能会诉说他之所以恐惧是因为"预感到有危险或不幸降临",或者说"害怕失去控制或发疯",或者说"害怕中风或心脏病发作"。这些是焦虑的体验,不要将焦虑体验误认为是焦虑的原因。

(2)过分的或与现实处境不相称的焦虑属于异常焦虑。正常焦虑是有现实原因的焦虑,而且焦虑的严重程度不过分,与引起焦虑的原因相称;过分焦虑,即看起来个体的焦虑似有原因,但焦虑的程度与原因不相称,这类焦虑属于异常焦虑。如每个人都会关心自己的小孩,在上学时会叮嘱他路上小心,也可能会偶尔担心他是否安全到了学校。然而,有些人总是想到小孩在路上不安全,担心他骑自行车摔倒、横过马路时被汽车撞到等,并为之坐立不安。后者的担心显然过分,因此属于异常焦虑。

(3)引起明显痛苦或者明显影响工作、学习、生活和社交功能的焦虑属于异常焦虑。由于正常焦虑多由现实中的困难引起,因此也常常使人感到苦恼,但这类苦恼是一时性的,对工作、学习、生活和社交不会有明显影响。如果焦虑使个体感到明显痛苦,或者影响工作、学习、生活或社交,则这类焦虑属于异常。

2. 焦虑症的表现不包括以下哪一项

A. 紧张

B. 不安、担心和忧虑

C. 嗜睡

D. 恐惧

E. 心血管、呼吸道和胃肠道不适

[答案] C

【评析】 焦虑除了有紧张、不安、恐惧等情绪表现以外,经常伴有觉醒度明显增高的状态,如难以入睡、睡眠浅和容易醒,也可以出现夜惊和噩梦,而不是嗜睡,因此答案C是错误的。

【知识点】 紧张或者压力,是焦虑的最常见表现。焦虑患者除了不安、担心和忧虑外还混杂着紧张、着急或难以言状的不适感。焦虑时还常常伴随各种躯体不适,最常见的是心血管、呼吸道和胃肠道方面的不适。患者的躯体不适症状主要是自主神经活动增强尤其是交感神经活动增强所致。人们常常不会认为恐惧是焦虑,而且将恐惧看成是与焦虑不同的情感。实际上,恐惧是一类强烈焦虑。适度焦虑对人类的生存起着重要的作用,但长期的过度紧张和恐惧可导致精神能量和躯体能量消耗过大甚至耗竭,对身体产生不利的影响。

3. 患者,男性,27岁,因胸闷就诊。患者在睡眠中突然醒来,感到明显胸闷,气不够用,好像要窒息了一样。为了减轻窒息感,他用力呼吸,心怦怦跳、全身出汗,脸和头皮发麻、双手微微发抖,他体验到强烈的恐惧,认为是发心脏病了,而且可能会这样死去。因此患者开始惊叫和呼救,紧紧抓住妻子并拨打120,可是,半小时后到了医院,他已经感到好多了。除了心跳稍稍加快外,他几乎没有什么异常感觉,心电图检查也未发现异常。该患者的临床表现考虑为

A. 惊恐发作

B. 持续性焦虑

C. 慢性焦虑状态

D. 广泛性焦虑

E. 神经官能症

[答案] A

【评析】 该患者是典型的惊恐发作,是焦虑症的一种,具有典型的发作性焦虑症状,患者突然感到强烈焦虑、恐惧或不适,伴有突出的躯体症状如心怦怦跳、呼吸加快、堵塞感、头晕或站立不稳、身上发麻、出汗等,而且害怕会发生严重后果如心脏病发作、失去控制或发疯,或会立即死去。发作一般持续几分钟至30分钟,很少超过1个小时。而持续性焦虑是一类缓慢发生的、持续较长时间的慢性焦虑状态。正确答案为A

【知识点】 焦虑症的临床表现与焦虑的表现相似,只是前者的症状更严重、持续时间更长。焦虑症的临床表现,包括焦虑情绪、运动性不安、自主神经活动增强和警觉性增高症状。

(1)焦虑情绪包括三种:持续性焦虑、发作性焦虑和伴随性焦虑。伴随性焦虑是一类见于强迫障碍的焦虑。当个体脑子里出现一种强迫思维,如强迫观念或思想、强迫怀疑或强迫冲动之后,由于难以摆脱它们而感到焦虑不安,而且纠缠着患者。当强迫思维消失之后焦虑才逐渐消失。

(2)运动性不安:轻者表现为紧张和不能放松,

如不能静坐、搓手顿足、来回走动，可以见到眼睑、面肌或手指震动。患者可有明显的焦虑表情，如双眉紧锁或面部绷得紧紧的，或出现全身肌肉紧张甚至僵硬。较重者会感到战栗或发抖，惊恐发作患者出现惊叫或者呼救，有的还紧紧抓住别人或跑出室外求救。由于长时间肌肉紧张，可引起全身疼痛，尤以头痛、肩背痛、胸痛最为常见。头痛多为双侧，或者额部、枕部疼痛。

（3）自主神经活动增强：常见症状有心前区不适、心悸、心跳加快、气促、呼吸困难或过度换气、窒息感、头昏晕、耳鸣、视物模糊、刺痛、出汗、面部发红或苍白、口干、吞咽梗阻感、胃部不适或恶心、痉挛感、腹痛、腹泻、尿频等。有的可出现阳痿、早泄、性欲缺乏等性功能障碍。女性可出现月经紊乱，惊恐发作时自主神经活动增强症状也呈发作性。

（4）警觉性增高：处于焦虑状态的个体，觉醒度明显增高，多有明显的睡眠障碍，主要是难以入睡、睡眠浅和容易醒，也可以出现夜惊和梦醒。患者的注意力难以集中，有时可能突然感到脑子一片空白，对外界刺激过分敏感，尤其对光和声音很敏感，容易出现惊跳反应，甚至是一些微小的刺激都可以使他惊跳起来。患者很容易激惹，可因一点小事大发脾气。惊恐发作时，患者处于高度警觉状态。

二、多选题（每题 1 个得分点）

以下每题有 5 个备选答案，其中正确答案为 2 个或者 2 个以上，多选、少选、错选均不得分。

1. 在《中国精神障碍分类与诊断标准》第 3 版（CCMD-3）中焦虑症包括哪些类型

A. 恐怖障碍

B. 惊恐障碍

C. 广泛性焦虑障碍

D. 创伤后应激障碍

E. 强迫障碍

［答案］ BC

【评析】 焦虑症在不同的分类方式下，其包含的基本类型不同。在美国《精神障碍诊断和统计手册》第 4 版（DSM-Ⅳ）对焦虑障碍的范围和分类与《国际疾病分类》第 10 版（ICD-10）存在一些差异，但两者涵盖的疾病范围基本一样，在这两种分类体系中焦虑障碍或称焦虑症，是多种心理障碍的总称，即将都存在焦虑等相关症状的恐惧障碍（又称恐惧症，有社交恐惧症、广场恐惧症、特殊恐惧症三种类型）、惊恐障碍、强迫障碍（又称强迫症）、广泛性焦虑障碍（又称一般性焦虑障碍）和创伤后应激障碍等都归为焦虑障碍一类。但是在我国的 CCMD-3 中，焦虑症只包括惊恐障碍和广泛性焦虑障碍，它和神经症、强迫症、恐怖障碍、躯体形式障碍等疾病统一包括在神经症的大类之下。

2. 惊恐障碍的诊断标准包括

A. 以无明显诱因和有关的特定情境的惊恐发作为主，发作间歇期基本正常

B. 以持续的原发性焦虑症状为主，无明确的对象和固定的内容

C. 因难以忍受又无法解脱而感到痛苦

D. 明显的运动性不安症状

E. 1 个月内至少有 3 次惊恐发作，或首次发作后继发的焦虑持续 1 个月

［答案］ ACE

【评析】 诊断标准参见 CCMD-3，答案 BD 为广泛性焦虑的诊断标准。

【知识点】 在 CCMD-3 中，焦虑症包括惊恐障碍和广泛性焦虑障碍两种。惊恐障碍是一种以反复的惊恐发作为主要原发症状的焦虑症。惊恐发作并不局限于任何特定的情境，具有不可预测性。惊恐发作作为继发症状，可见于多种不同的精神障碍，如恐惧性神经症、抑郁症等，并应与某些躯体疾病鉴别，如癫痫、心脏病发作、内分泌失调等。诊断标准如下。

（1）症状标准：①符合神经症症状的诊断标准，至少有下列 1 项 a. 恐惧；b. 强迫症状；c. 惊恐发作；d. 焦虑；e. 躯体形式障碍；f. 躯体化症状；g. 疑病症状；h. 神经衰弱症状；②惊恐发作需符合以下 4 项：a. 发作无明显诱因、无相关的特定情境，发作不可预测；b. 在发作间歇期，除害怕再发作外，无明显症状；c. 发作时表现强烈的恐惧、焦虑，及明显的自主神经症状，并常有人格解体、现实解体、濒死恐惧或失控感等痛苦体验；d. 发作突然开始，迅速达到高峰，发作时意识清晰，事后能回忆。

（2）严重标准：患者因难以忍受又无法解脱，而感到痛苦。

（3）病程标准：在 1 个月内至少有 3 次惊恐发作，或在首次发作后继发害怕再发作的焦虑持续 1 个月。

（4）排除标准：①排除其他精神障碍，如恐惧症、抑郁症，或躯体形式障碍等继发的惊恐发作；②排除躯体疾病如癫痫、心脏病发作、嗜铬细胞瘤、甲状腺功能亢进症或自发性低血糖等继发的惊恐发作。

总结其诊断要点有3条:①以无明显诱因和有关的特定情境的惊恐发作为主,发作间歇期基本正常;②因难以忍受又无法解脱而感到痛苦;③1个月内至少有3次惊恐发作,或首次发作后继发的焦虑持续1个月。

3. 惊恐障碍主要采用哪些药物和治疗方法

A. 抗抑郁药,如5-羟色胺再摄取抑制药(SSRI)

B. 苯二氮䓬类

C. 丁螺环酮

D. 认知行为治疗

E. 抗精神病药

[答案] ABD

【评析】 丁螺环酮可以用于难以控制的惊恐发作,可以对抗抑郁药起到辅助作用,一些研究表明其单用无效。抗精神病药可能控制特定焦虑症状,但研究表明,抗精神病药一般不适合单用于治疗惊恐障碍。

【知识点】 惊恐障碍的治疗原则。

(1)药物治疗:抗抑郁药物常作为一线药物,苯二氮䓬类药物可以短期使用。

(2)心理治疗:支持性心理治疗和认知行为治疗,如暴露疗法、认知重构、放松疗法等均有效。①一般性指导:向患者解释惊恐障碍的性质,说明惊恐发作时的躯体症状不是躯体疾病引起,而是焦虑的表现。②认知重构:惊恐障碍患者的负性认知是将自己感觉到的躯体症状解释为心脏病、会发疯或具有灾难性意义。改变患者的这种负性认知,重建正确的认知对治疗惊恐障碍有重要意义。③暴露疗法:将患者反复暴露于与惊恐有关的躯体感觉,这种方法有一定的危险性,慎用。

二、共用题干单选题(每个提问1个得分点)

以下每题有2~6个提问,每个提问有5个备选答案,请选择1个最佳答案。

(一)患者男性,32岁,主诉:经常担心、紧张伴有心悸、出汗、手抖,状况已经持续2年,感觉非常痛苦。

1. 问诊时需要关注的不包括

A. 不必询问是否有明确具体的焦虑对象

B. 是否有焦虑情绪、警觉性过高,有无抑郁症状

C. 何时起病,是持续性还是发作性

D. 是否患过精神障碍,是否患有其他躯体疾病,如高血压病、甲状腺功能亢进症等

E. 观察患者是否有运动性不安症状,如来回走动,坐立不安,搓手顿足,颤抖、肌肉紧张

[答案] A

【评析】 该患者的主诉中包括焦虑情绪和自主神经功能增强症状,可以继续询问与焦虑症有关的症状,并且确定是广泛性焦虑障碍还是惊恐障碍,并且需要排除其他精神疾病和躯体疾病。

【知识点】 广泛性焦虑是一种以缺乏明确客观对象和具体内容的提心吊胆、紧张不安为主的焦虑症,并有显著的自主神经症状、肌肉紧张及运动性不安。患者因难以忍受又无法解脱而感到痛苦。

2. 该患者如果确诊为广泛性焦虑障碍,治疗不当的是

A. 苯二氮䓬类药物

B. 降压药

C. 丁螺环酮

D. β受体阻滞药

E. 认知行为治疗

[答案] B

【评析】 可以从药物和心理治疗两方面共同进行治疗。

【知识点】 广泛性焦虑障碍的治疗。

(1)药物治疗:①苯二氮䓬类药物,主要针对躯体症状效果好,起效快,但易形成耐受,并有可能造成依赖,因此不建议长期使用。②抗抑郁药:主要针对负性情绪及认知症状效果较好。③丁螺环酮起效较苯二氮䓬类慢,但无依赖性。④β受体阻滞药:对抗焦虑药短期治疗无效的严重心悸可用此药物来控制。

(2)心理治疗:包括一般性指导和认知行为疗法。认知行为疗法用于治疗广泛性焦虑障碍,包括认知重建和放松训练两个方面。

(3)生物反馈疗法:该疗法指利用现代生理科学仪器对人体的生理学指标,如心率、血压、皮肤温度、脑电及肌电等信息加以处理,然后以视听觉方式显示给人——即信息的反馈,让人通过训练认识这些信息,并学会有意识地控制自己的生理活动,以达到调整机体功能、防病治病、恢复身心健康的目的。该疗法对伴有紧张、焦虑状态的神经症、对情绪障碍为主要症状的神经症疗效更佳。

(二)患者女性,62岁,近1年来经常感觉胃部不适、疼痛、有烧灼感,特别是就餐后胃部会发出声响,怀疑自己得了胃癌,到各大医院检查未见明显

的胃部病变，她觉得这些医生都是敷衍了事，看电视上各种养生节目更加确定自己胃部肯定出了问题。患者睡眠差，入睡困难，容易发脾气，饮食量偏小，体重下降明显。

1. 问诊时需要关注的不包括

A. 何时起病，有无诱因

B. 各种躯体症状的表现及演变，诊治经过，所做检查结果

C. 是否有明显的焦虑或抑郁情绪

D. 患者对疾病的态度和归因不重要

E. 患者是否有过精神障碍，是否患有其他躯体疾病

［答案］ D

【评析】 患者的疾病主诉无切实的医疗证据支持，所以应询问与躯体形式障碍有关的问题。

【知识点】 躯体形式障碍：是一种以持久地担心或相信各种躯体症状的优势观念为特征的神经症。患者因这些症状反复就医，各种医学检查阴性和医生的解释，均不能打消其疑虑。即使有时存在某种躯体障碍，也不能解释所诉症状的性质、程度，或其痛苦与优势观念。经常伴有焦虑或抑郁情绪。尽管症状的发生和持续与不愉快的生活事件、困难或冲突密切有关，但患者常否认心理因素的存在。躯体形式障碍男女均有，为慢性波动性病程。

2. 该患者首选哪一种治疗方式

A. 心理治疗，如认知行为治疗、森田疗法等

B. 中药针灸

C. 体育锻炼

D. 抗焦虑药，如苯二氮䓬类等

E. 抗抑郁药，如 5-羟色胺再摄取抑制药(SSRI)等

［答案］ A

【评析】 该患者为躯体形式障碍，应该以心理治疗为主，如认知行为治疗、森田疗法等。

【知识点】 躯体形式障碍的治疗较为困难，没有很好的治疗方法，多采用综合治疗。由于躯体形式障碍的患者不认为自己的疾病归结于心理问题，往往辗转于基层医疗机构或大型综合医院，给有限的医疗卫生资源造成很大的浪费。作为全科医生，如何减少患者过多使用医疗资源，也是在躯体形式障碍的治疗中应注意的。

(1)心理治疗：首先对躯体形式障碍患者一定要提供良好的支持性心理治疗。建立良好的医患关系对于本病的治疗是非常重要的。在治疗过程中应注意评价患者的社会支持系统，识别和降低促发或加重患者躯体症状的日常生活问题，减少躯体症状的继发性获益。针对患者的人格特点、个人生活史和疾病特点，评估患者的情绪与躯体症状的关系，检验患者的威胁性负性信念，改变患者的回避性行为模式等有助于患者疾病的治疗。

(2)药物治疗：针对患者躯体症状的药物治疗通常没有效果。如果患者伴有焦虑、抑郁等情绪症状，可应用适量的抗焦虑药物或抗抑郁药物。

(3)辅助方法：医疗体育，理疗，中药针灸，生物反馈，音乐治疗。

四、案例分析题

每个案例至少有 3 个提问，每个提问有 6～12 个备选答案，其中正确答案有 1 个或多个，每选择一个正确答案得 1 个得分点，每选择一个错误答案扣 1 个得分点，扣至本问得分点为 0。

患者 A 某，女性，25 岁，未婚，从高中开始不敢与人交往，特别是不敢正视异性的目光，害怕别人看出来自己脸红，尽量回避与别人的交往。工作后，与公司男性交往非常紧张，同事亲属介绍男朋友都拒绝，父母很担心，经常唠叨让她谈恋爱，她感觉压力很大。近 1 年发展为与同性交往都会紧张焦虑，因此回避参加各种集体活动和亲属聚会，感觉身心很疲惫，希望能暂时停止工作，休假一段时间。

患者 B 某，男性，28 岁，一次在电梯里感觉非常不舒服、紧张、呼吸困难、心怦怦跳、出汗，到了下一个楼层，同电梯的人看其情况不对，赶紧将其搀扶出电梯。之后不敢再坐电梯，不论楼层多高只能爬楼梯，一次因为单位搬到了一座大厦的高层，实在没办法天天爬楼，只好辞职。为此他非常苦恼。

患者 C 某，女性，30 岁，读小学的时候邻居家有一头大狗突然大叫并冲过来咬她，之后家长带她去打了狂犬疫苗。此后她变得特别怕狗。近几年，她生活的小区养狗的人越来越多，对她造成了很大的困扰，一出门就提心吊胆，碰到狗就一身冷汗，感觉很痛苦。

1. 请问患者 A 某可能是什么情况

A. 同性恋

B. 焦虑症

C. 社交恐惧症

D. 强迫症

E. 场所恐惧症

F. 特定恐惧症

［答案］ C

【评析】 A某有脸红恐惧和对视恐惧，并害怕和回避社交情景，为较典型的社交恐惧症。

【知识点】 社交恐惧症常发病于青少年或成年早期，男女发病概率均等。患者主要表现为对社交场合和人际接触的过分担心、紧张和害怕。患者可表现为对孤立的社交情形的恐惧。如患者害怕在公共场合进食或说话、聚会、开会，怕自己做出一些难堪的行为而使自己感到尴尬、窘迫等；在公共场合与人接触怕自己脸红（脸红恐惧）、怕与他人目光对视（对视恐惧），或怕别人审视自己而发现自己的不安窘相和内心秘密等。也有的患者对广泛性的社交情形恐惧，如除家庭情景外害怕所有的社交情形。由于患者表现出明显的害怕、紧张，回避行为明显，严重者可导致完全的社会隔离。

2. 请问患者B某可能是什么情况

A. 同性恋

B. 焦虑症

C. 社交恐惧症

D. 强迫症

E. 场所恐惧症

F. 特定恐惧症

［答案］ E

【评析】 B某经过一次在电梯中的惊恐发作后害怕再发生类似情况而害怕乘坐电梯，因此是典型的场所恐惧症。

【知识点】 场所恐惧症是一类处于难以迅速离开或得不到帮助的场所或情景中感到强烈焦虑或恐惧的心理障碍。常见的场所或情景有：单独外出或独自在家、自行驾车外出，或者乘公共汽车或飞机旅行、过桥或在电梯内等。这类害怕和回避行为是对怕发生惊恐或惊恐样症状（如害怕晕倒或腹泻）的反应。有些患者可以待在自己害怕的场所或情景，但需要忍受相当的痛苦。

3. 请问患者C某可能是什么情况

A. 同性恋

B. 焦虑症

C. 社交恐惧症

D. 强迫症

E. 场所恐惧症

F. 特定恐惧症

［答案］ F

【评析】 患者C在小时候被狗咬过以后就对狗产生了非理性的恐惧。在成年后生活于狗较多的环境后，这种恐惧、焦虑影响了正常的生活，是典型的特定恐惧症。

【知识点】 特定恐惧症大多发生于儿童早期，女孩多于男孩，部分严重患者可持续到成年。特定恐惧症是指对某些情境或客体的非理性恐惧，患者极力回避所恐惧的情境或客体。常见的情境或客体，如动物（如狗、昆虫、鼠、蛇等）、高处、黑暗、雷电、鲜血、外伤、打针、手术，或尖锐锋利物品等。

4. 请问这3位患者，可以用哪些方式和药物治疗

A. 暴露疗法

B. 苯二氮䓬类药物

C. 认知行为疗法

D. 5-羟色胺再摄取抑制药（SSRI）

E. 系统脱敏疗法

F. 放松疗法

G. 电击疗法

［答案］ ABCDEF

【评析】 这三位患者患的都是恐惧症，主要可采取心理治疗和药物治疗，而电击疗法经常用于精神分裂症，因此不选G。

【知识点】 心理治疗是治疗恐惧症的主要方法，常用的心理治疗主要有认知行为治疗、系统脱敏治疗、暴露或冲击疗法。基于认知心理生理模型的惊恐控制治疗技术（呼吸控制技术、认知重建技术和焦虑、惊恐教育）和暴露疗法常用于场所恐惧症的治疗。认知行为团体治疗和系统脱敏治疗用于治疗社交恐惧症和特定恐惧症。目前的临床研究显示，认知行为治疗对于恐惧症具有明确疗效，认知行为团体治疗对社交恐惧症效果更好。与药物治疗相比，认知行为治疗疗效保持的时间要比药物治疗的疗效更持久。

药物治疗可以短期使用。苯二氮䓬类药物有明显的抗焦虑效应。如患者需要去某种可能出现惊恐发作的场所完成某项任务，可先给患者短期服用此类药物。此类药物的应用不宜长于3周。如果患者合并有惊恐障碍，即频繁发作的非预期性惊恐发作，则宜用此类药物治疗。SSRI等抗抑郁药对社交恐惧症有一定的疗效。

第三节 抑郁症

本节提示

1. 掌握抑郁症的诊断标准。
2. 熟悉抑郁症的鉴别诊断。
3. 掌握抑郁症的临床特点。
4. 掌握抑郁症的治疗方法。

一、单选题(每题1个得分点)

以下每题有5个备选答案,请从中选择1个正确答案。

1. 患者,女性,55岁。近1个月来头痛、乏力、早醒、坐立不安,常担心家人会出事,怀疑自己得了不治之症,给家庭带来麻烦,悲观失望。最可能的诊断是

A. 神经衰弱
B. 焦虑症
C. 抑郁症
D. 疑病症
E. 癔症

[答案] C

【评析】 本题中患者出现头痛、乏力、早醒等躯体和生物学症状,以及出现抑郁心境,时间持续1个月,考虑可能为抑郁症。考查抑郁症的临床症状,要特别注意与疑病症相鉴别,隐匿性抑郁症以躯体症状掩盖了抑郁症的本质。

【知识点】 抑郁症以心境低落为主要特征,在此期间至少有下述症状中的4项,且持续2周以上,建议要就医治疗。

(1)抑郁心境程度不同,可从轻度心境不佳到忧伤、悲观、绝望。

(2)丧失兴趣是抑郁患者常见症状之一。

(3)精力丧失,疲乏无力,洗漱、着衣等生活小事困难费劲,力不从心。患者常用"精神崩溃""泄气的皮球"来描述自己的状况。

(4)自我评价过低:患者往往过分贬低自己的能力,以批判、消极和否定的态度看待自己的过去、现在和将来,这也不行,那也不对,把自己说得一无是处,前途一片黑暗,强烈的内疚、自责、无用感、无价值感、无助感,严重时可出现自罪、疑病观念。

(5)患者呈显著、持续、普遍抑郁状态,注意力困难、记忆力减退、脑子迟钝、思路闭塞、行动迟缓,但有些患者则表现为不安、焦虑、紧张和激越。

(6)消极悲观:内心十分痛苦、悲观、绝望,感到生活是负担,不值得留恋,以死求解脱,可产生强烈的自杀念头和行为。

(7)躯体或生物学症状:抑郁患者常有食欲减退、体重减轻、睡眠障碍、性功能低下和心境昼夜波动等生物学症状,很常见,但并非每例都出现。

2. 抑郁症的心理治疗方法中,效果最得到认可的是的

A. 支持性心理治疗
B. 认知行为治疗
C. 人际治疗
D. 婚姻和家庭治疗
E. 精神动力学治疗

[答案] B

【评析】 心理治疗常作为抑郁症药物治疗的辅助手段。专业的心理治疗应该由专科医生进行。目前认为,抑郁症的心理治疗可以达到几个目的:①减轻和缓解症状;②恢复正常心理、社会和工作功能;③协同抗抑郁药物维持治疗,预防复发;④改善对服药的依从性;⑤矫正因抑郁障碍继发的各种心理社会性不良后果(如婚姻不和睦、自卑等)。

有研究证据发现,认知行为的治疗方法可以减轻患者的情感症状,改善行为应对能力,矫正不良的认知偏见,以及降低抑郁症的复发率;人际心理治疗可以处理抑郁症患者的人际问题,提高他们的社会适应能力;婚姻或家庭治疗可改善康复的抑郁症患者的家庭夫妻关系,减少家庭环境对疾病复发的影响。

【知识点】 认知行为治疗(CBT):是当前全球范围内应用最广泛的心理治疗理论学派之一。经过半个多世纪的发展,认知行为治疗已经发展成为

融合了合理情绪疗法、暴露疗法、系统脱敏、放松训练、社会技能训练、支持治疗等不同治疗策略的治疗体系。

认知行为治疗对抑郁症的治疗理念：Beck 等建立的认知模型中将个体的认知结构由浅入深依次分为：自动思维（某种情境诱发的大脑中迅速涌现出的想法）；认知歪曲（包括任意推断，选择性概括，过分概括化，全或无等）；功能失调性假设（个体对于事情所持有的态度、信念或者行为准则）；图式（早年发展中获得的相对持久的稳定的认知结构）。Beck 认为情感障碍的发生与患者早年经验形成的图式有着密切联系，图式存在于患者潜意识中不易被察觉，一旦有某种不良生活事件发生，则会在头脑中涌现出大量负性自动思维，即上升到意识层面，从而导致不良情绪和行为的发生。

因此，对抑郁症患者的认知行为治疗主要聚焦于导致抑郁的负性认知和适应不良性行为，修正不同水平上的认知评价，发展意识层面的理性思维，并强化积极的行为模式，应用积极的应对策略来解决问题，在认知、行为、情绪、生理 4 个层面之间形成良性互动，使得情绪和行为模式向积极和理性层面螺旋上升，最终达到治疗的目的。

近 30 年来，国内外对抑郁症认知行为治疗进行了大量的临床实践及实证研究，发现轻中度来访者接受认知行为治疗其疗效与抗抑郁药疗效基本等同，且复发率较药物治疗低。

有报道称认知行为治疗的疗效可以维持 8～14 年。目前西方国家制订的抑郁症临床治疗指南已将其列为一线治疗方法。

3. 抑郁症睡眠障碍的主要特点是

A. 入睡困难

B. 容易惊醒

C. 睡眠不深

D. 睡眠过多

E. 早醒

［答案］ E

【评析】 80％的抑郁症患者患有某种形式的睡眠障碍，其中，最常见、最具特征性的表现是早醒，一般比平时早醒 2～3 小时，醒后难以再次入睡，这对抑郁发作诊断具有特征性意义。有的表现为入睡困难，睡眠不深；少数患者表现为睡眠过多。

4. 下列哪一项不是抑郁症的生物学症状

A. 早醒

B. 兴趣减退

C. 食欲缺乏

D. 性欲减退

E. 体重下降

［答案］ B

【知识点】 躯体症状主要有睡眠障碍、乏力、食欲缺乏、体重下降、便秘、身体任何部位的疼痛、性欲减退、阳痿、闭经等。躯体不适可涉及各脏器，如恶心、呕吐、心慌、胸闷、出汗等。自主神经功能失调的症状也较常见。病前躯体疾病的主诉通常加重。睡眠障碍主要表现为早醒。体重减轻与食欲减退不一定成比例，少数患者可出现食欲增强、体重增加。

5. 对于有严重自杀企图的抑郁症患者最好给予

A. 抗精神病药物

B. 抗躁狂药物

C. 地西泮类药物

D. 抗抑郁药物

E. 电抽搐治疗

［答案］ E

【评析】 对于有严重消极自杀言行的患者，电抽搐治疗应是首选的治疗；对使用抗抑郁药治疗无效的患者也可采用电抽搐治疗。电抽搐治疗见效快，疗效好，6～10 次为 1 个疗程。电抽搐治疗后仍需用药物维持治疗。

改良电抽搐治疗（无抽搐电休克治疗）适用范围较广，除可用于有严重消极自杀、抑郁性木僵等患者外，还可适用于患有躯体疾病又不适于抗抑郁药的患者、有骨折史和骨质疏松者、年老体弱患者，甚至部分心血管疾病者也可适用。

6. 单胺假说认为，抑郁症发作是由于

A. 多巴胺（DA）的升高

B. 去甲肾上腺素（NA）的升高

C. 5-HT 的升高

D. DA 的降低

E. 5-HT 的降低

［答案］ E

【评析】 第一个有关抑郁症的神经化学理论是 Bunney 提出的“单胺假说”，认为体内去甲肾上腺素（norepinephrine，NE）或 5 羟色胺（5-Hydroxytryptamine，5-HT）相对或绝对不足是引起抑郁症发生的主要原因。研究发现，抑郁行为与 5-HT 水平降低呈正相关，认为 5-HT 含量的改变可能与抑郁样行为有关。经典的抗抑郁药选择性

5-HT 重吸收抑制药(selective serotonin reuptake inhibitors,SSRI)的研制及临床应用支持了这一假说。近年来,随着对 SSRI 作用机制的研究,又发现了多种 5-HT 受体亚型,使得 5-HT 递质系统与抑郁症的关系越来越受到关注。

7. 抑郁发作时,一日之内的规律是

A. 昼轻夜重

B. 昼重夜轻

C. 中午起逐渐加重

D. 中午最严重,以后减轻

E. 半夜最重

[答案]　B

【评析】 抑郁发作时,患者的负性情绪一般在晨间加重。患者清晨一睁眼,就在为新的一天担忧,不能自拔,在下午和晚间则有所减轻。此症状是"内源性抑郁症"的典型表现形式之一。

8. 女性,46 岁,情绪低落,对周围一切毫无兴趣。自觉工作太吃力,一切懒于料理,不参加外界活动,整日卧床少动,这是

A. 意志缺乏

B. 意志增强

C. 意志减退

D. 作态

E. 蜡样屈曲

[答案]　C

【评析】 工作退缩、生活自理减少、社交较少、卧床少动,这些症状显示患者意志活动呈显著持久的抑制。

【知识点】 意志活动减退:临床表现行为缓慢,生活被动、疏懒,不想做事,不愿和周围人接触交往,常独坐一旁,或整日卧床,闭门独居、疏远亲友、回避社交。严重时连吃、喝等生理需要和个人卫生都不顾,蓬头垢面,不修边幅,甚至发展为不语、不动、不食,称为"抑郁性木僵",但仔细精神检查,患者仍流露痛苦抑郁情绪。伴有焦虑的患者,可有坐立不安、手指抓握、搓手顿足或踱来踱去等症状。

严重的患者常伴有消极自杀的观念或行为。消极悲观的思想及自责自罪、缺乏自信心可萌发绝望的念头,认为"结束自己的生命是一种解脱""自己活在世上是多余的人",并会使自杀企图发展成自杀行为,这是抑郁症最危险的症状,应提高警惕。

二、多选题(每题 1 个得分点)

以下每题有 5 个备选答案,其中正确答案为 2 个或者 2 个以上,多选、少选、错选均不得分。

1. 抑郁发作的诊断标准包括

A. 症状标准

B. 严重标准

C. 病程标准

D. 社会标准

E. 排除标准

[答案]　ABCE

【评析】 抑郁症的诊断主要应根据病史、临床症状、病程及体格检查和实验室检查,典型病例诊断一般不困难。目前国际上通用的诊断标准有《国际疾病分类》第 10 次修订版(ICD-10)和美国《精神疾病诊断与统计手册》第五版(DSM-V)。国内主要采用《中国精神疾病分类与诊断标准》第 3 版(CCMD-3),主要指首次发作的抑郁症和复发的抑郁症,不包括双相抑郁。

【知识点】 抑郁症的诊断标准。

(1)症状标准:以心境低落为主,并至少有下列 9 项中的 4 项:①兴趣丧失;无愉快感;②精力减退或疲乏感;③精神运动性迟滞或激越;④自我评价过低、自责,或有内疚感;⑤联想困难或自觉思考能力下降;⑥反复出现想死的念头或有自杀、自伤行为;⑦睡眠障碍,如失眠、早醒,或睡眠过多;⑧食欲缺乏或体重明显减轻;⑨性欲减退。

(2)严重标准:社会功能受损,或给本人造成痛苦或不良后果。

(3)病程标准:①符合症状标准和严重标准至少已持续 2 周。②可存在某些精神病性症状,但不符合精神分裂症的诊断。若同时符合精神分裂症的症状标准,在精神病性症状缓解后,满足抑郁发作标准至少 2 周。

(4)排除标准:排除器质性精神障碍,或精神活性物质和非成瘾物质等所致抑郁。

2. 影响抑郁复发的因素有哪些

A. 抗抑郁药维持治疗的剂量不够

B. 人际关系的紧张和丧失

C. 社会适应不良

D. 同时患有慢性躯体疾病

E. 缺乏社会和家庭支持

[答案]　ABCDE

【知识点】 影响抑郁症复发的因素主要有:①维持治疗的抗抑郁药剂量及时间不足,另外相当一部分复发患者是由于没有接受适当的维持治疗;②生活事件和应激,抑郁症患者的复发常有应激性

生活事件的增加，特别是人际关系的紧张和丧失；③社会适应不良；④慢性躯体疾病；⑤缺乏社会和家庭的支持；⑥有阳性心境障碍家族史。⑦遗有残留症状者，经治疗未获痊愈的抑郁症常遗有残留症状，主要表现为睡眠障碍、焦虑乏力及性功能障碍，残留症状的存在常易导致复发。

3. 可用来帮助对患者进行抑郁症状及严重程度进行评估的临床评定量表有

A. Zung 抑郁自评量表(SDS)

B. 克氏行为量表(CBS)

C. 汉密尔顿抑郁量表(HAMD)

D. 日常生活能力量表(ADL)

E. Beck 抑郁问卷(BDI)

[答案]　ACE

【评析】　需要说明，这些评定量表属于症状评定量表，作为一种非诊断用工具，多用于抑郁的筛查、严重程度的评价等目的。

抑郁量表的设计所依据的抑郁概念很不一致，因而其所评定的侧重点也有很大区别。有的侧重评定情感或称心境，有的侧重认知，有的侧重生理症状如食欲、性欲、睡眠紊乱等。但大多数量表都以抑郁症状作为评定的首要内容，这一点与各种现行诊断标准是一致的。也就是说，尽管各量表都测定可见或客观的"症状"，但主观的痛苦体验依然是评定的核心。

【知识点】　抑郁自评量表(self-rating depression scale，SDS)是含有 20 个项目，分为 4 级评分，原型是 Zung 抑郁量表(1965)。其特点是使用简便，并能相当直观地反映抑郁患者的主观感受，主要适用于具有抑郁症状的成年人，包括门诊及住院患者。只是对严重迟缓症状的抑郁评定有困难。同时，SDS 对于文化程度较低或智力水平稍差的人使用效果不佳。SDS 反映抑郁状态的 4 组特异性症状：①精神性-情感症状，包含抑郁心境和哭泣 2 个条目；②躯体性障碍，包含情绪的日夜差异、睡眠障碍、食欲减退、性欲减退、体重减轻、便秘、心动过速、易疲劳共 8 个条目；③精神运动性障碍，包含精神运动性抑制和激越 2 个条目；④抑郁的心理障碍包含思维混乱、无望感、易激惹、犹豫不决、自我贬值、空虚感、反复思考自杀和不满足共 8 个条目。

Beck 抑郁问卷(BDI)适用于成年之各年龄段，也有适用于儿童与少年的版本。在用于老年人时会有些困难，因为 BDI 涉及许多躯体症状，而这些症状在老年人可以是与抑郁无关的其他病态甚或衰老的表现。自 1967 年以来，BDI 被应用于 600 个以上的研究项目，有些经过了一点修订，并形成了各自的常模。Beck(1967)将抑郁表述为 21 个"症状-态度类别"，Beck 量表的每个条目便代表一个类别。这些类别包括心情、悲观、失败感、不满、罪感、惩罚感、自厌、自责、自杀意向、痛哭、易激惹、社会退缩、犹豫不决、体象歪曲、活动受抑制、睡眠障碍、疲劳、食欲缺乏、体重减轻、有关躯体的先占观念与性欲减退。其目的是评价抑郁的严重程度。

汉密尔顿抑郁量表由汉密尔顿(Hamilton)于 1960 年编制，是临床上评定抑郁状态时应用得最为普遍的量表。在实际工作中使用的有 17 项、21 项和 24 项 3 个版本。在评价抑郁症状严重程度时多用 17 项版本，而在探讨抑郁病理症状时多用 21 或 24 项版本。本量表适用于有抑郁症状的成年患者。可用于抑郁症、躁郁症、神经症等多种疾病的抑郁症状之评定，尤其适用于抑郁症。然而，本量表对于抑郁症与焦虑症，却不能较好地进行鉴别，因为两者都有类似的项目。评定方法：首先在入组时评定当时或入组前一周的情况，然后在干预 2～6 周后再次评定来比较抑郁症状严重程度和症状谱的变化。评分标准：HAMD 大部分项目采用 0～4 分的 5 级评分法：⓪无；①轻度；②中度；③重度；④很重。少数项目评分为 0～2 分 3 级：⓪无；①轻～中度；②重度。HAMD 总分能够较好地反映抑郁症状的严重程度及干预或治疗的效果，通过因子分变化的分析还可以反映靶症状在药物或心理干预后的变化情况。

4. 目前常用的抗抑郁药物包括

A. 选择性 5-羟色胺再摄取抑制药

B. 5-羟色胺和去甲肾上腺素再摄取抑制药

C. 去甲肾上腺素和特异性 5-羟色胺能抗抑郁药

D. 三环类抗抑郁药

E. 单胺氧化酶抑制药

[答案]　ABCDE

【评析】　药物治疗是轻度到中度的抑郁发作的主要治疗措施，对于合并精神病性症状的患者，可短期使用抗精神病药物。

【知识点】　目前，临床上一线的抗抑郁药主要如下。

选择性 5-羟色胺再摄取抑制药(SSRI，代表药物如氟西汀、帕罗西汀、舍曲林、氟伏沙明、西酞普兰和艾司西酞普兰)、5-羟色胺和去甲肾上腺素再摄取抑制药(SNRI,代表药物文拉法辛和度洛西汀)、去甲肾上腺素和特异性 5-羟色胺能抗抑郁药(NaSSA,代表药物米氮平)等。

传统的三环类、四环类抗抑郁药和单胺氧化酶抑制药由于不良反应较大,应用明显减少。

5. 抑郁发作的临床特征有

A. 情绪低落,自我感觉差

B. 思维迟缓,反应迟钝

C. 生活疏懒,不修边幅

D. 木僵

E. 意志活动减退

[答案]　ABCDE

【评析】　抑郁发作的表现可分为核心症状、心理症状群与躯体症状群三个方面。

(1)核心症状:抑郁发作是以抑郁为特征的疾病状态。其特点为:情绪低落、思维缓慢、语言动作减少和迟缓。其发作形式:轻型抑郁症,无精神病症状抑郁症,有精神病症状抑郁症,复发性抑郁症。抑郁的核心症状包括心境或者情绪低落、兴趣缺乏及乐趣丧失,诊断抑郁状态时至少应该包括此 3 个症状之中的一个。

(2)心理症状群:抑郁发作包含许多心理学症状,可以分为心理学伴随症状(焦虑、自责自罪、精神病性症状、认知症状及自杀观念和行为,自知力等)和精神运动性症状(精神运动性兴奋与精神运动性激越等)。

(3)躯体症状群:睡眠紊乱,食欲紊乱,性功能减退,非特异性躯体症状如疼痛、周身不适、自主神经功能紊乱等等。

6. 抑郁发作有以下哪些特点

A. 急性或亚急性发病

B. 好发季节为秋冬季

C. 约 30%的患者在 1 年内有复发

D. 长期随访发现,多数患者会复发

E. 自然病程平均 6~8 个月

[答案]　ABCDE

【评析】　抑郁症大多数也表现为急性或亚急性起病,好发季节为秋冬季。单相抑郁发病年龄较双相障碍晚,每次发作持续时间比躁狂症长,但也有短的,只有几天,长者可以超过 10 年,平均病程为 6~8 个月。病程的长短与年龄、病情严重程度以及发病次数有关。一般认为发作次数越多,病情越严重,伴有精神病性症状,年龄越大,病程持续时间就越长,缓解期也相应缩短。

有研究发现,大多数经治疗恢复的抑郁症患者,仍有 30%患者 1 年内复发;有过 1 次抑郁发作的患者,其中 50%的患者会再发,有过 2 次抑郁发作的患者,今后再次发作的可能性为 70%,有 3 次抑郁发作患者,几乎 100%会复发。

7. 有关抑郁性木僵的描述,哪些是对的

A. 是一种极为严重的抑郁发作

B. 可表现为不语、不动、不食,达木僵状态

C. 仔细精神检查,患者仍流露痛苦抑郁情绪

D. 如没有禁忌证,电抽搐治疗可作为首选

E. 部分患者在夜深人静时,可出现兴奋冲动行为

[答案]　ABCD

【知识点】　木僵指一种高度的精神运动性抑制状态。木僵一般无意识障碍,各种反射保存。木僵解除后,患者可回忆起木僵期间发生的事情。

抑郁性木僵常由急性严重抑郁引起的,患者因情绪低落首先自感肢体笨重、无力抬举,但肌张力正常,继而出现不言、不食、唾液及大小便潴留,整日卧床,缺乏要求和主动行动,对外界刺激难有反应。该类患者的症状常昼重夜轻,此与外界刺激多少有关。患者的面部表情常可反映出内心痛苦的体验,在木僵之前、之中及之后尚有抑郁情绪表现,患者的表情或姿势与其内心体验是一致的;瞳孔散大与缩小交替出现,光线刺激瞳孔时,表现出灵活的瞳孔反应;木僵的解除是缓慢的,故与紧张性木僵不同。

抑郁性木僵,解除的最好方法也是电痉挛治疗。当患者能口服给药时,应给予抗抑郁药。该类患者在外来的鼓励及主观努力下,木僵状态可能有所减轻。

三、共用题干单选题(每个提问 1 个得分点)

以下每题有 2~6 个提问,每个提问有 5 个备选答案,请选择 1 个最佳答案。

(一)在精神疾病中,情感障碍通常表现三种形式,即情感性质的改变、情感波动性的改变及情感协调性的改变。

A. 情感低落

B. 情感淡漠

C. 情绪不稳

D. 情绪低落伴有焦虑症状

E. 情感高涨

1. 抑郁症情感障碍特点是

［答案］ A

2. 老年期抑郁症情感障碍特点是

［答案］ D

【评析】 老年抑郁症患者除有抑郁心境外，多数患者有突出的焦虑、烦躁情绪，有时也可表现为易激惹和敌意。

3. 精神分裂症的情感障碍特点是

［答案］ B

【评析】 情感淡漠及情感反应不协调是精神分裂症患者最常见的情感症状，此外，不协调性兴奋、易激惹、抑郁及焦虑等情感症状也较常见。

（二）某男，21 岁，大学生，反复发作情绪低落 4 年，近 2 周病情波动，表现情绪低落，对学习及娱乐没有兴趣，整日卧床，不思饮食，入睡困难，早醒，有轻生观念。既往曾用三环类抗抑郁药治疗，效果好，但口干，便秘明显。近 1 年患痔，时有便血。

1. 首选考虑的诊断是

A. 单次抑郁发作

B. 双相情感障碍（抑郁相）

C. 反复抑郁发作

D. 分裂情感性精神障碍

E. 精神分裂症后抑郁

［答案］ C

【评析】 有研究发现，大多数经治疗恢复的抑郁症患者，仍有 30％患者 1 年内复发；有过 1 次抑郁发作的患者，其中 50％的患者会再发，有过 2 次抑郁发作的患者，今后再次发作的可能性为 70％，有 3 次抑郁发作患者，几乎 100％会复发。

2. 治疗上应选用

A. 5-HT 再摄取抑制药＋镇静催眠药

B. 三环类抗抑郁药

C. 氯丙嗪

D. 碳酸锂

E. 电痉挛治疗

［答案］ A

【评析】 对于焦虑合并严重失眠的患者，可合并使用抗焦虑药，如阿普唑仑、氯硝西泮、咪达唑仑等。

3. 若经足够剂量及充分的疗程治疗后，患者的症状缓解不明显，可考虑采取的最佳措施是

A. 换用利培酮

B. 换用喹硫平

C. 换用另外一种 SSRI 药物

D. 换用卡马西平

E. 合用电抽搐治疗

［答案］ C

【评析】 尽可能单一用药，如疗效不佳可考虑转换治疗、增效治疗或联合治疗，但需要注意药物相互作用。对于合并有精神病症状的患者，可短期使用抗精神病药物，如奋乃静、利培酮、氟哌啶醇等。

4. 在经过药物治疗一段时间后，患者的症状逐渐加重，表现为卧床不动，不说话，处于亚木僵状态，并有严重的自杀企图，此时宜首选

A. 利培酮加量

B. 奥兰扎平

C. 三环类抗抑郁药＋碳酸锂

D. SSRI＋锂盐

E. 电抽搐

［答案］ E

【评析】 对使用抗抑郁药治疗无效的患者可采用电抽搐治疗，对于有严重消极自杀言行或抑郁性木僵的患者，电抽搐治疗应是首选的治疗。电抽搐治疗后仍需用药物维持治疗。

四、案例分析题

每个案例至少有 3 个提问，每个提问有 6～12 个备选答案，其中正确答案有 1 个或多个，每选择一个正确答案得 1 个得分点，每选择一个错误答案扣 1 个得分点，扣至本问得分点为 0。

（一）某男，68 岁。2 个月前因妻子生病住院出现焦虑不安，情绪低落，兴趣减退，失眠早醒，逐渐变得反应迟钝，行动迟缓，料理家务能力也下降。妻子病愈出院已 1 个月，但患者病情不见好转，怀疑自己患了不治之症，且听见“医院”二字就感到紧张、恐惧、害怕。既往史阴性。

入院查体：神清，合作，生命体征正常，心肺未见异常，神经系统检查未见异常，ECG 正常，EEG 轻度异常，头颅 MRI 显示左侧基底节有一点状腔隙梗死灶。精神检查：未引出任何精神病性症状，有上述情绪障碍、计算力、记忆减退，但常识、抽象思维、理解判断力正常。

1. 该患者精神状态最可能的诊断是

A. 抑郁症

B. 焦虑症

C. 疑病症

D. 脑器质性精神障碍

E. 应激相关障碍

［答案］ A

【评析】 抑郁症是一种常见的精神疾病，有一定的心理-社会因素作诱因，主要表现为情绪低落，兴趣减低，悲观，思维迟缓，缺乏主动性，自责自罪，饮食、睡眠差，担心自己患有各种疾病，感到全身多处不适，严重者可出现自杀念头和行为。患者发病是由妻子生病住院引起的，症状与抑郁症符合，故患者精神状态最可能的诊断是抑郁症。

2. 该患者首先要考虑的鉴别诊断是

A. 抑郁症

B. 焦虑症

C. 疑病症

D. 脑器质性精神障碍

E. 应激相关障碍

[答案] D

【评析】 该患者头颅 MRI 显示左侧基底节有一点状腔隙梗死灶，因此需要首先与脑器质性精神障碍鉴别。

3. 下列治疗策略中首选是

A. 阿米替林+阿普唑仑

B. 左洛复+阿普唑仑

C. 利培酮+阿普唑仑

D. 促智药+阿普唑仑

E. 心理治疗+阿普唑仑

[答案] E

【评析】 抑郁症的治疗分抗抑郁药物治疗和心理治疗，对有些患者来说，抗抑郁药物更有效；对另外一些患者来说，心理治疗更为有效；对大多数患者来说，两者一起使用可能最有效。故心理治疗加抗抑郁药(阿普唑仑)治疗为首选。

(二)女性，30岁，科研人员，硕士学位。1个月前，因科研课题问题与领导发生冲突，领导让她写检查，并说她想法幼稚，而患者认为自己的主张没错，不想写检查。以前也曾经有过类似事情。她觉得领导太霸道，自己无法与之相处，又无解决办法。好心的同事都劝她不要和领导较真。患者心情烦躁，情绪较为低落，经常失眠、头痛，注意力无法集中，吃饭不香，无心工作，不想上班。

成长经历：出身于军人家庭，性格内向，从小懂事，聪明好学，做事追求完美。毕业时因成绩优秀被科研机构选中。

1. 该患者的情绪症状主要为

A. 退缩

B. 强迫

C. 抑郁

D. 恐惧

E. 回避

[答案] C

【评析】 抑郁症的主要表现为显著而持久的情感低落，抑郁悲观，心烦意乱。程度较轻的患者感到闷闷不乐，无愉快感，凡事缺乏兴趣，任何事都提不起劲，感到“心里有压抑感”“高兴不起来”；程度重的可痛不欲生，悲观绝望，有度日如年、生不如死之感，患者常诉说“心里难受”等。

2. 该患者躯体方面的主要症状包括

A. 失眠、头痛

B. 心情烦躁

C. 无精打采

D. 情绪低落

E. 注意力无法集中

[答案] A

【评析】 躯体不适主诉可涉及各脏器，自主神经功能失调的症状也较常见。躯体不适主诉以消化道症状较为常见，如食欲减退、腹胀、便秘等，常纠缠于某一躯体主诉，并容易产生疑病观念，进而发展为疑病、虚无和罪恶妄想，病程较冗长，易发展成为慢性。此外，还可常有睡眠障碍、体重下降、性欲减退、身体任何部位的疼痛、阳痿、闭经、乏力等。

3. 对该患者不恰当的心理测验是

A. 心理适应量表(BDI)

B. 生活事件量表(LES)

C. 抑郁自评量表(SDS)

D. 联合型瑞文测验(CRT)

E. 汉密顿抑郁量表(HAMD)

[答案] D

【评析】 CRT 即联合型瑞文测验，联合型瑞文测验是张厚粲等修订编制的由瑞文渐进测验中的彩色型和标准型组成的合并本，简称 CRT。瑞文测验共包括标准型、彩色型和高级渐进方阵三套测验。①标准型(SPM)；②彩色型(CPM)；③高级型(APM)。该测验是以智力的二因素理论为基础，主要测量了一般因素(G因素)中的推断性能力，即个体做出理性判断的能力。

LES 即生活事件量表，杨德森、张亚林1986年编制。内容：家庭生活方面(28条)；工作学习方面(13条)；社交及其他方面(7条)。研究已经发现应激性生活事件与抑郁症的关系较为密切，负性事件的分值越高对心身健康的影响越大；正性事件分值的意义尚待进一步的研究。LES 总分越高反映个体承受的精神压力越大。

4. 该患者的性格特点是

A. 聪明好学

B. 内向

C. 成绩优秀

D. 偏执

E. 开朗

［答案］ B

【评析】 抑郁症的病因并不清楚，但可以肯定的是，生物、心理与社会环境诸多方面因素参与了抑郁症的发病过程。与抑郁症关系密切的心理学易患素质是病前性格特征，如内向、抑郁气质等。

5. 引发该患者问题的现实刺激包括

A. 领导让求助者写检查

B. 认知问题

C. 觉得领导太霸道

D. 性格问题

E. 不想上班

［答案］ A

【评析】 应激性生活事件与心境障碍，尤其与抑郁症的关系较为密切。Brow 等发现，抑郁症妇女在发病前 1 年所经历的生活事件频度是正常人的 3 倍。抑郁症发病前 92%有促发的生活事件，而精神分裂症仅为 53%。Paykel 发现，人们在经历一些可能危及生命的生活事件后 6 个月内，抑郁症发病危险系数增加 6 倍，提出生活事件在抑郁症发生中起促发作用，认为负性生活事件，如丧偶、离婚、婚姻不和谐、失业、严重躯体疾病、家庭成员患重病或突然病故，均可导致抑郁症的发生，并指出丧偶是与抑郁症关系最密切的应激源。经济状况差、社会阶层低下者也易患本病。抑郁症患者男女之比国内外报道均为 1∶2，这可能与女性一生中所经历的特殊生理周期及女性应对应激事件的能力较男性差有关。

（周亚夫　郑爱明）

参考文献

[1] 祝墡珠.全科医生临床实践.北京：人民卫生出版社，2013.

[2] 祝墡珠.住院医师规范化培训全科医学科示范案例. 上海：上海交通大学出版社，2016.

[3] 杜雪平.全科医生基层实践.北京：人民卫生出版社，2013.

[4] 姚树桥.医学心理学与精神病学.2 版.北京：人民卫生出版社，2007.

[5] 喻小念，袁也丰.精神病学医学心理学试题库.北京：人民卫生出版社，2006.

[6] 刘铁桥，郝伟，于欣.精神病学学习指导与习题集.3 版.北京：人民卫生出版社，2008.

[7] 蔡焯基.精神病学.2 版.北京：北京大学医学出版社，2009.

[8] 张权，张献共.焦虑障碍的诊断与治疗.成都：四川科学技术出版社，2006.

[9] 中华医学会精神科分会.中国精神障碍分类与诊断标准第 3 版(CCMD-3).济南：山东科学技术出版社，2001.

[10] 喻东山，葛茂宏.精神疾病临床治疗手册.南京：凤凰出版传媒集团，2009.

[11] 袁勇贵.快速识别心理障碍.南京：东南大学出版社，2013.

第30章

肿瘤的筛查与早期识别

本章提示

1. 掌握肿瘤的筛查方法。
2. 掌握肿瘤的早期识别。

第一节　肺　癌

一、单选题(每题1个得分点)

以下每题有5个备选答案,请从中选择1个正确答案。

1. 吸烟者患肺癌的比率

A. 低于20%
B. 高于25%
C. 低于10%
D. 高于30%
E. 约为30%

[答案]　A

【评析】　目前认为吸烟是肺癌的最重要的高危因素,烟草中有超过3000种化学物质,其中多链芳香烃类化合物(如苯并芘)和亚硝胺均有很强的致癌活性。

2. 怀疑肺癌的患者应首选哪项检查

A. 纤维支气管镜检查
B. 痰脱落细胞检查
C. 胸部X线检查
D. 经皮肺穿
E. 剖胸探查术

[答案]　C

【评析】　通过X线检查可以了解肺癌的部位和大小,可能看到由于支气管阻塞引起的局部肺气肿、肺不张或病灶邻近部位的浸润性病变或肺部炎变。

3. 与肺癌发生关系密切的化学致癌物是

A. 3,4-苯并芘
B. 黄曲霉毒素
C. 石棉纤维
D. 紫外线
E. 乙萘胺

[答案]　A

【评析】　多链芳香烃类化合物和亚硝胺可通过多种机制导致支气管上皮细胞DNA损伤,使得癌基因(如Ras基因)激活和抑癌基因(如p53、FHIT基因等)失活,进而引起细胞的转化,最终癌变。

4. 患者,男性,52岁,吸烟,20年前曾患右上肺结核已治愈,平素体健,近3个月来咳嗽,痰中带血,经抗炎对症治疗后症状好转,但胸片示右肺门旁3 cm×3 cm左右肿块影,边缘模糊,右肺尖有钙化,3次痰查癌细胞阴性。为确诊,下列哪项检查最好

A. 再次痰查找癌细胞
B. 经胸壁穿刺活检
C. 支气管纤维镜检查
D. 胸部CT
E. 纵隔镜检查

［答案］ C

【评析】 通过支气管镜可直接窥察支气管内膜及管腔的病变情况。可采取肿瘤组织供病理检查，或吸取支气管分泌物作细胞学检查，以明确诊断和判定组织学类型。

5. 患者，男性，50 岁，20 年前曾患肺结核，近 3 个月来刺激性咳嗽，痰中带血丝，伴左胸痛、发热，X 线片示右上肺 3 cm×2.5 cm 大小的阴影，边缘模糊，痰液找癌细胞 3 次均为阴性。应考虑诊断为

A. 肺结核

B. 肺囊肿

C. 肺良性肿瘤

D. 肺化脓症

E. 肺癌

［答案］ E

【评析】 肺癌的临床特点为：刺激性咳嗽，可见痰中带血，常伴胸痛、低热，X 线表现为边缘模糊的结节。

二、多选题(每题 1 个得分点)

以下每题有 5 个备选答案，其中正确答案为 2 个或者 2 个以上，多选、少选、错选均不得分。

1. 下列五项中比较符合肺癌的肺外表现有

A. 肥大性骨关节病

B. 左侧心力衰竭

C. 库欣综合征

D. 双肺布满哮鸣音

E. 阵发性室上性心动过速

［答案］ AC

【评析】 肺癌肺外表现有肺源性骨关节增生症、与肿瘤有关的异位激素分泌综合征(异位促肾上腺皮质激素分泌综合征、异位促性腺激素分泌综合征、异位甲状旁腺激素分泌综合征、异位胰岛素分泌综合征)。

2. 肺癌患者较常出现的表现有

A. 双肺满布哮鸣音

B. 吞咽困难

C. 肿瘤扑落音

D. 心脏呈球形扩大

E. 声音嘶哑

［答案］ BE

【评析】 肿瘤直接侵犯或纵隔淋巴结转移压迫上腔静脉，或腔内的栓塞，使其狭窄或闭塞，造成血液回流障碍，出现一系列症状和体征，如头痛、颜面部水肿、颈胸部静脉曲张、压力增高、呼吸困难、咳嗽、胸痛及吞咽困难，亦常有弯腰时晕厥或眩晕等。有 5%～18%的肺癌患者以声嘶为第一主诉，通常伴随有咳嗽。声嘶一般提示直接的纵隔侵犯或淋巴结长大累及同侧喉返神经而致左侧声带麻痹。声带麻痹亦可引起程度不同的上气道梗阻。

3. 下列有关肺癌的叙述，哪些正确

A. 原发于支气管上皮

B. 与吸烟有关

C. 发病率随年龄增长而升高

D. 男女发病相近

E. 病死率不高

［答案］ ABC

【评析】 肺癌原发于支气管上皮，且大量资料表明，长期大量吸烟与肺癌的发生有非常密切的关系。已有的研究证明：长期大量吸烟者患肺癌的概率是不吸烟者的 10～20 倍，开始吸烟的年龄越小，患肺癌的概率越高。

4. 肺癌发病因素有

A. 吸烟

B. 大气污染

C. 慢性肺疾病

D. 病毒感染

E. 真菌感染

［答案］ ABCDE

【评析】 大量资料表明：吸烟、大气污染、职业和环境接触、电离辐射、既往肺部慢性感染、遗传及病毒、真菌感染等因素，都与肺癌发病有关。

三、共用题干单选题(每个提问 1 个得分点)

以下每题有 6 个提问，每个提问有 5 个备选答案，请选择 1 个最佳答案。

患者，男性，51 岁，有结核病接触史，吸烟 30 余年。间断咳嗽，体检时胸片发现左上肺近肺门处可见直径约 3 cm 的肿块阴影，边缘较模糊

1. 患者咳嗽的性质较常是

A. 干咳

B. 刺激性咳嗽

C. 痰中带血

D. 咯血

E. 咳黄痰

［答案］ B

【评析】 咳嗽是最常见的症状，以咳嗽为首发症状者占 35%～75%。典型的表现为阵发性刺激性干咳，一般止咳药常不易控制。

2. 为明确诊断，最好作下列何种检查

A. 支纤镜下刷检和灌洗

B. 痰抗酸杆菌检查

C. 重复痰液细胞学检查

D. 胸部 CT

E. MRI

［答案］ A

【评析】 通过支气管镜可直接窥察支气管内膜及管腔的病变情况。可采取肿瘤组织供病理检查，支纤镜下刷检和灌洗可吸取支气管分泌物作细胞学检查，以明确诊断和判定组织学类型。

四、案例分析题

每个案例至少有 3 个提问，每个提问有 6～12 个备选答案，其中正确答案有 1 个或多个，每选择一个正确答案得 1 个得分点，每选择一个错误答案扣 1 个得分点，扣至本问得分点为 0。

患者，男性，50 岁，发热伴气短、咳嗽、咳痰 3 周，既往有高血压、糖尿病史 5 年，有长期吸烟史，查体：气管居中，心律齐，120 次/分，$A_2>P_2$，双肺呼吸音粗，胸部 X 线片示右肺可见直径约 2.5 cm 阴影，尿常规蛋白(＋)。

1. 首先应进行何种检查

A. 肺部 CT 检查

B. 肺部 MRI 检查

C. 纤维支气管镜检查

D. 肿瘤标志物检查

E. 痰培养

F. 痰涂片

［答案］ A

【评析】 胸部 CT 具有更高的分辨能力，可发现细小的和普通 X 线摄片难以显示部位的病灶，能显示肺门及纵隔淋巴结的肿大，有助于肺癌的临床分期。

2. 肺部 CT 提示肺癌，其发病因素主要为

A. 吸烟

B. 糖尿病

C. 高血压

D. 病毒感染

E. 真菌感染

F. 大气污染

［答案］ A

【评析】 大量资料表明：吸烟、大气污染、职业和环境接触、电离辐射、既往肺部慢性感染、遗传及病毒、真菌感染等因素，都与肺癌发病有关。

【知识点】 肺癌是发病率和病死率增长最快，对人群健康和生命威胁最大的恶性肿瘤之一。近 50 年来许多国家都报道肺癌的发病率和病死率均明显增高，男性肺癌发病率和病死率均占所有恶性肿瘤的第 1 位，女性发病率占第 2 位，病死率占第 2 位。肺癌的病因至今尚不完全明确，大量资料表明，长期大量吸烟与肺癌的发生有非常密切的关系，概率是不吸烟者的 10～20 倍，开始吸烟的年龄越小，患肺癌的概率越高。此外，吸烟不仅直接影响本人的身体健康，还对周围人群的健康产生不良影响，导致被动吸烟者肺癌患病率明显增加。城市居民肺癌的发病率比农村高，这可能与城市大气污染和烟尘中含有致癌物质有关。

(1)肺癌的病因：主要与吸烟、职业和环境接触、电离辐射、大气污染、既往肺部慢性感染、遗传等因素有关。

(2)肺癌的临床表现：大致分为局部症状、全身症状、肺外症状、其他表现、浸润和转移症状。局部症状主要表现为刺激性咳嗽、痰中带血或咯血、胸痛、胸闷、气急、声音嘶哑；全身症状主要表现为发热、消瘦和恶病质；肺外症状主要表现为肺源性骨关节增生症、与肿瘤有关的异位激素分泌综合征；其他表现如黑棘皮病和皮肤炎、游走性静脉栓塞、静脉炎和非细菌性栓塞性心内膜炎，可在肺癌确诊前数月出现，血液学系统可有慢性贫血、紫癜、红细胞增多、类白血病样反应；外侵和转移症状主要有淋巴结转移、胸膜受侵和转移、上腔静脉综合征(Superior Vena Cava Syndrome，SVCS)、肾转移、消化道转移、骨转移、中枢神经系统症状、心脏受侵和转移、周围神经系统症状。

(3)肺癌的诊断：主要通过 X 线检查、支气管镜检查、细胞学检查、剖胸探查术、ECT 检查、纵隔镜检查等进行确诊。

(4)鉴别诊断：肺癌易与以下疾病混淆。①肺结核：肺结核尤其是肺结核瘤(球)应与周围型肺癌相鉴别；②肺部感染；③肺部良性肿瘤；④纵隔恶性淋巴瘤(淋巴肉瘤及霍奇金病)。

(5)肺癌的预防：肺癌是可以预防的，也是可以控制的。已有的研究表明：西方发达国家通过控烟和保护环境后，近年来肺癌的发病率和死亡率已明显下降。肺癌的预防可分为三级预防，一级预防是病因干预；二级预防是肺癌的筛查和早期诊断，达到肺癌的早诊早治；三级预防为康复预防。

一级预防：①禁止和控制吸烟。国外的研究已经证明戒烟能明显降低肺癌的发生率，且戒烟越早

肺癌发病率降低越明显。因此，戒烟是预防肺癌最有效的途径。②保护环境。已有的研究证明：大气污染、沉降指数、烟雾指数、苯并芘等暴露剂量与肺癌的发生率成正相关关系，保护环境、减少大气污染是降低肺癌发病率的重要措施。③职业因素的预防。许多职业致癌物增加肺癌发病率已经得到公认，减少职业致癌物的暴露就能降低肺癌发病率。④科学饮食。增加饮食中蔬菜、水果等可以预防肺癌。

第二节　乳腺癌

一、单选题(每题1个得分点)

以下每题有5个备选答案，请从中选择1个正确答案。

1. 属于癌前病变的乳腺疾病为

A. 乳腺纤维腺瘤

B. 乳腺囊性增生病

C. 乳腺小叶增生

D. 乳腺纤维腺病

E. 乳腺硬化性腺病

[答案]　B

【评析】　乳腺囊性增生病、乳管内乳头瘤被认为是乳腺癌的癌前病变。

(乳管或乳小叶的非典型增生都有可能是癌前病变，此题的选项较有争议)

2. 乳癌最多见于

A. 25～40岁，50～54岁

B. 30～50岁，55～60岁

C. 45～49岁，60～64岁

D. 50～54岁

E. 40～60岁

[答案]　D

【评析】　据中国肿瘤登记年报显示：女性乳腺癌年龄别发病率0—24岁年龄段处较低水平，25岁后逐渐上升，50—54岁组达到高峰，55岁以后逐渐下降。

3. 乳腺癌最早的临床表现为

A. 乳头内陷

B. 无痛单发乳房内小肿块，质硬

C. 乳腺疼痛

D. 乳房橘皮样外观

E. 乳房红肿

[答案]　B

【评析】　乳腺癌临床表现为乳腺肿块、乳头溢液、皮肤改变，乳头、乳晕异常，腋窝淋巴结肿大，其中无痛单发乳房内小肿块是最早的症状。

二、多选题

以下每题有5个备选答案，其中正确答案为2个或者2个以上，多选、少选、错选均不得分。

1. 乳腺癌早期常见的体征是

A. 乳房皮肤呈“橘皮样”改变

B. 乳头抬高

C. 乳房缩小

D. 乳房局部皮肤凹陷

E. 乳房包块

[答案]　ABCD

【评析】　乳腺癌临床表现为乳腺肿块、乳头溢液、皮肤改变乳头、乳晕异常、腋窝淋巴结肿大。

2. 乳腺癌的发生与下列哪些因素有关

A. 雌激素紊乱

B. 不育或少授乳

C. 纤维囊性乳腺病

D. 乳腺创伤

E. 乳腺纤维瘤

[答案]　ABC

【评析】　家族史与乳腺癌发病密切相关。近年发现乳腺腺体致密也成为乳腺癌的危险因素。乳腺癌的危险因素还有月经初潮早(<12岁)，绝经迟(>55岁)，未婚、未育、晚育、未哺乳；患乳腺良性疾病未及时诊治、经医院活检(活组织检查)证实患有乳腺非典型增生、胸部接受过高剂量放射线的照射、长期服用外源性雌激素、绝经后肥胖、长期过量饮酒，以及携带与乳腺癌相关的突变基因。

3. 可作为乳腺癌肿瘤标志物的是

A. CEA

B. CA19-9

C. CA15-3

D. CA125

E. CA50

[答案]　AC

【评析】　近年研究发现，CEA和CA15-3与乳腺癌发病具有相关性。

三、共用题干单选题(每个提问 1 个得分点)

以下每题有 4 个提问,每个提问有 5 个备选答案,请选择 1 个最佳答案。

患者,女性,40 岁,发现左乳房肿块 5 个月,伴左腋下淋巴结肿大月余,查体:左乳房外上象限可扪及一 4.5 cm×3.0 cm×2.5 cm 大小的肿块,质硬、活动度差,乳房皮肤表面呈橘皮样,左侧腋窝肿大淋巴结融合成块。

1. 首先应考虑哪种疾病

A. 乳房纤维腺瘤

B. 乳腺癌

C. 乳腺囊性增生病

D. 乳房结核

E. Paget 病

[答案] B

2. 应首先做哪项检查明确诊断

A. 乳腺钼靶摄影

B. 乳管内镜

C. 胸部 X 线片

D. 血常规

E. 肿瘤标志物

[答案] A

3. 为明确诊断,进一步治疗,应做哪些检查

A. 化验血、尿常规

B. 胸部 X 线片

C. 肝、肾功能检查

D. 彩超检查

E. 以上都必要

[答案] E

4. 如根据其他检查结果上述诊断成立,则此病变为哪一期

A. 0 期

B. Ⅰ期

C. Ⅱ期

D. Ⅲ期

E. Ⅳ期

[答案] D

【评析】 患者非哺乳期妇女,左乳房发现质硬肿块,乳房皮肤表面呈橘皮样,左侧腋窝淋巴结转移,应考虑乳腺癌。在乳腺门诊,常用乳腺 X 线摄影(乳腺钼靶照相)来进行初步检查。并做血、尿常规,胸部 X 线片,肝、肾功能检查及彩超检查。

四、案例分析题

每个案例至少有 3 个提问,每个提问有 6～12 个备选答案,其中正确答案有 1 个或多个,每选择一个正确答案得 1 个得分点,每选择一个错误答案扣 1 个得分点,扣至本问得分点为 0。

患者,女性,38 岁,发现一侧乳房无痛性肿块 2 个月余,乳头血性溢液 10 天就诊,查体:左侧乳房可扪及大小约 3 cm×3.5 cm×2.0 cm 包块,质地较硬,活动度稍差,无压痛,挤压乳头时有血性液体溢出

1. 首先应进行何种检查

A. 乳腺钼靶摄影

B. 乳管内镜

C. 乳腺超声

D. 乳腺钼靶摄影+乳管内镜

E. 肿瘤标志物

F. 胸部 X 线片

[答案] D

2. 乳腺钼靶摄影筛查哪项是错误的

A. 35～39 岁年龄段检查 1 次作基础

B. 40～49 岁女性每 1～2 年 1 次

C. ≥50 岁女性每年 1 次

D. 30 岁以上女性每年 1 次

E. 20～40 岁女性每 3 年 1 次

F. 35～50 岁年龄段每 1～2 年检查 1 次

[答案] DE

3. 下面哪项非乳腺癌的临床特征

A. 无痛性肿块

B. 溢乳

C. 局部皮肤橘皮样改变

D. 包块活动度差

E. 周期性乳房胀痛

F. 腋窝淋巴结肿大

[答案] E

【评析】 临床对于乳腺无痛性肿块、溢乳、局部皮肤橘皮样改变及包块活动度差患者,应进行乳腺钼靶摄影+乳管内镜检查,但应注意检查频次与年龄的相关性。

【知识点】 女性乳腺是由皮肤、纤维组织、乳腺腺体和脂肪组成的,乳腺癌是发生在乳腺腺上皮组织的恶性肿瘤。乳腺癌中 99%发生在女性,男性仅占 1%。乳腺并不是维持人体生命活动的重要器官,原位乳腺癌并不致命;目前乳腺癌已成为威胁女性身心健康的常见肿瘤。乳腺癌已成为疗效最佳的实体肿瘤之一。

(1)乳腺癌的病因:尚未完全清楚,据中国肿瘤登记年报显示:女性乳腺癌年龄发病率 0～24 岁年

龄段处较低水平，25岁后逐渐上升，50～54岁组达到高峰，55岁以后逐渐下降。乳腺癌家族史是乳腺癌发生的危险因素，近年发现乳腺腺体致密也成为乳腺癌的危险因素。乳腺癌的危险因素还有月经初潮早(<12岁)，绝经迟(>55岁)；未婚、未育、晚育、未哺乳；患乳腺良性疾病未及时诊治、经医院活检(活组织检查)证实患有乳腺非典型增生、胸部接受过高剂量放射线的照射、长期服用外源性雌激素、绝经后肥胖、长期过量饮酒及携带与乳腺癌相关的突变基因。

(2)乳腺癌的临床表现：早期乳腺癌往往不具备典型的症状和体征，不易引起重视，常通过体检或乳腺癌筛查发现。以下为乳腺癌的典型体征：乳腺肿块、乳头溢液、皮肤改变、乳头、乳晕异常、腋窝淋巴结肿。

(3)乳腺癌的检查主要包括：影像学检查，包括乳腺X线摄影(乳腺钼靶照相)、彩超，必要时也可进行乳腺磁共振检查(MRI)。乳腺X线摄影是近年来国际上推荐的乳腺癌筛查中的主要方法，可以发现临床查体摸不到肿块的乳腺癌。乳腺彩超对人体没有损伤，对年轻女性、致密型乳腺均较理想。磁共振(MBI)检查可以发现多灶、多中心的小病灶，也不失为一种早期诊断的影像学检查方法。最后确诊还将依据细胞病理学(在有条件的医院)和组织病理学诊断。若患者有乳头溢液，还可开展一些针对乳头溢液的检查方法，如乳管镜、乳腺导管造影、溢液细胞学涂片等。

(4)乳腺癌的诊断：乳腺癌的早期发现、早期诊断是提高疗效的关键。应结合患者的临床表现及病史、体格检查、影像学检查、组织病理学和细胞病理学检查(在有条件的医院)，进行乳腺癌的诊断与鉴别诊断。

(5)预防：乳腺癌的病因尚不完全清楚，所以还没有确切的预防乳腺癌的方法。从流行病学调查分析，乳腺癌的预防可以考虑以下几个方面：①建立良好的生活方式，调整好生活节奏，保持心情舒畅。②坚持体育锻炼，积极参加社交活动，避免和减少精神、心理紧张因素，保持心态平和。③养成良好的饮食习惯。④积极治疗乳腺疾病。⑤不乱用外源性雌激素。⑥不长期过量饮酒。⑦在乳腺癌高危人群中开展药物性预防。建议女性朋友了解一些乳腺疾病的科普知识，掌握乳腺自我检查方法，养成定期乳腺自查习惯，积极参加乳腺癌筛查，防患于未然。

第三节 胃 癌

一、单选题(每题1个得分点)

以下每题有5个备选答案，请从中选择1个正确答案。

1. 关于胃癌，下列叙述哪项不正确

A. 胃癌占我国消化道恶性肿瘤的第一位

B. 胃癌发病年龄以40—60岁多见

C. 胃癌发生部位多在胃窦，其次是胃小弯

D. 胃大弯和前壁一般不发生胃癌

E. 贲门区的胃癌比胃大弯更常见

[答案] D

【评析】 胃癌好发年龄在50岁以上，胃癌的好发部位依次为胃窦、胃角、胃体和贲门。

2. 下述哪项支持胃的恶性溃疡

A. 溃疡呈圆形、椭圆形

B. 边缘整齐，不隆起

C. 底部较平坦

D. 火山口状，底部凹凸不平

E. 皱襞向溃疡集中

[答案] D

【评析】 内镜下胃溃疡表现呈圆形、椭圆形，边缘整齐，不隆起，底部较平坦，皱襞向溃疡集中。若溃疡边缘呈火山口状，底部凹凸不平，则考虑胃的恶性溃疡。

3. 对有胃癌前期病变者，如胃酸减少或缺乏、萎缩性胃炎、胃溃疡、胃息肉等，应做

A. 纤维光束胃镜检查

B. X线钡剂检查

C. 胃液细胞学检查

D. 病理切片检查

E. 定期系统随诊检查，早期积极治疗

[答案] E

【评析】 对有胃癌前期病变者，一定要做到定期系统随诊检查，早期积极治疗。

二、多选题(每题1个得分点)

以下每题有5个备选答案，其中正确答案为2个或者2个以上，多选、少选、错选均不得分。

1. 与胃癌发病有关的因素是

A. 环境因素

B. 饮食因素

C. 遗传因素

D. 免疫因素

E. 癌前期病变

[答案] ABCDE

【评析】 胃癌发病的原因,如地域环境及饮食生活因素、幽门螺杆菌感染、癌前病变、遗传和基因。

2. 胃癌癌前期病变包括

A. 慢性浅表性胃炎

B. 慢性萎缩性胃炎

C. 胃息肉

D. 残胃炎

E. 胃溃疡

[答案] BCDE

【评析】 胃息肉、慢性萎缩性胃炎及胃部分切除后的残胃,这些病变都可能伴有不同程度的慢性炎症过程、胃黏膜肠上皮化生或非典型增生,有可能转变为癌。

3. 符合胃癌临床特点的是

A. 早期可无症状

B. 有明显症状多为晚期

C. 上腹痛是最常见症状

D. 粪隐血持续阳性

E. 常有贫血

[答案] ABCDE

【评析】 早期胃癌多数患者无明显症状,少数人有恶心、呕吐或是类似溃疡病的上消化道症状。疼痛与体重减轻是进展期胃癌最常见的临床症状。患者常有较为明确的上消化道症状,如上腹不适、进食后饱胀,随着病情进展上腹疼痛加重,食欲缺乏、乏力。贲门胃底癌可有胸骨后疼痛和进行性吞咽困难;幽门附近的胃癌有幽门梗阻表现;肿瘤破坏血管后可有呕血、黑粪等消化道出血症状。晚期胃癌患者常可出现贫血、消瘦、营养不良甚至恶病质等表现。

三、共用题干单选题(每个提问 1 个得分点)

以下每题有 3 个提问,每个提问有 5 个备选答案,请选择 1 个最佳答案。

患者,男性,60 岁。胃溃疡病史 8 年,近 3 个月腹胀,食欲缺乏,清瘦明显,粪隐血持续阳性,应用抗酸药治疗胃痛无效。

1. 应首选的检查方法是

A. CT 扫描

B. B 超

C. MRI

D. 腹部 X 线平片

E. 纤维胃镜活检

[答案] E

2. 该患者最可能的诊断是

A. 复合溃疡

B. 穿透性胃溃疡

C. 顽固性溃疡

D. 胃泌素瘤

E. 胃溃疡恶变

[答案] E

3. 首选的治疗方法是

A. 胃大部切除术

B. 胃癌根治术

C. 全胃切除术

D. 迷走神经切断术

E. 给予黏膜保护药等继续内科治疗

[答案] B

【评析】 纤维胃镜可以直接观察胃黏膜病变的部位和范围,并可获取病变组织做病理学检查,是诊断胃癌的最有效方法。该患者食欲缺乏、清瘦明显、粪隐血持续阳性,考虑胃溃疡恶变,应首选根治治疗。

四、案例分析题

每个案例至少有 3 个提问,每个提问有 6~12 个备选答案,其中正确答案有 1 个或多个,每选择一个正确答案得 1 个得分点,每选择一个错误答案扣 1 个得分点,扣至本问得分点为 0。

患者,女性,54 岁;上腹部隐痛不适 1 年半,加重 3 个月入院。上腹痛不规则,偶伴嗳气,饭后饱胀。近 1 个月体重减轻 3 kg。大小便正常。原有慢性萎缩性胃炎病史。查体:消瘦,左锁骨上可扪及一约花生米大小淋巴结,质中偏硬。腹平软,剑突下偏左轻压痛,左上腹近剑突下似可扪及一肿块,界限不清。肝脾肋下未及,腹水征(—)。

1. 下列检查哪项是确诊方法

A. 粪隐血

B. 尿三杯试验

C. 血糖

D. 胸部 X 线片

E. 胃镜下活检

F. Hp 呼气试验

[答案] E

【评析】 根据病历特点,应怀疑有胃癌的可能,因此胃镜下活检行肿物病理检查才是确诊方法。

2. 哪些为此患者的癌前状态

A. 慢性萎缩性胃炎

B. 恶性贫血

C. CEA 20 mg/L

D. 胃黏膜异形增生

E. 胃黏膜肠上皮化生

F. 胃壁肌瘤

[答案]　A

【评析】　胃癌的癌前状态指胃在某种状态时有较多的机会发生胃癌，包括某些疾病如慢性萎缩性胃炎、溃疡、胃息肉、残胃等。此患者有慢性萎缩性胃炎，为癌前病变。

3. 下列哪些为胃癌患者的第一级预防

A. 高盐饮食

B. 多食富含维生素 A、维生素 C 的食物

C. 戒烟

D. 早期发现，早期诊断，早期治疗

E. 提高胃癌患者生存率，促进康复

F. 对早期、中期胃癌施行根治手术

[答案]　BC

【评析】　胃癌的三级预防，包括一级预防，病因学与发病学预防；二级预防，提倡对胃癌的早期发现、早期诊断及早期治疗；三级预防，对早期、中期胃癌施行根治手术。

【知识点】　胃癌在我国各种消化道恶性肿瘤中居首位，胃癌发病有明显的地域性差别，在我国的西北与东部沿海地区胃癌发病率比南方地区明显为高。好发年龄在 50 岁以上，男女发病率之比为 2:1。胃癌的预后与胃癌的病理分期、部位、组织类型、生物学行为及治疗措施有关。

(1)病因：①地域环境及饮食生活因素；②幽门螺杆菌感染；③癌前病变；④遗传和基因。

(2)临床表现：早期胃癌多数患者无明显症状，少数人有恶心、呕吐或是类似溃疡病的上消化道症状。疼痛与体重减轻是进展期胃癌最常见的临床症状。患者常有较为明确的上消化道症状，如上腹不适、进食后饱胀，随着病情进展上腹疼痛加重，食欲缺乏、乏力。根据肿瘤的部位不同，也有其特殊表现。贲门胃底癌可有胸骨后疼痛和进行性吞咽困难；幽门附近的胃癌有幽门梗阻表现；肿瘤破坏血管后可有呕血、黑粪等消化道出血症状。胃癌的扩散和转移有以下途径：①直接浸润；②血行转移；③腹膜种植转移；④淋巴转移。

(3)检查：①X 线钡剂检查；②纤维胃镜检查；③腹部超声；④螺旋 CT 与正电子发射成像检查。

(4)治疗：①手术治疗；②化疗用于根治性手术的术前、术中和术后，延长生存期。晚期胃癌患者采用适量化疗，能减缓肿瘤的发展速度，改善症状，有一定的近期效果。③其他治疗，包括放疗、热疗、免疫治疗、中医中药治疗等。④预后：胃癌的预后与胃癌的病理分期、部位、组织类型、生物学行为以及治疗措施有关。早期胃癌经治疗后预后较好。贲门癌与胃上 1/3 的近端胃癌比胃体及胃远端癌的预后要差。

第四节　宫颈癌

一、单选题(每题 1 个得分点)

以下每题有 5 个备选答案，请从中选择 1 个正确答案。

1. 普查宫颈癌时，最有实用价值的检查方法是

A. 阴道镜检查

B. 妇科三合诊检查

C. 宫颈碘试验

D. 宫颈刮片细胞学检查

E. 宫颈活组织检查

[答案]　E

【评析】　宫颈和宫颈管活组织检查为确诊宫颈癌及宫颈癌前病变的可靠依据。所取组织应包括间质及邻近正常组织。

[普查宫颈癌使用宫颈刮片细胞学检查(子宫颈抹片)，确诊宫颈癌使用宫颈活组织检查。题目为普查，是否 D 较合适]

2. 宫颈癌最常见的病理类型是

A. 鳞腺癌

B. 腺癌

C. 恶性腺癌

D. 黏液腺癌

E. 鳞状细胞癌

[答案]　E

【评析】　常见鳞状细胞癌、腺癌和鳞腺癌三种类型。鳞状细胞癌最常见。腺癌占宫颈癌的

15%～20%，腺鳞癌占宫颈癌的 3%～5%。

3. 确诊宫颈癌依靠

A. 临床表现

B. 宫颈刮片细胞学检查

C. 阴道镜检查

D. 宫颈活组织病理学检查

E. 高危型人乳头瘤病毒检测

［答案］ D

【评析】 宫颈和宫颈管活组织检查为确诊宫颈癌及宫颈癌前病变的可靠依据。所取组织应包括间质及邻近正常组织。

二、多选题(每题 1 个得分点)

以下每题有 5 个备选答案，其中正确答案为 2 个或者 2 个以上，多选、少选、错选均不得分。

1. 宫颈癌的病理变化包括

A. 糜烂型

B. 菜花样赘生物

C. 溃疡

D. 宫颈肥大而硬

E. 空洞型

［答案］ ABCDE

【评析】 外生型宫颈癌可见息肉状、菜花状赘生物，常伴感染，肿瘤质脆易出血；内生型宫颈癌表现为宫颈肥大、质硬、宫颈管膨大；晚期癌组织坏死脱落，形成溃疡或空洞伴恶臭。

2. 以下属宫颈癌变高危因素的是

A. 多个性伴侣

B. 有过宫颈病变、外阴疼痛等病史者

C. 曾经患有或正患有生殖道 HPV 感染

D. 早期性行为

E. 经血过多

［答案］ ABCD

【评析】 宫颈癌的病因可能与以下因素相关。

(1)高危型 HPV：持续感染是宫颈癌的主要危险因素。

(2)性行为及分娩次数：多个性伴侣、初次性生活＜16 岁、初产年龄小、多孕多产等与宫颈癌发生密切相关。

(3)沙眼衣原体、单纯疱疹病毒Ⅱ型、滴虫等病原体的感染在高危 HPV 感染导致宫颈癌的发病过程中有协同作用。

(4)吸烟作为 HPV 感染的协同因素可以增加子宫颈癌的患病风险。另外，营养不良、卫生条件差也可影响疾病的发生。

3. 下列属于宫颈癌变的流行病学的是

A. 宫颈癌变是女性最常见的疾病之一

B. 在发达国家，由于宫颈癌前病变的早期诊断和治疗，其发病率明显下降

C. 宫颈癌是最常见的妇科恶性肿瘤

D. 原位癌高发年龄为 30～35 岁

E. 近年来宫颈癌发病有年轻化的趋势

［答案］ ABCDE

【评析】 宫颈癌变是女性最常见的疾病之一，宫颈癌是最常见的妇科恶性肿瘤。原位癌高发年龄为 30～35 岁，浸润癌为 45～55 岁，近年来其发病有年轻化的趋势。近几十年宫颈细胞学筛查的普遍应用，使宫颈癌和癌前病变得以早期发现和治疗，宫颈癌的发病率和病死率已有明显下降。

三、共用题干单选题(每个提问 1 个得分点)

以下每题有 3 个提问，每个提问有 5 个备选答案，请选择 1 个最佳答案。

患者，女性，55 岁，白带多，接触性出血 3 个月余，3 年前曾因宫颈糜烂行宫颈冷冻治疗，妇科检查：外阴阴道未见异常，宫颈肥大、糜烂，质脆，子宫及双侧附件无异常

1. 为明确诊断，首选检查项目是

A. 分段诊刮

B. 宫腔镜检查

C. 腹腔镜检查

D. 宫颈锥切术

E. 宫颈多点活检

［答案］ E

2. 检查结果证实为宫颈上皮内瘤样变，异形细胞占宫颈上皮全层 2/3 以上，伴 HPV 感染，此例应诊断为

A. CIN_1

B. CIN_2

C. CIN_3

D. 慢性宫颈炎

E. 宫颈浸润癌

［答案］ C

3. 此例的治疗以下何者较正确

A. 局部用药 3 个月后复查

B. 激光治疗 3 个月后复查

C. 随诊

D. 行全子宫切除

E. 局部用药＋口服消炎药

［答案］ D

【评析】 患者白带多，接触性出血3个月余，怀疑宫颈癌的可能，宫颈和宫颈管活组织检查为确诊宫颈癌及宫颈癌前病变的可靠依据。所取组织应包括间质及邻近正常组织。根据病理分期，可以明确患者为CIN_3，最佳治疗方法为子宫全部切除术。

四、案例分析题

每个案例至少有3个提问，每个提问有6～12个备选答案，其中正确答案有1个或多个，每选择一个正确答案得1个得分点，每选择一个错误答案扣1个得分点，扣至本问得分点为0。

患者，女性，45岁，接触性出血月余，白带恶臭。妇科检查：宫颈二度糜烂，前唇有6 cm的质脆赘生物，易出血，子宫正常大，三合诊(－)。

1. 最可能的诊断是

A. 子宫颈息肉

B. 子宫颈结核

C. 子宫颈癌

D. 子宫内膜异位症

E. 宫颈绒癌

F. 子宫肌瘤

[答案] C

2. 为确定诊断，最可靠的诊断方法为

A. 宫颈刮片细胞学检查

B. 碘试验

C. 阴道镜检查

D. 氮激光肿瘤固有荧光诊断法

E. 宫颈活检

F. 妇科B超

[答案] E

3. 最正确的治疗方法是

A. 宫颈锥切

B. 放射方法

C. 全子宫切除术

D. 次广泛子宫切除术加盆腔淋巴结切除术

E. 广泛性子宫切除术加盆腔淋巴结切除术

F. 化疗

[答案] E

【评析】 中老年妇女接触性出血，白带恶臭，宫颈赘生物，首先应考虑宫颈癌。宫颈和宫颈管活组织检查是诊断宫颈癌最可靠和不可缺少的方法，宫颈刮片细胞学检查常用于宫颈癌的筛查，碘试验常用于宫颈取材部位的选择。阴道镜检查为肉眼直接观察，若不取材做病理检查，则无确诊价值。

【知识点】 宫颈癌是最常见的妇科恶性肿瘤。原位癌高发年龄为30－35岁，浸润癌为45－55岁，近年来其发病有年轻化的趋势。近几十年宫颈细胞学筛查的普遍应用，使宫颈癌和癌前病变得以早期发现和治疗，宫颈癌的发病率和病死率已有明显下降。

(1)病因：可能与以下因素相关。①病毒感染；②性行为及分娩次数；③其他生物学因素：沙眼衣原体、单纯疱疹病毒Ⅱ型、滴虫等病原体的感染；④其他行为因素：吸烟作为HPV感染的协同因素。另外，营养不良、卫生条件差也可影响疾病的发生。

(2)临床表现：早期宫颈癌常无明显症状和体征，宫颈可光滑或难与宫颈柱状上皮异位区别。颈管型患者因宫颈外观正常易漏诊或误诊。随病变发展，可出现以下表现。①症状：a. 阴道出血；b. 阴道排液；c. 晚期症状根据癌灶累及范围出现不同的继发性症状。②体征：外生型宫颈癌可见息肉状、菜花状赘生物，常伴感染，肿瘤质脆易出血；内生型宫颈癌表现为宫颈肥大、质硬、宫颈管膨大。③病理类型：常见鳞癌、腺癌和腺鳞癌三种类型。④转移途径：主要为直接蔓延及淋巴转移，血行转移较少见。

(3)检查：①宫颈刮片细胞学检查；②宫颈碘试验；③阴道镜检查；④宫颈和宫颈管活组织检查；⑤宫颈锥切术。

(4)预防：①普及防癌知识，开展性卫生教育，提倡晚婚少育；②重视高危因素及高危人群，有异常症状者及时就医；③早期发现及诊治宫颈上皮内瘤变，阻断宫颈浸润癌发生；④健全及发挥妇女防癌保健网的作用，开展宫颈癌筛查，做到早发现、早诊断、早治疗。

第五节　肝　癌

一、单选题(每题1个得分点)

以下每题有5个备选答案，请从中选择1个正确答案。

1. 与肝癌发生关系密切的是

A. 3,4-苯并芘

B. 黄曲霉毒素

C. 石棉纤维

D. 紫外线

E. 乙萘胺

［答案］ B

【评析】 动物实验证明，黄曲霉素的代谢产物为黄曲霉毒素 B_1，有强烈的致癌作用，存在于霉变的玉米、花生等食品中，食品被黄曲霉毒素 B_1 污染严重的地区，肝癌的发病率也较高。

2. 与原发性肝癌的发生关系最密切的是

A. 肝炎后肝硬化

B. 酒精性肝硬化

C. 慢性胆道感染

D. 肝血管瘤

E. 血吸虫性肝纤维化

［答案］ A

【评析】 病毒性肝炎是原发性肝癌诸多致病因素中的最主要因素，存在肝硬化是大多数干细胞癌的共同特征，约 70％的原发性肝癌发生在肝硬化的基础上，且多数是慢性乙型和丙型肝炎发展而成的。

3. 大多数原发性肝癌患者的首发症状是

A. 肝区疼痛

B. 发热

C. 黄疸

D. 腹水

E. 消瘦

［答案］ A

【评析】 肝癌的早期表现很不典型，往往容易被忽视。主要有以下症状：①食欲明显减退，腹部闷胀，消化不良，有时出现恶心、呕吐；②右上腹隐痛，肝区可有持续性或间歇性疼痛，有时可因体位变动而加重；③全身乏力、消瘦、不明原因的发热及水肿；④黄疸、腹水、皮肤瘙痒；⑤常表现为鼻出血、皮下出血等。但肝区疼痛是大多数原发性肝癌患者的首发症状。

二、多选题（每题 1 个得分点）

以下每题有 5 个备选答案，其中正确答案为 2 个或者 2 个以上，多选、少选、错选均不得分。

1. 与原发性肝癌发病有关的因素有

A. 病毒性肝炎

B. 肝硬化

C. 胆管蛔虫

D. 华支睾吸虫

E. 亚硝胺类

［答案］ ABDE

【评析】 原发性肝癌的病因和发病机制尚未确定。目前认为与肝硬化、病毒性肝炎、华支睾吸虫及黄曲霉毒素等化学致癌物质和环境因素有关。

2. 与肝癌的发生有关的因素有

A. 黄曲霉毒素

B. 亚硝胺类化合物

C. 乙型肝炎病毒

D. 坏死后性肝硬化

E. 肝脂肪变性

［答案］ ABCD

【评析】 原发性肝癌的病因和发病机制尚未确定。目前认为与肝硬化、病毒性肝炎以及黄曲霉素等化学致癌物质有关。目前认为，肝脂肪变性会导致肝硬化，但与肝癌的相关性尚无循证医学依据。

3. 原发性肝癌的主要临床表现是

A. 进行性肝大

B. 肝区痛

C. 消化道症状

D. 肝硬化症状

E. 全身症状

［答案］ ABCDE

【评析】 原发性肝癌的主要临床表现为：肝区疼痛、全身和消化道症状、肝大、肝癌转移症状等。

4. 原发性肝癌的临床特点有

A. 早期缺乏典型症状与体征

B. 进行性肝大及肝区痛为常见症状

C. 可有肝硬化表现

D. 进行性消瘦乏力，营养不良

E. AFP 阴性

［答案］ ABCD

【评析】 凡是中年以上，特别是有肝病史的患者，如有原因不明的肝区疼痛、消瘦、进行性肝大者，应及时做详细检查。如甲胎蛋白（AFP）检测和 B 型超声等影像学检查，有助于诊断，甚至可检出早期肝癌。

三、共用题干单选题（每个提问 1 个得分点）

以下每题有 4 个提问，每个提问有 5 个备选答案，请选择 1 个最佳答案。

患者，男性，50 岁，既往有肝硬化病史，近来感肝区痛加重，体重进行性下降，肝较前增大，约肋下 3 cm，中等质地，无明显触痛。

1. 应首选做下列哪些检查

A. AFP 测定
B. 转氨酶
C. B 超
D. 白蛋白测定
E. 消化道钡剂造影
[答案]　AC

2. 下列哪项有助于鉴别原发性肝癌与良性活动性肝病

A. HbsAg
B. AFP 阳性
C. AFP 与 ALT 动态曲线
D. AFU 阳性
E. AKP 升高
[答案]　C

3. 患者 AFP(＋)、B 超提示肝脏可见大小约 0.9 cm 的占位，小肝癌的诊断标准是

A. 0.5 cm
B. 1.0 cm
C. 2.0 cm
D. 3.0 cm
E. 4.0 cm
[答案]　D

4. 哪项是小肝癌定位的最好方法

A. B 型彩色超声
B. 肝动脉碘油造影结合 CT 检查
C. CT 检查
D. 核素扫描
E. 腹腔镜检查＋病理活检
[答案]　B

【评析】　原发性肝癌的诊断：凡是中年以上，特别是有肝病史的患者，如有原因不明的肝区疼痛、消瘦、进行性肝大者，应及时做详细检查。如甲胎蛋白(AFP)检测和 B 型超声等影像学检查，有助于诊断，甚至可检出早期肝癌。AFP 对流法阳性或放免法 AFP＞400 mg/ml 持续 4 周以上，并能排除妊娠、活动性肝病、生殖腺胚胎源性肿瘤及转移性肝癌者。B 型超声显像可显示直径 2 cm 以上的肿瘤，对早期定位检查有较大的价值；我国的小肝癌标准是：单个癌结节最大直径不超过 3 cm；多个癌结节数目不超过两个，其最大直径总和应小于 3 cm。小肝癌定位的最好方法是肝动脉碘油造影结合 CT 检查。

四、案例分析题

每个案例至少有 3 个提问，每个提问有 6～12 个备选答案，其中正确答案有 1 个或多个，每选择一个正确答案得 1 个得分点，每选择一个错误答案扣 1 个得分点，扣至本问得分点为 0。

患者，女性，55 岁，既往有肝炎后肝硬化病史 10 年，近月来腹胀明显加重，并出现右上腹部隐痛、低热、尿少、下肢水肿。查体：颜面及前胸壁数枚蜘蛛痣，巩膜无黄疸；呈蛙状腹，全腹部无明显压痛及反跳痛；肝于肋下未触及，脾肋下 3 cm；移动性浊音阳性；下肢可见轻度可凹性水肿。

1. 血白细胞计数 4.2×10^9/L，中性粒细胞 0.68。血清总胆红素 32 μmol/L，白蛋白 33 g/L，ALT 43 μ/L，AFP 760 μg/L。可能的诊断是

A. 肝炎后肝硬化，失代偿期
B. 肝硬化并肝肾综合征
C. 肝硬化并发原发性肝癌
D. 肝硬化并自发性腹膜炎
E. 肝硬化并结核性腹膜炎
F. 肝硬化代偿期
[答案]　A

2. 如果要进一步了解肝脏情况，选择哪项检查比较合理

A. CT 或 MRI
B. 动态观察 ALT 和 AFP 变化
C. 肝穿刺
D. 肝动脉造影
E. 腹腔穿刺
F. 腹部 B 超
[答案]　A

3. 如果动态观察 AFP 阴性，影像学检查未发现占位性病灶；腹腔穿刺提示血性腹水、AFP 阴性、腹水 ADA＞50 U/L；腹膜活检发现干酪样结节。宜考虑哪项治疗措施

A. 腹腔内注射抗癌药物
B. 手术治疗
C. 肝动脉插管介入治疗
D. 抗结核治疗
E. 肝移植
F. 抗感染治疗
[答案]　D

【评析】　放射免疫法测定持续血清 AFP≥400 μg/L，并能排除妊娠、活动性肝病等，即可考虑肝癌的诊断。CT 具有较高的分辨率，对肝癌的诊断符合率可达 90%以上，可检出直径 1.0 cm 左右的微小癌灶。磁共振成像(MRI)诊断价值与 CT 相仿，

对良、恶性肝内占位病变，特别与血管瘤的鉴别优于 CT。如果血性腹水，但 AFP 阴性、腹水 ADA＞50 U/L；腹膜活检发现干酪样结节应考虑结核性腹膜炎。

【知识点】 肝癌是指发生于肝的恶性肿瘤，包括原发性肝癌和转移性肝癌两种，人们日常说的肝癌指的多是原发性肝癌。原发性肝癌是临床上最常见的恶性肿瘤之一，原发性肝癌按细胞分型可分为肝细胞型肝癌、胆管细胞型肝癌及混合型肝癌。肝癌是病死率仅次于胃癌、食管癌的第三大常见恶性肿瘤，初期症状并不明显，晚期主要表现为肝痛、乏力、消瘦、黄疸、腹水等症状。临床上一般采取西医的手术、放化疗与中药结合疗法，但晚期患者因癌细胞扩散而治愈率较低，因此要做到肝癌的早期发现、早期诊断、早期治疗。做好肝癌的预防工作，坚持“管水、管粮、防肝炎”的肝癌预防七字方针。

(1)病因：中国肝癌(肝恶性瘤)的主要病因有病毒性肝炎感染，食物中的黄曲霉毒素污染，以及农村中饮水污染。①肝癌(肝恶性瘤)患者中约有 1/3 的患者有慢性肝炎史，HbsAg 阳性率明显高于低发区，已发现丙型肝炎病毒感染和乙型肝炎的感染一样，与肝癌(肝恶性瘤)发病有密切的关系，乙型肝炎病毒和丙型肝炎病毒肯定是促癌因素之一。②肝癌(肝恶性瘤)患者中合并有肝硬化者为 50%～90%，近年来发现丙型肝炎发展为肝硬化的比例不低于乙型肝炎。③动物实验证明，黄曲霉素的代谢产物为黄曲霉毒素 B_1，有强烈的致癌作用，存在于霉变的玉米、花生等食品中，食品被黄曲霉毒素 B_1 污染严重的地区，肝癌的发病率也较高。亚硝胺类、偶氮芥类、乙醇、有机氯农药等均是可疑的致癌物质。④一些饮用水常被多氯联苯、氯仿等污染，近年来发现池塘中生长的蓝绿藻是强烈的致癌植物，可污染水源。寄生虫病如华支睾吸虫感染可刺激胆管上皮增生，可导致原发性胆管癌。⑤长期酗酒是损害肝的第一杀手。

(2)临床表现：肝癌的早期表现很不典型，往往容易被忽视。主要有以下症状：①食欲明显减退，腹部闷胀，消化不良，有时出现恶心、呕吐；②右上腹隐痛，肝区可有持续性或间歇性疼痛，有时可因体位变动而加重；③全身乏力、消瘦、不明原因的发热及水肿；④黄疸、腹水、皮肤瘙痒；⑤常常表现为鼻出血、皮下出血等。

(3)诊断：①如无其他肝癌证据，AFP 对流法阳性或放免法 AFP＞400 mg/ml 持续 4 周以上，并能排除妊娠、活动性肝病、生殖腺胚胎源性肿瘤及转移性肝癌者。②B 型超声显像可显示直径 2 cm 以上的肿瘤，对早期定位检查有较大的价值；电子计算机 X 线体层摄影(CT)可显示直径 1.0 cm 以上的肿瘤；放射性核素扫描能显示直径 3～5 cm 的肿瘤；其他 X 线肝血管造影、磁共振成像对肝癌诊断有一定价值。③影像学检查有明确肝内实质性占位病变能排除肝血管瘤和转移性肝癌并具有下列条件之一者：a. AFP＞20 mg/ml；b. 典型的原发性肝癌影像学表现；c. 无黄疸而 AKP 或 γ-GT 明显增高；d. 远处有明确的转移性病灶或有血性腹水或在腹水中找到癌细胞；e. 明确的乙型肝炎标记物阳性的肝硬化。

(4)鉴别诊断

①继发性肝癌(肝恶性瘤)：继发性肝癌与原发性肝癌比较，继发性肝癌病情发展缓慢，症状较轻，其中以继发于胃癌的最多；其次，肺、结肠、胰腺、乳腺等的癌灶常转移至肝。常表现为多个结节型病灶，甲胎蛋白(AFP)检测除少数原发癌在消化的病例可阳性外，一般多为阴性。

②肝硬化：肝癌多发生在肝硬化的基础上，两者鉴别常有困难。鉴别在于详细病史、体格检查联系实验室检查。肝硬化病情发展较慢、有反复，肝功能损害较显著，血清甲胎蛋白(AFP)阳性多提示癌变。

③活动性肝病：以下几点有助于肝癌与活动性肝病(急慢性肝炎)的鉴别。甲胎蛋白(AFP)和谷丙转氨酶(SGPT)必须同时检测。

④肝脓肿：表现发热、肝区疼痛、有炎症感染症状表现，白细胞数常增多，肝区叩击痛和触痛明显，左上腹肌紧张，周围胸腔壁常有水肿。

⑤肝海绵状血管瘤：该病为肝内良性占位性病变，常因查体时 B 超或核素扫描等偶然发现。该病中国多见。鉴别诊断主要依靠甲胎蛋白测定、B 型超声及肝血管造影。

⑥肝包虫病：患者有肝进行性增大，质地坚硬和结节感、晚期肝大部分被破坏，临床表现极似原发性肝癌。

⑦邻近肝区的肝外肿瘤：如胃癌、上腹部高位腹膜后肿瘤，来自肾、肾上腺、结肠、胰腺癌及腹膜后肿瘤等易与原发性肝癌相混淆。除甲胎蛋白多为阴性可助区别外，病史、临床表现不同，特别是超声、CT、MRI、胃肠道 X 线等检查等均可做出鉴别诊断。

⑧扩散转移：a. 血行转移。肝内血行转移发生最早，也最常见，可侵犯门静脉并形成瘤栓。瘤栓脱落在肝内可引起多发性转移病灶，门静脉主干癌栓阻塞可引起门静脉高压和顽固性腹水，肝癌细胞侵犯肝静脉后即可进入体循环，发生肝外转移，以肺转移率最高，还可血行转移至全身各部，以肾上腺、骨、肾、脑等器官较为常见。肝细胞型肝癌以血行转移多见。b. 淋巴转移。局部转移到肝门淋巴结最常见，也可转移至锁骨上、主动脉旁、胰、脾等处淋巴结，胆管细胞型肝癌转移以淋巴转移居多。淋巴转移仅占转移总数的12.6%。c. 种植转移。偶尔发生，如种植于腹膜后形成血性腹水，女性尚可有卵巢转移癌。d. 直接浸润。肝癌一般较少发生邻近脏器的直接浸润，但偶尔也可直接蔓延、浸润至邻近组织器官，如膈、胃、结肠、网膜等。转移患者的手术意义不大，如果担心放化疗的毒性反应会使患者本来虚弱的身体造成更大的伤害。

(5)治疗：近年来，中国肝癌的治疗有了很大进展，已有相当多的肝癌患者经过合适的治疗，获得了长期的生存，且生活质量高。①手术治疗：传统的治疗肝癌的方法是首选手术切除，但不是所有的肝癌患者都适合手术。只有心肺功能较好，肝肿瘤较局限，没有转移条件的患者才适宜手术。加上中国肝癌患者多数有肝炎、肝硬化的病史，临床有80%左右的患者因各种原因不能手术。②介入治疗。③放疗：也是肝癌治疗的主要方法之一。随着现代放疗技术的进展，很多早期不能手术的小肝癌采用现代放疗可获得根治，且肝功能损伤较小。早期治疗应尽量采取手术切除。对不能切除的大肝癌亦可采用多模式的综合治疗。④超声消融治疗。

(6)预防：①注意饮用水安全，一些饮用水常被多氯联苯、氯仿等污染；池塘中生长的蓝绿藻是强烈的致癌植物；华支睾吸虫感染可刺激胆管上皮增生，可导致原发性胆管癌。②扔掉家里的霉变食物。尤其是霉变的玉米、花生，因为这些食物中含有黄曲霉毒素，黄曲霉素的代谢产物黄曲霉素 B_1 会导致肝癌，建议多吃新鲜食物。③保持健康体重，拒绝肥胖，远离糖尿病。因为肥胖和糖尿病是诱发肝癌的重要危险因素。④戒酒。乙醇进入人体后，主要在肝进行分解代谢，乙醇对肝细胞的毒性使肝细胞对脂肪酸的分解和代谢发生障碍，引起肝内脂肪沉积而造成脂肪肝。饮酒越多，脂肪肝也就越严重，还可诱发肝纤维化，进而引起肝硬化甚至肝癌。⑤病毒性肝炎是原发性肝癌诸多致病因素中的最主要因素，中国约有1.2亿HBsAg阳性者，因此也就成为世界上肝癌发病率最高的国家。尤其是乙型和丙型肝炎病毒与肝癌发病有密切的关系。存在肝硬化是大多数干细胞癌的共同特征，约70%的原发性肝癌发生在肝硬化的基础上，且多数是慢性乙型和丙型肝炎发展而成的。⑥定期查体是肝癌早发现的最简单方法。建议定期体检，尤其是高危人群（乙肝或丙肝患者）最好每半年通过甲胎蛋白（AFP）检测或B超排查有无癌变。⑦自检：肝病的表现多数以消化道症状为主，一旦出现不明原因的恶心、呕吐、腹胀、食欲缺乏、乏力、厌油腻等症状时，要意识到可能是肝出了问题，如果发现尿色明显发黄，大便颜色浅白，一定要尽快到医院就诊。

第六节　结直肠癌

一、单选题（每题1个得分点）

以下每题有5个备选答案，请从中选择1个正确答案。

1. 下列除哪一项外，其余均属于癌前病变

A. 纤维囊性乳腺病

B. 十二指肠溃疡

C. 黏膜白斑

D. 结肠多发性腺瘤性息肉

E. 小腿慢性溃疡

［答案］　B

【评析】　胃肠道肿瘤中，目前临床研究提示，纤维囊性乳腺病、黏膜白斑、结肠多发性腺瘤性息肉、小腿慢性溃疡均属于癌前病变，而十二指肠溃疡尚无其癌前病变的研究报道。

2. 直肠癌最重要的诊断方法是

A. 钡剂灌肠X线检查

B. CEA测定

C. 纤维结肠镜检查

D. 腹部B超

E. 直肠指诊

［答案］　E

【评析】　直肠指诊是诊断直肠癌的必要检查步骤，也是直肠癌最重要的诊断方法。约80%的直肠癌患者就诊时可通过直肠指诊被发现。

3. 下列哪项不符合左半结肠癌的临床表现

A. 常发生低位急性肠梗阻

B. 肠刺激征症状可较早发生

C. 常伴有明显贫血

D. 腹部可扪及肿块

E. 常便血

[答案]　C

【评析】　左半结肠癌常为浸润型，易引起环状狭窄，主要表现为急、慢性肠梗阻。包块体积小，既无溃破出血，又无毒素吸收，罕见贫血、消瘦、恶病质等症状，也难扪及包块。右半结肠癌不常发生梗阻。若癌肿溃破出血，继发感染，伴有毒素吸收，可有腹痛、粪便改变、腹块、贫血、消瘦或恶病质表现。

二、多选题(每题 1 个得分点)

以下每题有 5 个备选答案，其中正确答案为 2 个或者 2 个以上，多选、少选、错选均不得分。

1. 易转变为大肠癌的息肉有

A. 腺瘤性息肉

B. 炎症性息肉

C. 家族性腺瘤性息肉病

D. 增生性息肉

E. 幼年性息肉

[答案]　AC

【评析】　有结肠息肉者，结肠癌发病率是无结肠息肉者的 5 倍。家族性多发性肠息肉瘤，癌变的发生率更高；另外，乳头状腺瘤最易恶变，可达 40%。

2. 符合大肠癌的描述是

A. 我国大肠癌发病率不断升高

B. 盲肠、升结肠癌最多见

C. 右半结肠癌易引起肠梗阻

D. CEA 测定有助于判定癌的复发与转移

E. 黏膜内癌可以治愈

[答案]　ADE

【评析】　大肠癌的发病率从高到低依次为直肠、乙状结肠、盲肠、升结肠、降结肠及横结肠，近年有向近端(右半结肠)发展的趋势。大量研究表明：我国大肠癌发病率不断升高。左半结肠癌常为浸润型，易引起环状狭窄，主要表现为急、慢性肠梗阻，所以 C 错。进行血肿瘤标记物癌胚抗原(CEA)检测，有助于肿瘤的诊断。

3. 有关直肠癌的描述，正确的是

A. 多有里急后重、肛门下坠感

B. 常以完全性肠梗阻就诊

C. 组织学类型主要为腺癌

D. 多有带黏液的血便

E. 早期可表现为排便习惯改变

[答案]　ACDE

【评析】　直肠癌的临床表现为：早期可无明显症状，常以不完全性肠梗阻就诊，生长到一定程度时出现排便习惯改变、血便、脓血便、里急后重、便秘、腹泻交替出现等；大便逐渐变细，晚期则有排便梗阻、消瘦甚至恶病质。直肠癌的组织学类型主要为腺癌。

三、共用题干单选题(每个提问 1 个得分点)

以下每题有 3 个提问，每个提问有 5 个备选答案，请选择 1 个最佳答案。

患者，女性，61 岁，主诉右下腹及脐周隐痛 3 年，伴消瘦、低热月余，体格检查发现右下腹可触及一 5 cm×3 cm 大小的包块，质地较硬，活动度欠佳，有压痛，锁骨上及腹股沟区未触及肿大淋巴结，结合其他检查结果，该患者被确诊为右侧结肠癌。

1. 该患者最可能同时伴有的症状是

A. 恶心、呕吐

B. 贫血、低热

C. 尿频、尿痛

D. 肠梗阻、绞痛

E. 疼痛向右肩部放散

[答案]　B

2. 如果此患者还应进一步检查，则首选的检查方法是

A. CEA 检测

B. 全消化道钡剂检查

C. 腹部 CT

D. 腹部 B 超

E. 钡剂灌肠 X 线检查

[答案]　A

3. 行根治性手术治疗，手术范围包括

A. 右半横结肠、升结肠和盲肠

B. 全部横结肠、升结肠和盲肠

C. 右半横结肠和升结肠

D. 右半横结肠、升结肠、盲肠和长 15～20 cm的回肠末段

E. 以上都不对

[答案]　D

【评析】　右半结肠癌的临床特点：它不常发生梗阻，若癌肿溃破出血，继发感染，伴有毒素吸收，可有腹痛、大便改变、贫血、消瘦或恶病质表现。结

肠癌的治疗方法是以手术为主、辅以化疗、免疫治疗、中药及其他支持治疗的综合方案，右半结肠切除术适用于盲肠、升结肠及结肠肝曲部的癌肿。癌胚抗原(CEA)检测对早期肿瘤的诊断价值不大，对推测预后和判断复发有一定的帮助。

四、案例分析题

每个案例至少有 3 个提问，每个提问有 6～12 个备选答案，其中正确答案有 1 个或多个，每选择一个正确答案得 1 个得分点，每选择一个错误答案扣 1 个得分点，扣至本问得分点为 0。

患者，男，39 岁，因突发腹中部疼痛伴血便 3 天入院。腹痛为阵发性，伴恶心、呕吐。呕吐物为胃内容物。患者于近 3 月来腹痛反复发作，伴黏液血便。查体：消瘦、贫血貌，腹胀，无局限性压痛及肌紧张，右下腹可扪及 9 cm×8 cm 肿块，坚韧，轻压痛，活动度尚可，肠鸣音活跃，音调稍高。

1. 首选的检查是

A. 肛门指检

B. 乙状结肠镜检查

C. 全消化道钡剂

D. 全结肠纤维结肠镜检查

E. 立位腹部平片

F. 粪便涂片

[答案]　E

2. 最可能的诊断是

A. 慢性肠套叠

B. 慢性痢疾致肉芽肿

C. 右半结肠癌

D. 卵巢囊肿蒂扭转

E. 直肠癌伴梗阻

F. 急性阑尾炎

[答案]　C

3. 下列处理哪项较为妥当

A. 给予哌替啶镇痛

B. 给予口服植物油

C. 给予空气灌肠

D. 按急诊作术前准备

E. 胃肠减压

F. 软皂水灌肠

[答案]　E

【评析】　直肠指诊是诊断直肠癌的必要检查步骤，也是直肠癌最重要的诊断方法。约 80%的直肠癌患者就诊时可通过直肠指诊被发现。第 2 题中，右半结肠癌的典型临床特点为贫血、消瘦，其他几种病一般没有此表现。因患者高度疑诊结肠癌，且听诊肠鸣音活跃，音调稍高，不排除不全肠梗阻，故应采取胃肠减压治疗。

【知识点】　大肠癌是常见的恶性肿瘤，包括结肠癌和直肠癌。大肠癌的发病率从高到低依次为直肠、乙状结肠、盲肠、升结肠、降结肠及横结肠，近年有向近端(右半结肠)发展的趋势。其发病与生活方式、遗传、大肠腺瘤等关系密切。

(1)病因：大肠癌的发生与高脂肪低纤维素饮食、大肠慢性炎症、大肠腺瘤、遗传因素和其他因素如血吸虫病、盆腔放射、环境因素(如土壤中缺钼)、吸烟等有关。

(2)临床表现：大肠癌早期无症状，或症状不明显，仅感不适、消化不良、粪隐血等。随着癌肿发展，症状逐渐出现，表现为大便习惯改变、腹痛、便血、腹部包块、肠梗阻等，伴或不伴贫血、发热和消瘦等全身症状。肿瘤因转移、浸润可引起受累器官的改变。大肠癌因其发病部位不同而表现出不同的临床症状及体征。

①右半结肠癌：右半结肠的主要临床症状为食欲缺乏、恶心、呕吐、贫血、疲劳、腹痛。右半结肠癌导致缺铁性贫血，表现疲劳、乏力、气短等症状。右半结肠因肠腔宽大，肿瘤生长至一定体积才会出现腹部症状，这也是肿瘤确诊时，分期较晚的主要原因之一。

②左半结肠癌：左半结肠肠腔较右半结肠肠腔窄，左半结肠癌更容易引起完全或部分性肠梗阻。肠阻塞导致大便习惯改变，出现便秘、便血、腹泻、腹痛、腹部痉挛、腹胀等。带有新鲜出血的大便表明肿瘤位于左半结肠末端或直肠。病期的确诊常早于右半结肠癌。

③直肠癌：直肠癌的主要临床症状为便血、排便习惯的改变及梗阻。癌肿部位较低、粪块较硬者，易受粪块摩擦引起出血，多为鲜红或暗红色，不与成形粪便混合或附于粪柱表面，误诊为“痔”出血。病灶刺激和肿块溃疡的继发性感染，不断引起排便反射，易被误诊为“肠炎”或“菌痢”。癌肿环状生长者，导致肠腔缩窄，早期表现为粪柱变形、变细，晚期表现为不全性梗阻。

④肿瘤浸润及转移症：大肠癌最常见的浸润形式是局部侵犯，肿瘤侵及周围组织或器官，造成相应的临床症状。大肠癌的远处转移主要有两种方式：淋巴转移和血行转移。肿瘤细胞通过淋巴管转移至淋巴结，也可通过血行转移至肝、肺、骨等部

位。

(3)检查

①实验室检查:血常规、生化全项(肝肾功能+血清铁)、粪常规+粪隐血等化验检查,有助于了解患者有无缺铁性贫血、肝肾功能等基本情况。进行血肿瘤标记物癌胚抗原(CEA)检测,有助于肿瘤的诊断。在大肠癌患者中,CEA水平高并不表示均存在远处转移;有少数转移瘤患者,CEA并不增高。

②内镜检查:结肠镜检查是将纤维结肠镜伸入到结肠起始部位回盲部,检查结肠和直肠肠腔,并在检查过程中进行活检和治疗。结肠镜检查比钡剂灌肠X线检查更准确,尤其对结肠小息肉,可通过结肠镜摘除并行病理学确诊。良性息肉摘除可预防其转变为结直肠癌,癌性息肉有助于明确诊断和治疗。

③活组织检查和脱落细胞学检查:活组织检查对大肠癌,尤其是早期癌和息肉癌变的确诊以及对病变进行鉴别诊断有决定性意义,可明确肿瘤的性质、组织学类型及恶性程度、判断预后和指导临床治疗。脱落细胞学检查准确性高,取材烦琐,不易获得满意的标本,临床应用少。

(4)治疗

①手术治疗:a. 治疗结肠癌的方案是以手术切除为主的综合治疗方案。Ⅰ、Ⅱ和Ⅲ期患者常采用根治性的切除+区域淋巴结清扫,根据癌肿所在部位确定根治切除范围及其手术方式。Ⅳ期患者若出现肠梗阻、严重肠出血时,暂不做根治手术,可行姑息性切除,缓解症状,改善患者生活质量。b. 直肠癌根治性治疗的基础是手术。常见手术方式有:经肛门切除术(极早期近肛缘)、直肠全系膜切除手术、低位前切术、经腹肛门括约肌腹会阴联合切除。对于Ⅱ、Ⅲ期直肠癌,建议术前行放射、化学治疗,缩小肿瘤,降低局部肿瘤期别,再行根治性手术治疗。

②综合治疗:a. 辅助化学治疗。奥沙利铂联合氟尿嘧啶类药物(氟尿嘧啶)的方案是目前Ⅲ期结直肠癌和部分具有高危因素结直肠癌患者的标准治疗方案,治疗时间为6个月。适用于术前未接受新辅助放射治疗的直肠癌患者,术后需要进行辅助放射治疗者。b. Ⅳ期结直肠癌的治疗。常用化疗方案有FOLFOX、XELOX、FOLFIRI等,在化疗基础上酌情联合靶向药物治疗(贝伐单抗、西妥希单抗、帕尼单抗)。

③放射治疗:目前效果较好、研究较多的是外科和放疗的综合治疗,包括术前放疗、术中放疗、术后放疗、"三明治"式放疗等,各有其特点。

第31章

儿科常见健康问题

第一节　计划免疫

本节提示

1. 熟悉计划免疫和预防接种的相关概念。
2. 掌握儿童计划免疫程序。
3. 掌握常用疫苗的使用。
4. 掌握预防接种反应及处理原则。
5. 了解计划免疫的评价指标。

一、单选题(每题1个得分点)

以下每道试题有5个备选答案，请从中选择1个正确答案。

1. 下列关于计划免疫，表述错误的是

A. 计划免疫是根据传染病的疫情监测和人群免疫水平的调查结果分析制定的

B. 计划免疫的实施是按照科学的免疫程序，合理地、有计划地进行预防接种

C. 计划免疫的目的是提高个体免疫水平

D. 计划免疫可以达到控制相应传染病的目的

E. 计划免疫可以达到消灭相应传染病的目的

[答案]　C

【评析】　计划免疫是根据传染病的疫情监测和人群免疫水平的调查结果分析，按照科学的免疫程序，合理地、有计划地进行预防接种，以提高人群免疫水平，达到控制和消灭相应传染病的目的。

2. 目前属于国家儿童免疫规划的疫苗有几种

A. 5

B. 6

C. 10

D. 11

E. 14

[答案]　D

【评析】　目前国家免疫规划规定的疫苗有14种，其中儿童免疫规划疫苗11种，为乙肝疫苗、卡介苗、脊灰减毒活疫苗、百白破疫苗(基础)、白破疫苗(加强)、麻疹疫苗、麻腮风联合疫苗、乙脑减毒活疫苗、A群流脑疫苗(基础)、A+C群流脑疫苗(加强)和甲肝减毒活疫苗；重点人群接种的疫苗3种，为出血热双价纯化疫苗、炭疽减毒活疫苗和钩体灭活疫苗。

3. 目前国家免疫规划的疫苗可以预防多少种传染病

A. 12

B. 13

C. 14

D. 15

E. 16

[答案]　D

【评析】　目前国家免疫规划覆盖14种疫苗，

预防乙型肝炎、结核病、脊髓灰质炎、百日咳、白喉、破伤风、麻疹、甲型肝炎、流行性脑脊髓膜炎、流行性乙型脑炎、风疹、流行性腮腺炎、流行性出血热、炭疽和钩端螺旋体病等15种传染病。

【知识点】 国家免疫规划疫苗种类和对应的预防传染病种类(表31-1)。

表31-1　国家免疫规划疫苗种类和预防传染病种类

疫苗种类		预防传染病种类	
1	乙肝疫苗	1	乙型病毒性肝炎
2	卡介苗	2	结核病
3	脊灰减毒活疫苗	3	脊髓灰质炎
4	百白破疫苗(基础)	4	百日咳
5	白破疫苗(加强)	5	白喉
		6	破伤风
6	麻疹疫苗	7	麻疹
7	麻腮风联合疫苗(麻风、麻腮联合疫苗)	8	风疹
		9	流行性腮腺炎
8	乙脑减毒活疫苗	10	流行性乙型脑炎
9	A群流脑疫苗(基础)	11	流行性脑脊髓膜炎
10	A+C群流脑疫苗(加强)		
11	甲肝减毒活疫苗	12	甲型肝炎
以上为儿童免疫规划疫苗,以下为重点人群接种的疫苗			
12	出血热双价纯化疫苗	13	出血热
13	炭疽减毒活疫苗	14	炭疽
14	钩体灭活疫苗	15	钩体病

4. 肺炎疫苗可以预防下列哪种肺炎

A. 肺炎球菌性肺炎

B. 呼吸道合胞病毒肺炎

C. 腺病毒肺炎

D. 支原体肺炎

E. 衣原体肺炎

［答案］ A

【评析】 肺炎疫苗可以预防肺炎球菌引起的肺炎。根据疫苗所能覆盖的致病肺炎球菌血清型的数量进行分类。目前我国使用的肺炎疫苗有7价和23价两种,前者适用于3月龄至5岁儿童,后者适用于2岁以上人群,尤其是高危人群,如65岁以上老人、慢性病患者,以及免疫能力低下或免疫缺陷者。

5. 对于疫苗接种引起的过敏性休克,肾上腺素的正确使用方法是

A. 1∶2000 肾上腺素,0.01～0.03 ml/kg,静脉注射

B. 1∶2000 肾上腺素,0.1～0.3 ml/kg,肌内注射

C. 1∶1000 肾上腺素,0.01～0.03 ml/kg,皮下注射

D. 1∶1000 肾上腺素,0.01～0.03 ml/kg,静脉注射

E. 1∶1000 肾上腺素,0.1～0.3 ml/kg,皮下注射

［答案］ C

【评析】 接种疫苗出现过敏性休克的儿童,可给予皮下或肌内注射1∶1000肾上腺素,0.01～0.03 ml/kg,经过处置后,3～5分钟仍不见好转者,应立即送附近医疗单位抢救治疗。

二、多选题(每题1个得分点)

以下每题有5个备选答案,其中正确答案为2个或者2个以上,多选、少选、错选均不得分。

1. 下列哪些关于基础免疫的观点是正确的

A. 基础免疫是指人体初次接受某种疫苗全程足量的预防接种

B. 对1周岁内儿童的各种疫苗接种都属于基础免疫

C. 各种疫苗基础免疫的次数和剂量不同

D. 百白破疫苗的基础免疫需要2次

E. 卡介苗的基础免疫只需要1次

[答案] ABCE

【评析】 基础免疫是指人体初次接受某种疫苗全程足量的预防接种,是一种打好基础的有效免疫。对1周岁内儿童的各种疫苗接种都属于基础免疫。各种疫苗基础免疫的次数和剂量不同,这是由疫苗的性质决定的。如卡介苗、麻疹疫苗的基础免疫只需要1次,百白破疫苗、脊髓灰质炎疫苗的基础免疫则需要3次。

2. 下列哪些疫苗为减毒活疫苗

A. 乙肝疫苗

B. 卡介苗

C. 脊髓灰质炎疫苗

D. 百白破疫苗

E. 麻疹疫苗

[答案] BCE

【评析】 乙肝疫苗是重组酵母基因疫苗,为针剂;卡介苗是减毒活疫苗,为冻干疫苗;脊髓灰质炎疫苗是减毒活疫苗,为糖丸剂型疫苗;百白破疫苗是百日咳菌苗、白喉类毒素和破伤风类毒素三联混合制剂;麻疹疫苗是冻干减毒活疫苗。

3. 下列疫苗使用方法正确的是

A. 卡介苗皮下注射

B. 脊髓灰质炎疫苗用冷开水冲服

C. 百白破疫苗肌内注射

D. 乙脑疫苗皮下注射

E. 麻腮风疫苗皮下注射

[答案] BCDE

【评析】 卡介苗应使用皮内注射的方法,如注射到皮下会引起严重深部脓肿,长期不愈。

【知识点】 常用疫苗的接种途径(表31-2)。

表31-2 常用疫苗的接种途径

疫苗	接种途径
乙肝疫苗	肌内注射
卡介苗	皮内注射
脊灰疫苗	口服
百白破疫苗	肌内注射
白破疫苗	肌内注射
麻风疫苗(麻疹疫苗)	皮下注射
麻腮风疫苗(麻腮疫苗、麻疹疫苗)	皮下注射
乙脑减毒活疫苗	皮下注射
A群流脑疫苗	皮下注射
A+C流脑疫苗	皮下注射
甲肝减毒活疫苗	皮下注射
出血热疫苗(双价)	肌内注射
炭疽疫苗	皮上划痕
钩体疫苗	皮下注射

4. 流感疫苗接种的重点推荐人群包括

A. 60岁以上人群

B. 慢性病患者及体弱多病者

C. 医疗卫生机构工作人员

D. 幼儿园儿童和小学生

E. 经常出差或到国内外旅行的人员

[答案] ABCD

【评析】 流感疫苗接种的重点推荐人群包括60岁以上人群、慢性病患者及体弱多病者、医疗卫生机构工作人员、幼儿园儿童和小学生。推荐人群包括养老院、老年护理中心、托幼机构的工作人员;服务性行业从业人员,特别是出租车司机,民航、铁路、公路交通的司乘人员,商业及旅游服务的从业人员等;经常出差或到国内外旅行的人员。

5. 下列哪些疫苗需在-20 ℃~8 ℃的条件下运输和避光储存

A. 乙肝疫苗

B. 脊髓灰质炎疫苗

C. 麻疹疫苗

D. 乙脑减毒活疫苗

E. A群流脑疫苗

[答案] BCD

【评析】 乙肝疫苗、卡介苗、百白破疫苗、白破疫苗、乙脑灭活疫苗、A群流脑疫苗、A+C群流脑疫苗需在2~8 ℃条件下运输和避光储存。脊髓灰质炎疫苗、麻疹疫苗、乙脑减毒活疫苗和风疹疫苗在−20~8 ℃的条件下运输和避光储存。

三、共用题干单选题(每个提问1个得分点)

以下每题有5个提问,每个提问有5个备选答案,请选择1个最佳答案。

某新生儿为剖宫产儿,出生后各方面评估均正常,予以注射乙肝疫苗和卡介苗,3天后随母亲离院。

1. 下列关于免疫接种的说法,错误的是

A. 基础免疫是指人体初次接受某种疫苗

全程足量的预防接种

B. 加强免疫是指基础免疫后，相隔一段时间再进行同类疫苗接种，以保持体内有效的免疫力

C. 自动免疫是指经过抗原物质的刺激使机体免疫系统产生非特异性免疫力

D. 被动免疫是指含有特异性抗体的免疫制剂，接种于人体后立即获得免疫力

E. 接种麻疹疫苗而获得的免疫，属于自动免疫

［答案］ C

【评析】 自动免疫是指经过抗原物质（如病毒、疫苗）的刺激使机体免疫系统产生特异性免疫力。自动免疫又可分为自然和人工两种，接种麻疹疫苗而获得的免疫，属于人工自动免疫。

2. 乙肝疫苗的全程接种程序为

A. 出生后 24 小时内，1 个月龄，6 个月龄

B. 出生 24 小时后，1 个月龄，6 个月龄

C. 出生后 48 小时内，1 个月龄，6 个月龄

D. 出生后 48 小时内，2 个月龄，6 个月龄

E. 出生 48 小时后，2 个月龄，6 个月龄

［答案］ A

【评析】 乙肝疫苗全程接种程序为出生后 24 小时内，1 个月龄，6 个月龄。

3. 该新生儿母亲为 HBsAg 阳性者，其注射乙肝重组酵母基因疫苗的剂量是

A. 2 μg

B. 5 μg

C. 10 μg

D. 15 μg

E. 20 μg

［答案］ C

【评析】 HBsAg 阴性母亲的新生儿，出生后注射 5 μg 重组酵母或 10 μg 中国仓鼠卵母细胞（CHO）乙型肝炎疫苗。HBsAg 阳性母亲的新生儿，应该在出生后 24 小时内尽早注射乙型肝炎免疫球蛋白（HBIG），同时在不同部位接种 10 μg 重组酵母或 20 μg 中国仓鼠卵母细胞（CHO）乙型肝炎疫苗，在 1 个月和 6 个月时分别接种第 2 和第 3 针乙型肝炎疫苗，可显著提高阻断母婴传播的效果。

4. 下列关于卡介苗的说法，错误的是

A. 卡介苗是减毒活疫苗

B. 卡介苗可预防结核病

C. 卡介苗接种采用皮内注射的方法

D. 有严重皮肤病者不宜接种卡介苗

E. 接种卡介苗后的局部反应可以采用热敷方法处理

［答案］ E

【评析】 卡介苗为减毒活疫苗，可预防结核病，于出生 24 小时后接种。接种时采用皮内注射的方法。卡介苗接种的禁忌证包括：儿童伴有免疫缺陷病或因恶性疾病而致免疫应答反应抑制，或正在使用皮质激素；早产、难产或伴有明显先天性畸形的新生儿；发热（>37.5 ℃）、腹泻、急性传染病；心、肝、肾等慢性疾病；严重皮肤病、神经系统疾病及对预防接种有过反应史者。通常疫苗接种的局部反应可用干净的毛巾热敷，每日数次，每次 10～15 分钟，但卡介苗的局部反应不能热敷。

5. 该新生儿接种卡介苗后，出现下列哪种反应需至医院就诊

A. 接种后 1 天出现发热，体温 38.0 ℃

B. 接种后 2 周，局部出现红肿

C. 接种后 4 周，局部出现脓包

D. 接种后 8 周，局部出现 20 mm 的深溃疡

E. 接种后 12 周，局部结痂、形成瘢痕

［答案］ D

【评析】 接种卡介苗后，部分儿童可出现发热，体温在 37.5～38.6 ℃，可伴有头痛、眩晕、恶寒、乏力和周身不适等全身症状，一般持续 1～2 天。接种后 2 周，局部可出现红肿，继之软化形成脓包，破溃后形成直径为 5 mm 的溃疡，8～12 周自行结痂，痂皮脱落后形成疤痕，以上均属于正常反应。接种后，局部脓疱和溃疡直径超过 10 mm，愈合时间超过 12 周，称之为加重反应或强烈反应。

四、案例分析题

每个案例至少有 3 个提问，每个提问有 6～12 个备选答案，其中正确答案有 1 个或多个，每选择一个正确答案得 1 个得分点，每选择一个错误答案扣 1 个得分点，扣至本问得分点为 0。

某婴儿 8 个月龄，既往体健，未接种过疫苗，其父母前来咨询疫苗接种情况。

1. 该婴儿应补种哪些疫苗

A. 乙肝疫苗

B. 卡介苗

C. A 群流脑疫苗

D. 麻疹疫苗

E. A+C 群流脑疫苗

F. 乙脑疫苗

G. 麻腮风联合疫苗

H. 脊髓灰质炎疫苗

I. 百白破疫苗

[答案]　ABCDFHI

【评析】 根据国家免疫规划疫苗接种程序，应在出生 24 小时内、1 个月龄、6 个月龄接种乙肝疫苗，出生 24 小时后接种卡介苗，2、3、4 个月龄接种脊髓灰质炎疫苗，3、4、5 个月龄接种百白破疫苗，6 个月龄接种 A 群流脑疫苗，8 个月龄接种麻疹疫苗和乙脑减毒活疫苗。

【知识点】 国家儿童免疫规划疫苗接种程序（表 31-3）。

表 31-3　国家儿童免疫规划疫苗接种程序

接种起始年龄	乙肝疫苗	卡介苗	脊灰疫苗	百白破疫苗	A 群流脑疫苗	麻疹疫苗	乙脑减毒活疫苗[a]	A+C 群流脑疫苗	麻腮风疫苗	甲肝减毒活疫苗[b]	白破疫苗
24 小时内	√										
0 月龄		√									
1 个月龄	√										
2 个月龄			√								
3 个月龄			√	√							
4 个月龄			√	√							
5 个月龄				√							
6 个月龄	√				√						
8 个月龄						√	√				
9 个月龄					√						
18 个月龄				√					√	√	
2 周岁							√				
3 周岁								√			
4 周岁			√								
6 周岁								√			√

[a]如为乙脑灭活疫苗，接种程序为 8 个月龄（2 剂次，间隔 7～10 天），2 周岁，6 周岁；[b]如为甲肝灭活疫苗，接种程序为 18 个月龄，24～30 个月龄（2 剂次，间隔≥6 个月）

2. 全科医生告知婴儿父母接种疫苗的禁忌证，下列说法正确的是

A. 正在发热期间应暂缓接种疫苗

B. 急性传染病期间（恢复期除外）应暂缓接种疫苗

C. 有过敏体质者，在接种疫苗前应详细了解过敏原，属于含有该过敏原的疫苗不应予以接种，不含该过敏原的疫苗可予接种

D. 患严重疾病者不予接种疫苗

E. 一日排便超过 4 次以上者，不宜服用脊髓灰质炎糖丸疫苗

F. 有癫痫、神经系统疾病及惊厥史者禁用百白破疫苗

[答案]　ACDEF

【评析】 每种疫苗都有一定的接种对象，也有一定的禁忌证。一般禁忌证包括急性传染病的潜伏期、前驱期、发病期及恢复期（一般指病后 1 个月内），发热或患严重疾病如心脏病、肝病、肾病、活动性结核病、化脓性皮肤病、免疫缺陷病或过敏性体质（如反复发作支气管哮喘、荨麻疹、血小板减少性紫癜等）等。特殊禁忌证指适用于某种疫苗使用的禁忌证，如一日排便超过 4 次以上者，不宜服用脊髓灰质炎糖丸疫苗；癫痫、神经系统疾病及惊厥史者禁用百白破疫苗；结核菌素试验阳性者，不宜接种卡介苗。

3. 该婴儿的父母咨询医生预防接种的不良反应，关于预防接种一般反应和处理的说法，正确的是

A. 预防接种一般反应与疫苗本身所固有的特性有关

B. 预防接种一般反应会对机体造成一过性生理功能障碍

C. 预防接种一般反应主要有发热和局部红肿

D. 注射减毒活疫苗后出现发热反应的时间较早

E. 预防接种一般反应一般不需任何处理

F. 全身反应严重者可给予小量解热镇痛药

［答案］ ABCEF

【评析】 注射减毒活疫苗后出现发热反应的时间稍晚，个别受种者注射麻疹疫苗后6～10天会出现中度发热，有类似轻型麻疹样症状。

第二节　小儿肺炎

本节提示

1. 熟悉小儿肺炎的病因。
2. 掌握小儿肺炎的诊断与鉴别诊断。
3. 掌握小儿肺炎的社区处理和转诊指征。
4. 熟悉小儿肺炎的常见并发症。
5. 熟悉小儿肺炎的健康指导。

一、单选题（每题1个得分点）

以下每题有5个备选答案，请从中选择1个正确答案。

1. 小儿最常见的肺炎类型是以下哪种

A. 大叶肺炎

B. 支气管肺炎

C. 间质性肺炎

D. 毛细支气管炎

E. 吸入性肺炎

［答案］ B

【评析】 肺炎临床诊断按照病理分类可分为：大叶肺炎、支气管肺炎、间质性肺炎、毛细支气管炎，以及其他不常见的肺炎，如吸入性肺炎等。小儿以支气管肺炎最为多见。

2. 婴幼儿社区获得性肺炎常见的病原是

A. 细菌

B. 病毒

C. 衣原体

D. 支原体

E. 真菌

［答案］ B

【评析】 病毒是婴幼儿社区获得性肺炎（community acquired pneumonia，CAP）常见病原，也是儿童社区获得性病原学区别于成人的重要特征，病毒病原的重要性随年龄增长而下降。呼吸道合胞病毒是引起社区获得性肺炎的首位病毒病原，其次是副流感病毒和流感病毒。

3. 呼吸道合胞病毒肺炎发病年龄最多见的是

A. 新生儿

B. 2～6个月龄

C. 1～2岁

D. 2～3岁

E. 3岁以上

［答案］ B

【评析】 呼吸道合胞病毒好发于2岁以内婴幼儿，尤以2～6个月婴儿为多。

4. 下列哪个症状对判定婴幼儿期肺炎的严重度没有帮助

A. 喘鸣

B. 胸壁吸气性凹陷

C. 鼻翼扇动

D. 呻吟

E. 意识障碍

［答案］ A

【评析】 世界卫生组织推荐2个月龄至5岁儿童出现胸壁吸气性凹陷或鼻翼扇动或呻吟之一表现者，提示有低氧血症，为重度肺炎；如果出现中心性发绀、严重呼吸窘迫、拒食或脱水征、意识障碍（嗜睡、昏迷、惊厥）表现之一者为极重度肺炎，这是重度肺炎的简易判断标准，适用于发展中国家及基层地区。对于住院患儿或条件较好的地区，社区获得性肺炎严重度评估还应依据肺部病变范围、有无低氧血症以及有无肺内外并发症表现等判断。

【知识点】 社区获得性肺炎患儿病情严重度评估（表31-4）。

表 31-4　社区获得性肺炎患儿病情严重度评估

临床特征	轻度 CAP	重度 CAP
一般情况	好	差
拒食或脱水征	无	有
意识障碍	无	有
呼吸频率	正常或略增快	明显增快[a]
发绀	无	有
呼吸困难(呻吟,鼻翼扇动,三凹征)	无	有
肺浸润范围	≤1/3 的肺	多肺叶受累或≥2/3 的肺
胸腔积液	无	有
脉搏血氧饱和度	>0.96	≤0.92
肺外并发症	无	有
判断标准	出现上述所有表现	存在以上任何一项

[a].呼吸明显增快:婴儿呼吸>70 次/分,年长儿呼吸>50 次/分

5. 重症肺炎患儿出现严重腹胀的主要原因是

A. 低钾血症

B. 中毒性肠麻痹

C. 胃肠道毛细血管通透性增加

D. 低钠血症

E. 代谢性酸中毒

[答案]　B

【评析】　重症肺炎时若发生中毒性肠麻痹,腹胀严重而加重呼吸困难,肠鸣音消失,有时呕吐咖啡渣样物,粪隐血阳性或排柏油样便。

6. 2 岁患儿,发热咳嗽 3 天,惊厥昏迷 1 天,体温 39 ℃,鼻翼扇动,肺部散在干湿啰音,心率 130 次/分,心律齐,肝肋下未及,最可能的诊断是支气管肺炎合并

A. 呼吸衰竭

B. 心力衰竭

C. 中毒性脑病

D. 中毒性肠麻痹

E. DIC

[答案]　C

【评析】　小儿支气管肺炎轻度缺氧表现为烦躁或思睡。脑水肿时出现嗜睡、凝视、昏睡、昏迷、反复惊厥、球结膜水肿、前囟膨隆,可有脑膜刺激征,呼吸不规则,瞳孔对光反射迟钝或消失。

二、多选题(每题 1 个得分点)

以下每题有 5 个备选答案,其中正确答案为 2 个或者 2 个以上,多选、少选、错选均不得分。

1. 婴幼儿时期容易发生肺炎的原因有

A. 气管、支气管管腔狭窄

B. 肺弹力组织发育差,血管丰富,易于充血

C. 肺间质发育旺盛,肺泡数少,肺含气量少

D. 免疫防御功能尚未充分发育

E. 接触致病微生物的机会多

[答案]　ABCD

【评析】　婴幼儿时期容易发生肺炎是由于呼吸系统生理解剖上的特点,如气管、支气管管腔狭窄,黏液分泌少,纤毛运动差,肺弹力组织发育差,血管丰富,易于充血,间质发育旺盛,肺泡数少,肺含气量少,易被黏液所阻塞等。在此年龄阶段免疫学上也有弱点,防御功能尚未充分发育,容易发生传染病、腹泻和营养不良、贫血、佝偻病等。这些内在因素不但使婴幼儿容易发生肺炎,而且比较严重。1 岁以下婴儿免疫力差,故肺炎易于扩散、融合并延及两肺。年龄较大及体质较强的小儿,机体反应性逐渐成熟,局限感染能力增强,肺炎往往出现较大的病灶,如局限于一叶,则为大叶肺炎。

2. 下列哪些是小儿支气管肺炎的临床特点

A. 发热大多呈弛张型或不规则型

B. 咳嗽早期不明显

C. 呼吸频率增快

D. 呼吸困难,严重者可有鼻翼扇动,三凹征

E. 胸部体征早期不明显

[答案]　ACDE

【评析】　小儿支气管肺炎在早期就会出现明显咳嗽,早期为干咳,极期咳嗽可减少,恢复期咳嗽增多、有痰。但新生儿、早产儿可无咳嗽,仅表现为口吐白沫等。

【知识点】　小儿支气管肺炎的临床表现。

(1)一般症状:发病前先有轻度的上呼吸道感染数日,早期体温多在 38~39 ℃,亦可高达 40 ℃

左右，大多为弛张型或不规则发热。新生儿可不发热。弱小婴儿可发热不高，仅出现拒食、呛奶、呕吐等症状。

(2)咳嗽：一般早期就出现明显的咳嗽及咽部痰声。早期为干咳，极期咳嗽可减少，恢复期咳嗽增多、有痰。但新生儿、早产儿可无咳嗽，仅表现为口吐白沫等。

(3)气促：多发生于发热、咳嗽之后，呼吸浅表、呼吸频率加快，重症者呼吸时呻吟，可出现发绀。呼吸和脉搏的比例自1∶4上升为1∶2左右。

(4)呼吸困难：常见呼吸困难，口周或指甲青紫及鼻翼扇动，重者呈点头状呼吸、三凹征、呼气时间延长等。有些病儿头向后仰，以便较顺利地呼吸。若使患儿被动地向前屈颈时，抵抗很明显。这种现象应和颈肌强直区别。

(5)肺部固定细湿啰音：胸部体征早期可不明显或仅呼吸音粗糙或稍减低，以后可闻及固定的中、细湿啰音或捻发音，往往在哭闹、深呼吸时才能听到。叩诊正常或有轻微的叩诊浊音或减低的呼吸音。但当病灶融合扩大累及部分或整个肺叶时，可出现相应的肺实变体征。如果发现一侧肺有明显叩诊浊音和(或)呼吸音降低则应考虑有无合并胸腔积液或脓胸。

(6)其他系统的症状及体征：较多见于重症患者。

①消化道症状：轻症肺炎常有食欲缺乏、呕吐、腹泻等，重症可引起麻痹性肠梗阻，表现腹胀、肠鸣音消失，腹胀可由缺氧及毒素引起，严重时膈肌上升，可压迫胸部，更加重呼吸困难。有时下叶肺炎可引起急性腹痛，应与腹部外科疾病鉴别。

②循环系统症状：较重肺炎患儿常见心力衰竭，表现如下。a. 呼吸频率突然加快，超过60次/分；b. 心率突然加快，>160～180次/分；c. 骤发极度烦躁不安，明显发绀，面色发灰，指(趾)甲微血管充盈时间延长；d. 心音低钝，奔马律，颈静脉怒张；e. 肝显著增大或在短时间内迅速增大；f. 少尿或无尿、颜面眼睑或双下肢水肿。

③神经系统症状：常见烦躁不安、嗜睡，或两者交替出现。幼婴易发生惊厥，多由于高热或缺钙所致。如惊厥的同时有明显嗜睡或烦躁，持续性昏迷，甚至发生强直性肌痉挛、偏瘫或其他脑征，则可能并发中枢神经系统病变如脑膜脑炎、中毒性或缺氧性脑病。

3. 下列关于呼吸增快的判定标准正确的是

A. 平静时观察1分钟

B. <2月龄：≥60次/分

C. 2月龄至1岁：≥50次/分

D. 1～5岁：≥40次/分

E. >5岁：≥30次/分

[答案]　ABCDE

【评析】　呼吸增快的判定标准(平静时观察1分钟)：<2月龄，≥60次/分；2月龄至1岁，≥50次/分；1～5岁，≥40次/分；>5岁，≥30次/分。在所有临床征象中，呼吸增快对放射学已诊断肺炎的患儿有最高的敏感度(74%)与特异性(67%)；对1岁以下肺炎患儿，呼吸频率还有助于提示肺炎严重度：呼吸频率>70次/分与低氧血症的相关敏感度为63%、特异度为89%。同样也需除外因发热或哭吵等因素对呼吸频率的影响。

4. 下列关于毛细支气管炎说法正确的是

A. 好发于1个月龄至2岁婴幼儿

B. 多发于夏季

C. 无发热或为低、中度发热

D. 喘憋为其主要临床特点

E. 以抗生素治疗为主

[答案]　ACD

【评析】　毛细支气管炎是婴幼儿最常见的下呼吸道感染。多由病毒引起，最常见的病原体为呼吸道合胞病毒，发病季节以每年的12月至次年的3月为主。典型的毛细支气管炎常发生在上呼吸道感染2～3天，患儿出现持续性干咳和发热，体温以中、低度发热为多见，发作性喘憋为其特点，喘憋发作时呼吸明显增快，可达每分钟60～80次，并伴有呼气延长和呼气性喘鸣；重症患儿明显表现出鼻翼扇动和“三凹征”，脸色苍白，口周发青，或出现发绀，患儿常烦躁不安，呻吟不止；病情更重的患儿可合并心力衰竭或呼吸衰竭。实验室检查血白细胞多正常或轻度增加。胸部X线片可表现为肺纹理增粗、双肺透亮度增强或有小片阴影和肺不张。由于毛细支气管炎多是由病毒感染引起，故发病早期一般不需用抗生素治疗。如发病后期怀疑继发细菌感染时可用抗生素治疗，治疗以镇静、镇咳等对症治疗为主。

5. 下列哪些是小儿肺炎的肺外并发症

A. 脑膜炎

B. 心包炎

C. 骨髓炎

D. 关节炎

E. 溶血尿毒症综合征

［答案］ ABCDE

【评析】 小儿肺炎的肺外并发症包括脑膜炎、脑脓肿、心包炎、心内膜炎、骨髓炎、关节炎，以及脓毒症、溶血尿毒症综合征等。

三、共用题干单选题(每个提问1个得分点)

以下每道试题有6个提问，每个提问有5个备选答案，请选择1个最佳答案。

患儿，女，7岁，咳嗽伴发热1周，加重3天就诊。患儿咳嗽呈刺激性，痰少，不易咳出。既往体质尚好，无反复呼吸道感染史。

查体：体温T38.2℃，呼吸36次/分，神清，精神尚可，口唇无发绀，颈软，无抵抗，全身未见皮疹、出血点，双侧颈部、颌下可及多个轻度肿大淋巴结，活动度好，无触痛，咽部稍红，双侧扁桃体无明显肿大，右肺呼吸音粗，左肺呼吸音清，未闻及干湿啰音，心率94次/分，律齐，各瓣膜区未闻及病理性杂音，腹平软，肝脾未及肿大，肠鸣音活跃，神经系统查体无异常。

血常规示：白细胞计数 $11\times10^{9}/L$，中性0.72，淋巴0.20，胸片示右下肺呈云雾状薄片影。

1. 下列关于小儿肺炎病原的说法错误的是
   A. 根据年龄能很好地预示儿童CAP的可能病原
   B. 年幼儿CAP 50%由病毒病原引起
   C. 年长儿CAP常由细菌、肺炎支原体感染所致
   D. 婴幼儿常见病毒-细菌、病毒-病毒混合感染
   E. 年长儿多为细菌和病毒混合感染

［答案］ E

【评析】 小儿肺炎病原有以下特征：年龄能很好地预示儿童CAP的可能病原；年幼儿CAP 50%由病毒病原引起，年长儿常由细菌、肺炎支原体感染所致；呼吸道合胞病毒是引起CAP的首位病毒病原，其次是副流感病毒Ⅰ型、Ⅱ型、Ⅲ型和流感病毒A型、B型；肺炎链球菌是儿童CAP最常见细菌病原，流感嗜血杆菌、卡他莫拉菌仍是儿童CAP常见病原；婴幼儿常见病毒-细菌、病毒-病毒混合感染，年长儿多为细菌和非典型病原混合感染。

【知识点】 不同年龄儿童社区获得性肺炎的常见病原(表31-5)。

表31-5　不同年龄儿童社区获得性肺炎的常见病原

年龄组	常见病原
28天至3个月龄	细菌
	肺炎链球菌
	大肠埃希菌
	肺炎克雷伯杆菌
	金黄色葡萄球菌
	沙眼衣原体
	病毒
	呼吸道合胞病毒
	副流感病毒Ⅰ型、Ⅱ型、Ⅲ型
3个月龄至5岁	细菌
	肺炎链球菌
	流感嗜血杆菌(b型、不定型)
	卡他莫拉菌
	金黄色葡萄球菌
	肺炎支原体
	病毒
	呼吸道合胞病毒
	腺病毒
	副流感病毒Ⅰ型、Ⅱ型、Ⅲ型
	流感病毒A型、B型
5—15岁	细菌
	肺炎链球菌
	肺炎支原体
	病毒
	流感病毒A型、B型

2. 该患儿最可能的诊断是
   A. 葡萄球菌性肺炎
   B. 呼吸道合胞病毒性肺炎
   C. 支原体肺炎
   D. 腺病毒性肺炎
   E. 衣原体肺炎

［答案］ C

【评析】 支原体肺炎多见于年长儿，轻至中度发热，刺激性咳嗽为突出表现，肺部体征常不明显。

【知识点】 小儿不同病原体所致肺炎的临床特点(表31-6)。

表 31-6 小儿不同病原体所致肺炎的临床特点

病原体	好发年龄	起病缓急	临床特点	中毒症状	肺部体征	肺部 X 特征
肺炎链球菌	年长儿，多致大叶肺炎；婴幼儿常引起支气管肺炎	起病急骤	突发高热、胸痛、呼吸急促；病初咳嗽不重，无痰，后可咳铁锈色痰	明显	肺实变体征，消散期可闻及湿啰音	早期肺纹理加深，后出现全肺、一个肺叶或节段的实变影
金黄色葡萄球菌	婴幼儿、新生儿及免疫功能低下者	起病急	多呈弛张高热，咳嗽、烦躁、呼吸困难明显，皮肤常见猩红热样或荨麻疹样皮疹	明显	肺部体征出现较早，双肺闻及中、细湿啰音	大小不等斑片状阴影，多发性肺脓肿、肺大疱和脓胸、脓气胸
肺炎克雷伯杆菌	多继发于慢性支气管扩张、流感或结核，近期使用抗生素之后；原发感染偶见婴幼儿	起病急骤	呼吸困难，年长儿有大量黏稠血性痰，婴儿少见；病情极为严重，发展迅速，患儿常呈休克状态	重	肺部体征减少或完全缺失	肺段或大叶性致密实变阴影，可伴多房性蜂窝状肺脓肿、脓胸及胸膜肥厚
流感嗜血杆菌	婴幼儿多见，儿童偶见	起病较缓	痉挛性咳嗽，小婴儿多并发脓胸、心包炎、败血症、脑膜炎及化脓性关节炎，易后遗支气管扩张症	重	呼吸音减低、湿啰音，肺实变体征，并发脓胸时有胸腔积液体征	多样，可呈小叶肺炎、大叶肺炎、肺段实变，伴胸腔积液
呼吸道合胞病毒	2 岁以内，尤以 2～6 个月多见	起病较急	中低度发热，喘憋为突出表现、呼气性呼吸困难	轻	肺部体征出现早，满肺喘鸣音，基部细湿啰音	肺纹理增多，小片阴影，肺气肿
腺病毒	6 个月至 2 岁	起病急骤	稽留高热，咳嗽剧烈，可出现喘憋、呼吸困难、发绀，易发生呼吸衰竭及其他系统功能障碍	重	肺部体征出现较晚，发热 4～5 天出现湿啰音，肺实变体征	较体征出现早，大小不等的片状阴影或融合成大病灶，肺气肿多见，病灶吸收缓慢
肺炎支原体	多见于年长儿，婴幼儿也见增多	年长儿起病缓慢，婴幼儿起病急	发热、热型不定，刺激性咳嗽为突出表现	不明显	肺部体征常不明显	支气管肺炎改变，或间质性肺炎改变，或均一的实变阴影，或以肺门阴影增浓为主
衣原体	＜6 个月，沙眼衣原体感染；＞5 岁，肺炎衣原体感染	起病缓慢	一般不发热，气促，频繁的间断性咳嗽，沙眼衣原体感染者约 1/2 患儿有眼结膜炎	不明显	可闻及湿啰音	间质性、双侧性、过度充气或有斑片阴影

3. 下列哪种肺炎中毒症状不明显

A. 肺炎链球菌肺炎

B. 葡萄球菌肺炎

C. 革兰阴性杆菌肺炎

D. 肺炎支原体肺炎

E. 腺病毒肺炎

［答案］ D

【评析】 肺炎支原体感染的儿童可有发热、咳嗽，合并其他器官受累，血沉增快，而中毒症状不重（表 31-6）。

4. 下列哪项不是支原体肺炎常见的 X 线表现

A. 支气管肺炎改变

B. 肺气肿

C. 间质性肺炎改变

D. 均一的实变影

E. 以肺门阴影增浓为主

［答案］ B

【评析】 支气管肺炎的 X 线改变大体分 4 种：①支气管肺炎改变；②间质性肺炎改变；③均一的实变阴影；④以肺门阴影增浓为主。细菌性肺炎胸片多呈实变征象；病毒性肺炎胸片肺气肿多见。

5. 治疗支原体肺炎首选的抗生素是

A. 青霉素

B. 头孢克洛

C. 妥布霉素

D. 红霉素

E. 左氧氟沙星

［答案］ D

【评析】 支原体肺炎首选大环内酯类抗生素。

6. 下列哪项不是支原体肺炎的肺外表现

A. 眼结膜炎

B. 溶血性贫血

C. 心肌炎

D. 脑膜炎

E. 吉兰-巴雷综合征

［答案］ A

【评析】 部分支原体肺炎患儿可出现全身多系统的临床表现，如溶血性贫血、心肌炎、脑膜炎、吉兰-巴雷综合征、肝炎、各型皮疹、肾炎等，而眼结膜炎多见于沙眼衣原体感染的患儿。

四、案例分析题

每个案例至少有 3 个提问，每个提问有 6～12 个备选答案，其中正确答案有 1 个或多个，每选择一个正确答案得 1 个得分点，每选择一个错误答案扣 1 个得分点，扣至本问得分点为 0。

患儿，女性，1 岁。咳嗽伴发热 3 天就诊。患儿 3 天前受凉后出现发热，体温最高 38.9 ℃，伴咳嗽、白痰、气促，无呕吐、腹泻。既往体质尚好，无反复呼吸道感染史。否认药物过敏史。

查体：体温 38.3 ℃，呼吸 36 次/分，神清，精神尚可，口唇无发绀，咽部红，双侧扁桃体一度肿大，心率 110 次/分，心律齐，各瓣膜区未闻及病理性杂音，双肺呼吸音粗，右下肺可及固定的细湿啰音，腹平软，肝脾未及肿大。

血常规示：白细胞 14.6×10^9/L，中性 0.85，淋巴 0.12，胸部 X 线片示右下肺斑片影。

1. 该患儿最可能的诊断是

A. 急性支气管炎

B. 支气管肺炎

C. 大叶性肺炎

D. 支气管哮喘

E. 肺结核

F. 支气管异物

［答案］ B

【评析】 典型的支气管肺炎常有发热、咳嗽、气促、呼吸困难，肺部有较固定的细湿啰音。X 线检查早期见肺纹理增粗，以后出现小斑片状阴影，以双肺下野、中内带及心膈区居多，可伴有肺气肿和肺不张。

2. 下列哪些治疗措施是正确的

A. 保持室内空气流通，室温在 20 ℃左右

B. 保持呼吸道通畅，变换体位，以利痰液排出

C. 饮食宜富含维生素和蛋白质，少量多餐

D. 口服阿莫西林或头孢菌素类药物

E. 静脉使用青霉素或头孢菌素类药物

F. 初始治疗 48 小时后应做病情和疗效评估

［答案］ ABCDF

【评析】 对 4 个月龄至 5 岁的轻度 CAP，首选口服阿莫西林，也可以选择头孢菌素类药物。

【知识点】 CAP 的初始治疗。CAP 初始治疗均是经验性的。对于轻度 CAP 的治疗：3 个月以下儿童有沙眼衣原体肺炎可能，而 5 岁以上者支原体肺炎、衣原体肺炎比率较高，均可首选大环内酯类，若疑及肺炎链球菌混合感染，可联合阿莫西林口服。对 4 个月龄至 5 岁 CAP，首选口服阿莫西林，也可以选择阿莫西林克拉维酸（7∶1剂型）、头孢羟

氨苄、头孢克洛、头孢丙烯、头孢地尼等。如怀疑早期金黄色葡萄球菌肺炎，应优先考虑口服头孢地尼。CAP 患儿口服抗菌药物是安全有效的，仅在重症肺炎或因呕吐等致口服难以吸收时才考虑胃肠道外抗菌药物疗法。且在初始治疗 48 小时后应做病情和疗效评估。

3. 该患儿出现下列哪些情况时，需要转诊至上级医院住院治疗

A. 持续高热 5 天不退
B. 呼吸急促，72 次/分
C. 发绀
D. 鼻翼扇动
E. 三凹征
F. 复查胸片病变进展
G. 拒食
H. 脱水征

[答案]　ABCDEFGH

【评析】　轻度 CAP 可以在门诊/家中治疗，由社区/乡镇医疗中心管理，如治疗 48 小时无效、高热不退或病情恶化出现呼吸急促、呼吸困难、发绀等，必须及时转诊治疗。

【知识点】　CAP 住院指征，有下列 1 项者。

(1)呼吸空气条件下，$SaO_2 \leqslant 0.92$(海平面)或 $\leqslant 0.90$(高原)或有中心性发绀。

(2)呼吸空气条件下，呼吸＞70 次/分(婴儿)，呼吸＞50 次/分(年长儿)，除外发热、哭吵等因素的影响。

(3)呼吸困难：胸壁吸气性凹陷、鼻翼扇动。

(4)间歇性呼吸暂停，呼吸呻吟。

(5)持续高热 3～5 天不退者或有先天性心脏病、先天性支气管肺发育不良、先天性呼吸道畸形、重度贫血、重度营养不良等基础疾病者。

(6)胸部 X 线片等影像学资料证实双侧或多肺叶受累或肺叶实变并肺不张、胸腔积液或短期内病变进展者。

(7)拒食或有脱水征者。

(8)家庭不能提供恰当充分的观察和监护，或 2 个月龄以下 CAP 患儿。

4. 该患儿在住院治疗期间，突然出现烦躁不安、口周发绀，呼吸 70 次/分，心率 186 次/分，心音低钝，双肺散在密集的细湿啰音，肝增大于右肋下 3 cm。最可能诊断为支气管肺炎合并

A. 呼吸衰竭
B. 心力衰竭
C. 心肌炎
D. 中毒性脑病
E. 脓胸
F. 上气道梗阻

[答案]　B

【评析】　支气管肺炎合并心力衰竭时表现为：①呼吸突然加快，＞60 次/分；②心率突然＞180 次/分；③骤发极度烦躁不安，明显发绀，面色发灰，指(趾)甲微血管充盈时间延长；④心音低钝，奔马律，颈静脉怒张；⑤肝脏迅速增大；⑥尿少或无尿，颜面眼睑或双下肢水肿。

5. 对该患儿的救治措施包括

A. 吸氧
B. 使用呼吸兴奋药
C. 使用强心药
D. 使用脱水药
E. 穿刺抽脓液
F. 气管插管

[答案]　AC

【评析】　该患儿出现心力衰竭，应给予洋地黄类强心药治疗。

6. 经过积极救治，该患儿病情逐渐好转，关于抗菌药物使用的疗程，下列说法正确的是

A. 用至体温正常后 3～5 天
B. 全身症状明显改善
C. 呼吸道症状完全消失
D. 肺炎链球菌肺炎疗程 7～10 天
E. 肺炎支原体肺炎疗程 10～14 天
F. 耐甲氧西林金黄色葡萄球菌肺炎疗程 21～28 天

[答案]　ABDEF

【评析】　CAP 抗菌药物一般用至热退且平稳、全身症状明显改善、呼吸道症状部分改善后 3～5 天。病原微生物不同、病情轻重不等、存在菌血症与否等因素均影响 CAP 疗程，一般肺炎链球菌肺炎疗程 7～10 天，流感嗜血杆菌肺炎 14 天左右，而耐甲氧西林金黄色葡萄球菌肺炎疗程宜延长至 21～28 天，革兰阴性肠杆菌肺炎疗程 14～21 天，肺炎支原体肺炎、衣原体肺炎疗程平均 10～14 天，个别严重者可适当延长，嗜肺军团菌肺炎 21～28 天。

第三节　小儿腹泻

本节提示

1. 熟悉小儿腹泻的病因。
2. 掌握小儿腹泻的诊断与鉴别诊断。
3. 掌握小儿腹泻的社区处理。
4. 掌握小儿腹泻的健康指导。
5. 掌握小儿腹泻的转诊指征。

一、单选题(每题1个得分点)

以下每道试题有5个备选答案，请从中选择1个正确答案。

1. 婴幼儿易感腹泻的因素不包括下列哪项

A. 消化系统发育不成熟，不能耐受食物质和量的较大变化

B. 生长发育快，所需营养物质较多，消化道负担较重

C. 胃肠道免疫防御功能尚未健全

D. 肠道菌群在逐渐完善中，易受环境干扰，出现菌群失调

E. 母乳中缺乏SIgA，母乳喂养儿较人工喂养儿更易发生肠道感染

［答案］ E

【评析】 母乳中含有大量体液因子(SIgA、乳铁蛋白等)、巨噬细胞和粒细胞等，有很强的抗肠道感染作用。家畜乳中虽有上述某些成分，但在加热过程中被破坏，而且人工喂养的食物和食具极易污染，故人工喂养儿肠道感染发生率明显高于母乳喂养儿。

2. 婴幼儿秋冬季腹泻最常见的病原是

A. 柯萨奇病毒

B. 轮状病毒

C. 白念珠菌

D. 致病性大肠埃希菌

E. 金黄色葡萄球菌

［答案］ B

【评析】 轮状病毒肠炎多发生于秋冬季节，主要侵犯6～24个月的婴幼儿，4岁以上少见。

3. 女婴，3个半月，混合喂养，腹泻2个月，排便5～6次/天，稀或糊状，无脓血，食欲好。面部湿疹，体重5.8 kg，最可能的诊断是

A. 迁延性腹泻

B. 慢性腹泻

C. 感染性腹泻

D. 饮食性腹泻

E. 生理性腹泻

［答案］ E

【评析】 生理性腹泻多见于6个月内小婴儿，外观虚胖，常有湿疹。生后不久即出现腹泻，无其他症状，食欲好，不影响生长发育。添加辅食后排便逐渐转为正常。病程2周至2个月为迁延性腹泻，超过2个月为慢性腹泻，多与营养不良和急性期未彻底治疗有关，以人工喂养儿多见。

4. 男婴，7个月，母乳喂养，半个月前开始添加辅食，近1周出现呕吐、腹泻，排便4～5次/天，呈糊状，带黏液，偶有便血，食欲不佳，面部有湿疹。该患儿腹泻最可能的原因是

A. 乳糖不耐受

B. 食物过敏

C. 肠道病毒感染

D. 肠道寄生虫感染

E. 肠易激综合征

［答案］ B

【评析】 该患儿呕吐、腹泻出现于添加辅食后，大便带黏液和血，面部有湿疹，考虑为食物过敏症导致的腹泻。

【知识点】 小儿常见非感染性腹泻的临床特点和治疗。

(1)乳糖不耐受症：分为先天性和后天性。前者见于母乳或牛乳喂养儿，多在生后第1周内出现大量渗透性腹泻，部分迟发型于出生后几年才出现症状。后者多发生于各种肠炎、肠道寄生虫、胃肠道手术后，水样、泡沫状大便，次数频繁、缺少粪质，

可伴有呕吐、腹胀、脱水、酸中毒等。治疗：停用含乳糖食物，代之以各种豆类食品、蔗糖、果糖等。

(2)食物过敏症：多见于婴幼儿，主要为对乳蛋白和大豆蛋白过敏，呕吐、腹泻，常带黏液和血，通常在 6 个月时症状最显著。6 个月至 14 岁患儿可出现湿疹、哮喘、过敏性鼻炎等全身症状。治疗：避免引起过敏的食物，多数儿童 2 岁或 3 岁以后对食物不再过敏，故不必长期控制饮食；必要时可用抗组胺药、激素。

(3)药物性腹泻：大多呈水样便，表现为急性、一过性腹泻，少数可呈慢性发作，与用药史有密切关系。服药史、药物剂量和疗程常可为确诊提供重要线索。治疗：立即停药或改用其他药物，同时给予对症治疗。

(4)肠易激综合征：有持续或间断反复发作达 3 个月以上的下述症状。①上腹痛或不适，排便后缓解；②表现不同的排便不规律(至少占 25%的时间)，有排便次数的改变、大便性状的改变(硬、松散或水样)、排便感异常(紧迫感、排便不尽感)；③排便带黏液；④胀气或腹胀感。同时应排除各种器质性疾病的可能性。治疗：解除精神压力，适量的镇静药；减少食物中纤维素含量；仍无明显好转者，年长儿可考虑使用止泻药；中医中药治疗。

5. 区别轻、重型小儿腹泻的主要指标是

A. 病程长短

B. 热度高低

C. 大便次数

D. 呕吐次数

E. 有无水电解质紊乱

[答案]　E

【评析】　根据腹泻的严重程度，分为轻型和重型。轻型：无脱水或轻度脱水，无中毒症状，肠道症状轻。重型：中重度脱水，有明显中毒症状(烦躁不安、精神萎靡、嗜睡、面色苍白、高热或体温不升)、电解质紊乱和酸碱失衡(低钾血症、低钙和低镁血症、低磷血症、代谢性酸中毒)、胃肠道症状较重。

6. 关于小儿腹泻的治疗原则，错误的是

A. 纠正脱水

B. 短期禁食

C. 加强护理

D. 合理用药

E. 预防并发症

[答案]　B

【评析】　小儿腹泻的治疗原则包括纠正脱水、调整饮食、加强护理、合理用药、预防并发症。患儿腹泻期间应根据疾病的特殊病理生理状况、个体消化吸收功能和平时的饮食习惯合理调整饮食。母乳喂养者继续哺乳，适当缩短每次哺乳时间，并多给患儿补充水分；人工喂养的小儿可给等量的水、米汤、稀释牛奶或其他代乳品，由米汤、粥、面条等逐步过渡到正常饮食。

7. 患儿，女，1 岁，平常体重 10 kg，腹泻 1 天伴中度脱水，该患儿液体丢失约为

A. 300 ml

B. 500 ml

C. 800 ml

D. 1200 ml

E. 2000 ml

[答案]　C

【评析】　轻度脱水的失水量占体重的≤5%(50 ml/kg)，中度脱水的失水量为体重的 5%～10%(50～100 ml/kg)，重度脱水的失水量为体重的 10%以上(100～120 ml/kg)。

8. 患儿，男，2 岁，因腹泻、中度脱水给予补液治疗，既往有佝偻病史，在输液过程中出现抽搐，最常见的原因是

A. 低钾血症

B. 低钙血症

C. 低血糖症

D. 低氯血症

E. 低镁血症

[答案]　B

【评析】　对合并营养不良或佝偻病的患儿，在补液治疗脱水期间容易出现稀释性低钙血症，应早期给钙。在输液过程中如出现抽搐，可给予 10%葡萄糖酸钙 5～10 ml 静脉缓注。

9. 患儿，女，11 个月龄，因腹泻、呕吐入院，诊断为重型婴儿腹泻，经输液 6 小时后排尿，但出现精神萎靡，心音低钝，四肢无力，腹胀，肠鸣音减弱，应考虑为

A. 酸中毒

B. 低血钠

C. 低血钾

D. 低血钙

E. 低血镁

[答案]　C

【评析】　腹泻的患儿均有缺钾，但血钾在脱水未纠正前大多不低。在补液过程中，由于随着血容

量的恢复，血钾被稀释；酸中毒被纠正和输入的葡萄糖合成糖原使钾向细胞内转移；利尿后排钾增多和腹泻继续丢失钾等原因，可使血钾迅速下降，出现缺钾症状。

二、**多选题(每题1个得分点)**

以下每道试题有5个备选答案，其中正确答案为2个或者2个以上，多选、少选、错选均不得分。

1. 幼儿期慢性腹泻的常见病因

A. 慢性非特异性腹泻

B. 继发性双糖酶缺乏

C. 牛奶或大豆蛋白不耐受

D. 麸质敏感性肠病

E. 胃肠道炎症后吸收不良综合征

［答案］ ABDE

【评析】 牛奶或大豆蛋白不耐受是婴儿期慢性腹泻的常见病因。

【知识点】 不同年龄阶段儿童慢性腹泻的常见病因(表31-7)。

表31-7　不同年龄阶段儿童慢性腹泻的常见病因

年龄阶段	慢性腹泻的病因
婴儿期	①胃肠道炎症后吸收不良综合征；②牛奶或大豆蛋白不耐受；③继发性双糖酶缺乏；④囊性纤维样变
幼儿期	①慢性非特异性腹泻；②继发性双糖酶缺乏；③蓝氏贾地鞭毛虫病；④胃肠道炎症后吸收不良综合征；⑤麸质敏感性肠病；⑥囊性纤维样变
学龄期	①肠易激综合征；②炎症性肠病；③蓝氏贾地鞭毛虫病；④乳糖不耐受

2. 长期应用广谱抗生素的患儿，易诱发哪些肠炎

A. 空肠弯曲菌肠炎

B. 金黄色葡萄球菌肠炎

C. 伪膜性小肠结肠炎

D. 白色念珠菌肠炎

E. 耶尔森菌小肠结肠炎

［答案］ BCD

【评析】 长期应用广谱抗生素、肾上腺皮质激素、免疫低下者，可致肠道菌群失调，使肠道耐药菌(如金黄色葡萄球菌、铜绿假单胞杆菌、难辨梭状芽孢杆菌和白色念珠菌等)大量繁殖，引起肠炎。发病多在持续用药2～3周。婴幼儿病情多较重。

【知识点】 常见几种抗生素诱发的肠炎特点。

(1)金黄色葡萄球菌肠炎：是细菌侵袭肠壁和产生肠毒素所致。大便有腥臭味，海水样，黏液较多，少数为血便。全身中毒症状重，甚至休克。大便镜检有大量脓细胞和成簇的革兰阳性球菌，培养有金黄色葡萄球菌生长，凝固酶试验阳性。

(2)伪膜性小肠结肠炎：由难辨梭状芽孢杆菌引起。除万古霉素和胃肠道外用氨基糖苷类外，其他抗生素均可诱发本病。可在用药1周内或迟至停药后4～6周发病。也可见于外科术后。大便水样，可有假膜排出，少数血便。大便厌氧菌培养分离出难辨梭状芽孢杆菌。

(3)白色念珠菌肠炎：常伴鹅口疮。大便泡沫较多，有黏液，可见豆腐渣样细块(菌落)，偶见血便。大便镜检可见真菌孢子和假菌丝，或做真菌培养。

3. 急性腹泻病患儿能进食后应

A. 补镁

B. 补钾

C. 补钠

D. 补锌

E. 补钙

［答案］ BCD

【评析】 急性腹泻患儿能进食后应口服补液，可用WHO推荐的新口服补液盐，由氯化钠2.6 g/L、氯化钾1.5 g/L、无水葡萄糖13.5 g/L和柠檬酸钠2.9 g/L组成。此外还应予以补锌治疗，＞6个月的患儿，每天补充元素锌20 mg；＜6个月的患儿，每天补充元素锌10 mg，共10～14天。元素锌20 mg相当于硫酸锌100 mg，葡萄糖酸锌140 mg。

4. 下列哪些治疗方法有助于改善腹泻病情，缩短病程

A. 肠黏膜保护剂

B. 微生态疗法

C. 补充维生素A

D. 抗分泌药

E. 止泻药

［答案］ ABCD

【评析】 有助于改善腹泻病情、缩短病程的治疗方法有以下几种。

(1)应用肠黏膜保护剂：吸附病原体和毒素，维持细胞的吸收和分泌功能，增强肠壁屏障功能，常用药物有蒙脱石散。

(2)应用微生态疗法：有助于恢复肠道正常菌

群的生态平衡，抑制病原体定植和侵袭，常用的益生菌如双歧杆菌、乳酸杆菌等。

(3)补充维生素A：维生素A在体内可以保持上皮组织结构的完整与健全，是维持肠道免疫的重要膳食维生素，具有免疫调节作用。

(4)应用抗分泌药物：直接抑制水电解质分泌，迅速控制症状，用于分泌性腹泻。

(5)中医治疗：采用辨证方药、针灸、穴位注射及推拿等方法。

止泻药在感染性腹泻时应慎用，可使肠内容物延缓排除，增加致病微生物与黏膜接触时间和毒性产物的吸收，于病情不利。

5. 下列哪些是2/3张含钠液

A. 2∶1液

B. 4∶3∶2液

C. 1∶1加碱液

D. 2∶3∶1液

E. 0.9%氯化钠

[答案] BC

【评析】 一般将溶液中电解质所具有的渗透压作为溶液的张力。判断某溶液的张力，是以它的渗透压与血浆渗透压正常值相比所得的比值来表示。常见配制液体的张力如下。

(1)5%葡萄糖和10%葡萄糖输入体内后无张力。

(2)0.9%氯化钠、2∶1液(0.9%氯化钠2份+1.4%碳酸氢钠1份)是等张液。

(3)4∶3∶2液(0.9%氯化钠4份+5%葡萄糖3份+1.4%碳酸氢钠2份)、1∶1加碱液(0.9%氯化钠100 ml+5%葡萄糖100 ml+5%碳酸氢钠10 ml)是2/3张含钠液。

(4)2∶3∶1液(0.9%氯化钠2份+10%葡萄糖3份+1.4%碳酸氢钠1份)是1/2张含钠液。

6. 下列哪些是难治性腹泻的特点

A. 发病年龄小，3个月以下小婴儿

B. 病程>2周

C. 合并有营养不良与生长发育障碍

D. 经一般治疗无效

E. 预后差，病死率高

[答案] ABCDE

【评析】 以上均是难治性腹泻的特点。

三、共用题干单选题(每个提问1个得分点)

以下每题有8个提问，每个提问有5个备选答案，请选择1个最佳答案。

患儿，男，1岁，因呕吐、腹泻3天就诊。患儿3天前无明显诱因下突发高热，体温39 ℃，半天后出现呕吐，随后出现腹泻，呕吐每天3～5次，为胃内容物，非喷射性，排便每天10次以上，为黄色稀水便，蛋花汤样，无黏液、脓血，无特殊臭味。病后食欲差，尿少，近10小时无尿。患儿既往无反复腹泻和呕吐病史。体重9 kg。

查体：体温38.9 ℃，脉搏135次/分，呼吸35次/分，血压80/50 mmHg。急性重病容，面色发灰，皮肤无黄染，未见皮疹，皮肤弹性差，眼窝明显凹陷，哭无泪，肢端凉。心率135次/分，律齐，心音稍低钝，肺(—)，腹稍胀，肝肋下1 cm，肠鸣音存在。神经系统检查无异常。

实验室检查：血常规示白细胞8.6×10^9/L、中性0.32，淋巴0.65；粪便常规偶见白细胞，隐血(—)；血电解质：血钾3.0 mmol/L，血钠133 mmol/L，血氯102 mmol/L，二氧化碳结合力15 mmol/L。

1. 该患儿腹泻最可能的诊断是

A. 轮状病毒肠炎

B. 产毒性大肠埃希菌肠炎

C. 致病性大肠埃希菌肠炎

D. 侵袭性大肠埃希菌肠炎

E. 真菌性肠炎

[答案] A

【评析】 根据该患儿的年龄、临床表现、粪便现状及血常规和粪常规检查，最可能为病毒感染。

【知识点】 小儿常见感染性腹泻的临床特点(表31-8)。

2. 下列哪项不是重型腹泻的表现

A. 胃肠道症状重

B. 中重度脱水

C. 代谢性碱中毒

D. 低钾血症

E. 烦躁不安

[答案] C

【评析】 重型腹泻时由于腹泻丢失大量碱性物质，进食少和肠吸收不良，血容量减少、血液浓缩，组织灌注不良和缺氧，乳酸堆积及肾血流量不足、尿量减少，酸性代谢产物潴留，绝大多数患儿都有不同程度的酸中毒。

3. 该患儿考虑存在

A. 等渗性中度脱水

B. 低渗性重度脱水

C. 等渗性重度脱水

表 31-8　小儿常见感染性腹泻的临床特点

病原体	好发年龄	好发季节	临床表现	粪常规
轮状病毒	6～24个月	秋冬季	潜伏期1～3天，起病急，常有发热和上呼吸道感染症状，一般无明显中毒症状。病初即发生呕吐，之后出现腹泻。大便次数增多，多数每日在10次以内，亦可达数十次，量多，水样或蛋花样，无脓血和腥臭味。常有脱水、酸中毒症状。病程3～8天，呈自限性	偶有少量白细胞
诺沃克病毒	学龄儿童及成人	9月至次年4月	潜伏期1～2天，起病急，常有发热、呼吸道症状，伴乏力、头痛、肌肉痛。呕吐、腹痛、腹泻，解中等量稀便或水样便。病程1～3天	偶有少量白细胞
致病性大肠埃希菌	1岁以下婴儿和营养不良及佝偻病患儿	夏秋季	潜伏期1～2天。起病急缓不一，大多无发热，伴有恶心、呕吐、腹痛，大便呈黄绿色或蛋花汤样，伴较多黏液，有腥臭味，每日5～10次，重者可伴发热、脱水、电解质紊乱。病程1～2周，也可迁延几周	少量白细胞
产毒素性大肠埃希菌	婴幼儿	夏季	潜伏期1～2天。起病急，低热、呕吐、腹泻，大便次数多、量多，呈水样，混有黏液。多伴有脱水、酸中毒和电解质紊乱。病程3～7天	常无白细胞
侵袭性大肠埃希菌	学龄儿童	夏季	潜伏期13～24小时。起病急，高热，腹泻频繁、大便黏冻样含脓血，腥臭味，常伴恶心、呕吐、腹痛和里急后重。可出现严重的全身中毒症状，甚至休克。病程5～14天	大量红、白细胞
出血性大肠埃希菌	各年龄段	夏秋季	起病急，病情重，发热、恶心、呕吐、腹痛，开始为水样便，后为血水便，有特殊臭味，可并发溶血尿毒综合征	大量红细胞，常无白细胞
空肠弯曲菌	6个月至2岁	夏季	潜伏期2～11天，起病急，可有上呼吸道感染的前驱症状，呈黏液便或脓血便，有腥臭味。病程1周左右	大量白细胞及红细胞
鼠伤寒沙门菌	2岁以下，新生儿和婴儿易感	4～9月	潜伏期一般8～48小时，起病急，发热、腹泻，大便呈稀糊状，带有黏液或脓血便，性状多变，有特殊臭味，有全身中毒症状	白、红细胞
耶尔森菌	婴儿及儿童	冬春季	大便为水样、黏液样或脓血便，多伴有发热、头痛、全身不适，呕吐和腹痛，腹痛可很严重（多有肠系膜淋巴结炎所致）。病程1～3周	白、红细胞
痢疾杆菌	儿童	夏秋季	起病急，全身症状重。大便次多，量少，排脓血便，伴里急后重	脓细胞、红细胞和吞噬细胞
白色念珠菌	体弱、营养不良或长期用广谱抗生素和激素的小儿		黄稀便，含泡沫多，有时呈豆腐渣样，偶见血便。常伴鹅口疮。	真菌孢子及菌丝

D. 低渗性中度脱水

E. 低渗性轻度脱水

［答案］ C

【评析】 该患儿血压 80/50 mmHg，近 10 小时无尿，眼窝明显凹陷，哭无泪，肢端凉，血钠 133 mmol/L，为等渗性重度脱水。

【知识点】 小儿脱水程度的评价（表 31-9）和脱水性质的判断（表 31-10）。

表 31-9　小儿脱水程度评价

脱水程度	轻度	中度	重度
丢失体液（占体重%）	≤5%	5%～10%	＞10%
精神状态	稍差	萎靡或烦躁	嗜睡～昏迷
皮肤弹性	尚可	差	极差[a]
黏膜	稍干燥	干燥	明显干燥
前囟、眼窝	稍有凹陷	凹陷	明显凹陷
肢端	尚温暖	稍凉	凉或发绀
尿量	稍少	明显减少	无尿
脉搏	正常	增快	明显增快、且弱
血压	正常	正常或稍降	降低、休克

[a]. 捏起皮肤恢复≥2 秒

表 31-10　小儿脱水性质的判断

脱水类型	失钠程度	常见病因	血钠（mmol/L）	主要脱水部位	临床特点
等渗性	失钠≈失水	腹泻、胃肠液引流、肠瘘等	130～150	细胞外为主	表31-9 所述的脱水症状和体征
低渗性	失钠＞失水	营养不良伴腹泻、非电解质输入过多、限盐并使用利尿药、大面积烧伤	＜130	细胞外	脱水重，休克早，严重者脑细胞水肿
高渗性	失钠＜失水	腹泻伴高热、高热大汗、饮水少、补充过多等渗或高渗液体等	＞150	细胞内	口渴、高热明显，黏膜干燥，脑细胞脱水者神经系统症状明显

4. 对于该患儿，第 1 天的静脉补液量应为

A. 60～90 ml/kg

B. 90～120 ml/kg

C. 120～150 ml/kg

D. 150～180 ml/kg

E. 180～210 ml/kg

［答案］ D

【评析】 静脉补液用于中度以上脱水或吐泻重或腹胀的患儿。第 1 天补液总量包括补充累积损失量、生理的和异常的继续损失量。一般轻度脱水 90～120 ml/kg，中度脱水 120～150 ml/kg，重度脱水 150～180 ml/kg。

5. 下列关于第一天静脉补液说法，错误的是

A. 等渗性脱水用 1/2 张含钠液

B. 低渗性脱水用 2/3 张含钠液

C. 高渗性脱水用 1/3 张含钠液

D. 扩容阶段用 1∶1 等张含钠液

E. 扩容后补液阶段，补液速度为每小时 8～12 ml/kg

［答案］ D

【评析】 扩容阶段对重度或中度脱水有明显周围循环障碍者，用 2∶1 等张含钠液（2 份氯化钠加 1 份 1.4%碳酸氢钠）20 ml/kg，于 60 分钟内快速滴注，以迅速增加血容量，改善循环和肾功能。

6. 下列给予该患儿的治疗措施中，错误的是

A. 禁食直至腹泻停止

B. 不需应用抗菌药物

C. 补液过程中每 1～2 小时评估脱水情况

D. 输液后有尿时开始补钾

E. 每日补钾量 200～300 mg/kg

［答案］ A

【评析】 腹泻时进食和吸收减少，而营养需要量增加是导致营养不良的重要原因。腹泻时营养物质的吸收减少约30%，但其大部分仍可消化、吸收和利用。滥用禁食，尤其是较长时间的禁食，对患儿是不利的。故脱水患儿除严重呕吐者暂时禁食；母乳喂养者继续哺母乳，暂停辅食；人工喂养者暂停牛奶和其他食物各4～6小时外，均应继续进食。少量多餐，人工喂养者可给等量米汤或水稀释的牛奶、米汤、粥、面条等，逐步过渡到正常饮食。病毒性肠炎以饮食疗法和支持疗法为主，不需应用抗菌药。

7. 该患儿补液后排尿，此时输液瓶中尚有不含钾液体200 ml，此液体中最多可加入10%氯化钾多少毫升

A. 4 ml

B. 6 ml

C. 8 ml

D. 10 ml

E. 12 ml

［答案］ B

【评析】 腹泻时，轻度脱水患儿可分次口服补钾；中重度脱水可给予静脉滴注，氯化钾静脉滴注浓度不得超过0.3%(40 mmol/L)。

8. 经过第1天的补液后，患儿的脱水和电解质紊乱已基本纠正。在第2天的补液中，补充生理需要量应使用哪种含钠液

A. 1/2张含钠液

B. 2/3张含钠液

C. 1/3张含钠液

D. 1/5张含钠液

E. 等张液

［答案］ D

【评析】 第2天及以后的补液主要是补充生理的和异常的继续损失量，继续补钾，供给热量。能口服者改为口服补液，若腹泻仍频或口服液量不足者，仍需静脉补液。补液量需根据吐泻和进食情况估算。一般生理需要量按每日60～80 ml/kg，用1/5含钠液补充；异常继续损失量是丢失多少补多少，用1/2～1/3张含钠液补充。

四、案例分析题

每个案例至少有3个提问，每个提问有6～12个备选答案，其中正确答案有1个或多个，每选择一个正确答案得1个得分点，每选择一个错误答案扣1个得分点，扣至本问得分点为0。

患儿，女，19个月，腹泻1天就诊。患儿昨日午睡时腹部受凉，当晚出现腹泻，伴阵发性腹痛，排便后腹痛可缓解，腹泻共4次，起初为糊状便，后为黄色水样便，无发热、呕吐，食欲稍差。查体：血压110/70 mmHg，精神稍差，皮肤弹性尚可，心率80次/分，心律齐，肺(—)，腹软，无压痛，肝脾肋下未触及，肠鸣音8次/分。

1. 全科医生考虑该患儿为“非感染性腹泻”，下列关于预防脱水的家庭指导，正确的是

A. 从腹泻开始，就给口服足够的液体以预防脱水

B. 母乳喂养儿应继续母乳喂养，并且增加喂养的频次及延长单次喂养的时间

C. 混合喂养的婴儿，应在母乳喂养基础上给予ORS或其他清洁饮用水

D. 人工喂养儿选择ORS或食物基础的补液如汤汁、米汤水和酸乳饮品或清洁饮用水

E. 每次稀便后补充一定量的液体直到腹泻停止

F. 该患儿每次稀便后补充液体50 ml

［答案］ ABCDE

【评析】 从患儿腹泻开始，就给口服足够的液体以预防脱水。母乳喂养儿应继续母乳喂养，并且增加喂养的频次及延长单次喂养的时间；混合喂养的婴儿，应在母乳喂养基础上给予ORS或其他清洁饮用水；人工喂养儿选择ORS或食物基础的补液如汤汁、米汤水和酸乳饮品或清洁饮用水。建议在每次稀便后补充一定量的液体(<6个月者，50 ml；6个月至2岁者，100 ml；2—10岁者，150 ml；10岁以上的患儿能喝多少给多少)，直到腹泻停止。

2. 下列关于WHO推荐的新口服补液盐(ORS)配方和组成，说法正确的是

A. 新ORS为“低渗”

B. 钠75 mmol/L

C. 氯65 mmol/L

D. 葡萄糖75 mmol/L

E. 钾20 mmol/L

F. 柠檬酸10 mmol/L

G. 渗透压345 mmol/L

［答案］ ABCDEF

【评析】 渗透压为245 mmol/L。

【知识点】 2005年WHO推荐使用新ORS

(“低渗”ORS)配方取代以前的 ORS 配方,配方中钠 75 mmol/L、氯 65 mmol/L、葡萄糖 75 mmol/L、钾 20 mmol/L、柠檬酸 10 mmol/L,渗透压 245 mmol/L。新配方有助于缩短腹泻持续时间,减少大便的量及减少静脉补液。考虑到各国和各地区的具体情况,“低渗”ORS 的组成有一个允许范围:总溶质浓度(包括葡萄糖)200～310 mmol/L、钠 60～90 mmol/L、葡萄糖至少相当于钠的浓度、钾 15～25 mmol/L、柠檬酸 8～12 mmol/L、氯化物 50～80 mmol/L。

3. 下列关于口服补液,哪些说法是错误的

A. 用于腹泻时脱水的预防

B. 用于治疗轻中度脱水

C. 常用 WHO 推荐的口服补液盐(ORS)

D. 补液最初 8 小时,ORS 用量(ml)=(50～75 ml)×体重(kg)

E. 少量多饮

F. 病情加重,脱水无好转,随时改用静脉补液

[答案]　D

【评析】　采用口服补液,经济、方便、效果好,非常适合基层应用,适用于脱水的预防、轻中度脱水,无呕吐或呕吐不严重的患儿。禁忌证有明显休克、心肾功能不全或其他严重并发症、新生儿、频繁呕吐、不能进饮。补液最初 4 小时,ORS 用量(ml)=(50～75 ml)×体重(kg)。服用方法:每 5～10 分钟喂一次,每次 10～20 ml,少量多饮用。4 小时后再评估脱水症状,调整治疗方案。

4. 患儿在家庭治疗期间,出现下列哪些情况需要及时送医院

A. 腹泻剧烈,排便次数多或腹泻量大

B. 不能正常饮食

C. 频繁呕吐、无法口服给药者

D. 发热(3 个月内的婴儿体温＞38 ℃,3～36 个月幼儿体温＞39 ℃)

E. 明显口渴,发现脱水体征

F. 神志改变,如易激惹、淡漠、嗜睡等

G. 粪便带血

H. 病情未好转

[答案]　ABCDEFGH

【评析】　无脱水征和轻度脱水的腹泻患儿可在家庭治疗,对病情未好转或出现下列任何一种症状的患儿须及时送医院:①腹泻剧烈,大便次数多或腹泻量大;②不能正常饮食;③频繁呕吐、无法口服给药者;④发热(3 个月内的婴儿体温＞38 ℃,3～36 个月幼儿体温＞39 ℃);⑤明显口渴,发现脱水体征,如眼窝凹陷、泪少、黏膜干燥或尿量减少等,神志改变,如易激惹、淡漠、嗜睡等;⑥粪便带血;⑦年龄＜6 个月、早产儿,有慢性病史或合并症。

5. 在社区治疗期间,下列哪些情况需要及时转诊上级医院

A. 全身感染中毒症状重,出现感染性休克

B. 低钾血症

C. 并发心肌炎、脑炎

D. 病程超过 2 周

E. 经一般治疗无效

F. 疑似中毒型细菌性痢疾

[答案]ACDEF

【评析】　腹泻的患儿均有缺钾,通常在治疗前 6 小时曾有排尿或输液后有尿时即可开始补钾。低钾血症如能纠正,一般无须转诊。

6. 如何向患儿家属进行预防腹泻的宣教

A. 提倡母乳喂养

B. 添加辅食应采取逐步过渡的方式

C. 注意饮水和饮食卫生

D. 培养儿童卫生习惯,饭前便后洗手

E. 注意气候变化时的护理,避免过热或受凉

F. 避免长期滥用广谱抗生素

[答案]　ACDEF

【评析】　除以上各点外,还要加强粪便管理,改造不卫生厕所;发现腹泻患儿和带菌者要隔离治疗,粪便应消毒处理;灭蝇、灭蛆,防止昆虫污染。

(祝墡珠)

参考文献

[1]　祝墡珠.全科医学概论.4 版.北京:人民卫生出版社,2013.

[2]　李兰娟,任红.传染病学.8 版.北京:人民卫生出版社,2013.

[3]　胡亚美,江载芳.诸福棠实用儿科学.7 版.北京:人民卫生出版社,2002.

[4]　中华人民共和国国家卫生和计划生育委员会.扩大国家免疫规划实施方案(2007 年).中国疫苗和免疫网中国疾病预防控制中心免疫规划中心,2014.

[5]　祝墡珠.全科医生临床实践.北京:人民卫生出版社,2013.

[6]　祝墡珠.全科医生临床能力培养.北京:人民卫生出版社,2013.

[7] 祝墡珠，江孙芳.社区全科医师临床诊疗手册.上海：华东师范大学出版社，2010.

[8] 中华医学会儿科学分会呼吸学组，《中华儿科杂志》编辑委员会.儿童社区获得性肺炎管理指南(2013修订)(上).中华儿科杂志，2013，51(10)：745-752.

[9] 中华医学会儿科学分会呼吸学组，《中华儿科杂志》编辑委员会.儿童社区获得性肺炎管理指南(2013修订)(下).中华儿科杂志，2013，51(11)：856-862.

[10] 中华医学会儿科学分会消化学组，中华医学会儿科学分会感染学组，《中华儿科杂志》编辑委员会.儿童腹泻病诊断治疗原则的专家共识.中华儿科杂志，2009，47(8)：634-636.

第32章

妇产科常见健康问题

第一节　孕产妇保健

本节提示

1. 掌握妊娠的诊断及鉴别诊断。
2. 掌握妊娠的高危因素。
3. 掌握《国家基本公共卫生服务规范》孕产妇健康管理服务内容。
4. 熟悉妊娠各期保健要点。
5. 了解妊娠生理和妊娠期母体的变化。

一、单选题(每题1个得分点)

以下试题有5个备选答案，请从中选择一个正确答案。

1. 早期妊娠的确诊依据是

A. 停经10天以上

B. 早孕反应

C. 尿妊娠试验

D. 黑加征(Hegar sign)

E. B型超声检查

［答案］ E

【评析】 本考题考察的是早孕的诊断，虽然停经史、早孕反应、尿妊娠试验阳性、黑加征都是早孕的临床表现，但均不是特异性的表现，而在超声下可见到早孕的妊娠囊，看到胎芽及胎心搏动等，是最为准确的诊断。

【知识点】 早期妊娠的诊断。早期妊娠的病史与症状包括停经史、早孕反应和尿频，体检会发现乳房逐渐增大，妇科检查可见阴道壁及宫颈充血，呈紫蓝色。双合诊检查发现宫颈变软，子宫峡部极软，感觉宫颈与宫体似不相连，称黑加征(Hegar sign)。随妊娠进展，宫体增大变软，检查尿妊娠试验阳性，黄体酮试验停药后无阴道出血，但这些均不是特异性表现，B型超声显像法是检查早期妊娠快速准确的方法。在增大的子宫轮廓中，见到来自羊膜囊的圆形光环(妊娠环)，妊娠环内为液性暗区(羊水)。最早在妊娠5周时见到妊娠环。若在妊娠环内见到有节律的胎心搏动和胎动，可确诊为早期妊娠、活胎。

2. 我国现阶段采用的围生期规定为

A. 从胚胎形成至产后1周

B. 从妊娠满20周至产后4周

C. 从妊娠满24周至产后1周

D. 从妊娠满28周至产后1周

E. 从妊娠满28周至产后4周

［答案］ D

【评析】 本题考查围生期定义。

【知识点】 围生期是指产前、产时和产后的一段时期，这段时期孕产妇要经历妊娠期、分娩期和产褥期3个阶段。国际上对围生期的规定有4种：围生期Ⅰ，从妊娠满28周至产后1周；围生期Ⅱ，从妊娠满20周至产后4周；围生期Ⅲ，从妊娠满28周至产后4周；围生期Ⅳ，从胚胎形成至产后1周。

我国现阶段采用围生期Ⅰ定义，妊娠满28周至出生后7天，我国以此来计算围生儿死亡率，即围生期内的死胎、死产和新生儿死亡率。

3. 初孕妇自觉胎动，多数开始于

A. 妊娠12～14周

B. 妊娠15～17周

C. 妊娠18～20周

D. 妊娠21～23周

E. 妊娠24～26周

［答案］ C

【评析】 本题考查的知识点是中期妊娠的诊断，胎儿在子宫内冲击子宫壁的活动称胎动(FM)。胎动是胎儿情况良好的表现。妊娠12周后可用听诊器经孕妇腹壁听及胎动，孕妇于妊娠18～20周开始自觉胎动。胎动每小时3～5次。妊娠周数越多，胎动越活跃，但至妊娠末期胎动渐减少。

4. 月经周期规则，末次月经2012年1月28日，预产期应是

A. 2012年10月28日

B. 2012年11月28日

C. 2012年11月3日

D. 2012年12月3日

E. 2012年11月5日

［答案］ E

【评析】 本题考查的知识点是预产期计算方法。

【知识点】 推算预产期首先要问清末次月经日期(LMP)，推算方法是按末次月经第1日算起，月份减3或加9，日数加7。如末次月经第1日是公历2009年10月21日，预产期应为2010年7月28日。若孕妇仅记住农历末次月经第1日，应由医师为其换算成公历，再推算预产期。必须指出，实际分娩日期与推算的预产期，可以相差1～2周。

5. 确定胎儿安危最简便而较准确的方法是

A. 缩宫素激惹试验

B. 胎动计数

C. 尿雌三醇测定

D. 胎儿电子监护

E. 羊膜镜检查

［答案］ B

【评析】 本题考查胎盘功能检查，胎盘功能检查能间接判断胎儿状态。胎动是判断胎儿宫内安危的主要临床指标，12小时大于10次为正常。

【知识点】 胎盘功能检查。通过胎盘功能检查可以间接了解胎儿在宫内的健康状况。有多种检查方法可以选择。

(1)胎动计数：胎动计数是判断胎儿宫内安危的主要临床指标，也是孕妇可以自己监测的最简便的手段。孕妇自我监护可以从孕30周起进行，每天早、中、晚固定时间测3次，每次数胎动1小时。孕妇在安静的状态下，取卧位或坐位，注意力集中，双手置于腹部，以钮扣为标记，胎动1次放1粒钮扣在盒子中，如连续动几下也算1次。1小时完毕后，盒子中的钮扣数即为1小时胎动数。将早、中、晚3次胎动数相加，再乘以4，即为12小时的胎动数，如果少于10次，则提示胎儿在子宫内明显缺氧。如胎动次数减少或消失或过分剧烈，都应立即到医院就诊，因为胎动对缺氧的反应比胎心敏感。

(2)测定孕妇尿中雌三醇值：24小时尿雌三醇＞15 mg为正常值，10～15 mg为警戒值，＜10 mg为危险值。

(3)测定孕妇血清胎盘生乳素(HPL)值：采用放射免疫法。妊娠足月HPL值为4～11 mg/L，若该值于妊娠足月时＜4 mg/L或突然降低50%，提示胎盘功能低下。

(4)缩宫素激惹试验(OCT)：无刺激胎心监护(NST)试验无反应(阴性)者需做OCT。OCT阳性(指晚期减速在10分钟内连续出现3次以上，胎心率基线变异在5次以下)，提示胎盘功能减退。

(5)阴道脱落细胞检查：舟状细胞成堆，无表层细胞，嗜伊红细胞指数(E_1)＜10%、致密核少者，提示胎盘功能良好；舟状细胞极少或消失、有外底层细胞出现、嗜伊红细胞指数＞10%、致密核多者，提示胎盘功能减退。

(6)胎儿电子监护仪与B型超声联合行胎儿生物物理监测，也有实用价值。

6. 剖宫产术后2个月哺乳期妇女最恰当的避孕方法是

A. 短效口服避孕药

B. 安全期避孕法

C. 宫内节育器

D. 皮下埋植法

E. 阴茎套避孕法

［答案］ E

【评析】 本题考查的知识点是产褥期计划生育指导，剖宫产后2个月哺乳期妇女应采用阴茎套避孕法。

【知识点】 产后计划生育指导：产褥期内禁忌

性交。产后不哺乳，通常在产后4～8周月经复潮；产后哺乳，月经延迟复潮，甚至哺乳期无月经来潮，但也有按时来潮者。于产后42日起应采取避孕措施，原则是哺乳者以工具避孕为宜，不哺乳者可选用药物避孕。自然分娩产后3个月、剖宫产术后半年可以放置宫内节育器。

二、多选题(每题1个得分点)

以下每题有5个备选答案，其中正确答案为2个或者2个以上，多选、少选、错选均不得分。

1. 孕妇有以下哪些情况属于高危

A. 本人有不良生育史，如不孕史、习惯性流产、死胎、死产等

B. 血红蛋白<110 g/L

C. 一方或双方有遗传性疾病

D. 年龄小于18周岁

E. 孕妇孕前有感冒病史

[答案] ABCD

【评析】 本题考查高危妊娠的筛查。

【知识点】 对高危妊娠的筛查、监护和管理。通过早孕时的初步筛查及每次产前检查及时筛查出具有中危或高危因素的孕妇，给予保健指导，必要时转诊到上级医院。常见的高危因素有孕妇本人的基本情况(如年龄、身高、体重、不孕史等)、不良孕产史、内外科合并症及产科并发症等4个方面，这4个方面又分固定因素和动态因素两大类。

固定因素：包括不良产科史、骨软产道畸形、狭窄、内外妇科合并症、产次>3次、年龄>35岁或<18岁、体重>70 kg、身高<140 cm、不孕史、早孕接受放射线或激素、感染等。

动态因素：包括妊娠高血压综合征、胎位异常、先兆早产、产前出血、羊水过多、胎盘功能不全等。

为了及早识别和预防这些高危因素的发生与发展，可用评分方法提示其对母婴危害的严重程度，同时还要考虑有关社会因素，如经济、文化、交通、医疗卫生设施等。对高危孕妇，基层医疗保健机构要专门登记，并在手册上特殊标记。对高危因素复杂或病情严重孕妇，应及早转送至上一级医疗单位诊治。想方设法不断提高高危妊娠管理的三率(高危妊娠检出率、高危妊娠随诊率、高危妊娠住院分娩率)，是降低孕产妇死亡率、围生儿死亡率、病残儿出生率的重要手段。

2. 以下哪些是复诊产前检查必须要检查的项目

A. 询问前次产前检查后有无头晕、眼花、水肿、阴道出血等不适。

B. 测量血压和体重

C. 复查有无蛋白尿

D. 复查血糖

E. 测量耻骨上子宫长度和腹围

[答案] ABCE

【评析】 本题考查复诊产前检查内容，血糖不是每次复诊必须要查的项目，每次复诊必须要询问一般状况，测量宫高、腹围、血压、体重，检查有无尿蛋白。

【知识点】 复诊产前检查。复诊产前检查是为了解前次产前检查后有何不适，以便及早发现高危妊娠(在妊娠期有某种并发症或致病因素可能危害孕妇、胎儿及新生儿或导致难产者)。复诊产前检查的内容应包括以下内容。

(1)询问前次产前检查之后有无特殊情况出现，如头痛、眼花、水肿、阴道出血、胎动出现特殊变化等，经检查后给予相应治疗。

(2)测量体重及血压，检查有无水肿及其他异常，复查有无尿蛋白。

(3)复查胎位，听胎心率，并注意胎儿大小，软尺测耻上子宫长度及腹围，判断是否与妊娠周数相符。

(4)进行孕期卫生宣教，并预约下次复诊日期。

3. 根据《国家基本公共卫生服务规范》要求，社区卫生服务机构应该为孕妇提供以下哪些服务

A. 孕12周前为孕妇建立《孕产妇保健手册》，并进行第1次产前随访。

B. 孕16～20周、21～24周各进行1次随访，对孕妇的健康状况和胎儿的生长发育情况进行评估和指导。

C. 进行预防出生缺陷的产前筛查和产前诊断的宣传告知

D. 抽血进行21三体、18三体及神经管缺陷的筛查

E. 胎心监护

[答案] ABC

【评析】 本题考查《国家基本公共卫生服务规范》孕产妇健康管理服务内容。

【知识点】 根据《孕产妇健康管理服务规范》要求，社区卫生服务机构应该为辖区内居住的孕产妇提供以下服务。

(1)孕早期健康管理：孕12周前为孕妇建立《孕产妇保健手册》，并进行第1次产前随访：包括进行孕妇健康状况评估；开展孕早期个人卫生、心理和营养保健指导，特别要强调避免致畸因素和疾

病对胚胎的不良影响，同时进行产前筛查和产前诊断的宣传告知；根据检查结果填写第1次产前随访服务记录表，对具有妊娠危险因素和可能有妊娠禁忌证或严重并发症的孕妇，及时转诊到上级医疗卫生机构，并在2周内随访转诊结果。

(2)孕中期健康管理：孕16～20周、21～24周各进行1次随访，对孕妇的健康状况和胎儿的生长发育情况进行评估，对未发现异常的孕妇，除了进行孕期的个人卫生、心理、运动和营养指导外，还应进行预防出生缺陷的产前筛查和产前诊断的宣传告知，对发现有异常的孕妇，要及时转至上级医疗卫生机构。出现危急征象的孕妇，要立即转上级医疗卫生机构。

(3)孕晚期健康管理：督促孕产妇在孕28～36周、37～40周去有助产资质的医疗卫生机构各进行1次随访；开展孕产妇自我监护方法、促进自然分娩、母乳喂养及孕期并发症、合并症防治指导；对随访中发现的高危孕妇应根据就诊医疗卫生机构的建议督促其酌情增加随访次数。随访中若发现有意外情况，建议其及时转诊。

(4)产后访视：进行产褥期健康管理，加强母乳喂养和新生儿护理指导，同时进行新生儿访视。

(5)产后42天健康检查：乡镇卫生院、社区卫生服务中心为正常产妇做产后健康检查，异常产妇到原分娩医疗卫生机构检查。

三、共用题干单选题(每个提问1个得分点)

以下每题有2～6个提问，每个提问有5个备选答案，请选择1个最佳答案。

女性，28岁，停经55天，伴恶心、呕吐。妇科检查：子宫增大约妊娠50天，双侧附件未及异常。

1. 该病例最可能的诊断是什么

A. 子宫肌瘤

B. 早孕

C. 月经失调

D. 卵巢囊肿

E. 急性胃肠炎

［答案］ B

【评析】 本题仍旧是考查早孕的诊断。育龄女性，有停经史，出现恶心、呕吐症状，查体发现子宫增大，首先考虑妊娠的可能。

【知识点】 早孕诊断。

(1)早期妊娠的病史与症状

①停经：生育年龄已婚妇女，平时月经周期规则，一旦月经过期10日或以上应疑为妊娠。若停经已达8周，妊娠的可能性更大。停经可能是妊娠最早与最重要的症状。停经不一定就是妊娠，应予以鉴别。哺乳期妇女月经虽未恢复，仍可能再次妊娠。

②早孕反应：约半数妇女于停经6周左右出现畏寒、头晕、乏力、嗜睡、流涎、食欲缺乏、喜食酸物或厌恶油腻、恶心、晨起呕吐等症状，称早孕反应。恶心、晨起呕吐与体内hCG增多、胃酸分泌减少以及胃排空时间延长可能有关。早孕反应多于妊娠12周左右自行消失。

③尿频：于妊娠早期出现尿频，系增大的前倾子宫在盆腔内压迫膀胱所致。约在妊娠12周以后，当宫体进入腹腔不再压迫膀胱时，尿频症状自然消失。

(2)检查与体征

①乳房的变化：自妊娠8周起，受增多的雌激素及孕激素影响，乳腺腺泡及乳腺小叶增生发育，使乳房逐渐增大。孕妇自觉乳房轻度胀痛及乳头疼痛，初孕妇较明显。哺乳期妇女一旦受孕，乳汁分泌明显减少。检查见乳头及其周围皮肤(乳晕)着色加深，乳晕周围有蒙氏结节显现。

②生殖器官的变化：于妊娠6～8周行阴道窥器检查，可见阴道壁及宫颈充血，呈紫蓝色。双合诊检查发现宫颈变软，子宫峡部极软，感觉宫颈与宫体似不相连，称黑加征。随妊娠进展，宫体增大变软，最初是子宫前后径变宽略饱满，于妊娠5～6周宫体呈球形，至妊娠8周宫体约为非孕宫体的2倍，妊娠12周时约为非孕官体的3倍。

2. 为明确诊断首选下列哪项辅助检查

A. 盆腔B型超声

B. 基础体温测定

C. 宫颈黏液检查

D. 血hCG检测

E. 黄体酮试验

［答案］ A

【评析】 本题仍旧考核早孕的诊断，B型超声是检查早期妊娠快速准确的方法。

【知识点】 早孕诊断相关辅助检查。

(1)超声检查

①B型超声显像法：是检查早期妊娠快速准确的方法。在增大的子宫轮廓中，见到来自羊膜囊的圆形光环(妊娠环)，妊娠环内为液性暗区(羊水)。最早在妊娠5周时见到妊娠环。若在妊娠环内见到有节律的胎心搏动和胎动，可确诊为早期妊娠、

活胎。

②超声多普勒法：在增大的子宫区内，用超声多普勒仪能听到有节律、单一高调的胎心音，胎心率多在 150～160 次/分，可确诊为早期妊娠且为活胎，最早出现在妊娠 7 周时。

(2)妊娠试验：孕妇尿液含有 hCG。用免疫学方法(临床多用试纸法)检测，若为阳性，表明受检者尿中含 hCG，可协助诊断早期妊娠。

(3)黄体酮试验：利用孕激素在体内突然撤退能引起子宫出血的原理，对月经过期可疑早孕妇女，每日肌内注射黄体酮注射液 20 mg，连用 3 天，停药后 2～7 天出现阴道出血，提示体内有一定量雌激素，注射孕激素后子宫内膜由增生期转为分泌期，停药后孕激素水平下降致使子宫内膜剥脱，可以排除妊娠。若停药后超过 7 天仍未出现阴道出血，则早期妊娠的可能性很大。

(4)宫颈黏液检查：宫颈黏液量少质稠，涂片干燥后光镜下见到排列成行的椭圆体，不见羊齿植物叶状结晶，则早期妊娠的可能性大。

(5)基础体温测定：双相型体温的妇女，高温相持续数日不见下降，早期妊娠的可能性大。高温相持续 3 周以上，早孕的可能性更大。基础体温曲线能反映黄体功能，但不能反映胚胎情况。

四、案例分析题

每个案例至少有 3 个提问，每个提问有 6～12 个备选答案，其中正确答案有 1 个或多个，每选择一个正确答案得 1 个得分点，每选择一个错误答案扣 1 个得分点，扣至本问题得分为 0。

女性，30 岁，已婚，因食欲缺乏、恶心 3 天就诊。患者近 3 天无诱因感胃部不适，食欲缺乏、恶心，无呕吐，排便次数减少，小便正常。既往慢性胃炎病史数年。平素月经不规律，(3～7)/(30～60)天，现停经 2 个月。

1. 该病例可能的诊断是什么

A. 胃肠炎

B. 早孕

C. 妊娠剧吐

D. 先兆流产

E. 慢性阑尾炎

F. 慢性盆腔炎

[答案]　AB

【评析】　本题考核知识点是早孕诊断和鉴别诊断，育龄期妇女出现食欲缺乏、恶心等症状应考虑妊娠的可能，但该患者有慢性胃炎病史，所以不排除胃肠炎的可能。

2. 作为一名首诊全科医师，以下处理哪些是正确的

A. 给予药物治疗

B. 盆腔 B 超

C. 胃镜

D. 尿妊娠试验

E. 肠镜

F. 阴道镜检查

[答案]　BD

【评析】　作为首诊医师，应明确诊断后再采取治疗措施，可以进行尿妊娠试验和盆腔超声检查了解是否妊娠及妊娠部位。尤其是育龄期妇女，以恶心、呕吐就诊者应除外妊娠后方可以给予药物治疗。

3. B 超结果回报：宫内早孕，该患者有生育要求，根据《国家基本公共卫生服务规范》，社区卫生服务机构应该给予哪些服务

A. 孕 12 周前为孕妇建立《孕产妇保健手册》

B. 胎心监护

C. 开展孕早期保健指导

D. 进行产前筛查和产前诊断的宣传告知

E. 胎动监测指导

F. 孕妇健康状况评估

[答案]　ACDF

【评析】　本题考查《国家基本公共卫生服务规范》孕产妇健康管理服务内容。

【知识点】　根据《国家基本公共卫生服务规范》要求，孕 12 周前为孕妇建立《孕产妇保健手册》，并进行第 1 次产前随访。具体服务内容如下。

(1)孕 12 周前由孕妇居住地的乡镇卫生院、社区卫生服务中心建立《孕产妇保健手册》。

(2)孕妇健康状况评估：询问既往史、家族史、个人史等，观察体态、精神等，并进行一般体检、妇科检查和血常规、尿常规、血型、肝功能、肾功能、乙型肝炎检查，有条件的地区建议进行血糖、阴道分泌物、梅毒血清学试验、HIV 抗体检测等实验室检查。

(3)开展孕早期个人卫生、心理和营养保健指导，特别要强调避免致畸因素和疾病对胚胎的不良影响，同时进行产前筛查和产前诊断的宣传告知。

(4)根据检查结果填写第 1 次产前随访服务记录表，对具有妊娠危险因素和可能有妊娠禁忌证或严重并发症的孕妇，及时转诊到上级医疗卫生机构，并在 2 周内随访转诊结果。

第二节　生殖道感染

本节提示

1. 掌握常见阴道炎临床表现。
2. 掌握常见阴道炎诊断和治疗原则。
3. 掌握慢性宫颈炎的临床表现和诊断。
4. 熟悉阴道炎的药物治疗。

一、单选题(每题1个得分点)

以下每题有5个备选答案,请从中选择一个正确答案。

1. 滴虫阴道炎的白带性状呈

A. 稠厚豆渣样

B. 血性

C. 脓性

D. 稀薄泡沫状

E. 白色均匀稀薄

[答案]　D

【评析】　本题考查滴虫阴道炎临床表现。滴虫阴道炎的主要症状是稀薄的泡沫状白带增多。

【知识点】　滴虫阴道炎临床表现,滴虫阴道炎的主要症状是稀薄的泡沫状白带增多及外阴瘙痒,若有其他细菌混合感染则分泌物呈脓性,可有臭味。瘙痒部位主要为阴道口及外阴,间或有灼热、疼痛、性交痛等。阴道毛滴虫能吞噬精子,并能阻碍乳酸生成,影响精子在阴道内存活,可致不孕。若尿道口有感染,可有尿频、尿痛,有时可见血尿。

检查时见阴道黏膜充血,严重者有散在出血斑点,后穹隆有多量白带,呈灰黄色、黄白色稀薄液体或黄绿色脓性分泌物,常呈泡沫状。

2. 阴道内有大量泡沫样白带最常见于

A. 慢性宫颈炎

B. 滴虫阴道炎

C. 老年性阴道炎

D. 外阴阴道假丝酵母菌病

E. 慢性盆腔炎

[答案]　B

【评析】　本题仍考查滴虫阴道炎临床表现。稀薄泡沫状白带增多是滴虫阴道炎的主要症状。

3. 治疗滴虫阴道炎最常用的药物是

A. 青霉素

B. 甲硝唑

C. 氧氟沙星

D. 头孢拉定

E. 制霉菌素

[答案]　B

【评析】　本题考查滴虫阴道炎的治疗。治疗滴虫阴道炎最常用的药物是甲硝唑。

【知识点】　滴虫阴道炎治疗:包括全身治疗和局部治疗。

(1)全身用药:甲硝唑400 mg,每日2～3次,7日为1个疗程;对初患者单次口服甲硝唑2 g,可收到同样效果。口服吸收好,疗效高,毒性小,应用方便。性伴侣应同时治疗。服药后偶见胃肠道反应,如食欲缺乏、恶心、呕吐。此外,偶见头痛、皮疹、白细胞减少等,一旦发现应停药。甲硝唑能通过乳汁排泄,若在哺乳期用药,用药期间及用药后24小时之内不哺乳为妥。

(2)局部用药:可以单独局部给药,也可全身及局部联合用药,以联合用药效果佳。甲硝唑片200 mg每晚塞入阴道1次,10次为1个疗程。局部用药前,可先用1%乳酸液或0.1%～0.5%醋酸液冲洗阴道,改善阴道内环境,以提高疗效。

4. 滴虫阴道炎的治愈标准是

A. 临床症状消失

B. 局部用药3个疗程

C. 连续3次月经后检查滴虫阴性

D. 连续3次月经前检查滴虫阴性

E. 治疗后悬滴法检查滴虫阴性

[答案]　C

【评析】　本题考查滴虫阴道炎治疗。滴虫阴道炎的治疗标准是每次月经后复查白带,3次检查均阴性,可称为治愈。

【知识点】　滴虫阴道炎治愈标准:滴虫阴道炎

常于月经后复发，故治疗后检查滴虫阴性时，仍应每次月经后复查白带，若经 3 次检查均阴性，方可称为治愈。

5. 豆腐渣样白带增多见于

A. 滴虫阴道炎

B. 外阴阴道假丝酵母菌病

C. 急性宫颈炎

D. 慢性宫颈炎

E. 盆腔炎

［答案］ B

【评析】 本题考查外阴阴道假丝酵母菌病临床表现。该病白带特征为白色稠厚呈凝乳或豆腐渣样。

【知识点】 外阴阴道假丝酵母菌病主要表现为外阴瘙痒、灼痛、性交痛及尿痛，部分患者阴道分泌物增多，白带特征是白色稠厚呈凝乳或豆腐渣样。妇科检查可见外阴红斑、水肿，常伴有抓痕，严重者可见皮肤皲裂、表皮脱落。阴道黏膜红肿，小阴唇内侧及阴道黏膜附有白色块状物，擦除后露出红肿黏膜面，急性期还可能见到糜烂及表浅溃疡。

6. 外阴阴道假丝酵母菌病确诊依据是

A. 白色稠厚豆渣样白带

B. 阴道 pH＞4.5

C. 阴道分泌物找到假丝酵母菌孢子或假菌丝

D. 阴道黏膜充血

E. 阴道黏膜溃疡

［答案］ C

【评析】 本题考查外阴阴道假丝酵母菌病的诊断。对有阴道炎症状和体征的妇女，若在阴道分泌物中找到假丝酵母菌的芽生孢子或假菌丝即可确诊。

7. 外阴阴道假丝酵母菌病的治疗中以下哪种是错误的

A. 抗生素治疗

B. 性伴侣无须治疗

C. 若有糖尿病，给予积极治疗

D. 勤换内裤，患者的内裤、毛巾均应开水烫洗

E. 局部应用抗真菌药

［答案］ A

【评析】 本题考查外阴阴道假丝酵母菌病治疗。本病治疗原则是消除诱因，根据患者情况选择局部或全身应用抗真菌药物。

【知识点】 外阴阴道假丝酵母菌病治疗。

(1)消除诱因：若有糖尿病应积极治疗，及时停用广谱抗生素、雌激素及皮质类固醇激素。勤洗内裤，用过的内裤、盆、毛巾均用开水烫洗。

(2)单纯性外阴阴道假丝酵母菌病可局部用药，也可全身用药，主要以局部短疗程抗真菌药物为主。

(3)无须对性伴侣进行常规治疗。对有症状的男性应进行假丝酵母菌检查及治疗，以预防女性重复感染。

8. 正常阴道中的优势菌群是

A. 乳酸杆菌

B. 棒状杆菌

C. 大肠埃希菌

D. 类杆菌

E. 梭状杆菌

［答案］ A

【评析】 本题考查阴道微生态环境。正常阴道中优势菌群是乳酸杆菌。

【知识点】 阴道菌群：正常情况下有需氧菌及厌氧菌寄居于阴道内，形成正常阴道菌群。需氧菌包括棒状杆菌、非溶血性链球菌、肠球菌、表皮葡萄球菌。兼性厌氧菌有乳杆菌、加德纳尔菌和大肠埃希菌；厌氧菌包括消化球菌、消化链球菌、类杆菌、梭杆菌和动弯杆菌等。此外还有支原体及念珠菌。阴道与这些菌群形成一种平衡的生态，阴道环境影响菌群，菌群也影响阴道环境。正常阴道中乳酸杆菌占优势，在维持阴道正常菌群中起关键作用。

9. 细菌性阴道病患者白带的典型改变为

A. 灰白色、有鱼腥味

B. 呈泡沫状

C. 呈豆渣样

D. 呈黄色水样

E. 呈红色水样

［答案］ A

【评析】 本题考查细菌性阴道病临床表现。10％～40％患者临床无症状，有症状者的主要表现为阴道分泌物增多，有鱼腥臭味，尤以性交后加重，可伴有轻度外阴瘙痒或烧灼感。分泌物特点呈灰白色，均匀一致，稀薄，常黏附于阴道壁，但黏度很低，容易将分泌物从阴道壁拭去。阴道黏膜无充血的炎症表现。

10. 细菌性阴道病最常见的病原体是

A. 金黄色葡萄球菌

B. 溶血性链球菌
C. 大肠埃希菌
D. 加德纳尔菌
E. 沙眼衣原体
[答案]　D

【评析】　本题考查细菌性阴道病的病因。细菌性阴道病最常见病原体是加德纳尔菌。

【知识点】　细菌性阴道病为阴道内正常菌群失调所致的一种混合感染，但临床及病理特征无炎症改变。正常阴道内以产生过氧化氢的乳酸杆菌占优势。细菌性阴道病时，乳酸杆菌减少，导致其他细菌大量繁殖，主要有加德纳尔菌、厌氧菌及人型支原体。

11. 老年性阴道炎的根本原因是
A. 孕激素水平低下导致阴道抵抗力下降
B. 雌激素水平低下导致阴道抵抗力下降
C. 不注意卫生
D. 性生活过频
E. 老年人糖尿病发病率高导致阴道抵抗力下降
[答案]　B

【评析】　本题考查老年性阴道炎病因，老年性阴道炎常见于绝经后的老年妇女，因卵巢功能衰退，雌激素水平降低，阴道壁萎缩，黏膜变薄，上皮细胞内糖原含量减少，阴道内 pH 增高，局部抵抗力降低，致病菌容易入侵繁殖引起炎症。此外，手术切除双侧卵巢、卵巢功能早衰、盆腔放疗后、长期闭经、长期哺乳等均可引起本病发生。

12. 宫颈糜烂的分度依据
A. 糜烂深度
B. 糜烂形状
C. 糜烂面积
D. 糜烂位置
E. 糜烂性质
[答案]　C

【评析】　本题考查点是宫颈糜烂分度。宫颈糜烂分度依据是糜烂面积，根据糜烂面积大小分为3度：轻度指糜烂面小于整个宫颈面积的1/3，中度指糜烂面占整个宫颈面积的1/3～2/3，重度指糜烂面占整个宫颈面积的2/3以上。根据糜烂的深浅程度可分为单纯型、颗粒型和乳突型3型。诊断宫颈糜烂应同时表示糜烂的面积和深浅。

二、多选题(每题1个得分点)

以下每道试题有5个备选答案，其中正确答案为2个或者2个以上，多选、少选、错选均不得分。

1. 诊断细菌性阴道病的指标包括
A. 均质、稀薄的白带
B. 阴道 pH ＞4.5
C. 氨臭味试验阳性
D. 线索细胞
E. 挖空细胞
[答案]　ABCD

【评析】　本题考查的知识点是细菌性阴道病诊断标准。

【知识点】　细菌性阴道病诊断标准：下列4条中有3条阳性即可临床诊断为细菌性阴道病。

(1)匀质、稀薄白色阴道分泌物，常黏附于阴道壁。

(2)阴道分泌物 pH＞4.5。

(3)氨臭味试验阳性：取阴道分泌物少许放在玻片上，加入10%氢氧化钾1～2滴，产生一种烂鱼肉样腥臭气味即为阳性。

(4)线索细胞阳性：线索细胞即阴道脱落的表层细胞，于细胞边缘贴附大量颗粒状物即加德纳尔菌，细胞边缘不清。取材应注意取自阴道侧壁的分泌物，不应取自宫颈管或后穹隆。

2. 以下哪些属于慢性宫颈炎病理改变
A. 宫颈糜烂
B. 宫颈息肉
C. 宫颈腺囊肿
D. 宫颈上皮内瘤变1级
E. 挖空细胞
[答案]　ABC

【评析】　本题考查的是慢性宫颈炎病理改变。

【知识点】　慢性宫颈炎包括以下病理类型。

(1)宫颈糜烂：宫颈糜烂是慢性宫颈炎常见的一种病理改变。宫颈外口处的宫颈阴道部外观呈细颗粒状的红色区，称宫颈糜烂。糜烂面边界与正常宫颈上皮界限清楚。糜烂面为完整的单层宫颈管柱状上皮所覆盖，由于宫颈管柱状上皮抵抗力低，病原体易侵入发生炎症。另一种情况在幼女或未婚妇女，有时见宫颈呈红色，细颗粒状，形似糜烂。但事实上并无明显炎症，是宫颈管柱状上皮外移所致，不属于病理性宫颈糜烂。

(2)宫颈肥大：由于慢性炎症的长期刺激，宫颈组织充血、水肿，腺体和间质增生，使宫颈呈不同程度的肥大。

(3)宫颈息肉：慢性炎症长期刺激使宫颈管局

部黏膜增生，子宫有排除异物的倾向，使增生的黏膜逐渐自基底部向宫颈外口突出而形成息肉，一个或多个不等，直径一般约1cm，色红、呈舌形、质软而脆，易出血，蒂细长。

(4)宫颈腺囊肿：在宫颈糜烂愈合过程中，新生的鳞状上皮覆盖宫颈腺管口或伸入腺管，将腺管口阻塞。腺体分秘物引流受阻、潴留形成囊肿。

(5)宫颈黏膜炎：或称宫颈管炎。病变局限于宫颈管黏膜及黏膜下组织，宫颈阴道部外观很光滑，仅见宫颈外口有脓性分泌物堵塞，有时宫颈管黏膜增生向外口突出。

三、共用题干单选题(每个提问1个得分点)

以下每道试题有2～6个提问，每个提问有5个备选答案，请选择1个最佳答案。

(一)患者女性，50岁，绝经2年，外阴瘙痒1周，白带呈豆腐渣样，妇科检查阴道黏膜覆以膜状物，擦除后露出红肿黏膜面。

1. 该病例正确诊断是

A. 滴虫阴道炎

B. 外阴阴道假丝酵母菌病

C. 老年性阴道炎

D. 慢性宫颈炎

E. 急性宫颈炎

[答案] B

【评析】 本题考查外阴阴道假丝酵母菌病临床表现。

【知识点】 该病主要表现为外阴瘙痒、灼痛、性交痛及尿痛，部分患者阴道分泌物增多，白带特征是白色稠厚呈凝乳或豆腐渣样。妇科检查可见外阴红斑、水肿，常伴有抓痕，严重者可见皮肤皲裂、表皮脱落。阴道黏膜红肿，小阴唇内侧及阴道黏膜附有白色块状物，擦除后露出红肿黏膜面，急性期还可能见到糜烂及表浅溃疡。

2. 正确的处理应是

A. 局部用克林霉素软膏

B. 阴道内放置达克宁栓

C. 阴道内放置甲硝唑片

D. 阴道内放置尼尔雌醇片

E. 外阴部用0.5%醋酸液洗涤

[答案] B

【评析】 本题考查外阴阴道假丝酵母菌病的治疗。

【知识点】 本病治疗原则是消除诱因，根据患者情况选择局部或全身应用抗真菌药物。达克宁栓属于外用抗真菌药，可以局部应用。

(二)患者，女性，28岁，已婚，主诉白带增多，检查宫颈阴道部宫口周围外观呈细颗粒状红色区，占整个宫颈面积的2/3，表面有脓性分泌物。

1. 本病例最可能的诊断是

A. 慢性宫颈炎

B. 早期宫颈癌

C. 阴道炎

D. 盆腔炎

E. 宫颈上皮内瘤变

[答案] A

【评析】 本题考查慢性宫颈炎的诊断和鉴别诊断，病例主诉白带增多，检查见中度宫颈糜烂，是慢性宫颈炎的改变，虽然从外观上不易与早期宫颈癌和宫颈上皮内瘤变鉴别，但后者相对少见，所以该病例最可能的诊断是慢性宫颈炎。

2. 为明确诊断，接下来应该做哪些检查

A. 盆腔超声检查

B. 诊断性刮宫

C. 宫颈刮片

D. 阴道镜检查

E. 宫颈活检

[答案] C

【评析】 因为宫颈上皮内瘤变和早期宫颈癌从外观上难以和慢性宫颈炎鉴别，所以需常规做宫颈刮片，根据宫颈刮片结果决定是否进行阴道镜检查和宫颈活检。

3. 宫颈刮片结果回报：未见上皮内病变和恶性细胞，请问本例恰当处置应是

A. 涂硝酸银腐蚀

B. 阴道内放置药物

C. 物理治疗

D. 宫颈锥形切除

E. 宫颈切除

[答案] C

【评析】 本题考查慢性宫颈炎治疗，慢性宫颈炎局部治疗为主，可采用物理治疗、药物治疗及手术治疗，以物理治疗最常用。

【知识点】 慢性宫颈炎治疗：以局部治疗为主，可采用物理治疗、药物治疗及手术治疗，以物理治疗最常用。

(1)物理治疗：原理是以各种物理方法将宫颈糜烂面单层柱状上皮破坏，使其坏死脱落后，为新生的复层鳞状上皮覆盖，宫颈转为光滑。

(2)药物治疗：局部药物治疗适用于糜烂面积小和炎症浸润较浅的病例。过去局部涂硝酸银或铬酸腐蚀，现已少用。中药有许多验方、配方，临床应用有一定疗效。

(3)手术治疗：有宫颈息肉者行息肉摘除术。对宫颈肥大、糜烂面较深广且累及宫颈管者，可考虑做宫颈锥切术，由于此术出血多，并且大多数慢性宫颈炎通过上述方法可治愈，因此现已很少采用。

四、案例分析题

每个案例至少有 3 个提问，每个提问有 6～12 个备选答案，其中正确答案有 1 个或多个，每选择一个正确答案得 1 个得分点，每选择一个错误答案扣 1 个得分点，扣至本问题得分为 0。

老年女性，绝经 20 年，外阴瘙痒伴血性白带 1 周。妇科检查提示：外阴老年性改变，阴道通畅，分泌物稍增多，脓性，黏膜充血，局部有小出血点，宫颈光滑、萎缩，子宫萎缩、无压痛，双附件未及异常。

1. 该病例最可能诊断是

A. 子宫内膜癌

B. 滴虫性阴道炎

C. 老年阴道炎

D. 子宫颈癌

E. 念珠菌性阴道炎

F. 外阴炎

[答案]　C

2. 为明确诊断，以下哪些处理是正确的

A. 阴道分泌物检查滴虫

B. 阴道分泌物检查念珠菌

C. 盆腔超声检查

D. 电子阴道镜检查

E. 宫颈刮片检查

F. 宫腔镜检查

[答案]　ABCE

3. 阴道分泌物检查未见滴虫和念珠菌，宫颈刮片和盆腔超声均未见异常，以下哪些处理是正确的

A. 醋酸液冲洗阴道，增加阴道酸度

B. 甲硝唑 0.2 g，阴道用药，每日 1 次，连用 7 天

C. 制霉菌素栓剂阴道用药

D. 局部应用雌激素制剂

E. 口服雌激素制剂

F. 达克宁霜外用

[答案]　ABDE

【评析】　老年性阴道炎主要症状为阴道分泌物增多及外阴瘙痒、灼热感。阴道分泌物稀薄，呈淡黄色，严重者呈血样脓性白带。检查见阴道呈老年性改变，上皮萎缩，皱襞消失，上皮变平滑、菲薄。阴道黏膜充血，有小出血点，有时见浅表溃疡。

根据年龄及临床表现，诊断一般不难，但应排除其他疾病才能诊断。应取阴道分泌物检查滴虫及念珠菌。对有血性白带者，应与子宫恶性肿瘤鉴别，须常规做宫颈刮片，必要时行分段诊刮术。

治疗原则为增加阴道抵抗力及抑制细菌的生长。①增加阴道酸度：用 1%乳酸液或 0.1%～0.5%醋酸液冲洗阴道，增加阴道酸度，抑制细菌生长繁殖，每日 1 次。②抑制细菌生长：甲硝唑 0.2 g 或氧氟沙星 100 mg，放于阴道深部，每日 1 次，7～10 天为 1 个疗程。③增加阴道抵抗力：炎症较重者，需应用雌激素制剂。雌激素可以局部给药，也可以全身给药。

第三节　痛　经

本节提示

1. 掌握痛经的概念和分类。
2. 掌握痛经的诊断和鉴别诊断。
3. 熟悉痛经的发病机制。
4. 熟悉痛经的治疗方法。

一、单选题(每题 1 个得分点)

以下每题有 5 个备选答案，请从中选择一个正确答案。

1. 关于痛经，以下说法哪些是正确的

A. 凡在行经前后或月经期出现下腹疼痛、坠胀，伴腰酸或其他不适，程度较重以至于影响生活和工作质量者称痛经

B. 痛经是患者的一种疼痛感觉，生殖器官没有器质性的变化

C. 痛经是指由于盆腔器质性疾病如子宫内膜异位症、盆腔炎或宫颈狭窄等所引起的经期疼痛

D. 痛经发生的原因是体内雌激素水平过高

E. 痛经是妇科最常见症状之一，发病率约为 30%

［答案］ A

【评析】 本题考查的是痛经的定义。

【知识点】 凡在行经前后或月经期出现下腹疼痛、坠胀，伴腰酸或其他不适，程度较重以至于影响生活和工作质量者称痛经。痛经为妇科最常见症状之一，约 50% 妇女均有痛经，其中 10% 痛经严重。痛经分为原发性和继发性两类，前者是指生殖器官无器质性病变的痛经，后者系指由于盆腔器质性疾病如子宫内膜异位症、盆腔炎或宫颈狭窄等所引起的痛经。

2. 原发性痛经的主要机制是

A. 雌激素升高

B. 孕激素升高

C. 雄激素升高

D. 前列腺素升高

E. 促性腺激素升高

［答案］ D

【评析】 本题考查痛经的发病机制，原发性痛经的发生与月经时子宫内膜释放前列腺素(PG)有关。前列腺素可诱发子宫平滑肌收缩，产生分娩样下腹痉挛性绞痛，具有痛经特征。

二、多选题(每题 1 个得分点)

以下每题有 5 个备选答案，其中正确答案为 2 个或者 2 个以上，多选、少选、错选均不得分。

1. 与痛经有关的疾病是

A. 无排卵性功能失调性子宫出血

B. 宫颈管狭窄

C. 慢性盆腔炎

D. 子宫内膜异位症

E. 子宫腺肌病

［答案］ BCDE

【评析】 本题考查的是痛经的鉴别诊断，痛经分为原发性和继发性两类，前者是指生殖器官无器质性病变的痛经，后者系指由于盆腔器质性疾病如子宫内膜异位症、盆腔炎或宫颈狭窄等所引起的痛经。无排卵性子宫内膜因无黄体酮刺激，一般不发生痛经。

4. 以下哪些是原发性痛经临床表现

A. 青少年期常见，多在第 1 次月经来潮时发病

B. 疼痛多自月经来潮后开始，最早出现在经前 12 小时，行经第 1 日疼痛最剧，持续 2～3 日缓解

C. 疼痛程度不一，重者呈痉挛性

D. 有时伴有恶心、呕吐、腹泻、头晕等症，严重时面色发白，出冷汗

E. 腹腔镜检查盆腔内可见紫蓝色小结节

［答案］ BCD

【评析】 本题考查原发性痛经临床表现。

【知识点】 原发性痛经特点是：原发性痛经在青少年期常见，多在初潮后 6～12 个月发病。这时排卵周期多已建立，在孕激素作用下，分泌期子宫内膜剥脱时经血前列腺素含量显著高于增生期内膜经血中浓度。疼痛多自月经来潮后开始，最早出现在经前 12 小时，行经第 1 日疼痛最剧，持续 2～3 日缓解；疼痛程度不一，重者呈痉挛性；部位在耻骨上，可放射至腰骶部和大腿内侧。有时痛经伴发恶心、呕吐、腹泻、头晕、乏力等症状，严重时面色发白、出冷汗，与临床应用前列腺素时引起胃肠道和心血管系统平滑肌过强收缩的不良反应相似。妇科检查无异常发现。

三、共用题干单选题(每个提问 1 个得分点)

以下每道试题有 2～6 个提问，每个提问有 5 个备选答案，请选择 1 个最佳答案。

患者女性，18 岁，未婚，月经来潮伴下腹坠痛 4 小时来院。检查：生命体征平稳，腹软，无压痛，盆腔 B 超未见异常。

1. 该病例最可能的诊断是

A. 急性盆腔炎

B. 原发性痛经

C. 继发性痛经

D. 子宫内膜异位症

E. 青春期功能失调性子宫出血

［答案］ B

【评析】 本题考查原发性痛经诊断，根据月经期下腹坠痛，妇科检查无阳性体征，临床即可诊断。

但诊断时必须除外其他可能引起痛经的疾病。继发性痛经在初潮后数年方出现症状，大多有月经过多、不孕、放置宫内节育器或盆腔炎病史，妇科检查易发现引起痛经的器质性病变。

2. 针对该病例，以下治疗哪项是错误的

A. 心理治疗

B. 布洛芬口服

C. 针灸治疗

D. 酮洛芬口服

E. 口服避孕药

［答案］ E

【评析】 本题考查痛经的治疗。

【知识点】 痛经的治疗包括以下内容。

(1)一般治疗：应重视精神心理治疗，阐明月经时轻度不适是生理反应，消除紧张和顾虑有缓解效果，疼痛不能忍受时可辅以药物治疗。

(2)药物治疗：①前列腺素合成酶抑制剂。该类药物有效率可达80%。具体药物包括布洛芬、酮洛芬、双氯芬酸、萘普生等。②口服避孕药：通过抑制排卵减少月经血前列腺素含量。适用于要求避孕的痛经妇女，疗效达90%以上。

第四节 围绝经期综合征

本节提示

1. 掌握围绝经期定义。
2. 掌握围绝经期的临床表现。
3. 掌握激素治疗的适应证和禁忌证。
4. 熟悉围绝经期的内分泌变化。

一、单选题(每题1个得分点)

以下每题有5个备选答案，请从中选择一个正确答案。

1. 围绝经期是指

A. 从接近绝经出现与绝经有关的内分泌、生物学和临床特征起至绝经1年内的期间

B. 从接近绝经出现与绝经有关的内分泌、生物学和临床特征起至绝经

C. 从绝经开始至绝经相关症状消失

D. 从绝经开始至绝经后1年

E. 从接近绝经出现与绝经有关的内分泌、生物学和临床特征起至绝经相关症状消失

［答案］ A

【评析】 本题考查围绝经期定义，围绝经期指从接近绝经出现与绝经有关的内分泌、生物学和临床特征起至绝经一年内的期间。即绝经过渡期至绝经后1年。绝经指月经完全停止1年以上。

2. 围绝经期综合征产生的根本原因是

A. 雌激素水平下降

B. 孕激素水平下降

C. 卵巢功能衰退

D. 垂体功能退化

E. 下丘脑功能退化

［答案］ C

【评析】 本题考查围绝经期综合征的病因。

【知识点】 围绝经期的最早变化是卵巢功能衰退，然后才表现为下丘脑和垂体功能退化。此时期卵巢皮质变薄，原始卵泡几乎耗尽，遗留的少数卵泡对促性腺激素刺激又不敏感，致卵泡成熟发生障碍，不再排卵。雌激素分泌减少，而促性腺激素分泌增多，孕激素分泌停止，围绝经期妇女约1/3能通过神经内分泌的自我调节达到新的平衡而无自觉症状，2/3的妇女则可出现一系列性激素减少所致的症状，称围绝经期综合征。

3. 围绝经期综合征近期症状**不包括**

A. 潮热

B. 月经紊乱

C. 心悸

D. 骨质疏松

E. 情绪波动

［答案］ D

【评析】 本题考查围绝经期综合征的临床表

现。

【知识点】 围绝经期综合征近期症状，包括以下几项。

(1)月经紊乱：是绝经过渡期的常见症状，由于无排卵，表现为月经周期不规则、经期持续时间长及经量增多或减少。

(2)血管舒缩症状：主要表现为潮热，是雌激素降低的特征性症状。

(3)自主神经失调症状：常表现为心悸、眩晕、头痛、失眠、耳鸣等。

(4)神经精神症状：注意力不集中、情绪波动大、记忆力减退等。

4. 关于女性绝经过渡期，以下哪些说法是正确的

A. 女性绝经过渡期是中年妇女常见的一种病，以脾气暴躁、情绪激动为主要表现
B. 女性绝经过渡期是指妇女育龄期至老年期之间的过渡阶段，是妇女卵巢功能由逐渐衰退至完全消失的一个过渡时期
C. 女性绝经过渡期出现月经紊乱是正常的，不需要处理
D. 女性绝经过渡期是每个女性一生中都要经历的时期，没什么特殊性，不需要保健
E. 女性绝经过渡期必须要补充雌激素以缓解更年期症状

[答案] B

【评析】 本题考查绝经过渡期和围绝经期综合征的区别。

【知识点】 绝经过渡期是一段时期，是指妇女育龄期至老年期之间的过渡阶段，是妇女卵巢功能由逐渐衰退至完全消失的一个过渡时期。在这段时期部分妇女则可出现一系列性激素波动或减少所致的躯体及精神心理症状，如月经紊乱、潮热、出汗、心悸、情绪波动等，称为围绝经期综合征。绝经过渡期是女性必然要经历的一段特殊时期，要注意做好绝经过渡期保健，预防绝经相关疾病的发生，围绝经期综合征症状严重者可以补充雌激素以缓解症状。

5. 关于围绝经期综合征治疗，以下哪项说法是错误的

A. 心理疏导很重要
B. 必要时可选用镇静药以助睡眠
C. 坚持体育锻炼，增加日照时间，合理补充钙剂
D. 必要时可采用性激素治疗
E. 高蛋白、高脂肪、糖类饮食为宜

[答案] E

【评析】 本题考查知识点是围绝经期综合征治疗。

【知识点】 围绝经期综合征治疗目的是缓解近期症状，并能早期发现、有效预防骨质疏松症、动脉硬化等老年性疾病。一般治疗：围绝经期精神症状可因神经类型不稳定或精神状态不健全而加剧，故应进行心理治疗。必要时可选用适量的镇静药以助睡眠，谷维素有助于调节自主神经功能，可用以治疗潮热症状。为预防骨质疏松，老年妇女应坚持体格锻炼，增加日晒时间，摄入足量蛋白质及含钙丰富食物，并补充钙剂，症状严重者可采用雌激素治疗。

二、多选题(每题1个得分点)

以下每道试题有5个备选答案，其中正确答案为2个或者2个以上，多选、少选、错选均不得分。

1. 雌激素治疗适应证包括

A. 严重潮热
B. 反复泌尿道感染
C. 推迟绝经
D. 骨质疏松症
E. 阴道异常出血

[答案] ABD

【评析】 本题考核雌激素治疗适应证。

【知识点】 雌激素主要用于缓解绝经症状(血管舒缩症状及泌尿生殖道萎缩症状)，也是预防骨质疏松的有效方法。

2. 性激素治疗绝对禁忌证

A. 可疑乳腺癌
B. 血栓性疾病史
C. 生殖道异常出血
D. 子宫肌瘤
E. 乳腺增生

[答案] AC

【评析】 本题考核性激素治疗禁忌证。

【知识点】 禁忌证包括绝对禁忌证和相对禁忌证，绝对禁忌证包括已有或怀疑乳腺癌、子宫内膜癌、生殖道异常出血、6个月内活动性血栓病、重症肝疾病等，脑膜瘤禁用孕激素。相对禁忌证有心脏病、偏头痛、肝胆疾病史、子宫内膜癌病史、血栓性疾病史、乳腺良性疾病和乳腺癌家族史等。

三、共用题干单选题(每个提问1个得分点)

以下每道试题有2～6个提问,每个提问有5个备选答案,请选择1个最佳答案。

患者,女性,48岁,月经不规律2年,潮热、出汗2个月。患者平素月经规律,(3～7)/30天,近2年月经周期延长至45～60天,经量减少,近2个月感潮热、出汗,无其他不适。

1. 该患者可能出现的内分泌变化,下述哪项是错误的

A. 孕激素水平上升

B. 雌激素水平下降

C. 雌激素水平上升

D. 卵泡刺激素(FSH)水平上升

E. 雄激素水平下降

[答案]　A

【评析】　本题考查绝经过渡期内分泌变化。

【知识点】　绝经前后最明显变化是卵巢功能衰退,然后才表现为下丘脑和垂体功能退化。

(1)雌激素:绝经过渡期早期雌激素水平波动很大,甚至高于正常卵泡期水平,卵泡停止生长发育时,雌激素水平急速下降。

(2)黄体酮:绝经过渡期卵巢尚有排卵功能,仍有黄体酮分泌。但因卵泡期延长,黄体功能不良,导致黄体酮分泌减少。绝经后无黄体酮分泌。

(3)雄激素:绝经后雄激素来源于卵巢间质细胞及肾上腺,总体雄激素水平下降。

(4)促性腺激素:绝经过渡期FSH水平增高,呈波动型。

2. 下述处理哪项是错误的

A. 性激素治疗

B. 补钙

C. 中药调理

D. 针灸治疗

E. 告诉患者绝经过渡期月经紊乱、潮热、出汗是正常现象,不用处理

[答案]　E

【评析】　针对围绝经期综合征的患者,要注意补充钙剂预防骨质疏松症,可以给予中医治疗缓解症状,症状严重者可以给予性激素治疗。

四、案例分析题

每个案例至少有3个提问,每个提问有6～12个备选答案,其中正确答案有1个或多个,每选择一个正确答案得1个得分点,每选择一个错误答案扣1个得分点,扣至本问题得分为0。

患者,女性,52岁,绝经2年,阴道出血1天,出血量少,暗红色,妇科检查:外阴老年性改变,阴道通畅,宫颈光滑,子宫前位,萎缩,双附件未及明显异常。B超:子宫4 cm×4 cm×3 cm,基层回声均匀,内膜厚0.9 cm,双附件未见明显异常,宫颈刮片结果正常。

1. 绝经后出血可见于哪些疾病

A. 子宫内膜病变

B. 宫颈病变

C. 卵巢癌

D. 乳腺癌

E. 老年性阴道炎

F. 宫颈息肉

[答案]　ABEF

【评析】　本题考核绝经后出血鉴别诊断,老年性阴道炎较重者可出现阴道出血,但一定要警惕子宫内膜癌的发生,必要时应取子宫内膜做活检。此外,尚需考虑宫颈癌、子宫息肉或肌瘤可能。

2. 该患者最可能的疾病是

A. 子宫内膜病变

B. 宫颈病变

C. 卵巢癌

D. 乳腺癌

E. 老年性阴道炎

F. 宫颈息肉

[答案]　A

3. 诊断依据是

A. 更年期妇女

B. 绝经后出血

C. 子宫萎缩

D. 出血量少

E. B超提示子宫内膜增厚

F. 妇科检查外阴老年性改变

[答案]　BE

【评析】　该患者绝经后出血,B超提示子宫内膜增厚,首先考虑子宫内膜疾病。

4. 为明确诊断,应进一步行哪些检查

A. 女性激素检查

B. 阴道镜检查

C. 宫颈活检

D. 子宫内膜活检

E. 血清CA125检测

F. 血清CEA检测

[答案]　D

第五节　乳腺囊性增生病

本节提示

1. 掌握乳腺囊性增生病临床表现。
2. 掌握乳腺囊性增生病诊断。
3. 掌握乳腺囊性增生病治疗原则。
4. 了解乳腺囊性增生病病因。

一、单选题(每题 1 个得分点)

以下每道试题有 5 个备选答案,请从中选择一个正确答案。

1. 患者,女性,26 岁,双侧乳房周期性胀痛 3 年,并可触及不规则包块,伴有触痛,月经过后疼痛缓解,包块略缩小,考虑可能是

A. 乳腺癌

B. 乳腺炎

C. 乳腺纤维瘤

D. 乳腺囊性增生病

E. 乳管内乳头状瘤

[答案]　D

2. 随月经周期疼痛的乳腺肿块可能是

A. 乳腺癌

B. 导管内乳头状瘤

C. 乳腺囊性增生病

D. 乳腺纤维腺瘤

E. 乳房脂肪坏死

[答案]　C

【评析】　以上两题主要考查乳腺囊性增生病临床表现。

【知识点】　乳腺囊性增生病突出的表现是乳房胀痛和肿块,特点是具有周期性。疼痛与月经周期有关,往往在月经前疼痛加重,月经来潮后减轻或消失,有时整个月经周期都有疼痛。体检发现一侧或两侧乳腺有弥漫性增厚,可局限于乳腺的一部分,也可分散于整个乳腺,肿块呈颗粒状、结节状或片状,大小不一,质韧而不硬,增厚区与周围乳腺组织分界不明显。少数患者可有乳头溢液。本病病程较长,发展缓慢。

3. 乳腺囊性增生病的处理是

A. 药物治疗

B. 放射治疗

C. 肾上腺皮质激素治疗

D. 全乳腺切除

E. 增生部位局部切除术

[答案]　A

【评析】　本题考查乳腺囊性增生病治疗。

【知识点】　乳腺囊性增生病的治疗主要是对症治疗,可用中草药或中成药调理,包括疏肝理气、调和冲任及调整卵巢功能。对局限性增生病,应在月经后 7～10 天复查,若肿块变软、缩小或消退,则可予以观察并继续中药治疗。

二、多选题(每题 1 个得分点)

以下每题有 5 个备选答案,其中正确答案为 2 个或者 2 个以上,多选、少选、错选均不得分。

1. 乳腺囊性增生病的病因是

A. 雌、孕激素比例失调,使乳腺实质过度增生和复旧不全

B. 乳腺中女性激素受体异常,使乳房各部分增生程度参差不齐

C. 油炸食品摄入过多

D. 肥胖

E. 不良情绪累积

[答案]　AB

【评析】　本题考查乳腺囊性增生病病因。

【知识点】　本病系内分泌障碍性增生病,一是体内女性激素代谢障碍,雌、孕激素比例失调,使乳腺实质增生过度和复旧不全;二是部分乳腺实质成分中女性激素受体的质和量异常,使乳房各部分的增生程度参差不齐。

2. 关于乳腺囊性增生病,下述哪项是正确的

A. 与内分泌功能失调有关

B. 25—40 岁妇女多见

C. 常见于两侧乳房

D. 可以发生癌变

E. 基本病变是乳腺腺泡的增生

［答案］ ABCD

【评析】 乳腺囊性增生病简称乳腺病，是妇女多发病，常见于中年妇女，是乳腺实质的良性增生，常见于双侧，病因是内分泌障碍，其病理形态复杂，增生可发生于腺管周围并伴有大小不等的囊肿形成或腺管内表现为不同程度的乳头状增生，伴乳管囊性扩张；也有发生于小叶实质者，主要为乳管及腺泡上皮增生。

三、案例分析题

每个案例至少有3个提问，每个提问有6～12个备选答案，其中正确答案有1个或多个，每选择一个正确答案得1个得分点，每选择一个错误答案扣1个得分点，扣至本问题得分为0。

患者，女性，40岁，双侧乳房周期性胀痛2年，月经前疼痛出现，月经来潮后消失，乳腺手诊可触及不规则包块，伴有触痛，月经过后包块略缩小。

1. 本病例考虑诊断是

A. 乳腺癌

B. 乳腺炎

C. 乳腺纤维瘤

D. 乳腺囊性增生病

E. 乳管内乳头状瘤

F. 副乳

［答案］ D

2. 诊断依据是

A. 中年女性

B. 更年期妇女

C. 周期性乳腺胀痛

D. 乳腺肿块

E. 肿块伴有触痛

F. 病程较长

［答案］ ACD

3. 针对该患者，以下处理哪些是正确的

A. 嘱患者每隔2～3个月到医院复查

B. 必要时行组织活检或穿刺细胞学检查

C. 耐心解释，解除患者顾虑

D. 行肿物切除术，以防漏诊乳腺癌

E. 药物治疗

F. 单纯乳房切除术

［答案］ ABCE

【评析】 诊断乳腺囊性增生病后，首先要耐心向患者解释该病和乳腺癌的不同，解除患者顾虑，但因为乳腺囊性增生病与乳腺癌有同时存在的可能，为了及早发现可能存在的乳腺癌，应嘱患者每隔2～3个月到医院复查。

本病的治疗主要是对症治疗，可用中草药或中成药调理，包括疏肝理气、调和冲任及调整卵巢功能。对局限性增生病，应在月经后7～10天复查，若肿块变软、缩小或消退，则可予以观察并继续中药治疗。若肿块无明显消退者，应给予切除并做快速病理检查。如果有不典型上皮增生，则可结合其他因素决定手术范围，如有对侧乳腺癌或有乳腺癌家族史等高危因素者，以及年龄大、肿块周围乳腺组织增生也较明显者，可做单纯乳房切除术。若无上述情况，可做肿块切除后密切随访。

参考文献

[1] 乐杰.妇产科学.7版.北京:人民卫生出版社,2008.

[2] 卫生部.国家基本公共卫生服务规范(2011年版).http://www.gov.cn/zwgk/2011-05/24/wntent-1870181.

第 33 章

五官科常见疾病

本章提示

1. 了解过敏性鼻炎及阻塞性睡眠呼吸中止症危险因子。
2. 了解过敏性鼻炎及阻塞性睡眠呼吸中止症的症状。
3. 了解过敏性鼻炎及阻塞性睡眠呼吸中止症相关鉴别诊断。
4. 治疗过敏性鼻炎及阻塞性睡眠呼吸中止症的方式。

第一节　过敏性鼻炎

一、单选题(每题 1 个得分点)

以下每题有 5 个备选答案,请从中选择 1 个正确答案。

1. 下列何者不是过敏性鼻炎的危险因子

A. 家族有过敏体质(atopy)

B. 女性

C. 母亲吸烟

D. 常暴露于过敏原如灰尘或空气污染

E. 长子或长女

[答案]　B

【知识点】 了解过敏性鼻炎的危险因子。

(1)家族有过敏体质(atopy):具有过敏体质(atopy)是最主要的危险因子。家族遗传是重要的因素,有过敏性鼻炎家族史者有较高的疾病盛行率。父母双方有过敏性鼻炎,则儿童发生过敏性鼻炎的机会可高达 72%;若父母亲任何一方有过敏性疾病,则其子女罹患过敏性疾病的机会是一般人的 2～3 倍。

(2)男性:在儿童及青少年时期,男性疾病盛行率高于女性,而至成年人时期则无性别差异。大多数的患者都在 20 岁以前便出现症状。

(3)第 1 个小孩:根据英国的调查发现,长子或长女罹患过敏性鼻炎的机会是家中其他小孩的 3 倍。

(4)环境:充斥过敏原的环境是诱发过敏的常见原因。出生于春季或城市出生的族群较易罹患过敏性鼻炎,春天由于植物会开花易导致对花粉过敏。居住在高湿度地区、城市及空气污染严重地区的人,过敏性鼻炎盛行率皆有显著增加。

(5)食物:食物过敏通常发生于儿童早期,而且常导致儿童未来发生许多过敏性疾病。食物过敏的患者除皮肤及胃肠道的症状,也会出现呼吸道方面的症状,包括流鼻水、鼻炎、打喷嚏等。部分研究显示太早让婴幼儿接触致过敏性食物如蛋、海鲜、花生、坚果等会导致过敏性鼻炎罹病率上升,甚至太早使用抗生素也会有类似的状况。

(6)母亲吸烟:由于香烟中含有非常多的过敏原,婴幼儿在出生前就有机会接触到这些过敏原进而诱发过敏反应导致过敏性疾病。

(7)其他:有些研究显示 6 岁前其体内的 IgE 超过 100U/ml 的人,患过敏性鼻炎的机会也会较一般人高。

2. 过敏性鼻炎是透过哪一种抗体为媒介的过敏反应

A. IgA
B. IgE
C. IgG
D. IgM
E. IgI
［答案］ B

3. 过敏性鼻炎是哪一型的过敏反应
A. 第一型过敏反应:立即型过敏反应
B. 第二型过敏反应:抗体媒介细胞毒杀型过敏反应
C. 第三型过敏反应:免疫复合体媒介型过敏反应
D. 第四型过敏反应:迟发型过敏反应
E. 第五型过敏反应:迟发免疫复合体过敏反应
［答案］ A

【知识点】 了解过敏反应及过敏性鼻炎的病理学。过敏性鼻炎是第一型以 IgE 为媒介的立即型过敏反应,过敏反应的分类主要有 4 型。

(1)第一型过敏反应:以 IgE 为媒介的立即型过敏反应又称为 IgE 媒介型过敏反应(IgE-mediated hypersensitivity)。当初次暴露到过敏原时,体内会产生 IgE 抗体对抗此抗原,之后 IgE 抗体和肥胖细胞(mast cell)结合,第 2 次再碰到此过敏原时,此过敏原会和肥胖细胞上的 IgE 结合活化肥胖细胞,被活化的肥胖细胞释放很多媒介物(mediators)包括组胺(histamine)、血小板活化因子 platelet-activating factor,PAF),还有一些新合成的发炎性介质,如白三烯素(leukotrienes)、前列腺素(prostaglandins)、缓动素(bradykinin)等这些媒介物作用到各组织,造成临床症状。常见疾病有气喘、过敏性鼻炎、异位性皮肤炎、过敏性肠胃炎、全身性过敏性休克反应等。

(2)第二型过敏反应:又称为抗体媒介细胞毒杀型过敏反应(antibody-mediated cytotoxic hypersensitivity),是利用 IgM 或 IgG 结合到标的物或标的细胞表面,直接造成细胞膜受损或被吞噬细胞吞噬。常见疾病有输错血、新生儿溶血性疾病、重症肌无力症等。

(3)第三型过敏反应:因免疫复合体沉积所导致,又称为免疫复合体媒介型过敏反应(immune complex-mediated hypersensitivity),由于反复的免疫反应造成抗体和补体形成的免疫复合物沉积于体内,引起补体被活化,而造成组织的破坏,常见疾病有类风湿关节炎、肾小球肾炎、全身性红斑狼疮等。

(4)第四型过敏反应:又称为迟发型过敏反应。是唯一 T 细胞担任的过敏反应,其机制为过敏原引起体内 CD4 及 T 细胞被活化,因而释出细胞素(cytokine)导致组织和器官受损,常于暴露过敏原 24～72 小时发生。常见疾病有接触性皮肤炎、移植排斥反应等。

4. 依照世界卫生组织的定义,过敏性鼻炎间歇性症状的定义为何
A. 症状出现时间是每周＜4 天或每次＜4 周
B. 症状出现时间是每周＞4 天或每次＜4 周
C. 症状出现时间是每周＜3 天或每次＜3 周
D. 症状出现时间是每周＞3 天或每次＞3 周
E. 症状出现时间是每周＞3 天或每次＞4 周
［答案］ A

【知识点】 了解过敏性鼻炎的分类。世界卫生组织的分类方法,主要以生活质量为考虑,用症状持续时间及严重度来分类,以协助决定治疗策略。

(1)依症状持续时间:间歇性,症状出现时间是每周＜4 天或每次＜4 周;持续性,症状出现时间是每周＞4 天或每次＞4 周。

(2)依症状严重度:轻度,正常睡眠、正常日常活动、正常工作或课业表现、无令人困扰的症状;中度至重度,有出现一项以上的睡眠中断、日常功能受损、工作或课业表现变差或有令人困扰的症状。

因此过敏性鼻炎可分类为 4 个等级:轻度间歇性(mild intermittent)、中重度间歇性(moderate to severe intermittent)、轻度持续性(mild persistent)、中重度持续性(moderate to severe persistent)。

二、多选题(每题 1 个得分点)

以下每题有 5 个备选答案,其中正确答案为 2 个或者 2 个以上,多选、少选、错选均不得分。

1. 针对怀疑是过敏性鼻炎的患者,下列何者是病史询问要注意的项目
A. 症状持续的时间

B. 家族是否有过敏性疾病

C. 职业

D. 居家环境

E. 宠物

［答案］ ABCDE

【知识点】 了解过敏性鼻炎的病史询问重点。

(1)症状：是否有过敏性鼻炎典型的症状，如打喷嚏、易鼻痒、流鼻水、鼻水倒流、鼻塞、眼睛痒及易流眼泪等，同时应注意有无并发鼻窦炎、中耳炎、其他过敏性疾病如气喘、异位性皮肤炎等。加重因子(如吃下特定食物、接触特定物质)、发病季节、症状持续的时间、日常工作或课业表现、睡眠状况也须询问。

(2)家族史：由于家族遗传过敏体质是过敏性鼻炎的主要危险因子，因此查明目前患者本身及家族成员是否有过敏体质，有助过敏性鼻炎的正确诊断。

(3)社会史：收集居家环境数据、职业暴露数据、学校环境数据、宠物、药物史、过敏史有助于厘清造成过敏性鼻炎的原因。

(4)其他：引起鼻炎的原因，除了过敏外，还可能因病毒或细菌感染、怀孕引起的内分泌问题、药物引起或职业病造成鼻炎也需询问是否相关。

2. 下列何者是流鼻水、鼻塞患者可能的诊断

A. 过敏性鼻炎

B. 血管运动型性鼻炎

C. 鼻腔结构异常

D. 职业性鼻炎

E. 萎缩性鼻炎

［答案］ ABCDE

【知识点】 了解过敏性鼻炎的鉴别诊断，需与过敏性鼻炎鉴别诊断的疾病。

(1)血管运动型性鼻炎(vasomotor rhinitis)：症状和过敏性鼻炎类似，造成原因是控制鼻腔黏膜血管之神经失调，致使鼻黏膜血管长期扩张，而有鼻塞、打喷嚏、流鼻水之症状，通常在气温降低或清晨起床时症状较严重，运动过后症状会改善，没有季节性。

(2)鼻腔结构异常：如鼻中隔偏曲、中隔穿孔、鼻息肉、鼻甲肥厚、鼻咽部肿瘤、异物组塞都会造成鼻塞、流鼻水、鼻水倒流等症状。

(3)职业性鼻炎：此类患者是由于工作环境中的空气污染或特殊暴露所造成，症状经常出现于工作期间，在下班或放假日其症状就会好转。

(4)萎缩性鼻炎(atrophic rhinitis)：鼻黏膜会有萎缩、出现痂皮并细菌感染的现象，病患除鼻塞、流鼻水外，常会出现鼻腔恶臭的现象。

(5)药物：某些药物由于造成神经传导系统异常或局部发炎反应会导致鼻塞现象，但除了鼻塞外其他的过敏症状较不明显。常见的药物如下。①α受体阻滞剂：可乐定、甲基多巴、胍法新、哌唑嗪、多沙唑嗪、酚妥拉明；②降压药：ACEI、β受体阻滞剂(口服或眼用制剂)、钙通道阻滞剂、利舍平、美卡拉明、阿米洛利、肼屈嗪、氯噻嗪、氢氯噻嗪；③勃起障碍药物：西地那非、他达拉非、伐地那非；④精神科药物：苯二氮䓬类、利眠宁-阿米替林、氯丙嗪、利培酮、甲硫哒嗪、加巴喷丁；⑤长期使用镇痛药；⑥女性激素。

(6)其他：如妊娠、肉芽性疾病(granulomatous diseases)、甲状腺功能低下、类肉瘤疾病(sarcoidosis)等也可能造成鼻塞、流鼻水症状。

一般来说过敏性鼻炎患者发病的年龄较轻、有特定过敏原、会有季节性发病，除鼻塞、流鼻水外也会出现鼻痒、眼睛痒的症状。非过敏性鼻炎患者发病的年龄较大、找不到特定致病过敏原、整年发病较无季节性，除鼻塞、流鼻水外较无鼻痒、眼睛痒的症状。

三、共用题干单选题(每个提问1个得分点)

以下每道试题有2～6个提问，每个提问有5个备选答案，请选择1个最佳答案。

患者，男性，15岁，因反复性的鼻塞、流鼻水症状前来就诊，鼻水都是透明、无特殊异味。他的症状好发于3、4月，每当发作时症状都会持续2～3个月症状，除了鼻塞、流鼻水外还常常会打喷嚏、眼睛痒、鼻痒，严重时还会有呼吸时的怪声音，晚上睡觉会因鼻塞太严重而醒来。最近因此而考试成绩退步。

患者平常并无固定服用药物，也无特殊的食物药物过敏史，家中养一只狗，每次患者回家跟狗玩儿后都会觉得鼻塞、流鼻水变得更严重。父母都有气喘的病史。

1. 依照该同学的状况，最有可能的诊断是什么

A. 过敏性鼻炎

B. 血管运动型性鼻炎

C. 萎缩性鼻炎

D. 胃-食管反流

E. 焦虑症

［答案］ A

【评析】 患者的症状常发作于春季其他季节会改善，且有鼻塞、流鼻水、眼睛痒、鼻痒等典型的过敏性鼻炎症状。在与宠物接触后，其症状会更严重，该宠物的毛发可能是其过敏原。且父母都有气喘的过敏性疾病，因此最有可能的诊断是过敏性鼻炎。

血管运动型性鼻炎通常在清晨起床时症状较严重，运动过后症状会改善，整年都会发作，较没有季节性，与该同学的症状不符。

萎缩性鼻炎的患者鼻黏膜会有萎缩、出现痂皮并细菌感染的现象，患者除鼻塞、流鼻水外，常会出现鼻腔恶臭的现象，而该同学的鼻水并无异味，所以非此诊断。

2. 接下来会哪些检查可协助诊断过敏性鼻炎

A. 理学检查

B. 鼻黏膜抹片检查

C. 过敏原皮肤测试

D. 头部计算机断层

E. 头部磁共振扫描

［答案］ ABC

【知识点】 了解过敏性鼻炎的各项检查结果。

(1)理学检查：典型的过敏性鼻炎患者理学检查可发现鼻黏膜肿胀苍白、清澈水状的鼻涕、眼结膜充血、鼻边缘脱屑、长久搓揉鼻子所形成的鼻皱痕(horizontal nasal crease)及眼睛周围循环不佳所导致的黑眼圈(allergic shiner)。另外由于长期鼻塞会造成习惯性张嘴呼吸(allergic gape)，儿童长期张嘴呼吸可能造成齿列咬合不正及腭弯曲(arching)等后遗症。但由于过敏性鼻炎患者理学检查可能正常，所以正常的理学检查结果不能完全排除过敏性鼻炎。此外还须注意鼻腔内部的构造是否异常来与其他的鼻炎做鉴别诊断。

(2)鼻抹片(nasal smear)：许多研究显示，过敏性鼻炎患者鼻黏膜内嗜酸性粒细胞增加，鼻抹片之嗜酸性粒细胞可初步区分过敏性与非过敏性鼻炎，若是颗粒性白细胞或淋巴细胞为主则可能是感染性鼻炎。

(3)过敏原皮肤测试(skin prick test)：将纯化的过敏原和皮肤接触，给予过敏原 10～20 分钟后，若皮肤出现荨麻疹或红斑则为阳性反应。过敏原与皮肤接触的方式有搔抓法、穿刺、皮内注射法和滴定法。此检查是目前测量过敏原最有用的方法，快速、敏感性及特异性也高。但缺点是可能造成全身性过敏，在儿童由于免疫系统不健全，可能会出现不典型反应，且测试前应停止相关治疗药物(如抗组胺及白三烯素拮抗药)，以减少假阴性。

(4)血清特殊过敏原 IgE(serum allergen-specific IgE)：根据过去研究，血清特殊过敏原 IgE 对于过敏性鼻炎具有特异性。可用于过敏性反应(anaphylaxis)高危险群及无法进行过敏原皮肤测试者，但敏感度较皮肤测试低。

(5)影像学：一般来说过敏性鼻炎患者不需安排影像学检查，但若有怀疑鼻腔或脑结构异常时可考虑安排 X 线或计算机断层来协助鉴别诊断。

(6)其他：如鼻腔细胞病理检查、过敏原挑战测试(allergen challenge)也可帮忙诊断。

3. 下列何种治疗方式对该同学是较适当的

A. 类固醇鼻喷剂

B. 抗组胺鼻喷剂

C. 环境清洁

D. 长期口服类固醇

E. 增加与家中宠物相处持间

［答案］ ABC

【知识点】 了解过敏性鼻炎的治疗方式。

(1)避免接触过敏原：过敏性鼻炎发病的原因，除了患者本身具有过敏体质外，还须接触过敏原才会诱发症状出现。过去研究显示疾病的严重程度及持续时间跟环境中过敏原的浓度有正相关。所以治疗过敏性鼻炎的第一步就是避免接触过敏原。常见的过敏原是尘螨、蟑螂、真菌、狗、猫毛及花粉。根据统计，在西方国家大多数患者的过敏原为花粉，在亚洲地区尘螨才是最主要的过敏原。

利用皮肤测试和实验室检查可发现可能致病的过敏原，或根据症状发生时间及接触史来推测过敏原的种类。若症状固定发作于每年的某些季节，则要考虑季节性过敏原如花粉；若症状持续较久，则要考虑生活周遭的过敏原如尘螨、蟑螂、真菌、宠物。当发现特定的过敏原后则必须避免重复再接触导致症状发生。在卧室内不要铺地毯或是放有毛的柔软玩具、书报杂志，以减少灰尘之聚集。使用抗尘螨的被套、床罩、枕头套，并以 60 ℃热水清洗。控制室内湿度＜50％，以减少真菌滋生。对动物的毛屑过敏者，避免养宠物，或经常清洗动物，也不要让宠物进到室内。花粉过敏者应于花粉散布尖峰时刻尽量室内活动避免外出。

(2)药物治疗

①抗组胺：组胺受体阻断药(H1 receptor blocker)可以阻断组胺所造成的过敏反应，对鼻痒、流鼻水、打喷嚏有显著的治疗效果，但是对鼻塞的改善效果不明显。可口服，也有局部鼻喷剂。

②类固醇：类固醇可以抑制发炎反应，减少细胞激素(cytokine)及趋化激素(chemokine)的释放及减缓其化学反应，稳定血管壁，减少组织渗出液。对过敏性鼻炎的各种症状，如鼻痒、流鼻水、打喷嚏和鼻塞都有治疗效果。可口服使用，也有局部鼻喷剂。比起抗组胺，鼻内类固醇喷剂对过敏性鼻炎的症状控制有更好的效果，但其效果出现较慢达到最大效力约需 2 周，故初期须合并使用其他药物。口服的不良反应较大，临床上较少用于过敏性鼻炎的治疗。

③去充血剂：主要作用在交感神经受体，可使鼻甲中的血管收缩，缓解鼻塞症状，常与其他类药物并用。可口服也有局部鼻喷剂制剂。局部鼻用去充血剂对解除鼻塞症状极为有效，可在使用类固醇鼻喷剂之前应用以疏通鼻道。但使用不得超过 10 天，否则会有反弹性鼻充血，甚至导致药物性鼻炎。口服去充血剂有时会产生全身性的不良反应，如血管收缩、外围阻力上升、血压升高、散瞳、增加膀胱括约肌的收缩等，所以患有高血压、心血管疾病、甲状腺功能亢进、青光眼、前列腺肥大的患者应小心使用。因口服去充血剂不良反应较多，故不建议使用于儿童。

④抗白三烯素(Leukotriene receptor antagonists, LTRAs)：白三烯素都是过敏发炎反应中之重要介质，因此拮抗白三烯素可减少因其引起的黏膜肿胀、黏液滞留、发炎、细胞浸润的现象，进一步改善过敏性鼻炎的症状。

⑤鼻用抗乙酰胆碱剂(Intranasal anticholinergics)：副交感神经会刺激鼻部的腺体分泌鼻水，鼻用抗乙酰胆碱剂可阻断副交感神经的刺激，以减少分泌物。其在改善流鼻水的症状上很有效，作用时间很快，为 15～30 分钟，可用于需要迅速解除症状时。由于抗乙酰胆碱类的药物只能缓解流鼻水，对其他鼻炎症状无效，所以并不建议单独用于过敏性鼻炎的治疗。

⑥肥大细胞稳定药(mast cell stabilizers)：肥大细胞是产生过敏过程中占有很重要角色的细胞，肥大细胞稳定药可减少肥大细胞释放出过敏介质。此药物临床上多用于过敏的预防，对于症状缓解的效果较差。

⑦抗免疫球蛋白 E(Anti-IgE)：IgE 是过敏反应中最主要的抗体，此类药物是直接针对 IgE 上之 Fc 受体产生作用，它可减低 IgE 和肥大细胞及其他效应细胞之结合，避免 IgE 媒介之发炎反应。因此此类药物可同时治疗共存之过敏性疾病，如异位性皮炎、过敏性结膜炎、食物过敏等。

(3)免疫疗法(Immunotherapy)：免疫疗法又称减敏疗法(desensitisation 或 hyposensitisation)，此疗法主要是采用患者的特异性过敏原，经由皮下注射，或是局部给予的方式逐渐增加剂量，让身体的免疫系统逐渐适应过敏原，不会对过敏原产生过敏免疫反应。它可减少药物需求量及改善症状，适用于确定过敏原的患者，若药物治疗效果不佳且无法避免过敏原者，可考虑此疗法。但缺点是费用高，且整个疗程需要持续 3～5 年之久。

(4)手术：只有少数过敏性鼻炎患者需要手术治疗，如鼻息肉、下鼻甲肥大、阻塞性鼻中隔偏曲等。针对药物治疗效果欠佳之下鼻甲肥大过敏性鼻炎患者，其手术方式有传统的下鼻甲切除术，但缺点是多半需住院，且术后鼻填塞造成患者严重不适。近来有其他手术方法如冷冻疗法、黏膜下电烧术、下鼻甲镭射手术等。

依 Allergic Rhinitis and its Impact on Asthma (ARIA) guidelines(图 33-1)的建议，先将病患依照症状严重度分类，再依不同的严重度选择治疗方式，治疗效果不佳则选择上一阶的治疗方式，若治疗稳定后考虑将药物降级使用。

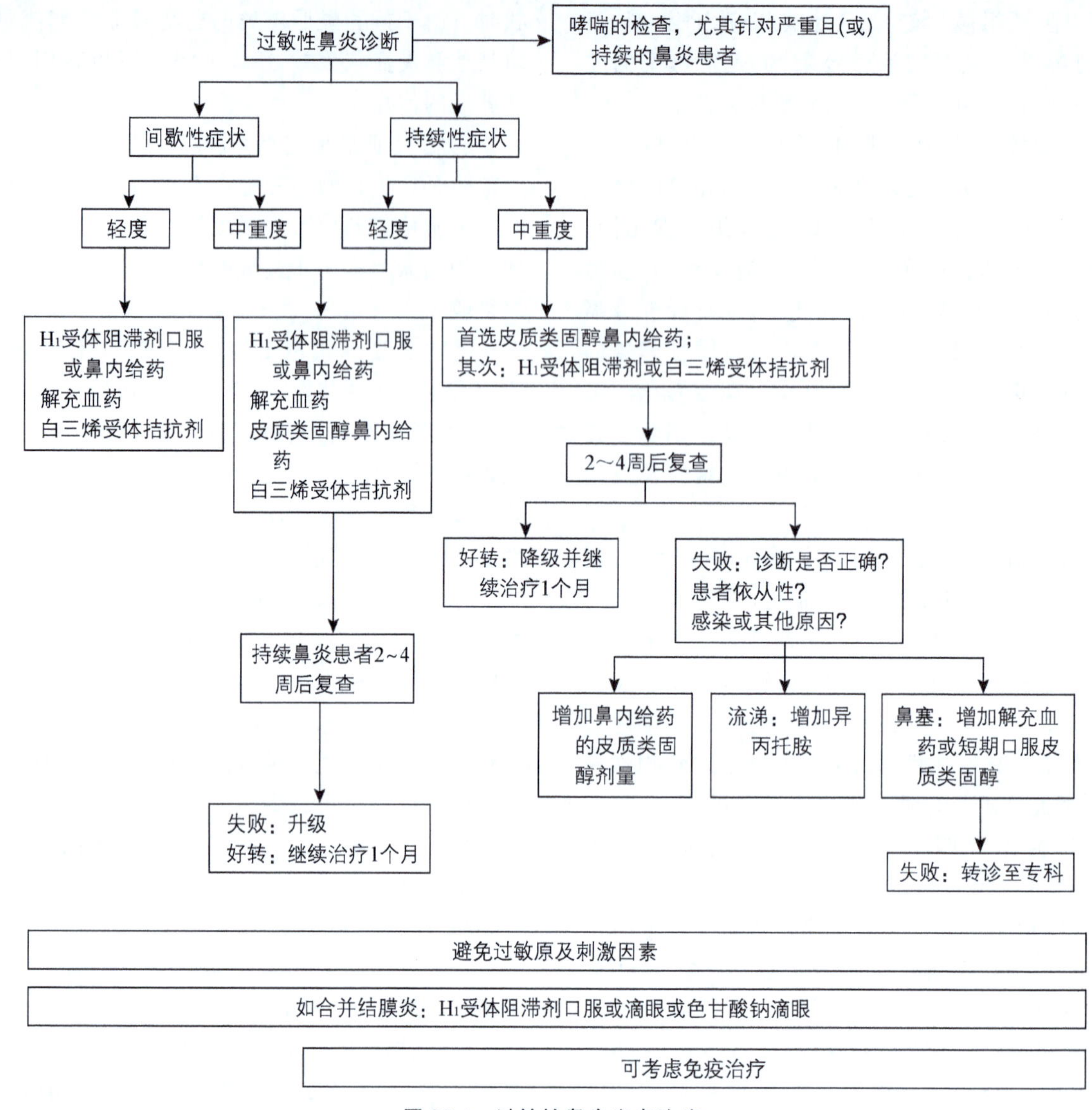

图 33-1 过敏性鼻炎患者治疗

第二节 阻塞性呼吸睡眠暂停

一、单选题(每题 1 个得分点)

以下每题有 5 个备选答案，请从中选择 1 个正确答案。

1. 下列何种型态的睡眠呼吸暂停是最常见的

A. 阻塞型

B. 中枢型

C. 混合型

D. 窒息型

E. 睡眠型

［答案］ A

【评析】 了解不同形态的睡眠呼吸暂停。其是指在睡眠过程中会反复地出现呼吸停止的现象。

依病因可以分为 3 种类型。①阻塞型：睡眠期间上呼吸道完全阻塞或部分阻塞，导致短暂呼吸停止、呼吸变浅、气流减少的现象，造成睡眠干扰和缺氧现象；②中枢型：一般出现在神经系统有问题的患者，呼吸肌群缺乏来自大脑的控制讯号，因此胸壁缺乏上下起伏的动作，气流无法进入肺部；③混合型：是指阻塞型、中枢型混和之睡眠呼吸中止情形。

2. 下列何者不是阻塞型睡眠呼吸暂停的危险因子

A. 女性

B. 年龄

C. 肥胖

D. 颜面结构异常

E. 抽烟

［答案］ A

【评析】 了解阻塞型睡眠呼吸暂停的危险因子。

(1)性别：依据世界各国的研究显示，男性发生阻塞型睡眠呼吸暂停的概率是女性的 2～3 倍。

(2)年龄：成年人随着年龄增加，阻塞型睡眠呼吸暂停的盛行率也逐渐上升。

(3)体重：根据过去的研究，不论是男性或女性，肥胖是阻塞型睡眠呼吸暂停很强的危险因子。

(4)颜面结构异常：退缩颌(retrognathia)、大舌头、扁桃体肥大、腭垂过长、上下颌骨异常、咬合异常、粗颈围等颜面结构异常常见于罹患阻塞型睡眠呼吸暂停症的患者。尤其在亚洲族群的患者此现象更常见。

(5)鼻腔异常：鼻息肉、中隔弯曲、鼻甲肥厚会造成鼻腔气流阻力上升，改善这些状况可使阻塞型睡眠呼吸暂停症的症状改善。

(6)其他因子：吸烟、喝酒、使用安眠药会导致睡眠时的上呼吸道狭窄而产生睡眠呼吸暂停。其他如有睡眠呼吸暂停家族史、停经妇女、妊娠与阻塞型睡眠呼吸暂停有关。患有心衰竭、末期肾病、慢性肺病、中风、甲状腺功能减低、肢端肥大症等疾病的人有较高的概率会罹患阻塞型睡眠呼吸暂停症。

3. 下列何者不是阻塞型睡眠呼吸暂停的症状

A. 注意力不集中

B. 记忆力减退

C. 失眠

D. 打鼾

E. 以上皆是阻塞型睡眠呼吸暂停的症状

［答案］ E

【评析】 了解阻塞型睡眠呼吸暂停的症状。

阻塞型睡眠呼吸暂停症的临床症状是由于反复性上呼吸道阻塞造成的睡眠片段化、低血氧、高血碳酸、肺高压及交感神经亢奋。临床表现可分为日间症状、夜间症状及阻塞症状。

日间症状：日间嗜睡、清晨睡醒后常觉得头痛及睡不饱，或觉得疲倦、注意力不集中，可能会在工作或是开车时睡着，记忆力减退、易怒、烦躁、焦虑、忧郁。

夜间症状：失眠、睡眠中断、夜尿。

阻塞症状：打鼾、短暂噎住、睡眠时会倒吸一口气、目击呼吸暂停。

【知识点 1】 日间嗜睡状况的评估。日间嗜睡状况可经由爱普渥斯嗜睡度量表(Epworth Sleepiness Scale)(表 33-1)来评估，若分数越高，表示嗜睡状况越严重，罹患阻塞型睡眠呼吸暂停症的可能性也就越高。

表 33-1　爱普渥斯嗜睡度量表(Epworth Sleepiness Scale)

在下列状况下打瞌睡的情形：从不曾打瞌睡，0 分；偶尔会打瞌睡，1 分；常常打瞌睡，2 分；必定会打瞌睡，3 分
1. 坐着看书时 2. 看电视时 3. 坐在公共场合中不动时(戏院、开会) 4. 在连续开了一个小时的车上当乘客 5. 下午可以躺下来休息时 6. 坐着与别人谈话时 7. 午餐后静坐时(没有喝酒情况下) 8. 坐在车内交通停顿几分钟时
总分若大于 10 分时，就有白天嗜睡的问题。

【知识点 2】 夜间睡眠呼吸状况的评估。睡眠观察者问卷量表(Sleep Observers Questionnaire)，见表 33-2。

表 33-2　睡眠观察者问卷量表

被观察者入睡时是否有下列情况：不会，0 分；偶尔会(一周 1 晚)，1 分；常常会(一周 2、3 晚)，2 分；大多时会(一周 4 晚以上)，3 分
1. 高分贝会干扰旁人的鼾声 2. 大声地喘息并且挣扎吸气 3. 呼吸忽然停止没有了声响 4. 手脚不自觉乱踢且会抽动 5. 枕边人受不了需分房而卧 6. 开车开会时会不自觉睡着
总分若大于 5 分时，就可能有阻塞型睡眠呼吸暂停

4. 当睡眠时呼吸暂停-低通气指数(apnea-hypopnea index，AHI)大于多少时次可以诊断为阻塞型睡眠呼吸暂停症

1. 3

2. 7

3. 9

4. 11

5. 15

【评析】 了解呼吸暂停-低通气指数(apnea-hypopnea index，AHI)的定义。

(1)短暂呼吸暂停(apnea)：睡眠中呼吸停止＞10 秒。

(2)浅呼吸(hypopnea)：睡眠时发生呼吸变浅、气体流量减少，同时有氧气饱和度下降或短暂睡眠

中断的现象,其时间长达10秒或以上。

(3)呼吸中止-低通气指数(apnea-hypopnea index,AHI):睡眠中每小时发生呼吸中止及浅呼吸的总和次数。一般来说,睡眠时AHI≥15次/小时或AHI≥5次/小时合并白天倦怠昏昏欲睡、打鼾、目击短暂噎住呼吸等症状,可以诊断阻塞型睡眠呼吸暂停症。

阻塞型睡眠呼吸暂停的严重度依照呼吸中止-低通气指数(AHI)可分为:①轻度:AHI≥5次/小时合并白天倦怠昏昏欲睡、打鼾、目击短暂噎住呼吸等症状。②中度:每晚AHI为15~30次/小时。③重度:每晚AHI>30次/小时或>20%以上的睡眠时间,其血氧饱和度低于90%。

二、多选题(每题1个得分点)

以下每题有5个备选答案,其中正确答案为2个或者2个以上,多选、少选、错选均不得分。

1. 多频道睡眠检查(polysomnography)是诊断睡眠呼吸暂停的标准检查,请问下列何者为其检查的内容

A. 脑波图

B. 肌电图

C. 心电图

D. 血氧饱和度

E. 胸部X线

[答案]　ABCD

【知识点】　了解多频道睡眠检查的检查内容。

患者接受多频道睡眠检查必须到检验室睡一晚,睡眠时身上会接上多个检查装置同时监测多项生理指标,因此称为多频道睡眠检查。监测的生理指标如下。

(1)脑波图(EEG):监测睡眠不同时期的脑波变化。

(2)肌电图(EMG):监测睡眠时的肌肉活动状况,如下腭肌肉、颈部或脸部肌肉、肢体肌肉抽动状况。

(3)眼电图(EOG):观察睡眠时的眼震状况。

(4)心电图(EKG):监测睡眠时期的心跳及心律状况。

(5)胸腹部活动(respiratory effort):观察睡眠时胸部腹部的活动状况。

(6)其他监测指标:口鼻气流(air flow)、血压变化(blood pressure)、血液含氧量(blood oxygen saturation)、睡眠体位(sleep gesture)、鼾声。

虽然多频道睡眠检查检测项目很周全,但其缺点是病患必须到医院才能执行检查且检查耗时费工,临床医师无法随时借由此检查来评估患者的治疗成效。因此发展出居家生理监测仪,只检测几个生理指标如血液含氧量、心跳、心律,通过软件及专业人士的评估来筛检睡眠呼吸暂停。根据国外研究针对AHI≥15次/小时的患者,居家生理监测仪的检测敏感度与多频道睡眠检查相近。目前临床上除了在筛检阻塞性睡眠呼吸暂停外,居家生理监测仪也用于评估治疗后的效果。

2. 下列何者是需与阻塞性睡眠呼吸暂停做鉴别诊断的疾病

A. 周期性肢体抽动症

B. 猝睡症

C. 中枢性睡眠呼吸暂停

D. 癫痫

E. 胃-食管反流

[答案]　ABCDE

【知识点】　了解需与阻塞性睡眠呼吸中止症做鉴别诊断的疾病。

(1)周期性肢体抽动症(periodic limb movements of sleep,PLMS)或腿不宁症(restless legs syndrome):当睡眠时肢体不正常动作时会干扰睡眠导致白天容易疲劳、精神不济。

(2)猝睡症(narcolepsy):为一种罕见的神经疾病,主要的原因在于中枢神经对睡眠和清醒的控制出了问题,患者在清醒的时候脑部和身体常突然出现睡眠与做梦(快速动眼期)相关的生理反应,反复出现嗜睡状况。猝睡症除了有过度的睡意以外,常合并猝倒、睡眠麻痹及将要入睡的幻觉等症状,夜间睡眠亦常出现无法持续的情况。

(3)中枢性睡眠呼吸暂停:患者在睡眠时会出现与阻塞性睡眠呼吸暂停类似的呼吸停止的症状,但其造成的原因主要是中枢神经对呼吸机制控制出现问题导致呼吸暂停。如帕金森症、阿尔兹海默病等退化性神经系统疾病睡眠时也可能会出现呼吸暂停的症状。

(4)轮班工作者:日夜轮班工作者由于生理时钟正常周期被干扰,白天容易出现嗜睡、注意力不集中等状况;尤其是专职夜晚工作者此现象更明显。

(5)肺部疾病:如气喘或慢性阻塞性肺疾病夜晚时呼吸道发生痉挛导致气流阻力上升,则可能发生缺氧或低血氧的状况,进而干扰睡眠。

(6)单纯性打鼾:此类病患在睡眠时会出现打鼾的现象,但较无呼吸中止或缺氧的现象,白天嗜

睡的状况亦不明显。

(7)胃-食管反流：此类患者在夜间由于胃酸反流的关系，睡眠时会出现呛咳或短暂噎住呼吸的现象，甚至会有呼吸困难的情形。

(8)其他：如吞咽异常、夜间癫痫、恐慌症等也都可能造成夜间睡眠中断。

要鉴别上述疾病须有完整的症状、病史的询问，相关的身体理学检查，此外安排多频道睡眠检查也能协助诊断。

3. 针对阻塞性睡眠呼吸暂停的患者，下列处置何者正确

A. 减重及加强运动

B. 使用安眠药帮助睡眠

C. 避免喝酒

D. 睡眠时使用呼吸器

E. 手术

［答案］　ACDE

【知识点】　了解阻塞性睡眠呼吸暂停的处理方式，针对阻塞性睡眠呼吸暂停的患者有下列处理方式。

(1)生活习惯改变

①减重：所有体重过重或肥胖的患者皆须积极减重，根据过去的研究，减重能有效地改善呼吸中止-低通气指数(AHI)，也能改善生活质量，减少白天嗜睡的情形。

②运动：运动能降低体重，强化肺部呼吸肌群，减少呼吸道阻力，增加呼吸气流。根据研究若能达到每周150分钟的中等强度运动，即使体重未下降，其AHI也会改善。

③睡姿：研究发现若睡眠时采取平躺姿势会使阻塞性睡眠呼吸暂停变得更严重。因此可建议病患避免平躺的睡姿，有一些设备如止鼾枕、防翻身夹克、平躺姿势侦测器等皆能协助患者避免平躺的睡姿。

④避免饮酒：饮酒会压抑中枢神经，使睡眠时上呼吸道狭窄的情况恶化，造成阻塞性睡眠呼吸暂停的症状更严重。

⑤避免使用安眠药：任何会压抑中枢神经的药物都应该避免使用，如benzodiazepines、barbiturates等，甚至如抗抑郁药物、抗组胺药、阿片类药物也都考虑避免使用。

(2)特殊治疗设备

①口咽部止鼾器：市面上有多种形式口咽部止鼾器，其原理使下颌骨能稍微往前移或托住舌头避免后坠，来维持睡眠时上呼吸道的畅通，避免呼吸道狭窄造成呼吸暂停。

②正压呼吸器：其原理是由机器提供正压力的气流，气流经由鼻罩或面罩进入上呼吸道，使上呼吸道在睡眠期间避免塌陷，保持畅通，进而让患者的呼吸变规律且减少打鼾，血中含氧浓度提升。依呼吸器提供压力的模式可分成continuous positive airway pressure(CPAP)、bilevel positive airway pressure(BPAP)、autotitrating positive airway pressure(APAP)、adaptive servo-ventilation及end expiratory positive airway pressure。根据过去的，研究正压呼吸器能有效地改善AHI及阻塞性睡眠呼吸暂停症的日间症状。

(3)手术

①垂腭咽成型术(UPPP，uvulopalatopharyngoplasty)、颏舌肌前移术(Genioglossus muscle advancement)：以手术方式切除咽喉部的软组织或将颏舌肌往前拉，以改善舌后空间，使上呼吸道的空间变大。

②无线电波手术(Radiofrequency ablation)、镭射手术(Laser-assisted ablation)：利用无线电或镭射方式切除鼻黏膜或舌根软组织，改善上呼吸道阻力，使上呼吸道的空间变大。

③下腭前移手术(Maxillo-mandibular advancement，MMA)：可同时改善口咽部与下咽部空间阻塞的问题，是治疗阻塞性睡眠呼吸暂停症最有效的手术，但因手术牵涉范围较广，开刀前须仔细计划及评估。

(4)药物：目前并无药物能有效改善阻塞性睡眠呼吸暂停。

三、共用题干单选题(每个提问1个得分点)

以下每道试题有2～6个提问，每个提问有5个备选答案，请选择1个最佳答案。

50岁已婚的王先生经常在白天觉得很累、注意力不集中、易怒，且此现象越来越严重。王先生的睡眠质量不好，晚上睡眠时常常会自己醒过来很多次，曾经服用过安眠药处理睡眠质量不好的问题，但服药后睡眠中断的情况仍未改善甚至有更严重的现象。

王先生的身高170 cm，体重80 kg；过去有医师告知他的扁桃体比一般人要稍大。因工作的关系常需应酬饮酒，由于常觉得疲劳，因此下班或放假时常常躺在沙发上看电视时就睡着了，平时因高血压存在规律服药治疗。

王先生因上述问题前来就诊。

1. 对于王先生的睡眠问题最先要做的处置为何

A. 详细的病史询问

B. 开立更长效的安眠药

C. 调整血压药

D. 安排居家生理监测仪检测

E. 建议下班马上躺床休息

[答案]　A

【评析】　遇到睡眠问题的患者应先做完整的病史询问，询问的重点如下。

(1)睡眠形态：入睡时间、起床时间、躺床多久会入睡、睡眠是否有中断、睡眠中断时的情形、起床时是否有不舒服。

(2)日间的症状：日间嗜睡、清晨睡醒后常觉得头痛及睡不饱或觉得疲倦、注意力不集中可能会在工作或是开车时睡着、记忆力减退、易怒、烦躁、焦虑、忧郁。

(3)夜间睡眠症状：询问患者及家人夜间睡眠时是否有打鼾、短暂噎住、睡眠时会倒吸一口气、呼吸中止、不正常肢体活动、幻觉等现象。

(4)精神症状：是否有忧虑、焦虑。

(5)睡眠问题持续多久的时间。

(6)家庭状况。

(7)重大生活事件。

(8)饮酒史、药物史、工作形态。

2. 经病史询问后发现王先生在白天开会或长时间坐车时会容易打瞌睡，下列何者是目前评估日间嗜睡较好的评估方式

A. 询问同事王先生白天打瞌睡的次数

B. 使用爱普渥斯嗜睡度量表(Epworth Sleepiness Scale)来评估

C. 睡眠观察者问卷量表(Sleep Observers Questionnaire)

D. 安排脑波检查

E. 胸部X线

[答案]　B

【评析】　询问同事白天打瞌睡的次数无法得到客观的观察结果。

睡眠观察者问卷量表(Sleep Observers Questionnaire)主要是由他人评估睡眠时的症状。

清醒时做脑波检测可检测脑部是否有进入睡眠周期，但因需到医院检测且仅能检测受检时的状况，无法评估平时的嗜睡状况。

目前较常用的是使用日间嗜睡评估表来评估日间嗜睡状况。除了之前介绍的爱普渥斯嗜睡度量表(Epworth Sleepiness Scale)之外，临床上也有发展出同时评估日间症状、睡眠症状及身体状况的问卷如 STOP-Bang questionnaire、Sleep apnea clinical score、Berlin questionnaire 等问卷。

3. 经病史询问后发现王先生在夜晚睡眠时会出现打鼾、短暂噎住、睡眠时会倒吸一口气、呼吸中止的现象，过去曾有医师告知他的扁桃体比一般人要稍大，检查时不需要考虑的是

A. 鼻腔及口咽部结构

B. 脸部及头颅骨结构

C. 脖子脖围

D. 血压及肺部

E. 胸围

[答案]　E

【评析】　怀疑有阻塞性睡眠呼吸暂停的患者，在检查时须注意如下情况。

(1)鼻腔及口咽部结构，见图 33-2。

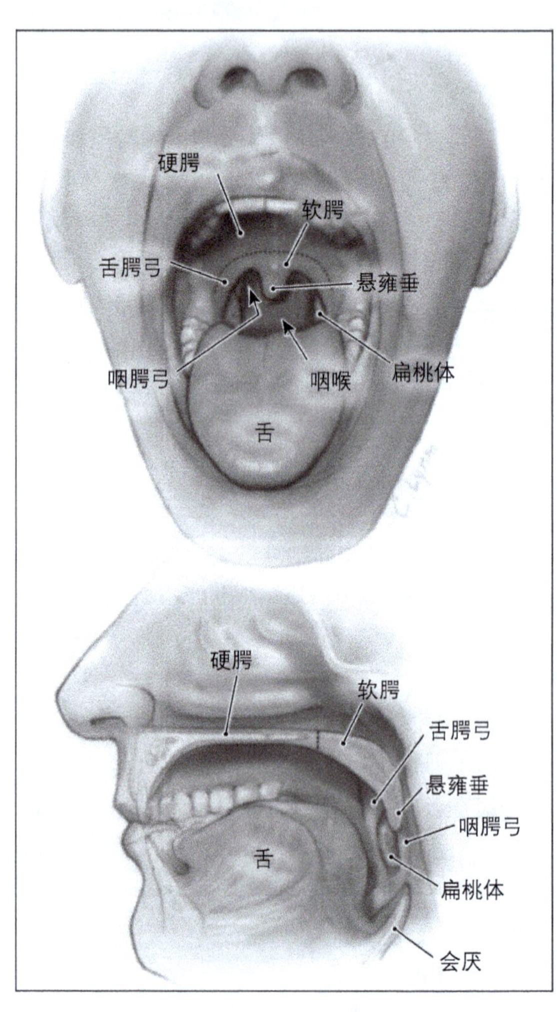

图 33-2　口咽部及鼻腔结构

①鼻腔异常：鼻息肉、中隔弯曲、鼻甲肥厚会造成鼻腔气流阻力上升，改善这些状况可使阻塞型睡眠呼吸暂停症的症状改善。

②口咽部结构结构异常：大舌头、扁桃腺肥大、悬雍垂过长常见于罹患阻塞型睡眠呼吸暂停的患者。尤其在亚洲族群的患者此现象更常见(图 33-3)。

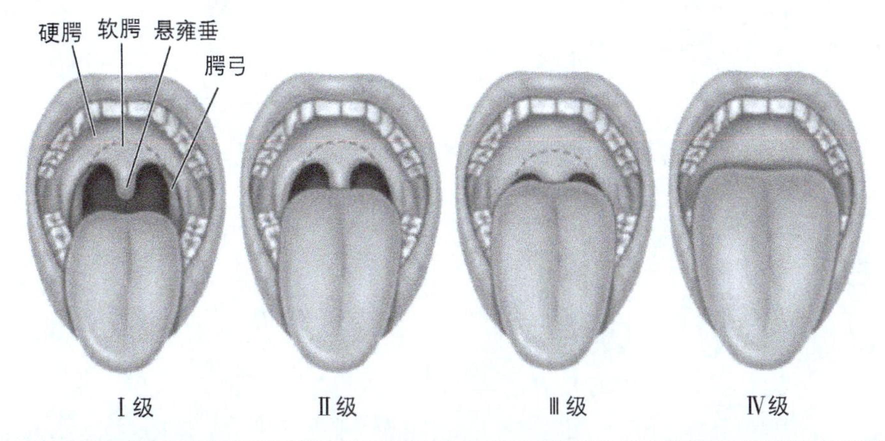

喉镜和气管插管困难程度分级是一个简单的评分系统，与张口和舌头的大小相关，并评估了可用于经口气管插管或直接喉镜的空间。Ⅰ级可看到软腭、悬雍垂以及腭弓，Ⅱ级可以看到软腭和悬雍垂根部，Ⅲ级仅能看到软腭，Ⅳ级仅看到硬腭

图 33-3　喉镜和气管插管困难程度分级

(2)脸部及头颅骨结构，见图 33-4。颜面结构异常：退缩颌(retrognathia)、上下颌骨异常、咬合异常、粗颈围等颜面结构异常常见于罹患阻塞型睡眠呼吸暂停症的患者。尤其在亚洲族群的患者此现象更常见。

(3)脖子脖围：脖围与阻塞型睡眠呼吸暂停有很强的关系，根据国外的研究男性脖围超过 17 吋、女性超过 16 吋常患有阻塞型睡眠呼吸暂停。

(4)血压：超过一半以上的阻塞型睡眠呼吸暂停患者有高血压的问题，尤其是早上的血压经常会升高，此类高血压的患者常不易控制，因此须注意阻塞型睡眠呼吸暂停患者的血压。

(5)肺部及心脏问题：阻塞型睡眠呼吸暂停患者因呼吸道阻力上升易患有肺动脉高血压，进一步造成肺部水肿，如同时患有气喘或慢性阻塞性肺疾病则缺氧的状况会更严重。而阻塞型睡眠呼吸中止症患者因缺氧及血压问题也易造成心脏的问题。

4. 由于高度怀疑王先生患有阻塞型睡眠呼吸暂停，因此安排多频道睡眠检查，检查结果发现王先生睡眠时 AHI 为每小时 33 次且血压很高，缺氧时偶而会出现心律失常，而脸部颅骨检查则未发现明显异常，下列何种治疗是较适当的选择

A. 口咽部止鼾器

B. 正压呼吸器

C. 睡前使用抗心律失常药物

D. 使用安眠药帮助睡眠

E. 停止运动，避免造成缺氧现象

[答案]　B

【评析】　王先生的 AHI 为每小时 33 次且合并有心血管问题，属于重度的阻塞型睡眠呼吸暂停患者。不论是轻度、中度或重的阻塞型睡眠呼吸暂停的患者皆须进行生活习惯的改变，如减重、加强运动、注意睡姿、避免饮酒及使用安眠药。特殊治疗方式如下。

(1)当病患其 AHI 每小时大于 30 次、严重低血氧状态(血氧饱和度快速低于 80%)或持续低血氧状态(>5 分钟。患者的血氧饱和度低于 88%)，睡眠时可考虑使用正压呼吸器为第一线治疗。

(2)由于使用正压呼吸器能减少呼吸道阻塞的现象，因此针对轻度及中度的患者也建议优先使用正压呼吸器治疗。

(3)若患者不排斥，针对轻度及中度的患者也可使用口咽部止鼾器来改善睡眠时上呼吸道阻塞的现象。

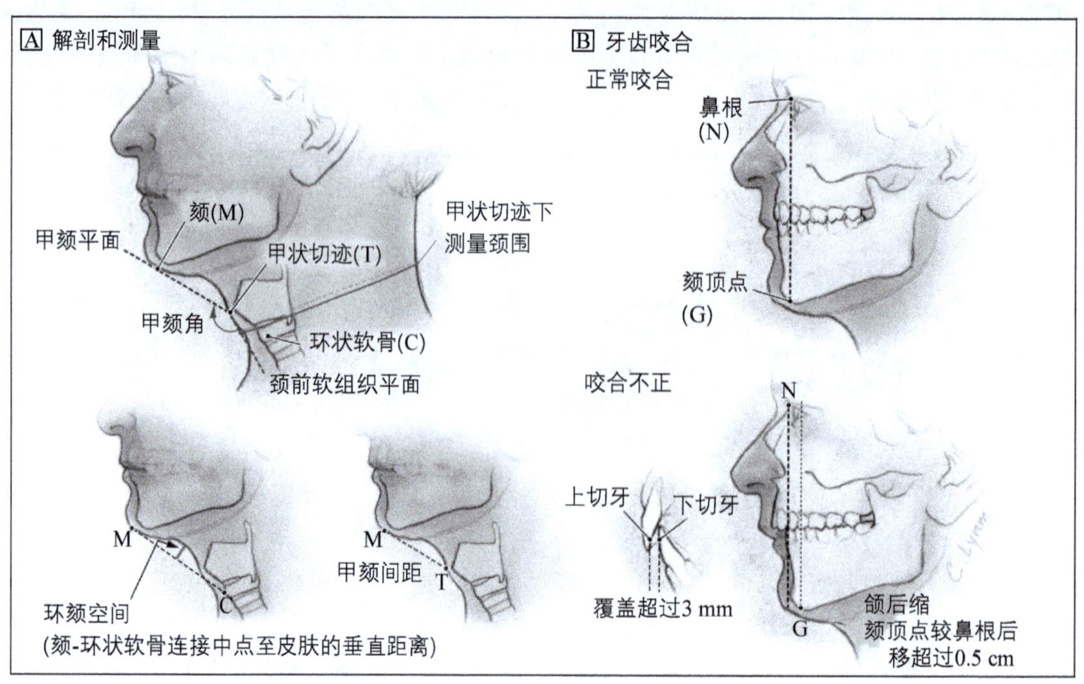

图 33-4

(4)当上述治疗失败后或患者有明显的头部或口咽部结构异常,才会考虑使用手术方式来治疗阻塞型睡眠呼吸暂停。

(5)若病患有致命性的呼吸暂停现象或其他治疗方式皆失败时,需进行气管切开术来维持呼吸道的畅通。

(6)由于阻塞型睡眠呼吸暂停的患者常有较高的概率罹患高血压、冠状动脉粥样硬化性心脏病、心律失常、肺动脉高压及心力衰竭等疾病,因此除了处理呼吸道阻塞的问题外,平时追踪时也须注意患者的血压、心肺状况,若出现问题也须一并处理。

(张焕祯)

第34章

心血管疾病

第一节　心血管疾病一级预防

本 节 提 示

1. 掌握心血管疾病主要危险因素及一级预防主要内容。
2. 熟悉心血管疾病风险评估方法。

一、单选题(每题1个得分点)

以下每题有5个备选答案，请从中选择1个正确答案。

1. 心血管疾病主要危险因素有哪些

A. 年龄与性别(男性)

B. 家族史

C. “三高”:高血压、糖尿病、血脂紊乱

D. 吸烟

E. 年龄、男性、家族史、“三高”、吸烟。

［答案］ E

【知识点】 心血管疾病一级预防(引自《心血管疾病一级预防中国专家共识》2010)。

在我国不同地区14组人群(共17 330人)进行的前瞻性队列研究，平均随访6.4年，显示我国人群缺血性心血管病(冠心病、缺血性卒中)发病危险80%与高血压、吸烟、高胆固醇血症和糖尿病有关，其中34.9%归因于高血压，31.9%归因于吸烟，11.4%归因于高胆固醇血症，3%归因于糖尿病。

2004年全球52个国家(包括中国)参与的Interheart研究发现，8种已知的可控的心血管危险因素预测个体未来发生心肌梗死危险的把握度为90%，包括高胆固醇血症、吸烟、糖尿病、高血压、腹型肥胖、缺乏运动、饮食缺少蔬菜水果和精神紧张。

目前公认的传统危险因素，包括年龄、性别、种族、家族史、高胆固醇血症、吸烟、糖尿病、高血压、腹型肥胖、缺乏运动、饮食缺少蔬菜水果、精神紧张。除年龄、性别、家族史和种族不可改变，其他8种传统危险因素均是可以改变的，换言之，是可以预防的。目前认为，从疾病防治角度看，首要目标仍然是已明确的传统危险因素。

2. 我国成人缺血性心血管病10年发病危险评估共采用了哪些指标

A. 年龄、性别

B. 血压、胆固醇、糖尿病

C. 吸烟、BMI

D. A+B+C

E. A+B

［答案］ D

【知识点】 2016年中国ASCVD风险预测研究(China-PAR project)利用“亚洲心血管病国际合作研究(InterASIA)”、“中国心血管病流行病学多中心协作研究(China MUCA)”、“中国代谢综合征社区干预和中国家庭健康研究(CIMIC)”等4项前瞻性队列共计10.6万人的最新随访数据，开发和验证了首个中国人群10年ASCVD发病风险预测模型(图34-1)。该模型除纳入年龄、收缩压、总胆固醇、高密度脂蛋白胆固醇、吸烟、糖尿病等危险因素外，结合中国实际情况还考虑了南北方地区差

异、城乡差别、腰围、ASCVD家族史以及年龄和各危险因素的交互作用等因素，将10年ASCVD发病风险人群分为低危（<5%）、中危（5%～9.9%）、高危（10%～19.9%）和极高危（≥20%）四个层级，并提出对中危人群做进一步"ASCVD余生风险评估"。其对中国人群预测的准确性优于2013年ACC/AHA模型。

符合下列任意条件者，可直接列为高危或极高危人群
极高危：ASCVD患者
高危：(1)LDL-C≥4.9 mmol/L或TC≥7.2 mmol/L
(2)糖尿病患者[LDL-C在1.8～4.9 mmol/L(或TC 3.1～7.2 mmol/L)且年龄≥40岁]

↓不符合者，评估ASCVD 10年发病危险

危险因素[a]（个）		血清胆固醇水平分层(mmol/L)		
		3.1≤TC<4.1 或1.8≤LDL-C<2.6	4.1≤TC<5.2 或2.6≤LDL-C<3.4	5.2≤TC<7.2 或3.4≤LDL-C<4.9
无高血压	0～1	低危（<5%）	低危（<5%）	低危（<5%）
	2	低危（<5%）	低危（<5%）	中危（5%～9%）
	3	低危（<5%）	中危（5%～9%）	中危（5%～9%）
有高血压	0	低危（<5%）	低危（<5%）	低危（<5%）
	1	低危（<5%）	中危（5%～9%）	中危（5%～9%）
	2	中危（5%～9%）	高危（≥10%）	高危（≥10%）
	3	高危（≥10%）	高危（≥10%）	高危（≥10%）

↓ASCVD 10年发病危险为中危且年龄<55岁者，评估余生危险

具有以下任意2项及以上危险因素者，定义为ASCVD高危人群
- 收缩压≥160 mmHg或舒张压≥100 mmHg
- 非-HDL-C≥5.2 mmol/L(200 mg/dl)
- HDL-C<1.0 mmol/L(40 mg/dl)
- BMI≥28 kg/m^2
- 吸烟

[a]危险因素包括吸烟、低HDL-C及男性≥45岁或女性≥55岁；慢性肾脏疾病患者的危险评估及治疗请参见特殊人群血脂异常的治疗；1 mmHg =0.133 kPa

图34-1　ASCVD总体发病危险评估流程图

二、多选题（每题1个得分点）

以下每题有5个备选答案，其中正确答案为2个或者2个以上，多选、少选、错选均不得分。

心血管疾病一级预防的主要措施有哪些

A. 平衡饮食、规律运动、控制体重

B. 控制与监测血压、血糖、血脂水平

C. 有适应证者给予小剂量阿司匹林

D. 戒烟

E. 心理平衡

［答案］　ABCDE

三、共用题干单选题（每个提问1个得分点）

以下每题有2～6个提问，每个提问有5个备选答案，请选择1个最佳答案。

患者，男性，58岁，体检未发现异常，多人向他取经如何保持健康身体，他介绍说"主要是吃好"，并展示每日常用食谱如下。早餐：粥，3两猪肉小笼包，豆腐乳半块，煎鸡蛋2个；中餐：米饭3两，酸菜水煮鱼250 g，粉蒸肉250 g；晚餐：雪菜鸡汤面3两，咸鸭蛋1个，白切鸡2两。

1. 此食谱的营养结构特点是

A. 肉类摄入比例过高，总热量摄入过多，胆固醇摄入过多，钠摄入过多和钾摄入过少，蔬菜和水果摄入过少

B. 肉类摄入比例适当，总热量摄入适当，胆固醇摄入适当，钠和钾摄入适当，蔬菜和水果摄入适当

C. 肉类摄入比例过高，总热量摄入适当，胆固醇摄入不足，钠摄入过多和钾摄入过少，蔬菜和水果摄入适当

D. 肉类摄入比例过高，总热量摄入过多，胆固醇摄入过多，钠摄入不足，蔬菜和水果摄入过少

E. 肉类摄入不足，总热量摄入不足，胆固醇摄入过多，钠摄入过多和钾摄入过少，蔬菜和水果摄入过少

［答案］ A

2. 膳食三大营养素(糖类、脂肪和蛋白质)提供的热能应分别占总热能的比例及胆固醇摄入量为

A. 11％～15％、20％～30％和 55％～65％；200 mg/天以内

B. 55％～65％、20％～30％和 11％～15％；300 mg/天以内

C. 20％～30％、55％～65％和 11％～15％；400 mg/天以内

D. 55％～65％、11％～15％和 20％～30％；500 mg/天以内

E. 20％～30％、11％～15％和 55％～65％；100 mg/天以内

［答案］ B

【知识点】 膳食营养。

(1)平衡膳食：营养学研究表明合理膳食是预防和治疗心血管病多重危险，降低心血管病发病的重要措施之一。为了方便使用，中国营养学会还发布了新的“中国居民平衡膳食宝塔”(图 34-2)。

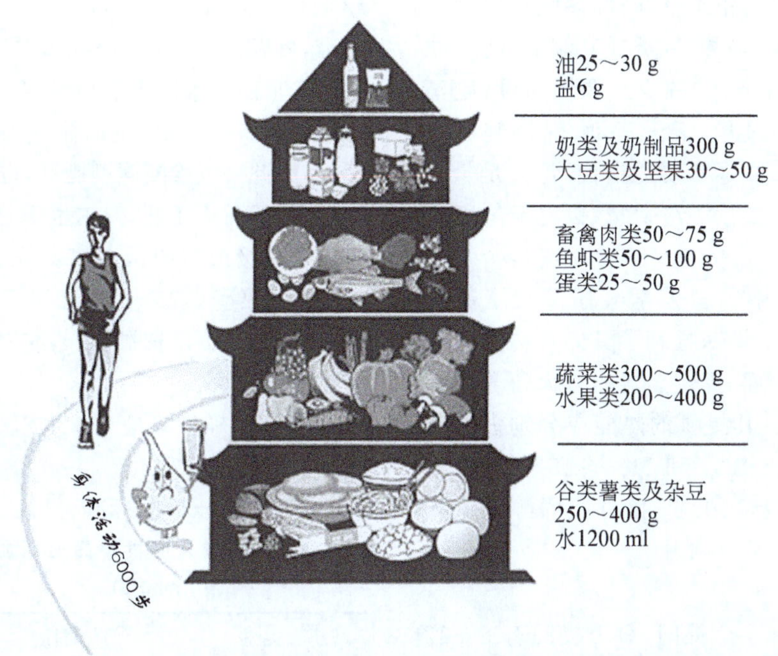

图 34-2 中国居民平衡膳食宝塔

(2)不平衡膳食：人类生命活动必需的营养物质主要来源于食物，能满足人体正常生理活动需要并不会导致疾病的膳食称之为平衡膳食，营养成分和结构不合理并会导致疾病的膳食称为不平衡膳食。引发心血管病的不平衡膳食因素主要有：①饱和脂肪摄入比例过高；②总热量摄入过多；③胆固醇摄入过多；④钠摄入过多和钾摄入过少；⑤蔬菜和水果摄入过少。

膳食脂肪主要分为饱和脂肪、单不饱和脂肪和多不饱和脂肪，它们是血液中脂肪酸的主要来源。膳食脂肪除可以提供热量外，血液中的脂肪酸有调节血液胆固醇和各种脂蛋白浓度的功能。研究证明饱和脂肪(多来源于动物性食物)与动脉粥样硬化形成呈正相关，而单不饱和脂肪和多不饱和脂肪(多来源于植物性食物)没有致动脉粥样硬化的危险，相反，它们有降低心血管病发病危险的作用。此外，食物加工过程中(特别是油炸食品时)可形成反式脂肪酸，它可使 LDL 胆固醇水平上升，HDL 胆固醇水平下降，流行病学研究也发现反式脂肪酸可增加心血管病发病危险。

食物中的胆固醇过多会使血液中胆固醇水平上升，但这种影响的程度较小。决定血液中胆固醇水平的主要因素是机体的胆固醇代谢水平。但控制食物中的胆固醇量仍很重要。

总热量摄入过多，能量代谢不平衡可导致超重和肥胖；膳食高钠、低钾是高血压的重要危险因素。水果和蔬菜是维生素、矿物质(包括钾)和膳食纤维的重要来源，食用较多者，血压水平较低，冠心病和

脑卒中的风险降低。

营养学研究表明合理膳食是预防和治疗心血管病多重危险，降低心血管病发病的重要措施之一。一般人群健康(心脏)膳食的基本特征是：①总热量不超标；②脂肪所提供的能量占总能量的25%左右，其中饱和脂肪的供能比≤10%；③盐摄入量<6 g/天，低一些更好；④足量的蔬菜和水果；⑤有其他保护性的膳食因素。

中国营养学会根据国人的饮食习惯和特点，发布了《中国居民膳食指南》，所提出的合理膳食的10条建议也完全符合上述原则。这10条建议包括：①食物多样，谷类为主，粗细搭配；②多吃新鲜蔬菜水果和薯类；③每天吃奶类、豆类或其制品；④常吃适量的鱼、禽、蛋和瘦肉；⑤减少烹调用油量，吃清淡少盐膳食；⑥食不过量，天天运动，保持健康体重；⑦三餐分配要合理，零食要适当；⑧每天足量饮水，合理选择饮料；⑨如饮酒应适量；⑩吃新鲜卫生的食物。

为了方便使用，中国营养学会还发布了新的“中国居民平衡膳食宝塔”，推荐了具体食物摄入量的建议。在营养素方面，提供热能的三大营养素即糖类、脂肪和蛋白质，其提供的热能应分别占总热能55%～65%、20%～30%和11%～15%，其中饱和脂肪酸的供能比应≤10%。此外胆固醇的摄入量应控制在300 mg/天以内。

四、案例分析题

每个案例至少有3个提问，每个提问有6～12个备选答案，其中正确答案有1个或多个，每选择一个正确答案得1个得分点，每选择一个错误答案扣1个得分点，扣至本问得分点为0。

患者，男性，54岁，电脑工程师，自述“身体特健康，只有近几年偶然血压高”。今年体检结果：血压146/92 mmHg；身高180 cm，体重93 kg，腹围92 cm；空腹血糖6.8 mmol/L，餐后2小时11.5 mmol/L(3个月后复查11.8 mmol/L)；血脂TC 5.3 mmol/L，LDL-C 3.6 mmol/L，TG 2.5 mmol/L，HDL-C 1.2 mmol/L。颈动脉超声：C-MIT 1.1 mm，未见粥样斑块和管腔狭窄。业余时间酷爱打桥牌，吸烟每天10支(5年)，啤酒每天1瓶，偶尔也喝点白酒。

1. 患者有哪些心血管危险因素

A. 高血压、糖尿病、高胆固醇血症

B. 吸烟

C. 腹型肥胖

D. 饮酒

E. 糖尿病

F. 高胆固醇血症

[答案]　ABCEF

【评析】　患者虽然多年自己感觉身体特别健康，但本次体检发现多项指标已经异常。病史中“近几年偶然血压高”，本次血压146/92 mmHg，因此可以诊断高血压一级。虽然空腹血糖6.8 mmol/L，但餐后2小时11.5 mmol/L，3个月后复查仍高于11 mmol/L，可以诊断为糖尿病。TC 5.3 mmol/L，LDL-C 3.6 mmol/L，TG 2.5 mmol/L均高于正常值标准，可以诊断为血脂紊乱。“三高”是心血管疾病明确的危险因素。吸烟，5年来每天10支，也是明确危险因素。身高180 cm，体重93 kg，BMI 28.5，腹围超标，因此可以诊断腹型肥胖，也是危险因素。

“啤酒每天1瓶，偶尔也喝点白酒”。按照《心血管疾病一级预防中国专家共识》2010，“建议成年男性饮用乙醇量≤25 g/天(相当于啤酒750 ml，或葡萄酒250 ml，或高度白酒50 g，或38度白酒75 g)”。患者饮酒量尚可。

因此正确答案是ABCEF。

【知识点】

(1)高血压诊断标准，见表34-1

表34-1　成人原发性高血压血压水平的分级(≥18岁，mmHg)

类别	收缩压		舒张压
理想血压	<120	和	<80
正常血压	<130	和	<85
正常高值	130～139	或	85～89
高血压			
1级高血压	140～159	或	90～99
2级高血压	160～179	或	100～109
3级高血压	≥180	或	≥110
单纯收缩期高血压	≥140	和	<90

(2)糖尿病的诊断：糖尿病的诊断标准如下。①糖尿病症状(多尿、烦渴和不可解释的体重减轻)。②空腹血糖>7.0 mmol/L。③任一时间血糖浓度>11.1 mmol/L(非同日两次血糖值才能诊断)。

空腹血糖受损：空腹血糖≥ 6.1 mmol/L。

糖耐量受损：餐后2小时血糖≥ 7.8 mmol/L。

(3)血清胆固醇、三酰甘油正常高限，见表34-2

表 34-2　总胆固醇、三酰甘油正常高限

总胆固醇(TC)［mmol/L(mg/dl)］	低密度脂蛋白-C(LDL-C)［mmol/L(mg/dl)］	三酰甘油(TG)［mmol/L(mg/dl)］
＜5.2(200)	＜3.4(130)	＜1.7(＜150)

(4)成年人饮酒量建议：不建议任何人出于预防心脏病的考虑开始饮酒或频繁饮酒。

建议：①成年男性饮用乙醇量≤25 g/天(相当于啤酒 750 ml，或葡萄酒 250 ml，或高度白酒 50 g，或 38 度白酒 75 g)；②成年女性饮用乙醇量≤15 g/天(相当于啤酒 450 ml，或葡萄酒 150 ml，或 38 度白酒 50 g)；③孕妇儿童和青少年禁忌饮酒。

乙醇量(g)＝饮酒量(ml)×乙醇含量(%)×0.8(乙醇比重)。

(5)C-IMT(颈动脉内中膜厚度)：是采用高频 B 型超声探头测定的颈动脉腔-内膜界面与中膜界面之间的距离。一般取颈总动脉分叉处近端远侧壁 1.0～1.5 cm 处测量。C-IMT≥0.9 mm 确定为内中膜增厚。在测量 C-IMT 之前，应先检测颈动脉粥样斑块形成情况，选择没有斑块处测量 C-IMT。越来越多的证据显示，C-IMT 和颈动脉硬化斑块是心脑血管事件危险性的独立预测指标。C-IMT 每增加 0.1 mm，患者发生心肌梗死的危险性增加 11%。该指标可用于评估整体心血管危险水平。

2. 患者今后 10 年缺血性心血管病发病风险

A. ＜5%
B. 5%～9.9%
C. 10%～19.9%
D. ≥20%
E. ≥30%
F. ≥40%

［答案］ C

【评析】 按照图 34-1，患者系糖尿病，LDL-C 3.6 mmol/L，属于高危，即今后 10 年缺血性心血管病发病风险在 10%～19.9%。

因此，答案应当是 C。

3. 患者一级预防干预方法

A. 戒烟、节食减重、科学锻炼
B. 控制血压在达标水平
C. 阿司匹林肠溶片 100 mg，每日 1 片，用前确保胃幽门螺杆菌阴性
D. 节食减重
E. 科学锻炼
F. 控制血糖、血脂在达标水平

［答案］ ABCDEF

【知识点】 心血管疾病一级预防主要措施。

(1)生活方式干预：建议如下。

• 合理膳食：①每天摄入蔬菜 300～500 g，水果 200～400 g，谷类 250～400 g，每日胆固醇＜300 mg(一个鸡蛋黄)，食用油＜25 g，每日饮水量至少 1200 ml。②不建议任何人出于预防心脏病的考虑开始饮酒或频繁饮酒。建议成年男性饮用乙醇量≤25 g/d(相当于啤酒 750 ml，或葡萄酒 250 ml，或高度白酒 50 g，或 38 度白酒 75 g)。成年女性每日饮用乙醇量≤15 g(相当于啤酒 450 ml，或葡萄酒 150 ml，或 38 度白酒 50 g)。孕妇 JL 童和青少年禁忌饮酒。乙醇量(g)＝饮酒量(ml)×乙醇含量(%)×0.8(乙醇比重)。③减少钠盐摄人，每天食盐控制在 5 g 以内；增加钾盐摄入，每天钾盐≥4.7 g(含钾多的食物有坚果、豆类、瘦肉及桃、香蕉、苹果、西瓜、橘子等水果，以及海带、木耳、蘑菇、紫菜等)。

• 规律运动：①每天坚持至少 30 分钟以上的中等强度有氧运动。推荐每天进行累计相当于快走 6000 步以上的身体活动。②每周进行至少 2 次抗阻训练(如负重训练)，每次每种运动重复 10～15 次。

• 控制体重：超重和肥胖者在 6～12 个月减轻体重 5%～10%，使 BMI 维持在 18.5～23.9 kg/m^2。腰围控制在男≤90 cm、女≤85 cm。

• 戒烟：①每次诊室询问吸烟情况并记录在病历中，劝导每个吸烟者戒烟，评估戒烟意愿的程度，拟定戒烟计划，给予戒烟方法指导、心理支持和(或)戒烟药物治疗，定期随访。②对所有吸烟者加强戒烟教育和行为指导，建议应用戒烟药物辅助戒烟，减少戒断症状。③避免被动吸烟。

• 重视对就诊患者心理障碍的筛查：注重对患者的症状和病情给予合理的解释，对焦虑和抑郁症状明显者应给予对症药物治疗，或转诊至心理疾病专科门诊。

(2)血脂异常干预：建议如下。

• 一般人群健康体检应包括血脂检测。40 岁以下血脂正常人群，每 2～5 年检测 1 次血脂；40 岁

以上人群至少每年进行1次血脂检测。心血管病高危人群每6个月检测1次血脂。

·所有血脂异常患者首先进行强化生活方式干预。

·LDL-C是降脂治疗的首要目标，首选他汀类药物。在LDL-C达标时，非HDL-C达标是降脂治疗的次级目标(即LDL-C的目标值加0.78mmoL/L)。当TG≥5.65 mmoI/L时，应首先积极降低TG，使TG<1.70 mmol/L，首选贝特类药物。

·根据危险分层决定血脂达标值。《中国成人血脂管理指南2016》中界定了不同ASCVD风险分层人群的血脂达标水平，见表34-3。

表34-3　不同ASCVD*危险人群降LDL-C和非HDL-C药物治疗起始值及目标值 mmol/L (mg/dl)**

危险等级	药物治疗起始值	治疗目标值
低危	LDL-C>4.1 (160) 非-HDL-C>4.9 (190)	LDL-C<3.4 (130) 非-HDL-C<4.1 (160)
中危	LDL-C>3.4 (130) 非-HDL-C>4.1 (160)	LDL-C<3.4 (130) 非-HDL-C<4.1 (160)
高危	LDL-C>2.6 (100) 非-HDL-C>3.4 (130)	LDL-C<2.6 (100) 非-HDL-C<3.4 (130)
极高危	不设限	LDL-C<1.8 (70) 非-HDL-C<2.6 (100)

注：* ASCVD，动脉粥样硬化性心血管病；LDL-C，低密度脂蛋白胆固醇

** 非-HDL-C，非高密度脂蛋白胆固醇，由TC-(LDL-C)计算得出

·开始药物治疗前及治疗后4～8周复查血脂和肝功能、肌酸激酶。如血脂达标且肝功能、肌酸激酶正常，以后每6～12个月复查1次上述指标。如肝转氨酶≥正常值3倍或肌酸激酶≥正常值10倍，停用降脂药物，并监测相关指标至正常。

(3)血糖监测与控制：血糖监测的建议如下。

·健康人40岁开始每年检查1次空腹血糖。

·年龄<45岁者，有如下危险因素：①肥胖(BMI≥28 kg/m^2)；②2型糖尿病者的一级亲属；③有巨大儿(出生体重34 kg)生产史或妊娠糖尿病史；④有高血压(血压≥140/90 mmHg)、HDL-C≤0.91 mmol/L及TG≥2.75 mmol/L；⑤有糖调节受损史应进行口服葡萄糖耐量试验(OGTT)筛查；⑥如果筛查结果正常，3年后重复检查。

·年龄>45岁者，特别伴超重(BMI>24 kg/m^2)者定期进行OGTT检测。若筛查结果正常，3年后重复检查。

·积极干预IGT，首先进行强化生活方式干预，包括平衡膳食，适当体育锻炼。3～6个月无效可口服二甲双胍或阿卡波糖。每半年进行1次OGTT评估。

糖尿病患者血糖控制的建议：①所有糖尿病患者在强化生活方式干预的基础上，联合应用降糖药物和(或)胰岛素。控制空腹血糖4.4～6.1 mmol/L，非空腹4.4～8.0 mmol/L，HbAlc≤6.5%。②合并高血压患者血压控制到130/80 mmHg以下，首选ACEI或ARB。③应用他汀类药物强化降脂治疗，使TC<4.14 mmol/L，LDL-C<2.60 mmol/L；如TG>5.65mmol/L，首选贝特类药物，使TG<1.70 mmol/L。④治疗初每3个月检测1次HbAIc，达到治疗目标后每6个月检测1次HbAIc。⑤鼓励血糖自我监测：每周2～4次。

(4)血压监测与控制

·18岁以上健康成人至少每2年监测血压1次，35岁以上成人至少每1年监测血压1次，心血管门诊患者应常规接受血压测量。高血压患者调整治疗期间每日监测血压至少2次，血压平稳后每周监测血压2次。鼓励家庭自测血压。

·高血压诊断、治疗中应综合考虑总心血管风险的评估。

·血压控制的建议：①对于没有其他危险的初发高血压患者，均首先进行强化生活方式干预。1级高血压干预数月后若血压未得到控制，则开始药物治疗；2级高血压干预数周后，若血压未得到控制，则开始药物治疗；3级高血压立即药物治疗。②对于有1～2个危险因素的初发高血压患者，收缩压在120～139 mmHg或舒张压在80～89 mmHg时改变生活方式，1级和2级高血压首先生活方式干预，数周后若血压未得到控制，则开始药物治疗；3级高血压立即药物治疗。③有3个以上危险因素、代谢综合征、有靶器官损害或糖尿病的高血压患者，正常血压改变生活方式，正常高值血压及1～3级高血压建议改变生活方式同时药物治疗。④长期高血压患者在生活方式干预基础上，根据血压水平给予降压药物治疗。⑤所有高血压患者血压控制在140/90 mmHg以下，糖尿病、卒中、心肌梗死及肾功能不全和蛋白尿患者至少降至130/80 mmHg以下。

(5)结合最新循证证据与国内外各项指南内容，建议下列人群服用阿司匹林(75～100 mg/d)进

行ASCVD的一级预防：

1）LDL-C≥4.9 mmol/L或TC≥7.2 mmol/L，年龄≥55岁（推荐级别Ⅱa，B）；或

2）10年ASCVD风险≥10%，见图34-1；或

3）糖尿病患者，年龄≥50岁，伴有以下至少一项主要危险因素：早发心脑血管疾病家族史（男<55岁、女<65岁发病史）、高血压、吸烟、血脂异常或蛋白尿（推荐级别Ⅱa，C）；或

4）血压控制良好[<150/90 mmHg]的高血压患者，伴有以下3项危险因素中的至少2项：吸烟、低HDL-C、男性≥45岁或女性≥55岁（推荐级别Ⅱa，B）；或

5）慢性肾脏疾病患者，估算的肾小球滤过率（eGFR）30～45 ml/（min·1.73m）（推荐级别Ⅱb，C）；或

6）不符合以上条件者，同时具备以下6项危险因素中的至少4项：吸烟，低HDL-C，男性≥45岁或女性≥55岁，早发心脑血管疾病家族史（男<55岁、女<65岁发病史）、肥胖（BMI≥28 kg/m^2）、血脂异常（TC≥5.2 mmol/L或LDL-C≥3.4 mmol/L）（推荐级别Ⅱa，C）。

需要指出的是，①用药前必须评估出血风险，并采取防范措施。危险因素包括阿司匹林大剂量及长期服用、凝血功能紊乱、严重肝病、肾功能衰竭、血小板减少、正在使用增加出血风险的药物、消化道溃疡及上腹部疼痛病史、近期出血病史、难以控制的高血压等；②年龄≥80岁或<30岁的人群和无症状的外周动脉粥样硬化（狭窄程度<50%）人群，目前证据尚不足以做出一级预防推荐，需个体化评估。

第二节　心血管疾病二级预防

本节提示

1. 掌握心血管疾病二级预防主要措施。
2. 熟悉心血管疾病患者长期用药的科学选择。

一、单选题（每题1个得分点）

以下每题有5个备选答案，请从中选择1个正确答案。

1. 心血管疾病二级预防的涵盖人群

A. 缺血性心脏病、脑卒中

B. 糖尿病

C. 周围动脉硬化狭窄性疾病

D. 有多重危险因素，未来10年发生心血管事件危险>20%

E. A+B+C+D

［答案］ E

【知识点】 心血管疾病二级预防是指已经患有心脑血管疾病的患者积极治疗，预防和减少再发心脑血管事件。

二、多选题（每题1个得分点）

以下每题有5个备选答案，其中正确答案为2个或者2个以上，多选、少选、错选均不得分。

1. 心血管疾病二级预防的主要内容

A. 评估与干预所有危险因素，包括血压、血糖、血脂

B. 改善生活方式，包括合理膳食、戒烟、限酒、控制体重和有氧运动

C. 抗心绞痛治疗

D. 抗血小板药物治疗

E. 患者有关心血管疾病知识教育

［答案］ ABCDE

【知识点】 为便于记忆，心血管疾病二级预防的主要内容被归纳为以A、B、C、D、E为符号的5个方面。

A. aspirin——阿司匹林，anti-anginal therapy——抗心绞痛治疗

B. beta-blocker——β受体阻滞药，blood pressure control——控制血压

C. cholesterol lowing——控制血脂水平，cigarettes quitting——戒烟

D. diet control——控制饮食，diabetes treatment——治疗糖尿病

E. education——普及有关心血管疾病的教育，exercise——科学的运动锻炼

三、案例分析题

每个案例至少有3个提问，每个提问有6～12个备选答案，其中正确答案有1个或多个，每选择一个正确答案得1个得分点，每选择一个错误答案扣1个得分点，扣至本问得分点为0。

患者，男性，75岁，快走或爬坡时即感胸闷气短，伴右下肢疼痛2年，曾住当地医院诊治。冠脉CT检查显示混合型斑块，前降支近段管腔狭窄30%～50%。周围动脉超声检查显示双下肢多发动脉粥样斑块，右腘动脉管腔狭窄15%～20%。踝臂指数(ABI)左侧0.98、右侧0.87。高血压5年，血糖血脂高3年。近2周查体：血压(140～168)/(72～86) mmHg，空腹血糖6.5 mmol/L、餐后2小时7.5 mmol/L；血脂TC 6.0 mmol/L；LDL-C 3.9 mmol/L。BMI 24.1，已戒烟酒11年。

1. 患者的诊断

A. 冠状动脉粥样硬化性心脏病，慢性稳定性心绞痛

B. 冠状动脉粥样硬化

C. 周围动脉粥样硬化狭窄疾病(PAD)，间歇性跛行

D. 老年高血压2级，单纯收缩期高血压

E. 高血压2级

F. 糖耐量受损

G. 空腹血糖受损

H. 血脂紊乱

[答案]　ACDGH

【知识点1】　心绞痛。

(1)心绞痛：是以心前区不适并可累及下腭、肩背部及手臂为特征的临床综合征。

典型的心绞痛表现有五大特点。①部位：在胸骨后或左前胸，可以放射到左臂及左手内侧手指，还可以放射到颈部、咽喉、颌部、上腹部、肩背部，也可以放射至其他部位。②性质：常呈紧缩感、绞榨感、胸闷或窒息感，有的表现为乏力、气短、虚弱。妇女不典型症状常见。③持续时间：数分钟，一般不会超过10分钟，也不会转瞬即逝或持续数小时。④诱发因素：劳力或情绪激动，如走快路、爬坡时诱发，停下休息即可缓解，多发生在劳力当时而不是之后。⑤缓解方式：舌下含服硝酸甘油可在2～5分钟缓解症状。

(2)慢性稳定性心绞痛：指近60天内心绞痛发作的频率、持续时间、诱因或缓解方式没有变化，且无近期心肌损伤的证据。

【知识点2】　老年单纯收缩期高血压诊断标准。

(1)定义：老年人收缩压升高超过正常范围而舒张压正常的高血压类型。

(2)诊断标准与方法：≥65岁，血压持续升高或3次以上非同日坐位收缩压≥140 mmHg，舒张压<90 mmHg，或袖带式电子血压计自测，收缩压≥135 mmHg，舒张压<85 mmHg，诊断为老年单纯收缩期高血压。

【知识点3】　空腹血糖受损和糖耐量受损的标准。

(1)空腹血糖受损：空腹血糖≥ 6.1 mmol/L，<7.8 mmol/L。

(2)糖耐量受损：餐后2小时血糖≥7.8 mmol/L，<11.1 mmol/L。

【知识点4】　下肢动脉粥样硬化狭窄性疾病诊断标准。

(1)有下肢缺血症状或体征(间歇性跛行、下肢静息痛、足温低、毛发少或足部皮肤发绀)、股动脉闻及杂音、足背动脉或胫后动脉搏动减弱或消失。

(2)静息臂踝指数(ABI)≤0.90，或趾踝指数(TBI)<0.60，或运动后ABI下降20%。

(3)超声多普勒检查与其他影像学检查(CTA、MRA、血管造影)显示下肢动脉硬化狭窄或闭塞性病变。

2. 测定臂踝指数(ABI)的意义有哪些

A. 判断从心脏到踝部之间是否存在严重循环阻塞性疾病

B. 对阻塞严重程度提供初步评估的依据

C. 有助于鉴别诊断

D. 用于预测肢体存活程度，伤口愈合情况和患者生存率

E. 用于检测无症状肢体的血管病变

F. 用于推测冠状动脉病变程度

[答案]　ABCDE

【知识点】　ABI的诊断价值。

(1)ABI：是指胫后动脉或足背动脉的收缩压与肱动脉收缩压的比值，<0.90为异常。注意除外主动脉缩窄、多发性动脉炎、主动脉夹层等继发疾病引起的ABI异常。通常认为ABI在0.41～0.90时提示血流量轻到中度减少；ABI值≤0.40时常提示血流严重减少。ABI异常增高(>1.3)时，可能提示下肢动脉僵硬度增加。与下肢动脉造影相比，ABI诊断下肢动脉疾病具有很高的敏感性、特异性

和准确性。阳性预测值为 90%，阴性预测值为 99%，总的准确率 98%。随着对 ABI 研究的不断深入，该指标不仅仅限于对下肢动脉疾病的诊断，作为心血管系统风险评估的重要指标，与心血管疾病死亡率密切相关。ABI 应成为所有动脉粥样硬化疾病高危人群的常规筛查项目之一。

(2)测定 ABI 的意义：①判断从心脏到踝部之间是否存在严重循环阻塞性疾病；②对阻塞严重程度提供初步评估的依据；③有助于鉴别诊断，如患者存在其他原因引起的下肢疼痛，则 ABI 可以正常或踝部动脉压力与症状不符；④可用于预测肢体存活程度，伤口愈合情况和患者生存率；⑤可用于检测无症状肢体的血管病变。

(3)ABI 的诊断标准：ABI 定义的正常值为 1.0～1.4；≤0.9 定义为异常；0.91～0.99 为临界；>1.4 表明血管严重钙化或弹性减低(Ⅰ,B)。

3. 患者长期用药的选择

A. β 受体阻滞药，如美托洛尔、比索洛尔等

B. 硝酸酯类药物，如硝酸异山梨酯等

C. 他汀类药物，如辛伐他汀、阿托伐他汀、瑞舒伐他汀等

D. 肠溶阿司匹林

E. 改善肢体缺血药物，如西洛他唑、贝前列腺素钠等

F. ACEI，如依那普利、卡托普利、雷米普利等

G. 钙拮抗药，如硝苯地平、非洛地平、地尔硫䓬等

H. 降糖药物，如二甲双胍、阿卡波糖等

I. 溶栓药物，如尿激酶、阿替普酶等

［答案］　ABCDEF

【评析】　患者已经患有动脉粥样硬化狭窄性疾病(冠心病与周围动脉狭窄性疾病)，目前临床表现有稳定性心绞痛、间歇跛行，以及血压高、血脂高、空腹血糖高等“三高”情况，必须进行积极的治疗和二级预防。

首先应当评估所有危险因素，包括血压、血糖、血脂(目前三者均未达标)；改善生活方式，包括合理膳食(控制糖类摄入量)和有氧运动；并向患者进行有关心血管疾病的知识教育。然后考虑长期药物治疗方案。

治疗药物应当兼顾心绞痛、间歇跛行和“三高”控制。由于 75 岁老龄，单纯收缩期高血压及下肢动脉狭窄缺血，均不宜将血压降得太低，以(130～149)/(60～89) mmHg 为宜；血脂应控制 LDL-C <2.0 mmol/L；空腹血糖应<6.1 mmol/L，糖化血红蛋白<7.5%。长期药物治疗选择可以考虑：酒石酸美托洛尔 12.5 mg，每日 2 次；硝酸异山梨酯 40 mg，每日 1 次；辛伐他汀 20 mg，每日 1 次；阿司匹林肠溶片 100 mg，每日 1 次；西洛他唑 50 mg，每日 2 次。如果血压仍然持续高于 150 mmHg，可考虑增加一种钙拮抗药或 ACEI，同时密切监测血压。

由于患者仅有空腹血糖受损，可以通过合理膳食和科学锻炼改善糖代谢状况，尚不必应用降糖药物。间歇性跛行症状稳定期亦不必用溶栓药物。

因此，正确答案是(A～F)。

【知识点 1】　稳定性冠心病治疗(参见下节，冠心病)。

【知识点 2】　间歇性跛行的治疗原则。间歇性跛行患者的治疗目标是缓解症状、提高运动能力。应首先考虑药物治疗及运动锻炼，对药物治疗无效的严重间歇性跛行患者可考虑血运重建治疗。

(1)控制危险因素

①控制血压：a. 为减少患者发生心肌梗死、卒中、充血性心力衰竭和心血管事件死亡的危险性，下肢动脉硬化性疾病(LEAD)患者血压应控制至≤140/90 mmHg(Ⅰ,A)，对老年患者，血压应控制于≤150/90 mmHg，如能耐受可进一步降至≤140/90 mmHg(2010 年中国高血压指南)；b. LEAD 患者可应用高选择性 β 受体阻滞药，而非绝对禁忌(Ⅰ,A)；c. LEAD 患者应用 ACEI 可减少心血管事件的风险(Ⅱa,B)；d. 需注意，若药物造成收缩压迅速下降可引起部分 LEAD 患者的症状恶化。

②调节血脂：a. 所有 LEAD 患者血脂控制基本目标均为 LDL-C≤2.0 mmol/L，在饮食控制的同时口服他汀类药物治疗(Ⅰ,A)；b. 合并代谢综合征的 LEAD 患者应控制体重，增加运动量，治疗其他血脂异常(Ⅰ,B)。

③控制糖尿病：a. 合并有糖尿病的 LEAD 患者可进行适当足部护理如上述，皮肤破损和溃疡必须立即治疗(Ⅰ,B)；b. 合并有糖尿病的 LEAD 患者应严格控制血糖，基本目标：血糖<6.1 mmol/L、糖化血红蛋白<7.5%。糖化血红蛋白保持在 7.5%以下可以有效降低微血管并发症并可能减少心血管事件的发生，老年患者(>65 岁)可酌情放宽控制目标(Ⅱa,C)。

(2)应用抗血小板药物：①抗血小板治疗能够

减少症状性 LEAD(包括间歇性跛行、严重肢体缺血、既往下肢动脉重建或因缺血截肢)患者心肌梗死、卒中、血管性疾病死亡的风险(I,A);②阿司匹林每日 75～300 mg 或每日氯吡格雷 75 mg 可以减少症状性 LEAD 患者的心肌梗死、卒中、血管性疾病死亡的风险,疗效确切安全(I,B);③在无症状 ABI≤0.90 的患者中,抗血小板治疗可减少心肌梗死、卒中、血管性疾病死亡的风险(Ⅱa,C 级证据)。

(3)改善肢体缺血的药物:①西洛他唑(Cilostazol)(50～100 mg 口服,每日 2 次)可使无心力衰竭的间歇性跛行患者症状改善并增加行走距离(Ⅰ,A)。所有无心力衰竭但活动受限的跛行患者,应采用西洛他唑治疗(Ⅰ,A),该药兼有抗血小板的作用。②沙格雷酯(100 mg,每日 3 次)也可改善患者症状。③己酮可可碱(pentoxifylline)能够改善 CLI 患者症状,增加间歇性跛行患者最大行走距离。④凝血酶抑制药阿加曲班(Argatroban),适用于改善四肢溃疡、静息痛及冷感症状。尚需要更多的临床证据。⑤草酸萘呋胺(naftidrofuryl)可以增加间歇性跛行患者无痛行走距离并改善生活质量。⑥静脉应用前列腺素 E1(PGE-1,Alproadil)或伊洛前列腺素(Iloprost)7～28 天可能减轻缺血性疼痛,并有助于 CLI 患者溃疡的愈合,但仅对部分患者有效(IIb,A)。口服前列环素类似物,如 PGI2 衍生物贝前列素钠,推荐用于 PAD 症状的改善,同时能够显著减少血管事件的发生率。

14 天之内的急性肢体缺血经导管溶栓治疗是有效、有益的,且较手术治疗风险低(I,A)。尿激酶、链激酶、阿替普酶等可用于急性肢体缺血(ALI)的经导管溶栓治疗。

活血化瘀的中医中药也有改善缺血症状的作用。

(4)对药物治疗无效的严重间歇性跛行患者可考虑血运重建治疗。血运重建术的指征包括:①严重间歇性跛行影响患者的生活质量,药物治疗无效;②有静息痛;③皮肤溃疡及坏疽。

第三节　冠心病

本节提示

1. 掌握冠心病的诊治原则。
2. 熟悉冠心病长期药物治疗的方法。
3. 了解急性心肌梗死患者院前急救原则。

一、单选题(每题 1 个得分点)

以下每题有 5 个备选答案,请从中选择 1 个正确答案。

1. 冠心病的临床分型中下述哪个不正确

A. 急性冠状动脉综合征

B. 稳定型心绞痛

C. 冠脉正常的心绞痛(如 X 综合征)

D. 心律失常

E. 无症状性心肌缺血和缺血性心肌病

[答案]　D

【知识点】　冠心病即冠状动脉粥样硬化性心脏病(coronary heart disease,CHD),指的是冠状动脉发生粥样硬化使得血管腔狭窄或阻塞,或(和)因冠状动脉发生功能性改变(如痉挛)导致心肌缺血缺氧或坏死而引起的心脏病,亦称缺血性心脏病。主要的危险因素为:年龄增高、男性、血脂异常、高血压、吸烟、糖尿病、肥胖及早发冠心病的家族史等。冠心病的临床分型如下。

(1)急性冠状动脉综合征(acute coronary syndrome,ACS):包括不稳定型心绞痛(unstable angina,UA)、非 ST 段抬高性心肌梗死(non-ST-segment elevation myocardial infarction,NSTEMI)和 ST 段抬高性心肌梗死(ST-segment elevation myocardial infarction,STEMI),也有将冠心病猝死也包括在内。

(2)慢性冠状动脉病(chronic coronary artery disease,CAD 或称慢性缺血综合征 chronic ischemic syndrome,CIS):包括稳定型心绞痛、冠状动脉正常的心绞痛(如 X 综合征)、无症状性心肌缺血和缺血性心力衰竭(缺血性心肌病)。

2. 发作性胸痛的患者,心电图哪些改变有助于冠心病的诊断

A. 心肌缺血型 ST-T 改变和(或)陈旧性心肌梗死

B. 静息心电图有 ST 段压低或 T 波倒置但胸痛发作时呈“假性正常化”

C. 24 小时动态心电图 ST-T 变化

D. 心电图运动负荷试验阳性

E. A+B+C+D

［答案］ E

【知识点 1】 心绞痛的诊断方法。

(1)询问病史:收集与胸痛发作特点相关的病史,并应了解冠心病相关的危险因素,如高血压病、糖尿病、高脂血症、吸烟及冠心病的家族史都是非常重要的因素,既往的脑血管疾病史和外周血管疾病史都可增加冠心病的可能性。

(2)体格检查:体格检查应包括心血管、周围血管和相关疾病检查。稳定性心绞痛体检常无明显异常,心绞痛发作时可有心率增快、血压升高、焦虑、出汗,有时可闻及第三心音、第四心音或奔马律,或出现心尖部收缩期杂音,偶闻双肺底啰音。体检尚能发现其他相关情况,如心脏瓣膜病、心肌病等非冠状动脉粥样硬化性疾病,也可发现周围血管杂音、黄色瘤、肥胖等周围动脉硬化及代谢紊乱的体征。

(3)辅助检查。

【知识点 2】 心绞痛相关的辅助检查

(1)实验室检查:空腹血糖、血脂谱、糖耐量试验、同型半胱氨酸、高敏 C 反应蛋白;血红蛋白和甲状腺功能;尿常规、肝肾功能和电解质。冠状动脉造影者术前需要检查:肝炎相关抗原、人类免疫缺陷病毒(human immunodeficiency virus,HIV)检查及梅毒血清试验;胸痛性质和频率有明显变化者,需查心肌肌钙蛋白(cardiac tropins,cTn)、肌酸激酶(creatine kinase,CK)及同工酶(CK-MB)。

(2)心电图检查

①所有患者均应定期行静息心电图检查。心肌缺血型 ST-T 改变,陈旧性心肌梗死,静息心电图有 ST 段压低或 T 波倒置但胸痛发作时呈“假性正常化”,24 小时动态心电图 ST-T 变化,均对诊断有参考价值。静息心电图无明显异常者需进行心电图负荷试验。

②心电图运动负荷试验。a. 适应证:有胸痛症状,怀疑为冠心病且静息心电图无明显异常的患者,可进行运动试验进行诊断;确诊的稳定性冠心病患者可行运动试验进行危险分层;血管重建治疗后心绞痛症状复发者也可进行运动试验评价运动耐量。b. 禁忌证:急性心肌梗死早期、未经治疗稳定的急性冠状动脉综合征、未控制的严重心律失常或高度房室传导阻滞、未控制的心力衰竭、急性肺动脉栓塞或肺梗死、主动脉夹层、已知左冠状动脉主干狭窄、重度主动脉瓣狭窄、肥厚型梗阻性心肌病、严重高血压、活动性心肌炎、心包炎、电解质异常等。

(3)胸部 X 线检查:胸部 X 线检查有助于了解心肺疾病的情况,如有无主动脉纡曲,充血性心力衰竭、心脏瓣膜病、心包疾病等。

(4)超声心动图或核素心室造影检查

①静息超声心动图或核素心室造影。适应证:a. 有收缩期杂音,提示主动脉瓣狭窄、二尖瓣反流或肥厚型心肌病的患者。b. 有陈旧性心肌梗死、病理性 Q 波,症状或体征提示有心力衰竭或复杂心律失常患者,评价左室功能。c. 有心肌梗死病史或心电图异常 Q 波的患者,评价左心室节段性室壁运动异常程度及范围。但心电图正常、无心肌梗死病史,无症状或体征提示有心力衰竭,没有必要为心绞痛诊断常规行超声心动图或核素心室造影检查。

②运动负荷超声心动图或核素负荷试验

适应证:a. 静息心电图异常、左束支传导阻滞(left bundle branch block,LBBB)、S-T 下降＞1 mm、起搏心律、预激综合征等心电图运动试验难以精确评估者;b. 心电图运动试验不能下结论,而冠状动脉疾病可能性较大者。

相对适应证:a. 既往血管重建[经皮冠脉介入术(percutaneous coronary intervention,PCI)或冠状动脉旁路移植术(coronary artery bypass graft,CABG)]患者,症状复发,需了解缺血部位者;b. 在有条件的情况下可替代心电图运动试验;c. 非典型胸痛,而冠心病可能性较低者,如女性,可替代心电图运动试验;d. 评价冠状动脉造影临界病变的功能严重程度;e. 已行冠状动脉造影、计划行血管重建治疗,需了解心肌缺血部位者。

③药物负荷试验:包括双嘧达莫、腺苷或多巴酚丁胺药物负荷试验,用于不能运动的患者。适应证同运动负荷超声心动图或核素负荷试验。

(5)多层 CT 或电子束 CT:①多层 CT 或电子束 CT 平扫可检出冠状动脉钙化并进行积分;②CT 造影为显示冠状动脉病变及形态的无创检查方法。

(6)有创性检查:①冠状动脉造影及左心室造影术;②血管内超声检查和光学相干断层成像。

二、多选题(每题1个得分点)

以下每题有5个备选答案,其中正确答案为2个或者2个以上,多选、少选、错选均不得分。

1. 除了冠心病外,还有哪些心脏疾病可以有胸痛症状

A. 心包炎

B. 肥厚型心肌病

C. 主动脉夹层

D. 严重高血压

E. 快速性室性或室上性心律失常

[答案]　ABCDE

【知识点】　心绞痛的鉴别诊断。心绞痛的鉴别诊断包括引起胸痛的各种疾病。

(1)非冠心病的心脏性疾病:可以诱发胸痛的有心包炎、严重未控制的高血压、主动脉瓣狭窄、肥厚型心肌病、扩张型心肌病、快速性室性或室上性心律失常、主动脉夹层、先天性冠脉起源异常、冠状动脉瘘、心肌桥、大动脉炎等,均有相应的临床表现及体征。

(2)非心脏性疾病

①消化系统:食管疾病、食管动力性疾病、胆道疾病、溃疡病、胰腺病等。

②胸壁疾病:肋骨炎、肋软骨炎、纤维织炎、肋骨骨折、胸锁骨关节炎、带状疱疹、颈胸肌神经根病变等。

③肺部疾病:肺栓塞、肺动脉高压,伴气短、头晕、右心负荷增加、肺炎、气胸、胸膜炎、睡眠呼吸暂停综合征等。

④精神性疾病:过度换气、焦虑症、抑郁症等。

⑤其他:心肌需氧量增加,如高温、甲状腺功能亢进、拟交感毒性药物可卡因的应用、高血压、重度贫血(Hb常<70 g/L),低氧血症等。

2. 稳定性冠心病心绞痛的药物治疗原则,以下哪些是正确的

A. 应用改善预后的药物:抗血小板药、β受体阻滞药、ACEI

B. 应用改善预后的药物:抗血小板药、β受体阻滞药、调脂药物、ACEI

C. 应用改善心绞痛症状药物:硝酸酯类药物、钙拮抗药、曲美他嗪

D. 应用改善心绞痛症状药物:β受体阻滞药、硝酸酯类药物、钙拮抗药、曲美他嗪

E. 药物并生活方式干预控制血压、血糖、血脂达标

[答案]　BDE

【知识点】　慢性稳定性冠心病心绞痛的药物治疗。

慢性稳定性心绞痛药物治疗的主要目的:预防心肌梗死和猝死,改善生存率;减轻症状和缺血发作,改善生活质量。在选择治疗药物时,预防心肌梗死和死亡的药物应与减轻症状及改善缺血的药物联合使用。此外,应积极处理危险因素,延缓冠状动脉粥样硬化进展。

(1)改善预后的药物

①阿司匹林:除非有禁忌证,应每天服用阿司匹林75～150 mg。禁忌证包括:a. 阿司匹林过敏;b. 近期的胃肠道出血和需要积极治疗的消化性溃疡病;c. 在过去6周内颅内出血;d. 收缩压>180 mmHg;e. 舒张压大于110 mmHg。注意阿司匹林和非甾体抗炎药(non-steroidal antiinflammatory drugs,NSAID)合用可能会增加出血等不良反应的危险,需密切监测临床症状。

②氯吡格雷:可用于稳定性冠心病支架植入后的患者及部分有阿司匹林禁忌证的患者。常用维持剂量为每日75 mg。如无禁忌证,接受药物涂层支架后应继续阿司匹林与氯吡格雷双重治疗至少1年,西罗莫司支架后3个月或紫杉醇支架后6个月双重治疗时阿司匹林的剂量是每日300 mg,此后可以减到每日75 mg～100 mg。

③β受体阻滞药:是能够改善心肌梗死患者预后的二级预防药物,也是改善心绞痛症状的一线治疗药物。β受体阻滞药的使用剂量应个体化,以能缓解症状,清晨静息心率不低于50次/分为宜。常用β受体阻滞药为美托洛尔和比索洛尔。

④调脂治疗:冠心病患者低密度胆固醇脂蛋白(low density lipoprotein-cholesterol,LDL-C)的目标值应<2.60 mmol/L,极高危患者(确诊冠心病合并糖尿病)应<2.07 mmol/L。高危或中危患者接受降LDL-C药物治疗时,应至少使LDL-C水平至少降低30%～40%。降低LDL-C主要依赖他汀类药物。高TG或低HDL-C血症的高危患者可考虑联合使用他汀类药物和贝特类药物(非诺贝特)或烟酸,以达到靶目标:高密度脂蛋白胆固醇(high density lipoprotein,HDL)≥40 mg/dL、三酰甘油(triglyceride,TG)<150 mg/dL。

⑤血管紧张素转换酶抑制药(angiotensin-converting enzyme inhibitor,ACEI):在稳定型心绞痛患者的治疗中,ACEI最有益于治疗心肌梗死后左

心室功能不全，持续性高血压和糖尿病患者。高血压、2型糖尿病或慢性肾病患者左心室功能正常也应使用ACEI。不能耐受ACEI者，应用血管紧张素Ⅱ受体阻滞药替代。

(2)减轻症状、改善缺血的药物

①β受体阻滞药：抑制心脏β肾上腺素能受体，从而减慢心率、减弱心肌收缩力、降低血压，以减少心肌耗氧量，可以减少心绞痛发作和增加运动耐量。用药后要求清晨静息心率降至55～60次/分，严重心绞痛患者如无心动过缓症状，可降至50次/分。

②硝酸酯类药物：硝酸酯类药物为内皮依赖性血管扩张药，能减少心肌需氧和改善心肌灌注，从而改善心绞痛症状。硝酸酯类药会反射性增加交感神经张力使心率加快。因此常联合负性心率药物如β受体阻滞药或非二氢吡啶类钙拮抗药治疗慢性稳定性心绞痛。

③钙拮抗药：通过改善冠状动脉血流和减少心肌耗氧起缓解心绞痛作用，对变异性心绞痛或以冠状动脉痉挛为主的心绞痛，钙拮抗药是一线药物。二氢吡啶类和非二氢吡啶类钙拮抗药同样有效，非二氢吡啶类钙拮抗药的负性肌力效应较强。地尔硫䓬和维拉帕米能减慢房室传导，常用于合并心房颤动或心房扑动且不伴严重传导障碍的患者。

④其他治疗药物：a. 曲美他嗪，部分抑制耗氧多的游离脂肪酸氧化，促进葡萄糖氧化，从而达到优化线粒体能量代谢保护心肌细胞的作用，缓解心绞痛；b. 尼可地尔，是一种钾通道开放剂，与硝酸酯类制剂具有相似药理特性，对稳定性心绞痛治疗可能有效。

三、共用题干单选题(每个提问1个得分点)

以下每道试题有2～6个提问，每个提问有5个备选答案，请选择1个最佳答案。

李女士，58岁，因发作性胸痛1年，加重并持续性不缓解5小时来社区卫生服务中心就诊，原有糖尿病与血脂紊乱。接诊时烦躁、面色苍白，大汗，血压138/88 mmHg，心率96次/分，两肺未闻及湿啰音。心电图显示V_1-V_5导联ST段弓背向上抬高。血CK 580 U/L，CK-MB 62 U/L。既往未服用抗血小板药物。

1. 初步考虑什么诊断

A. 冠心病，心绞痛，糖尿病，血脂紊乱

B. ST段抬高急性冠状动脉综合征，急性广泛前壁心肌梗死，糖尿病，血脂紊乱

C. 冠心病，急性广泛前壁心肌梗死，急性左侧心力衰竭，糖尿病，血脂紊乱

D. 冠心病，ST段抬高急性冠状动脉综合征，急性广泛前壁心肌梗死，糖尿病，血脂紊乱

E. 冠心病，急性广泛前壁心肌梗死，心律失常，糖尿病，血脂紊乱

[答案] D

【知识点1】 ST段抬高急性心肌梗死(STEMI)诊断要点。

(1)症状：最常见的临床症状为持续性剧烈胸痛或剧烈的压榨性疼痛，超过30分钟，休息或含服硝酸甘油不能缓解上述症状，常伴有呼吸困难，恶心、呕吐、大汗。胸痛位于胸骨后，心前区，不典型可位于上腹部或颈部等。少数患者胸痛症状不明显，主要表现为胸憋、气短，尤其多见于老年人或以胃肠道症状就诊。

(2)体征：梗死范围小且无并发症者无明显异常体征。病情严重者可呈现急性重病容、出汗、烦躁不安、脸色苍白、发绀，心功能不全者呈半卧位或端坐呼吸。心脏听诊第一心音减弱，可闻及第三或第四心音。少数患者可闻及心包摩擦音。发生乳头肌功能失调或断裂、室间隔穿孔者可在心尖或胸骨左缘听到粗糙全收缩期杂音。发生心律失常可出现心律不齐，脉搏搏动间歇。发生心功能不全和休克者可出现心率增快，血压降低，双肺可闻及湿性啰音，四肢循环障碍等。

(3)辅助检查

①心电图：AMI典型心电图最早为对称性T波高尖，随之出现ST段弓背样抬高。以后可有病理性Q波和T波倒置的演变，相邻两个以上导联出现上述动态变化对诊断AMI有肯定意义。

②血清心肌标志物测定：常用于临床诊断AMI的血清标志物指标为肌酸磷酸激酶(CK)、肌酸磷酸激酶同工酶(CK-MB)、肌钙蛋白T和肌钙蛋白I(cTnT和cTnI)、天冬氨酸转氨酶，肌红蛋白。

③超声心动图：超声心动图可显示梗死相关血管所供应的室壁运动状态，检测心功能和心肌梗死并发症如室壁瘤、附壁血栓、乳头肌功能不全或断裂、室间隔穿孔、心包积液等。

④胸部X线检查：早期心功能不全时，可见肺淤血，肺间质性水肿或肺水肿。另外可明确有无心脏扩大和有无其他肺脏疾患。危重患者可进行床

旁摄片。

(4)诊断标准:AMI 的诊断标准必须至少具备下列标准中的两条。

①与缺血相关的持续性胸痛大于 30 分钟;②AMI 的心电图的动态变化;③符合 AMI 血清心肌标志物的动态改变过程。

2. 接诊后下一步如何处理

A. 立即卧床,吸氧,持续血压和心电监测,建立静脉通道

B. 立即口服阿司匹林片 300 mg,氯吡格雷 300 mg;吗啡 5 mg 皮下注射;伊诺肝素 40 mg 皮下注射

C. 立即联系紧急转送有急诊 PCI 条件的上级医院

D. 有溶栓适应证且无禁忌证的患者,可予以静脉溶栓治疗

E. A+B+C+D

[答案] E

【知识点】 ST 段抬高急性心肌梗死(STEMI)患者的治疗原则。

STEMI 发病机制主要为斑块破裂诱发急性闭塞性血栓形成,完全阻塞冠状动脉,尽早开通梗死相关动脉是治疗的关键。发病 12 小时内、持续 ST 段抬高或新发生左束支阻滞患者,早期药物或机械性再灌注治疗获益明确。应尽早使闭塞冠状动脉开通,降低急性期死亡率,积极预防和纠正 AMI 引起的并发症。

(1)院前急救措施:①AMI 死亡的患者中约 30%发病后几小时内在院外猝死,死因主要是可救治的致命性心律失常。因此一线救护人员必须掌握除颤和心肺复苏技术,应能根据病史、查体、心电图做出初步诊断和急救处理,包括吸氧、建立静脉通道、立即药物治疗。并尽可能及时转送上级医院。②建立急诊科与心血管专科的密切协作,配备每天 24 小时待命的急诊 PCI 团队,力争在 STEMI 患者到达医院 10 分钟内完成首份心电图,90 分钟内完成球囊扩张,即从就诊至血管开通(door to balloon,D-B)时间<90 分钟。③对于没有条件行急诊 PCI 术的医院,应将具有以下情况之一的患者:适于转运的高危 STEMI、溶栓治疗出血风险高、症状发作 4 小时后就诊、低危但溶栓后症状持续、怀疑溶栓失败,在静脉溶栓后尽快转运至可行急诊 PCI 的医院。④在转运至导管室之前,可考虑进行抗血小板和抗凝治疗。

(2)一般治疗:①卧床休息,消除紧张恐惧心理,持续血压和心电监护;②吸氧和建立静脉通道;③缓解疼痛和稳定情绪:吗啡 3~5 mg 静脉注射,必要时 5 分钟后重复注射 1 次或 2 次,吗啡禁忌者可改用哌替啶 25~50 mg 静脉注射;④抗血小板药物:未用过且无禁忌者,首剂阿司匹林 300 mg、氯吡格雷 300 mg,顿服。

(3)溶栓治疗:STEMI 时,不论选用何种溶栓剂,也不论性别、糖尿病、血压、心率或既往心肌梗死病史,获益大小主要取决于治疗时间和达到的 TIMI 血流。在发病 3 小时内行溶栓治疗梗死相关血管的开通率增高,病死率明显降低,其临床疗效与直接 PCI 相当。发病 3~12 小时行溶栓治疗,其疗效不如直接 PCI,但仍能获益。发病 12~24 小时,如果仍有持续或间断的缺血症状和持续 ST 段抬高,溶栓治疗仍然有效。院前溶栓治疗可以挽救更多的生命,目标是在救护车到达的 30 分钟内开始溶栓,但目前国内大部分地区尚难达到这一标准。

①溶栓治疗的适应证:a. 胸痛持续半小时以上不缓解,心电图至少两个相邻导联 ST 段抬高:肢导>0.1mV,胸导>0.2mV,起病时间<12 小时,年龄<80 岁。b. 不具备 24 小时急诊 PCI 治疗条件、不具备迅速转运条件、无溶栓禁忌证的 STEMI 患者。c. 具备 24 小时急诊 PCI 治疗条件,患者就诊早(发病≤3 小时)而且不能及时进行导管治疗;D-B 时间与就诊至溶栓开始(door to needle,D-N)时间相差>60 分钟且 D-B 时间>90 分钟。d. 对再梗死患者,如果不能在症状发作后 60 分钟内立即进行血管造影和 PCI 者。e. ST 段抬高,年龄>80 岁,此类患者无论是否溶栓,死亡的危险性均很大,故应首选介入治疗,溶栓治疗需在权衡利弊后进行。

②溶栓治疗的禁忌证:a. 既往任何时间发生过出血性脑卒中,1 年内发生过缺血性脑卒中或脑血管事件;b. 颅内肿瘤;c. 近期(2~4 周)活动性内脏出血(月经除外);d. 可疑主动脉夹层;e. 入院时严重且未控制的高血压(≥180/110 mmHg);f. 患出血性疾病或已知的出血倾向;g. 3 个月内创伤史,包括头部外伤、创伤性心肺复苏或较长时间(>20 分钟)的心肺复苏;h. 1 个月内外科大手术;i. 近期(<2 周)在不能压迫部位的大血管穿刺;j. 曾使用链激酶(尤其 5 天至 2 年内使用者)或对其过敏的患者,不能重复使用链激酶;k. 妊娠;m. 活动性消化道溃疡。

(2)介入治疗

①直接 PCI:a. STEMI 患者应在症状出现 12 小时内接受针对梗死血管的直接 PCI 治疗,并使 D-B 时间<90 分钟。直接 PCI 时,应常规做支架置入术;b. 对于<75 岁、发病<36 小时发生心源性休克的患者,如果无手术禁忌证,应该在休克发生<18 小时接受 PCI 治疗;c. 伴有严重心功能不全和(或)肺水肿的患者,应该在发病<12 小时接受直接 PCI 治疗。

②易化 PCI:a. 已开始药物治疗(如全量溶栓、半量溶栓、GPII b/IIIa 拮抗药或低剂量溶栓治疗和 GPII b/IIIa 拮抗药联合治疗方案)后,再有计划的行易化 PCI;b. 不能即刻做 PCI 且出血危险低的高危患者,可选用易化 PCI。

③溶栓后转运 PCI:患者被收入不能行 PCI 的医院后,先给予溶栓治疗,然后无论再灌注是否成功,迅速将其转送至介入中心,在给药后 2～24 小时行 PCI 治疗。

④补救 PCI:补救 PCI 指对持续或再发心肌缺血的患者溶栓失败后,12 小时内紧急施行的 PCI 术,其目的在于尽早开通梗死相关动脉,挽救存活的心肌,从而改善生存率和心功能。

四、案例分析题

每个案例至少有 3 个提问,每个提问有 6～12 个备选答案,其中正确答案有 1 个或多个,每选择一个正确答案得 1 个得分点,每选择一个错误答案扣 1 个得分点,扣至本问得分点为 0。

李女士,58 岁,因心肌梗死住院诊治出院 3 个月前来就诊。3 个月前因发作性胸痛入住当地医院,诊为急性广泛前壁心肌梗死,急诊置入 3 枚冠脉支架,治疗后胸痛症状好转。出院时诊断:冠心病,急性广泛前壁心肌梗死,急性左心功能不全;糖尿病 2 型;糖尿病酮症酸中毒;血脂紊乱;PAD(右颈动脉狭窄);上消化道出血。出院带药:酒石酸美托洛尔 12.5 mg,每日 2 次;贝那普利 10 mg,每日 1 次;单硝酸异山梨酯 40 mg,每日 1 次;瑞舒伐他汀钙 10 mg,1 次/晚,拜阿司匹林 0.1 g,每日 1 次,氯吡格雷 75 mg,每日 1 次;雷贝拉唑 10 mg,每日 1 次;二甲双胍 0.5 g,每日 2 次。出院后一直居家休息,未敢恢复健身锻炼。查体:血压 135/80 mmHg,心率 84 次/分,肺无啰音,右颈动脉根部可闻及轻度血管杂音,下肢无水肿,足背动脉搏动好。ECG 示 V_1-V_3 导联 Q 波,UCG 示 LVEF 55%。复查血糖 7.9 mmol/L; TC 3.8 mmol/L,LDL-C 1.8 mmol/L, TG 3.2 mmol/L, HDL-C 1.0 mmol/L;动脉血气正常;肝功肾功指标正常;血尿粪常规未见异常;粪隐血阴性。

1. 患者目前的诊断
   - A. 冠心病,陈旧性前壁心肌梗死
   - B. 左心功能不全
   - C. 糖尿病 2 型
   - D. 糖尿病酮症酸中毒
   - E. 血脂紊乱
   - F. PAD(右颈动脉狭窄)
   - G. 上消化道出血

   [答案]　ACEF

2. 李女士目前有哪些问题需要考虑调整治疗
   - A. 缺乏运动锻炼
   - B. 心率 84 次/分较快
   - C. TG 3.2 mmol/L 较高
   - D. TC 3.8 mmol/L、LDL-C 1.8 mmol/L 过低
   - E. 空腹血糖 7.9 mmol/L 较高
   - F. A<E,左心室舒张功能减退
   - G. 颈动脉血管杂音,颈动脉狭窄

   [答案]　ABE

3. 上述问题如何处理
   - A. 须逐步恢复科学健身运动,每天 30 分钟,循序渐进
   - B. 酒石酸美托洛尔加为 25 mg,每日晨 1 次,12.5 mg,每晚 1 次
   - C. 瑞舒伐他汀减为 5 mg,每晚 1 次
   - D. 加用非诺贝特 160 mg,每晚 1 次
   - E. 二甲双胍加为 0.5 g,每天 3 次
   - G. 加用曲美他嗪 20 mg,每天 3 次

   [答案]　ABEG

【评析】　须逐步恢复科学健身运动,每天 30 分钟,循序渐进。心率 84 次/分较快,血压不低,酒石酸美托洛尔加为 25 mg,每日晨 1 次,12.5 mg,每晚 1 次。空腹血糖 7.9 mmol/L 仍较高,糖尿病饮食控制,二甲双胍加为 0.5 g,每日 3 次。TG 3.2 mmol/L 较高,暂观察,先不加用非诺贝特,3～4 周后待血糖改善复查血生化,根据结果酌情处理。患者 LDL-C 1.8 mmol/L 并不低,AMI 支架后患者应控制到 2.0 mmol/L 以下,因此不需要减量瑞舒伐他汀。曲美他嗪通过部分抑制耗氧多的游离脂肪酸氧化,促进葡萄糖氧化,从而达到优化线粒体能量代谢保护心肌细胞的作用,,可以用于 AMI 后患者改善心肌能量代谢,缓解心绞痛。综上,选

择A、B、E、G。

患者其他治疗(贝那普利10 mg,每日1次;单硝酸异山梨酯40 mg,每日1次;拜阿司匹林0.1 g,每日1次;氯吡格雷75 mg,每日1次;雷贝拉唑10 mg,每日1次)应继续。其中双联抗血小板药物需要应用1年,注意监测出血不良反应。

【知识点】 STEMI后二级预防。

AMI后二级预防的目标是减少冠心病患者再发生急性事件的危险,保护心肌,提高生存率和生存质量。一方面要控制多重危险因素,即控制高血压、糖尿病、高脂血症、体质指数,强调达到靶目标;加强体力活动,戒烟、限酒,避免过劳,调整社会和环境因素等;另一方面要长期给予抗血小板或抗凝治疗,β受体阻滞药和ACEI或ARB,抗心肌缺血治疗。注意STEMI患者不论是否行PCI治疗,双联抗血小板药物应至少用1年。余参见本文"如何治疗慢性稳定性心绞痛"中"改善预后的药物"和"减轻症状,改善心肌缺血"药物应用。

第四节　慢性心力衰竭

本节提示

1. 掌握慢性心力衰竭的诊治原则。
2. 熟悉慢性心力衰竭患者长期用药的方法。

一、单选题(每题1个得分点)

以下每题有5个备选答案,请从中选择1个正确答案。

1. 心力衰竭的分型,叙述正确的是

A. 射血分数减低的心力衰竭(HF-REF)

B. 射血分数保留的心力衰竭(HF-PEF)

C. 慢性心力衰竭

D. 急性心力衰竭

E. A+B+C+D.

[答案] E

2. 慢性心力衰竭严重程度的判断方法,叙述正确的是

A. 纽约心脏协会心功能分级

B. ACC/AHA心力衰竭分期

C. Killip分级

D. 6分钟步行试验

E. A+B+D

[答案] E

【评析】 Killip分级和Forrester分级是急性心力衰竭的严重程度的临床分级方法,其中Killip分级是用于急性心肌梗死的心功能分级。纽约心脏协会心功能分级和ACC/AHA心力衰竭分期是常用于慢性心力衰竭严重程度的分级。6分钟步行试验是用于判断患者运动耐力的方法。

【知识点】 纽约心脏协会心功能分级和ACC/AHA心力衰竭分期方法见表34-4。Killip分级和Forrester分级见表34-5、表34-6。6分钟步行试验:6分钟步行距离<150米为重度心力衰竭,150~450米为中度心力衰竭,>450米为轻度心力衰竭。

表34-4　心力衰竭严重度的临床分级

NYHA心功能分级	ACC-AHA心力衰竭分期
Ⅰ级:无体力活动限制;普通的体力活动未引起过度疲劳、心悸或呼吸困难	A期:处于心力衰竭的高危状态;没有可检出的结构异常或功能异常;没有体征或症状
Ⅱ级:体力活动轻度受限;静息时感觉舒适,但普通的体力活动可导致疲劳、心悸或呼吸困难	B期:出现与发生心力衰竭相关的结构性心脏病,但没有体征或症状
Ⅲ级:体力活动明显受限;静息时感觉舒适,但低于普通水平的体力活动可导致疲乏、心悸或呼吸困难	C期:与基础结构性心脏病相关的有症状的心力衰竭
Ⅳ级:不能在无不适感情况下从事任何的体力活动;静息时有症状;如果从事任何的体力活动,则不适感增加	D期:晚期结构性心脏病,尽管给予最大程度的内科治疗,但静息时仍有明显的心力衰竭症状

慢性心力衰竭的临床分级和分期标准(见《全科医生临床实践》第12章《慢性心力衰竭》)

表 34-5　急性心肌梗死的 Killip 法分级

分级	症状与体征
Ⅰ级	无心力衰竭
Ⅱ级	有心力衰竭，两肺中下部有湿啰音，占肺野下 1/2，可闻及奔马律，X 线胸片有肺淤血
Ⅲ级	严重心力衰竭，有肺水肿，细湿啰音遍布两肺(超过肺野下 1/2)
Ⅳ级	心源性休克、低血压(收缩压≤90 mmHg)、发绀、出汗、少尿

表 34-6　急性心力衰竭的 Forrester 法分级

分级	PCWP(mmHg)	CI[L/(min·m²)]	组织灌注状态
Ⅰ级	≤18	>2.2	无肺淤血，无组织灌注不良
Ⅱ级	>18	>2.2	有肺淤血
Ⅲ级	<18	≤2.2	无肺淤血，有组织灌注不良
Ⅳ级	>18	≤2.2	有肺淤血，有组织灌注不良

二、多选题(每题 1 个得分点)

以下每题有 5 个备选答案，其中正确答案为 2 个或者 2 个以上，多选、少选、错选均不得分。

1. 心力衰竭的常见病因，叙述正确的是

A. 冠心病

B. 高血压

C. 心脏瓣膜病

D. 心肌病

E. 高心排血量性疾病

［答案］　ABCDE

【知识点】　心力衰竭的常见病因，见表 34-7。

表 34-7　心力衰竭的常见病因

冠状动脉疾病	蒽环类药物中毒
急性心肌梗死	特发性
缺血性心肌病	肥厚型
高血压性心脏病	限制型(尤其是淀粉样变性)
高血压肥厚性心肌病	感染性心内膜炎
心脏瓣膜病	心肌炎
钙化性主动脉瓣狭窄	心包疾病
二尖瓣关闭不全	高心排血量性心力衰竭
二尖瓣狭窄	慢性贫血
主动脉瓣关闭不全	维生素 B_1 缺乏症
人工瓣膜故障	甲状腺功能亢进
心肌病	动静脉瘘
扩张型心肌病(非缺血性)	与年龄相关的舒张功能不全
酒精性	

2. 射血分数减低的心力衰竭(HF-REF)明确适用的药物种类是

A. ACEI/ARB，BB，CCB，醛固酮拮抗药，利尿药，地高辛，依伐布雷定

B. ACEI/ARB，BB，CCB，依伐布雷定

C. CCB，醛固酮拮抗药，利尿药，地高辛，依伐布雷定

D. ACEI/ARB，BB，醛固酮拮抗药

E. 利尿药，地高辛，依伐布雷定

［答案］　DE

【知识点】　射血分数减低的心力衰竭(HF-REF)明确适用的药物种类，见表 34-8。

表 34-8 射血分数减低的心力衰竭(HF-REF)明确适用的药物种类

药物	推荐	推荐类别	证据水平
ACEI	所有慢性 HF-REF 患者均必须使用,且需终生使用,除非有禁忌证或不能耐受	Ⅰ	A
β受体阻滞药	所有慢性 HF-REF,病情相对稳定,以及结构性心脏病且 LVEF≤40%者,均必须使用,且需终生使用,除非有禁忌证或不能耐受	Ⅰ	A
醛固酮受体拮抗药	所有已用 ACEI(或 ARB)和β受体阻滞药治疗,仍持续有症状(NYHAⅡ～Ⅳ级)且 LVEF≤35%的患者,推荐使用	Ⅰ	A
ARB	AMI 后 LVEF≤40%,有心力衰竭症状或既往有糖尿病史,推荐使	Ⅰ	B
	LVEF≤40%,不能耐受 ACEI 的患者,推荐使用	Ⅰ	A
	LVEF≤40%,尽管用了 ACEI 和β受体阻滞药仍有症状的患者,如不能耐受醛固酮受体拮抗药,可改用 ARB	Ⅱb	A
利尿药	有液体潴留证据的心衰患者均应给予利尿药,且应在出现水钠潴留的早期应用	Ⅰ	C
地高辛	适用于已应用 ACEI(或 ARB)、β受体阻滞药、醛固酮受体拮抗药和利尿药治疗,仍持续有症状、LVEF≤45%的患者。尤其适用于心衰合并心室率快的房颤者	Ⅱa	B
伊伐布雷定	适用于窦性心律、LVEF≤45%、不能耐受β受体阻滞药的患者	Ⅱb	B
	窦性心律,LVEF≤35%,已使用 ACEI(或 ARB)和醛固酮受体拮抗药(或 ARB)治疗的心力衰竭患者,如果β受体阻滞药已达到指南推荐剂量或最大耐受剂量,心率仍然≥70 次/分,且持续有症状(NYHAⅡ～Ⅳ级),应考虑使用	Ⅱa	B
	如不能耐受β受体阻滞药、心率≥70 次/分,也可考虑使用	Ⅱb	B

[引自:中国心力衰竭诊断和治疗指南.中华心血管病杂志,2014,42(2):98-122]

三、共用题干单选题(每个提问 1 个得分点)

以下每道试题有 2～6 个提问,每个提问有 5 个备选答案,请选择 1 个最佳答案。

患者,男,50 岁,农民。因活动时心悸气短 3 年,感冒后加重伴下肢水肿 2 周就诊。4 年前患急性前壁心肌梗死住院治疗好转。查体:血压 98/62 mmHg,呼吸 28 次/分,两肺中下野细湿啰音,心界增大,心率 110 次/分,律齐,S_3 奔马律,心尖部 3/6 级收缩期杂音,向左腋下传导。肝大压痛,肝颈回流征阳性,下肢可凹性水肿。ECG:窦性心律,V_1～V_3 QS 波,心前导联 T 波低平,UCG:左右心室增大,LVEF 39%。血 CK-MB 正常范围,NT-proBNP 1600 pg/ml。否认高血压、糖尿病。

1. 接诊时提示患者心力衰竭的体征,以下哪项正确

A. 呼吸 28 次/分,两肺湿啰音

B. 心界增大

C. 心率 110 次/分,S_3 奔马律,心尖部 3/6 级收缩期杂音,向左腋下传导

D. 肝大压痛,肝颈回流征阳性,下肢可凹性水肿

E. A+B+C+D

[答案] E

【知识点】 心力衰竭患者的临床表现。

(1)症状:心力衰竭患者最为常见的症状是劳累性呼吸困难、端坐呼吸、肺水肿、疲乏和运动耐量降低。

(2)体征:典型的心力衰竭体征包括肺部湿啰音、颈静脉怒张、肝颈回流征阳性、S_3 奔马律和下肢指凹性水肿。

2. 诊断患者是射血分数减低的心力衰竭,而不是射血分数保留的心力衰竭,其主要临床依据,以下正确选项是

A. 心肌梗死史,左右心室扩大,NT-proBNP 1600 pg/ml

B. 心肌梗死史,可凹性水肿,左右心室扩大,LVEF 39%

C. 呼吸困难,两肺湿啰音,NT-proBNP

1600 pg/ml

D. 左右心室扩大，血压偏低，NT-proBNP 1600 pg/ml

E. A+B+C+D

［答案］ B

【评析】 不论射血分数减低的心力衰竭还是射血分数保留的心力衰竭，都可以有呼吸困难、两肺湿啰音、NT-proBNP明显升高，因此这三项不是鉴别二者的主要依据。因此应选择B。

【知识点】 心力衰竭的诊断。

(1)射血分数保留的心力衰竭(HF-PEF)诊断标准：①有典型心力衰竭的症状和体征；②LVEF正常(>45%)，左心腔大小正常；③超声心动图有左心室舒张功能异常的证据；④超声心动图检查无心瓣膜疾病，并可排除心包疾病、肥厚型心肌病、限制性(浸润性)心肌病等。

(2)射血分数减低的心力衰竭和射血分数保留的心力衰竭的临床特点比较，见表34-9。

表34-9　射血分数减低的心力衰竭和射血分数保留的心力衰竭的临床特点比较

	收缩性心功能不全	舒张性心功能不全
人口统计	年龄<60岁，男性	年龄>70岁，女性
共患疾病	心肌梗死病史 酒精中毒	慢性高血压病史 肾疾病
	瓣膜功能不全	肥胖
		主动脉瓣狭窄
	渐进性呼吸困难 血压正常或低血压	急性肺水肿，房颤 高血压
	颈静脉怒张	无颈静脉怒张
S_4奔马律		
	指凹性水肿	无水肿
心电图	Q波和陈旧性心肌梗死	左心室肥厚
胸部X线片	显著的心脏扩大	正常或轻度增大的心脏
超声心动图	房室腔增大，LVEF≤45%	心肌肥厚，LVEF>45%

［引自：中国心力衰竭诊断和治疗指南．中华心血管病杂志，2014，42(2)：98-122］

(3)BNP及NT-proBNP诊断急性心力衰竭的参考标准，见表34-10。

表34-10　BNP及NT-proBNP诊断急性心力衰竭的参考标准

	BNP(pg/ml)	NT-proBNP(pg/ml)	敏感性	特异性
排除切点	<100	<300		
诊断参考值		<50岁：>450	93%	95%
		>50岁：>900	91%	80%
		>75岁：>1800		
		肾功不全(Ccr<60 ml/min)>1200	85%	88%

［引自：中国心力衰竭诊断和治疗指南．中华心血管病杂志，2014，42(2)：98-122］

3. 此患者的起始药物治疗方案，以下正确选项是

A. 利尿药，毛花苷C，螺内酯，硝酸酯，小剂量起始ACEI

B. 利尿药，地高辛，螺内酯，小剂量起始BB

C. 利尿药，毛花苷C，螺内酯，小剂量起始ARB

D. 利尿药，小剂量联合起始BBC和ACEI

E. 利尿药，地高辛，小剂量联合起始ACEI和ARB

［答案］ A

【评析】 患者诊断为HF-REF，心悸气喘、凹陷性水肿、肝大压痛、LVEF 39%，利尿药、毛花苷C、硝酸酯、螺内酯均应起用。由于明显体液潴留，

尚未应用利尿药，因此暂不能起用BB。所有HF-REF患者必须应用ACEI，除非有禁忌证或不能耐受，ACEI需终身应用。由于患者血压98/62 mmHg，起始ACEI必须从小剂量开始，密切观察反应。对应于不能耐受ACEI的患者，可以考虑ARB应用。因此，患者的起始药物治疗方案应选择A。

【知识点】 药物应用。

(1)β受体阻滞药在HF-REF的应用方法

①所有慢性射血分数减低的心力衰竭病情稳定患者，均必须应用β受体阻滞药，且需终身使用，除非有禁忌证或不能耐受。

②NYHA Ⅳ级心力衰竭患者需待病情稳定(4天内未静脉用药，已无液体潴留并体重恒定)后，在严密监护下由专科医师指导应用。

③应在利尿药和ACEI的基础上加用β受体阻滞药。

④禁用于支气管痉挛性疾病、心动过缓、Ⅱ度及以上房室阻滞患者。有明显液体潴留，需大量利尿者，暂时不能应用。

⑤推荐应用琥珀酸美托洛尔、比索洛尔和卡维地洛。必须从极小剂量开始(琥珀酸美托洛尔每日12.5 mg；比索洛尔每日1.25 mg；卡维地洛3.125 mg，每日2次)。每2～4周剂量加倍。酒石酸美托洛尔平片，从6.25 mg每日3次开始。

⑥清晨静息心率55～60次/分，即为β受体阻滞药达到目标剂量或最大耐受量之征，但不宜低于55次/分，也不按照患者的治疗反应来确定剂量。

⑦β受体阻滞药应用时需注意监测血压、体重、心率和心律。

⑧慢性HF-REF常用β受体阻滞药的剂量，见表34-11。

表34-11　慢性HF-REF常用β受体阻滞药的剂量

药物	初始剂量	目标剂量
琥珀酸美托洛尔	11.875～23.750 mg，1次/日	142.5～190.0 mg，1次/日
比索洛尔	1.25 mg，1次/日	10 mg，1次/日
卡维地洛	3.125～6.250 mg，1次/日	25～50 mg，2次/日
酒石酸美托洛尔	6.25 mg，2～3次/日	50 mg，2～3次/日

[引自：中国心力衰竭诊断和治疗指南. 中华心血管病杂志，2014，42(2)：98-122]

(2)ACEI在心力衰竭的应用方法

①全部CHF患者必须应用ACEI，包括阶段B、无症性心力衰竭和LVEF<40%～45%者，除非有禁忌证或不能耐受，ACEI需终身应用。

②ACEI禁忌证：对ACEI曾有致命性不良反应，如曾有严重血管性水肿、无尿性肾衰竭的患者或妊娠妇女须绝对禁用。

③ACEI合并用药：一般与利尿药合用，如无液体潴留亦可单独应用，一般不需补充钾盐；与β受体阻滞药合用有协同作用；与阿司匹林合用并无相互不良作用并且对CHD患者利大于弊；与NSAID合用对ACEI具有潜在的抑制作用，并可促进钠水重吸收，使肾功能恶化。

④ACEI的应用方法：a. 采用患者能够耐受的最大剂量。b. 从极小剂量开始，逐渐增加剂量。c. 起始治疗后1～2周应监测血压、血钾和肾功能，如果肌酐增高在30%～50%，ACEI应减量或停用。d. 应用ACEI不应同时加用钾盐或保钾利尿药。并用醛固酮受体拮抗药时，ACEI应减量，并立即应用襻利尿药。如血钾>5.5 mmol/L，应停用ACEI。

⑤慢性HF-REF常用的ACEI及其剂量，见表34-12。

表34-12　慢性HF-REF常用的ACEI及其剂量

药物	起始剂量	目标剂量
卡托普利	6.25 mg，3次/日	50 mg，3次/日
依那普利	2.5 mg，2次/日	10 mg，2次/日
福辛普利	◆◆◆◆	20～30 mg，1次/日
赖诺普利	5 mg，1次/日	20～30 mg，1次/日
培哚普利	2 mg，1次/日	4～8 mg，1次/日
雷米普利	2.5 mg，1次/日	10 mg，1次/日
贝那普利	2.5 mg，1次/日	10～20 mg，1次/日

[引自：中国心力衰竭诊断和治疗指南. 中华心血管病杂志，2014，42(2)：98-122]

(3)ARB在CHF临床应用的方法：①ARB可用于A阶段患者，以预防心力衰竭的发生；亦可用于B、C阶段和D阶段患者，对于不能耐受ACEI

者，可替代 ACEI 作为一线治疗；对于常规治疗（包括 ACEI）后心力衰竭症状持续存在，且 LVEF 低下者，可考虑加用 ARB。②ARB 的各种药物均可考虑使用，其中坎地沙坦和缬沙坦证实可降低病死率和病残率的有关证据较为明确。③ARB 应用中需注意的事项同 ACEI，如要监测低血压、肾功能不全和高血钾等。④慢性 HF-REF 时常用 ARB 及其剂量，见表 34-13。

表 34-13　慢性 HF-REF 时常用 ARV 及其剂量

药物	起始剂量	目标剂量
坎地沙坦	4 mg，1 次/日	32 mg，1 次/日
缬沙坦	20～40 mg，1 次/日	80～160 mg，2 次/日
氯沙坦	25 mg，1 次/日	100～150 mg，1 次/日
厄贝沙坦	75 mg，1 次/日	300 mg，1 次/日
替米沙坦	40 mg，1 次/日	80 mg，1 次/日
奥美沙坦	10 mg，1 次/日	20～40 mg，1 次/日

所列药物中坎地沙坦、缬沙坦和氯沙坦已有临床试验证实可降低心力衰竭患者病死率

（4）心力衰竭时利尿药应用方法

①所有心力衰竭患者有液体潴留证据者，均应给予利尿药。

②利尿药必须最早应用，因其缓解症状最迅速，数小时或数天内即可发挥作用。

③利尿药应与 ACEI 和 β 受体阻滞药联合应用。

④襻利尿药应作为首选。噻嗪类仅适用于轻度液体潴留、伴高血压和肾功能正常的心力衰竭患者。

⑤利尿药通常从小剂量开始，逐渐加量。一旦病情控制（肺部啰音消失，水肿消退，体重稳定）即以最小有效量长期维持。

⑥长期服用利尿药应严密观察不良反应的出现，如电解质紊乱、症状性低血压及肾功能不全，特别在服用剂量大和联合用药时。

⑦在应用利尿药过程中，如出现低血压和氮质血症而患者已无液体潴留，则可能是利尿药过量、血容量减少所致，应减少利尿药剂量。如患者有持续液体潴留，则低血压和液体潴留很可能是心力衰竭恶化，终末器官灌注不足的表现，应继续利尿，并短期使用能增加肾灌注的药物如多巴胺。

⑧出现利尿药抵抗时（常伴有心力衰竭症状恶化）处理对策为呋塞米静脉注射 40 mg，继以持续静脉滴注（每小时 10～40 mg），2 种或 2 种以上利尿药联合使用，或短期应用小剂量的增加肾血流量的药物，如多巴胺，每分钟 100～250 μg。

⑨慢性 HF-REF 常用的利尿药及其剂量，见表 34-14。

表 34-14　慢性 HF-REF 常用的利尿药及其剂量

药物	起始剂量	每天最大剂量	每天常用剂量
襻利尿药			
呋塞米	20～40 mg，1 次/日	120～160 mg	20～80 mg
布美他尼	0.5～1.0 mg，10 mg，1 次/日	6～8 mg	1～4 mg
托拉塞米	10 mg，1 次/日	100 mg	10～40 mg
噻嗪类利尿药			
氢氯噻咪	12.5～25.0 mg，1～2 次/日	100 mg	25～50 mg
美托拉宗	2.5 mg，1 次/日	20 mg	2.5～10.0 mg
吲达帕胺[a]	2.5 mg，1 次/日	5 mg	2.5～5.0 mg
保钾利尿药			
阿米洛利	2.5 mg[b]/5.0 mg[c]，1 次/日	20 mg	5～10 mg[b]/10～20 mg[c]
氨苯喋啶	25 mg[b]/50 mg[c]，1 次/日	200 mg	100 mg[b]/200 mg[c]
血管加压素 V_2 受体拮抗药			
托代普坦	7.5～15.0 mg，1 次/日	60 mg	7.5～30.0 mg

注：a.吲达帕胺是非噻嗪类磺胺类药物；b.与血管紧张素转换酶的抑制剂（ACEI）或血管紧张素受体拮抗剂（ARB）合用时的剂量；c.不与 ACEI 或 ARB 合用时的补量

［引自：中国心力衰竭诊断和治疗指南．中华心血管病杂志，2014，42(2)：98-122］

四、案例分析题

每个案例至少有 3 个提问，每个提问有 6～12 个备选答案，其中正确答案有 1 个或多个，每选择一个正确答案得 1 个得分点，每选择一个错误答案扣 1 个得分点，扣至本问得分点为 0。

患者，女性，52 岁，因活动后心慌气短 3 年，搬

家劳累后加重，伴下肢水肿和不能平卧1个月，到社区卫生中心就诊。查体：血压114/76 mmHg，心率112/分，呼吸28次/分，两肺底闻及细湿啰音，心界扩大，心律齐，心尖部闻及3级SM。腹软，肝大压痛，下肢明显凹陷性水肿。无发作性心前区痛，否认既往高血压、糖尿病、游走性关节肿痛史及结核病史，母亲及大哥均中年死于心脏病。血Cr 228 μmol/L，血红蛋白90 g/L。ECG检查：窦性心律，LBBB，Ⅱ度Ⅰ型A-VB，QRS 155 ms。UCG检查：双房、左室扩大，LVEF 32%。胸部X线片检查：肺门淤血，心脏扩大。

1. 患者的诊断，正确的选项是

A. HF-REF急性失代偿性心力衰竭，NYHA分级Ⅲ级；

B. 窦性心动过速，LBBB，Ⅱ度Ⅰ型A-VB；

C. 扩张性心肌病可能；

D. 慢性肾功能不全，贫血；

E. A+B+C+D

F. A+B+D

［答案］ E

【知识点】 慢性心力衰竭的诊断标准(表34-15)。

表34-15　慢性心力衰竭的诊断标准

项目	临床症状
主要标准	阵发性夜间呼吸困难或端坐呼吸 颈静脉怒张、心脏扩大 肺部啰音、急性肺水肿 S_3奔马律、肝静脉反流征阳性 静脉压增高＞3 mmHg 循环时间＞25 ms
次要标准	踝部水肿、夜间咳嗽 劳力性呼吸困难 胸膜腔积液 肝大 肺活量减至最大值的1/3 心动过速(＞120次/分)
主要或次要标准	对治疗的反应：5天内体重下降＞4.5 kg

［引自：全科医生临床实践．慢性心力衰竭］

【评析】 根据患者症状(活动后心慌气短、下肢水肿、不能平卧)、体征(两肺湿啰音、心率快、心脏杂音、颈静脉怒张、肝大压痛、下肢水肿)和辅助检查(X线片心胸比率增大、UCG LVEF32%)可以诊断患者有慢性收缩性心力衰竭。

患者心脏普遍增大、弥漫性收缩功能减低、房室及室内传导阻滞均提示全心功能受损，加上家族史阳性(母亲及大哥中年死于心脏病)，因此可以考虑扩张性心肌病的诊断。正确的选项是E。

2. 患者的起始治疗方案，正确的选项是

A. 限盐(每日＜2 g)，限水(每日1.5～2.0L)

B. 利尿药，如呋塞米20～40 mg，每日1次

C. ACEI，如依那普利2.5 mg，每日2次，或雷米普利每日5 mg

D. BB，如美托洛尔12.5 mg，每日2次，或比索洛尔2.5 mg，每日1次

E. CCB，如缓释硝苯地平30 mg，每日1次

F. 洋地黄，如地高辛0.125 mg，每日1次

G. 螺内酯20 mg，每日1次

H. 心脏再同步化治疗(CRT)

I. 埋藏式心律转复除颤器(ICD)

［答案］ ABCFG

【评析】

(1)患者就诊时两肺啰音、颈静脉怒张、肝大、明显凹陷性水肿，水钠潴留明显，此时BBC作为起始治疗不适宜。BBC需待病情稳定(4天内未静脉用药，已无液体潴留并体重恒定)后，在严密监护下应用；应在利尿药和ACEI的基础上加用β受体阻滞药，应用低或中等剂量ACEI时即可及早加用β受体阻滞药，既易于使临床状况稳定，又能早期发挥β受体阻滞药降低猝死的作用和两药的协同作用。

(2)CCB不是HF-REF的常规选药，见表34-0。CCB在心力衰竭合并高血压或心绞痛的部分患者中有应用的适应证，但本患者没有高血压，也没有心绞痛，因此不应选择CCB。

(3)患者HF-REF、HYHA Ⅲ级、窦性心律、LBBB、QRS 155 ms、LVEF 32%，有CRT治疗的适应证。但是患者就诊时尚未进行3～6个月正规的药物治疗，因此CRT作为起始治疗不适宜。经过药物治疗仍无明显改善，则应选择CRT或CRT-D治疗。

(4)患者没有心脏停搏史和VF、VT史，根据ICD二级预防的适应证“心力衰竭伴低LVEF者，曾有心脏停搏、心室颤动(VF)或伴有血流动力学不稳定的室性心动过速(VT)，推荐植入ICD作为二级预防以延长生存(Ⅰ类，A级)”，患者不适宜应

用 ICD 治疗作为二级预防措施。

由于患者就诊时尚未进行 3～6 个月正规的药物治疗，HYHA Ⅲ级，LVEF 32%，根据 ICD 一级预防的适应证“非缺血性心肌病患者，LVEF≤30%，长期最佳药物治疗后 NYHA 心功能Ⅱ或Ⅲ级，合理预期生存期超过 1 年且功能良好，推荐植入 ICD 作为一级预防减少心脏性猝死从而降低总死亡率（Ⅰ类，B 级）”，患者也不适宜在起始时应用 ICD 作为一级预防措施。

【知识点 1】 心力衰竭的治疗

（1）HF-REF 心力衰竭的非药物治疗（图 34-3）

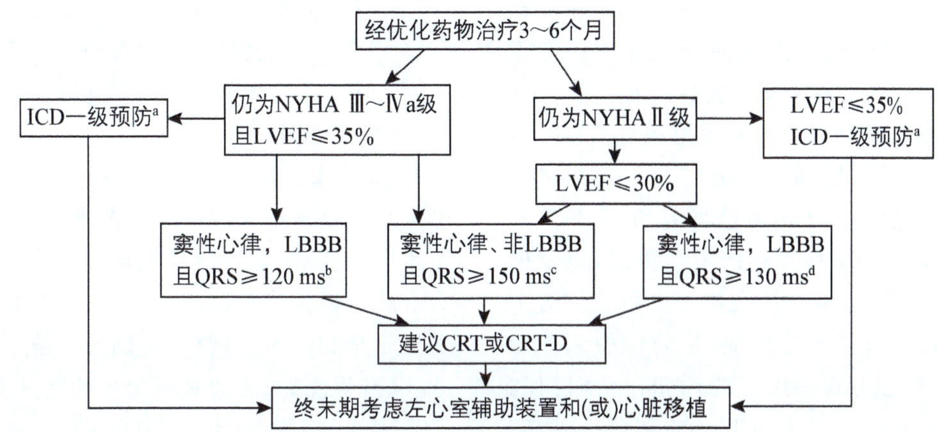

图 34-3　HF-REF 心力衰竭的非药物治疗

注：a：NYHA Ⅳ级不是适应证；对缺血性心力衰竭，仅用于 AMI 大于 40 天的患者，推荐级别为Ⅰ类 A 级，对于非缺血性心力衰竭推荐级别为Ⅰ类 B 级；b：QRS≥150 ms 时推荐级别为Ⅰ类 A 级，120 ms≤QRS<150 ms 时推荐级别为Ⅱa 类 B 级；c：NYHA Ⅱ级时推荐级别为Ⅱb 类 B 级，NYHA Ⅲ级或非卧床的Ⅳ级时推荐级别为Ⅱa 类 A 级；d：QRS≥150 ms 时推荐级别为Ⅰ类，130 ms≤QRS<150 ms 时推荐级别为Ⅱa 类 B 级。ICD：埋藏式心脏复律除颤器，LBBB：左束支传导阻滞，CRT：心脏再同步化治疗，CRT-D：心脏再同步化治疗除颤器

［引自：中国心力衰竭诊断和治疗指南．中华心血管病杂志，2014，42(2)：98-122］

（2）心脏再同步化治疗（CRT）：NYHA 心功能Ⅲ、Ⅳ级伴低 LVEF 的心力衰竭患者，其中约 1/3 有 QRS 时间延长>120 毫秒，这种心室传导异常的心电图表现，常被用以确定心力衰竭患者存在心室收缩不同步，这将导致心力衰竭患者病死率增加。临床研究（CARE-HF 等）已经证实 CRT 治疗可恢复正常的左右心室及心室内的同步激动，减轻二尖瓣反流，从而增加心排血量。

【知识点 2】 CRT 临床应用方法。

（1）适应证：凡是符合以下条件的 CHF 患者，除非有禁忌证，均应该接受 CRT：LVEF≤35%，窦性节律，左心室舒张末期内径（LVEDD）≥ 55 mm，尽管使用了优化药物治疗，NHYA 心功能仍为Ⅲ级或Ⅳ级，心脏不同步（目前标准为 QRS 波群>120 ms）（Ⅰ类，A 级）。

（2）处理要点：严格遵循适应证，选择适当的治疗人群，应用超声心动图技术更有益于评价心脏收缩的同步性；提高手术成功率，尽量选择理想的左室电极导线植入部位，通常为左室侧后壁，术后进行起搏参数优化，包括 AV 间期和 VV 间期的优化；尽可能维持窦性心律，实现 100%双心室起搏；继续合理抗心力衰竭药物治疗。

【知识点 3】 埋藏式心律转复除颤器（ICD）。

MERIT-HF 试验中 NYHA 分级不同患者的死因分析表明，中度心力衰竭患者 50%以上死于心律失常导致的猝死。临床证据（MADIT-Ⅱ试验、COMPANION 试验等）已经显示，ICD 对预防心力衰竭患者的猝死非常重要，应推荐用于全部曾有致命性快速心律失常而预后较好的心力衰竭患者。ICD 临床应用方法如下。

（1）适应证：①心力衰竭伴低 LVEF 者，曾有心脏停搏、心室颤动（VF）或伴有血流动力学不稳定的室性心动过速（VT），推荐植入 ICD 作为二级预防以延长生存（Ⅰ类，A 级）。②缺血性心脏病患者，MI 后至少 40 天，LVEF≤30%，长期优化药物治疗后 NYHA 心功能Ⅱ或Ⅲ级，合理预期生存期超过 1 年且功能良好，推荐植入 ICD 作为一级预防减少心脏性猝死，从而降低总死亡率（Ⅰ类，A 级）。③非缺血性心肌病患者，LVEF≤30%，长期最佳药物治疗后 NYHA 心功能Ⅱ或Ⅲ级，合理预期生存期超过 1 年且功能良好，推荐植入 ICD 作为一级预防减少心脏性猝死，从而降低总死亡率（Ⅰ类，B 级）。④对于 NYHA Ⅲ～Ⅳ级、LVEF≤35%且 QRS>120 毫秒的症状性心力衰竭可植入 CRT-D，以改善发病率和死亡率（Ⅱa，B 级）。

(2)处理要点：心力衰竭患者是否需要植入 ICD 主要参考发生心脏性猝死的危险分层，以及患者的整体状况和预后，最终结果要因人而异。对于中度心力衰竭患者，符合适应证，预防性植入 ICD 是必要的。重度心力衰竭患者的预期存活时间和生活质量不高，不推荐植入 ICD。符合 CRT 适应证同时又是猝死的高危人群，尤其是 MI 后或缺血性心肌病的心功能不全患者，有条件的应尽量植入 CRT-D。

3. 患者首诊是来到社区卫生中心，接诊医生经过上述分析和判断，已经制订了治疗方案，但请示上级医生，嘱咐立即转送上级医院诊治。上级医生转诊的依据，下列选项哪些正确

A. 慢性心力衰竭病因诊断不明

B. 突发慢性心力衰竭急性失代偿性心力衰竭

C. 出现药物不良反应或是治疗效果不佳

D. 需要进一步专科手术治疗

E. 合并其他系统的慢性心力衰竭

F. 高龄慢性心力衰竭患者

［答案］ BE

【评析】 患者因“活动后心慌气短 3 年，搬家劳累后加重伴下肢水肿和不能平卧 1 个月”到社区卫生中心就诊，经过初步检查诊断为慢性收缩性心力衰竭急性失代偿性心力衰竭，同时合并有慢性肾功能不全和贫血。因此，正确选项是 B、E。

【知识点】 心力衰竭患者的转诊原则：①慢性心力衰竭、病因诊断不明；②突发慢性心力衰竭急性失代偿性心力衰竭；③出现药物不良反应或是治疗效果不佳；④需要进一步专科手术治疗；⑤合并其他系统的慢性心力衰竭。

（李小鹰）

参考文献

[1] 谢昌成，陈建甫，刘镇嘉.过敏性鼻炎.基层医学，2006，21(12)：346-351.

[2] 李家玫，梁凯莉，唐忆净，等.治疗过敏性鼻炎的药物选择.基层医学，2006，21(10)：278-282.

[3] Khaltaev，N.，& Bousquet，J. Allergic Rhinitis and its Impact on Asthma update (ARIA 2008) The perspective from Spain.J Investig Allergol Clin Immunol，2008，18(5)：327-334.

[4] Epstein LJ，Kristo D，Strollo PJ Jr et al：Clinical guideline for the evaluation，management and long-term care of obstructive sleep apnea in adults.J Clini Sleep Med，2009(5)：263-76.

[5] Myers，K.A.，Mrkobrada，M.，& Simel，D.L. (2013). Does This Patient Have Obstructive Sleep Apnea? The Rational Clinical Examination Systematic ReviewDoes This Patient Have Obstructive Sleep Apnea? Does This Patient Have Obstructive Sleep Apnea?. JAMA，310(7)：731-741.

[6] Samsoon，G.L.T.，& Young，J.R.B. (1987).Difficult tracheal intubation：a retrospective study. Anaesthesia，42 (5)：487-490.

[7] 王薇，赵冬，刘静，等.中国 35－64 岁人群血压水平与 10 年心血管病发病危险的前瞻性研究.中华内科杂志，2004，43(10)：730-734.

[8] 岳寒，顾东风，吴锡桂，等.首都钢铁公司 5 137 名男工心肌梗死发病危险因素的研究.中华预防医学杂志，2004，38(1)：43-46.

[9] 周北凡，刘小清，武阳丰，等.我国中年人群糖尿病和空腹血糖异常对心血管病发病的预测价值.中华心血管病杂志，2003，31(3)：226-230.

[10] 吴兆苏、姚崇华、赵冬.我国人群脑卒中发病率、死亡率的流行病学研究.中华流行病学杂志，2003，24：236-239.

[11] 吴兆苏，姚崇华，赵冬，等.11 省市队列人群心血管病发病前瞻性研究Ⅱ：个体危险因素聚集与心血管病发病的关系.中华心血管病杂志，2001，29：246-50.

[12] 国家“十五”攻关课题组.国人缺血性心血管病发病危险的评估方法及简易评估工具的开发研究.中华心血管病杂志，2003，31：893-901.

[13] 王薇，赵冬，刘静，等.中国 35－64 岁人群心血管病危险因素与发病危险预测模型的前瞻性研究.中华心血管病杂志，2003，31：902-908.

[14] 中国高血压防治指南修订委员会.中国高血压防治指南 2010 年修订版.北京：人民卫生出版社，2010.

[15] 赵水平.高脂血症的临床表现及分型.中国临床医生，2003，31：23-24.

[16] 中国成人血脂异常防治指南制订联合委员会.中国成人血脂异常防治指南.中华心血管病杂志，2007，35：390-341.

[17] 王陇德.中国居民营养与健康状况调查报告——2002 综合报告.北京：人民卫生出版社，2005.

[18] 中国糖尿病防治指南编写组.中国糖

尿病防治指南.北京:北京大学医学出版社,2004.

[19] 中国营养学会.中国居民膳食指南.拉萨:西藏人民出版社,2008.

[20] 武阳丰,马冠生,胡永华,等.中国居民的超重和肥胖流行现状.中华预防医学杂志,2005,39:316-320.

[21] 陈春明,孔灵芝.中国成人超重和肥胖症预防控制指南.北京:人民卫生出版社,2006.

[22] 卫生部疾病预防控制局,中华医学会神经病学分会.中国脑血管病防治指南.北京:人民卫生出版社,2007.

[23] 中华医学会心血管病学分会,中华心血管病杂志编辑委员会.阿司匹林在动脉硬化性心血管疾病中的临床应用:中国专家共识(2005).中华心血管病杂志,2006,34(3):281-284.

[24] 中国医师学会心血管内科医师分会、中华医学会消化病学分会,《中华内科杂志》编辑委员会.抗血小板药物胃肠道并发症的预防和治疗:中国专家共识(2009).

[25] 中华医学会心血管病学分会.急性 ST 段抬高心肌梗死诊断和治疗指南.中华心血管病杂志,2010,38:675-687.

[26] 中华医学会心血管病血分会.经皮冠状动脉介入治疗指南(2009).中华心血管病杂志,2009,37(1):4-25.

[27] 陈在嘉,高润霖.冠心病.北京:人民卫生出版社,2002.

[28] 四肢动脉粥样硬化疾病诊治中国专家共识(2012)写作组,中华医学会老年医学分会,中华医学会外科学分会血管外科专业组,中华老年医学杂志编辑委员会.老年人四肢动脉粥样硬化性疾病诊治中国专家共识(2012).中华老年医学杂志,2013,32(2).

[29] 中华医学会心血管病分会,中华心血管病杂志编辑委员会.急性 ST 段抬高型心肌梗死诊断和治疗指南.中华心血管病杂志,2010,38(8):675-691.

[30] 中华医学会心血管病学分会,中华心血管病杂志编辑委员会.经皮冠状动脉介入治疗指南.中华心血管病杂志,2009,37(1):4-25.

[31] 中华医学会心血管病学分会,中华心血管病杂志编辑委员会.中国慢性稳定型心绞痛诊断与治疗指南.中华心血管病杂志,2007,35(3):195-206.

[32] 急性冠状动脉综合征非血运重建患者抗血小板治疗中国专家共识组.急性冠状动脉综合征非血运重建患者抗血小板治疗的中国专家共识.中华内科杂志,2009,48(9):793-798.

[33] 华医学会心血管病学分会,中华心血管病杂志编辑委员会.中国心力衰竭诊断和治疗指南(2014).中华心血管病杂志,2014,42(2):98-122.

[34] 中华医学会心血管病学分会,中华心血管病杂志编辑委员会.急性心力衰竭诊断和治疗指南.中华心血管病杂志,2010,38:195-208.

[35] 中华医学会心血管病学分会,中华心血管病杂志编辑委员会.右心衰竭诊断和治疗指南.中华心血管病杂志,2012,40:449-461.

[36] 中华医学会心血管病学分会,中华心血管病杂志编辑委员会. 肾上腺素能受体阻滞剂在心血管疾病应用的专家共识.中华心血管病杂志,2009,37:195-209.

[37] 祝墡珠.全科医生临床实践.慢性心力衰竭.出版地:北京:人民卫生出版社,2013.

[38] Gu D, Gupta A, Muntner P, et al. Prevalence of cardiovascular disease risk factor clustering among the adult population of China: results from the International Collaborative Study of Cardiovascular Disease in Asia (InterAsia). Circulation, 2005, 112:658-65.

[39] World Health Organization. Prevention of cardiovascular disease guidelines for assessment and management of cardiovascular risk. (Accessed March 10, 2010).

[40] Wu YF, Liu XQ, Li X, et al. Estimation of 10-year risk of fatal and nonfatal ischemic cardiovascular diseases in Chinese adults. Circulation, 2006, 114: 2217-2225.

[41] Becker RC, Meade TW, Berger PB, et al. The primary and secondary prevention of coronary artery disease: American College of Chest Physicians Evidence-Based Clinical Practice Guidelines (8th Edition). Chest, 2008, 133: 776S-814S.

[42] Baigent C, Blackwell L, Collins R, et al. Aspirin in the primary and secondary prevention of vascular disease: collaborative meta-analysis of individual participant data from randomised trials. Lancet, 2009, 373: 1849-1860.

[43] 2011 ACCF/AHA Focused Update Incorporated Into the ACC/AHA 2007 Guidelines for the Management of Patients With Unstable Angina/Non-ST-Elevation Myocardial Infarction. J. Am. Coll. Cardiol, 2011, 57: e215-e367.

[44] 2009 Focused Updates: ACC/AHA Guidelines for the Management of Patients With ST-Elevation Myocardial Infarction (Updating the 2004 Guideline and 2007 Focused Update) and ACC/AHA/SCAI Guidelines on Percutaneous Coronary Intervention (Updating the 2005 Guideline and 2007 Focused Update). J. Am. Coll. Cardiol, 2009, 54: 2205-2241.

[45] 2007 Chronic Angina Focused Update of the ACC/AHA 2002 Guidelines for the Management of Patients With Chronic Stable Angina. J. Am. Coll. Cardiol, 2007, 50: 2264-2274.

[46] Braunwald's Heart Disease. 8th edition. USA: W. B. Saunders Company, 2008.

[47] AHA/ACC Guidelines for Secondary Prevention for Patients With Coronary and Other Atherosclerotic Vascular Disease: 2006 Update. J. Am. Coll. Cardiol, 2006, 47: 2130-2139.

[48] Joosten MM, Pai JK, Bertoia ML, Rimm EB, Spiegelman D, Mittleman MA, Mukamal KJ. Associations between conventional cardiovascular risk factors and risk of peripheral artery disease in men. JAMA, 2012, 308: 1660-1667.

[49] Tendera M, Aboyans V, Bartelink ML, Baumgartner I, Cle´ment D, Collet JP, Cremonesi A, De Carlo M, Erbel R, Fowkes FG, Heras M, Kownator S, Minar E, Ostergren J, Poldermans D, Riambau V, Roffi M, Ro¨ther J, Sievert H, van Sambeek M, Zeller T. ESC guidelines on the diagnosis and treatment of peripheral artery diseases: document covering atherosclerotic disease of extracranial carotid and vertebral, mesenteric, renal, upper and lower extremity arteries. The Task Force on the Diagnosis and Treatment of Peripheral Artery Diseases of the

European Society of Cardiology(ESC). Eur Heart J,2011,32:2851-2906.

[50] Anderson JL,Halperin JL,Albert NM, Bozkurt B, Brindis RG, Curtis LH, Demets D, Guyton RA, Hochman JS, Kovacs RJ, Ohman EM, Pressler SJ, Sellke FW, ShenWK. Management of patients with peripheral artery disease (Compilation of 2005 and 2011 ACCF/AHA Guideline Recommendations): a report of the American College of Cardiology Foundation/American Heart Association Task Force on Practice Guidelines. J Am Coll Cardiol,2013,6:1555-1570.

[51] Montalescot G,Sechtem U,Achenbach S,et al.2013 ESC guidelines on the management of stable coronary artery disease.Eur Heart J,2013,34(38): 2949-3003.

[52] Hamm CW,Bassand JP,Agewall S,et al.ESC Guidelines for the management of acute coronary syndromes in patients presenting without persistent ST-segment elevation. Eur Heart J, 2011,32(23):2999-3054.

[53] Jneid H,Anderson JL,Wright RS,et al. 2012 ACCF/AHA focused update of the guideline for the management of patients with unstable angina/non-ST-elevation myocardial infarction(updating the 2007 guideline and replacing the 2011 focused update): a report of the American College of Cardiology Foundation/American Heart Association Task Force on Practice Guidelines.J Am Coll Cardiol,2012,60(7): 645-81.

[54] Anderson JA, Hirsh J, Yusuf S, et al. Comparison of the anticoagulant intensities of fondaparinux and enoxaparin in the Organization to Assess Strategies in Acute Ischemic Syndromes (OASIS)-5 trial. J Thromb Haemose 2010,Feb,8(2):243-249.

[55] 2009 Focused Update: ACCF/AHA guidelines for the diagnosis and management of heart failure in adults: a report of the AmericanCollege of Cardiology Foundation/American Heart Association Task Force on Practice Guidelines. J Am Coll Cardiol, 2009, 53: 1-90.

[56] Nieminer MS,Bohm M,Cowie MR,et al. Executive summary of the guidelines on the diagnosis and treatment of acute heart failure: the Task Force on Acute Heart Failure of the European Society of Cardiology. Eur Heart J, 2005,26:384-416.

[57] Author Task Force Members: ESC Guidelines for the diagnosis and treatment of acute and chronic heart failure 2008. European Heart J, 2008, 29: 2338-2442.

[58] McMurray JJ, Adamopoulos S, Anker SD,et al.ESC guidelines for the diagnosis and treatment of acute and chronic heat failure 2012:The Tadk Force for the Diagnosis and Treatment of Acute and Chronic Heart Failure 2012 of the European Society of Cardiology. Developed in collaboration with the Heart Failure Association (HFA) of the ESC. Eur Heat J, 2012, 33: 1787-1847.

[59] Vahanian A, Alfieri O, Andreotti F, et al. Guidelines on the management of valvular heart disease (version 2012). Eur Heart J, 2012, 33: 2451-2496.

[60] 中华医学会老年医学分会,中华内科杂志编辑委员会,中华老年医学杂志编辑委员会.阿司匹林在动脉粥样硬化性心血管疾病中的临床应用:中国专家共识(2016).中华内科杂志, 2017,56(1):68-80.

第四篇　社区常见危急症

第35章

休　克

第一节　临床诊断思维

本节提示

1. 掌握休克的定义及诊断标准。
2. 掌握休克的监测指标及各指标的临床意义。
3. 熟悉休克的分期和分级。
4. 熟悉休克的分类方法。
5. 了解休克的病理生理机制。

一、单选题(每题1个得分点)

以下每题有5个备选答案，请从中选择1个正确答案。

1. 休克是

A. 血压下降为主要表现的病理过程
B. 以急性微循环功能障碍为主要特征的病理过程
C. 心输出量降低引起的循环衰竭
D. 外周血管紧张性降低引起的周围循环衰竭
E. 机体应激反应能力降低引起的病理过程

［答案］ B

【评析】 引起休克的原因很多，病因不同，其早期的病理生理改变各异，但有效循环血容量减少是各类休克发生、发展的共同病理生理基础。

【知识点】 休克系指各种致病因素作用下引起有效循环血容量急剧减少，导致器官和组织微循环灌注不足，致使组织缺氧、细胞代谢紊乱和器官功能受损的综合征。休克的发展是一个从组织灌注不足发展为多器官功能障碍至衰竭的病理过程。灌注不足使组织缺氧和营养物质供应障碍，导致细胞功能受损，诱发炎症因子的产生和释放，引起微循环的功能和结构发生改变，进一步加重微循环灌注障碍，形成恶性循环，最终导致器官衰竭。

2. 低血容量性休克的典型表现不包括

A. 中心静脉压降低
B. 心输出量降低
C. 动脉血压降低
D. 肺动脉楔压增高
E. 总外周阻力增高

［答案］ D

【评析】 肺动脉楔压是反映左心室充盈和左心室功能的可靠指标。低血容量性休克时因循环容量丢失，回心血量减少，左心室充盈不足，因此表现为肺动脉楔压降低。

【知识点】 低血容量性休克是由于各种原因

引起的循环容量丢失而导致的有效循环血量的减少，主要表现为中心静脉压降低，回心血量减少，肺动脉楔压下降，心输出量下降所造成的低血压。休克早期机体可通过神经内分泌机制进行代偿。低血容量导致交感神经-肾上腺轴兴奋，儿茶酚胺类激素释放增加并选择性地收缩皮肤、肌肉及内脏血管。其中动脉系统收缩使外周血管总阻力升高以提升血压；儿茶酚胺类激素使心肌收缩力加强，心率增快。

3. 患者，男性，63 岁，车祸致骨盆骨折、右侧股骨骨折 3 小时，体温 36.0 ℃，神志模糊，反应迟钝，脉搏细弱，呼吸急促，35 次/分，血压 60/40 mmHg，四肢冰冷，无尿。首先考虑的诊断是

A. 高排低阻型休克

B. 感染性休克

C. 中度休克

D. 重度休克

E. 轻度休克

［答案］ D

【评析】 该患者神志模糊，反应迟钝，脉搏细弱，皮肤冰冷，无尿，符合重度休克的临床表现。

【知识点】 休克按照病情轻重可分为：①轻度休克：失血量达总血量 20%左右，患者神志清楚，诉口渴，皮肤苍白，出现体位性低血压，收缩压可正常或稍高，但脉压变小，脉搏快而有力。②中度休克：失血量达总血量 30%左右，患者神志淡漠或烦躁不安，口渴明显，皮肤苍白，皮肤温度降低，体表静脉萎陷，毛细血管充盈时间延长，脉细速(大于 120 次/分)，血压下降，脉压变小，低于 20 mmHg(2.66 kPa)，尿量减少。③重度休克：失血量达总血量 40%以上，患者反应迟钝，甚至昏迷。皮肤呈青灰色，出现瘀血，皮肤冰冷，呼吸急促，心音低钝，脉细速或摸不清，血压可测不到，毛细血管充盈时间异常迟缓，少尿或无尿。后期可并发多脏器功能衰竭。

4. 休克缺血性缺氧期微循环灌流的特点

A. 多灌少流，灌多于流

B. 少灌多流，灌少于流

C. 多灌多流，灌多于流

D. 少灌少流，灌少于流

E. 少灌少流，灌多于流

［答案］ D

【评析】 在休克的早期全身小血管都持续痉挛，口径明显变小，其中主要是毛细血管前阻力(由微动脉、后微动脉和毛细血管前括约肌组成)增加显著，大量真毛细血管关闭，微循环内血流明显减慢，组织灌流量减少，毛细血管内血流由于直接通路、动静脉短路开放，出现少灌少流、灌少于流的情况。

【知识点】 休克时微循环变化。

(1)微循环收缩期(缺血缺氧期，少灌少流，灌少于流)：当循环血量锐减时，血管内压力下降，主动脉弓和颈动脉窦的压力感受器反射性使延髓心跳中枢、血管舒缩中枢和交感神经兴奋，作用于心脏、小血管和肾上腺等，使心跳加快提高心排出量，肾上腺髓质和交感神经节后纤维释放大量儿茶酚胺，使周围皮肤、骨骼肌和内脏(肝、脾等)的小血管和微血管的平滑肌强烈收缩，动静脉短路和直接通道开放。结果是微动脉的阻力增高，毛细血管的血流减少，静脉回心血量尚可保持，血压仍维持不变。脑和心的微血管 α 受体较少，故脑动脉和冠状动脉收缩不明显，重要生命器官仍得到较充足的血液灌流。由于毛细血管的血流减少，使血管内压力降低，血管外液体进入血管内、血量得到部分补偿。微循环收缩期，就是休克的代偿期。

(2)微循环扩张期(淤血缺氧期，少灌少流，灌多于流)：当微循环血量继续减少，微循环的变化将进一步发展。长时间的、广泛的微动脉收缩、动静脉短路及直接通道开放、使进入毛细血管的血量继续减少。由于组织灌流不足，氧和营养不能带进组织，出现了组织代谢紊乱，乏氧代谢所产生的酸性物质(如乳酸、丙酮酸等)增多，又不能及时移除，使毛细血管前括约肌失去对儿茶酚胺的反应能力。微动脉及毛细血管前括约肌舒张。但毛细血管后小静脉对酸中毒的耐受性较大，仍处于收缩状态，以致大量血液滞留在毛细管网内，循环血量进一步减少。毛细血管网内的静水压增高，水分和小分子血浆蛋白渗至血管外，血液浓缩、血液黏稠度增加。同时，组织缺氧后，毛细血管周围的肥大细胞受缺氧的刺激而分泌出多量的组胺。促使处于关闭状态的毛细血管网扩大开放范围，甚至全部毛细血管同时开放。这样一来，毛细管容积大增，血液淤滞其中，使回心血量大减，心排出量进一步降低，血压下降。

以上即微循环扩张状态，表示已进入休克抑制期。

(3)微循环衰竭期(不灌不流，血液高凝)：滞留在微循环内的血液，由于血液黏稠度增加和酸性血液的高凝特性，使红细胞和血小板容易发生凝集，在毛细血管内形成微血栓，出现弥散性血管内凝

血，使血液灌流停止，加重组织细胞缺氧，使细胞内的溶酶体崩解，释放出蛋白溶解酶。蛋白溶解酶除直接消化组织蛋白外，还可催化蛋白质形成各种激肽，造成细胞自溶，并且损伤其他细胞，引起各器官的功能性和器质性损害。休克发展到出现弥散性血管内凝血，表示进入了微循环衰竭期，病情严重。弥散性血管内凝血消耗了各种凝血因子，且激活了纤维蛋白溶解系统，结果出现严重出血倾向。以上是休克失代偿期的微循环变化。

二、多选题(每题1个得分点)

以下每题有5个备选答案，其中正确答案为2个或者2个以上，多选、少选、错选均不得分。

1. 休克缺血性缺氧期“自身输液”的代偿机制是由于

A. 小动脉收缩

B. 肌性微静脉及小静脉收缩

C. 肝脾储血库收缩

D. 组织液进入血管

E. 心输出量增加

［答案］ BCD

【评析】 休克缺血性缺氧期时小动脉收缩及心输出量增加，以代偿性的维持动脉血压，但均不是“自身输液”的代偿机制。

【知识点】 肌性微静脉和小静脉收缩、肝脾储血库收缩可以迅速而短暂地增加回心血量，减少血管床容量，有利于动脉血压的维持；同时，由于微动脉、后微动脉和毛细血管比微静脉对儿茶酚胺更敏感，导致毛细血管前阻力大于后阻力，毛细血管内流体静压下降，使组织液进入血管，起到了“自身输液”的作用。

2. 扩血管药物不宜应用于

A. 失血性休克

B. 过敏性休克

C. 失液性休克

D. 神经源性休克

E. 创伤性休克

［答案］ BD

【评析】 过敏性休克和神经源性休克都有血管床容量的增加，不宜应用扩血管的药物。对低排高阻型休克，或应用缩血管药物后血管高度痉挛的患者，以及休克中晚期体内儿茶酚胺浓度过高的患者，可使用血管扩张药。

【知识点】

(1)过敏性休克：已致敏的机体再次接触到抗原物质时，可发生强烈的变态反应，使容量血管扩张，毛细血管通透性增加并出现弥散性非纤维蛋白血栓，血压下降、组织灌注不良可使多脏器受累。

(2)神经源性休克：交感神经系统急性损伤或被药物阻滞可引起影响的神经所支配的小动脉扩张，血管床容量增加，出现相对血容量不足和血压下降。

3. 休克的一般监测项目包括

A. 意识和精神状态

B. 皮肤色泽和温度

C. 脉率和呼吸

D. 颈静脉和外周静脉充盈情况

E. 血压和尿量

［答案］ ABCDE

【评析】 有效的监测可以对休克患者的病情和治疗反应做出正确、及时的评估和判断，以利于指导和调整治疗计划。休克的监测项目包括皮肤温度和色泽、脉率、血压等一般监测项目及中心静脉压、肺毛细血管楔压等特殊监测项目，基层医疗单位在缺乏开展特殊监测项目的条件下，通过一般监测项目的评估，从而判断病情非常重要。

【知识点】 休克患者的一般监测项目包括以下几项。

(1)意识和精神状态：反应中枢神经系统的血流灌注情况。休克初期表现为兴奋、烦躁不安，以后转为淡漠或嗜睡，甚至昏迷，表明神经细胞的反应由兴奋转为抑制。

(2)皮肤色泽和温度：反应外周灌注的情况。微循环灌注不足时，皮肤苍白或发绀，肢端皮肤湿冷，毛细血管充盈时间延长。但在临床的“暖休克”患者，皮肤或有潮红，肢端温暖。

(3)脉率：脉率增快出现在血压下降之前，是休克的早期诊断指标。可通过计算休克指数评估休克进程。休克指数(脉率/收缩压)为0.5，一般表示无休克；1.0～1.5，表示存在休克；>2，表示休克严重。

(4)呼吸：在休克早期，呼吸加快，随着休克的进展及代谢性酸中毒的出现，可出现深大呼吸；至休克晚期，呼吸浅速或呼吸困难。

(5)颈静脉和外周静脉充盈情况：静脉萎陷提示血容量不足，颈静脉充盈过度则反映输液过多或心功能不全。

(6)动脉血压检查：血压常作为衡量休克严重程度的重要指标。高血压患者血压数值下降20%以上或较原血压降低4 kPa(30 mmHg)，应认为血压已降低。

(7)尿量测定:反映肾的灌注情况。当尿量<20 ml/小时,往往表示肾血流灌注不良或血容量不足。

4. 休克的诊断标准中,血压变化可表现为

A. 收缩压<80 mmHg

B. 舒张压<50 mmHg

C. 原有高血压者收缩压较原水平下降30%以上

D. 脉压<20 mmHg

E. 平均动脉压<60 mmHg

[答案]　ACD

【评析】　血压下降是休克的诊断标准之一。但是在休克早期,机体通过代偿机制可仅表现为脉压减小,而血压正常或偏低。另外,原有高血压病疾患的患者,其基础血压高,也不能以某一固定的收缩压数值作为血压下降的判断界值。因此休克的诊断中,血压的变化包括收缩压、脉压及原有高血压者收缩压较原水平下降幅度三项标准。

【知识点】　休克的诊断主要以低血压、微循环灌注不良、交感神经代偿性亢进等方面的临床表现为依据。我国的休克试行诊断标准为:①有诱发休克的病因;②意识异常;③脉细速,超过100次/分或不能触及;④四肢湿冷,胸骨部位皮肤指压试验阳性(指压后再充盈时间大于2秒),皮肤花纹,黏膜苍白或发绀,尿量小于30 ml/小时或尿闭;⑤收缩压小于80 mmHg;⑥脉压小于20 mmHg;⑦原有高血压者收缩压较原水平下降30%以上。凡符合以上的①以及②③④中的两项,和⑤⑥⑦中的一项,可诊断为休克。

三、共用题干单选题(每个提问1个得分点)

以下每题有2～6个提问,每个提问有5个备选答案,请选择1个最佳答案。

患者,男性,41岁,既往有消化性溃疡史。昨晚饮酒后,夜间解黑便1次,伴晕厥,平躺后数分钟自行醒转。入院时查体:神志清,精神紧张,面色苍白,出冷汗,心率113次/分,血压78/48 mmHg,呼吸25次/分,红细胞压积26%。

1. 患者估计失血量为

A. 200 ml

B. 300 ml

C. 500 ml

D. 600 ml

E. 800 ml以上

[答案]　E

【评析】　患者黑便,面色苍白,出冷汗,心率113次/分,血压78/48 mmHg,既往消化性溃疡病史,昨有饮酒史,考虑消化道出血、失血性休克,结合红细胞压积26%,估计失血量占自身血容量的15%～30%。

【知识点】　低血容量休克的发生与否及其程度,取决于机体血容量丢失的量和速度。成人平均估计血容量占体重的7%(或70 ml/kg),70 kg体重的人约有5L的血液。可根据失血量等指标将失血分成四级。大量失血可以定义为24小时内失血超过患者的估计血容量或3小时内失血量超过估计血容量的一半。以失血性休克为例估计血容量的丢失(见表35-1)。

表35-1　失血的分级(以体重70 kg为例)

分级	失血量(ml)	失血量占血容量比例(%)	心率(次/分)	血压	呼吸频率(次/分)	尿量(ml/小时)
Ⅰ	<750	<15	≤100	正常	14～20	>30
Ⅱ	750～1500	15～30	>100	下降	>20～30	>20～30
Ⅲ	>1500～2000	>30～40	>120	下降	>30～40	5～20
Ⅳ	>2000	>40	>140	下降	>40	无尿

2. 对患者的休克病程判定

A. 无休克

B. 休克早期

C. 休克中期

D. 休克晚期

E. 严重休克

[答案]　B

【评析】　计算该患者的休克指数(脉率/收缩压)为1.44,表明存在休克。该患者神志清,精神紧张,面色苍白,皮肤湿冷,心率增快,收缩压<80 mmHg,从上述临床表现判断处于休克早期。

【知识点】　休克按照病程进展可分为

(1)休克早期:由于机体对有效循环血容量的减少早期有相应的代偿能力,患者的中枢神经系统兴奋性提高,交感—肾上腺轴兴奋。表现为精神紧张、兴奋或烦躁不安、皮肤苍白、四肢厥冷、心率加快、脉压小、呼吸加快、尿量减少等。此时,如处理及时、适当,休克可较快得到纠正。否则,病情继续发展,进入休克中期。

(2)休克中期:表现为患者神情淡漠;反应迟钝,甚至可出现意识模糊或昏迷;出冷汗、口唇肢端发绀;脉搏细速、血压进行性下降。严重时,全身皮肤、黏膜明显发绀,脉搏摸不清、血压测不出,尿少甚至无尿。

(3)休克晚期:典型表现为无尿、无血压。若皮肤、黏膜出现瘀斑或消化道出血,提示病情已发展致弥散性血管内凝血阶段。同时,常用脉率/收缩压计算休克指数,帮助判定休克的有无及轻重。指数<0.5多表示无休克;>1.0~1.5有休克;>2.0为严重休克。

3. 低血容量性休克时,较早出现异常的指标是

A. 心率

B. 血压

C. 尿量

D. 神志

E. 皮温和色泽

[答案] A

【评析】 休克初期,血压可能保持或接近正常,而尿量、神志及皮温和色泽等指标在休克早期阶段也往往难以表现出明显的变化。心率加快通常是休克的早期诊断指标之一。

【知识点】 心率增快出现在血压下降之前,是休克的早期诊断指标之一,但需要注意,低血容量性休克的患者,心率并非判断失血量多少的可靠指标,如在较年轻患者可以很容易地通过收缩血管来代偿中等量的失血,仅表现为轻度心率增快。休克患者治疗后,尽管血压仍然偏低,但若心率已下降至接近正常且肢体温暖者,常表示休克已趋向好转。

4. 患者不应该出现的情况是

A. 脉压小

B. 尿量减少

C. 意识改变

D. 心率加快

E. 外周血管阻力减少

[答案] E

【评析】 急性消化道大出血导致血容量显著减少,临床出现少尿、低血压、意识改变等表现,同时机体通过神经内分泌机制使外周血管阻力增加,心率增快,心肌收缩力增强,回心血量增加,从而进行代偿。

【知识点】 低血容量性休克早期机体的代偿机制:低血容量导致交感神经-肾上腺轴兴奋,儿茶酚胺类激素释放增加并选择性地收缩皮肤、肌肉及内脏血管,其中动脉系统收缩使外周血管总阻力升高以提升血压;毛细血管前括约肌收缩导致毛细血管内静水压降低．从而促进组织间液回流;静脉系统收缩使血液驱向中心循环,增加回心血量。儿茶酚胺类激素使心肌收缩力加强,心率增快,心排血量增加。低血容量兴奋肾素-血管紧张素Ⅱ-醛固酮系统,使醛固酮分泌增加,同时刺激压力感受器促使垂体后叶分泌抗利尿激素,从而加强肾小管对钠和水的重吸收,减少尿液,保存体液。

5. 入院后,予扩容、抑酸、止血等积极治疗4小时后,患者心率132次/分,血压78/53 mmHg,复查红细胞压积20%,此时最合适的处理办法是

A. 输血的同时积极准备手术治疗

B. 输血浆

C. 输全血

D. 输红细胞

E. 升压药物应用

[答案] A

【评析】 患者经积极内科处理,休克症状仍无改善,有研究表明,HCT在4小时内下降10%提示有活动性出血。考虑该患者存在持续活动性出血,且出血量超过自身血容量的30%,考虑需紧急手术,术前可输血,维持适当血压。

【知识点】 中华医学会重症医学分会发布的低血容量休克复苏指南(2007)中指出:休克所导致的组织器官损害的程度与容量丢失量和休克持续时间直接相关。如果休克持续存在,组织缺氧不能缓解,休克的病理生理状态将进一步加重。所以,尽快纠正引起容量丢失的病因是治疗低血容量休克的基本措施。指南推荐意见:积极纠正低血容量休克的病因是治疗的基本措施;对于出血部位明确、存在活动性失血的休克患者,应尽快进行手术或介入止血。

四、案例分析题

每个案例至少有3个提问,每个提问有6~12个备选答案,其中正确答案有1个或多个,每选择一个正确答案得1个得分点,每选择一个错误答案

扣1个得分点，扣至本问得分点为0。

患者男性，58岁，因“右上腹痛伴高热、寒战2天”入院。既往有“胆囊炎、胆结石”病史。入院查体：体温39.2℃，心率122次/分，呼吸28次/分，血压75/50 mmHg，神志淡漠，巩膜黄染，右上腹压痛、反跳痛，肠鸣音减弱。

1. 考虑患者诊断

A. 全身炎症反应综合征

B. 胆囊炎、胆石症

C. 严重脓毒症

D. 革兰阴性杆菌脓毒症性休克

E. 革兰阳性球菌脓毒症性休克

F. 急性消化道出血伴低血容量性休克

［答案］ ABCD

【评析】 根据脓毒症性休克的原发病灶不同、临床表现不同，有助于判断可能的致病菌，从而选择有效的抗生素，积极控制脓毒症性休克。

【知识点】 革兰阴性杆菌脓毒症：常为大肠埃希菌、铜绿假单胞菌、变形杆菌引起，多见于胆道、尿路、肠道感染。它的内毒素可引起血管活性物质的释放，使毛细血管扩张，管壁通透性增加，血液淤滞于循环内，形成微血栓，致循环血量减少，细胞缺血缺氧而发生感染性休克。临床特点：一般以突然寒战开始，发热呈间歇性，严重时体温不升或低于正常，有时白细胞计数增加不明显或减少。休克发生时间早，持续时间长，患者四肢厥冷，发绀，少尿或无尿。

革兰阳性球菌脓毒症：主要致病菌为金黄色葡萄球菌，它的外毒素能使周围血管麻痹、扩张。多见于痈、急性蜂窝织炎、骨与关节化脓性炎症。临床特点：一般无寒战，发热呈稽留热或弛张热，患者四肢温暖、面色潮红，可出现转移性脓肿，发生休克的时间较晚，血压下降相对较慢。

2. 为进一步明确感染灶，首选下列哪项辅助检查

A. 胸片

B. 血常规

C. 腹部B超

D. 血培养

E. C反应蛋白

F. 腹部立位平片

［答案］ C

【评析】 血常规及C反应蛋白可评估炎症程度；腹部立位检查可发现膈下游离气体，排除有无腹部空腔脏器穿孔；根据该患者病史及体格检查首先考虑急性化脓性梗阻性胆管炎，因此腹部B超检查有助于明确感染灶。血培养检查有助于明确致病菌，但不能定位感染灶。

【知识点】 2012年《严重脓毒症与脓毒性休克治疗国际指南》中建议：推荐为患者进行快速及时的影像学检查以早期确定潜在的感染病灶。但有些患者由于病情不稳定不能接受有创操作或无法转运，此时床旁超声是最有效的方法。

3. 考虑患者脓毒症性休克，行集束化治疗内容包括

A. 早期血乳酸水平的测定

B. 使用广谱抗生素前获取适宜的培养标本1小时内应用广谱抗生素

C. 1～2小时放置中心静脉导管

D. 6小时达液体复苏标准

E. 积极的血糖控制

F. 血管活性药物的使用

［答案］ ABCDEF

【评析】 脓毒症性休克的集束化治疗内容既包括病情监测项目，如血乳酸水平测定、中心静脉压测定等，也包括治疗措施如1小时内应用广谱抗生素、血管活性药物等。

【知识点】 脓毒症性休克的处理。

(1)初始复苏：应尽早识别患者的组织低灌注并尽快转入ICU，在复苏的第一个6小时，复苏目标为：中心静脉压8～12 mmHg，平均动脉压≥65 mmHg，尿量≥0.5 ml/(kg·小时)，中心静脉(上腔静脉)氧饱和度($ScvO_2$)≥70%或混合静脉氧饱和度(SvO_2)≥65%；

(2)血乳酸≥4 mmol/L是组织低灌注的表现，应尽快通过目标复苏使血乳酸下降至正常值；

(3)严重脓毒症或脓毒性休克在最初6小时复苏过程中，应不断评估复苏目标。尽管CVP已达到目标，但对应的$ScvO_2$与SvO_2未达到70%或65%时，可输入浓缩红细胞达到红细胞压积≥30%，以及(或)给予多巴酚丁胺[最大值20 μg/(kg·分)]，以利于达到复苏目标；

(4)应在1小时内静脉使用抗生素进行抗感染治疗；

(5)血管活性药物：首选去甲肾上腺素；

(6)血糖控制：使用胰岛素进行血糖控制，目标血糖控制于110～180 mg/dl。

第二节　现场处理与转诊指征

本节提示

1. 掌握各类休克的现场急救要点。
2. 掌握休克患者的转诊指征。
3. 熟悉休克的治疗原则。
4. 了解休克的预后判断。

一、单选题(每题1个得分点)

以下每题有5个备选答案,请从中选择1个正确答案。

1. 低血容量性休克的治疗措施中不宜采用的是

A. 常规使用血管活性药与正性肌力药
B. 积极、尽早地液体复苏
C. 纠正酸中毒
D. 尽快纠正引起容量丢失的病因
E. 恢复组织的血流灌注

[答案]　A

【评析】　低血容量休克的患者一般不常规使用血管活性药,研究证实这些药物有进一步加重器官灌注不足和缺氧的风险。临床通常仅对于足够的液体复苏后仍存在低血压,才考虑应用血管活性药与正性肌力药。

【知识点】　低血容量休克的主要病理生理改变是容量丢失,有效循环血容量急剧减少,导致组织低灌注、无氧代谢增加、乳酸性酸中毒、再灌注损伤及内毒素易位,最终导致MODS。低血容量休克的最终结局自始至终与组织灌注相关,因此,提高其救治成功率的关键在于尽早去除休克病因的同时,进行液体复苏、纠正酸中毒,尽快恢复有效的组织灌注,以改善组织细胞的氧供,重建氧的供需平衡和恢复正常的细胞功能。如果低血容量休克患者进行充分液体复苏后仍然存在低心排血量,可使用正性肌力药增加心排血量。若同时存在低血压,可以考虑联合使用血管活性药。

2. 一位患者发生休克,紧急抢救中,哪种做法不适宜

A. 患者的体位采取头和躯干抬高15°～20°,下肢抬高20°～30°
B. 尽量控制活动性大出血,可使用休克服(裤、袜)
C. 保持呼吸道通畅,必要时可做气管插管或气管切开
D. 保持患者安静,避免过多搬动
E. 吸氧

[答案]　A

【评析】　休克患者的紧急抢救时,患者采取的体位应有利于静脉回流,增加回心血量,并保证心脑等重要脏器的灌注。因此正确的体位是:平卧,抬高下肢15～30°。若有明显呼吸困难或肺水肿,将头、胸部抬高30°。

【知识点】　休克是一种危急的综合征,必须迅速而有效地组织就地或就近抢救,避免远距离转运。休克患者的现场处理要点:①体位:平卧,抬高下肢15～30°。若有明显呼吸困难或肺水肿,将头、胸部抬高30°。②迅速建立静脉通道:一般要建立两条:一条用以监测中心静脉压,另一条作为输液给药。③吸氧及呼吸道管理:充分给氧和保持呼吸道通畅,必要时行气管插管或气管切开。④治疗中的监测:休克治疗过程中应对血压、中心静脉压、肺毛细血管楔嵌压及尿量等进行监测,同时还要注意神志、皮肤温度、指压皮肤毛细血管充盈的快慢等的变化,以便观察病情变化,指导治疗。⑤抗休克裤的应用:大多数情况下只用于在院外转送低血容量性休克的患者。

3. 在判断休克时器官灌流不足,下列哪一项是错误的

A. 皮温下降
B. 尿量小于15 ml/小时
C. 中心静脉压7～8 cmH_2O
D. 皮肤苍白甚至发绀
E. 皮下静脉塌陷

[答案]　C

【评析】 各类型休克的共同特点是有效循环血容量不足，导致组织低灌注，因此，中心静脉压表现为下降，而中心静脉压 7～8 cmH_2O 仍然属于正常范围（正常参考值：4～12 cmH_2O），故选 C。其余选项均是休克时器官灌流不足的表现。

【知识点】 休克时有效循环血容量不足，组织和器官处于低灌流状态，临床上可表现为皮温下降、皮肤苍白、皮下静脉塌陷，但其严重程度往往取决于休克的严重程度。尿量是反映肾灌注较好的指标，可以间接反映循环状态。当尿量＜0.5 ml/(kg·h)时，应继续进行液体复苏。但需注意临床上患者出现休克而无少尿的情况，如高血糖和造影剂等有渗透活性的物质造成的渗透性利尿。

4. 感染性休克患者迅速纠正血容量不足时，下列各组液体中，首选的是

A. 以平衡盐溶液为主，配合适量血浆和白蛋白

B. 以胶体溶液为主

C. 等张生理盐水加羧甲淀粉（代血浆）

D. 5%葡萄糖溶液

E. 全血配合葡萄糖

［答案］ A

【评析】 目前补充血容量的液体种类很多。休克治疗的早期，输入何种液体当属次要，即使大量失血引起的休克也不一定需要全血补充，只要能维持红细胞压积大于 30%，大量输入晶体液、血浆代用品以维持适当的血液稀释，对改善组织灌注更有利。但需特别注意由于 5%葡萄糖溶液很快分布到细胞内间隙，因此不推荐用于液体复苏治疗。

【知识点】 2012 年《严重脓毒症与脓毒性休克治疗国际指南》更新了液体治疗，指出：①首选晶体液进行液体复苏；②可加用白蛋白进行液体复苏；③不建议使用羟乙基淀粉等分子量大于 200 D 或取代度超过 0.4，不推荐使用低分子羟乙基淀粉；④初始液体复苏量≥1000 ml 晶体液，至少在第 4～6 个小时补充 30 ml/kg 液体量；⑤液体复苏中可进行容量负荷试验，监测指标包括脉压、心输出量、动脉压及心率的变化。

二、多选题（每题 1 个得分点）

以下每题有 5 个备选答案，其中正确答案为 2 个或者 2 个以上，多选、少选、错选均不得分。

1. 休克的治疗原则是

A. 积极处理原发病

B. 补充血容量

C. 纠正酸碱失衡

D. 及早应用血管收缩剂

E. 改善微循环

［答案］ ABCE

【评析】 临床通常仅对于足够的液体复苏后仍存在低血压或者输液还未开始的严重低血压患者才考虑应用血管活性药与正性肌力药。

【知识点】 休克的治疗原则。

尽早去除病因，迅速恢复有效循环血量，纠正微循环障碍，增强心肌功能，恢复人体正常代谢。关键环节是恢复对组织细胞的供氧、促进其有效的利用，重新建立氧的供需平衡和保持正常的细胞功能。

(1)迅速恢复有效循环血量：是纠正休克引起的组织低灌注和缺氧的关键。

(2)积极处理原发病：在治疗休克中，消除引起休克的原发病变是抗休克治疗的基本措施。

(3)纠正酸碱平衡失调：休克时组织低灌注，无氧代谢增加，乳酸蓄积，机体代谢紊乱，可出现酸碱平衡失调，积极防治，纠正和维持患者的酸碱平衡。

(4)应用血管活性药物：在充分容量复苏的前提下可应用血管活性药物，缓解周围血管舒缩功能的紊乱，以维持脏器有效灌注。

(5)改善微循环：对诊断明确的弥散性血管内凝血，可用肝素抗凝。有时还使用抗纤维蛋白溶解药、抗血小板聚集药等。

(6)皮质类固醇和其他药物的应用：可用于感染性休克和其他较严重的休克。

2. 休克患者出现弥散性血管内凝血时，下列治疗正确的是

A. 抗纤溶药物

B. 肝素

C. 低分子右旋糖酐

D. 新鲜血浆

E. 止血药

［答案］ ABCD

【评析】 休克进入难治期或不可逆期时出现的某些脏器的微循环淤滞更加严重，由于组织缺少血液灌注，细胞处于严重缺氧和缺乏能量的状况，引起细胞自溶并损害周围其他的细胞。此期治疗主要是改善微循环，补充凝血因子，止血药可加重微循环障碍。

【知识点】 休克晚期表现为弥散性血管内凝血（DIC）和多器官功能衰竭。对疑有 DIC 的患者，

应测定血小板的数量和质量、凝血因子的消耗程度及反映纤溶活性的多项指标，在下列五项检查中若有三项以上出现异常，临床上又有休克及微血管栓塞症状和出血倾向时，便可诊断DIC。包括：①血小板计数低于80 $\times 10^9$/L；②凝血酶原时间比对照组延长3秒以上；③血浆纤维蛋白原低于1.5 g/L或呈进行性降低；④3P(血浆鱼精蛋白副凝)试验阳性；⑤血涂片中破碎红细胞超过2%。

DIC防治原则主要有以下几项。

(1)防治原发病：预防和去除引起DIC的病因是防治DIC的根本措施。例如控制感染，去除死胎或滞留胎盘等。某些轻度DIC，只要及时去除病因，病情即可迅速恢复。

(2)改善微循环障碍：采用扩充血容量、解除血管痉挛等措施及早疏通阻塞的微循环。

(3)建立新的凝血与纤溶间的动态平衡：在高凝期可应用抗凝药物如肝素、低分子右旋糖酐、阿司匹林等阻止凝血过程的发动与进展，预防新血栓的形成。出血倾向十分严重的患者，可输新鲜血浆或补充血小板等凝血物质，以及使用纤溶抑制药。

3. 青霉素过敏性休克在抢救时采取的措施是

A. 平卧，保持气道通畅

B. 立即转上一级条件较好的医院进一步抢救。

C. 立即停药，皮下注射0.1%盐酸肾上腺素

D. 立即吸氧

E. 氢化可的松静脉输液

[答案] ACDE

【评析】 绝大多数过敏性休克是典型的Ⅰ型变态反应，特点是发生突然，来势凶猛。50%患者在接受抗原物质后的5分钟内出现症状。必须早期识别，及时抢救，以防止致命后果。力争现场抢救，由于过敏性休克发生很快，治疗缓解亦很快，强调立即治疗。每位医生必须掌握过敏性休克的急救。如必须转诊患者，应由经治医师护送，途中亦应随时进行抢救。

【知识点】 过敏性休克的治疗要点如下。

(1)一般治疗：立即停止进入并去除可疑的过敏原或致病药物。平卧、吸氧，保持呼吸道畅通畅。监测生命体征。

(2)特殊药物处理

①肾上腺素：治疗过敏性休克的首先药物，可阻断组胺释放，收缩血管、恢复有效循环量。1：1000肾上腺素每次0.02～0.025 ml/kg，皮下或肌内注射，最大量每次0.5 ml，每5～10分钟可重复使用。必要时可静脉或心内注射。

②肾上腺皮质激素：有抗过敏及消炎作用。

地塞米松，每次1～5 mg，肌内注射或静脉注射，10～30分钟可重复使用。

氢化可的松，每次5～10 mg/kg，静脉注射，一天2～3次。

③苯海拉明、异丙嗪、马来酸氯苯那敏：具有和肥大细胞、嗜碱性细胞的组胺受体结合的作用，使生物活性物质不能作用于靶细胞。

④钙制剂：用于链霉素过敏，因链霉素与体内的钙离子络合后，使钙离子浓度下降而产生麻木、心肌收缩无力、气促瘫痪，使用钙制剂可起到解毒作用并能降低毛细血管通透性。10%葡萄糖酸钙溶液10～20 ml静脉滴注，如未缓解，可半小时后再使用半量。

⑤氨茶碱：提高肥大细胞内环磷酸腺苷浓度，阻止细胞脱颗粒，减轻过敏反应。每次2～4 mg/kg，稀释后静脉注射。

⑥色甘酸钠：有抑制磷酸二酯酶活性的作用，稳定肥大细胞膜，阻止释放血管活性物质。临床常喷雾吸入，可缓解支气管痉挛，改善呼吸。

⑦青霉素酶：用于青霉素过敏反应。80万U肌内注射于原来青霉素注射部位。

(3)补充血容量、改善微循环：过敏性休克时血浆渗出，有效循环血量不足，需积极进行液体复苏。

(4)喉梗阻严重者，应作气管切开。

4. 休克时补液原则错误的是

A. 如血压正常，不必补液

B. 补充丧失的部分液体，“失多少，补多少”

C. 补充丧失的部分液体和当天继续丧失的液体

D. “需多少，补多少”

E. 补液“宁多勿少”

[答案] ABCE

【评析】 休克早期可表现为血压接近或保持正常，但此时已存在有效循环血容量的不足，需要积极的液体复苏。静脉血管扩张和毛细血管通透性增加是感染性休克重要的病理生理特征。静脉血管的扩张使容量血管的容积明显增加，毛细血管通透性增加使大量的血管内液体渗漏到血管外组织间隙和第三间隙，使有效循环血量急剧降低。因此，在感染性休克早期，往往需大容量的液体复苏，

每日的液体输入量远高于出量(即正平衡)。

【知识点】　正确的输液原则是“需多少,补多少”,应考虑到淤滞在微循环内的血量,采取充分扩容的方法;要正确估计补液的总量,量需而入;通过动态观察静脉的充盈程度、尿量、监测中心静脉压和肺动脉楔入压来指导输液。

三、共用题干单选题(每个提问1个得分点)

以下每题有2～6个提问,每个提问有5个备选答案,请选择1个最佳答案。

患者女性,68岁。因“车祸致双下肢疼痛、畸形2小时”送入社区卫生院。查体:体温36.8℃,脉搏细速,血压62/45 mmHg,四肢冰冷。

1. 该患者首选的治疗措施是

A. 迅速补充血容量

B. 静脉推注强心药物

C. 立即手术治疗

D. 应用抗生素

E. 利尿药改善肾功能

［答案］　A

【评析】　该患者考虑为创伤失血致使循环容量丢失,引起的低血容量性休克,因此首先治疗是迅速补充血容量。基层医院接诊此类患者时应迅速开通静脉通路,积极补充血容量。

【知识点】　低血容量性休克的循环容量丢失包括显性丢失和非显性丢失。显性丢失是指循环容量丢失至体外。失血是典型的显性丢失,如创伤、外科大手术的失血、消化道溃疡、食管静脉曲张破裂及产后大出血等疾病引起的急性大失血等。显性丢失也可以由呕吐、腹泻、脱水、利尿等原因所致。非显性容量丢失是指循环容量丢失到循环系统之外,主要为循环容量的血管外渗出或循环容量进入体腔内,以及其他方式的不显性体外丢失。迅速补充血容量是纠正休克所引起的组织低灌注和缺氧的关键,为下一步的手术治疗争取时机。

2. 患者经治疗后测中心静脉压正常,血压低,多见于

A. 血容量不足

B. 血容量轻度不足

C. 血容量不足或心功能不全

D. 心功能不全,血容量过多

E. 容量血管收缩,肺循环阻力增高

［答案］　C

【评析】　中心静脉压对指导应用扩容药,避免输液过量或不足,是一个很有参考价值的指标。CVP低,血压低,表示血容量不足,要加快补液;CVP高,血压低,表示心功能不全,应减慢补液速度并给予增强心肌收缩力的药物;CVP正常,血压低,表示血容量不足或心功能不全,可做补液试验,于10分钟内输入生理盐水250 ml,若血压升高,CVP不变,为血容量不足,而血压不变,CVP升高3～5 cmH_2O,为心功能不全。

【知识点】　中心静脉压(CVP)是指右心房及上、下腔静脉胸腔段的压力。它能反映右心功能,并反映血容量、回心血量和右心排血功能之间的关系。休克时动态观察CVP与动脉血压,对治疗措施往往有重要的帮助,表35-1可供参考。

表35-1　输液与CVP和动脉血压的关系

中心静脉压	动脉血压	原因	处理
低	低	血容量不足	快速补液扩容
低	正常	血容量轻度不足	适当补液扩容
高	正常	容量血管收缩,肺循环阻力大	强心药、纠正酸中毒,给氧利尿
正常	低	容量血管收缩,血容量不足或心排血量降低	输入100～200 ml,中心静脉压不变或正常,说明容量不足,可增加补液量,如立即升高0.3～0.5 kPa,说明容量足,必要时强心处理

3. 给予患者快速补液试验后,监测中心静脉压为12 cmH_2O,血压为85/56 mmHg,心率120次/分,血红蛋白78 g/L,下一步治疗首先

A. 低温治疗,避免休克后脑水肿的出现

B. 应用强心药,改善心功能

C. 夹板固定双下肢,尽早转上一级医院手术治疗

D. 输注白蛋白,增加胶体渗透压,以利于较

长时间的维持有效循环血容量

E. 输注红细胞，提高血红蛋白，改善氧输送

［答案］ C

【评析】 该患者经容量负荷治疗后血压改善，排除心功能不全所致，因此无须使用强心药。但心率仍快，血红蛋白低，考虑存在活动性出血。积极针对休克的病因治疗，消除引起休克的原发疾病是抗休克治疗的基本措施，因此该患者在生命体征基本平稳的前提下转上一级医院手术治疗，尽早手术止血非常必要。输血及输注血制品在低血容量休克中应用广泛。为保证组织的氧供，目前，临床输血指征为血红蛋白≤70∥L。失血性休克合并低体温是一种疾病严重的临床征象，低体温（35 ℃）可影响血小板的功能、降低凝血因子的活性、影响纤维蛋白的形成，可见低温治疗在创伤性休克的治疗中存在一定弊端。但是，在合并颅脑损伤的患者控制性降温和正常体温相比显示出一定的积极效果，目前比较公认的是入院时 GCS 评分 4～7 分的低血容量休克合并颅脑损伤患者能从控制性降温中获益，应在外伤后尽早开始实施，并予以维持。

【知识点】 2007 年中华医学会重症医学分会《低血容量休克复苏指南》指出：积极纠正低血容量休克的病因是治疗的基本措施。对于出血部位明确、存在活动性失血的休克患者，应尽快进行手术或介入止血。

四、案例分析题

每个案例至少有 3 个提问，每个提问有 6～12 个备选答案，其中正确答案有 1 个或多个，每选择一个正确答案得 1 个得分点，每选择一个错误答案扣 1 个得分点，扣至本问得分点为 0。

患者，女，67 岁，因“持续性心前区压榨样痛 1 小时”送至卫生服务中心。查体：呼吸 32 次/分，咳嗽，烦躁不安，出汗，颈静脉充盈，血压 72/54 mmHg，脉率 120 次/分。心电图提示：急性广泛前壁心肌梗死。

1. 该患者的诊断首先考虑

A. 感染性休克

B. 神经性休克

C. 过敏性休克

D. 失血性休克

E. 心源性休克

F. 低血容量性休克

［答案］ E

【评析】 该患者“持续性心前区压榨样痛 1 小时”入院，心电图提示：急性广泛前壁心肌梗死出现心率增快（＞120 次/分），脉压减小（＜20 mmHg），烦躁不安、出汗等表现符合心源性休克诊断。

【知识点】 心源性休克的诊断依据如下。

（1）有急性心肌梗死、急性心肌炎、原发或继发性心肌病、严重的恶性心律失常、具有心肌毒性的药物中毒、急性心脏压塞及心脏手术等病史。

（2）早期患者烦躁不安、面色苍白，诉口干、出汗，但神志尚清；后逐渐表情淡漠、意识模糊、神志不清直至昏迷。

（3）体检心率逐渐增快，常＞120/分。收缩压＜10.64 kPa（80 mmHg），脉压＜2.67 kPa（20 mmHg），后逐渐降低，严重时血压测不出。脉搏细弱，四肢厥冷，肢端发绀，皮肤出现花斑样改变。心音低纯，严重者呈单音律。尿量＜17 ml/小时，甚至无尿。休克晚期出现广泛性皮肤、黏膜及内脏出血，即弥散性血管内凝血的表现，以及多器官衰竭。

（4）血流动力学监测提示心脏指数降低、左室舒张末压升高等相应的血流动力学异常。

2. 对该患者急诊治疗措施包括

A. 建立静脉通道

B. 吸氧、镇痛

C. 补液、扩容，维持血压

D. 立即送至超声科行心脏 B 超检查

E. 监测血压、脉搏、呼吸等生命体征

F. 应用呋塞米利尿治疗

［答案］ ABCE

【评析】 心脏 B 超检查可以评估心输出量、心脏指数、左室舒张末压等相应的血流动力学指标，有助于明确心源性休克的诊断，但目前患者血压低，生命体征不稳定，有休克表现，不宜搬动行该项检查。必要时可行床边心脏 B 超检查。该患者血压低，呋塞米相对禁忌且效果差。社区基层医疗单位对心源性休克患者需进行妥善的急诊处理和积极抢救，如适当的体位；保暖；吸氧、保持呼吸道通畅；监测生命体征；开通静脉、扩容等。

【知识点】 心源性休克的治疗措施如下。

（1）一般治疗

①绝对卧床休息，有效止痛，由急性心肌梗死所致者吗啡 3～5 mg 或哌替啶 50 mg，静注或皮下注射，同时予地西泮（安定）、苯巴比妥（鲁米那）。

②建立有效的静脉通道。留置导尿管监测尿量。持续心电、血压、血氧饱和度监测。

③氧疗：持续吸氧，氧流量一般为4～6L/分，必要时气管插管或气管切开，人工呼吸机辅助呼吸。

(2)补充血容量：均有不同程度的血容量不足，因此补充血容量是纠正心源性休克的重要措施。但因有泵衰竭，最好在血流动力学监测下进行，如无条件者可参照以下指标进行判断：诉口渴，外周静脉充盈不良，尿量＜30 ml/小时，尿比重＞1.02，中心静脉压＜0.8 kPa(6 mmHg)，则表明血容量不足。

(3)血管活性药物的应用：首选多巴胺或与间羟胺(阿拉明)联用。

(4)正性肌力药物的应用：能增加心脏泵血功能，主要用于急性心肌梗死等心室射血功能严重受损的心源性休克。

(5)其他治疗

①纠正酸中毒：常用5%碳酸氢钠或克分子乳酸钠，根据血气分析结果计算补碱量。

②激素应用：早期(休克4～6小时)可尽早使用糖皮质激素。

③纳洛酮：首剂0.4～0.8 mg，静脉注射，必要时2～4小时重复0.4 mg，继以1.2 mg置于500 ml液体内静脉滴注。

④机械性辅助循环：经上述处理后休克无法纠正者，可考虑主动脉内气囊反搏(IABP)、体外反搏、左室辅助泵等机械性辅助循环。

⑤原发疾病治疗：如急性心肌梗死患者应尽早进行再灌注治疗，溶栓失败或有禁忌证者应在IABP支持下进行急诊冠状动脉成形术；急性心包压塞者应立即心包穿刺减压；乳头肌断裂或室间隔穿孔者应尽早进行外科修补等。

⑥心肌保护：1,6-二磷酸果糖或磷酸肌酸，酌情使用血管紧张素转换酶抑制药等。

(6)防治并发症

①呼吸衰竭：包括持续氧疗，必要时呼气末正压给氧，适当应用呼吸兴奋药，如尼可刹米或洛贝林静脉注射；保持呼吸道通畅，定期吸痰，加强抗感染等。

②急性肾衰竭：注意纠正水、电解质紊乱及酸碱失衡，及时补充血容量，酌情使用利尿药。必要时可进行血液透析、血液滤过或腹膜透析。

③保护脑功能：酌情使用脱水药及糖皮质激素，合理使用兴奋药及镇静药，适当补充促进脑细胞代谢药，如脑活素、胞磷胆碱、三磷腺苷等。

④防治弥散性血管内凝血(DIC)：休克早期应积极应用低分子右旋糖酐等改善微循环药物，有DIC早期指征时应尽早使用肝素抗凝，监测凝血时间调整用量，后期适当补充消耗的凝血因子，对有栓塞表现者可酌情使用溶栓药如小剂量尿激酶或链激酶。

3. 该患者诊治过程中需重点监测

A. 血压

B. 呼吸

C. 每小时尿量

D. 血气分析

E. 乳酸

[答案]　ABCDE

【评析】　休克患者诊治过程中血压、呼吸、每小时尿量、神志、血气分析、乳酸等是反映微循环灌注和体内内环境的重要指标。

【知识点】　有效的监测可以对休克患者的病情和治疗反应做出正确、及时的评估和判断，以利于指导和调整治疗计划，改善休克患者的预后。现有研究表明动脉血乳酸浓度是反映组织缺氧的高度敏感的指标之一。持续动态的动脉血乳酸及乳酸清除率监测对休克的早期诊断、判定组织缺氧情况、指导液体复苏及预后评估具有重要意义。但是，血乳酸浓度在一些特别情况下如合并肝功能不全，难以充分反映组织的氧合状态。另外，碱缺失可间接反映血乳酸的水平，当休克导致组织供血不足时碱缺失下降，提示乳酸血症的存在。因此通过血气分析了解碱缺失与血乳酸结合是判断休克组织灌注较好的方法。

4. 在治疗过程中，判断病情变化敏感的指标是

A. 血压

B. 呼吸

C. 每小时尿量

D. 心率

E. 血糖

[答案]　ABCD

【评析】　判断休克病情变化的敏感指标主要包括血压、心率、呼吸、尿量、颈静脉和外周静脉充盈情况等，有助于判断患者微循环状态是否改善。休克时，患者处于应激状态，血糖可反应性增高，但血糖不能反映微循环状态是否改善。

【知识点】　休克患者处于应激状态，机体分泌大量儿茶酚胺，促进胰高血糖素的分泌；机体同时分泌大量糖皮质激素，糖皮质激素可以抑制胰岛素

的作用，促进肝糖原分解为葡萄糖释放入血；两者共同引起血糖升高。心源性休克时肿瘤坏死因子（TNF-α）浓度升高，而TNF-α可促进脂肪分解，引起血浆游离脂肪酸水平增高，从而抑制葡萄糖刺激的胰岛素分泌，以及抑制胰岛素在肌肉和肝中的生物学效应而引起血糖升高。但血糖高低不能反映患者微循环状况是否改善及预后。

5. 该患者急救治疗后血压80/60 mmHg，脉搏30次/分，目前急需采取的治疗措施是

A. 急需大量补液

B. 控制血糖

C. 尽快转诊

D. 补血浆

E. 呋塞米利尿

[答案] C

【评析】 该患者为急性心肌梗死所致的心源性休克，病情凶险，基层医院在缺乏再灌注及机械辅助循环等治疗条件下，需尽早、及时转诊。

【知识点】 休克的患者是否需转诊，需视引起休克的原发疾病不同区别对待。由于休克是一个序贯性的病理生理过程，某些环节处理不及时或不当，可能使休克进展到晚期而难以逆转。因此，基层医院如不具备一定的医疗条件或临床经验的情况下，主张积极转诊。

（1）严重感染、耐药菌感染及因外科疾病所致感染，在治疗上有一定困难时；感染性休克予经验性积极抗感染治疗而病情无好转或病情进展者，均需及时转诊。

（2）各种原因所致的心源性休克，在初步处理后及时转诊，转诊途中应注意患者发生猝死的可能。转诊前向家属交代病情。

（3）创伤所致的休克，病情复杂，特别是多发伤者，应给予包扎、固定、止血等处置，并在积极抗休克治疗同时尽快转诊。

（4）失血性休克而无条件输血，或对引起出血的原发疾病诊断及治疗有困难者，应及时转诊。

（5）过敏性休克经常规抢救治疗效果不佳，或病程推延过久者，需要转诊。

（6）休克同时合并昏迷、急性呼吸窘迫、多脏器功能不全、弥散性血管内凝血者，常提示病情严重，注意早期识别、早期预防和处理，并及时安排转诊。

无论何种原因所致的休克，转诊前均应对患者进行妥善的初步处理和积极抢救，如适当的体位；保暖；吸氧、保持呼吸道通畅；开通静脉、扩容等。转诊前应与预转送的上级医院联系，以便做好接诊及抢救的准备。

（方力争 卢崇蓉）

参考文献

[1] 石美鑫.实用外科学.2版.北京：人民卫生出版社，2002：142-164.

[2] 吴在德，吴肇汉.外科学.7版.北京：人民卫生出版社，2008：34-43.

[3] 祝墡珠.全科医生临床实践.北京：人民卫生出版社，2013：423.

[4] 中华医学会重症医学分会.低血容量休克复苏指南.中国实用外科杂志，2007，27(8)：581-587.

[5] Dellinger RP，Levy MM，Rhodes A，et al.Surviving Sepsis Campaign：international guidelines for management of severe sepsis and septic shock.2012. Intensive Care Med.2013 Feb；39(2)：165-228.

第 36 章

心肺复苏

本章提示

1. 掌握心肺复苏 2013 年国际新标准操作流程 CPR。
2. 掌握 CPR 程序。
3. 掌握胸外心脏按压部位、方法。
4. 掌握心肺复苏有效的体征和终止抢救的指征。

一、单选题(每题 1 个得分点)

以下每题有 5 个备选答案,请从中选择一个正确答案。

1. 持续 2 分钟的高效率的 CPR,心脏按压:人工呼吸为多少

A. 15:2的比例进行,操作 5 个周期

B. 30:1的比例进行,操作 4 个周期

C. 30:2的比例进行,操作 5 个周期

D. 30:2的比例进行,操作 3 个周期

E. 30:1的比例进行,操作 5 个周期

[答案] C

【评析】 本题考查的知识点为单人或双人复苏时胸外按压与通气的比率,CPR 指南中心脏按压:人工呼吸以30:2的比率进行,操作 5 个周期(心脏按压开始送气结束)。

【知识点】 对于成人、儿童和婴儿(不包括新生儿),单人施救者的按压-通气比率建议值(30:2)。在《2012 美国心脏协会心肺复苏及心血管急救指南》中,仍建议以大约每秒钟 1 次的速率进行人工呼吸。实施高级气道管理后,可继续进行胸外按压且不必与呼吸同步。之后可按照每分钟 6~8 次呼吸的速率进行人工呼吸。应避免过度通气。

2. 胸外心脏按压部位

A. 心尖部

B. 胸骨中段

C. 胸骨左缘第五肋间

D. 两乳头连线中点

E. 环状软骨

[答案] D

【评析】 本题考查知识点为胸外心脏按压部位。两乳头连线中点(胸骨中下 1/3 处),用左手掌跟紧贴患者的胸部,两手重叠,左手五指翘起,双臂伸直,用上身力量用力按压 30 次。

【知识点】 不建议为心脏骤停患者常规性地采用环状软骨加压。环状软骨加压方法是对患者的环状软骨施加压力以向后推动气管,将食管按压到颈椎上。环状软骨加压可以防止胀气,减少气囊面罩通气期间发生回流和误吸的风险,但这也有碍通气。有研究表明,环状软骨加压可能会延误或妨碍实施高级气道管理,而且用环状软骨加压的情况下仍然有可能发生误吸。另外,培训施救者正确使用该方法的难度大。所以,不建议为心脏骤停患者常规性地采用环状软骨加压。

3. 成人心肺复苏时胸外按压幅度为

A. 至少 3 cm

B. 4~5 cm

C. 5 cm

D. 至少 5 cm

E. 胸廓前后径的一半

[答案] D

【评析】 本题考查心肺复苏指南标准。胸外按压深度由 2005 年的 4～5 cm 改为“至少 5 cm”。婴儿和儿童的按压幅度至少为胸部前后径的三分之一(婴儿大约为 4 cm,儿童大约为 5 cm)。保证每次按压后胸部回弹。尽可能减少胸外按压的中断,避免过度充气。

【知识点】 按压主要是通过增加胸廓内压力及直接压迫心脏产生血流。通过按压,可以为心脏和大脑提供重要血流及氧和能量。有研究表明,按压至少 5 cm 比按压 4 cm 更有效。

4. 心肺复苏胸外按压速率为

A. 60～100 次/分
B. 80～100 次/分
C. 100 次/分
D. 至少 100 次/分
E. 至少 120 次/分

[答案] D

【评析】 本题考查心肺复苏指南标准,胸外按压频率由 2005 年的以每分钟大约 100 次按压改为以每分钟至少 100 次按压较为合理。

【知识点】 心肺复苏过程中的胸外按压次数对于能否恢复自主循环,以及存活后是否具有良好的神经系统功能非常重要。每分钟的实际胸外按压次数由胸外按压速率及按压中断的次数和持续时间决定。在大多数研究中,给予更多按压可提高存活率,而减少按压则会降低存活率。进行足够胸外按压不仅强调足够的按压速率,还强调尽可能减少这一关键心肺复苏步骤的中断。如果按压速率不足或频率中断,会减少每分钟给予的总按压次数。

5. 尽可能减少胸外按压的中断,将中断控制在

A. 3～5 秒
B. 6～8 秒
C. 10 秒以内
D. 10 秒以上
E. 20 秒以内

[答案] C

【评析】 本题考查的知识点是心肺复苏指南中强调尽可能减少胸外按压的中断,将中断控制在 10 秒钟以内。

【知识点】 每分钟的实际胸外按压次数由胸外按压速率及按压中断的次数和持续时间决定。在开放气道、进行人工呼吸或进行 AED 分析的时间延长或过多,则会降低按压比例(进行心肺复苏过程中实施按压的总时间),降低存活率。

6. 单人心肺复苏程序

A. A-B-C
B. B-A-C
C. A-C-B
D. B-C-A
E. C-A-B

[答案] E

【评析】 本题考查的是心肺复苏程序,在气道开放之前开始胸外按压,即:C-A-B。

【知识点】 绝大多数心脏骤停发生在成人身上,在这些患者中,基础生命支持的关键操作是胸外按压和早期除颤。C-A-B 程序可以尽快开始胸外按压,同时能尽量缩短通气延误时间。如有两名施救者,第一名施救者开始胸外按压,第二名施救者开放气道并准备好在第一名施救者完成第一轮 30 次胸外按压后立即进行人工呼吸。无论有一名还是更多名施救者在场,从胸外按压开始心肺复苏都可以确保患者尽早得到这一关键处理,同时,应尽可能缩短人工呼吸的延误。

二、多选题(每题 1 个得分点)

以下每题有 5 个备选答案,其中正确答案为 2 个或者 2 个以上,多选、少选、错选均不得分)

1. 任何施救者目睹发生院外心脏骤停且现场有 AED,应从胸外按压开始心肺复苏,且

A. 尽快连接并使用 AED
B. 尽可能缩短电击前后的胸外按压中断
C. 社区非专业施救者进行 AED 项目,不建议公共场所保安进行第一目击者心肺复苏并使用 AED
D. 每次电击后立即从按压开始心肺复苏
E. 建议在发生有目击者心搏骤停相对较高的公共区域(机场、体育馆等)推广 AED 项目

[答案] ABDE

【评析】 本题考查心肺复苏过程中应尽早使用 AED。

【知识点】 强调在高质量心肺复苏的同时进行早期除颤是提高心脏骤停存活率的关键。如果发生心室颤动已有数分钟,心肌将耗尽氧气和能量。进行短时间的胸外按压可为心脏输送氧气和能量,提高通过电击心室除颤并恢复自主循环的可能性。

2. 美国心脏协会心血管急救成人生存链

A. 立即识别心脏骤停并启动急救系统

B. 尽早进行心肺复苏,着重于胸外按压

C. 快速除颤

D. 有效的高级生命支持

E. 综合的心脏骤停后治疗

[答案]　ABCDE

【评析】　本题考查心血管急救生存链:由2005年的四早生存链改为5个连环。

3. 呼吸心搏骤停的判断

A. 患者意识突然丧失,昏倒于任何场合

B. 无心音、无大动脉搏动

C. 心电图呈直线,心室颤动或心电机械分离

D. 心跳呼吸停止

E. 面色苍白或发绀,瞳孔散大

[答案]　ABCDE

【评析】　本题考查呼吸心搏骤停的判断标准。

4. CPR终止条件

A. 伤病员已经恢复自主呼吸和心跳

B. 有专业医务人员接替抢救

C. 医务人员确定被救者已经死亡

D. 在某些情况下可以延长CPR时间,如触电、一氧化碳中毒、溺水,特别是溺入冰水中

E. 家属要求终止

[答案]　ABCD

【评析】　本题考查心肺复苏的终止标准。

5. 心肺复苏有效表现

A. 面色、口唇由苍白、青紫变为红润

B. 恢复脉搏搏动

C. 恢复自主呼吸

D. 瞳孔由大变小、对光反射恢复

E. 伤病员眼球能活动,手脚抽动,呻吟

[答案]　ABCDE

三、共用题干单选题(每个提问1个得分点)

以下每题有2～6个提问,每个提问有5个备选答案,请选择1个最佳答案。

某社区卫生站一位全科医生正在给一患者胸外按压的心肺复苏中,另一名全科医生闻讯立即拿到除颤器。

1. 电击方案是

A. 单次(1次)电击

B. 2次电击

C. 3次电击

D. 4次电击

E. 5次电击

[答案]　A

【评析】　本题考核心肺复苏过程中除颤方案,指南中建议1次电击方案。

2. 除颤能量是

A. 100～120 J

B. 120～200 J

C. 150～400 J

D. 300 J

E. 500 J

[答案]　B

【评析】　本题仍旧考核心肺复苏过程中除颤能量级别,指南中建议由于除颤波形不同,应使用制造商为其对应波形建议的能量剂量(120～200J)。如果制造商的建议剂量未知,可以考虑使用最大剂量进行除颤。

四、案例分析题

每个案例至少有3个提问,每个提问有6～12个备选答案,其中正确答案有1个或多个,每选择一个正确答案得1个得分点,每选择一个错误答案扣1个得分点,扣至本问题得分为0。

老年男性,78岁,社区内活动突然倒地,同伴呼之不应,急来社区卫生站求救。

1. 全科医生如何施救

A. 若检查无脉搏,立即准备实施成人生命支持简化流程

B. 拿起除颤器赶往现场

C. 启动施救团队

D. 让患者同伴送患者到社区卫生站

E. 通知家属或居委会

F. 因无抢救设备,仅呼叫120到现场

[答案]　ABCE

【评析】　本题考核全科医生要具有团队应急能力和素质。

2. 作为一名全科医生,以下处理哪些是正确的

A. 首先判断:无反应且没有呼吸或不能正常呼吸?现场周围环境是否安全?

B. 启动急救系统:急呼120

C. 摆放仰卧体位

D. 开始心肺复苏:C-A-B

E. 如有必要,开始除颤,每2分钟重复1次

F. 看、听和感觉呼吸

［答案］ ABCDE

【评析】 作为全科医生，应正确掌握心肺复苏的流程。

3. 如何更加有效地利用社区卫生资源，完成心肺复苏流程

A. 施救团队启动

B. 一名施救者启动急救系统

C. 第二名施救者开始胸外按压

D. 第三名施救者提供通气或用气囊面罩进行人工呼吸

E. 全科医生在不熟练操作的情况下进行胸外按压和通气

F. 第四名施救者准备好除颤器

［答案］ ABCDF

【评析】 本题考查在基础生命支持过程中的常用步骤是帮助单人施救者区分操作先后顺序的程序。进一步启动以团队形式给予心肺复苏，因为大多数急救系统和医疗系统都需要施救者团队的参与，由不同的施救者同时完成多个操作，更加有效地提高患者的存活率和抢救的成功率。因此，培养和训练全科医护人员作为一个高效施救团队责任重大。

（杜雪平）

第 37 章

呼吸困难

第一节　临床诊断思维

本节提示

1. 掌握呼吸困难的分型及病因。
2. 掌握呼吸困难的临床表现。
3. 掌握呼吸困难的诊断及鉴别诊断。
4. 熟悉导致呼吸困难的常见疾病。
5. 熟悉呼吸困难的常见伴随症状及体征。
6. 了解呼吸困难的发病机制。

一、单选题(每题 1 个得分点)

以下每题有 5 个备选答案,请从中选择 1 个正确答案。

1. 引起呼吸困难最常见的病因是

A. 呼吸系统疾病

B. 心血管系统疾病

C. 血液系统疾病

D. 中毒

E. 神经精神因素

[答案]　A

【评析】　以上均为引起呼吸困难的病因,最常见的病因是呼吸系统疾病。

【知识点】　引起呼吸困难的疾病很多,包括①呼吸系统疾病 :气道阻塞,肺部疾病,胸壁、胸膜、胸廓疾病,神经肌肉疾病,膈运动受限;②心血管系统疾病:常见于各种原因引起的左心衰竭、右心衰竭等;③中毒; ④神经精神性疾病;⑤血液病。其中,主要病因是呼吸系统疾病和心血管系统疾病,而呼吸系统疾病又是最常见的病因。

2. 严重吸气性呼吸困难,最主要的特点是

A. 呼吸不规则

B. 发绀明显

C. 呼吸深而慢

D. 出现三凹征

E. 广泛哮鸣音

[答案]　D

【评析】　吸气性呼吸困难主要特点是吸气显著费力,严重者吸气时可见"三凹征"。

【知识点】　"三凹征"表现为胸骨上窝、锁骨上窝和肋间隙明显凹陷,此时,亦可伴有干咳及高调吸气性喉鸣,三凹征的出现主要是由于呼吸肌极度用力,胸腔负压增加所致,常见于喉部、气管及大支气管的狭窄及阻塞。

二、多选题(每题 1 个得分点)

以下每题有 5 个备选答案,其中正确答案为 2 个或者 2 个以上,多选、少选、错选均不得分。

1. 下列哪些疾病常表现为混合性呼吸困难

A. 重症肺炎

B. 重症肺结核

C. 大面积肺梗死

D. 弥漫性肺间质疾病

E. 大量胸腔积液、气胸、广泛胸膜增厚

［答案］ ABCDE

【评析】 混合性呼吸困难主要特点表现为吸气期和呼气期均感呼吸费力，主要是由于肺或胸膜腔病变使肺呼吸面积减少，导致换气功能障碍所致。以上各项均为导致混合性呼吸困难的疾病。

【知识点】 通过此题，还应掌握三种类型肺源性呼吸困难的特点、发病机制及常见疾病。见表37-1。

表37-1　肺源性呼吸困难鉴别要点

肺源性呼吸困难分型	特点	发病机制	常见疾病
吸气性呼吸困难	吸气费力，严重者出现“三凹征”，此时可伴有干咳或高调吸气性哮鸣音	气道阻塞，胸廓、膈肌运动障碍，致肺通气量减少，肺泡氧分压降低	喉部、气管、大支气管的狭窄或阻塞
呼气性呼吸困难	呼气费力、呼气缓慢、呼气时相延长，常伴有呼气性哮鸣音	肺泡弹性减弱和(或)小支气管的痉挛或炎症所致	慢性支气管炎(喘息型)、慢性阻塞性肺疾病、支气管哮喘、弥漫性细支气管炎等
混合性呼吸困难	呼气与吸气均费力，呼吸频率增快、变浅，常伴有呼吸音异常	肺或胸膜腔病变使肺呼吸面积减少，导致换气功能障碍所致	重症肺炎、重症肺结核、大面积肺梗死、弥漫性肺间质疾病、大量胸腔积液、气胸、广泛性胸膜增厚等

2. 下列哪项是左心衰竭引起呼吸困难的特点

A. 活动时加重

B. 仰卧位加重

C. 端坐呼吸

D. 多伴有肝淤血

E. 两肺底或全肺湿啰音

［答案］ ABCE

【评析】 该题考查的是心源性呼吸困难的特点。右心衰竭多伴有肝淤血，故排除D，其他四项均为左心衰竭引起呼吸困难的特点。

【知识点】 下面的表格归纳了两种心源性呼吸困难的临床特点、发病机制及常见疾病。

表3-1-2　心源性呼吸困难鉴别要点

心源性呼吸困难	特点	发病机制	常见疾病
左心衰竭呼吸困难	有引起左心衰竭的基础病因。活动时呼吸困难加重，休息时减轻，卧位明显，坐位减轻，故当病情较重时，患者常采用端坐体位呼吸。两肺底或全肺湿啰音。改善心功能后(强心、利尿、扩管)，呼吸困难症状随之好转	肺淤血及肺泡弹性降低：①使气体弥散功能降低；②肺泡张力增高，刺激牵张感受器，通过迷走神经反射兴奋呼吸中枢；③肺泡弹性减退，使肺活量减少；④肺循环压力升高对呼吸中枢的反射性刺激	原发性高血压(简称“高血压”)、冠状动脉粥样硬化性心脏病(简称“冠心病”)
右心衰竭呼吸困难	单纯右心衰竭时通常不存在肺淤血，气喘没有左心衰竭明显。在左心衰竭基础上发生右心衰竭时，因肺淤血减轻，故呼吸困难较左心衰竭时减轻	体循环淤血：①右心房和上腔静脉压升高，刺激压力感受器反射性兴奋呼吸中枢；②血氧含量减少，乳酸、丙酮酸等代谢物增加，刺激呼吸中枢；③淤血性肝大、腹腔积液和胸腔积液，使呼吸运动受限，肺交换面积减少	慢性肺源性心脏病(简称“肺心病”)、某些先天性心脏病

三、共用题干单选题(每个提问1个得分点)

以下每题有2～6个提问,每个提问有5个备选答案,请选择1个最佳答案。

患者男,73岁,主诉:突发喘憋4小时。现病史:患者入院前4小时,无明显诱因出现喘憋,不能平卧,伴心悸、大汗,咳嗽、咳粉红色泡沫痰,入院查体:喘息貌,端坐呼吸,血压180/110 mmHg,双下肺可闻及湿啰音,伴少量哮鸣音,心率120次/min,心音低钝,律齐,无杂音。双下肢无水肿。既往有高血压病史10年、冠心病史8年。近两年劳累后间断出现气短,且呈进行性加重。

1. 该患者初步诊断

A. 急性左心衰竭

B. 急性右心衰竭

C. 肺梗死

D. 肺心病

E. 支气管哮喘

[答案] A

【评析】 患者突发喘憋、不能平卧,伴心悸、大汗,咳嗽、咳粉红色泡沫痰,查体:喘息貌,端坐呼吸,血压180/110 mmHg,双下肺可闻及湿啰音,伴少量哮鸣音,心率120次/分,典型的急性左心衰竭发作。分析患者急性左心衰竭发作原因:患者高龄,有高血压、冠心病史,平素有间断胸闷、憋气症状,冠心病,心肌缺血加重可诱发急性左心衰竭,也不除外高血压性心脏病。

【知识点】 急性左心衰竭的定义指急性发作或加重的左心功能异常所致的心肌收缩力明显降低、心脏负荷加重,造成急性心排血量骤降、肺循环压力突然升高、周围循环阻力增加,引起肺循环充血而出现急性肺淤血、肺水肿并可伴组织器官灌注不足和心源性休克的临床综合征。因此急性左心衰竭的诊断要点包括:引起心力衰竭的基础病因,典型的临床表现和胸片、BNP等辅助检查。

2. 该种疾病导致的呼吸困难最应该与下列哪种疾病鉴别

A. 肺梗死

B. 支气管哮喘

C. 心包积液

D. 肺心病

E. 张力性气胸

[答案] B

【评析】 急性左心衰竭常出现夜间阵发性呼吸困难,表现为夜间睡眠中突感胸闷气急,被迫坐起,惊恐不安。轻者数分钟后症状逐渐减轻、消失;重者可见端坐呼吸、面色发绀、大汗、有哮鸣音,咳浆液性粉红色泡沫痰,两肺底有较多湿性啰音,心率加快,可有奔马律,此种呼吸困难称“心源性哮喘”,应与支气管哮喘鉴别。

【知识点】 心源性哮喘与支气管哮喘的鉴别要点见表37-3

表37-3 心源性哮喘与支气管哮喘鉴别要点

要点	心源性哮喘	支气管哮喘
病史	原发性和继发性心脏病史,如高血压、冠心病、心脏瓣膜病	哮喘发作史、个人或家族过敏史
好发年龄	中老年	青少年
发病季节	季节特征不明显	春秋季节
肺部体征	两肺可闻及较多的干性啰音,有大量粉红色的泡沫痰	呼气时间延长、可闻及较广泛的哮鸣音,若有痰则为白色泡沫痰
心脏体征	可见左心增大、奔马律及病理性杂音	无心脏病基础者正常
胸部X线	肺淤血及左心增大	两肺野清晰或透亮度增加
有效治疗药物	强心药、利尿药、血管扩张药物	β_2受体激动药、氨茶碱

3. 该患者出现劳力性呼吸困难的原因主要是

A. 肺淤血、肺泡弹性减低

B. 左心室扩大

C. 肺动脉压增高

D. 体循环压力增高

E. 心室结构重塑

[答案] A

【评析】 参考表37-3。

【知识点】　急性左心衰竭引起呼吸困难及劳力性呼吸困难的病理生理基础是左室收缩功能减弱，负荷过重或顺应性降低引起左室舒张末期压力上升，并带动左房压升高，肺静脉回流障碍，导致肺充血、肺水肿。肺顺应性降低，通气做功增大，患者感到呼吸困难。体力活动时机体需氧增加，但在左心衰竭后不能提供与之相适应的心输出量，机体缺氧加剧，CO_2储留，刺激呼吸中枢产生“气急”的症状，表现为呼吸困难。

四、案例分析题

每个案例至少有 3 个提问，每个提问有 6～12 个备选答案，其中正确答案有 1 个或多个，每选择一个正确答案得 1 个得分点，每选择一个错误答案扣 1 个得分点，扣至本问得分点为 0。

男，72 岁，咳嗽咳痰、喘息 26 年，活动后气短 7 年。3 天前受凉后咳嗽、气喘加重，咳黄色脓痰，伴尿量减少、双下肢水肿。查体：体温 38.5 ℃，脉搏 120 次/分，呼吸 32 次/分，血压 150/90 mmHg，口唇微绀，呼吸急促、桶状胸，双肺可闻及哮鸣音及少量湿性啰音，心率 120 次/分，律不齐，肝肋下 3 cm，肝颈回流征阳性，双下肢凹陷性水肿。血常规提示：白细胞计数 13.1×10^9/L，中性粒细胞百分比 82.1%。尿常规蛋白(＋)

1. 该患者的诊断考虑

A. 高血压、左心功能不全

B. 冠心病、左心功能不全

C. 支气管哮喘

D. 肝硬化

E. 肾功能不全

F. 肺心病、右心功能失代偿期

[答案]　F

【评析】　诊断依据如下。

(1)老年男性，病程长，表现为反复发作的咳嗽、咳痰、喘息、活动后气短，推断患者有慢性肺部疾病史，此次受凉后咳嗽、气喘加重，咳黄色脓痰，夜间不能平卧，伴尿量减少、双下肢水肿，血常规提示白细胞计数升高，其中以中性粒细胞为主，可推断目前处于急性加重期。

(2)查体见口唇微绀，呼吸急促、桶状胸，双肺可闻及哮鸣音及少量湿性啰音，肝肋下 3 cm，肝颈回流征阳性，双下肢凹陷性水肿，此为右心衰竭导致体循环淤血的体征。

综上所述，该患者的诊断主要考虑肺心病、右心功能失代偿期、急性加重期。

【知识点】　肺心病的诊断要点：①有慢性肺部原发疾病史，发病年龄多在 40 岁以上。②右心功能代偿期和失代偿期临床表现。③体检可有肺气肿征、肺动脉瓣第二心音亢进、三尖瓣区收缩期杂音及奔马律、颈静脉怒张、肝大、肝颈静脉回流征阳性、腹水及下肢水肿。④X 线检查可有肺气肿改变。⑤心电图可有低电压，顺钟旋转，电轴右偏，肺型 P 波，右室肥厚，右束支传导阻滞。⑥超声心动图可见肺动脉高压改变。⑦肺功能检查及血气分析、酸碱度测定均有助于诊断。

2. 该患者夜间呼吸困难首先考虑

A. 冠心病、左心功能不全

B. 风湿性心脏病、全心功能不全

C. 肝硬化、心功能不全

D. 气流阻塞加重

E. 胸腔积液

F. 小气道痉挛

[答案]　D

【评析】　该患者受凉后感咳嗽、气短加重，夜间不能平卧，首先应该考虑呼吸道感染导致气流阻塞加重，引起缺氧和CO_2潴留。

【知识点】　慢性肺心病的病理生理基础：主要涉及呼吸和循环两方面。

(1)呼吸功能改变：慢性阻塞性肺疾病引起的肺心病，呼吸功能损害包括以下几个主要方面：阻塞性通气受损；限制性通气受损；弥散功能障碍，通气/灌注比失调；肺内分流。前二者为通气功能障碍；后三者属换气功能障碍，共同作用的结果可导致低氧血症和高碳酸血症。肺血管病性肺心病的主要呼吸功能改变是通气/灌注比失调所引起的低氧血症和低碳酸血症(呼吸性碱中毒)。

(2)血流动力学改变：主要受两个因素的影响：肺血管床解剖学减少；肺泡缺氧和高碳酸血症或神经体液机制所引起的肺小动脉收缩。另外，支气管堵塞引起的肺泡内压增高，肺毛细血管受压，以及红细胞增多症所致血液黏滞性增加等，均促成肺血管阻力增加，肺动脉压升高。在后负荷增加和缺氧的直接作用下，右心室扩张、肥厚。

3. 在氧气供给方面，应该如何改善患者的呼吸困难

A. 立即吸入高浓度氧

B. 间歇吸入纯氧

C. 呼气末正压呼吸

D. 开始低浓度给氧，后逐渐增加吸氧浓度

E. 立即用过氧化氢，静脉内给氧

F. 气管切开

［答案］ D

【评析】 肺心病导致的呼吸困难常伴有CO_2潴留，氧疗时应注意保持低浓度吸氧，防止血氧含量过高。因为患者呼吸中枢的化学感受器对CO_2反应性差，呼吸主要依靠低氧血症对颈动脉体、主动脉体化学感受器的刺激来维持。若吸入高浓度氧，使血氧迅速上升，解除了低氧对外周化学感受器的刺激，便会抑制患者呼吸，造成通气状况进一步恶化，CO_2含量上升，严重时可陷入CO_2麻醉状态。故应该开始低浓度给氧，后逐渐增加吸氧浓度。

【知识点】 肺心病氧疗的注意事项。①吸氧的浓度与流速：一般为低浓度（24%～28%），低流量（1.0～2.0L/分），持续给氧。②持续性氧疗过程中的指标控制：应用24小时持续给氧不能中断，待PaO_2上升到8.0 kPa(60 mmHg)以上，$PaCO_2$降到6.7 kPa(50 mmHg)以下可间歇吸氧数日，如PaO_2不再下降，$PaCO_2$不再上升，方可停止氧疗。③氧的温度与湿度：吸入的氧气温度要保持37 ℃，湿度80%左右最佳。④给氧途径：以鼻塞法较好。⑤停止氧疗的指标：呼吸平稳，无心律失常，血压正常，神志清醒，无黏膜发绀，停止氧疗后$PaO_2>8.0$ kPa，$PaCO_2<6.7$ kPa。在停止吸氧前应间歇吸氧观察数日，才可停止吸氧。

第二节　现场处理及转诊指征

本节提示

1. 掌握急性呼吸困难的现场处理。
2. 掌握急性呼吸困难的转诊指征。

一、单选题(每题1个得分点)

以下每题有5个备选答案，请从中选择1个正确答案。

1. 处理急性呼吸困难，首选

A. 急送医院

B. 畅通呼吸道

C. 详细查体

D. 吸氧

E. 镇静

［答案］ B

【评析】 当发生急性呼吸困难时，首先应畅通呼吸道，然后再做后续的处理。

【知识点】 急性呼吸困难的处理原则：①保持气道通畅。②呼吸支持治疗。③针对病因的治疗。

2. 意识清楚、突然咳痰不出伴呼吸困难，治疗首选

A. 拍背并鼓励咳痰

B. 吸氧

C. 可待因镇咳

D. 氨茶碱止喘

E. 呼吸兴奋药

［答案］ A

【评析】 痰不能咳出，致使痰液阻塞气道，引起呼吸困难，应首先拍背并鼓励咳痰，故选A。

【知识点】 急性呼吸困难保持气道通畅的方法。将口腔、鼻咽喉部的分泌物吸出。痰黏稠不易咳出，可雾化稀释痰液或用支气管解痉药及激素缓解支气管痉挛；或应用纤维支气管镜将分泌物吸出。如上述处理效果不佳，原则上作鼻气管插管或气管切开，以建立人工气道。

3. 急性一氧化碳中毒最基本的处理措施是

A. 心肺复苏

B. 脱离中毒环境

C. 高浓度吸氧

D. 控制脑水肿

E. 注射纳诺酮

［答案］ B

【评析】 急性一氧化碳中毒，首先需脱离中毒环境，将患者转移至空气新鲜处。

【知识点】 急性一氧化碳中毒现场处理。

(1)脱离中毒环境：将患者转移至空气新鲜处，但救治者需做好自我防护。

(2)氧疗：高浓度吸氧。

(3)监测生命体征：密切监测血压、心率及

呼吸。

(4)转诊:立即转诊进行高压氧治疗。

4. 心源性哮喘和支气管哮喘发作时都可引起急性呼吸困难,当无法马上鉴别时,应采取的紧急措施为

A. 雾化吸入 β_2 肾上腺素受体激动药

B. 吗啡静脉缓慢推注

C. 快速利尿

D. 肾上腺素

E. 吸氧

[答案]　A

【评析】　当心源性哮喘和支气管哮喘一时难以鉴别时,可雾化吸入 β_2 肾上腺素受体激动药作诊断性治疗,若迅速缓解,则可排除心源性哮喘,在未确诊前忌用肾上腺素或吗啡,以免造成生命危险。

【知识点】　表 37-4,支气管哮喘与心源性哮喘的鉴别。

表 37-4　支气管哮喘与心源性哮喘的鉴别

比较项目	支气管哮喘	心源性哮喘
发病年龄	婴幼儿	中老年
病史	哮喘发作史	高血压、冠心病
发病季节	多有季节性	不明显
诱因	过敏原	感染、劳累
体征	呼气相延长、哮鸣音	湿啰音,左心扩大
缓解办法	吸入平喘药	利尿药、快速洋地黄、扩血管药
心电图	一过性肺性 P 波	心律失常或房室扩大
超声心动图	正常	异常

二、多选题(每题 1 个得分点)

以下每题有 5 个备选答案,其中正确答案为 2 个或者 2 个以上,多选、少选、错选均不得分。

1. 下列哪些疾病引起的急性呼吸困难在完成相应的院前处理后,需要立即转诊

A. 急性左心衰竭

B. 急性肺梗死

C. 重度哮喘

D. 喉头水肿

E. 有机磷农药中毒

[答案]　ABCDE

【评析】　急性左心衰竭、肺梗死等严重情况需要住院甚至重症监护室积极处理。重度哮喘经院前急救缓解后,需住院进行病因治疗,以及纠正酸碱平衡内环境等后续支持治疗。喉头水肿需住院明确原因,对病因治疗。有机磷农药中毒除急诊解毒外,还要处理中毒带来的内环境紊乱,以及监测解毒药的剂量效果、患者的反应等。

【知识点】　对未能明确诊断的突发性呼吸困难,可根据患者生命体征的稳定状态及伴随症状的轻重,先初步划分为急性严重呼吸困难和急性呼吸困难,急性严重呼吸困难需要立即转诊。

急性严重呼吸困难有:上呼吸道异物、喉头水肿、重度哮喘、急性肺梗死、自发性气胸、急性左心衰竭、一氧化碳中毒、急性乙醇中毒、亚硝酸盐中毒、有机磷农药中毒、重症肺炎、脑卒中等。

2. 患者男,59 岁,主诉:突发呼吸困难 2 小时。患者于入院前 2 小时无明显诱因突发呼吸困难,不能平卧,大汗淋漓,伴心悸、咳嗽,咳粉红色泡沫痰。查体:神清,端坐呼吸,双肺布满中小水泡音,既往有高血压病史 10 年,活动后气促 5 年,夜间阵发性呼吸困难半年。该患者的院前处理措施有

A. 取坐位,双腿下垂,以减少静脉回流

B. 吸氧:先通过 50%～70%乙醇湿化瓶后吸入氧气,消除气道泡沫

C. 吗啡每次 5 mg～10 mg,静脉缓慢推注

D. 快速利尿:呋塞米每次 20 mg～40 mg,静脉注射

E. 血管扩张药、洋地黄类药物

[答案]　ABCDE

【评析】　患者的主要表现是突发呼吸困难,端坐呼吸,伴大汗淋漓、咳粉红色泡沫痰,查体双肺布满中小水泡音。既往有高血压病史 10 年,活动后气促 5 年,夜间阵发性呼吸困难半年。故初步诊断急性左心衰竭。以上各项均为急性左心衰竭院前处理措施。

【知识点】　急性左心衰竭的处理原则。

(1)加强供氧:用吸氧面罩间断正压呼吸给氧。必要时机械通气。

(2)降低前后负荷:血管扩张药通过扩张周围血管,减轻前负荷(容量负荷)及后负荷(压力负荷),从而改善心脏功能。临床常用硝普钠、酚妥拉明、硝酸甘油、哌唑嗪、吗啡等。

(3)镇静:可使用镇静药;吗啡 10 mg 皮下或肌内注射,老年人或神志模糊者慎用。

(4)利尿药:选用速效利尿或利尿酸钠可以加强疗效。

(5)加强心肌收缩力:洋地黄制剂是具有正性收缩作用的主要药物,它加强心肌收缩力,克服加大了的后负荷,增加心排血量,改善心脏功能。

3. 患者女,20 岁,因突发剧烈呼吸困难被家人急送就诊,查体:体温 36.5 ℃,脉搏 60 次/分,血压 110/80 mmHg,呼吸极度微弱,呼出气有大蒜味,平卧位,神志不清,呼之不应,压眶上有反应,皮肤湿冷,肌肉颤动,巩膜不黄,瞳孔针尖样,对光反射弱,口腔流涎,大汗,两肺较多哮鸣音和散在湿啰音,心界不大,心率 60 次/分,律齐,无杂音,腹平软,肝脾未触及,下肢不肿。追问其家人被告知患者因失恋自服药水 1 小瓶,平素体健,无高血压、冠心病、糖尿病、肝肾疾病史。该患者的院前急救措施包括

A. 迅速清除体内毒物:洗胃、导泻

B. 保持呼吸道通畅,吸氧,监测生命体征

C. 毛花苷丙 0.4 mg、呋塞米 40 mg 静脉注射

D. 应用特效解毒剂包括胆碱酯酶复活剂:解磷定等;应用抗胆碱药:阿托品

E. 立即转诊

[答案]　ABDE

【评析】　该患者的诊断为急性有机磷农药中毒。

诊断依据如下:①患者有精神创伤史,并自服药水;②临床表现:呼出气有大蒜味,针尖样瞳孔、大汗、腺体分泌增多、肌纤维颤动和意识障碍等中毒表现。即可做出初步诊断。如监测全血胆碱酯酶活力降低,可确诊。

【知识点】　急性有机磷农药中毒的鉴别诊断和处理。

其他疾病所致的急性呼吸困难。

(1)急性左心衰竭:多好发于中老年人;多有原发性高血压、冠心病等心脏病基础病史;临床表现为端坐呼吸、面色发绀、大汗、有哮鸣音,咳浆液性粉红色泡沫痰,两肺底有较多湿性啰音,心率加快,可有奔马律。应用强心药、利尿药等有效。

(2)重度支气管哮喘:有哮喘发作史、个人或家族过敏史;多好发于春秋季节;临床表现为气短,端坐呼吸,伴焦虑、烦躁、大汗淋漓,常有三凹征,双肺布满响亮哮鸣音;对支气管扩张药有效。

(3)自发性气胸:多见于男性青壮年或患有慢性支气管炎、肺气肿、肺结核者;临床表现为不同程度呼吸困难、胸痛、刺激性咳嗽等,张力性气胸表现为极度呼吸困难,端坐呼吸。缺氧严重者出现发绀、烦躁不安、昏迷,甚至窒息。体格检查,脉快而细弱,血压下降,伤侧胸部饱胀。肋间隙增宽,呼吸幅度降低,可有皮下气肿。叩诊呈高度鼓音,听诊呼吸音消失。胸部 X 线检查示胸膜腔大量积气;需立即行胸腔穿刺术或胸腔闭式引流做排气治疗。

与其他类型药物中毒鉴别:拟除虫菊酯类及杀虫脒中毒:前者的口腔及胃液无特殊臭味,胆碱酯酶活力正常;后者以嗜睡、发绀、出血性膀胱炎为主要表现,而无瞳孔缩小、大汗淋漓、流涎等表现。

急救措施:

(1)脱离中毒环境:立即离开现场,脱去污染的衣服,用肥皂水清洗污染的皮肤、毛发、指甲。

(2)清除毒物:口服者予以催吐或洗胃。

(3)吸氧。

(4)胆碱酯酶复活剂:早期应用,从而恢复乙酰胆碱酯酶活性。

(5)抗胆碱药:与乙酰胆碱竞争胆碱受体,阻断乙酰胆碱的作用,应早期、足量及维持足够的时间,尽快达到“阿托品化”。

(6)监测生命体征。

(7)立即转诊。

4. 患者男,28 岁,12 岁起每年春秋季反复出现喘息发作、咳嗽,用抗生素,异丙肾上腺素吸入有效,5 天前闻油烟后又发生喘息。查体:端坐呼吸,大汗淋漓,发绀,脉搏细速,心率 120 次/分,血压 160/100 mmHg,体温 37.6 ℃,双肺可闻及响亮哮鸣音,该患者应立即采取的治疗措施为

A. 吸氧

B. 静脉滴注糖皮质激素

C. 支气管扩张药

D. 补液

E. 抗生素

［答案］ ABCD

【评析】 根据患者的主要表现应诊断为支气管哮喘、急性发作期、重度，治疗目的是尽快缓解气道阻塞，防止窒息，恢复肺功能，预防进一步恶化或再次发作，防止并发症。

【知识点】 重度支气管哮喘的院前处理措施。

(1)脱离过敏原：及时撤离已知有过敏原的区域，如新装修的房屋、花园等。

(2)吸氧：对不同程度的哮喘患者均可吸氧治疗。

(3)糖皮质激素：是控制哮喘发作最有效的药物，应用甲泼尼龙 80～160 mg/日，或者地塞米松 10～30 mg/日，静脉滴注。

(4)氨茶碱：5%葡萄糖 250 ml 中加入氨茶碱 0.25 g，静脉滴注，速度为 0.6～0.8 mg/(kg·d)，每日用量一般不超过 1 g。

(5)吸入β受体兴奋药：如沙丁胺醇气雾剂，每喷 100 μg，每次 1～2 喷，必要时，4 小时重复。

(6)补液：可起到稀释痰液作用，成人每日补液量 2000～2500 ml。

(7)化痰：如盐酸氨溴索每次 15 mg，每日 2 次，肌内注射；或 30～60 mg/日，加入补液量中，静脉滴注。

(8)监测生命体征：密切观察患者病情变化。

(9)转诊：在抢救治疗的同时，转往上级医院。

三、共用题干单选题(每个提问 1 个得分点)

以下每题有 2～6 个提问，每个提问有 5 个备选答案，请选择 1 个最佳答案。

患者男，24 岁，咽喉痛，发热伴呼吸困难 4 小时。入院 4 小时前，患者无明显诱因出现轻度咽喉痛，自服抗生素，症状无好转，且呈渐进性加重，吞咽时疼痛加重。2 小时前，喉痛加剧，伴咽部阻塞感，讲话语言含糊不清。发热，体温 38.7 ℃，呼吸困难，影响睡眠，反复憋醒，全身乏力。查体：患者呈急性病容，呼吸急促，吸气性呼吸困难，可见三凹征。口咽无明显异常。间接喉镜下见会厌明显充血，肿胀呈球形，黏膜表面可见黄白色脓点。室带、声带无法窥觇。

1. 该患者的诊断为

A. 白喉

B. 急性会厌炎

C. 上呼吸道异物

D. 喉头水肿

E. 急性喉气管支气管炎

［答案］ B

【评析】 该患者的诊断应为急性会厌炎。

诊断依据：①该患者的主要表现为咽喉痛，发热伴呼吸困难，且呈渐进性加重，吞咽时疼痛加重。②查体：讲话语言含糊不清，发热，体温 38.7 ℃，患者呈急性病容，呼吸急促，吸气性呼吸困难，可见三凹征。间接喉镜下见会厌明显充血，肿胀呈球形，黏膜表面可见黄白色脓点。故诊断。

【知识点】 喉阻塞的鉴别诊断。

(1)喉头水肿：起病急，迅速出现喉鸣、声嘶、呼吸困难，甚至窒息。常有喉部异物感及吞咽困难。查体见喉黏膜弥漫性水肿、苍白、表面光亮，杓会厌襞肿胀呈腊肠形，会厌也可肿胀。

(2)白喉： 起病较缓，低热，有声嘶，无吞咽困难，呼吸困难发展缓慢，咳嗽剧烈。查体见咽喉有不易拭去的假膜。病原体为白喉杆菌。

(3)急性喉气管支气管炎：起病一般较急，多伴高热，可有声嘶，无吞咽困难，呼吸困难发展一般较快，阵发性咳嗽。查体见声门下黏膜充血、肿胀。病原体常为金黄色葡萄球菌或链球菌。

(3)上呼吸道异物：有误食异物史，查体多可发现异物。

2. 该疾病的治疗原则为

A. 取出上呼吸道异物

B. 脱离致病原

C. 保持呼吸道通畅及控制感染

D. 切开排脓

E. 雾化吸入

［答案］ C

【评析】 急性会厌炎的治疗原则为保持呼吸道通畅及控制感染。

【知识点】 急性会厌炎的具体治疗方案如下。

(1)急诊入院，密切观察呼吸，有明显喉阻塞症状时，紧急气管切开，以免发生窒息。

(2)控制感染。

(3)激素治疗：早期与抗生素联合应用，效果较好。

(4)雾化吸入：可用地塞米松雾化吸入以加速消肿。

(5)切开排脓：脓肿形成后，可在间接喉镜或直接喉镜下切开排脓。

3. 该患者的喉阻塞分度为

A. Ⅰ度

B. Ⅱ度

C. Ⅲ度

D. Ⅳ度

E. 没有喉阻塞

［答案］ C

【评析】 患者呈急性病容，呼吸急促，吸气性呼吸困难，可见三凹征，考虑为Ⅲ度喉阻塞。

【知识点】 根据病情轻重，喉阻塞可分为四度。

(1)Ⅰ度：平静时无症状，哭闹，活动时有轻度吸气性困难。

(2)Ⅱ度：安静时有轻度吸气性呼吸困难，活动时加重，但不影响睡眠和进食，缺氧症状不明显。

(3)Ⅲ度：吸气期呼吸困难明显，喉鸣声较响，三凹征明显。因缺氧而出现烦躁不安、难以入睡、不愿进食。

(4)Ⅳ度：呼吸极度困难。由于严重缺氧和体内二氧化碳积聚，患者坐卧不安，出冷汗、面色苍白或发绀，大小便失禁，脉搏细弱，心律不齐，血压下降。如不及时抢救，可因窒息及心力衰竭而死亡。

4. 若该患者在治疗过程中突然呼吸困难加重，口唇发绀，出现窒息，紧急处理措施为

A. 吸氧

B. 紧急气管插管

C. 紧急气管切开

D. 大剂量激素抗炎消肿

E. 心肺复苏

［答案］ C

【评析】 急性会厌炎应密切观察患者的呼吸情况，若患者出现极度呼吸困难，应紧急做气管切开术，以免窒息死亡。

【知识点】 急性会厌炎喉阻塞的处理。

(1)抗感染：大剂量广谱抗生素(青霉素、先锋霉素等)肌内注射或静脉滴注。如肿胀严重，伴有呼吸困难者应同时加用激素静脉滴注，以减轻会厌水肿。

(2)气管切开：对于出现明显喉阻塞症状者，应及时作气管切开，以免发生窒息。

(3)其他：有脓肿形成者，可在喉镜下切开排脓。局部给以抗生素加激素雾化吸入，以促进炎症消退。

四、案例分析题

每个案例至少有 3 个提问，每个提问有 6～12 个备选答案，其中正确答案有 1 个或多个，每选择一个正确答案得 1 个得分点，每选择一个错误答案扣 1 个得分点，扣至本问得分点为 0。

患者男，80 岁，主诉：反复咳嗽咳痰、气短 10 余年，再发 4 天。患者于 10 年前因受凉后出现咳嗽、咳白色黏痰，伴劳累后气短，自认为“感冒”未予治疗，后反复于冬春季节发作，每次发作持续 3 个月以上，用抗生素治疗后症状可缓解。4 天前患者因受凉后再次发作，气短、喘息加重，伴发热，无胸痛、心悸、咯血。查体：体温 38.5 ℃脉搏 75 次/分，呼吸 30 次/分，血压 120/75 mmHg，神清，呼吸急促，口唇微绀，桶状胸，肋间隙增宽，叩诊过清音，双肺呼吸音粗，可闻及多量湿啰音及哮鸣音，心、腹部未及明显异常，双下肢无水肿。有吸烟史 40 年，每日平均 20 支。

1. 该患者的初步诊断为

A. 慢性阻塞性肺疾病、急性加重期

B. 支气管哮喘

C. 支气管扩张

D. 肺结核

E. 肺癌

F. 肺脓肿

［答案］ A

【评析】 该患者的诊断为慢性阻塞性肺疾病急性加重期。诊断依据如下。

(1)老年男性，病程长，有吸烟史。

(2)主要表现：反复咳嗽咳痰伴劳累后气短 10 年，每年冬春季节发病，每次持续 3 个月以上。4 天前受凉后上述症状加重。

(3)体格检查：呼吸急促，口唇发绀，桶状胸，肋间隙增宽，叩诊过清音，双肺呼吸音粗，可闻及多量湿啰音及哮鸣音。

故可初步诊断为慢性阻塞性肺疾病、急性加重期。

【知识点】 慢性阻塞性肺疾病急性加重期鉴别诊断。

(1)支气管哮喘：多在儿童或青少年期起病，以发作性喘息为特征，发作时双肺布满哮鸣音，缓解后症状消失，常有家庭或个人过敏史。哮喘的气流受限多为可逆性，支气管舒张试验阳性。

(2)支气管扩张：有反复发作咳嗽、咳痰特点，常反复咯血，合并感染时有多量脓痰。查体常有肺部固定湿性啰音。高分辨率 CT 可见支气管扩张。

(3)肺结核：可有午后低热、乏力、盗汗等结核中毒症状，痰检可发现结核分枝杆菌、胸部 X 线可发现病灶。

(4)肺癌:有慢性咳嗽、咳痰,近期痰中可带血,并反复发生。胸部 X 线或 CT 可发现占位性病变或阻塞性肺不张。痰细胞学检查、纤维支气管镜检查以至肺活检,有助于明确诊断。

2. 为了明确诊断,该患者最应该做下列哪项检查

A. 胸部 X 线

B. 胸部 CT

C. 血气分析

D. 肺功能+支气管舒张试验

E. 血常规

F. 痰培养

[答案]　ADEF

【评析】　诊断慢性阻塞性肺疾病的必备条件是不完全可逆的气流受限,吸入支气管舒张药后 FEV1/FVC<70%及 FEV1<80%预计值可确定不完全可逆性气流受限。因明确诊断包括要鉴别诊断以排除其他疾病,故胸部 X 线是必要的。又因患者可能为慢性阻塞性肺疾病急性期肺部感染,血常规与痰培养也是必要的。

【知识点】　慢性阻塞性肺疾病的相关辅助检查。

(1)血常规:确定是否有感染,患者有无贫血,有无合并其他血液疾病。

(2)肺功能检查:用以明确肺部损伤的性质和程度,确定呼吸异常的原因和类型。

(3)胸部 X 线:可了解肺部病变情况。

(4)胸部 CT 检查:对 X 线胸片发现的问题做出定性判断,可查出 X 线胸片没发现的隐性病源。

(5)血气分析:判断有无呼吸衰竭及呼吸衰竭是哪种类型,确定患者有无酸碱失衡及酸碱失衡的类型。

(6)痰液显微镜检查和痰培养:对病菌、细菌、寄生虫的多项筛查,并且可以进行癌细胞的检查。

(7)心电检查:排除肺源性心脏病的可能。

(8)其他检查:根据病情需要,部分患者需要进行肝功能、肾功能、血糖、B 超、电解质分析等检查。

3. 该患者的治疗方案包括

A. 控制性吸氧

B. 高流量氧气吸入

C. 敏感抗生素抗感染治疗

D. 中枢镇咳药物

E. 祛痰:盐酸氨溴索 30 mg,每天 3 次,或羧甲司坦 0.5 g,每天 3 次

F. 支气管扩张药物:沙丁胺醇 2500 μg 或异丙托溴铵 500 μg 雾化吸入

G. 糖皮质激素:口服泼尼松龙 30～40 mg/日,也可静脉给予甲泼尼龙,连续 5～7 日

[答案]　ACEFG

【评析】　慢性阻塞性肺疾病患者应该避免吸入氧气浓度过高引起的二氧化碳潴留,故排除 B;中枢镇咳要能抑制咳嗽反射使痰难以咳出而引起痰液阻塞,加重病情,甚至发生窒息,故排除 D。其他各项均为 COPD 急性加重期的治疗措施。

【知识点】　慢性阻塞性肺疾病急性加重期的治疗措施。①支气管舒张剂。②全身糖皮质激素。③控制性氧疗。④抗感染治疗。⑤无创性正压通气,气管插管机械通气。

4. 如果该患者经过积极治疗后,症状逐渐缓解,患者出院后的健康管理方案为

A. 健康教育:劝导戒烟;肺康复指导;营养支持;心理疏导

B. 长期家庭氧疗:吸氧流量 1.0～2.0L/分,吸氧时间>15 小时/日

C. 药物治疗:首选吸入糖皮质激素和长效 β_2 受体激动药联合治疗

D. 长期抗感染治疗

E. 加强体育锻炼,增强体质,提高机体免疫力

F. 定期进行肺功能监测

[答案]　ABCEF

【评析】　抗生素只能在急性加重期使用,故排除 D。其他各项均为慢性阻塞性肺疾病稳定期的健康管理方案。

【知识点】　慢性阻塞性肺疾病的健康管理。

(1)病因预防:积极治疗呼吸道感染;远离空气污染的人群密集场所,改善工作区域的环境,保证空气的流通,厨房配有排气装置;保证摄入营养结构合理的膳食,如低糖(低糖可以避免血中的二氧化碳过高,减轻呼吸负担)、高蛋白、高维生素饮食。

(2)氧疗:对 COPD 并发慢性呼吸衰竭稳定期可采取长期家庭氧疗能达到治疗效果,低流量吸氧。

(3)运动:正确的肺功能锻炼,有效的肺功能锻炼方法能改善患者呼吸功能,延缓肺功能恶化,提高 COPD 患者的生存质量。

(4)饮食调整:适当增加蛋白质、热量和维生素

的摄入。COPD患者在饮食方面需采用低糖、高蛋白、高纤维食物，同时避免产气食物。

(5)呼吸道的护理：对心、肝、肾功能正常的患者，应给予充足的水分和热量。每日饮水量应在1500 ml以上。充足的水分有利于维持呼吸道黏膜的湿润，使痰的黏稠度降低，咳痰较为容易。

5. 如果该患者在住院治疗过程中呼吸困难突然加重，伴有明显发绀、右侧胸痛，右侧肺部叩诊鼓音，听诊呼吸音减弱，应考虑出现何种并发症

A. 重症肺炎

B. 肺梗死

C. 自发性气胸

D. 急性左心衰竭

E. 胸腔积液

F. 急性右心衰竭

[答案]　C

【评析】　慢性阻塞性肺疾病患者如有突然加重的呼吸困难，并伴有明显发绀，患侧肺部叩诊为鼓音，听诊呼吸音减弱或消失，应考虑并发自发性气胸，通过胸部X线检查可确诊。

【知识点】　慢性阻塞性肺疾病的并发症有慢性呼吸衰竭、自发性气胸、慢性肺源性心脏病。

6. 全科医生遇到该种情况时，需采取的急救措施为

A. 自绝对卧床休息，密切监测生命体征：心率、血压、呼吸等

B. 吸氧

C. 排气疗法：张力性气胸者应及时进行胸腔穿刺术或胸腔闭式引流术

D. 快速利尿

E. 血管扩张药、洋地黄

F. 立即转诊

[答案]　ABCF

【评析】　该题考查的是当全科医生遇到自发性气胸时的紧急处理方案。D和E为心力衰竭的治疗方法，故排除，其余各项均为自发性气胸的急救处理措施。

【知识点】　自发性气胸的处理。

(1)一般治疗与对症处理：休息、氧疗、去除病因、对症处理。

(2)排气减压：肺受压缩面积超过20%、症状明显或张力性气胸者，应立即抽气减压。方法：胸腔穿刺、胸腔闭式引流。

(3)外科手术。

（陈鸿雁　皮静婷　叶　琳）

参考文献

[1] 陈文彬.诊断学.7版.北京：人民卫生出版社，2008：31-35.

[2] 杜雪平.全科医生基层实践.北京：人民卫生出版社，2013：45-56.

[3] 祝墡珠.全科医生临床能力培养.北京：人民卫生出版社，2012：194-201.

[4] 叶任高.内科学.6版.北京：人民卫生出版社，2006：134-142.

[5] 秦兆冰.耳鼻咽喉科急症诊断与处理.郑州：郑州大学出版社，2002：49-51.

第 38 章

昏 迷

本章提示

1. 掌握昏迷的定义和严重程度分级。
2. 掌握昏迷的常见原因。
3. 掌握昏迷的诊断与鉴别诊断。
4. 掌握昏迷的处理与转诊。

一、单选题(每题 1 个得分点)

以下每题有 5 个备选答案,请从中选择 1 个正确答案。

1. 颅脑外伤患者,呼之不应,压眶出现皱眉和上肢活动,瞳孔对光反射及腱反射存在,其意识状态为

A. 嗜睡
B. 昏睡
C. 浅昏迷
D. 中昏迷
E. 深昏迷

[答案] C

【评析】 本题考查知识点是意识障碍的不同程度表现,以及昏迷的严重程度分级。本例患者对周围事物及声、光刺激无反应,但压眶强烈刺激下出现防御反应,瞳孔对光反射和腱反射存在,其意识状态考虑为浅昏迷状态。

【知识点】 意识障碍可分为觉醒度下降和意识内容变化两方面。前者表现为嗜睡、昏睡和昏迷;后者表现为意识模糊和谵妄。昏迷是严重的意识障碍,表现为意识持续的中断或完全丧失,在程度可区分为浅昏迷、中度昏迷、深昏迷三个阶段(表 38-1)。

表 38-1 意识障碍表现

意识障碍	临床表现
嗜睡	睡眠时间过度延长,但能被唤醒,醒时能正确对答和做出各种反应,停止刺激后很快又再入睡
昏睡	患者处于沉睡状态,不易唤醒,但强烈刺激下可被唤醒,醒时答话含糊或答非所问,停止刺激后很快又再入睡
昏迷	
浅昏迷	对周围事物及声、光等刺激无反应,但强烈疼痛刺激(如压迫眶上神经)可出现痛苦表情或肢体退缩等防御反应。角膜反射、瞳孔对光反射、眼球运动、吞咽反射等可存在
中昏迷	对周围事物或各种刺激均无反应,对剧烈刺激或可出现防御反射。角膜反射减弱,瞳孔对光反射迟钝,眼球无转动
深昏迷	全身肌肉松弛,对各种刺激全无反应。深浅反射均消失

2. 格拉斯哥(Glasgow)昏迷评分项目包括

A. 瞳孔变化、言语反应、运动反应
B. 库欣反应、言语反应、睁眼反应
C. 睁眼反应、言语反应、运动反应

D. 库欣反应、睁眼反应、运动反应

E. 瞳孔变化、睁眼反应、库欣反应

［答案］ C

【评析】 本题考查知识点是评估昏迷严重程度的常用方法。

【知识点】 格拉斯哥昏迷评分(Glasgow coma scale,GCS)(表 38-2)是评估昏迷严重程度的常用方法,动态评估 GCS 对病情变化评估有重要意义。GCS 包括睁眼反应、言语反应和运动反应,一般描述为 EnVnMn(n 为相应的评分数值),三者相加表示意识障碍程度,最高 15 分,表示意识清楚;8 分以下为昏迷,最低分为 3 分。GCS 分值越低,表明脑损害程度愈重,预后愈差。库欣反应是指颅内压急剧增高时,患者血压升高、脉搏减慢、呼吸节律紊乱及体温升高等生命体征的变化。

表 38-2　格拉斯哥昏迷评分(GCS)

睁眼(E)	计分	语言(V)	计分	运动(M)	计分
自主睁眼	4	逻辑正常的语句	5	遵从指令	6
回应声音刺激	3	含混不清的语句	4	可定位疼痛	5
回应疼痛刺激	2	只能说一些不连续的词	3	可回避疼痛	4
无	1	发出难以理解的声响	2	有屈肌动作	3
		无	1	有伸肌动作	2
				无	1

3. 下列关于昏迷的说法不正确的是

A. 昏迷前先有剧烈头痛者多见于脑出血、蛛网膜下腔出血、脑膜炎等

B. 先昏迷后发热常见于重症感染性疾病

C. 昏迷伴双侧瞳孔缩小常见于有机磷或吗啡等药物中毒

D. 昏迷伴偏瘫常见于脑血管病或颅内占位

E. 昏迷伴脑膜刺激征常见于脑膜炎、蛛网膜下腔出血等

［答案］ B

【评析】 症状和体征对昏迷的病因诊断有很大提示,本题旨在强调详细的病史采集和体格检查的重要意义。先昏迷后发热常见于脑出血或蛛网膜下腔出血、继发感染等,先发热后昏迷常见于颅内外严重感染,如流行性乙型脑炎、流行性脑脊髓膜炎、中毒性菌痢、中暑等,因此答案 B 是不正确的。

【知识点】 瞳孔改变是昏迷患者一项极为重要的体征,常能提示某些病因及反应病情变化。正常人双侧瞳孔圆形,双侧等大,直径 2～5 mm。①双侧瞳孔缩小:见于脑桥被盖部损害如脑桥出血、吗啡或镇静药物中毒、有机磷中毒等。②双侧瞳孔散大:见于中脑受损、脑缺氧、阿托品类药物中毒等。③一侧瞳孔散大固定:提示该侧动眼神经受损,常为沟回疝所致。

4. 男,39 岁,突然高热、寒战、头痛、呕吐,继而烦躁不安、昏迷。查体:T 37.8 ℃,BP 80/50 mmHg,P 110 次/分,RR 36 次/分,浅昏迷状态,心肺腹未见异常,皮肤可见瘀点和瘀斑,需首选的处理是

A. 抗生素

B. 补充血容量和纠正酸中毒

C. 肾上腺皮质激素

D. 升压药

E. 脱水治疗

［答案］ B

【评析】 本题考查知识点为昏迷患者的急救处理原则。接诊昏迷患者应首先评估和判断病情严重程度,分清轻重缓急,随时要注重患者的生命体征,所有诊疗措施都是以患者生命体征平稳为前提的。紧急处理措施包括:①吸氧,保持呼吸道通畅,吸痰,防止患者因呕吐等导致窒息;②迅速建立静脉通路,维持循环稳定;③心电监护,密切监测生命体征;④纠正水电解质和酸碱平衡等。同时尽快明确病因,针对病因进行抢救和治疗。本例存在血压下降、心率增快、呼吸频率增快,生命体征不平稳,存在生命危险,应立即采取紧急抢救措施,补充血容量和纠正酸中毒,若补液无效,给予升压药物维持循环稳定,为病因诊断和治疗争取时机。

【知识点】 急诊处理遵循的流程。

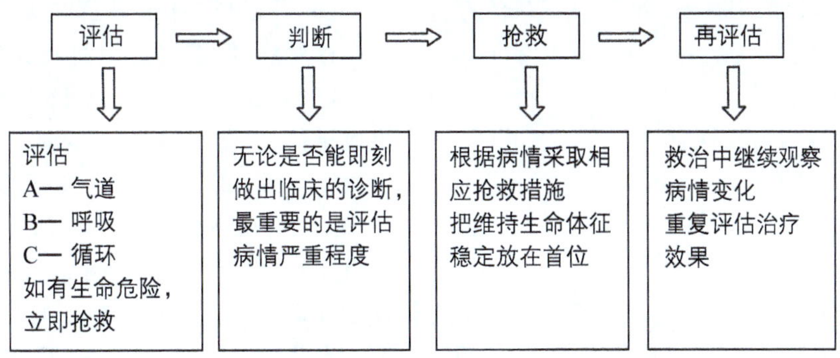

图 38-1

二、多选题(每题 1 个得分点)

以下每题有 5 个备选答案，其中正确答案为 2 个或者 2 个以上，多选、少选、错选均不得分。

1. 下列哪些情况可能出现昏迷

A. 68 岁男性，突发左侧肢体无力伴言语不清 1 小时，左侧 Babinski 征(+)

B. 15 岁女性，高热伴剧烈头痛、呕吐 3 天，颈抵抗，Brudzinski 征(+)，Kernig 征(+)

C. 48 岁男性，肝硬化 10 年，2 小时内反复呕鲜血 1500 ml，血压 70/40 mmHg，心率 130 次/分

D. 78 岁男性，血钠 108 mmol/L，血 K 3.4 mmol/L，CT 发现左下肺占位

E. 66 岁女性，糖尿病 20 余年，不规律应用胰岛素，血糖控制差

[答案] ABCDE

【评析】 脑血管病、脑膜炎、失血性休克、严重低钠血症、糖尿病并发症(糖尿病酮症酸中毒、高渗性昏迷、低血糖昏迷)均可导致昏迷。

【知识点】 昏迷的病因诊断和鉴别诊断思路。

表 38-3 昏迷的病因诊断和鉴别诊断

一、全身性疾病所致的昏迷	
1. 急性感染性疾病	败血症、感染中毒性脑病等
2. 内分泌与代谢性疾病	糖尿病酮症酸中毒、糖尿病高渗性昏迷、低血糖昏迷、乳酸酸中毒、甲亢危象、垂体危象、肾上腺危象、肝性脑病、肺性脑病、尿毒症脑病等
3. 水电解质酸碱紊乱	稀释性低钠血症、低氯血症性碱中毒、高氯血症性酸中毒等
4. 外因性中毒	一氧化碳中毒、酒精中毒、农药类中毒(有机磷中毒等)、药物类中毒(如安眠药、麻醉药、抗精神病药等)、金属中毒(铅、汞等)、动植物类中毒
5. 缺血缺氧性损害	重度贫血、严重缺氧、休克等
6. 物理性损害	中暑、溺水、触电等
二、颅内病变	
1. 颅内感染	脑炎、脑膜炎、颅内静脉窦炎、脑寄生虫病、肉芽肿
2. 脑血管病	脑出血、蛛网膜下腔出血、脑梗死、高血压脑病
3. 颅内占位	肿瘤、脑脓肿
4. 颅脑损伤	脑震荡、脑挫裂伤、外伤后颅内血肿
5. 颅内高压综合征与脑疝形成	
6. 癫痫发作	

2. 58 岁男性，肝硬化病史 8 年，大量腹水，长期口服呋塞米 20 mg(qd)和螺内酯 20 mg(bid)。近 2 周因腹胀加重自行将呋塞米加量至 60 mg(qd)，每日尿量 3000～4000 ml，腹胀好转，但乏力明显。昨日出现神志恍惚、言语混乱，今日家人发现呼之不应。查体：浅昏迷，心肺未见异常，腹膨隆，无压痛、反跳痛，移动性浊音(+)。辅助检查：血钾 2.5 mmol/L，血钠 136 mmol/L，血糖 7.5

mmol/L，血 pH 7.5，血氨 190 mmol/L。下列治疗措施错误的是

A. 支链氨基酸

B. 高蛋白、高维生素饮食

C. 纠正电解质紊乱

D. 肥皂水灌肠

E. 口服导泻剂

[答案]　BD

【评析】　本题考查知识点是肝性脑病昏迷期的识别和处理。本例患者存在肝硬化病史，大量利尿后出现低钾性碱中毒，诱发病情加重，出现昏迷表现，结合血氨明显升高，血糖正常，诊断首先考虑肝性脑病。肝性脑病昏迷期患者如果摄入过多高蛋白食物，会使血液中的氨浓度增高，进而加重病情，因此肝性脑病昏迷期应限制蛋白饮食，同时保证热能和维生素补充。肥皂水为碱性溶液，肥皂水灌肠亦会引起血氨升高，加重肝性脑病，因此宜选用生理盐水或弱酸性溶液灌肠。

【知识点】　肝性脑病的处理原则。

(1)去除诱因

①慎用镇静药及损害肝功能药物；

②纠正水、电解质和酸碱平衡紊乱；

③及时控制消化道出血；

④预防和控制感染；

⑤避免快速和大量的排钾利尿和放腹水等；

(2)减少肠内氮源性毒物的生成与吸收

①限制蛋白饮食：起病数日内禁食蛋白，神志清楚后从蛋白质 20 g/日逐渐增至 1 g/(kg·日)。植物蛋白较好。同时保证热能和维生素补充。

②生理盐水或弱酸性溶液(如稀醋酸液)灌肠；

③口服或鼻饲乳果糖；

④益生菌制剂，必要时抗生素；

(3)促进体内氨的代谢

①L-鸟氨酸-L-门冬氨酸(OA)；

②鸟氨酸-α-酮戊二酸：降氨机制与 OA 相同，但疗效不如 OA。

③谷氨酸钠或钾、精氨酸等：理论上具有降血氨作用，但至今尚无证据肯定其疗效。

(4)调节神经递质

①氟马西尼：对部分Ⅲ～Ⅳ期患者有促醒作用。静脉注射氟马西尼起效快，往往数分钟内起效，但维持时间短，通常 4 小时之内。

②支链氨基酸：疗效尚有争议。

(5)人工肝：尤适用于急性肝衰竭患者。

(6)肝移植：对于目前尚无其他满意疗法逆转的慢性肝病，肝移植是一种公认有效的治疗。

(7)对症支持：保持呼吸道通畅、抗感染、防止出血与休克、防治脑水肿、预防和治疗器官衰竭。

3. 女性，21 岁，学生。3 天前受凉后发热，T_{max} 38.6 ℃，伴咳嗽、咳黄痰，期间出现恶心、间断呕吐胃内容物，未就诊。1 小时前被舍友发现呼之不应，呼 120 送至附近社区医院。既往“体健”。个人史、家族史暂不详。查体：T 38 ℃，BP 120/70 mmHg，P 90 次/分，RR 35 次/分，SpO_2 97%，浅昏迷状态，体型消瘦，颈软，右下肺湿啰音，心腹未见异常，四肢肌力、肌张力正常，病理征(－)。血常规：白细胞 18×10^9/L，中性粒细胞 92%。尿常规：尿糖(＋＋＋)、酮体(＋＋＋＋)。血钾 3.6 mmol/L。血 pH 7.2，HCO_3^- 12 mmol/L，PCO_2 38 mmHg。应给予的治疗措施包括

A. 立即静脉输注 0.9%氯化钠溶液

B. 立即静脉输注胰岛素，监测血糖

C. 立即予 5%碳酸氢钠静脉滴注纠正酸中毒

D. 抗生素治疗

E. 静脉补钾

[答案]　ABDE

【评析】　本题考查知识点是糖尿病酮症酸中毒的识别和处理。患者恶心、呕吐、意识障碍，检查提示尿糖和尿酮体强阳性、代谢性酸中毒，昏迷原因首先考虑糖尿病酮症酸中毒，应立即检测血糖，诱因考虑呼吸道感染。糖尿病酮症酸中毒的治疗原则包括去除诱因、静脉补液、小剂量胰岛素、纠正电解质和酸碱平衡紊乱、防治并发症等。酸中毒问题随着补液和胰岛素治疗可自行纠正，不必补碱，除非是严重酸中毒(血 pH＜7.1，HCO_3^-＜5 mmol/L)方需补碱。

【知识点】　糖尿病酮症酸中毒的处理原则。

(1)发现并去除诱因。

(2)静脉补液

①补液原则：先快后慢，先盐后糖

②补液种类：先以生理盐水为主，血糖降至 13.9 mmol/L 时改葡萄糖液。

③补液速度：1～2 小时输入 0.9%氯化钠 1～2 L，前 4 小时输入总失水量 1/3 的液体；成人 24 小时输液量一般 4～6 L，严重失水者可达 6～8 L；

(3)小剂量胰岛素

①RI 开始剂量为 0.1 U/(kg·小时)，重症患

者应酌情静脉注射首次负荷剂量10～20U。

②血糖下降速度一般以每小时降低3.9～6.1 mmol/L为宜。

③若补足液量情况下2小时后血糖下降不理想或反而升高，胰岛素剂量应加倍。

④纠正酸中毒：酸中毒问题随着补液和胰岛素治疗可自行纠正，不必补碱，除非是严重酸中毒（血pH＜7.1，HCO_3^-＜5 mmol/L）方需补碱，但补碱不宜过多、过快，当pH值达到7.2即可停用。

(5)纠正电解质紊乱

①治疗前血钾水平不能真实反映体内缺钾程度

②补钾应根据血钾和尿量，必须见尿补钾。

③患者入院时血钾正常或偏低、尿量＞40 ml/h者，治疗开始即补钾。

(6)防治并发症。

4. 女性，22岁，患1型糖尿病7年，一直用胰岛素，未规律监测血糖。发现昏迷1小时来诊，家属诉昏迷前患者有心悸、出汗症状。查体：BP 130/80 mmHg，HR 110次/分，SpO_2 98%，RR 20次/分，皮肤湿冷，中度昏迷，颈软，心肺腹及神经系统查体未见异常。此时应首先考虑的抽血检查项目包括

A. 指血血糖

B. 动脉血气分析

C. 血常规

D. 血培养

E. 电解质和肝肾功能

[答案] ABCE

【评析】 本例患者1型糖尿病史、应用胰岛素期间未监测血糖、昏迷前存在心悸出汗的前驱症状，首先考虑低血糖昏迷可能，但应鉴别：①其他糖尿病常见并发症：包括糖尿病酮症酸中毒、高渗性昏迷、脑血管病等；②其他引起昏迷的病因（表38-3）。血糖异常是昏迷常见病因之一，低血糖或高血糖均可引起昏迷，若不能及时发现和治疗，可出现不可逆的脑组织损害，产生各种脑病后遗症，严重者甚至死亡。因此，对于因昏迷就诊的患者，应尽快进行指血血糖测定，同时急查动脉血气、血常规、电解质、肝肾功能等项目，明确病因和评估病情严重程度。

【知识点】

(1)低血糖症的诊断要点

①低血糖症状

自主（交感）神经过度兴奋表现：出汗、颤抖、紧张、焦虑、饥饿、流涎、软弱无力、面色苍白、心跳加快、收缩压轻度升高等；

脑功能障碍的表现：初期表现为精神不集中，思维和语言迟钝，头晕、嗜睡、视物不清、步态不稳，可有幻觉、躁动、易怒、行为怪异等精神症状。皮层下受抑制时可出现骚动不安，甚而强直性惊厥、锥体束征阳性。波及延脑时进入昏迷状态，各种反射消失。若不能及时纠正，常不易逆转甚至死亡。

②发作时血糖低于2.8 mmol/L；

③供糖后低血糖症状迅速缓解。

(2)低血糖症的治疗要点

①解除神经缺糖症状：轻者口服补糖即可缓解。重者或疑似低血糖昏迷患者，应及时测定指血血糖，甚至无须血糖结果，及时给予50%葡萄糖60～100 ml静脉注射，继以5%～10%葡萄糖静脉滴注，必要时加用氢化可的松和（或）胰高血糖素治疗。神志不清者切忌喂食以避免呼吸道窒息。

②纠正导致低血糖症的各种潜在病因

三、共用题干单选题（每个提问1个得分点）

以下每题有2～6个提问，每个提问有5个备选答案，请选择1个最佳答案。

（一）患者男性，68岁，2型糖尿病病史。因“发热、头痛1个月，意识障碍1天”入院。患者1个月前出现发热，T_{max} 39 ℃，伴头痛，间断呕吐胃内容物，曾在诊所考虑“感冒”，给予退热、抗生素等治疗无效，1天前出现意识障碍来诊。查体：T 39 ℃，BP 130/80 mmHg，HR 105次/分，RR 20次/分，SpO_2 98%，消瘦，浅昏迷状态，双瞳孔等大等圆，直径4mm，对光反射存在，颈抵抗，Kernig征（+），Brudzinski征（+），四肢肌力、肌张力正常，双侧病理征（-），心肺腹未见异常。辅助检查：血常规、肝肾功能正常，血钠139 mmol/L，血钾3.2 mmol/L，血糖7.8 mmol/L，胸片提示左上肺纤维索条影。

1. 对本例患者，以下哪项处理是错误的

A. 监测生命体征

B. 吸氧，保持呼吸道通畅

C. 建立静脉通路，补液，纠正电解质紊乱

D. 嘱进食时床头抬高，避免误吸

E. 向家属交代病情危重，签署抢救知情同意书

[答案] D

【评析】 昏迷患者的所有诊疗措施都是以维持生命体征平稳为前提的，包括监测生命体征；吸

氧、保持呼吸道通畅；维持循环稳定；纠正水电解质酸碱平衡紊乱等；因病情危重，还应及时向患者家属充分交代病情，签署抢救知情同意书。昏迷患者早期应禁食，以避免误吸导致感染等并发症，因此答案D是错误的。

2. 结合以上病史，首先考虑的诊断是

A. 化脓性脑膜炎

B. 病毒性脑膜炎

C. 结核性脑膜炎

D. 真菌性脑膜炎

E. 隐球菌性脑膜炎

［答案］ C

【评析】 患者发热伴头痛、呕吐、意识障碍，脑膜刺激征阳性，诊断首先考虑脑膜炎。结合病程1月，糖尿病病史、基础营养状态差、胸片提示陈旧结核、抗生素治疗无效，首先考虑结核性脑膜炎可能，但需要与其他中枢神经系统感染等相鉴别。对于临床疑诊脑膜炎的患者，腰穿是确诊的必要条件，若无禁忌，应进行脑脊液检查。

【知识点】 结核性脑膜炎的诊断与鉴别诊断。

(1)诊断要点

①有结核病史或结核接触史。

②临床表现

结核中毒症状：低热、乏力、食欲缺乏、盗汗等；

脑膜刺激症状和颅高压：发热、头痛、呕吐等，脑膜刺激征阳性；

脑实质损害：意识障碍、肢体瘫痪、癫痫等。

脑神经损害：视力下降、复视等。

③辅助检查

血液学：血白细胞增高，血沉增快

PPD试验：阳性对诊断有参考价值，但阴性不能排除结核。

胸部影像学：发现活动性或陈旧性结核支持诊断。

脑脊液检查：CSF压力增高可达400 mmH_2O或以上，外观无色透明或微黄，静置后可有薄膜形成；淋巴细胞显著增多，蛋白增高，糖及氯化物降低，CSF抗酸染色仅少数为阳性，CSF培养出结核杆菌 可确诊。

头CT或MRI：典型表现有颅底脑膜强化，也可发现梗阻性脑积水、脑梗死、结核球等。

眼底检查：发现脉络膜结核结节可助诊断；视盘水肿可提示颅内压升高。

(2)鉴别诊断

①所有中枢神经系统感染都应作为鉴别诊断加以考虑(表38-4)。

表38-4　常见中枢神经系统感染的脑脊液改变

	压力	白细胞数	蛋白	糖	氯化物	病原学/血清学	外观
细菌性脑膜炎	增高	＞(500～2000)×10^6/L，多核细胞	明显↑	明显↓	明显↓	涂片、培养可发现病原菌	混浊
病毒性脑膜炎	增高	(50～500)×10^6/L，早期多核细胞稍多，以后单核细胞	轻度↑	正常/↑	可正常	特异性抗体，也可行病毒分离培养	清亮无色
结核性脑膜炎	增高	(200～1000)×10^6/L，早期多核细胞为主，以后单核细	↑	轻度↓	明显↓	涂片、培养找到抗酸杆菌	清亮或微黄
隐球菌性脑膜炎	强高	与结核性脑膜炎相似	轻度↑	↓	↓	墨汁染色查到新型隐球菌	清亮无色

②其他疾病：需要与癌性脑膜炎、脑脓肿、脑肿瘤、狼疮脑病、中枢神经系统血管炎等鉴别。

3. 脑脊液检查结果：压力280 mmH_2O，脑脊液常规：脑脊液外观无色透明，白细胞数360×10^6/L，单核细胞85%；脑脊液生化：蛋白4.88 g/L，葡萄糖1.82 mmol/L，氯化物112 mmol/L。下列治疗措施错误的是

A. 抗结核药物

B. 抗病毒药物

C. 糖皮质激素

D. 脱水降颅压

E. 控制体温

［答案］ B

【评析】 本例诊断首先考虑结核性脑膜炎，治疗包括抗结核药物、糖皮质激素、脱水降颅压及对症支持治疗等，因此答案B是不正确的。

【知识点】 结核性脑膜炎（TBM）的治疗原则：

强调早期治疗、合理选药、联合用药及系统治疗，只要临床症状、体征及实验室检查高度提示本病，即使抗酸染色阴性亦应立即开始抗结核治疗。

（1）一般治疗：包括卧床休息、加强营养支持、维持水电解质酸碱平衡、维持生命体征稳定等。

（2）抗结核治疗：尽量选择通过血脑屏障好的药物。WHO建议至少选择三种药物联合治疗，常用异烟肼、利福平和吡嗪酰胺，第四种药物可选用乙胺丁醇或链霉素。

（3）糖皮质激素：用于脑水肿引起颅内压增高，伴局灶性神经体征和蛛网膜下腔阻塞的重症患者，可减轻中毒症状，抑制炎症反应和减轻脑水肿。

（4）脱水降颅压：颅压升高者可选用渗透性利尿药，如甘露醇、甘油果糖等。

（5）药物鞘内注射：脑脊液蛋白定量明显升高、有早期椎管梗阻、肝功能异常致使部分抗结核药物停用、慢性、复发或耐药的情况下，在全身药物治疗同时可辅以鞘内注射。脑脊液压力较高者慎用此法。

（6）外科治疗：如脑室引流，用于梗阻性脑积水，内科保守治疗失败的颅高压患者。

（二）患者，男性，87岁，3天前发热，T_{max} 38.3℃，伴咳嗽、咳少量黄痰，痰液黏稠，家人给予头孢呋辛口服效果不佳。半小时前突发呼吸急促、口唇发绀、烦躁不安，继而呼之不应。既往史：糖尿病30年，胰岛素治疗，偶尔测餐后血糖15～20 mmol/L；高血压20余年，不规律服用降压药，平时血压160/100 mmHg左右；1年前走路摔倒骨折后长期卧床。心电监护示：BP 102/60 mmHg，HR 134次/分，RR 42次/分，SpO_2 86%。查体：体型消瘦，浅昏迷状态，左肺呼吸音消失，心律齐，腹部未见异常，颈软，Kernig征（—），Brudzinski征（—），双侧Babinski征（—）。心电图：窦性心动过速。

1. 关于本例患者病情分析，错误的是

A. 患者长期卧床，3天前发热、咳嗽、黄黏痰，需考虑肺部感染，肺部查体有助于明确诊断

B. 老年人排痰能力差，尤其长期卧床者，抗感染同时应加强痰液引流

C. 突发呼吸衰竭、意识障碍，查体左肺呼吸音消失，应高度警惕痰堵所致

D. 患者目前血压正常，但应密切监测，警惕休克

E. 病情危重，应尽快向家属交代病情

［答案］ D

【评析】 仅仅以数值衡量血压正常与否，往往存在许多不合理，应重视基础血压水平，详细询问既往血压情况。本例患者血压102/60 mmHg，已较基础血压（160/100 mmHg）明显下降，不能判定为“血压正常”，需要结合神志状态、心率、血压、皮温及色泽、动脉血气等指标迅速评估组织灌注情况，判断是否已经存在休克。因此答案D是错误的。

2. 此时紧急处理不恰当的是

A. 立即高浓度吸氧

B. 立即吸痰

C. 同时准备气管插管等有创抢救事宜，若处理无效，应立即考虑气管插管

D. 倍他乐克缓释片控制心率

E. 立即建立静脉通路，维持循环稳定，调整抗感染方案

［答案］ D

【评析】 本例诊断首先考虑肺部感染，由于痰液堵塞加重病情，导致呼吸衰竭、血压下降、意识障碍，病情危重。处理上应立即给予高浓度吸氧以改善氧合、立即吸痰、建立静脉通路、维持循环稳定，同时向家属交代气管插管等有创抢救事宜、调整抗感染方案等。窦性心动过速可见于多种原因，生理状态下可因运动、情绪激动、焦虑等引起，在发热、贫血、感染、低氧血症、血容量不足、休克、甲亢、心力衰竭等疾病情况下极易发生。本例患者心率增快与低氧血症、可能存在的CO_2潴留和酸中毒、血压下降、重症感染等多种因素有关，治疗应以纠正低氧、改善通气、维持循环稳定为主，而不是简单地使用药物降低心率；并且患者血压已有所下降、倍他乐克缓释片可能导致血压进一步下降，加重病情，故答案D是不恰当的。

四、案例分析题

每个案例至少有3个提问，每个提问有6～12个备选答案，其中正确答案有1个或多个，每选择一个正确答案得1个得分点，每选择一个错误答案扣1个得分点，扣至本问得分点为0。

(一)男性,68岁,1小时前大会讲话时突发左侧肢体无力、剧烈头痛、呕吐、随即昏迷入院。既往高血压病史。查体:BP 220/140 mmHg,HR 110次/分,RR 16次/分,SpO_2 98%,浅昏迷状态,左侧瞳孔0.3 cm,右侧瞳孔0.6 cm,左上肢和左下肢肌力1级,右侧肢体肌力正常,左侧Babinski征(+)。头颅CT提示右侧基底节区大片高密度影。

1. 首选诊断考虑

A. 脑出血

B. 脑血栓形成

C. 脑栓塞

D. 短暂性脑缺血发作

E. 高血压危象

F. 代谢性脑病

[答案] A

【评析】 本题考查知识点为昏迷常见病因——脑出血的识别。根据老年患者、高血压病史、突发一侧肢体活动障碍和意识障碍,结合典型头颅CT表现,诊断考虑脑出血。

【知识点】 脑出血的诊断与鉴别诊断。

(1)诊断:中老年患者在活动中或情绪激动时突然发病,迅速出现局灶性神经功能缺损症状及颅高压症状,应考虑脑出血可能,结合头颅CT检查,可以迅速明确诊断。

(2)鉴别诊断

①与其他脑血管病鉴别:如脑梗死、脑栓塞、蛛网膜下腔出血等。脑梗死常见原因是脑动脉粥样硬化,起病较缓,常在安静或睡眠中发病,多无意识障碍或较轻,CT表现为颅内低密度病灶。脑栓塞以青壮年多见,患者多有风湿性心脏病、房颤、严重骨折等栓子来源病史,CT表现为缺血性梗死或出血性梗死表现。

②昏迷患者应注意与引起昏迷的全身疾病鉴别,如中毒、感染、代谢、内分泌疾病等。

③对有头部外伤史者应与外伤性颅内血肿相鉴别;颅内原发肿瘤可出现脑出血相类似症状,如头痛、呕吐及肢体症状等,注意鉴别,增强的影像学检查可有助于诊断。

2. 应立即采取哪些紧急措施

A. 保持呼吸道通畅,及时吸痰,吸氧

B. 迅速建立静脉通路

C. 立即甘露醇脱水降颅压

D. 控制血压,密切监测生命体征

E. 向家属交代病情危重,签署抢救知情同意书

F. 立即通知神经外科接诊

[答案] ABCDEF

【评析】 本题考查知识点为脑出血所致昏迷的急救处理。对于病情危重患者,应将维持生命体征放在首位,重点在于抢救生命、稳定病情。本例患者脑出血昏迷状态,瞳孔不等大提示存在脑疝征象,病情危重,预后差。治疗上应立即采取紧急抢救措施,给予心电监护、吸氧、保持呼吸道通畅、迅速建立静脉通路、立即脱水降颅压治疗、控制血压、立即请神经外科接诊评估是否手术,同时应向家属充分交代病情和预后,签署抢救知情同意书。

【知识点】 脑出血的治疗要点。

1. 内科治疗

(1)急救处理:安静卧床,心电监护,密切监测生命体征,注意瞳孔变化和意识改变。保持呼吸道通畅,防止舌根后坠,吸氧。建立静脉通路,维持循环血容量。维持水、电解质、酸碱平衡。

(2)降低颅内压:积极控制脑水肿、降低颅内压(ICP)是脑出血急性期治疗的重要环节。可选用甘露醇、甘油果糖、利尿药、人血白蛋白。

(3)控制血压:AHA/ASA指南建议应迅速将收缩压(SBP)控制在140 mmHg的安全范围(II类证据)。

①如果SBP>200 mmHg或MAP>150 mmHg时,可考虑持续静脉给药控制血压;

②如果SBP>180 mmHg或MAP>130 mmHg伴ICP增高时,可考虑ICP监测,间断或持续静脉给药控制血压,保持脑灌注压≥60 mmHg;

③如无ICP增高时,可考虑将目标血压控制在160/90 mmHg水平(Ⅲ类证据)。

(4)纠正凝血功能异常和止血治疗。

(5)预防并发症:包括调整血糖、控制体温、预防消化道出血、避免感染、预防下肢静脉血栓等。

2. 外科治疗:对大量出血、临床进行性恶化的脑出血考虑外科减压。

3. 此时不能对患者做的检查是

A. 心电图

B. 胸片

C. 脑脊液检查

D. 头颅CT

E. 颅内多普勒超声

F. 血气分析

[答案] C

【评析】 本例考查知识点是腰椎穿刺的适应证和禁忌证。本例患者双侧瞳孔不等大，存在脑疝征象，应禁忌腰椎穿刺，否则会加重病情，造成严重后果。

【知识点】 腰椎穿刺进行脑脊液检查对某些疾病，特别是对中枢神经系统疾病的诊断和鉴别诊断具有重要意义，对脑膜炎、蛛网膜下腔出血、转移癌、MS等的诊断具有重要意义，还可以通过腰穿鞘注给药治疗某些疾病。需要注意的是，腰椎穿刺前应排除禁忌证：①颅内压明显升高，或已有脑疝迹象，特别是怀疑后颅窝存在占位性病变；②穿刺部位有感染灶、脊柱结核或开放性损伤；③明显出血倾向或病情危重不宜搬动；④脊髓压迫症的脊髓功能处于即将丧失的临界状态。

(二)女性，36岁，被发现昏迷，室内有煤炉，门窗紧闭，且在室内发现有敌敌畏空瓶。既往体健。查体：血压85/60 mmHg，心率80次/分，面色苍白，四肢厥冷，腱反射明显减弱，心肺腹未见异常。化验尿糖(+)、尿酮体(-)，血胆碱酯酶活性100%，血COHb 55%。

1. 本例患者最可能的诊断是
A. 急性有机磷中毒
B. 急性安眠药物中毒
C. 急性一氧化碳中毒
D. 急性食物中毒
E. 糖尿病酮症酸中毒
F. 低血糖昏迷

[答案] C

【评析】 根据青年女性、环境和现场特点、昏迷表现、无既往疾病病史、血COHb 55%，诊断首先考虑为急性一氧化碳中毒，本例患者已出现四肢厥冷、血压下降表现，为重度一氧化碳中毒。此外，室内发现有敌敌畏空瓶，需要警惕合并急性有机磷中毒可能，但血胆碱酯酶活性100%，可排除。

【知识点】 根据GBZ23-2002《职业性急性一氧化碳中毒诊断标准》，一氧化碳中毒的诊断及分级标准如下。

(1)轻度中毒

①具有以下任何一项表现者

a. 出现剧烈的头痛、头昏、四肢无力、恶心、呕吐；

b. 轻度至中度意识障碍，但无昏迷者。

②血液碳氧血红蛋白浓度可高于10%。

(2)中度中毒

①除有上述症状外，意识障碍表现为浅至中度昏迷，经抢救后恢复且无明显并发症者。

②血液碳氧血红蛋白浓度可高于30%。

(3)重度中毒

①具备以下任何一项者

a. 意识障碍程度达深昏迷或去大脑皮质状态。

b. 有意识障碍且并发下列任何一项表现者：脑水肿；休克或严重的心肌损害；肺水肿；呼吸衰竭；上消化道出血；脑局灶损害如锥体系或锥体外系损害体征。

②碳氧血红蛋白浓度可高于50%。

2. 下列急救措施正确的是
A. 迅速脱离现场，转移到空气新鲜处
B. 立即给予氧疗，创造条件尽早高压氧治疗
C. 立即建立静脉通路，维持循环稳定
D. 防治脑水肿
E. 首先注射苏醒剂
F. 立即静脉输注高糖

[答案] ABCD

【评析】 急性一氧化碳中毒的治疗要点包括：①迅速将患者转移到空气新鲜的地方，卧床休息，保暖，保持呼吸道通畅；②对于生命体征不平稳的患者，应立即采取紧急措施，将维持生命体征稳定放在首位；③纠正缺氧，高压氧舱有效；④防治脑水肿；⑤治疗感染和控制高热；⑥促进脑细胞代谢；⑦防治并发症和迟发脑病等。

3. 社区医生若接诊此患者，最合理的措施是
A. 立即给予急救措施，继续观察病情
B. 立即给予急救措施，及时转诊
C. 不必给予任何治疗措施而应立即转诊
D. 提请上级医院派人会诊
E. 请示当地卫生局依法处理
F. 与患者家属沟通决定下一步治疗措施

[答案] B

【评析】 我国《医疗机构管理条例》规定：医疗机构对危重患者应当立即抢救；对限于设备或者技术条件不能诊治的患者，应当及时转诊。常压下鼻导管吸氧改善缺氧需要很长时间，近年高压氧在急性一氧化碳中毒早期治疗中得到推广和应用。与标准氧疗相比，高压氧治疗可以迅速解离COHb，

促进 CO 清除。尽早高压氧治疗可以尽早排出体内 CO，有益于患者尽快清醒，减轻机体缺氧性损伤，降低迟发脑病发生率。在急性期应尽早送到有高压氧舱的医院行高压氧治疗。

（曾学军　沙　悦　徐　娜）

参考文献

[1] 陈文彬，潘祥林.诊断学.7 版.北京：人民卫生出版社，2008.
[2] 陆再英，钟南山.内科学.7 版.北京：人民卫生出版社，2009.
[3] 贾建平.神经病学.6 版.北京：人民卫生出版社，2008.
[4] 邝贺龄，胡品津.内科疾病鉴别诊断学.5 版.北京：人民卫生出版社，2009.
[5] 陈灏珠.实用内科学.12 版.北京：人民卫生出版社，2005.

第 39 章

中　毒

第一节　有机磷农药中毒

本节提示

1. 掌握有机磷农药中毒的临床表现、诊断要点、紧急治疗措施、阿托品化和阿托品中毒的判断、转诊注意事项。

2. 熟悉中毒程度分级、并发症。

3. 了解其中毒途径、毒理。

一、单选题(每题 1 个得分点)

以下每题有 5 个备选答案，请从中选择 1 个正确答案。

1. 有机磷农药中毒的发病机制是

A. 乙酰胆碱活性降低，胆碱酯酶积聚

B. 胆碱酯酶不能被磷酸化

C. 胆碱酯酶活性增高，乙酰胆碱减少

D. 胆碱酯酶活性降低，乙酰胆碱积聚

E. 乙酰胆碱被水解为胆碱及乙酸

[答案]　D

【评析】 有机磷杀虫药能抑制多种酶，但对人畜的毒性主要在于抑制胆碱酯酶活性。

【知识点】 有机磷农药进入人体后，与体内乙酰胆碱酯酶迅速结合，形成磷酰化胆碱酯酶，使其失去水解乙酰胆碱的能力，导致组织中的乙酰胆碱蓄积引起胆碱能神经先兴奋后抑制(功能紊乱)，出现毒蕈碱样、烟碱样和中枢神经系统症状，严重者可昏迷以至呼吸衰竭而死亡。

2. 有机磷农药中毒中，毒物进入体内的主要途径除外

A. 皮肤

B. 呼吸道

C. 消化道

D. 血液

E. 黏膜

[答案]　D

【评析】 有机磷农杀虫药主要经胃肠道、呼吸道、皮肤和黏膜吸收。吸收后迅速分布于全身各器官，以肝浓度最高，其次为肾、肺、脾等，肌肉和脑内最少。

3. 以下哪一项症状属于有机磷农药中毒的烟碱样症状

A. 多汗

B. 瞳孔缩小

C. 肌张力增强、肌纤维震颤

D. 肺水肿

E. 腹泻

[答案]　C

【评析】 交感神经节受乙酰胆碱刺激，其节后交感神经纤维末梢释放儿茶酚胺使血管收缩，引起血压增高。多汗、瞳孔缩小、肺水肿、腹泻均为毒蕈碱样症状。

【知识点】 急性中毒发病时间与毒物品种、剂量和侵入途径密切相关。

(1)胆碱能危象:是急性有机磷农药中毒的典型表现。

①毒蕈碱样症状:出现最早,主要是副交感神经末梢兴奋所致,类似毒蕈碱作用。临床表现有恶心、呕吐、腹痛、多汗、流泪、流涕、流涎、腹泻、尿频、大小便失禁、心跳减慢和瞳孔缩小。支气管痉挛和分泌物增加、咳嗽、气急,严重者可出现肺水肿。

②烟碱样症状:N 样症状,先兴奋后抑制。乙酰胆碱在横纹肌神经肌肉接头处蓄积和刺激,使面、眼、睑、舌、四肢和全身横纹肌纤维束发生颤动,甚至全身肌肉强直性痉挛。患者常有全身紧束和压迫感,而后发生肌力减退和瘫痪。呼吸肌麻痹出现周围性呼吸衰竭。交感神经节受乙酰胆碱刺激,其节后交感神经末梢释放儿茶酚胺使血管收缩,引起血压升高,心跳加快和心律失常。

③中枢神经系统症状:头晕、头痛、疲乏、共济失调、烦躁不安、谵妄、抽搐和昏迷,也可出现中枢性呼吸衰竭。

(2)中间型综合征(IMS):是指急性有机磷杀虫药中毒所引起的一组以肌无力为突出表现的综合征,因其发生时间介于胆碱能危象与迟发性神经病之间,故称为中间综合征。约在急性中毒后 24～96 小时呼吸肌麻痹、气促,呼吸浅速,常迅速发展为呼吸衰竭而突然发生死亡。

(3)症状复发(也叫反跳现象):乐果和马拉硫磷口服中毒,可在数日至一周后突然再次昏迷,肺水肿或突然死亡。可能与残留有机磷杀虫药重新吸收或解毒药停用过早有关。

(4)局部损害:如过敏性皮炎,可出现水疱和剥脱性皮炎。结膜充血和瞳孔缩小;个别中毒者,在中毒症状消失后 2～3 周,引起感觉、运动神经多发病变,出现迟发性多发性神经炎。主要表现为肢体末端烧灼、疼痛、麻木,以及下肢无力、瘫痪、四肢肌肉萎缩等异常。

二、多选题(每题 1 个得分点)

以下每题有 5 个备选答案,其中正确答案为 2 个或者 2 个以上,多选、少选、错选均不得分。

1. 患者就诊时出现昏迷、针尖样瞳孔,可见于

A. CO 中毒

B. 有机磷农药中毒

C. 吸毒

D. 脑干出血

E. 地西泮中毒

[答案]　BCDE

【评析】　瞳孔缩小,是由动眼神经的副交感神经纤维支配;瞳孔扩大(瞳孔扩大肌收缩),是由交感神经支配。瞳孔正常情况下为圆形,双侧等大。引起瞳孔大小改变的因素很多。生理情况下,婴幼儿和老年人瞳孔较小,青少年瞳孔较大,在光亮处瞳孔较小,兴奋或在暗处瞳孔扩大。病理情况下,瞳孔缩小,见于虹膜炎症、中毒(有机磷类农药、氨基甲酸酯类)、药物反应(毛果芸香碱、吗啡、氯丙嗪)等。瞳孔扩大见于外伤、颈交感神经刺激、青光眼绝对期、视神经萎缩、药物影响(阿托品、可卡因)等。双侧瞳孔大小不等,常提示颅内病变,如脑外伤、脑肿瘤、中枢神经梅毒、脑疝、脑干病变等。

2. 猝死是急性有机磷农药中毒的并发症之一,下列哪些是急性有机磷中毒患者发生猝死的原因

A. 中枢性呼吸衰竭

B. 脑疝形成

C. 严重的心律失常

D. 急性呼吸窘迫综合征(ARDS)

E. 上消化道出血

[答案]　ABCD

【评析】　急性有机磷杀虫药中毒猝死,其原因可能为中枢性呼吸衰竭、脑水肿、脑疝、严重心律失常、ARDS。有些乐果中毒患者经治疗,中毒症状已消除,于出院前后突然心搏骤停,其原因不明。

【知识点】　急性有机磷农药中毒常出现以下并发症,需注意与其他疾病引起的类似症状鉴别:①脑水肿;②中毒性心肌损害;③猝死;④上消化道出血;⑤肺部感染;⑥有机磷迟发性神经病;⑦中间综合征。

三、共用题干单选题(每个提问 1 个得分点)

以下每题有 6 个提问,每个提问有 5 个备选答案,请选择 1 个最佳答案。

女,26 岁,服"农药"约 20 ml 后咳嗽、多汗,继之先咳白色泡沫痰后呈粉红色,抽搐,呼之不应。查体:呼吸 26 次/分,血压 110/80 mmHg,双侧瞳孔针尖大小,两肺满布湿啰音,心率 92 次/分,律齐。衣服上有呕吐物,大蒜样气味。

1. 应考虑何种物质中毒

A. 急性胃肠炎

B. 急性有机磷中毒

C. 急性拟除虫菊酯类杀虫药中毒

D. 急性杀虫脒中毒

E. 急性巴比妥中毒

[答案]　B

【评析】 患者有服“农药”史，有腺体分泌增多、肺水肿、肌肉抽搐、意识丧失等症状，查体呼吸增快，血压正常，瞳孔针尖大小，肺部闻及湿性啰音，衣物上呕吐物有典型蒜臭味，故有机磷农药中毒可能性最大，需进一步检查胆碱酯酶活力、尿中有机磷杀虫药分解产物测定等明确诊断。

有机磷农药中毒除与中暑、急性胃肠炎、脑炎等疾病鉴别外，还应与其他杀虫药中毒鉴别：①拟除虫菊酯类杀虫药中毒患者呼出气和胃液均无特殊臭味，胆碱酯酶活力正常。②杀虫脒（有机氮类杀虫药）中毒患者以嗜睡、发绀、出血性膀胱炎为主要特征，无瞳孔缩小，大汗淋漓、流涎等表现，胆碱酯酶活力正常。

患者无恶心、呕吐、腹痛、腹泻等消化道症状，故不考虑急性胃肠炎。有昏迷，针尖样瞳孔，但无呼吸抑制、血压下降等症状，且呼出气味有蒜味，不支持巴比妥中毒。

此处列举两类有机农药予以鉴别。

表 39-1 有机磷农药要点

鉴别项目	杀虫脒中毒	有机磷中毒
接触史	杀虫脒	有机磷农药
口腔洗胃液	无特殊臭味	有特殊大蒜臭味
瞳孔缩小	－	＋
发绀	明显（无气短）	不明显（严重时明显）
呼吸	浅表不规则	多深大
流涎、大汗、肌颤	－	＋
血尿、膀胱刺激征	＋	－
血；变性血红蛋白	＋	－
尿；4-氯邻甲苯胺	＋	－
血胆碱酯酶活性	正常	下降
高铁血红蛋白症	＋	－
治疗试验	亚甲蓝有效	阿托品、复能剂有效

2. 诊断有机磷中毒的最重要指标为

A. 确切的接触史

B. 毒蕈碱样和烟碱样症状

C. 血胆碱酯酶活力降低

D. 阿托品试验阳性

E. 呕吐物有大蒜味

［答案］ A

【评析】 首先有明确的有机磷农药接触史，这才是中毒的首要因素，而其他选项除与有机磷农药中毒引起外，亦可由某些疾病或药物引起。

3. 该患者病情属

A. 轻度中毒

B. 中度中毒

C. 重度中毒

D. 极度中毒

E. 慢性中毒

［答案］ C

【评析】 该患者多汗、咳白色泡沫痰后呈粉红色，抽搐，呼之不应、双侧瞳孔针尖大小，两肺满布湿啰音等症状及体征，属重度中毒。

【知识点】 有机磷农药中毒程度分级。

（1）轻度中毒：以M样症状为主，主要表现为头晕、头痛、恶心、呕吐、多汗、胸闷、视力模糊、无力、瞳孔缩小等症状。胆碱酯酶活力一般在50%～70%（正常人胆碱酯酶活力为100%）。

（2）中度中毒：除上述症状外，M样症状加重，出现N样症状，主要还出现肌纤维颤动、瞳孔明显缩小、轻度呼吸困难、流涎、腹痛、步态蹒跚，意识清楚。胆碱酯酶活力一般在30%～50%。

（3）重度中毒：除上述M、N样症状外，还出现昏迷、抽搐，合并脑水肿、肺水肿、呼吸衰竭等。胆碱酯酶活力一般在30%以下。

4. 本病例应立即给予

A. 洗胃

B. 吸入经酒精湿化的高浓度氧气

C. 毛花苷C静脉注射

D. 静脉注射阿托品

E. 氨茶碱静脉注射

［答案］ A

【评析】 有机磷农药中毒的救治在短时间内

最重要，最行之有效的措施是洗胃，防止毒物继续被吸收，再相应地应用解毒药治疗，阿托品、解磷定是有机磷类毒物的解药，故立即采取的重要措施是彻底洗胃。

【知识点】 切断毒源和充分洗消是抢救成功的重要因素，洗消不彻底常常是中毒症状复发和反跳的主要原因。因为皮肤和消化道染毒后，常常成为毒物的贮存所，毒物在几小时内和几天内可继续被吸收。决不能因为给足了特效解毒药而忽视充分洗消，因解毒药的作用是有限的。有机磷中毒时，由于胃肠功能紊乱，肠道中毒物可能由于肠道逆蠕动而进入胃中，可留置胃管反复洗胃。一般在服毒后 6 小时内洗胃效果最好，但即使超过 6 小时，由于部分毒物仍残留于胃内，多数情况下仍需洗胃。洗胃时应采取左侧卧位，判断急性有机磷中毒患者洗胃是否彻底可参考洗出液是否澄清无味。

5. 经洗胃和阿托品 56 mg 治疗后瞳孔散大，烦躁，谵妄、惊厥、昏迷，皮肤潮红，心率 136 次/分，肺部仍有散在湿性啰音，有尿潴留。该患者此时的状况应为

A. 阿托品化
B. 阿托品中毒
C. 阿托品不足
D. 中毒性肺水肿
E. 低渗状态

［答案］ B

【评析】 患者有口服有机磷农药病史，经阿托品治疗，达到“阿托品化”，表现为瞳孔较前扩大、口干、皮肤干燥和颜面潮红、肺部湿性啰音消失及心率加快。如患者出现瞳孔明显扩大、神志模糊、烦躁不安、谵妄、惊厥、昏迷和尿潴留等情况，则提示阿托品中毒，应立即停用阿托品，酌情给予毛果芸香碱对抗，必要时采取血液净化治疗。

四、案例分析题

每个案例至少有 3 个提问，每个提问有 6～12 个备选答案，其中正确答案有 1 个或多个，每选择一个正确答案得 1 个得分点，每选择一个错误答案扣 1 个得分点，扣至本问得分点为 0。

青年女性，25 岁。10 分钟前，家属发现患者在家中意识不清，四肢强制性痉挛，伴呼吸困难，急送就近社区卫生中心。入院时查体：昏迷，瞳孔缩小，流涎，多汗，呼吸急促，两肺满布湿啰音，心率减慢，呼气有刺激性大蒜味。

1. 对该患者立即处理的措施是

A. 阿托品 1 mg 静脉注射
B. 1%亚甲蓝 10 ml 静脉注射
C. 20%甘露醇滴注
D. 维生素 K_1　10 mg 静脉注射
E. 阿托品 10 mg 静脉注射＋洗胃

［答案］ E

【评析】 根据该患者症状、体征及呼气有刺激性大蒜味这一特征，考虑急性有机磷农药中毒可能性大。本题主要注意有机磷农药中毒的解毒药之一，抗胆碱能药——阿托品的应用。根据症状为重度中毒，立即静脉注射阿托品，首次药剂量为 10～20 mg。同时要马上洗胃，减少有机磷农药吸收。

【知识点】 阿托品首次使用，根据中毒途径不同，使用剂量不同。

(1)呼吸道中毒：①轻度中毒 1～2 mg；②中度中毒 2～5 mg；③重度中毒 5～10 mg。

(2)消化道中毒：①轻度中毒 2～5 mg；②中度中毒 5～10 mg；③重度中毒 10～20 mg。

(3)给药途径：轻度肌内注射，中度、重度静脉注射。

2. 明确诊断需做的检查是

A. 血液碳氧血红蛋白测定
B. 全血胆碱酯酶活力测定
C. 血乙醇浓度
D. 血铅测定
E. 尿中有机磷杀虫药分解产物测定

［答案］ BE

【评析】 有机磷农药中毒患者主要明确诊断的实验室检查如下。

(1)血胆碱酯酶活力测定：血胆碱酯酶活力不仅是诊断有机磷杀虫药中毒的特异性指标，还能用来判断中毒程度轻重，评估疗效及预后。

(2)尿中有机磷杀虫药分解产物测定：检测尿液中某些有机磷杀虫药代谢产物，如对硫磷氧化分解生成的对硝基酚，敌百虫代谢产生的三氯乙醇等，可了解毒物吸收情况，对中毒的诊断提供帮助。

3. 对于该患者的抢救原则是

A. 解毒药的应用，静脉滴注解磷定和(或)静脉注射阿托品
B. 终止接触毒物
C. 催吐、洗胃、导泻，清除尚未吸收的毒物
D. 利尿，血浆置换等，促进已吸收的毒物排出
E. 对症支持治疗

［答案］ ABCDE

【知识点】 急性有机磷农药中毒的治疗原则。

(1)终止接触：将患者立即撤离中毒现场，脱去污染衣物，用微温的清水(有时可用肥皂水、弱碱液)反复清洗皮肤、毛发、指甲，直到闻不到农药味为止，清洗方式以冲洗最佳。

(2)清除尚未吸收的毒物：口服中毒的患者应积极进行催吐、洗胃、导泻，处理措施愈早、愈彻底，预后愈好。

①催吐：适用于神志清楚、生命体征平稳、配合治疗的患者，让患者饮水 300～500 ml，然后压迫舌根，刺激咽后壁催吐，也可口服依米丁糖浆催吐。

②洗胃：常用的洗胃液有清水、碳酸氢钠溶液、高锰酸钾溶液，但敌百虫中毒禁用碱性溶液，对硫磷、乐果、内吸磷、马拉硫磷中毒禁用高锰酸钾溶液；洗胃要求彻底(洗出的胃液无农药味为止)，口服量大者洗胃后要保留胃管，48 小时内反复洗胃，每 4～6 小时一次，每次 1000～2000 ml。

③导泻：选用盐类泻剂如 5%硫酸钠溶液 60～100 ml，禁用油类泻剂。

(3)促进已吸收的毒物排出

①利尿：可促进吸收的毒物由肾排出，因患者接受洗胃、大量补液、大剂量阿托品治疗，常有低渗状态，故利尿宜选用高渗利尿药如 20%甘露醇。

②血浆置换或血液灌流。

(4)解毒药物的应用

①抗胆碱药：阿托品为急性有机磷农药中毒最常使用的药物，可有效地阻断 M 受体，对抗有机磷农药中毒所致的呼吸抑制、支气管痉挛、肺水肿和循环衰竭等；阿托品的使用原则：早期、足量、反复用药直至阿托品化后减量维持治疗，病情稳定后及时停药；阿托品的用量因人而异、因病情而异，阿托品化的指标：皮肤干燥、口干、颜面潮红、心率加快在 90～100 次/分、瞳孔较前扩大并不再缩小、肺部啰音消失、体温轻度增高、轻度烦躁。其他的抗胆碱药有山莨菪碱、东莨菪碱、长托宁等。

②胆碱酯酶复能药：目前常用的有氯解磷定、碘解磷定，主要对内吸磷、对硫磷、甲胺磷等效果好，对敌敌畏、敌百虫效果差，对乐果、马拉硫磷疗效不明显，对谷硫磷、二嗪农无效；复能药的使用原则：及早用药，中毒 48 小时内使用效果好，否则磷酰化胆碱酯酶老化不易恢复活性；首剂足量；重复用药；联合用药，与阿托品合用，两药均要减量；宜缓慢静脉注射，注射过快会抑制胆碱酯酶活性。

(5)对症及支持治疗：保持呼吸道通畅，给氧，必要时应用人工呼吸机，纠正肺水肿、休克、心力衰竭、心律失常，防止脑水肿，保护肾功能，维持水、电解质、酸碱平衡。

4. 查全血胆碱酯酶活力为 0。确诊为急性有机磷中毒，先用 2%碳酸氢钠溶液洗胃，直到洗出液澄清、无异味为止。同时用阿托品与碘解磷定治疗，8 小时后神志清醒，随即将阿托品与碘解磷定减量，12 小时后停用上述药物，但在停药的 10 小时后突然再次昏迷，继而呼吸停止。导致本例病情突然恶化的原因为

A. 服毒量过多

B. 来院较迟

C. 抢救不及时

D. 维持用药时间不够

E. 用药剂量不足

［答案］ D

【评析】 抗胆碱能药阿托品应早期、足量、反复给药，迅速达到阿托品化，减量维持 3～5 日。胆碱酯酶复活药与抗胆碱能药阿托品合用有很好的互补作用，应于中毒后 24 小时内应用，72 小时后减量。但胆碱酯酶复能药对已老化的胆碱酯酶无复能作用，故应尽早治疗。一般认为 72 小时后其疗效较差或无明显重活化作用。故本例患者突然恶化的原因为维持用药时间不够。

5. 患者病情加重，经与家属沟通后，转上级医院进一步治疗。关于有机磷农药中毒病例是否转诊，以下哪些说法是合适的

A. 轻、中度中毒患者经及时治疗，均能治愈

B. 重度中毒有并发症患者，预后较差，病死率较高

C. 无治疗条件的基层医院应及时转上级医院治疗，以免延误

D. 凡有机磷农药中毒患者均需住院治疗

E. 以上说法均正确

［答案］ ABCDE

【评析】 有机磷农药中毒病例的预后及转诊指征：轻、中度中毒患者经及时治疗，均能治愈，重度中毒有并发症患者，预后较差，病死率较高，基层医院无治疗条件时应及时转入上级医院治疗，以免延误。凡有机磷中毒患者均需住院治疗。

第二节　安眠药中毒

本节提示

1. 掌握安眠药中毒的急救治疗要点;解毒药物的应用;转诊注意事项。
2. 熟悉安眠药中毒程度分级及表现。
3. 了解其中毒毒理、预后。

一、单选题(每题1个得分点)

以下每题有5个备选答案,请从中选择1个正确答案。

1. 巴比妥中毒导致休克的原因是

A. 血浆渗出导致血容量减少

B. 剧烈吐泻导致血容量减少

C. 毒物抑制血管舒缩中枢

D. 代谢性酸中毒

E. 心肌损害

［答案］ C

【评析】 巴比妥盐类药物,主要通过选择性抑制脑干网状结构上行激活系统,使大脑皮质兴奋性降低,引起睡眠。大剂量可抑制呼吸和血管运动中枢,出现呼吸衰竭,周围血管扩张可引起休克,导致肝肾功能损害。

【知识点】 镇静催眠药中毒机制。

近年研究苯二氮䓬类的中枢神经抑制作用,认为该类药的作用与增强γ-氨基丁酸(GABA)能神经的功能有关,考虑在神经突触后膜表现有由苯二氮䓬受体、GABA受体、氯离子通道组成的大分子复合物,苯二氮䓬类与苯二氮䓬受体结合后,可加强GABA与GABA受体结合的亲和力,使得GABA受体偶联的氯离子通道开放而增强GABA对突触后的抑制功能。

巴比妥类对GABA能神经有与苯二氮䓬类相似的作用,但由于两者在中枢神经系统的分布有所不同,作用也有所不同,苯二氮䓬主要选择性作用于边缘系统,影响情绪和记忆力,巴比妥类分布广泛,但主要作用于网状结构上行激活系统而引起意识障碍,巴比妥类对中枢神经系统的抑制有剂量-效应关系,随着剂量的增加,由镇静、催眠到麻醉,以至延脑中枢麻痹。

非巴比妥、非苯二氮䓬类镇静催眠药物对中枢神经系统有与巴比妥类相似的作用。

2. 女,41岁,有癫痫病史,长期服用苯巴比妥钠片。入院前家属发现患者昏迷在床,呼之不应,遂急送入院。追问病史,患者近1年来精神抑郁,家属诉入院前一天药瓶内曾有约半月药量,目前药瓶已空。查体:T 36.6 ℃,P 82次/分,呼吸浅,R 11次/分,BP 102/61 mmHg,双眼球震颤,双侧瞳孔等大等圆,直径约3 mm,对光反射迟钝,唇、手指轻微震颤,双肺呼吸音稍粗,未闻及明显干湿啰音,心音低钝,律齐,双下肢无水肿,余查体无特殊。诊断考虑急性苯巴比妥中毒。患者中毒程度分级

A. 轻度中毒

B. 中度中毒

C. 重度中毒

D. 极重度中毒

E. 正常用药反应

［答案］ B

【评析】 巴比妥类药物中毒,可引起中枢神经系统抑制,症状与剂量有关。中毒程度分级如下。

(1)轻度中毒:服药量为催眠剂量2～5倍,表现为嗜睡、记忆力减退、言语不清,判断及定向障碍。

(2)中度中毒:服药量为催眠剂量5～10倍,患者昏睡或浅昏迷,呼吸浅慢,可有唇、手指或眼球震颤。

(3)重度中毒:服药量为催眠剂量10～20倍,患者呈深昏迷,呼吸浅慢甚至停止,血压下降,体温不升,可并发脑水肿、肺水肿及急性肾衰竭等。

根据患者情况,中毒程度分级为中度中毒。

二、多选题(每题1个得分点)

以下每题有5个备选答案,其中正确答案为2个或者2个以上,多选、少选、错选均不部得分。

1. 抢救口服巴比妥类药物中毒的患者,应采取

A. 补液并加利尿药

B. 用硫酸钠导泻

C. 用碳酸氢钠碱化尿液

D. 用中枢兴奋药维持呼吸

E. 洗胃

［答案］ ABCDE

【评析】 镇静催眠药的急救处理原则如下：

(1)洗胃：经口服中毒意识清醒者可催吐和洗胃，昏迷者宜插管洗胃，选用温水或1∶5000高锰酸钾溶液。洗胃后胃内灌入药用活性炭，吸附残存药物，30～60分钟给予硫酸钠导泻。

(2)加强生命支持治疗：维持有效的气体交换和有效的血容量。保持呼吸道通畅，吸氧；酌情使用呼吸兴奋药，维持呼吸功能；必要时应用呼吸机辅助呼吸。低血压者先扩容，必要时给予血管活性药物。

(3)促进已吸收药物的排泄：输液、利尿、碱化尿液(巴比妥类为弱酸性物质，碱化尿液可促使长效巴比妥类离子化，减少肾小管重吸收，促使肾药物排泄。静脉滴注5%碳酸氢钠150～250 ml，尿pH达7.5～8.0，可促进巴比妥类从肾排出)，必要时行血液净化治疗。

(4)特效解毒药：巴比妥类及吩噻嗪类中毒目前尚无特效解毒药。氟马西尼是相对特异的BZD受体竞争性拮抗药，对苯二氮䓬类药有解毒作用，本药半衰期短，治疗有效后宜重复给药，以防复发。注意氟马西尼剂量过大可发生抽搐。

(5)对症支持治疗：低体温者注意保暖，心律失常者给予心电监护，纠正水电解质紊乱后给予抗心律失常药，适量选用呼吸兴奋药，纳洛酮静脉注射有助于缩短昏迷时间，预防性应用抗生素。

(6)治疗并发症：并发肺炎者，应常翻身、拍背、排痰，针对性应用抗生素。急性肾衰竭者应及时纠正休克。进入无尿期者应注意水电解质平衡。

三、案例分析题(每题1个得分点)

以下每题有6个备选答案，其中正确答案为1个或者多个，多选、少选、错选均不得分。

患者，女性，27岁，因自服某药(具体不详)，意识不清4小时，呼吸困难2小时急诊入院。入院前3小时曾在急诊科行清水洗胃。既往体健。入院查体：T35.6 ℃，P 107次/分，R 23次/分，BP 105/60 mmHg，深昏迷，双侧瞳孔0.2 cm，皮肤温湿度适中，呼吸急促，口唇发绀，鼻腔可见稀薄分泌物，双肺满布湿罗音，心音低钝，肝脾未触及，双下肢无水肿。辅查：心电图示窦性心动过速。

1. 目前如何处置

A. 继续清水洗胃。待明确诊断后及时换用特殊洗胃液

B. 维持生命体征平稳，密切观察病情变化

C. 详细追问病史，重点向家属了解服药种类、数量、药品包装等。详细查体

D. 留取胃液、呕吐物、血液、尿液送检，明确毒物性质

E. 待明确诊断后及时使用特效解毒药

F. 急查血胆碱酯酶、血常规、肝肾功、心肌损伤酶谱、凝血功能、血气等

［答案］ ABCDEF

【评析】 对急性中毒患者，中毒原因不明，急诊处理原则：①立即脱离中毒现场，终止与毒物继续接触。②迅速清除体内已被吸收或尚未吸收的毒物。③如有可能，尽早使用特效解毒药。④对症支持治疗。针对危重患者，抢救生命第一，故需评估生命体征并维持生命平稳，在此前提下积极明确中毒原因，及时对症治疗，ABCDE选项均恰当。

2. 追问病史，患者家属提供证据，患者服用“地西泮”80余片，尿液毒物检查明确地西泮成分，胆碱酯酶活力正常，目前诊断考虑急性地西泮中毒并肺水肿。患者中毒程度分级属于

A. 轻度中毒

B. 中度中毒

C. 重度中毒

D. 极重度中毒

E. 正常用药反应

F. 药物不良反应

［答案］ C

【评析】 患者有深昏迷、呼吸困难、低体温35.6 ℃，血压正常低值，脉搏增快，瞳孔缩小，故中毒程度为重度。

【知识点】 苯二氮䓬类药物的中枢神经系统抑制作用较轻，分级有轻度与重度中毒症状，两者之间属中度。

轻度中毒：头晕、嗜睡、语言模糊，动作不协调等。

重度中毒：出现昏迷、低体温，在34～35 ℃。呼吸浅而慢，并出现呼吸困难和呼吸性酸中毒，严重时致呼吸骤停。血压下降、脉搏增快及尿量减少，重者出现休克、心搏骤停和肾衰竭，可伴有椎体束征，肌张力增高和震颤，瞳孔由小变大，对光反射消失等。

3. 哪些药物需尽快使用

A. 纳洛酮
B. 亚甲蓝
C. 氟马西尼
D. 11.2%乳酸钠
E. 乙酰胺
F. 解磷定
［答案］ C

【评析】 本病例患者为急性地西泮中毒，地西泮属苯二氮䓬类药物，氟马西尼是相对特异的苯二氮䓬类药物受体竞争性拮抗药，能快速逆转昏迷，需尽快使用。首次 0.2 mg 稀释后缓慢静脉注射，必要时重复注射，总量可达 2 mg。

4. 关于本病例的预后，下列说法正确的有
A. 患者无须治疗即可恢复
B. 患者中毒深，需积极住院观察、治疗
C. 此病病死率高达 10%以上
D. 患者恢复意识后常遗留中枢神经系统后遗症
E. 经清水洗胃后即可恢复
F. 24 小时内可恢复意识
［答案］ B

【评析】 关于镇静催眠药的预后，轻度中毒患者无须治疗即可恢复，中度中毒患者经精心护理和适当治疗，在 24～48 小时可恢复，重度中毒患者可能需要 3～5 日才能恢复意识。病死率低于 5%。患者有昏迷、呼吸困难等症状，合并肺水肿，为重度中毒病例，需积极住院治疗。住院标准：服用较大剂量镇静催眠药，时间较长，出现昏迷、呼吸抑制及并发症者需要住院治疗。

5. 下述哪些情况需积极转诊
A. 无法判断何种药物中毒，经对症治疗无缓解。
B. 社区无氟马西尼等解毒药。
C. 出现昏迷、呼吸抑制及肺水肿等并发症。
D. 服用药物剂量过大，时间较长，需行血液透析等特殊治疗。
E. 出现体温、血压等生命体征不稳。
F. 经清水洗胃后恢复意识
［答案］ ABCDE

【评析】 社区急性药物中毒病例转诊指征：①对急性药物中毒诊断不清；②社区无特效解毒剂的急性药物中毒。③病情危重，在社区治疗困难。④需做特殊治疗。

转诊注意事项。

(1)在社区积极抢救，做到首诊负责，边抢救边安排转送。

(2)做到边问病史，边检查，边治疗，边洗胃，边处理。

(3)对看起来较轻的来诊者也要认真处理。

(4)抢救平稳再转诊，在转送中抢救。

(5)对没有特效解毒药中毒的，对症处理。

(6)警惕解毒药中毒。

(7)对中毒者家属及个人做好心理工作。

第三节　蛇 咬 伤

本 节 提 示

1. 掌握毒蛇咬伤紧急处理方法。
2. 熟悉其临床表现及转诊注意事项。
3. 了解其主要毒理及预后，毒蛇与无毒蛇的鉴别。

一、单选题(每题 1 个得分点)

以下每题有 5 个备选答案，请从中选择 1 个正确答案。

1. 银环蛇咬伤致死主要原因
A. 循环衰竭
B. DIC
C. 呼吸衰竭
D. 肾衰竭
E. 肝衰竭
［答案］ C

【评析】 银环蛇毒属于神经性毒为主，呼吸衰竭是主要死因，病程较短，危险期在 1～2 日，幸存者常无后遗症。

【知识点】 毒蛇大致可分成三大类，其分类和

致病机制如下。

(1)以神经毒为主的毒蛇:有金环蛇、银环蛇及海蛇等,毒液主要作用于神经系统 引起肌肉麻痹和呼吸麻痹。

(2)以血液毒为主的毒蛇:有竹叶青、蝰蛇和龟壳花蛇等,毒液主要影响血液及循环系统,引起溶血、出血、凝血及心脏衰竭。

(3)兼有神经毒和血液毒的毒蛇:有蝮蛇、大眼镜蛇和眼镜蛇等,其毒液具有神经毒和血液毒的两种特性。

2. 毒蛇咬伤最有效的早期治疗方法

A. 局部注射胰蛋白酶

B. 局部清创

C. 单价抗蛇毒血清

D. 多价抗蛇毒血清

E. 中医中药

[答案] D

【评析】 抗蛇毒血清作为中和蛇毒的特效解毒药,用药后见效迅速,目前已成为治疗毒蛇咬伤的首选特效药物,在进行伤口处理的同时,要尽早足量应用抗蛇毒血清治疗,最有效的是单价抗蛇毒血清。

3. 毒蛇咬伤最有效的局部早期处理是

A. 胰蛋白酶局部注射或套封

B. 拔除毒牙

C. 伤口近心端肢体结扎

D. 局部伤口烧灼

E. 局部外敷中草药

[答案] A

【评析】 胰蛋白酶 2000～4000U 与 0.5%普鲁卡因(皮试不过敏者)稀释,在伤口周围皮下进行浸润注射或环形封闭,可以减少蛇毒吸收,同时胰蛋白酶可分解蛇毒,是最有效的局部处理手段。

二、多选题(每题1个得分点)

以下每题有5个备选答案,其中正确答案为2个或者2个以上,多选、少选、错选均部得分。

蛇毒的有效成分(ABCDE)

A. 神经毒

B. 血液毒

C. 溶细胞毒

D. 凝血素

E. 各种酶

[答案] ABCDE

【评析】 蛇毒的毒理学分类有三种:神经毒、血液毒和酶类。

(1)神经毒:主要作用于神经系统,阻断神经肌肉结合点的介质传递,引起横纹肌瘫痪,呼吸肌麻痹。

(2)血液毒:主要包括心脏毒、溶细胞毒和凝血素等。①心脏毒:主要作用于心脏引起心力衰竭。②溶细胞毒:可使血细胞破坏,血管内皮细胞发生坏死。③凝血素:可引起血栓形成。最终导致心肌细胞坏死,心律失常,循环衰竭,溶血和DIC。

(3)酶类:有蛋白水解酶、脂肪水解酶等,使组织肿胀、出血、坏死。

故本题选 ABCDE。

三、案例分析题(每题1个得分点)

以下每题有6个备选答案,其中正确答案为1个或者多个,多选、少选、错选均不得分。

患者,男。因左手环指被毒蛇咬伤20分钟急诊入院。患者诉于河边抓鱼时,不慎被毒蛇咬伤左手,即感疼痛、出血,自行用力挤出毒血,左手指即刻肿胀,肿势迅速向上延伸;用布条扎紧手腕部,由家属送来本院急诊。查体:BP 138/85 mmHg,R 20次/分,HR 78次/分。神志清晰,无胸闷气促,无恶心呕吐,两眼视物清,无明显复视,左手环指第二指节伸侧见齿印二枚,间距约1 cm,局部皮肤淤紫,有渗血,左手肿胀,肿势延至左前臂中段。

1. 以下哪些急救处理措施是合适的

A. 立即进行过氧化氢冲洗伤口,同时在近心端用注射器7号针头点刺,挤出毒血,8层消毒纱布进行过氧化氢湿敷

B. 肌内注射 T. A. T 1500U、抗蝮蛇血清6000U,地塞米松10 mg。季德胜蛇药片常量口服,外敷患手指,抗生素预防感染

C. 给予牛黄解毒片2片,2次/日,法莫替丁(信法丁)保护胃黏膜,嘱多饮红茶以增加小便量,使体内蛇毒尽快从二便排出

D. 稳定患者情绪,卧床休息,观察患者血压、脉搏、呼吸及患肢肿势

E. 住院期间继续绷扎右侧上肢

F. 伤肢制动,放下垂位,局部紧急处理后及时送医

[答案] ABCD

【评析】 毒蛇咬伤紧急处理措施。镇静,辨明毒蛇种类。伤肢制动,放下垂位。护送,争取在2

小时内处理好伤口，及时转送。

(1)局部紧急处理：目的为阻止蛇毒扩散吸收。

①缚扎：咬伤后应立即就地取材，在伤口以上 5 cm 处结扎布带等阻断淋巴和浅静脉回流。结扎带每 20 分钟松开 2 分钟。在局部伤口采取有效排毒或全身应用抗蛇毒血清后可解除缚扎。咬伤超过 12 小时后则不需要缚扎。

②扩创排毒：毒蛇咬伤 12 小时内可用温、冷开水冲洗伤口，并用 1%高锰酸钾、3%过氧化氢溶液等反复冲洗伤口及周围皮肤。若发现毒牙，应即用镊子取出。局部冲洗后，常规消毒，以 0.5%普鲁卡因作局部封闭。以牙痕为中心作"X"形切口，深达真皮。若咬伤超过 24 小时或伤口已坏死，或被五步蛇和蝰蛇咬伤后伤口流血不止，则不作扩创术。

③早期用抗蛇毒血清：由一种毒蛇的蛇毒制成的抗蛇毒血清称为单价血清，只能中和同种蛇毒。若用数种毒蛇的蛇毒制成的抗蛇毒血清称为多价血清，能治疗其中任何一种毒蛇咬伤，但疗效不及单价血清。部分患者对抗蛇毒血清可发生过敏反应，应用前必须做过敏试验；以 0.1 ml 抗蛇毒血清加 1.9 ml 生理盐水，然后吸取 0.1 ml 经稀释后的血清在前臂内侧作皮内注射，观察 15～20 分钟，注射部位无丘疹隆起，周围无红晕和蜘蛛足者为阴性，才可注射。有时为争取时间，亦可先静脉推注地塞米松 20～30 mg 后，缓慢滴注稀释后的抗蛇毒血清，以 15～20 滴/分的速度滴注，观察 15～20 分，若无反应，即可按常规速度滴入。如在用药过程中发生过敏性休克反应，速用 0.1%肾上腺素 0.5 ml 皮下注射及地塞米松 5～10 mg 静脉注射。

④胰蛋白酶或糜蛋白酶局部封闭：胰蛋白酶或糜蛋白酶能直接破坏蛇毒。常用胰蛋白酶 2000U 或糜蛋白酶 5～10 mg，加 0.25%普鲁卡因 5～20 ml 以牙痕为中心，局部浸润注射或伤肢近心端作套封，深至深筋膜。

(2)药物治疗

①肾上腺皮质激素：它具有显著的抗炎症、抗过敏、抗毒血症、抗休克和稳定溶酶体膜的作用。一般用地塞米松 0.5～1 mg/(kg·日)，分 3 次静脉注射。重症病例可用 3～5 日，逐渐减量至停药。

②抗组胺药：毒蛇咬伤后常使用抗组胺药物，如异丙嗪(非那根)，氯苯那敏(扑尔敏)4 mg，夫酶尔。

③抗胆碱酯酶药：眼镜蛇毒、海蛇毒、银环蛇类神经毒能竞争性结合于运动终板(突触后)的乙酰胆碱受体，取代乙酰胆碱；海蛇毒及银环蛇类神经毒作用于突触前，即抑制运动神经末梢线粒体的氧化磷酸化，影响突触小泡释放胆碱。抗胆碱酯酶药能间接使胆碱能神经兴奋，常用药有新斯的明、安贝氯铵，肌内注射 0.5～1 mg/次，每 4～6 小时可重复一次。对眼镜蛇科的神经毒有逆转作用。

④中医辨证论治：常用中成药如南通蛇药、上海蛇药片、广州蛇伤解毒片等内服。

⑤对症及支持疗法

输液：可纠正水电解质平衡紊乱，促进毒液的排泄，增加必要的热量。但应适当控制液体量，以免输液过多，特别是生理盐水过多造成心脏负担过重，甚至导致心力衰竭、肺水肿。输液过多还会使血浆渗出增多、增快，加重组织水肿，甚至加重出血。一般每天限制在 1500～2000 ml。

输血：若有失血性休克，输血是必要的，但必须掌握输血时机。如五步蛇咬伤导致休克与急性弥散性血管内凝血(DIC)时，过早输血，会使休克患者更难复苏。因为，五步蛇凝血毒素具有选择性作用，它可直接使纤维蛋白凝固，故蛇伤休克与 DIC 时，宜在凝血机制恢复正常后，采取少量多次输新鲜血，才能达到治疗的效果。

抗感染：蛇伤伤口常易发生混合性感染，甚至特殊感染如破伤风及气性坏疽。

利尿脱水药的应用：20%甘露醇 250 ml 静脉注射，1～2 次/日。

保护肾脏，碱化尿液。

2. 关于区分毒蛇咬伤与无毒蛇咬伤，以下哪些选项是正确的

A. 蛇皮颜色较鲜艳，或有特殊花纹的，考虑毒蛇可能性大，反之考虑为无毒蛇

B. 无毒蛇蛇头多呈椭圆形，有毒蛇蛇头多为三角形

C. 毒蛇体型多粗短不均，无毒蛇体型常细长均匀

D. 非毒蛇咬伤有 2～4 行牙痕，浅而细小，锯齿状分布，毒蛇咬伤有 1 对牙痕，牙痕较深，出现症状快

E. 毒蛇性情凶猛，无毒蛇性情胆小

F. 毒蛇尾部短钝或呈倒扁型，无毒蛇尾部长而尖细

[答案] ABCDE

【评析知识点】

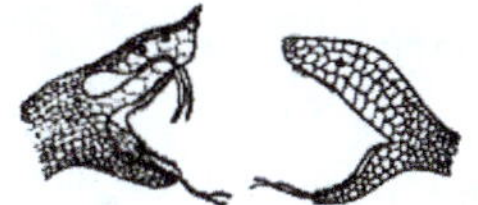
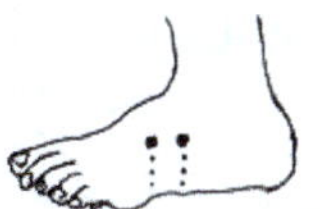
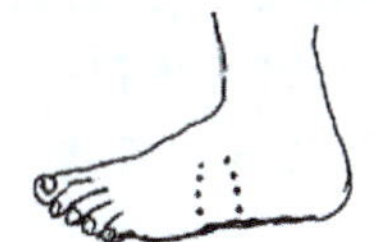

毒蛇口腔内有一对毒牙（左）；无毒蛇口腔内无毒牙　　毒蛇咬伤的牙痕　　无毒蛇咬伤的细小牙痕

图 39-1　毒蛇、无毒蛇牙痕区别

表 39-2　毒蛇与无毒蛇的区别

	毒蛇	无毒蛇
颜色、花纹	较鲜艳或有特殊斑纹	多不鲜艳
头部	多呈三角形	一般呈椭圆形
毒牙、毒腺	有	无
体型	粗而短，不均匀	一般细长，体型相称
尾部	短钝或呈倒扁型	长而尖细
动态	栖息时常盘团，爬行动作迟缓	爬行动作迅速
性情	性情凶猛	胆小怕人

3. 关于毒蛇咬伤的临床表现，以下哪些描述是正确的

A. 蛇毒按照毒理作用分为神经毒、血循环毒及其他毒性酶等，不同蛇毒类型所致临床表现有所差异

B. 神经毒损伤患者局部症状轻微，全身症状一般在咬伤后 1～3 小时出现。重者迅速出现呼吸和循环衰竭。呼吸衰竭是主要死因

C. 血循环损伤患者局部症状明显，肿胀迅速向肢体近端蔓延，并引起淋巴管炎或淋巴结炎。全身症状多在咬伤后 2～3 小时出现，重者可出现心、肾、肝衰竭，休克，DIC。脏器出血、循环衰竭是主要死因

D. 肌肉毒损伤患者除神经毒损伤表现外，最具有特征性的表现是横纹肌瘫痪和肌红蛋白尿，可致高钾血症、急性肾衰竭

E. 混合毒素损伤可同时出现神经毒、血循环毒的临床表现

F. 混合毒素损伤发病急，局部与全身症状均较明显

［答案］　ABCDEF

【评析】　ABCDEF 选项均是正确的，恰当描述了三种毒理类型蛇毒的主要临床表现。

4. 经治疗，入院 7 小时 30 分后，患者已解小便数次，量较多，解大便 1 次。查体：患肢肿势已达到上臂中段，予再次肌内注射抗蝮蛇血清 6000U，同时静脉滴注地塞米松 20 mg，法莫替丁 40 mg，继续口服清热解毒、通利二便中药。入院后 13 小时检查：患者肿势已超过肩关节，达左侧颈肌，前胸、后背部亦肿，测血压、脉搏、呼吸尚属正常。关于入院后及进一步处理措施，以下哪些选项是合适的

A. 积极完善三大常规，凝血、肝肾功能、心肌酶谱、血气分析、心电图等急诊检查

B. 查心肌损伤酶谱提示肌酸激酶 1245 U/L，与患者家属沟通后转上级医院进一步治疗

C. 病情加重，转院后，再予以肌内注射抗蝮蛇血清 6000U 4 支，且因周身肿胀明显，在四肢均做切开减压术

D. 出现肾功能进行性加重，少尿，予以注射呋塞米利尿，必要时血液透析

E. 呼吸衰竭时及时行气管插管或气管切开

F. 维持生命体征、水、电解质、酸碱代谢平衡，预防器官衰竭、DIC 等

［答案］　ABCDEF

【评析】　肌酸激酶 1245 U/L，明显升高，考虑到心功能受到损害，且蝮蛇毒为混合毒，如果膈肌麻痹将影响呼吸功能，患者有生命危险，需转院进一步治疗。

【知识点】　毒蛇咬伤的预后。毒蛇咬伤后，毒

素进入血液循环，中毒者可在短时间内死亡。局部和全身症状决定于毒蛇种类和蛇毒的量。全身症状严重和有多器官衰竭者预后差。

住院标准：毒蛇咬伤者应住院观察和治疗。基层医院无治疗条件者，应及时转上级医院进一步治疗，以免延误治疗。

（赵光斌　卢　萍）

参考文献

[1] 沈洪.急诊医学.2版.北京：人民卫生出版社，2008.

[2] 陈文彬，等.诊断学 第7版.北京：人民卫生出版社，2012.

[3] 葛均波.徐永健.内科学.8版.北京：人民卫生出版社，2013.

[4] 王振杰.实用急诊医学.2版.北京：人民军医出版社，2009.

[5] 杨宝峰.药理学.8版.北京：人民卫生出版社，2013.

第40章

创 伤

第一节 电击伤

本节提示

1. 熟悉创伤的病因、分类和病理生理。
2. 掌握创伤的临床过程、检查方法、诊断及处理原则。
3. 掌握创伤的现场急救、转送与初期处理。
4. 掌握电击伤的概念及损害机制。
5. 掌握影响电击伤严重程度的因素及现场急救。
6. 掌握电击伤的处理原则。

一、单选题(每题1个得分点)

以下每题有5个备选答案,请从中选择1个正确答案。

1. 关于创伤,下列哪项是错误的

A. 机械性致伤因子所造成的损伤

B. 伤后皮肤保持完整者为闭合性创伤

C. 伤后有皮肤破损者为开放性创伤

D. 切线动力造成的创伤称之为挫伤

E. 伤后出现呼吸、循环、意识障碍者为重伤

[答案] D

【评析】 创伤(trauma)是指由于机械致伤因子的作用,导致组织破坏和功能障碍。因暴力、高空坠落、切割、挤压、灾难或交通事故等都可引起身体一处或多处部位的创伤。20世纪以来,创伤呈逐年上升趋势。大城市创伤人数占总急诊人数的40%左右,其中交通事故所致者占50%以上,严重多发性创伤占创伤总数的1.0~1.8%。20世纪60年代以后,发达国家因创伤所致死亡升至死亡原因的第4位,而在34岁以下的人群中,创伤是第1位死因。我国每年因创伤致死者至少有10余万人,伤者达数百万人。从全球看,每年因创伤致死者约200余万人,伤者达数千万人。严重创伤的致残率高达36.1%,伤后潜在寿命损失年数(years of potential life lost,YPLL),即平均寿命与死亡时年龄之差远超过其他疾病。创伤的YP值为10.2,肿瘤、呼吸系统和心血管疾病分别为6.02、5.19和2.33,创伤和脑卒中、心脏病、肿瘤一样,已成为一个不容忽视的全球性公共卫生问题。

创伤的分类方法较多,常用的有以下几种。

(1)按致伤因素分类:可分为烧伤、冻伤、挤压伤、刃器伤、火器伤、冲击伤、爆震伤、毒剂伤、核放射伤及多种因素所致的复合伤等。

(2)按受伤部位分类:一般分为颅脑伤、颌面部伤、颈部伤、胸背部伤、腹腰部伤、骨盆伤、脊柱脊髓伤和四肢伤等。诊治时需进一步明确受伤的组织和器官,如软组织损伤、骨折、脱位或内脏破裂等。

(3)按伤后皮肤完整性分类:皮肤保持完整无开放性伤口者称为闭合伤(closed injury),如挫伤、挤压伤、扭伤、震荡伤、关节脱位和半脱位、闭合性骨折和闭合性内脏伤等。有皮肤破损者称开放伤

(opened injury),如擦伤、撕裂伤、切割伤、砍伤和刺伤等。在开放伤中,又可根据伤道类型再分为贯通伤(既有入口又有出口者)、盲管伤(只有入口没有出口者)、切线伤(致伤物沿体表切线方向擦过所致的沟槽状损伤)、反跳伤(入口和出口在同一点)、一般而言,开放伤易发伤口感染,但某些闭合性伤如肠破裂等也可造成严重的感染。

(4)按伤情轻重分类:一般分为轻、中、重伤。轻伤主要是局部软组织伤,暂时失去作业能力,但仍可坚持工作,无生命危险,或只需小手术者;中等伤主要是广泛软组织伤、上下肢开放骨折、肢体挤压伤、机械性呼吸道阻塞、创伤性截肢及一般的腹腔脏器伤等,丧失作业能力和生活能力,需手术,但一般无生命危险;重伤指危及生命或治愈后有严重残疾者。

2. 关于创伤局部反应的描述,下列哪一项不正确

A. 是非特异性反应

B. 存在微循环障碍

C. 与全身反应无关

D. 具有防御作用

E. 有炎症细胞浸润

[答案] C

【评析】 创伤后机体反应包括局部反应和全身反应。损伤局部以炎症反应为主,全身则是以神经-内分泌、代谢改变为主的非特异性应激反应。由于创伤时局部组织损伤或坏死,局部反应和全身反应可相互影响。

【知识点】 在致伤因素的作用下,机体迅速产生各种局部和全身性防御性反应,目的是维持机体自身内环境的稳定。局部反应和全身反应往往同时存在,但不同的损伤,机体的反应也不相同。如局部软组织轻微损伤,一般以局部反应为主,全身反应较轻或持续时间短;而严重的局部损伤,往往有坏死组织存在,此时,不仅局部反应重,全身反应也较明显且持续时间也长,两者还可相互加重以形成恶性循环。

(1)局部反应:创伤的局部反应是由于组织结构破坏,或细胞变性坏死、微循环障碍,或病原微生物入侵及异物存留等所致。主要表现为局部炎症反应,其基本病理过程与一般炎症相同。局部反应的轻重与致伤因素的种类、作用时间、组织损害程度和性质,以及污染轻重和是否有异物存留有关。创伤性炎症反应是非特异性的防御反应,有利于清除坏死组织、杀灭细菌及组织修复。

(2)全身反应:是指致伤因素作用于人体后引起的一系列神经内分泌活动增强并由此而引发的各种功能和代谢改变的过程,是一种非特异性应激反应。

①神经内分泌系统变化:伤后机体的应激反应首先表现为神经内分泌系统的改变。通过下丘脑-垂体-肾上腺皮质轴和交感神经-肾上腺髓质轴及肾素-血管紧张素-醛固酮系统,三个系统相互协调,共同调节全身器官功能和代谢,动员机体的代偿能力,以对抗致伤因素的损害作用。

②代谢变化:由于神经内分泌系统的作用,创伤后机体总体上处于一种分解代谢的状态,表现为基础代谢率增高,能量消耗增加,糖、蛋白质、脂肪分解加速,糖异生增加。因此创伤后常出现高血糖、高乳酸血症、血中游离脂肪酸和酮体增加,尿素氮排除增加,从而出现负氮状态。水、电解质代谢紊乱可导致水、钠潴留,钾排出增多及钙、磷代谢异常等。

③免疫系统变化:创伤可影响机体的免疫系统,出现免疫功能紊乱,主要表现在吞噬细胞、淋巴细胞和细胞因子三个方面,三者相辅相成,互为因果。首先是中性粒细胞趋化功能下降,吞噬和杀菌作用受抑制。其次,严重创伤后,体内淋巴细胞数量也减少,并以T淋巴细胞减少为主,还伴有T淋巴细胞亚群的改变。在体液免疫方面可出现免疫球蛋白含量降低,以IgM降低最为明显。免疫功能降低的直接后果是机体对感染的易感性增加,而感染又是创伤常见和严重的并发症。

3. 创伤后炎症反应对机体的影响,哪项叙述不正确

A. 炎症反应的局部可表现为红、肿、热、痛

B. 纤维蛋白原转变为纤维蛋白能在组织间起支架作用

C. 大量血浆渗出可使血容量减少

D. 过度的炎症反应有利于伤口愈合

E. SIRS和CARS都反映了机体炎症反应失控

[答案] D

【评析】 适当的创伤性炎症对组织修复有积极作用。

【知识点】 在致伤因子的刺激下,伤后数小时内就会出现炎症反应,如有细菌污染、异物存留或有较多坏死的组织,则炎症反应更为严重。

创伤性炎症表现为局部红、肿、热、痛。红、肿、热主要是因为肥大细胞释放组胺,使微血管扩张和通透性增高,形成充血和渗出所致;疼痛是因组织内压增高,缓激肽等引起。

适当的创伤性炎症对组织修复有积极作用,如中性粒细胞在补体和免疫球蛋白的调理下能吞噬和杀灭细菌;巨噬细胞可清除局部的组织碎片、死菌和异物;渗出的血浆纤维蛋白原转变为纤维蛋白后,能在组织间隙内起支架作用;局部血流量增加,为增生细胞提供充分的营养成分。但是,过度的炎症反应可因大量血浆渗出而使血容量减少,组织内压过高,局部血液循环受阻,组织破坏产物和细胞碎片入血后可损害其他器官。

严重创伤后早期,各种免疫细胞和多种液体介质也参与了早期的炎症反应。当病情不稳定时,如再次出现致伤因素(如组织坏死、出血、感染等),则可形成 SIRS,SIRS 是“免疫亢进”的表现,此时促炎反应占优势,由于对外界刺激反应过于强烈,因而会导致自身细胞损伤;反之,当抗炎反应占优势时,则表现为“免疫麻痹”,或称代偿性抗炎症反应综合征(compensatory anti-inflammatory response syndrome,CAES),使机体对外来刺激反应低下,因而易于引起感染。SIRS 和 CAES 都反映了机体炎症反应失控,严重者可导致 MODS。

4. 一期愈合是指

A. 所有无菌切口的愈合

B. 伤口无感染的愈合

C. 伤口无瘢痕的愈合

D. 虽无感染但是延期的愈合

E. 无感染且呈线状瘢痕的愈合

[答案] B

【评析】 创伤愈合的类型可分为两种:①一期愈合:指创口小、清洁、无感染、不产生或很少产生肉芽组织的愈合,典型的实例是外科切口的愈合。组织修复以原来的细胞为主,仅含少量纤维组织,局部无感染、血肿或坏死组织,再生修复过程迅速,结构和功能修复良好。②二期愈合:又称间接愈合,多发生也创口较大、坏死组织较多、伴有感染或未经及时而优良的外科处理的伤口。因伤口不能直接对合,而需经肉芽组织填补缺损的组织后方能愈合,其过程为炎症反应-肉芽组织增生-瘢痕形成。在创伤治疗时,要采取合理的措施,创造条件,争取达到一期愈合。

5. 基层全科医生应掌握电击伤的临床特点,下列不符合电击伤特点的是

A. 皮肤的损伤轻微,而全身损伤较重

B. 深部损伤范围不超过皮肤入口处

C. 可发生电休克,甚至呼吸心搏骤停

D. 有入口和出口,均为三度烧伤

E. 主要损害心脏,引起血流动力学改变

[答案] B

【评析】 电击入口和出口处损伤不能真正反映电击伤的范围,组织损伤甚至可远离入口。可表现为皮肤损伤较轻微,而深部组织损伤较重。

【知识点】 电流通过人体引起的组织损伤、器官功能障碍或猝死称为电击(electrical injury),俗称触电。电击包括低压电击(≤380V)、高压电击(>1000V)和超高压电击(或雷击,10,000 万 V,30 万 A)三种类型。电击的确切发病机制尚不完全清楚。一般认为,直接组织损伤、热损伤和机械损伤与发病有关。电击产生的热能和电化学作用损伤组织(如皮肤烧伤、肌肉坏死、肌腱撕裂及骨折等),并导致器官功能障碍(如惊厥、心室颤动、呼吸停止)。电流通过人体有“入口”和“出口”,入口较出口处重。入口处常炭化,形成裂口或洞穴,烧伤常深达肌肉、肌腱、骨周,损伤范围常外小内大。

6. 电击伤死亡的首要原因是

A. 呼吸抑制

B. 神经损伤

C. 血管损伤

D. 心脏骤停

E. 热烧伤

[答案] D

【评析】 电压高低不同,对人体损伤不同。40V 能引起组织损伤,220V 能引起心室颤动,1000V 引起呼吸停止。低压电击即使很少引起皮肤烧伤,但也能引起心室颤动。电击伤引起死亡的首要因素是心搏骤停。

二、多选题(每题 1 个得分点)

以下每题有 5 个备选答案,其中正确答案为 2 个或者 2 个以上,多选、少选、错选均不得分。

1. 严重创伤后常见的并发症主要有

A. 感染

B. 休克

C. 脂肪栓塞综合征

D. 应激性溃疡

E. 凝血功能障碍

[答案] ABCDE

【评析】　严重创伤后，由于组织或器官损伤，可发生较多并发症，除所列各项外，还有器官功能障碍，如急性肾衰竭，呼吸功能不全等。

【知识点】　严重创伤后，由于组织或器官损伤，局部及全身器官功能和代谢紊乱，已发生较多的并发症，可影响患者的伤情及病程的发展和预后。故对创伤并发症应有足够的警惕性，要密切观察，早期诊断，积极采取措施预防和处理。常见的并发症有以下几种。

(1)感染：开放性创伤一般都有污染，如果污染严重，处理不及时或不当，加之免疫功能降低，很容易发生感染。闭合性创伤如果累及消化道或呼吸道，也容易发生感染。初期可为局部感染，重者可迅速扩散成全身感染。特别是广泛软组织损伤，伤道较深，并有大量坏死组织存在，且污染较重者，还应注意发生厌氧菌(破伤风或气性坏疽)感染的可能。

(2)休克：早期常为失血性休克，晚期由于感染发生可导致脓毒症，甚至感染性休克。

(3)脂肪栓塞综合征：常见于多发性骨折，主要病变部位是肺，可造成肺通气功能障碍甚至呼吸功能不全。

(4)应激性溃疡：发生率较高，多见于胃、十二指肠、小肠和食管也可发生。溃疡可为多发性，有的面积较大，且可深至浆膜层，可发生大出血或穿孔。

(5)凝血功能障碍：主要是由于凝血物质消耗，缺乏，抗凝系统活跃，从而易造成出血倾向。

(6)器官功能障碍：创伤时多伴有组织的严重损失，存在大量的坏死组织，可造成机体严重而持久的炎症反应，加之休克、应激、免疫功能紊乱及全身因素的作用，容易并发急性肾衰竭、急性呼吸窘迫综合征等严重内脏并发症。此外，由于缺血缺氧、毒性产物、炎症介质和细胞因子的作用，还可发生心脏和肝脏功能损害。

2. 下列哪项因素不利于创伤修复和伤口愈合

A. 细菌感染

B. 血液循环障碍

C. 异物残留或失活组织过多

D. 局部制动

E. 服用皮质激素类药物

［答案］　ABCE

【评析】　影响创伤愈合的因素主要有局部和全身两个方面。局部因素有：①伤口感染是最常见的原因。细菌感染可损害细胞和基质，导致局部炎症持久不易消退，甚至形成化脓性病灶等，均不利于组织修复及创伤愈合。②损伤范围大、坏死组织多，或有异物残留的伤口，伤缘往往不能直接对合，且被新生细胞和基质连接阻隔，必然影响修复。③局部血液循环障碍使组织缺血缺氧，或由于采取的措施不当(如局部制动不足，包扎或缝合过紧等)造成组织继发性损伤也不利于愈合。全身因素主要有：①营养不良(蛋白质、维生素、铁、铜、锌等微量元素缺乏或代谢异常)；②大量使用细胞增生抑制剂(如皮质激素等)；③免疫功能低下及全身性严重并发症(如多器官功能不全)等。

在创伤处理时，应重视影响创伤愈合的因素，并积极采取相应的措施予以纠正。

3. 下列损伤中，清创后可作一期缝合者有

A. 火器伤4小时，伤口污染较重

B. 大腿严重挫裂伤，组织坏死已24小时

C. 手外伤后8小时，伤口污染较重

D. 关节开放性损伤10小时

E. 会阴部挫裂伤8小时

［答案］　CDE

【评析】　火器伤一般不行一期缝合，组织损伤重且时间较长者也不行一期缝合，但头、面、手和外阴部应行初期缝合。关节开放伤应封闭关节囊，皮肤可不缝合。

4. 作为全科医生，应对电击伤的严重程度做出正确判断，下列哪些是影响电击伤严重程度的因素

A. 电压的高低

B. 电流的性质

C. 电接触时间的长短

D. 患者皮肤潮湿

E. 患者的性别

［答案］　ABCD

【评析】　电击伤的严重程度与接触时间、电流强度、电流性质、电压高低、电流途径、电流的径路、人体不同的组织、人体皮肤干湿情况关系密切，其中电压因素最为重要。

【知识点】　电击是指电流通过人体引起的组织损伤、器官功能障碍或猝死。因电流＝电压/电阻，电压越高，电流强度越大。40V可引起组织损伤，220V能引起心室颤动，1000V引起呼吸停止。电流导入人体后，因不同组织的电阻不同(依大小顺序为骨、脂肪、皮肤、肌腱、肌肉、血管和神经)，局部损害程度也有所不同。如骨骼的电阻大，局部产

生的热能也大，所以在骨骼周围可出现“套袖式”坏死。体表的电阻因皮肤的厚薄和干湿情况而异。如手掌、足掌因角质层厚，电阻也高；皮肤潮湿、出汗时，因电阻低，电流易通过，迅速沿电阻低的血管运行，全身性损害严重；反之皮肤干燥者，局部因电阻高，损害也较重，但全身性损害相对减轻。电流通过肢体时，可引发强烈痉挛，关节屈面常形成电流短路，所以在肘、腋、膝、股等处可出现“跳跃式”深度烧伤。此外，人体对交流电敏感性为直流电的3～4倍，因此交流电较直流电危害更大。交流电对心脏损害较大，交流电引起心室颤动的电流明显低于直流电。此外，触电时间越长，组织损伤越严重。触电时间不足25毫秒，不引起电击伤。

5. 电击伤的现场急救包括

A. 切断电源或使患者脱离电接触

B. 生理盐水冲洗电烧伤创面

C. 对呼吸、心跳停止者实施人工复苏

D. 口服镇静药物

E. 导尿

［答案］ AC

【知识点】 全科医生有可能是第一个接触到电击伤患者的，应掌握电击伤的早期急救原则：立即切断电源，或用不导电的物体拔离电源；呼吸心搏骤停者，立即进行心肺复苏；复苏后应注意心电监护。

6. 电击可导致的并发症和后遗症是

A. 室性心律失常

B. 胃肠道出血

C. 烧伤处细菌感染

D. DIC

E. 神经源性肺水肿

［答案］ ABCDE

【知识点】 电击时热能和电化学作用损伤组织（皮肤烧伤、肌肉凝固性坏死、肌腱撕裂及骨折等）导致器官功能障碍（心室颤动、呼吸停止等）。电击后24～48小时出现上消化道出血和DIC，预示着预后不良。

7. 关于电击伤的治疗，正确的是

A. 首先应切断电源

B. 电击的有效治疗在于心肺脑复苏

C. 发生前臂腔隙综合征时应进行减压术

D. 积极防治急性肾衰竭

E. 对于广泛组织烧伤，肢体坏死和骨折者，应请外科医师进行相应外科处理

［答案］ ABCDE

【知识点】 全科医生在完成必要的现场急救后，应尽早将患者转至上级医院救治。基层全科医生也应掌握电击伤的治疗原则。

(1)现场急救：立即切断电源，或用不导电的物体拔离电源；呼吸心搏骤停者，立即进行心肺复苏；复苏后还应注意心电监护。

(2)液体复苏：补液量不能根据其烧伤面积计算，对深部组织损伤应充分估计。由于肌肉和红细胞的广泛损害，必将释放大量的血红蛋白和肌红蛋白，在酸血症的情况下，很易沉积于肾小管，导致急性肾衰竭。为此，早期补液量应高于一般烧伤；补充碳酸氢钠以碱化尿液；还可用甘露醇利尿，每小时尿量应高于一般烧伤的标准。

(3)清创：特别应注意切开减张，包括筋膜切开减压。尽管高压电击伤早期坏死范围不易确定，仍应尽早作较彻底的探查，切除坏死组织。

(4)全身用药：早期全身应用较大剂量的抗生素，注射破伤风抗毒素。

第二节　烧　伤

本节提示

1. 熟悉烧伤的种类及病理生理、临床分期。
2. 掌握烧伤严重程度的识别和估算。
3. 掌握烧伤的现场急救与初期处理。
4. 掌握烧伤的治疗原则与转送。

一、单选题(每题1个得分点)

以下每题有5个备选答案,请从中选择1个正确答案。

1. 创伤包括以下哪一项

A. 烧伤

B. 挤压伤

C. 火器伤

D. 扭伤

E. 以上都是

[答案] E

2. 一位急诊创伤患者同时出现下列病情,应先抢救哪一项

A. 窒息

B. 昏迷

C. 骨折

D. 心律失常

E. 伤口出血

[答案] A

【评析】 创伤必须优先抢救的急症主要包括心跳、呼吸骤停,窒息、大出血、张力性气胸和休克等。

【知识点】 创伤必须优先抢救的急症主要包括心跳、呼吸骤停、窒息、大出血、张力性气胸和休克等。

3. 男性,27岁,受伤后体表无伤口,外耳道有血迹伴听觉障碍,并有呼吸困难,可能为

A. 扭伤

B. 挫伤

C. 冲击伤

D. 胸部刀刺伤

E. 切割伤

[答案] C

【评析】 冲击伤是由冲击波造成,听觉器官和肺是最易受损的器官,而且有外伤内重的特点。本例体表无伤口,应排除刺伤和切割伤;扭伤和挫伤一般不会造成鼓膜破裂和呼吸困难,因此,应考虑有冲击伤存在。

4. 火灾致死原因多为

A. 烟气中毒窒息死亡

B. 被建筑物砸死

C. 被火烧死

D. 疼痛休克死亡

E. 惊吓

[答案] A

5. 男性,8岁,右手烧伤,有水疱、剧痛,在现场急救中,为减轻疼痛,最恰当的方法是

A. 安慰和鼓励受伤者

B. 肌内注射地西泮(安定)

C. 肌内注射哌替啶(度冷丁)

D. 将手浸入冷水中

E. 抽吸水疱

[答案] D

6. 一小儿,8岁,因倒开水时不慎摔倒,双上肢被烧伤,创面渗出明显,创底肿胀发红,摸之温度较高,有疼痛。对该患者烧伤面积和深度的诊断是

A. 9%Ⅰ度烧伤

B. 10%,深Ⅱ度烧伤

C. 10%,浅Ⅱ度烧伤

D. 18%,浅Ⅱ度烧伤

E. 18%,深Ⅱ度烧伤

[答案] D

7. 男性,18岁,右足和右小腿被开水烫伤,有水疱伴剧痛。创面基底部肿胀发红,该患者烧伤面积和深度的诊断为

A. 5% 浅Ⅱ度

B. 5% 深Ⅱ度

C. 10% 浅Ⅱ度

D. 10% 深Ⅱ度

E. 15% 浅Ⅱ度

[答案] C

二、多选题(每题1个得分点)

以下每题有5个备选答案,其中正确答案为2个或者2个以上,多选、少选、错选均不得分。

1. 火灾中减轻浓烟危害的方法有

A. 口服食醋

B. 用毛巾或布蒙住口鼻

C. 关闭与着火房间想通的门窗

D. 在浓烟下匍匐前进

E. 大量喷水

[答案] BCDE

2. 烧伤早期处理正确的是

A. 烧伤后立即冷敷治疗

B. 碱烧伤后立即以中和剂清洗

C. 烧伤后,创面以凡士林纱布覆盖转运

D. 氢氟酸烧伤后,注射钙剂或是镁剂,局部封闭

E. 清创时,必须完全清除污物,包括陷入创面内的煤渣等

[答案] ACD

3. 严重烧伤患者就诊时,应立即采取的急救措

施

A. 立即开放静脉通道，进行液体复苏

B. 立即做脑部CT检查

C. 立即进行腹部B超

D. 立即给患者吸氧，保持呼吸道畅通

E. 立即进行心电监护

［答案］ ADE

三、共用题干单选题(每个提问1个得分点)

以下每题有6个提问，每个提问有5个备选答案，请选择1个最佳答案。

患者，男性，40岁，烧伤后3小时入院。疼痛剧烈，面色苍白，心率150次/分，血压85/65 mmHg，头颈部、躯干部布满大小不等水疱，可见潮红创面，两上肢呈焦黄色，无水疱。

1. 该患者的烧伤总面积估计为

A. 7×9%

B. 6×9%

C. 5×9%

D. 4×9%

E. 3×9%

［答案］ B

【评析】 该患者的总烧伤面积为：头颈部＋躯干部＋双上肢＝1×9%＋3×9%＋2×9%＝6×9%。

【知识点】 由热力所引起的组织损伤统称烧伤，如火焰、热液、热蒸汽、热金属等。伤情判断最基本的要求是烧伤面积和深度，还应兼顾呼吸道损伤的程度。

一般采用九分法计算烧伤面积。按体表面积划分为11个9%的等份，另加1%，构成100%的体表面积。即头颈部＝1×9%；躯干＝3×9%；双上肢＝2×9%；双下肢＝5×9%＋1%，共为11×9%＋1%。儿童头大，下肢小，可按下列方法计算：头颈部面积＝[9＋(12－年龄)]%，双下肢面积＝[46－(12－年龄)]%。见表40-1。此外，不论性别、年龄，患者并指的掌面约占体表面积的1%，可辅助九分法，测量小面积烧伤较为便捷。(表40-1 中国新九分法)

表40-1 中国新九分法

部位		占成人体表%		占儿童体表%
头部	发部	3	9	9＋(12－年龄)
	面部	3		
	颈部	3		
双眄肢	双上臂	7	9×2	9×2
	双前臂	6		
	双手	6		
躯干	躯干前	13	9×3	9×3
	躯干后	13		
	会阴	1		
双上肢	双臀	5	9×5＋1	9×5＋1－(12－年龄)
	双大腿	21		
	双小腿	13		
		7		

成年女性的臀部和双足各占6%

2. 该患者Ⅲ度烧伤面积为

A. 1×9%

B. 2×9%

C. 3×9%

D. 4×9%

E. 5×9%

［答案］ B

【评析】 该患者的两上肢呈焦黄色，无水疱，为Ⅲ度烧伤。面积为：双上肢＝2×9%。

【知识点】 烧伤深度采用三度四分法，即分为Ⅰ度、浅Ⅱ度、深Ⅱ度、Ⅲ度。Ⅰ度、浅Ⅱ度烧伤一般称浅度烧伤；深Ⅱ度、Ⅲ度烧伤则属深度烧伤。

Ⅰ度烧伤：仅伤及表皮浅层，生发层健在。再生能力强。表面红斑状、干燥，烧灼感，3～7天脱痊愈，短期内有色素沉着。

浅Ⅱ度烧伤：伤及表皮的生发层、真皮乳头层。

局部红肿明显，大小不一的水疱形成，内含淡黄色澄清液体，水疱皮如剥脱，创面红润、潮湿、疼痛明显。上皮再生靠残存的表皮生发层和皮肤附件（汗腺、毛囊）的上皮增生，如不感染，1～2 周愈合，一般不留瘢痕，多数有色素沉着。

深Ⅱ度烧伤：伤及皮肤的真皮层，介于浅Ⅱ度和Ⅲ度之间，深浅不尽一致，也可有水疱，但去疱皮后，创面微湿，红白相间，痛觉较迟钝。如不感染，可融合修复，需时 3～4 周。但常有瘢痕增生。

Ⅲ度烧伤：是全皮层烧伤甚至达到皮下、肌肉或骨骼。创面无水疱，呈蜡白或焦黄色甚至炭化，痛觉消失，局部温度低，皮层凝固性坏死后形成焦痂，触之如皮革，痂下可显树枝状栓塞的血管。因皮肤及其附件已全部烧毁，无上皮再生的来源，必须靠植皮而愈合。只有很局限的小面积Ⅲ度烧伤，才有可能靠周围健康皮肤的上皮爬行而收缩愈合。

3. 对该患者采取的入院后初步处理错误的是

A. 保护受伤部位，避免使用有色药物涂抹

B. 保持呼吸道通畅

C. 去除所有水疱皮

D. 1∶2000 氯已定清洗创面，去除异物

E. 迅速建立静脉通道

［答案］ C

【评析】 浅Ⅱ度创面的完整水疱皮予以保留，已脱落及深Ⅱ度创面的水疱皮均应移除。

【知识点】 烧伤的早期处理原则。

(1)一般处理：疼痛较明显者，给予镇静止痛药，口服或静脉补液，如无禁忌，可酌情进食。使用抗生素和破伤风抗毒素。

(2)创面初期处理药剃净创面及其附近毛发，擦净周围健康皮肤，用灭菌水或消毒液（如 1∶1000 溴苄烷铵、1∶5000 双氯苯双胍乙烷等）冲洗创面，用纱布轻轻拭净污垢或异物，忌刷洗或用力擦洗创面。浅Ⅱ度创面的完整水疱皮予以保留，如水疱皮已撕脱，可用无菌油性敷料包扎。已脱落及深Ⅱ度创面的水疱皮均应移除。拭干创面后，可根据以下具体情况选择包扎、暴露或半暴露治疗。

①根据烧伤面积、深度、部位及污染或感染情况考虑。烧伤面积大者一般趋向采用暴露，面积小而浅者趋向于包扎。严重污染的创面宜用暴露。

②从保持功能的角度考虑，两种方法均可采用，但以包扎疗法较确实可靠。双手的烧伤宜多用包扎。有骨、关节合并伤者，早期尽可能采用包扎疗法。

③根据患者神志及全身情况考虑。清醒和作者可用暴露。如神志不清、躁动、不合作者宜用包扎，以免创面再损伤。

④根据当时的环境条件考虑。需转运或门诊治疗者，均应采用包扎；如气候炎热多考虑采用暴露，天气冷多考虑采用包扎。

(3)中、重度烧伤的早期处理：了解病史，询问伤前体重；进行简单的创面清理以便判断病情，估计面积和深度；测量血压、脉搏、呼吸和体温，检查有无复合伤、中毒或吸入性损伤，保证呼吸道通畅；镇痛镇静；迅速建立静脉通道。检查血型、电解质、肝功能、尿素氮、肌酐、血常规、血气分析、血黏度、渗透压等。

4. 患者入院后自觉口渴，烦躁不安，尿量为 18 ml/小时，应考虑患者存在

A. 神经性休克

B. 感染性休克

C. 心源性休克

D. 低血容量性休克

E. 中毒性休克

［答案］ D

【评析】 烧伤休克主要为体液丢失所致，且体液丧失量可从烧伤严重程度进行预测。

【知识点】 烧伤休克可危及生命。液体疗法是防治烧伤休克的主要措施。液体治疗重在及时，而休克期是否以平稳状态渡过至关重要。烧伤休克的发生时间与烧伤严重程度关系密切，面积越大，深度越深者，休克发生越早越重。休克期渡过不平稳者常由于补液延迟、长途转运或因气道通常问题未予解决等。

烧伤休克的主要表现为：①心率增快、脉搏细弱，听诊心音低弱。②血压的变化：早期往往表现为脉压变小，随后为血压下降。③呼吸浅、快。④尿量减少是低血容休克的一个重要标志，成人每小时尿量低于 20 ml 常示血容量不足。⑤口渴难忍，在小儿特别明显。⑥烦躁不安，是脑组织缺血、缺氧的一种表现。⑦周边静脉充盈不良、肢端凉，患者诉畏冷。⑧血液化验，常出现血液浓缩（血细胞比容升高）、低血钠、低蛋白、酸中毒。

5. 对该烧伤患者 24 小时内主要的护理措施是

A. 镇静镇痛

B. 心理护理

C. 预防感染

D. 保持呼吸道通畅

E. 保证液体输入

［答案］ E

【评析】 对该烧伤患者早期救治十分重要的是补充液体，纠正体液的丧失。

【知识点】 由于烧伤患者的伤情和个体的差异，以及伤后入院时间不同，患者入院后应强调严密观察，在注意输液的同时，也应注意呼吸道的通畅。否则，不解除气道梗阻，只靠输液，不利于病情的平稳。

6. 液体疗法中判断血容量已补足的简便、可靠证据是

A. 脉搏在120次/分以下

B. 收缩压在12 kPa以上

C. 中心静脉压在6 cmH_2O

D. 尿量在30 ml/小时以上

E. 安静、肢端温暖

［答案］ D

【评析】 尿量减少是低血容量休克的一个重要标志，成人每小时尿量低于20 ml常示血容量不足。

【知识点】 输液过程中，根据患者的反应，随时调整输液的速度和成分。有价值的几项观察指标是：①成人每小时尿量不低于20 ml，以30～50 ml为宜，小儿每千克体重每小时不低于1 ml。②患者安静，无烦躁不安。③无明显口渴。④脉搏、心跳有力，脉率在120次/分以下。⑤收缩压维持在90 mmHg、脉压在20 mmHg以上。⑥呼吸平稳。如出现血压低、尿量少、烦躁不安等现象，则应加快输液速度。

四、案例分析题

每个案例至少有3个提问，每个提问有6～12个备选答案，其中正确答案有1个或多个，每选择一个正确答案得1个得分点，每选择一个错误答案扣1个得分点，扣至本问得分点为0。

患者男性，28岁。施工时不慎从4米高处跌下，半小时后被送入急诊室。体检：血压4/2 kPa (30/15 mmHg)，神清，气促，面色苍白，四肢发凉，脉细弱，左侧胸压痛明显、胸廓塌陷、有骨擦感及反常呼吸征，左胸有一2 cm×2.5 cm创口，可听到气体出入创口响声，左侧呼吸音消失，右侧呼吸音减低。

1. 根据病历摘要可以明确下列哪些诊断

A. 多发性肋骨骨折

B. 开放性气胸

C. 血胸

D. 张力性气胸

E. 外伤性膈疝

F. 心包压塞

G. 创伤性休克

H. 颅脑损伤

［答案］ ABG

【评析】 根据患者病史：施工时不慎从4米高处跌下，左侧胸压痛明显、胸廓塌陷、有骨擦感及反常呼吸征，考虑存在多发性骨折；左胸有一2 cm×2.5 cm创口，可听到气体出入创口响声，考虑患者存在开放性气胸的胸部吸吮伤口，即患者胸壁可见伴有气体进出胸腔发出吸吮样声音的伤口；血压4/2 kPa(30/15 mmHg)，神清，气促，面色苍白，四肢发凉，脉细弱，考虑患者存在创伤性休克。

2. 最紧急的处理应该是

A. 快速输血输液

B. 给氧

C. 气管切开

D. 开胸探查

E. 左胸闭式引流

F. “浮动胸壁”加压包扎

G. 半坐卧位

H. 左胸封闭开放性伤口

［答案］ ABFH

【评析】 创伤救治的目的是挽救生命，应优先解除危及患者生命的情况，使伤情得到初步控制，然后再进行后续处理，并尽可能稳定伤情，为转送和后续确定性治疗创造条件。必须优先救治的急症主要包括心跳、呼吸骤停，窒息，大出血，张力性气胸和休克等。诊断该病例患者的初步诊断，应给予快速输血输液，吸氧，纠正休克及呼吸困难。开放性气胸的急救处理要点：将开放性气胸立即变为闭合性气胸。可使用无菌纱布、棉垫或清洁器材如塑料袋、衣物、碗杯等制作不透气敷料和压迫物，在伤员用力呼气末封盖吸吮伤口，并加压包扎。

3. 询问伤情时首先应重点了解哪些情况

A. 昏迷

B. 呕吐

C. 咯血

D. 小便

E. 受伤体位

F. 搬动方式

G. 伤前健康状况

H. 家族遗传病史

［答案］ ABCD

【评析】 诊断创伤主要是明确损伤的部位、性质、全身性变化及并发症，详细的受伤史对了解损伤机制和估计伤情发展有重要价值。主要应了解受伤的经过、症状及既往疾病情况等。

(1)受伤情况：首先是了解致伤原因，可明确创伤类型、性质和程度。坠落伤不仅可造成软组织伤，还可导致一处或多处骨折，甚至内脏损伤。应了解受伤的体位、时间和地点。

(2)伤后表现及其演变过程：不同部位创伤，伤后表现不尽相同。胸部损伤是否有呼吸困难、咳嗽及咯血等。

(3)伤前情况：注意伤员是否饮酒，这对判断意识情况有重要意义。了解有无其他相关疾病。

4. 体格检查时，还应重点检查哪些项目

A. 瞳孔
B. 气管
C. 胸壁
D. 心、肺
E. 肝、脾
F. 脊柱
G. 四肢
H. 膝腱反射
I. 病理反射
J. 颈静脉

［答案］ BCDEFJ

5. 你认为急诊应优先申请哪些辅助检查

A. 站立位胸片
B. 肝、肾功能
C. 肺功能
D. 血气分析
E. 心电图
F. 尿常规
G. 血常规及血型
H. 全身CT
I. 超声心动图

［答案］ G

【评析】 创伤后的实验室检查，首先是血常规检查以判断失血或感染情况。

6. 开放性气胸时纵隔的位置变化是

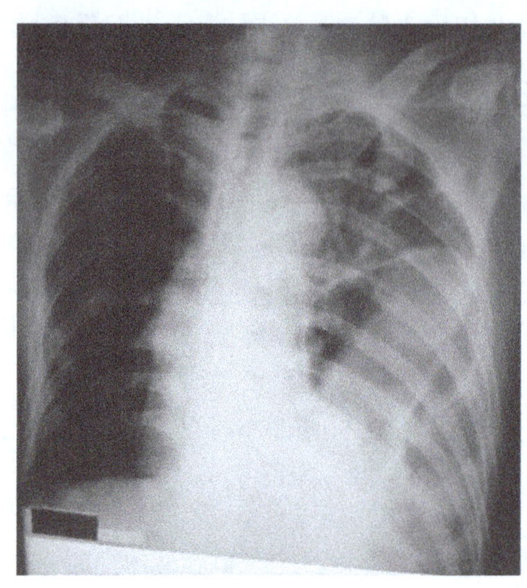

A. 吸气时偏向患侧
B. 呼气时偏向患侧
C. 吸气时回至原位
D. 呼气时回至原位
E. 吸气与呼气时均偏向患侧
F. 吸气与呼气时均偏向健侧
G. 吸气时偏向健侧
H. 呼气时偏向健侧

［答案］ DG

【评析】 形成开放性气胸时，伤侧胸膜腔内压显著高于健侧，纵隔向健侧移位。呼、吸气时，两侧胸膜压力不均衡出现周期性变化，使纵隔在吸气时移向健侧，呼气时移向伤侧，称为纵隔扑动。纵隔扑动和移位影响静脉回心血流，引起循环障碍。

第三节　溺　水

本节提示

1. 熟悉溺水的流行病学。
2. 掌握溺水的定义及分类。
3. 掌握不同介质溺水的发病机制。
4. 掌握溺水的急救与转送。

一、单选题(每题1个得分点)

以下每题有5个备选答案，请从中选择1个正确答案。

1. 淹溺致死的主要原因是

A. 溶血

B. 水、电解质紊乱

C. 窒息

D. 低温

E. 惊吓

[答案] C

【评析】 淹溺致死原因主要是气管内吸入大量水分阻碍呼吸，或因喉头强烈痉挛，引起呼吸道关闭、窒息死亡。

【知识点】 淹溺是世界上意外死亡的常见原因之一，全球每年淹溺致死者约15万人。20岁以下约占溺死者的50%，其中35%是游泳意外。淹溺常见于夏季，约90%发生于淡水。

淹溺是人浸没于水或其他液体介质后出现窒息、缺氧、原发性呼吸损害和临床死亡[呼吸和(或)心搏停止]过程。

淹溺损伤的主要靶器官是肺，吸入1～3 ml/kg液体时明显损害气体交换。溺水后数秒钟是自发性屏气期，可引起潜水反射，表现呼吸暂停、心动过缓和外周血管剧烈收缩，保证心脏和大脑血液供应，继而出现高碳酸血和低氧血，刺激呼吸中枢进入非自发性吸气期。

潜水或溺水前过度通气可引起低碳酸血，抑制呼吸中枢，增加溺死危险。溺水挣扎会增加耗氧量，加重缺氧性脑损害。

溺水的救治：首先清理溺水者口鼻内污泥、痰液，取下假牙，然后进行控水处理。救护人员单腿屈膝，将溺水者俯卧于救护者的大腿上，借体位使溺水者体内水由气管口腔中排出。如果溺水者呼吸心跳已停止，立即进行口对口人工呼吸，同时进行胸外心脏按压。

2. 淡水淹溺不会表现为

A. 溶血

B. 高钾血症

C. 高钠血症

D. 血红蛋白尿

E. 肺水肿

[答案] C

【评析】 不同介质淹溺情况不同。

(1)淡水淹溺：淡水较血浆或其他体液渗透压低，吸入肺内的淡水灭活肺泡表面活性物质，引起肺损伤，肺顺应性下降、肺泡萎缩、肺容积急剧减少，通气/血流比例失调。肺损伤严重时，出现肺水肿，引起气体交换障碍，发生低氧血。此外，淡水淹溺后血液稀释，出现溶血、高钾血及血游离血红蛋白升高，高钾血可致心搏停止。过量游离血红蛋白在肾小管内易形成栓子，引起肾小管坏死，发生肾衰竭。

(2)海水淹溺：海水含钠量是血浆的3倍以上。海水淹溺后肺泡内液体停留时间长，冲洗和稀释肺泡表面活性物质，但对其生成及灭活作用影响较小，无明显肺泡塌陷。但是由于肺泡内海水高渗和对肺泡上皮及肺毛细血管内皮细胞的化学损伤作用，促进血浆液进入肺泡腔，引起肺水肿、肺内分流，影响气体交换，发生低氧血。

(3)冰水淹溺：冰水(0～4 ℃)淹溺者即会发生猝死，原因常为窒息和心搏停止。冰水淹溺减慢身体代谢，对重要器官有保护作用，因此冰水淹溺心脏停搏后60分钟内不宜轻易放弃复苏。

3. 男性，16岁，不慎跌入水库中，体温36.8 ℃，表情淡漠，心率110次/分，血压110/70 mmHg，心电图示窦性心律，偶发室性期前收缩，在给予生理盐水静脉滴注治疗时，最合适的输液护理措施是

A. 严密观察患者的神志、呼吸频率、节奏、深浅度，判断呼吸困难程度。

B. 根据病情每15～30分钟监测血压、脉搏、呼吸一次

C. 心理护理

D. 保持呼吸道通畅

E. 输液滴速从小剂量、低速度开始，避免短时间大量液体输入而加重血液稀释程度

[答案] E

二、多选题(每题1个得分点)

以下每题有5个备选答案，其中正确答案为2个或者2个以上，多选、少选、错选均不得分。

1. 关于海水淹溺，以下说法正确的是

A. 可出现低钙血症

B. 血液浓缩

C. 可引起肺水肿

D. 血钠增高

E. 容易发生血管内溶血

[答案] BCD

2. 对于溺水患者的救治说法正确的是

A. 迅速将患者移出水面
B. 清除口腔异物
C. 患者置于平卧位
D. 搬运中应注意有无头颈创伤
E. 转运中不应停止心肺复苏

[答案]　ABDE

【知识点】　作为全科医生应掌握溺水患者的现场急救及转运原则。

溺水的救治：首先应尽快将患者移出水面，清理溺水者口鼻内污泥、痰液，取下假牙，然后进行控水处理。救护人员单腿屈膝，将溺水者俯卧于救护者的大腿上，借体位使溺水者体内水由气管口腔中排出。如果溺水者呼吸心跳已停止，立即进行口对口人工呼吸，同时进行胸外心脏按压。

转运中要注意有无头颈部创伤，转运过程中不应停止心肺复苏。

3. 作为全科医生，在溺水多发季节应做好健康宣教工作，说法正确的有

A. 有慢性疾病者，不宜从事水中活动
B. 儿童的水上活动应在监护人的保护下进行
C. 进行水上自救、互救的技能培训
D. 避免在浅水区潜泳
E. 进行水上运动前不宜饮酒

[答案]　ABCDE

【知识点】　溺水的预防措施有：①有慢性或潜在疾病者，不宜进行水上活动；②在溺水多发季节社区内经常开展水上自救、互救知识技能培训；③教育儿童及青少年应在监护人陪同下开展水上活动；④饮酒后及服药后避免进行水上运动；⑤长期从事水上工作者，应严格定期进行健康检查。

（吴　彬　于晓松）

参考文献

[1] 祝墡珠.全科医生临床实践.北京：人民卫生出版社，2013.

[2] 杜雪平.全科医生基层实践.北京：人民卫生出版社，2013.

[3] 陈孝平，汪建平.外科学.8版.北京：人民卫生出版社，2013.

[4] 陈孝平.外科学.2版.北京：人民卫生出版社，2013.

[5] 欧阳钦.临床诊断学.2版.北京：人民卫生出版社，2012.

学习培训及学分申请办法

一、《国家级继续医学教育项目教材》经国家卫生和计划生育委员会（现更名为国家卫生健康委员会）科教司、全国继续医学教育委员会批准，由全国继续医学教育委员会、中华医学会联合主办，中华医学电子音像出版社编辑出版，面向全国医学领域不同学科、不同专业的临床医生，专门用于继续医学教育培训。

二、学员学习教材后，在规定时间（自出版日期起1年）内可向本教材编委会申请继续医学教育Ⅱ类学分证书，具体办法如下：

方法一：PC激活

1. 访问“中华医学教育在线”网站 cmeonline. cma-cmc. com. cn，注册、登录。

2. 点击首页右侧“图书答题”按钮，或个人中心“线下图书”按钮。

3. 刮开本书封底防伪标涂层，输入序号激活图书。

4. 在个人中心“我的课程”栏目下，找到本书，按步骤进行考核，成绩必须合格才能申请证书。

5. 在“我的课程”-“已经完成”，或“申请证书”栏目下，申请证书。

方法二：手机激活

1. 微信扫描二维码 关注“中华医学教育在线”官方微信并注册。

2. 点开个人中心“图书激活”，刮开本书封底防伪标涂层，输入序号激活图书。

3. 在个人中心“我的课程”栏目下，找到本书，按步骤进行考核，成绩必须合格才能申请证书。

4. 登录PC端网站，在“我的课程”-“已经完成”，或“申请证书”栏目下，申请证书。

三、证书查询

在PC端首页右上方帮助中心“查询证书”中输入姓名和课程名称进行查询。

《国家级继续医学教育项目教材》编委会

彩　插

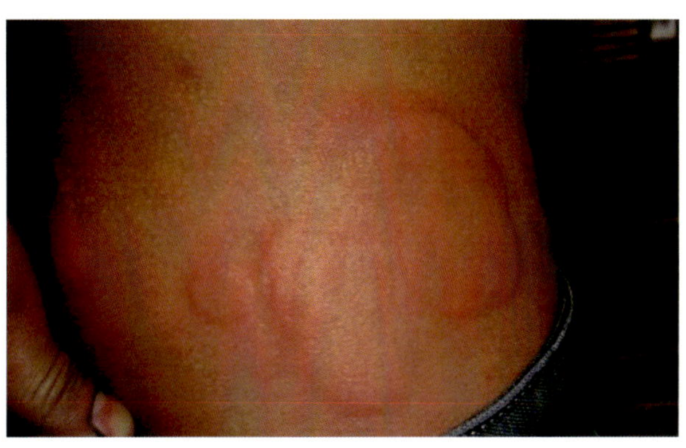

图 14-1

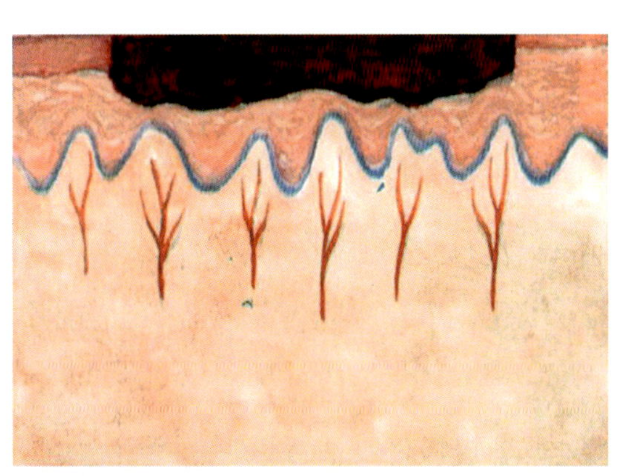

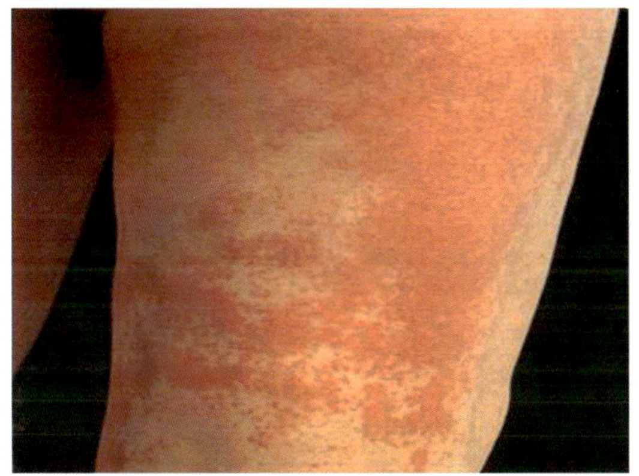

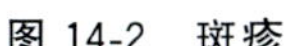

图 14-2　斑疹

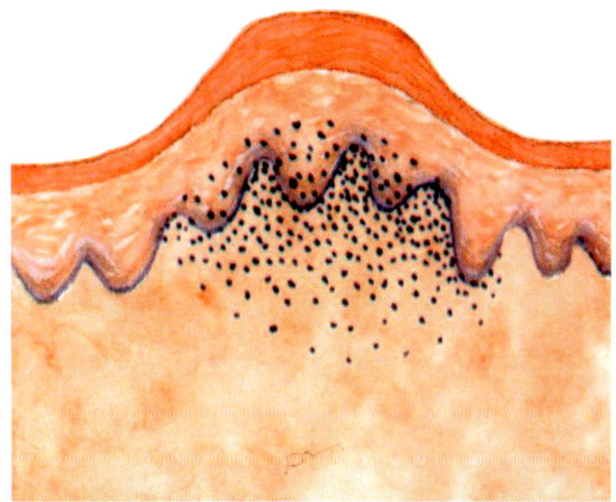

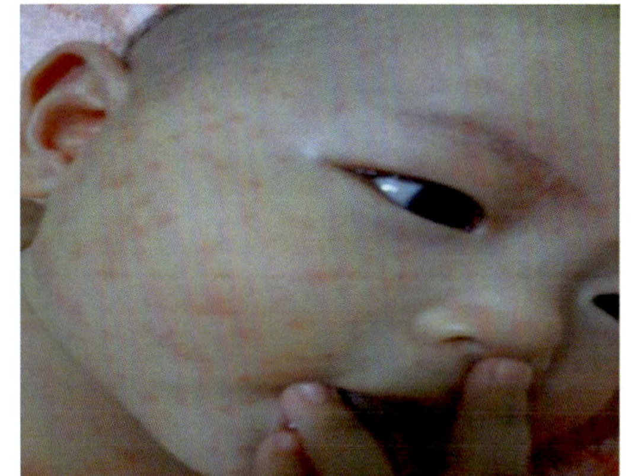

图 14-3　丘疹

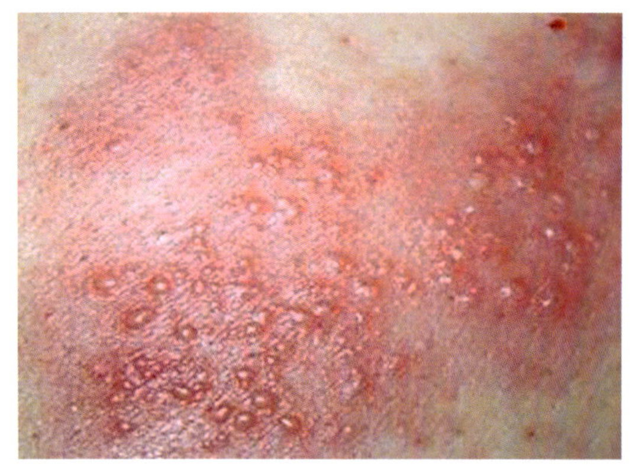

图 14-4　水疱

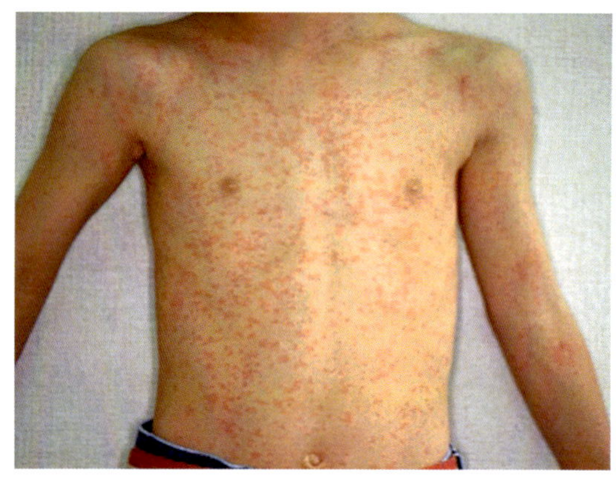

图 14-7　麻疹

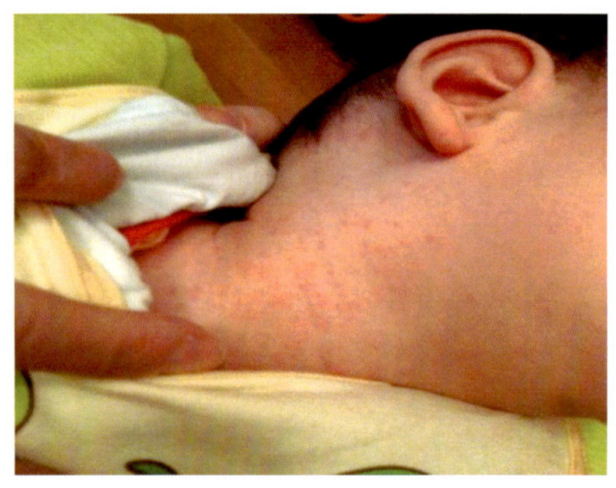

图 14-5

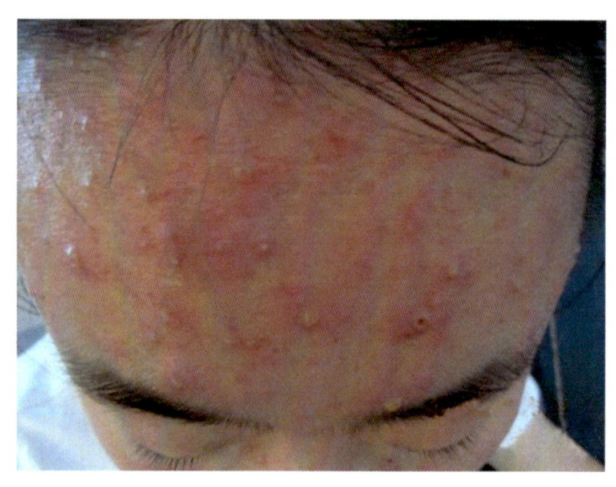

图 14-8　水痘

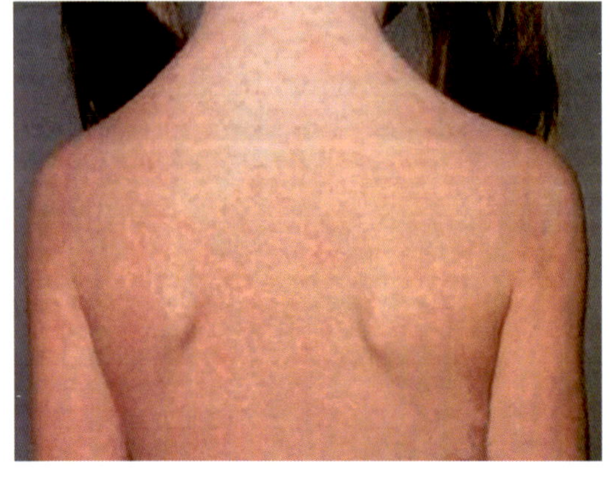

图 14-6　风疹

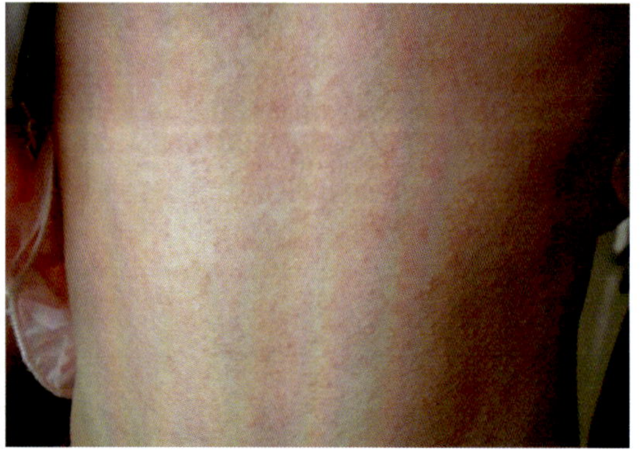

图 14-9　猩红热

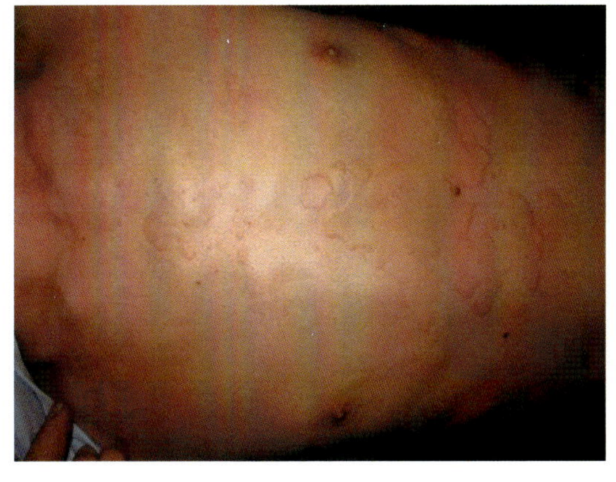

图 14-10　荨麻疹

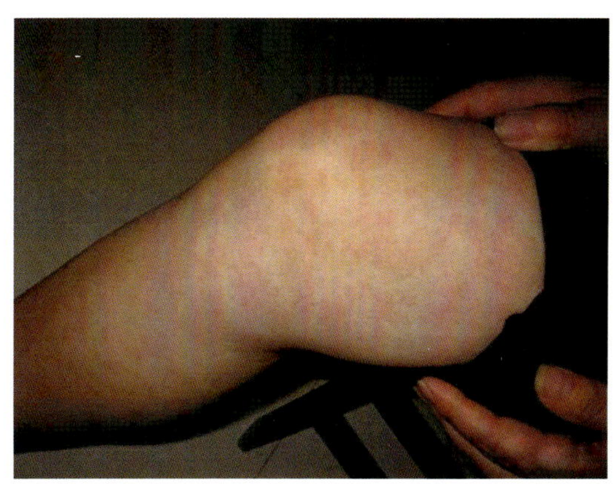

图 14-13　麻疹或猩红热样药疹

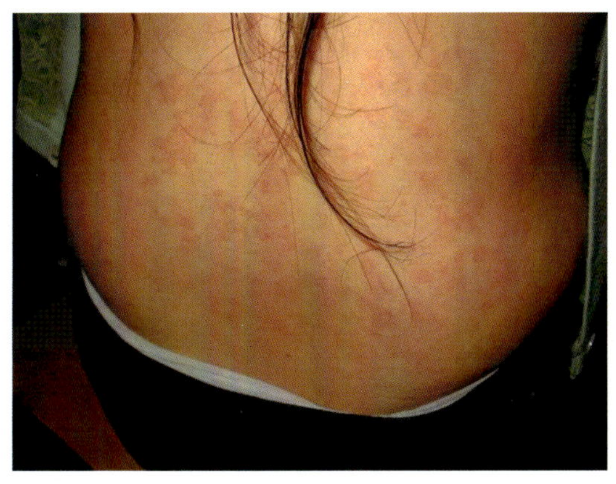

图 14-11　药疹

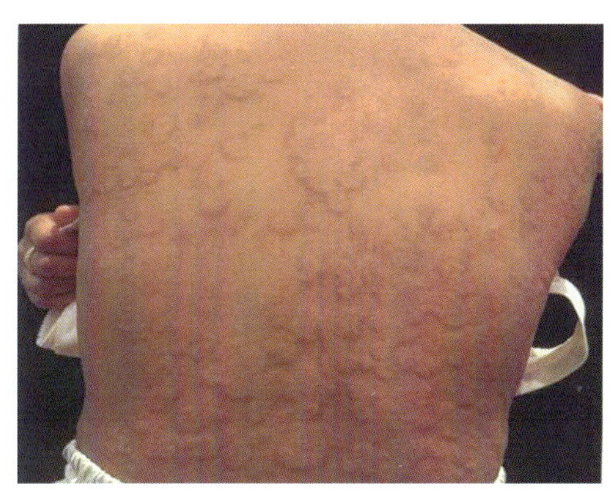

图 14-14　荨麻疹型药疹

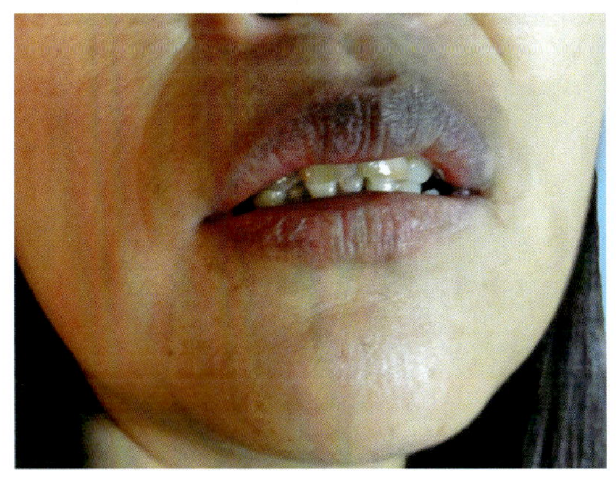

图 14-12

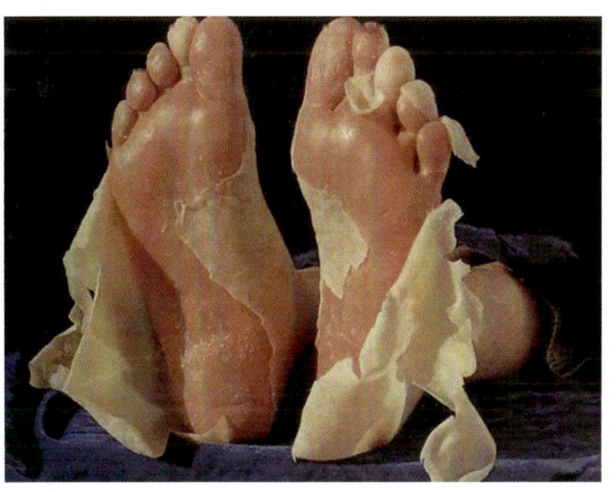

图 14-15　剥脱性皮炎型药疹

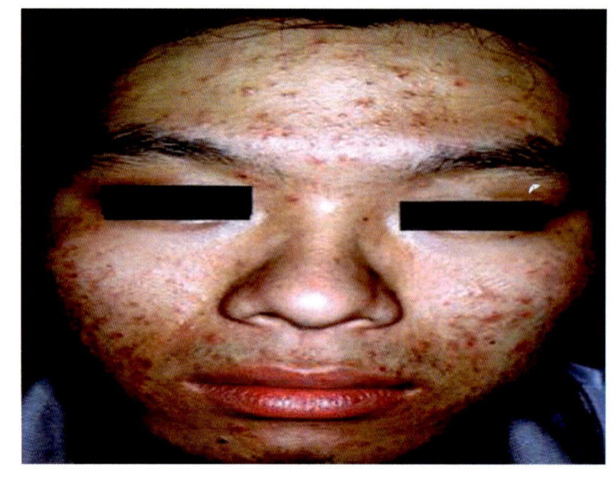

图 14-16 痤疮型药疹

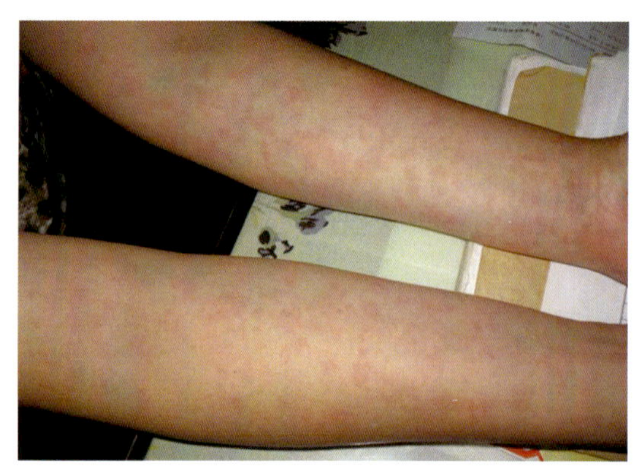

图 14-19

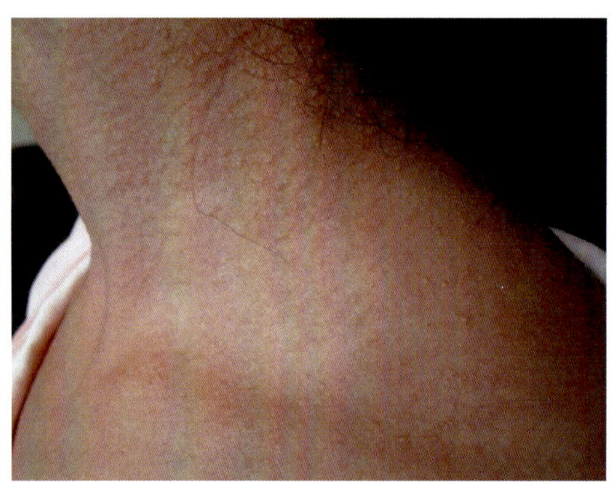

图 14-17

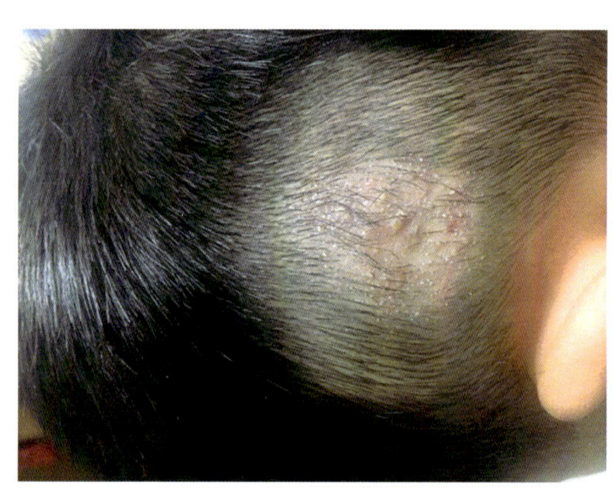

图 14-20 白癣

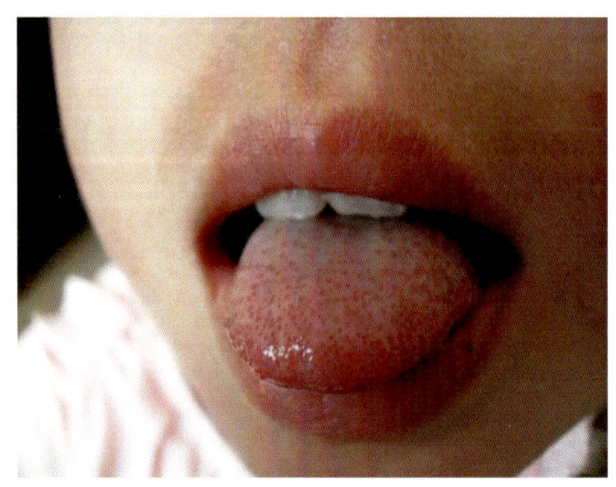

图 14-18

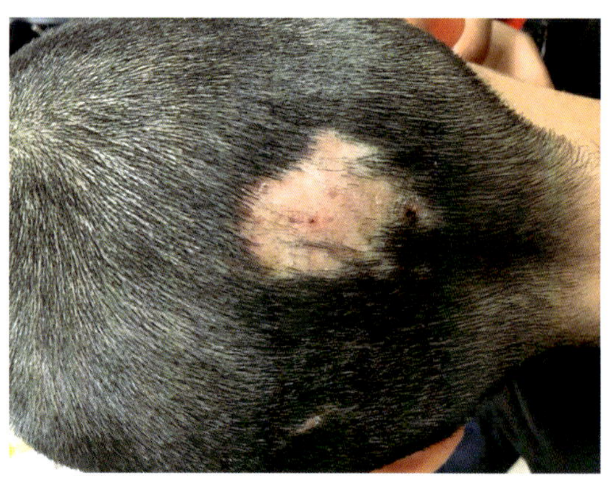

图 14-21 黑点癣

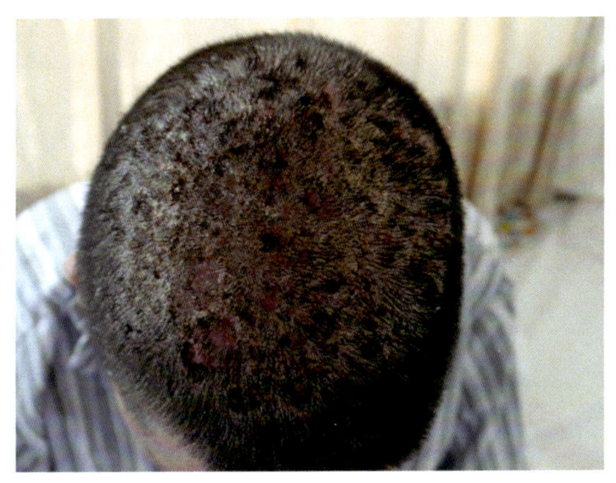

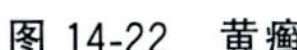
图 14-22 黄癣

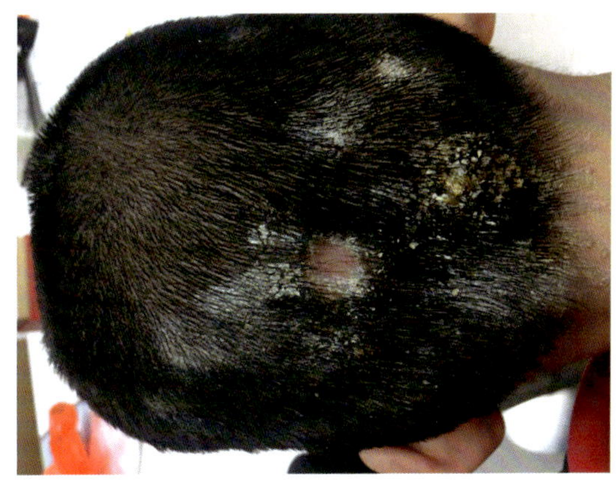

图 14-23 脓癣

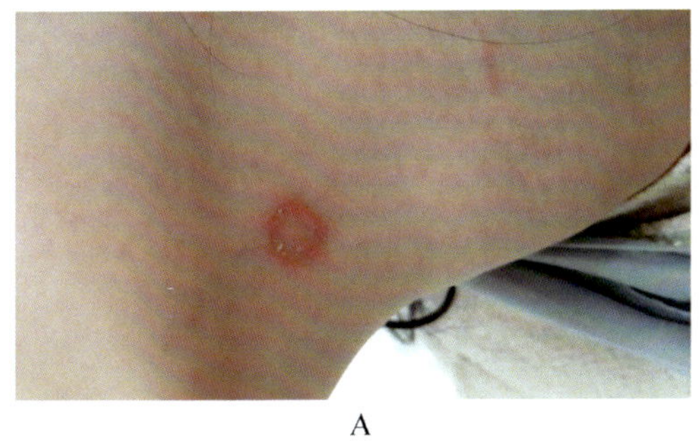
A

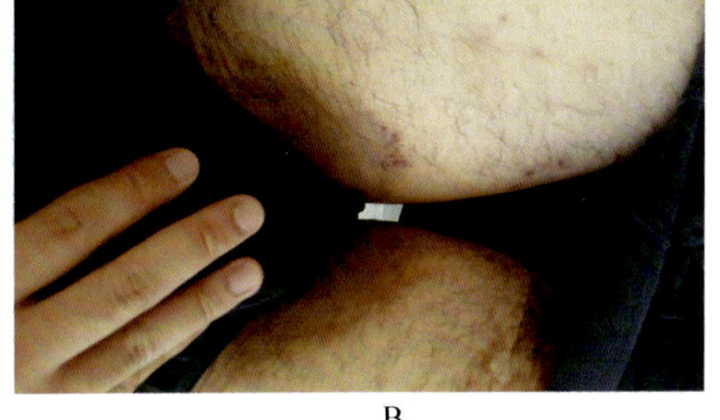
B

图 14-24 体癣(A)和股癣(B)

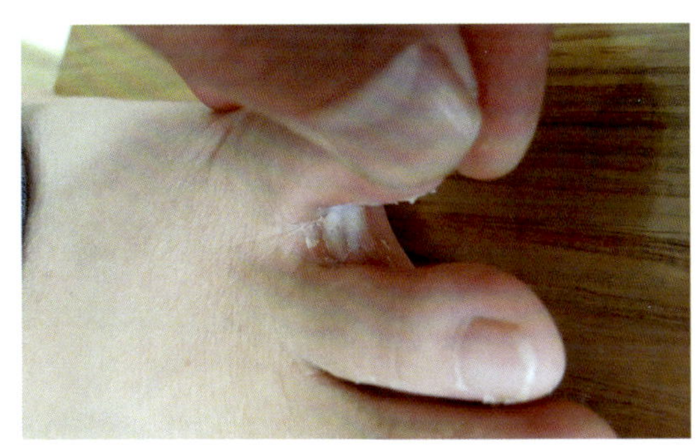

图 14-25 浸渍糜烂型足癣

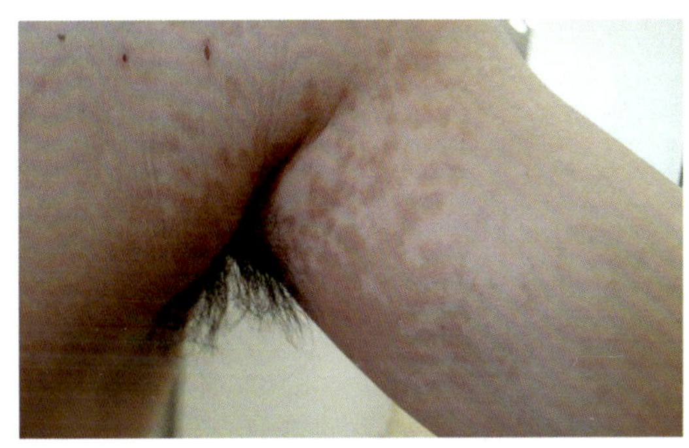

图 14-26 花斑癣

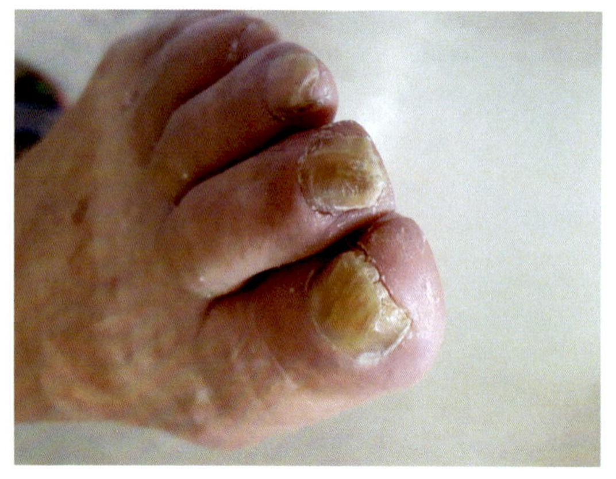

图 14-27 甲癣

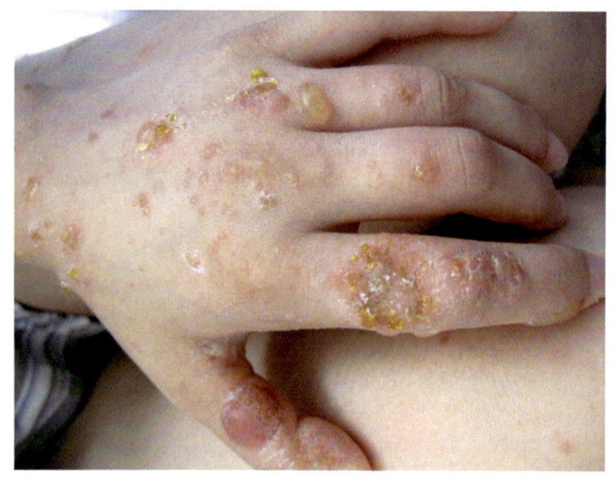

图 14-28 急性湿疹

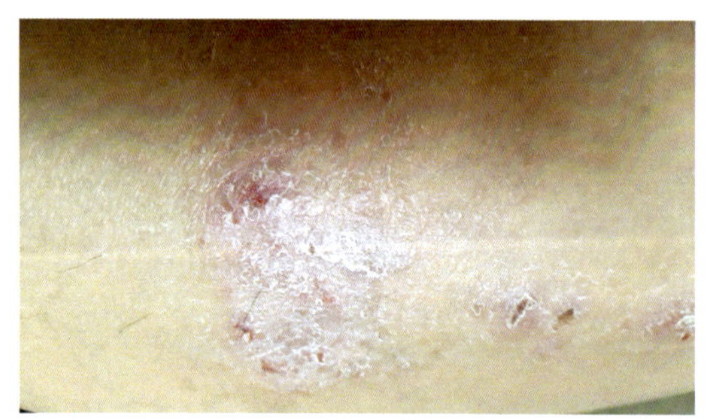

图 14-29 慢性湿疹

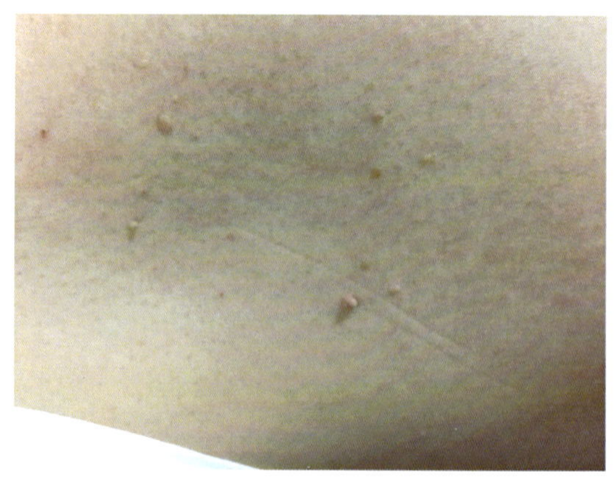

图 14-30 丝状疣

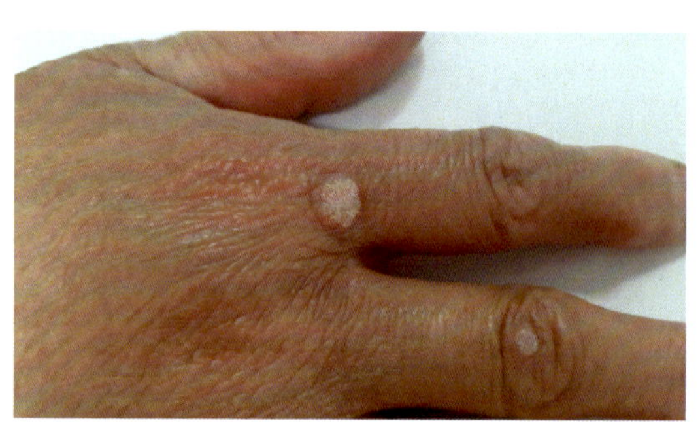

图 14-31 寻常疣

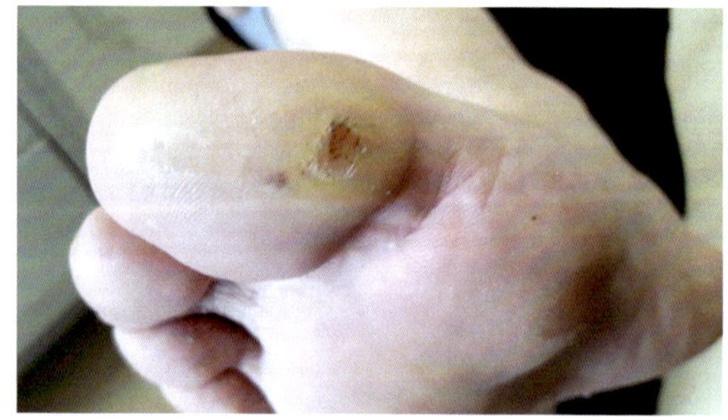

图 14-32 跖疣

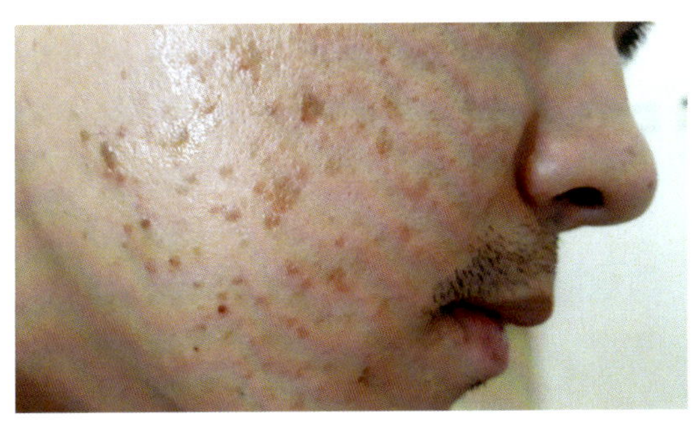

图 14-33 扁平疣

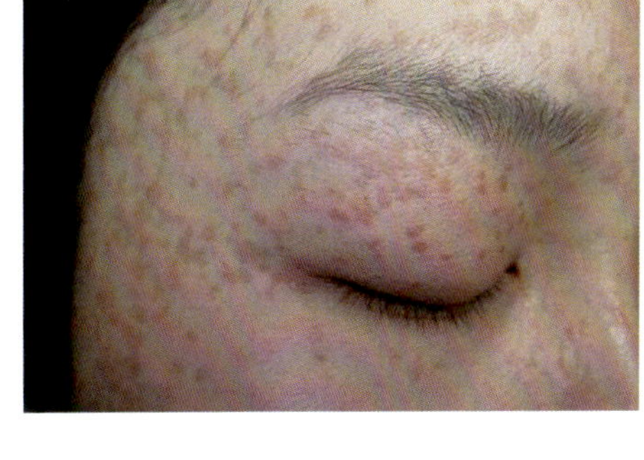

图 14-35

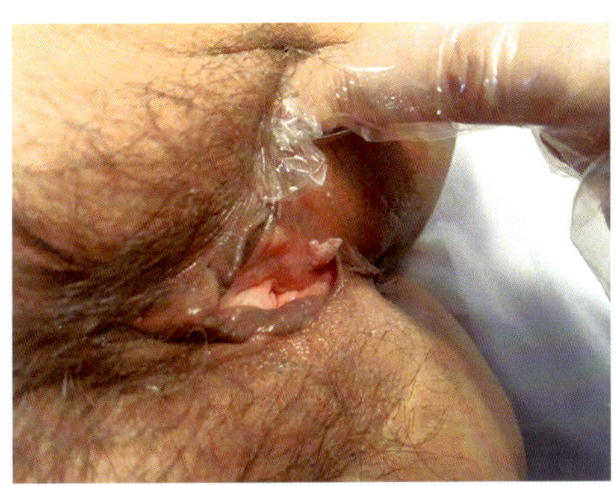

图 14-34 尖锐湿疣